Virchows Archiv

für

pathologische Anatomie und Physiologie

und für

klinische Medizin.

Herausgegeben

von

Johannes Orth.

Band 197.

Folge XIX. Band VII.

Mit 12 Tafeln und 32 Textfiguren.

Berlin

Druck und Verlag von Georg Reimer

1909.

I.

Über die bei jungen Tieren durch kalkarme Ernährung und Oxalsäurefütterung entstehenden Knochenveränderungen.

(Aus dem Pathologischen Institute des Rudolph Virchow-Krankenhauses.)

Von

Oberarzt Dr. Hermann Götting,

kommandiert zum Institut.

Versuche, auf experimentellem Wege Rachitis zu erzeugen, sind in großer Anzahl unternommen worden und reichen bis in die dreißiger Jahre des vorigen Jahrhunderts zurück. Vorwiegend waren es zwei Gedanken, die der Anordnung dieser Versuche die Richtung wiesen. In der Annahme, daß ein mangelhafter Gehalt von Kalksalzen in der Nahrung die Ursache für die verminderte Kalkablagerung im rachitischen Skelettsystem sei, hoffte man bei Tieren durch kalkarme Fütterung ein der Rachitis gleiches Krankheitsbild gewinnen zu können. In dieser Weise wurden an den verschiedensten Tieren Experimente unternommen, die angeblich teils zu einem positiven, teils zu einem negativen Resultat führten. Um nur die wichtigsten Arbeiten kurz zu erwähnen[1]), so wollen Guérin, Roloff, Voit, Baginsky und Cremer bei jungen Tieren durch kalkarme Nahrung echte Rachitis erzeugt haben, während Weiske und Wildt durch die gleiche Fütterung überhaupt keine nennenswerten Veränderungen, Miwa und Stöltzner und später Reymers und Boye, die auf Stöltzners Veranlassung dessen Versuche wiederholten, keine

[1]) Alle experimentellen Arbeiten über Rachitis sind ausführlich angegeben in der Monographie von Zweiffel, Ätiologie, Prophylaxis und Therapie der Rachitis. Leipzig 1900.

Rachitis, sondern ein Krankheitsbild, das sie als „pseudorachitische Osteoporose" bezeichneten, erzielten.

Die zweite Ansicht, die einer weiteren Reihe von Experimenten den Weg wies, nahm an, daß die mangelhafte Verkalkung der Knochen bei der Rachitis nicht auf einem Kalkmangel in der Nahrung beruhe, sondern daß die in normaler Menge dem Körper zugeführten Kalksalze durch eine im Organismus befindliche Säure gebunden und so an der Imprägnierung des Knochengewebes gehindert würden. So versuchte man durch Darreichung von Säuren mit der Nahrung Rachitis zu erzeugen. Zu einem positiven Ergebnis in dieser Richtung kamen Heitzmann, der bei Hunden, Katzen, Kaninchen und Eichkätzchen durch Milchsäurefütterung angeblich anfangs Rachitis, bei längerer Fütterung Osteomalazie hervorgerufen hat, und Baginsky, der einem jungen Hund bei gleichzeitig kalkarmer Fütterung Milchsäure verabreichte. Heiss, Siedamgrotzki und Hofmeister konnten dagegen durch Milchsäurefütterung keine Rachitis erzielen, und ebensowenig gelang dies Stöltzner durch saure Fütterung mit Hafer bei Kaninchen.

Diese kurze Zusammenstellung der hauptsächlichsten experimentellen Arbeiten mag genügen, um zu zeigen, daß sich die Ansichten bezüglich des erzielten Enderfolges vielfach widersprechen und einander direkt gegenüberstehen, und es kann daher auch nicht wundernehmen, wenn die Meinungen über diesen Punkt auch heutzutage keineswegs geklärt sind. Um nur die Stimmen einiger auf diesem Gebiete berufenster Autoren anzuführen, so vertritt Stöltzner, hauptsächlich auf seinen eigenen Arbeiten fußend, den Standpunkt, daß es weder durch kalkarme Fütterung noch durch Säurezufuhr gelinge, eine Rachitis zu erzeugen, während Zweiffel auf Grund einer kritischen Durchsicht der Literatur zu der Anschauung kommt, daß Rachitis bei Tieren durch mangelhafte Zufuhr von Kalksalzen erzielt werden könne, eine Ansicht, zu der sich auch neuerdings wieder Rievel in einer zusammenfassenden Arbeit über die Knochenpathologie der Tiere bekennt. Den Grund für diese Divergenz in den Meinungen findet man bei einer genaueren Durchsicht der Arbeiten; er beruht lediglich darin, daß die einzelnen Untersucher das Krankheitsbild der Rachitis, das sich ja aus einer Anzahl verschiedenartiger pathologischer

Veränderungen zusammensetzt, verschieden beurteilen und bewerten. Nicht nur die älteren Autoren, sondern auch von den neueren glaubt eine große Anzahl eine echte Rachitis erzeugt zu haben, wenn es ihnen gelungen ist, eine Weichheit und Biegsamkeit des Skelettsystems, eine Verbreiterung der Knorpelwucherungszone und vielleicht noch periostale Verdickungen hervorgerufen zu haben, und sie begnügen sich daher mit dem chemischen Nachweis eines verminderten Kalkgehalts, mit einer makroskopischen Betrachtung und höchstens noch mit einer sehr oberflächlichen mikroskopischen Untersuchung. Daß solche Kriterien nicht beweisend sind, liegt auf der Hand. Denn ein verminderter Kalkgehalt des Knochens kann sowohl durch eine verminderte Apposition von Knochengewebe als durch eine gesteigerte Resorption hervorgerufen sein, und auch die Veränderungen in der Apposition und Resorption können ganz verschiedener Art sein. Gerade aber die Abweichung in dem Verkalkungsprozeß, die mangelhafte Ablagerung von Kalksalzen in dem neugebildeten osteoiden Gewebe ist nach den umfangreichen Arbeiten Pommers, die heute wohl allgemein anerkannt werden, das Hauptcharakteristikum der Rachitis, das sich bei allen Graden und in allen Stadien der Krankheit findet. Die Beurteilung dieses Verkalkungsprozesses kann aber nicht durch die früher allgemein üblichen Untersuchungen an entkalktem Material gewonnen werden, sondern es sind dazu mikroskopische Betrachtungen an unentkalkten oder unvollständig entkalkten Knochen nötig.

Durchmustern wir so mit kritischem Auge die Arbeiten, so bleibt von der großen Zahl nur eine einzige, nämlich die von Miwa und Stöltzner, übrig, die diesen Anforderungen genügt. Auch die Arbeit von Baginsky, die sich auf etwas eingehendere mikroskopische Untersuchungen stützt, kann nicht als einwandsfrei gelten, da sie, zeitlich vor Pommers Untersuchungen liegend, die Verkalkungsprozesse nicht genügend berücksichtigt. Ebenso können die Untersuchungen von Reymers und Boye nicht als vollwertig angesehen werden, da die Autoren, wie sie selbst erklären, wegen der Dicke der von ihnen angefertigten Schnitte histologische Feinheiten nicht erkennen konnten.

So dürften wohl weitere histologische Untersuchungen auf diesem Gebiet sich der Mühe verlohnen; denn sollte auch das Ergebnis dahin führen, daß der experimentell erzeugte Krankheitsprozeß von der Rachitis abweicht, so verspricht doch das Studium dieses Krankheitsprozesses vielleicht mancherlei Interessantes für das Verständnis der Knochenpathologie zu bringen; handelt es sich doch hier um krankhafte Veränderungen, die durch uns genau bekannte und von uns regulierte Einflüsse entstanden sind, und die uns daher zu Rückschlüssen über die ätiologische Entstehung berechtigen.

Als Material für meine Untersuchungen standen mir einmal Knochen von jungen Hunden zur Verfügung, die die Herren Aron und Sebauer zum Zwecke von Untersuchungen über die Bedeutung der Kalksalze für den wachsenden Organismus kalkarm ernährt hatten. Ferner übergab mir Herr Professor Caspari eine Anzahl von Knochen von Kaninchen, die er mit oxalsäurehaltiger Nahrung gefüttert hatte, sowie die Knochen eines Ferkels, das von Herrn Geheimrat Zuntz in der gleichen Weise ernährt worden war. Für die liebenswürdige Überlassung des Materials möchte ich den genannten Herren auch an dieser Stelle meinen verbindlichsten Dank aussprechen.

Über die Art, wie die kalkarm ernährten Hunde gefüttert wurden, über den klinischen Verlauf und den makroskopischen Knochenbefund befinden sich genauere Angaben in einer in der Biochemischen Zeitschrift erschienenen Arbeit von Aron und Sebauer, auf die ich hiermit verweise und der ich kurz das für das Verständnis des histologischen Knochenbefundes Notwendige, teilweise im Wortlaut, entnehme:

Von vier einige Wochen alten, aus dem gleichen Wurf stammenden, völlig gesunden Neufundländern wurden die zwei schwersten kalkarm ernährt, während die beiden andern als Kontrolltiere zu der gleichen Nahrung eine Kalkzugabe erhielten. Als Futter wurde ihnen anfangs ein Gemisch von Pferdefleisch, Fett und Stärke mit wenig Mais, später nur Fleisch, Fett und Stärke gegeben. Im Durchschnitt kamen auf 1000 g frisches Fleisch je 100 g Mais und Stärke und 85 g Fett. Kochsalz wurde in geringen Mengen zugesetzt. Das Futter wurde mit destilliertem Wasser gekocht und im ganzen gern genommen. Die Hunde entwickelten sich gut, die Gewichtszunahme war anfangs bei allen Tieren regelmäßig, später war sie bei den kalkarm ernährten Hunden, als Knochenbrüche auftraten, geringer. Etwa 4 Wochen nach Beginn des Versuches stellten sich deutliche Krankheitserscheinungen ein. Die Tiere waren sehr empfindlich gegen leichte Stöße von seiten der andern Hunde, schrieen scheinbar ohne genügenden

Anlaß und zeigten oft eine schnell vorübergehende Lahmheit. Die Gelenkenden der Röhrenknochen verdickten sich und wurden sehr schmerzhaft, auch an den Ansatzstellen der Rippenknorpel stellten sich Auftreibungen in Form des typischen rachitischen Rosenkranzes ein, an den langen Röhrenknochen traten Verkrümmungen auf, kurz es zeigten sich klinisch alle die Erscheinungen, wie sie bei derartigen Versuchen bisher regelmäßig beobachtet wurden und wie wir sie auch bei der Rachitis zu sehen gewohnt sind. Im weiteren Verlauf traten bei beiden Hunden Beinbrüche auf, wodurch das Allgemeinbefinden und die Freßlust stark beeinträchtigt wurden, so daß Futteraufnahme und Wachstum nachließen; auch liefen die Tiere infolge der Schmerzen fast gar nicht umher. Etwa 2 Monate nach Beginn des Versuches wurden die Tiere getötet. Die Organe der Brust- und Bauchhöhle waren bei allen Hunden gesund. Die Röhrenknochen waren mürbe, biegsam, ließen sich leicht zerbrechen und boten dem Messer wenig Widerstand. Der Blutgehalt war vermehrt, das Periost rauh und verdickt. Auf Durchschnitten trat deutlich eine geringere Dicke der Rinde hervor, auch das Gefüge der Spongiosa erschien lockerer als beim Kontrolltiere. Das Knochenmark der Röhrenknochen war rot. An einer großen Zahl der Knochen waren zahlreiche alte und frische Brüche oder Infraktionen eingetreten. Das Kallusgewebe zeigte keine Spur von Verkalkung. Besonders hochgradig waren die Veränderungen an den Intermediärknorpeln, die an Breite diejenigen der Kontrollhunde um ein bedeutendes übertrafen. Die Rippen waren stark gewölbt und zeigten an den Verbindungsstellen mit den Knorpeln starke Anschwellungen.

Von den Knochen wurde mir eine größere Anzahl Rippen, Femur und Ulna, in Formalinlösung zugesandt. Schon makroskopisch ließen sich an der Knorpel-Knochengrenze Veränderungen, die auf eine wesentliche Störung in der endochondralen Ossifikation hindeuteten, erkennen. Die Knorpelwucherungsschicht war verbreitert. Die am normalen Knochen als gelbweiße Linie sich zeigende provisorische Verkalkungszone schien vollkommen zu fehlen. Anstatt dessen war die Knorpelwucherungszone diaphysenwärts von einem etwa 2 mm breiten grauweißen Saume begrenzt, der sowohl nach dem Knorpel wie nach der Markhöhle zu unregelmäßig gestaltete, zickzackartige Ränder zeigte. Der übrige Befund deckte sich mit den bereits oben wiedergegebenen, der Aronschen Schilderung entnommenen Ausführungen.

Zur mikroskopischen Untersuchung wurden die Knochen teils entkalkt, teils in Müllerscher Lösung unvollständig entkalkt, in Zelloidin eingebettet und mit Hämatoxylin-Eosin, Karmin, van Gieson und nach den Schmorlschen Methoden gefärbt. Auch wurden einige Schnitte ohne jede Entkalkung mit dem Gefriermikrotom oder nach Zelloidineinbettung geschnitten und mit den oben angegebenen Färbemethoden behandelt.

Der histologische Befund ist folgender: Die Knorpelwucherungsschicht ist stellenweise bis etwa um das Doppelte verbreitert, und zwar betrifft diese Verbreiterung vorwiegend die Zone der Knorpelsäulen. Die einzelnen Zellsäulen liegen in regelmäßiger Anordnung nebeneinander, so daß sie sich deutlich von ihrem Anfang bis zu ihrem Ende verfolgen lassen. Eine provisorische Verkalkung der Knorpelgrundsubstanz fehlt fast vollständig und ist nur hier und da an vereinzelten Stellen vorhanden, wo der verkalkte Knorpel dann zapfenförmig in die nächste Schicht vorspringt. Diese nächste Schicht, die sich makroskopisch als grauweißer Saum scharf markierte, wird vorwiegend aus osteoidem Gewebe, Knorpelresten und einem äußerst gefäßreichen Fasermark, in dem sich verhältnismäßig wenig Markzellen befinden, gebildet. Man sieht hier ganz unregelmäßig in gerader, schräger oder auch bogenförmiger Richtung Blutgefäße, die teils von sehr weitem Lumen und mit Blut prall angefüllt sind, gegen den Knorpel vordringen und diesen zur Einschmelzung bringen. An vielen Stellen bleiben jedoch auch unverkalkte Knorpelreste erhalten, an denen sich nun weitere Veränderungen vollziehen. Die in Hämatoxylin-Eosin-Präparaten blaugefärbte Knorpelgrundsubstanz nimmt eine blaurote und schließlich hellrote Farbe an, sie nimmt an Dicke bedeutend zu, während die Knorpelzellen sich in die Länge strecken, sich verkleinern und in vielen ein Kern nicht mehr zu sehen ist. In noch weiter nach der Diaphyse zu gelegenen Resten sind die Knorpelzellen völlig verschwunden, die Grundsubstanz beginnt im mittleren Teil zu verkalken, und am Rande sieht man epithelartig sich dichte Osteoblastenreihen anlagern und osteoides Gewebe produzieren. Gleichzeitig mit der eintretenden Verkalkung erscheint im Bilde eine größere Anzahl vielkerniger Riesenzellen, die sich den neugebildeten Knochenbälkchen dicht anlagern.

Finden somit bei der endochondralen Ossifikation recht erhebliche Abweichungen von der Norm statt, so bietet die periostale Knochenneubildung nur geringfügige Veränderungen. Stärkere periostale Auflagerungen finden sich nirgends, und nur an einigen Stellen ist die Kambiumschicht in mäßigem Grade verdickt und gewuchert. Doch treten auch hier sofort nach begonnener Verkalkung an den neu entstandenen Knochenbälkchen Riesenzellen auf.

Die wesentlichsten Veränderungen finden sich in den mittleren Knochenteilen. An Stelle der kompakten Rindenschicht findet sich ein weitmaschiges Netzwerk von schmalen Knochenspangen, die weite Markräume umschließen. Ganz besonders zart und dünn sind die Knochenspangen in der Markhöhle, wo sie gegenüber dem Normalen auch an Zahl vermindert erscheinen. Sie sind in großer Ausdehnung begrenzt von schmalen, osteoiden Säumen, an deren freiem Rande dichte ein- oder zuweilen auch mehrschichtige Osteoblastenreihen liegen. Diese osteoiden Säume sind wohl an manchen Stellen etwas breiter, als wir sie bei normalen Knochen zu sehen gewohnt sind, erreichen aber nirgends eine solche Mächtigkeit, wie wir sie in auch nur mittelschweren Fällen bei Rachitis beobachten. Neben dieser regen Knochenneubildung findet nun eine sehr ausgedehnte Knochenzerstörung statt. Überall, wo sich kalkhaltiger Knochen befindet, sieht man in jedem Gesichtsfelde an den Knochenspangen eine große Anzahl von Riesenzellen, die, meist in unregelmäßigen, zackigen Lakunen liegend, über ihre Tätigkeit als Knochenzerstörer keinerlei Zweifel lassen. Sie liegen einzeln oder in Reihen den Knochenbalken an und finden sich besonders zahlreich in den Diaphysen, wo ich stellenweise bis zu 20, eine neben der andern liegend, gezählt habe. Das Bild, das die Knochenbälkchen so bieten, ist ein ganz eigenartiges: Während sie auf der einen Seite von einem osteoiden mit einer Osteoblastenschicht ausgekleideten Saum begrenzt sind, sieht man an der andern Seite eine lange Osteoklastenreihe, die eine umfangreiche lakunäre Arrosion des Knochens bewirken.

Das Mark ist im ganzen zellarm und setzt sich vorwiegend aus spindeligen oder sternförmigen Zell n, verhältnismäßig wenig Markzellen und stellenweise aus Fettzellen zusammen. In allen Teilen finden sich reichlich Gefäße.

Die Struktur der Knochenbälkchen läßt keine Abweichungen vom Normalen erkennen. Die Knochensubstanz ist von lamellösem Bau, die Knochenkörperchen in den neugebildeten Teilen von plumper, in den älteren von zierlicher Form. Der Übergang von kalkloser zu kalkhaltiger Substanz erfolgt meist durch lakunäre Grenzlinien oder durch eine körnig-krümelige Zone.

Fassen wir die Ergebnisse der histologischen Untersuchung zusammen, so finden sich an den Knochen der kalkarm ernährten Hunde abweichend vom Normalen eine Verbreiterung der Knorpelwucherungsschicht, ein fast völliges Fehlen der provisorischen Knorpelverkalkung, geringe periostale Wucherungen und eine hochgradige Osteoporose, entstanden durch eine ausgedehnte lakunäre Arrosion durch Osteoklasten. Im Vergleich mit der Rachitis ergibt sich also ein Befund, der makroskopisch dem rachitischen Bilde außerordentlich gleicht, und ebenso finden sich im mikroskopischen Bilde an der endochondralen und periostalen Ossifikation Störungen, wie sie auch bei Rachitis bestehen. In dem wichtigsten und ausschlaggebenden Punkte, dem Kalklosbleiben des osteoiden Gewebes, weichen die Veränderungen von der Rachitis ab. Während bei der Rachitis die Kalkarmut der Knochen in einer mangelhaften Ablagerung von Kalksalzen im neugebildeten osteoiden Gewebe beruht, ist sie bei der künstlich durch kalkarme Fütterung erzeugten Krankheit durch eine gesteigerte Resorption verkalkten Knochengewebes bedingt. Die Verkalkung des osteoiden Gewebes geht in annähernd normaler Weise vor sich; sie ist nur stellenweise, wie man aus einzelnen etwas verbreiterten Zonen schließen darf, in geringem Grade verlangsamt.

In dem wichtigsten Punkte decken sich meine Resultate mit den von Miwa und Stöltzner gewonnenen, in einigen anderen weichen sie von diesen ab, und ich muß auf diese Unterschiede etwas ausführlicher eingehen, da die genannten Autoren eine gleiche Versuchsanordnung und gleiche Untersuchungsmethoden, wie sie bei den von mir untersuchten Hunden angewandt wurden, gewählt haben, und da, wie ich bereits ausführte, ihre Untersuchungen bisher die einzigen einwandsfreien und allen Anforderungen genügenden sind.

Miwa und Stöltzner fanden histologisch an den Knochen ihres kalkarm ernährten Hundes eine Verbreiterung und Unregelmäßigkeit der Knorpelwucherungszone, eine vollständige, wenn auch stellenweise etwas unregelmäßige, provisorische Verkalkungszone, periostale Wucherungen, hochgradige Osteoporose, normale Verkalkung des osteoiden Gewebes, keine gesteigerten Resorptionsvorgänge. Abweichend von meinen Befunden war also bei ihnen das Vorhandensein einer provisorischen Knorpelverkalkung und das Fehlen einer gesteigerten lakunären Resorption. Auffallend aber war an ihren Knochen das Mißverhältnis zwischen dem Vorhandensein von zahlreichen, auf eine lebhafte Knochenneubildung hindeutenden Osteoblasten und der hochgradigen Osteoporose, zumal keine Anzeichen für eine gesteigerte Resorption bestanden. Diesen Widerspruch suchten sie in folgender Weise zu erklären: Sie nahmen an, daß im Organismus „eine Selbstregulierung der Knochenapposition“ eintrete, „indem bei mangelhafter Kalkzufuhr die Osteoblasten ihre spezifische Tätigkeit einschränken und nur gerade so viel neu apponieren, als mit dem zur Verfügung stehenden Kalk imprägniert werden kann.“ Es hatte also danach ihr Hund während der kalkarmen Fütterung weniger Knochen neugebildet, so daß es zu einer Osteoporose gekommen war. Nun hatte ihr Tier in der letzten Zeit des Versuches sehr viel mehr gefressen, als im Anfang. Da es mit dieser größeren Menge an kalkarmer Nahrung natürlich auch eine größere Dosis an Kalk aufgenommen hatte, da es aber andererseits zuletzt weniger gewachsen war, also weniger Kalk an neu entstehendes Gewebe abzugeben hatte, so konnte es nun eine größere Menge Kalk zur Reparierung seiner Osteoporose verwenden. Da ja aber die Osteoblasten nach ihrer Annahme die Intensität ihrer Tätigkeit nach der dargebotenen Kalkmenge regulieren, so fanden sie jetzt bei der Untersuchung die Osteoblasten in großer Anzahl und lebhafter Tätigkeit.

Diese Erklärung erscheint nach den Befunden, die Miwa und Stöltzner vor sich hatten, durchaus logisch; sie beruht aber auf der durch nichts erwiesenen Voraussetzung, daß die Osteoblasten bei mangelhafter Kalkzufuhr ihre Tätigkeit einschränken. Ihre Befunde scheinen mir mit der durch meine Untersuchungen festgestellten, bei kalkarmer Ernährung einsetzenden Steigerung der Resorptionsvorgänge eine ausreichende Erklärung zu finden. Solange die Kalkzufuhr gering war, fand neben der normalen Knochenneubildung eine lebhafte Resorption statt, wodurch eine Osteoporose zustande kam. Mit der Steigerung der Kalkzufuhr hörte die Resorption auf, die Osteoklasten stellten ihre Tätigkeit ein und verschwanden aus dem Bilde.

Auf die gleiche Ursache, die in der letzten Zeit des Versuches gesteigerte Kalkzufuhr, möchte ich auch das Vorhandensein der provisorischen Verkalkungszone bei den Befunden Miwas und Stöltzners zurückführen. Nach den neusten Untersuchungen Schmorls sind ja die ersten Veränderungen, die sich bei den rachitischen Störungen der endochondralen Ossifikation einstellen, herdweise Defekte in der präparatorischen Verkalkungszone. Dadurch, daß an einigen Stellen der Ossifikationslinie diese Verkalkung ausbleibt, entfällt „das Moment, das für die regelrechte Einschmelzung und die regelrechte Vaskularisation des Knorpels von maßgebender Bedeutung ist.“ Die Einschmelzung wird verzögert, der Knorpel bleibt länger als normal erhalten und hierdurch, nicht aber durch eine übermäßige Wucherung der Knorpelzellen, kommt es zu einer Verbreiterung der Knorpelwucherungszone. Durch ein solches Ausbleiben der Verkalkung der Knorpelgrundsubstanz möchte ich auch bei den kalkarm ernährten Tieren die Verbreiterung der Wucherungszone erklären. Nimmt die zur Verfügung stehende Kalkmenge zu, so beginnt die Knorpelgrundsubstanz wieder zu verkalken, während die Wucherungszone noch zunächst verbreitert ist. So kommt es zu den von Miwa und Stöltzner beobachteten Bildern.

Ich gehe jetzt zu den Knochenbefunden der mit Oxalsäure gefütterten Tiere über.

Caspari hatte vor Jahren Kaninchen teils mit oxalsäurehaltigen Rübenblättern, teils durch Zusatz reiner Oxalsäure zur Nahrung gefüttert und hierbei Knochenveränderungen erzielt, die makroskopisch denen bei Rachitis außerordentlich glichen. Die Knochen waren teils mazeriert, teils in Müllerscher Flüssigkeit aufgehoben worden. Leider hatten sich die letzteren in der langen Zeit nicht genügend konserviert, so daß sich histologische Feinheiten an ihnen nicht mehr erkennen ließen.

Makroskopisch fällt, besonders an den mazerierten Knochen, eine starke Porosität und Leichtigkeit auf. An den Epiphysen bestehen hochgradige Anschwellungen, und an den Rippen finden sich an den Knorpel-Knochengrenzen knotenförmige Verdickungen in Form des rachitischen Rosenkranzes. Histologisch zeigt sich, daß die Verdickungen durch eine enorme Verbreiterung der Knorpelwucherungsschicht bedingt sind. Die präparatorische Verkalkung fehlt fast völlig oder ist nur hier und da an kleinen Stellen erhalten. Über die Art der Knochenneubildung und des Verkalkungsprozesses läßt sich leider aus den Präparaten kein Urteil gewinnen.

Die Ferkelknochen, die ich noch zu untersuchen Gelegenheit hatte, stammten von einem Tier, das Herr Geheimrat Zuntz mit oxalsäurehaltigen Rübenblättern gefüttert hatte und bei dem sich gleichfalls an den Knochen auffallende Difformitäten entwickelt hatten. Diese Veränderungen waren am ausgesprochensten am Becken, das gegenüber dem des Kontrolltieres in allen Dimensionen hochgradig verengt war. Zur Untersuchung standen mir Oberschenkel, Rippen und Wirbel zur Verfügung, die in der oben angegebenen Weise behandelt wurden.

Makroskopisch fällt an den Knochen die leichtere Biegsamkeit und Schneidbarkeit gegenüber denen des Kontrollferkels auf. Die Knorpelwucherungsschicht erscheint nur unwesentlich verbreitert, die lineare Verkalkungszone unregelmäßig und stellenweise durchbrochen. Diaphysenwärts von dieser sieht man einen schmalen, grauweißen Streifen, der sich deutlich gegen die nun folgende, hellgelb aussehende Markhöhle abhebt. Am Periost finden sich vereinzelte leichte Verdickungen.

Im mikroskopischen Bilde ist die Knorpelwucherungsschicht nur stellenweise und in unbedeutendem Maße verbreitert. Die präparatorische Verkalkungszone ist mehrfach durch Defekte unterbrochen, an andern Stellen dagegen ist sie verbreitert oder sie besteht aus zwei deutlich voneinander durch eine schmale Schicht getrennten Streifen. Hinter der Verkalkungszone findet sich eine Schicht, die hauptsächlich aus einem sehr gefäßreichen und zellreichen Fasermark besteht. In ihr sieht man neben Überbleibseln verkalkter Knorpelgrundsubstanz auch unverkalkte Knorpelreste, die sich in der gleichen Weise, wie ich es bei den Hundeknochen beschrieb, allmählich verändern. Auch scheint sich stellenweise direkt aus dem Fasermark osteoides Gewebe zu bilden. In dem Mark findet sich ferner eine große Anzahl Riesenzellen vom Typus der Osteoklasten, über deren Bedeutung ich keine Klarheit habe gewinnen können. Sie liegen vielfach den verkalkten und unverkalkten Knorpelresten an, manchmal in Lakunen, so daß man annehmen könnte, sie hätten die Aufgabe, den Knorpel zu zerstören, zumal man auch weiter diaphysenwärts nur noch ganz selten auf geringe Reste verkalkter Knorpelgrundsubstanz stößt. Doch liegt der größte Teil der Riesenzellen regellos im Fasermark verstreut, ohne eine bestimmte Beziehung zum Knochen oder zum Knorpel zu haben. Das gebildete osteoide Gewebe beginnt nun in einer ziemlich gleichmäßigen Weise zu verkalken, während sich zugleich um die freien Ränder Osteoblastenketten gruppieren, die neues Knochengewebe apponieren.

Die periostale Ossifikation spielt sich in normaler Weise ab, nur ist die Kambiumschicht am Oberschenkel an einigen Stellen etwas verdickt. Die Rinde ist poröser als beim Kontrolltier. Sie wird nach der Markhöhle zu begrenzt durch eine der Oberfläche parallel gerichtete doppelte Knochenleiste. Zwischen dieser und dem Periost liegen die Knochenbälkchen vorwiegend radienförmig in einer nach der Längsachse des Knochens zu gehenden Richtung.

In der Markhöhle finden sich die Knochenbälkchen hauptsächlich in der Nähe des Epiphysenknorpels. Von hier nehmen sie nach der Diaphyse zu an Zahl und Größe beständig ab. Auffallend ist bei ihnen, auch bei den der endochondralen Ossifikationsgrenze zunächst gelegenen, das fast völlige Fehlen von verkalkter Knorpelsubstanz. An den Knochenbälkchen findet sich vielfach ein schmaler, dem Normalen an Breite entsprechender osteoider Saum, der von einer regelmäßigen Osteoblastenkette begrenzt wird. Osteoklasten, in Howshipschen Lakunen liegend, sieht man hier und da, doch sind sie an Zahl kaum gegen die Norm vermehrt.

Das Mark ist im Oberschenkel ein ausgesprochenes Fettmark, nur um die Knochenbälkchen herum findet sich Fasermark. Im Wirbel besteht es ausschließlich aus Lymph- und Fettmark.

Die pathologischen Veränderungen bestehen somit bei den Kaninchen in einer erheblichen Verbreiterung der Knorpelwucherungsschicht und in einem fast völligen Fehlen der präparatorischen Verkalkung, bei dem Ferkel gleichfalls in einer, allerdings nur geringen Verbreiterung der Wucherungsschicht, einer unregelmäßigen Verkalkungszone, geringen periostalen Verdickungen, sowie in einer Osteoporose. Die Verkalkung geht in normaler Weise vor sich, gesteigerte Resorptionsvorgänge bestehen nicht. Leider konnte ich über die Fütterung des Tieres keine genauen Angaben erhalten; ich möchte aber auf Grund des anatomischen Befundes die Ansicht aussprechen, daß die Fütterung des Tieres keine gleichmäßige war, daß es wiederholt, besonders aber in der letzten Zeit entweder weniger Oxalsäure oder mehr Kalk zu sich genommen hat, so daß zuletzt das Kalkdefizit für den Knochenbau nur gering war[1]). Ich schließe dies nicht nur aus dem Mißverhältnis, das zwi-

[1]) Als die Arbeit bereits in Druck gegeben war, ließ mir Herr Geheimrat Zuntz, der während meiner Untersuchungen auf einer größeren Reise abwesend war, noch ein genaues Protokoll über die Fütterung des Ferkels zukommen. Es geht aus diesen Aufzeichnungen hervor, daß in der Tat die Kalk- und Säurezufuhr eine schwankende gewesen und in der letzen Zeit mehr Kalk und weniger Oxalsäure gereicht worden war.

schen der Osteoporose und dem Mangel an Resorptionserscheinungen bei normaler Osteoblastentätigkeit besteht, sondern es scheinen hierfür auch zu sprechen die Verbreiterung und Verdoppelung der Verkalkungszone, Erscheinungen, die wir ja bei der Rachitis als Anzeichen für einen remittierenden Verlauf der Krankheit deuten, sowie die vom Normalen abweichende Anordnung in der Struktur der Knochenrinde, die auf früher vorhanden gewesene wesentliche Störungen in der periostalen Ossifikation hindeutet. Eine einwandsfreie Beurteilung derartiger Knochenveränderungen läßt sich aber nur dann erzielen, wenn genaue Kenntnisse über die dem Körper zugeführte Kalkmenge bestehen und die Fütterung des Tieres eine gleichmäßige ist, da die durch Kalkmangel erzeugten Veränderungen bei gesteigerter Kalkzufuhr wieder, soweit es möglich ist, ausgeglichen werden, mithin durch das Hinzukommen von Reparationsvorgängen ein verwischtes Bild entsteht, das nicht mehr dem eigentlichen Krankheitsprozeß entspricht. Ich möchte daher auch die gewonnenen Befunde nicht dazu verwerten, um daraus bestimmte Schlüsse für die Knochenerkrankung, wie sie durch Oxalsäurefütterung entsteht, zu ziehen, sondern ich möchte mich mit der Feststellung der Tatsache begnügen, daß das hier erzielte Krankheitsbild mit der Rachitis nicht identisch ist, indem die Verkalkung des neugebildeten Knochengewebes in normaler Weise erfolgt, daß aber auch hierbei an der endochondralen und periostalen Ossifikation Veränderungen entstehen, wie wir sie bei Rachitis finden.

Es ist hier nicht der Ort, auf die zahlreichen über die Entstehung der Rachitis aufgestellten und zur Genüge diskutierten Theorien einzugehen, sondern ich will nur das, was sich aus meinen Untersuchungen für diese Frage ergibt, kurz zusammenstellen.

Bei den Versuchen wurde das eine Mal Tieren mit dem Futter eine den Bedarf nicht deckende Kalkmenge gereicht, im zweiten Falle ihnen mit der Nahrung eine Säure zugeführt, die die Erdsalze in unlöslicher Bindung hält, so daß auch hier den Geweben zu wenig Kalk zur Resorption geboten wird. Der Effekt ist also in beiden Fällen ein ähnlicher, wenn sich auch im zweiten Falle durch den im Organismus vor sich gehenden chemischen Vorgang vielleicht in mancher Beziehung Verschiedenheiten ergeben. Doch möchte ich hierauf nicht näher eingehen, da ich, wie schon erwähnt, durch meine Untersuchungen zu keinem abschließenden Urteil über die Art des durch Säurefütterung hervorgerufenen Krankheitsprozesses habe gelangen können. Die Folge eines solchen Kalkmangels ist nun nicht, wie man annehmen könnte, die, daß das neu gebildete Gewebe kalklos bleibt, sondern es findet offenbar im Organismus eine Regulierung in bezug auf den Kalkgehalt in der Weise statt, daß an gewissen Stellen Kalk resorbiert und an anderen Stellen deponiert wird, nämlich dort, wo ihn die Gewebe am notwendigsten brauchen und wo sie am ausgesprochensten eine Affinität zu ihm besitzen. Nur so lassen sich die ausgedehnten Resorptionserscheinungen von verkalkter Knochensubstanz, die wir bei den kalkarmen Hunden fanden, erklären. Zu diesen Geweben, die ein reges Kalkbedürfnis haben, scheinen einmal Muskeln und Blut zu gehören, was man daraus schließen kann, daß Aron und Sebauer den Kalkgehalt dieser Gewebe bei den kalkarm ernährten Hunden nicht wesentlich gegenüber der Norm vermindert fanden. Es scheint aber auch, daß das junge, von den Osteoblasten neu gebildete Gewebe eine große Affinität zu den Kalksalzen besitzt, da es selbst unter den durch das Experiment so äußerst ungünstig gestalteten Bedingungen in annähernd normaler Weise verkalkt. Daß diese Verkalkung an einzelnen Stellen verzögert ist, spricht nicht gegen diese Auffasung; diese Verzögerung ist hinlänglich damit erklärt, daß dem neu gebildeten Gewebe ja nicht gleich eine hinreichende Menge Kalk zur Verfügung steht, sondern daß dieser erst an anderen Stellen entnommen und herbeigeschafft werden muß. Trifft die eben geäußerte Ansicht zu, so würde zwischen dem bei kalkarmer Ernährung und dem bei Rachitis gebildeten osteoiden Gewebe ein prinzipieller Unterschied bestehen, indem das erstere eine ausgesprochene Affinität zu den Kalksalzen besitzt, während diese dem rachitischen mangelt. Nehmen wir an, wogegen nichts zu sprechen scheint, daß das bei kalkarmer Fütterung gebildete osteoide Gewebe sich von dem unter normalen Verhältnissen entstandenen in nichts unterscheidet, so können wir die bei diesem gefundene Eigenschaft auch auf das letztere übertragen. Ich befinde mich hier bezüglich der Auffassung, daß in dem neugebildeten osteoiden Gewebe selbst die Ursache der mangelhaften Kalkablagerung bei der Rachitis zu suchen ist, in Übereinstimmung mit einer größeren Anzahl von Autoren, die auf Grund anderer Beweisschlüsse, auf die ich hier nicht näher eingehen will, zu dieser Ansicht kamen.

Ich möchte hier nur auf die interessanten Untersuchungen Pfaundlers hinweisen, der an lebenden Tieren Extremitäten mit Kalksalzlösungen durchspülte und den Nachweis erbringen konnte, daß die Resorption der Kalksalze bei kalkarm ernährten Hunden gegenüber Kontrollhunden beträchtlich gesteigert war. Dieses Ergebnis ist nach meinen Befunden gut damit zu erklären, daß sich im Skelett kalkarm ernährter Tiere infolge der verlangsamten Verkalkung mehr osteoides kalkbedürftiges Gewebe befindet als bei Normaltieren, wo ja das Gewebe sehr schnell nach seiner Entstehung verkalkt. Pfaundler versuchte auch durch weitere Experimente an lebenswarmen Extremitäten festzustellen, daß diese „Calcinmionen-Adsorption" bei Rachitis vermindert wäre, doch konnte er hierfür, freilich an einem sehr geringen Material, das, wie er selbst betont, kein abschließendes Urteil gestattet, diesen Nachweis bisher nicht erbringen.

Es ergibt sich aber weiterhin aus meinen Untersuchungen, daß Störungen in der provisorischen Knorpelverkalkung auch durch kalkarme und saure Fütterung erzeugt werden können, daß sie also keine ausschließlich bei Rachitis beobachtete Erscheinung darstellen. Wie wir schon oben sahen, haben wir als Ursache für die Verbreiterung der Knorpelwucherungszone nicht, wie man früher vielfach annahm, einen den Knorpel zu übermäßiger Wucherung treibenden, entzündlichen Reiz, sondern ein Defektwerden der präparatorischen Verkalkungszone und die hierdurch bedingten Störungen in der Vaskularisation und Einschmelzung des Knorpels zu betrachten. Es stellt also hiernach diese Knorpelverbreiterung nur den Folgezustand einer Störung der Knorpelverkalkung dar, und es entspricht daher nur unseren Anschauungen, wenn wir sie auch bei den von uns untersuchten Knochen fanden, wo wir Defekte in der Verkalkungszone nachweisen konnten.

Auch die Periostveränderungen bieten keinen für Rachitis charakteristischen Befund. Schon Pommer tritt in seinen grundlegenden Arbeiten dafür ein, daß die Veranlassung für die periostalen Wucherungen nicht in einem besonderen, etwa für Rachitis spezifischen, Reiz, sondern in den Zerrungen von seiten der Muskeln, Sehnen und Faszien zu suchen sei, die auf das junge, wucherungsfähige und in seiner Verkalkung zurückbleibende Periost einen irritativen Reiz ausüben. Da sich solche periostalen Verdickungen auch bei den kalkarm und mit Oxalsäure gefütterten Tieren finden, so liegt die Annahme nahe, daß sie sich überall da entwickeln können, wo ein junges, wucherungsfähiges Periost als Unterlage keinen festen, sondern einen weichen und nachgiebigen Knochen hat, so daß es den Zerrungen der Muskeln weniger Widerstand leisten kann. Die Intensität der Wucherungen hängt dann von dem Grade und der Häufigkeit der Zerrungen ab; haben sich die Tiere nur wenig bewegt, wie dies bei den von mir untersuchten Hunden der Fall war, so sind auch die Wucherungen geringfügig.

Es würden nach diesen Ausführungen die Knorpelverbreiterung und wahrscheinlich auch die periostalen Störungen nur als sekundäre, nicht das Wesen der Rachitis ausmachende Erscheinungen anzusehen sein. Damit soll nun keineswegs gesagt sein, daß ihnen für die Diagnose keine Bedeutung zukommt. Am Sektionstisch werden wir auch weiterhin diese Veränderungen als wichtige diagnostische Merkmale für Rachitis betrachten, da wir in praxi kaum jemals dem Krankheitsprozeß, den wir durch die im Experiment angewandten Schädlichkeiten hervorriefen, begegnen werden. Es muß aber daran festgehalten werden, daß diese Erscheinungen niemals beweisend sind, wenn es gilt, die Identität einer experimentell erzeugten Krankheit mit Rachitis festzustellen.

Die Ergebnisse meiner Untersuchungen fasse ich in folgende Sätze zusammen.

Der einwandsfreie Nachweis einer experimentellen Erzeugung von Rachitis ist bisher nicht erbracht.

Durch kalkarme Nahrung werden an der endochondralen und periostalen Ossifikation Veränderungen hervorgerufen, wie sie sich auch bei Rachitis finden. Es besteht aber zwischen Rachitis und der durch kalkarme Fütterung hervorgerufenen Knochenaffektion ein prinzipieller Unterschied, indem bei der ersteren Krankheit das Kalklosbleiben des osteoiden Gewebes, bei der zweiten die gesteigerte Resorption verkalkten Knochens das Wesen des Prozesses ausmachen.

Durch Fütterung mit Oxalsäure können gleichfalls an der endochondralen und periostalen Ossifikation der Rachitis ähnliche

Störungen entstehen; die Verkalkung des osteoiden Gewebes geht aber auch hier in normaler Weise vor sich.

Der Grund für das Kalklosbleiben des osteoiden Gewebes bei Rachitis ist in der Beschaffenheit dieses Gewebes selbst zu suchen. Verbreiterung der Knorpelwucherungsschicht und periostale Wucherungen sind wahrscheinlich nur sekundäre, nicht in der das eigentliche Wesen der Rachitis ausmachenden Krankheitsursache begründete Erscheinungen. Eine für Rachitis beweisende diagnostische Bedeutung kommt ihnen jedenfalls nicht zu.

Literatur.

Aron u. Sebauer, Biochem. Ztschr. Bd. 8, 1908, S. 1. — Caspari, Ztschr. d. Ver. f. Rübenzuckerindustrie 1895, S. 725. — Zuntz, Verh. d. Berl. med. Ges. 1897, S. 27. — Guérin, Gaz. des hôp. 1848. — Roloff, Arch. f. wissensch. u. prakt. Tierheilk. Bd. I, S. 189 u. Bd. V, S. 152. — Voit, Ztschr. f. Biolog. Bd. 16, S. 55. — Baginsky, Virch. Arch. Bd. 87 S. 301. — Cremer, Sitzgsber. d. Ges. f. Morphol. u. Physiol. in München Bd. 6 S. 124. — Weiske, Ztschr. f. Biolog. Bd. 7 S. 179 u. 333, Bd. 10 S. 410. — Weiske u. Wildt, ebenda Bd. 9 S. 541. — Miwa u. Stöltzner, Zieglers Beitr. Bd. 24 S. 578. — Stöltzner, Virch. Arch. Bd. 147 S. 430. — Stöltzner u. Salge, Beitr. z. Patholog. d. Knochenwachstums. Berlin 1901. — Stöltzner, Path. u. Ther. d. Rachitis. Berlin 1904. — Reymers u. Boye, Ztlbl. f. inn. Med. 1905 S. 953. — Heitzmann, Wien. med. Presse 1873 S. 1035. — Heiss, Ztschr. f. Biolog. Bd. 12 S. 151. — Siedamgrotzki u. Hofmeister, Arch. f. wiss. u. prakt. Tierheilk. 1879. S. 243. — Zweiffel, Ätiol., Prophyl. u. Ther. d. Rachitis. Leipzig 1900. — Rievel, Ergebn. d. allg. Pathol u. pathol. Anat. 1907 S. 597. — Pfaundler, Jahrb. f. Kinderhlk. 1904 S. 123. — Virchow, Virch. Arch. Bd. 5 S. 409. — Pommer, Unters. üb. Osteomal. u. Rach. Leipzig 1885. — Schmorl, Zieglers Beitr. Bd. 30 S. 215. — Derselbe, Verh. d. D. Path. Ges. 1905 S. 248. — Heubner, Lehrb. d. Kinderheilk. Leipzig 1903.

II.

Über Wolfsrachen vom Standpunkte der Embryologie und pathologischen Anatomie.

Von

Georg Schorr

(Privat-Dozent der K. Medizinischen Militär-Akademie in St. Petersburg).

(Hierzu Tafel I und II und 4 Textfiguren.)

Seit Urzeit ist schon das Bild des sogenannten Wolfsrachens und der Hasenscharte bekannt. Schon in den vor hundert Jahren erschienenen Lehrbüchern der pathologischen Anatomie von Meckel und Otto finden wir eine systematische Beschreibung allerlei Varietäten des obengenannten Leidens. Im Jahre 1862 erschien eine Arbeit von Langenbeck, der diese Frage gründlich durchgearbeitet hat. Wenn wir noch eine ganze Reihe von Publikationen aus den chirurgischen Kliniken zurechnen, so muß man anerkennen, daß die Lehre über den Wolfsrachen vom Standpunkte der Anatomie und Chirurgie schon beinahe vollkommen ist, so daß vielleicht nur weniges hinzugefügt werden könnte. In der vorliegenden Arbeit wollte ich von einem andern Standpunkte den Wolfsrachen betrachten. Mich interessiert das Streben der Forscher, die Embryologie und Ätiologie dieses Leidens klarzustellen.

In der alten Literatur finden wir eine ganze Reihe von Momenten beschrieben, die man als Ursache für die Entstehung des Wolfsrachens anerkennen wollte. Die meisten hatten einen rein phantastischen Charakter und waren auf dem fehlerhaften Prinzipe post hoc basiert. Was die Embryologie anbetrifft, so wissen wir, daß sogar über die normale Entwicklung des weichen und harten Gaumens bis zur letzten Zeit viel gestritten wird und daß vieles noch ganz unklar bleibt. Den weiteren Erörterungen möchte ich eine Darstellung der normalen Gaumenentwicklung vorausschicken, wie ich sie mir nach meinen (Anat. Hefte 108, Bd. 36) Untersuchungen vorstelle.

In der vierten Woche der Entwicklung zeigt das Gesicht des menschlichen Embryo (Ahlfeld) folgende Ausbildung. In der Mitte des Gesichts liegt eine große Höhle, die nach unten durch den primitiven Unterkiefer, nach oben durch den Stirnfortsatz mit seinen beiden Nasenfortsätzen begrenzt wird. Die Seiten werden gebildet teilweise vom Unterkiefer, teilweise von den noch nicht vereinigten Oberkieferfortsätzen. Nach oben und außen steht diese Höhle durch Spalten noch in Verbindung mit den Nasengruben und mit den Augenanlagen. Zu letzteren führt die Spalte zwischen äußerem Nasen- und Oberkieferfortsatz des ersten Kiemenbogens. Weiter tritt eine Verschmelzung der Zwischenkiefergegend mit beiden Oberkieferfortsätzen auf. Die Art und Weise dieser Verschmelzung, resp. die sich gegenüberstehenden Theorien (Dursy, Kölliker, Albrecht, Meyer, Biondi u. a.) werde ich hier nicht besprechen.

Zu dieser Zeit erkennt man (Dursy) die erste Spur einer Gaumenplatte, als einen abgerundeten Längswulst, welcher aus dem medianen Teile des Oberkieferfortsatzes nahe unter der Schädelbasis hervorgeht und sich alsbald nach vorn in die Zwischenkiefergegend und nach hinten der Seitenwand des Schlundkopfes entlang bis hinter die Kehlkopfgegend verlängert. Die daraus hervorgehende Platte wächst nicht sofort in horizontaler Richtung der gegenüberstehenden Platte entgegen, sondern schlägt zuerst eine vertikale Richtung ein. Die Zunge steigt (His) erheblich höher herauf, als die freien Gaumenränder und sie wird stellenweise von diesen förmlich eingeklemmt. Der Rücken der Zunge berührt während der zweiten Hälfte des zweiten Monats in größerer Ausdehnung die Schädelbasis und die Zungenspitze legt sich dem hinteren Naseneingange dicht an. Es besteht somit zu der Zeit ein beiderseitiger physiologischer Wolfsrachen mit Tiefstand der Gaumenplatten und Hochstand der Zunge. Die Umlagerung der Gaumenplatten (Dursy, His) erfolgt gegen Ende des zweiten oder im Beginn des dritten Monats. Dabei soll betont (Schorr) werden, daß eben diese Anlage weiter auswächst und mit der Zeit ihre Lage ändert, indem sie an beiden Seiten, zu gleicher Zeit, allmählich, die horizontale Richtung annimmt und das Mundhöhlendach und den Boden des Nasenrachenganges, resp. den definitiven Gaumen, bildet.

Die Gaumenumlagerung ist das Resultat einer Reihe komplizierter Prozesse, die auf dem Prinzipe des ungleichen Wachstums basieren. Die Zunge und die Gaumenplatten spielen in dem Prozesse der Umlagerung ganz selbständige Rollen, die normalerweise streng koordiniert sein müssen. Die Zunge macht (Pölzl) eine Reihe von Lageveränderungen durch, die vom Wachstum der Zunge und den topographischen Eigenschaften der Nebenteile abhängen. Daneben wird in dem sekundären Gaumen eine Reihe lebendiger Kräfte (Schorr) tätig, die das Emporsteigen der Gaumenplatten ermöglichen und ihnen die Möglichkeit geben, die horizontale Lage recht lange Zeit auch ohne Stütze beizubehalten. Das Sinken und das Längenwachstum der Zunge und die Tendenz des Gaumens, sich allmählich emporzurichten, ermöglichen ein langsames Gleiten zwischen der Seitenfläche der Zunge und der Medialfläche (resp. nasalen) der Gaumenplatte, eine beständige Anpassung aneinander und daneben eine allmähliche Umlagerung eines Teiles nach dem anderen von vorn nach hinten. Wenn die zuerst senkrecht in die Mundhöhle hinabsteigenden Gaumenplatten sich aufrichten und eine horizontale Richtung annehmen, so sind sie noch nicht (Dursy) breit genug, um sich sofort zu verbinden und den Gaumen zu schließen, sie werden vielmehr vorerst durch eine an verschiedenen Stellen verschieden breite Spalte geschieden. Die Schließung des Gaumens beginnt nicht am vordersten Ende, sondern in einiger Entfernung hinter dem Zwischenkiefer und geht nach vorn und nach hinten bis zur totalen Verschmelzung weiter.

Daraus sehen wir, daß die normale Entwicklung des menschlichen Embryos Stadien zeigt, die dem sogenannten Wolfsrachen und der Hasenscharte ganz entsprechen. Ich werde die verschiedenen Varietäten diese Leidens nicht beschreiben, da sie allen gut bekannt sind, und nur die Theorien besprechen, welche von vielen

Forschern zur Erklärung der Ätiologie und Genese des Wolfsrachens vorgeschlagen sind. Die Lehre vom Wolfsrachen wird in der Literatur an derselben Stelle mit der Lehre von der Hasenscharte diskutiert, deswegen kann ich auch die beiden Fragen voneinander nicht trennen.

Die alten Theorien, welche den Schreck, das böse Auge, psychische Affekte usw. als Ursachen hervorheben, werde ich nicht besprechen. Sehr oft hat man Traumen als Ursachen der Mißbildungen angesehen, und auf die Experimente aufmerksam gemacht, die diese Tatsachen bestätigen. Dieses aber ist nur für die Eier, welche extrauterin ausreifen können, richtig und kann in keinem Falle dem Menschenembryo zugeschrieben werden, weil er vor allen Zufälligkeiten recht gut durch die Eihäute, die Gebärmutter und nebenliegende Organe geschützt ist. Außerdem muß man in Betracht ziehen, daß der größte Teil der Mißbildungen in den ersten Tagen und Wochen der Embryonalentwicklung zustande kommt, resp. zur Zeit, wo man meistenteils von der Schwangerschaft noch keine Ahnung haben kann. Die Wirkung der Traumen zu der Zeit, wo der Embryo schon ganz entwickelt ist, muß eine ganz andere sein. Ich muß noch die Ansicht gleich besprechen, nach welcher der Wolfsrachen und die Hasenscharte bei einem Embryo mit gut ausgebildetem Gesichte sekundär auftreten können. Solch eine Meinung ist noch von niemandem gründlich bewiesen worden, außerdem steht dieselbe im Widerspruche mit allen anatomischen Erörterungen, die ich weiter vortragen werde. Damit will ich sagen, daß beinahe alle Forscher zu der Meinung hinneigen, daß der Wolfsrachen und die Hasenscharte als eine Nichtverschmelzung der physiologischen Gesichtsspalten aufgefaßt werden müssen.

Selbstverständlich können zweierlei Momente solch eine Verschmelzung hindern: erstens äußere Ursachen, zweitens die speziell im Embryo wirkenden, inneren Ursachen. Da die letzten unserem Wissen noch nicht unterliegen, so ist es ganz verständlich, daß der Geist der Forscher nach den äußeren Ursachen gesucht hat, die diese Verschmelzung der physiologischen Spalten stören könnten. Gegenwärtig haben wir schon eine Reihe Theorien, deren Hauptgründe ich gleich besprechen werde.

Man hat bemerkt, daß Wolfsrachen und Hasenscharte nicht selten mit einem Hydrocephalus zusammentreffen, woraus (Meckel, Ahlfeld, Salzer u. a.) eine Theorie gebaut wurde, daß der vergrößerte intrakranielle Druck eine Ausbreitung der primären physiologischen Spalten und dann schon eine Unmöglichkeit der Verschmelzung der Oberkieferfortsätze mit dem Zwischenkiefer und der Gaumenfortsätze zwischeneinander als Endresultat nach sich zieht. Hentze hat eine große Zahl solcher Beispiele aus der Literatur gesammelt.

Panum wollte die Extremitäten als Ursache ansehen und meinte, dieselben könnten zufällig in die noch offenen Gesichtsspalten hineinfallen und auf diese Weise den Wolfsrachen bilden. Solche Fälle sind noch nicht mit genügendem Beweise beschrieben, außerdem müßte man sich erinnern, daß gerade zur Zeit der Formation des Gesichtes, dasselbe sehr dicht zur Brust des Embryo angelegt ist, und die Extremitäten noch zu kurz sind, um den obengenannten Mechanismus verständlich zu machen. Im Falle H a y m a n n s (siehe S. 11) ist das sekundäre Anwachsen des linken Händchens in die schon vorausgebildete linksseitige Lippenkieferspalte nicht ausgeschlossen.

Die ausführlichen Untersuchungen über die Entwicklungsgeschichte des definitiven Gaumens haben H i s zu einer neuen Theorie veranlaßt, deren Grundsatz war, daß die Gaumenplatten im Anfange neben der Zunge stehen und dieselbe sogar stellenweise einklemmen. Ein Emporsteigen der Platten, sagte H i s, kann offenbar n u r erfolgen, wenn die Zunge zuvor ausgewichen ist. Dies Ausweichen kann durch aktive Muskelkontraktionen, d. h. durch Senken des Unterkiefers und durch Bewegungen der Zunge eingeleitet werden. Es ist ganz verständlich, daß man (F r i e d r i c h, F i c k) alle Momente, die das Senken der Zunge (resp. des Unterkiefers) verhindern könnten, zu den äußeren Ursachen des Wolfsrachens zurechnen wollte. Über die F r i e d r i c h - F i c k'sche Theorie, die nach den H i s'schen Präparaten aufgestellt wurde, äußert sich H i s folgenderweise: „. . . . . Einige Schnitte (Embryo M_2) zeigen eine leichte Schrägstellung des Unterkiefers und eine Anlegung des linken Daumens an den letzteren. Nach diesem Tatbestand dürfte man daran denken, daß durch einen vom Daumen auf den Unterkiefer ausgeübten Druck eine Schrägstellung von Unterkiefer und Zunge und dadurch eine einseitige Wolfsrachenbildung erzeugt worden ist. Das Modell zeigt indessen n i c h t s von einer ausgiebigen Schrägstellung des Unterkiefers, sondern da, wo der Daumen anliegt, eine wenig ausgedehnte flache Grube; auch wäre, falls der Daumendruck die Schrägstellung der Zunge veranlaßt haben sollte, der Hochstand der letzteren auf der linken Seite zu erwarten. Das trifft aber nicht zu."

Daß die Zunge in der Ätiologie des Wolfsrachens auch eine Rolle spielen kann, äußert sich T a n d l e r. Er zeigte einen Fall von Wolsrachen mit Mikrognathie und möchte die letzte als Ursache des Wolfsrachens ansehen. Nach meinen (a. a. O.) Untersuchungen müßte man denken, daß die Gaumenfortsätze in normaler Entwickelung a u t o n o m sich heben und jedenfalls keine untergeordnete Rolle ausüben, wie es H i s meinte. Damit will ich sagen, daß man im Falle T a n d l e r s um ein einfaches Zusammentreffen zweier Defekte, was jedenfalls nicht selten bei allen Mißbildungen zu beobachten ist, denken muß. Als Nebenbeweis wollte ich einen Fall finden, wo die Mikrognathie o h n e Wolfsrachen verlaufen war. Es glückte mir zwei solcher Fälle in der Monographie von L a n n e l o n g u e et M e n a r d aufzufinden.

Obs. LII. 2jähr. Mädchen. Mikrognathie bei normalem Oberkörper und Gaumen.

Obs. LIII. 1½ jähr. Knabe. Mikrognathie bei normalem Oberkiefer und Gaumen. Anomalien in anderen Organen.

Wenn man diese Fälle mit dem T a n d l e r schen zusammenstellt, so verlieren T a n d l e r s Überlegungen ihre Kraft.

Bei Kindern und Erwachsenen, die Defekte des Gaumens haben, kann man nicht selten eine Hypertrophie des adenoiden Gewebes des Nasenrachenganges finden. Im Jahre 1890 hat Boucheron behauptet, daß die Hypertrophie der Rachentonsille beim Embryo Ursache der Nichtverwachsung der Gaumenplatte, resp. des Wolfsrachens, sein kann. Diese Theorie hat in Deutschland einen heftigen Anhänger gefunden, Fein, der eine Reihe von Fällen aus der Literatur und seiner Praxis beschrieben hat, welche diese Theorie zu beweisen haben. Bald aber erschien eine Arbeit von Tandler, der die soeben besprochene Feinsche Theorie ganz widerlegte. Es ist ja bekannt, das der Prozeß der Gaumenbildung im Anfange des dritten Monats des Embryonallebens schon beinahe vollendet ist, während die erste Anlage der Rachentonsille nur vom fünften Monat an zu bemerken ist, wie es die Arbeiten von Ganghöfner, Schmidt, Kölliker, Schwalbe, Stöhr,

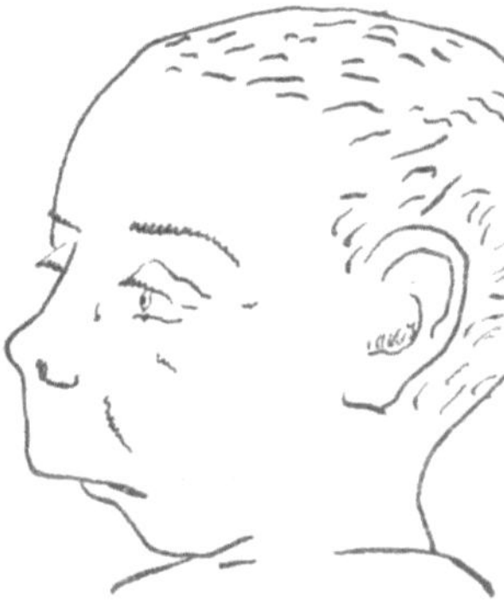

Fig. 1.

Killian u. a. bewiesen haben. Damit will Tandler sagen, daß die Rachentonsille eine Hypertrophie durchmacht bei einer schon fertigen Spalte, die von anderen Momenten, die jedoch vor dem dritten Monat eine Rolle spielten, verursacht war.

Im Korrespondenzblatt für Zahnärzte (1899) erschien eine Mitteilung von Warnekros, wo er eine neue Theorie der Genese der Hasenscharte und des Wolfsrachens vorgeschlagen hat. „. . . . Ich halte (S. 349) die von Ahlfeld ausgesprochene Ansicht für völlig richtig, daß an solchen Mißbildungen ein zwischen die zu verwachsenden Ränder gelagerter Körper schuld sei, und bin der festen Überzeugung, das für „alle“ Lippen- und Gaumendefekte nur ein Zahn oder eine Zahnanlage als das ursächliche Moment in Betracht kommen kann.“ Der Rahmen meiner Arbeit erlaubt mir nicht, diese Arbeit einer umständlichen Kritik zu unterwerfen, doch will ich nur aufmerksam machen, daß der Prozeß der Gaumenplattenverwachsung schon in der 6. bis 7. Woche beinahe vollendet ist, während die Zahnanlagen sich nur andeuten. Wenn man noch für die Hasenscharte diese Ätiologie bestreiten kann, so muß man doch anerkennen, daß die Theorie von Warnekros nichts Gemeinschaftliches haben kann mit den Fällen des Wolfsrachens, wo der Alveolarbogen geschlossen und ganz normal (ohne Zahnanomalien) entwickelt ist. Außerdem steht diese Theorie im vollkommenen Widerspruche mit der Tatsache, daß der sekundäre Gaumen ganz autonom seine Entwickelung durchmacht.

Wie es noch den alten Forschern (A h l f e l d u. a.) bekannt war, findet man eine Reihe von Mißbildungen, die mit Abnormitäten des Amnions verlaufen. In diesen Fällen hat man breite Verwachsungen des Amnions mit dem Embryo oder nur Amnionstränge gefunden. In der Literatur (D r a u d t, H e r h o l d, M o r i a n, S i e g e n b e e k v. H e u k e l o m u. a.) sind schon nicht sehr seltene Fälle beschrieben, wo Wolfsrachen und Hasenscharte mit den Amnionsträngen in Verbindung stünden. Als Beispiele möchte ich die bei S c h w a l b e sub 157, 160, 162 abgebildeten Mißbildungen anführen. Aus diesem kurzen Umrisse sieht man, daß nur die hydrocephalische und amniotische Theorien, die auf bewiesenen Tatsachen begründet sind, uns eine relativ genügende Erklärung der Ätiologie des Wolfsrachens geben können.

Unter den in der Literatur vorgeschlagenen Theorien über die i n n e r e n U r s a c h e n, die einen Wolfsrachen hervorrufen könnten, ist nur die Lehre von der Heredität, als auf bewiesenen Tatsachen begründet, zu nennen. Noch im alten Lehrbuche von M e c k e l finden wir eine interessante Beobachtung von A n n a zitiert (s. Taf. I, Fig. 3). P a s s a v a n t (s. Taf. I, Fig. 2) beschreibt einen Stamm, in welchem von 24 Familienmitgliedern 6 mit Hasenscharten oder Wolfsrachen behaftet waren. H a y m a n n zitiert eine Beobachtung (s. Taf. I, Fig. 4) von D. C h r. J a k. T r e w, wo bei elf Familienmitgliedern (von 18) Hasenscharten und Wolfsrachen zu finden waren. Aus der älteren Literatur teilt S c h w a l b e ein interessantes Beispiel (s. Taf. I Fig. 1) mit. In der Wien. klin. Woch. 1896 hat F e i n seine Beobachtung beschrieben, wo die Wirkung der Erblichkeit mit jeder Generation stärker wurde. In seiner Arbeit hat H a y m a n n noch viele Fälle gesammelt, in denen die Erblichkeit in der Ätiologie des Wolfsrachens und der Hasenscharte eine Rolle zu spielen scheint. Die Anhäufung solcher Tatsachen zwingt uns die Erblichkeit als zweifelloses ätiologisches Moment in dem Auftreten des Wolfsrachens zu rechnen, obgleich solch eine Überzeugung uns noch recht wenig Konkretes im anatomischen Sinne geliefert hat.

Der Überfluß von Theorien über die Genese des Wolfsrachens und die neuen Tatsachen, die ich in der normalen Gaumenentwicklung gefunden habe, veranlaßten mich in diesem Gebiete zu der vorliegenden Arbeit. Ich wollte eine möglichst große Zahl von Wolfsrachen und Hasenscharten einer gründlichen Durcharbeitung unterziehen und unter Berücksichtigung der neuen embryologischen Tatsachen einen Versuch machen, wenn nicht die Ätiologie selbst klarzulegen, so doch den Weg anzuzeigen, dem die Entwicklung desjenigen Embryos folgte, der mit einem Wolfsrachen oder einer

Hasenscharte zur Welt kommen mußte. Mein Ziel war, nicht nur Raritäten zu sammeln, sondern eine Reihe gewöhnlicher Fälle von Wolfsrachen und Hasenscharten durchzuarbeiten, um eine Gesetzmäßigkeit der Beziehungen an einer großen Zahl von Fällen festzustellen. Zu diesem Zwecke mußte ich eine Reihe von jüngsten Individuen sammeln, um die späteren, vom Alter abhängenden Veränderungen zu vermeiden.

Ich spreche meinen verbindlichsten Dank aus den Herren Prof. Dr. J. E. Schawlowsky und Prof. Dr. N. Ph. Winogradoff für die liebenswürdige Erlaubnis, das Material des Museums der Kaiserl. Med. Milit.-Akademie und des Kaiserl. Findelhauses in St. Petersburg durchzuarbeiten.

Ich habe Gelegenheit gehabt, folgende [1]) 61 Fälle einer Durcharbeitung zu unterziehen:

Fall 1. (Zum Vergleiche.) FDHM. Schädel. U 31,5 cm; S 11,5 cm; F 5,8 cm; P 8,5 cm. 19 Tage altes Kind. Normal entwickelter Schädel. Der harte Gaumen hat einen Sagittaldurchmesser von 2 cm, wovon 1,3 cm dem Processus palatinus maxillae superioris und 0,7 cm der Pars horizontalis ossis palatini angehört.

Fall 2. FDHM. (S. XXIV)[2]). Schädelbasis. U 31 cm; S 10 cm; F 8 cm; P 7 cm. Linke Kiefergaumenspalte. Der Processus palat. sin. erscheint als eine sehr schmale Leiste. Der Zwischenkiefer und das Septum sind zur rechten Seite eingebogen und mit dem Processus palat. dextr. zusammengewachsen, indem der letzte nur bis zur Hälfte der normalen Gaumenbreite entwickelt ist und deswegen nicht bis zur sagittalen Ebene hinreicht.

Fall 3. FDHM (S. XXV). Schädelbasis. U 28,5 cm; S 10 cm; F 6,5 cm; P 6,5 cm. Linke Kiefergaumenspalte. Der Processus palat. sin. erscheint als eine sehr enge Leiste. Der Zwischenkiefer und das Septum sind zur rechten Seite eingebogen und mit dem Processus pal. dxtr. zusammengewachsen. Der Processus pal. dxtr. reicht nicht bis zur sagittalen Ebene, wie im vorhergehenden Falle.

[1]) Um Wiederholungen zu vermeiden, habe ich folgende Abkürzungen gebraucht:

FDHM = Museum am Kaiserl. Findelhause.
AM = Museum der normal. Anat. an der Kaiserl. Med. Mil. Akademie.
U = Umfangsdurchmesser.
S = Sagittaldurchmesser.
F = Frontal-Querdurchmesser.
P = Parietal-Querdurchmesser.

[2]) Die zwischen den Einschließungszeichen eingeschriebenen Angaben gehören den Sammlungen FDHM und AM.

F a l l 4. FDHM (S. XXVI). Schädelbasis. F 6,5 cm. Linke Kiefer-Gaumenspalte. Alle Eigenschaften sind dieselben, wie im Falle 3. Im vorderen Drittel wird das Munddach vom eingebogenen Septum gebildet.

F a l l 5. FDHM (S. XX). Schädelbasis (Gesichtsteil). Die Stirnknochen sind sehr dünn und sehr erhaben (konvex-konkav). Die Stirnfontanelle ist sehr ausgebreitet. Daraus kann man den Schluß ziehen, daß in diesem Falle ein Hydrocephalus war. Linke Kiefergaumenspalte. Der Processus palat. sin. erscheint als eine sehr enge Leiste. Der Zwischenkiefer und das Septum sind etwas eingebogen und mit dem Processus palat. dxtr. zusammengewachsen, indem der letzte nicht bis zur sagittalen Ebene reicht.

F a l l 6. FDHM (S. XXII). Assymetrischer Schädel, von Dr. F r i d o l i n in diesem Archiv Bd. 112 beschrieben. Die Spalte zwischen dem linken Oberkiefer und dem Zwischenkiefer geht nach vorn in eine Orbitalspalte und dorsalwärts in eine Gaumenspalte über. Der Processus palat. sin. ist als eine sehr enge Leiste kaum zu bemerken. Der Processus palat. dxtr. ist auch recht schmal und mit dem zur rechten Seite eingebogenen Septum zusammengewachsen.

F a l l 7. FDHM (S. XXIII). Gesichtsteil der Schädelbasis. F 7 cm. Enge Spalte zwischen dem linken Oberkiefer und dem Zwischenkiefer. Gaumenspalte. Der linke Oberkiefer ist etwas kürzer und steht näher zur sagittalen Ebene, als der rechte. Der Processus palat. sin. ist sehr eng, der rechte auch schwach entwickelt und mit dem Septum und dem Zwischenkiefer zusammengewachsen.

F a l l 8. FDHM (S. XXVII). Gesichtsteil der Schädelbasis. F 8 cm. Linke Kiefer-Gaumenspalte. Alle Eigenschaften sind dieselben wie im Falle 4.

F a l l 9. FDHM. (Nr. 11 B). Normal entwickeltes Köpfchen (Gesichtsteil) mit weichen Teilen, in Alkohol konserviert. F 7,5 cm. Die Haut und die Schleimhäute sind glatt, normal. Linke Lippenkiefergaumenspalte. Der Zwischenkiefer und das Septum sind zur rechten Seite eingebogen. Beide Gaumenplatten erscheinen als sehr schmale Leisten und gehen in die auch schwach entwickelten Hälften des weichen Gaumens über. Zwischen ihnen befindet sich eine bis 15 mm breite Spalte, mit symmetrischen Wänden. Die Hälften des weichen Gaumens und der Uvula sind schwach entwickelt.

F a l l 10. FDHM (Nr. 23). Normal entwickeltes Köpfchen mit weichen Teilen, in Alkohol konserviert (s. Textfig. 2). U 34 cm; S 11,5 cm; F. 6,8 cm; P. 8,8 cm. Die Haut und die Schleimhäute glatt, normal. Linke Lippenkiefergaumenspalte. Der Processus palat. sin. (a) erscheint als eine sehr schmale Leiste. Der Zwischenkiefer und das Septum (c) sind zur rechten Seite eingebogen und mit dem schwach entwickelten Processus palat. dxtr. zusammengewachsen. Die Verwachsung hat aber an der nasalen Fläche des Processus palat. stattgefunden, da man auf dem Präparate eine Schleimhautfalte (k) sieht, die dem freien Rande der Gaumenplatte angehört und nach vorn in den Raum zwischen dem rechten Oberkiefer und dem Zwischenkiefer hineinragt und dorsalwärts in den freien Rand des normalen rechten weichen Gaumens (b) übergeht. Die Hälften des weichen Gaumens und der Uvula sind normal entwickelt.

F a l l 11. FDHM (Nr. 15 B). Normal entwickeltes Köpfchen (Gesichtsteil) mit weichen Teilen, in Alkohol konserviert. F 8 cm. Die Haut und die Schleimhäute glatt, normal. Linke Lippenkiefergaumenplatte. Alle Eigenschaften, und die der Verwachsung, sind ganz dieselben wie im vorhergehenden Falle 10. Die Hälften des weichen Gaumens und der Uvula sind schwach entwickelt.

F a l l 12. FDHM. (Nr. 16). Normal entwickeltes Köpfchen mit weichen Teilen, in Alkohol konserviert. U 35 cm; S. 12,5 cm; F 7,6 cm; P 9,5 cm. Die

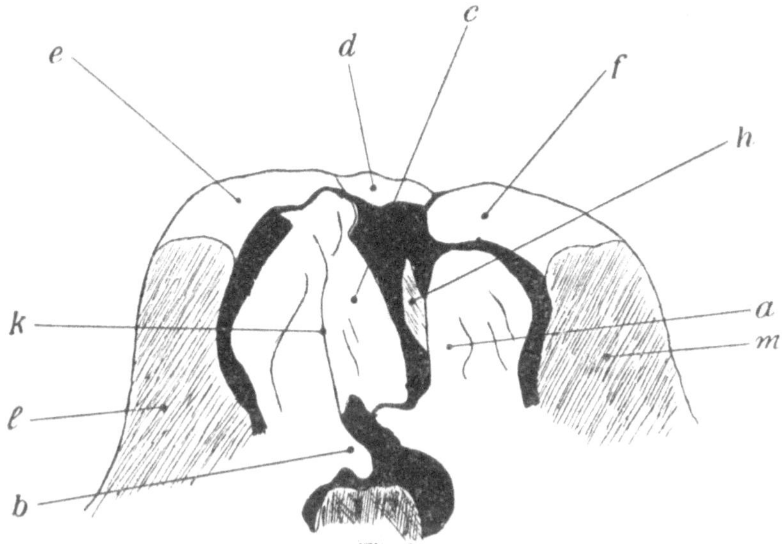

Fig. 2.

a Processus palat. sin. *b* Weicher Gaumen der rechten Seite. *c* Septum zur rechten Seite eingebogen. *d* Nasenrand. *e* Rechte Lippe. *f* Linke Lippe. *h* Linke untere Nasenmuschel. *k* Schleimhautfalte (siehe in der Beschreibung des Falles). *lm* Schnittflächen der Oberkiefer am Präparate.

Haut und die Schleimhäute glatt, normal. Linke Lippenkiefergaumenspalte. Alle Eigenschaften sind dieselben wie im Falle 11.

F a l l 13. FDHM. (Nr. 9). Normal entwickeltes Köpfchen (Gesichtsteil) mit weichen Teilen, in Alkohol konserviert. U 31 cm; S 10,5 cm; F 6,8 cm; P 7,8 cm. Die Haut und die Schleimhäute glatt, normal. Linke Lippen-Kiefer-Gaumenspalte. Alle Eigenschaften sind dieselben wie im Falle 10. Die Verwachsung aber hat am freien Rande des Processus palat. dxtr. stattgefunden und die Hälften des weichen Gaumens und der Uvula sind schwach entwickelt.

F a l l 14. FDHM. (Nr. 11 c). Normal entwickeltes Köpfchen (Gesichtsteil) mit weichen Teilen, in Alkohol konserviert. F 9,5 cm. Die Haut und die Schleimhäute glatt, normal. Rechte Lippenspalte. Linke Lippenkiefergaumenspalte. Alle Eigenschaften, und die der Verwachsung, sind dieselben wie im Falle 10.

Fall 15. FDHM (Nr. 22 B). Normal entwickeltes Köpfchen (Gesichtsteil) mit weichen Teilen, in Alkohol konserviert. F 9,5 cm. Die Haut und die Schleimhäute glatt, normal. Linke Lippenkiefergaumenspalte. Alle Eigenschaften sind dieselben, wie im Falle 13.

Fall 16. FDHM (Nr. 18 B). Normal entwickeltes Köpfchen mit weichen Teilen, in Alkohol konserviert. U 30 cm; S 10 cm; F 7,5 cm; P 8 cm. Die Haut und die Schleimhäute glatt, normal. Linke Lippenkiefergaumenspalte. Alle Eigenschaften sind dieselben wie im Falle 13.

Fall 17. FDHM (Nr. 18A). Normal entwickeltes Köpfchen mit weichen Teilen, in Alkohol konserviert. U 34 cm; S 11,5 cm; F 7,7 cm; P 8,3 cm. Die Haut und die Schleimhäute glatt, normal. Linke Lippenkiefergaumenspalte. Alle Eigenschaften sind dieselben wie im Falle 13.

Fall 18. FDHM Nr. 21). Normal entwickeltes Köpfchen mit weichen Teilen in Alkohol konserviert. U 34 cm; S 11 cm; F 7 cm; P 9 cm. Die Haut und die Schleimhäute glatt, normal. Linke Lippenkiefergaumenspalte. Alle Eigenschaften sind dieselben, wie im Falle 13.

Fall 19. FDHM. (Nr. 18 C). Normal entwickeltes Köpfchen mit weichen Teilen, in Alkohol konserviert. U 32 cm; S 10,5 cm; F 7,5 cm; P 8,5 cm. Die Haut und die Schleimhäute glatt, normal. Linke Lippenspalte. Rechte geheilte Kieferspalte. Totale Gaumenspalte, indem beide Processus palatini als schmale ganz symmetrische Leisten erscheinen. Die Hälften des weichen Gaumens und der Uvula schwach entwickelt.

Fall 20. FDHM (Nr. 15 A). Normal entwickeltes Köpfchen mit weichen Teilen, in Alkohol konserviert. U 32 cm; S 10,5 cm; F 5,8 cm; P 8,8 cm. Die Haut und die Schleimhäute glatt, normal. Linke Lippenkiefergaumenspalte. Alle Eigenschaften sind dieselben wie im Falle 13.

Fall 21. AM (280). Präparat von Herrn Prof. Dr. Gruber. Linke Lippenkiefergaumenspalte. Alle Eigenschaften der Gaumenspalte sind dieselben wie im Falle 13.

Fall 22. AM (Nr. 323). Normal entwickeltes Köpfchen mit weichen Teilen, in Alkohol konserviert. U 34 cm; S 12 cm; F 9 cm; P 10,5 cm. Die Haut und die Schleimhäute glatt, normal. Linke Lippenkiefergaumenspalte. Alle Eigenschaften, und die der Verwachsung, sind dieselben wie im Falle 10.

Fall 23. FDHM (S. XV). Gesichtsteil der Schädelbasis. Rechte Kiefergaumenspalte. Der Zwischenkiefer und das Septum sind normal entwickelt und nehmen beinahe die sagittale Richtung ein. Beide Processus palatini erscheinen als ganz symmetrische schmale Leisten.

Fall 24. FDHM (S. XVIII). Schädelbasis U 30 cm; S 10,5 cm; F 6,5 cm; P 7,5 cm. Rechte Kiefergaumenspalte. Der Zwischenkiefer ist mit dem linken Oberkiefer gut verwachsen. Das Septum nimmt die sagittale Richtung an. Beide Processus palatini erscheinen als sehr enge Leisten und lassen zwischen sich eine breite symmetrische Spalte.

F a l l 25. FDHM (S. XIX). Gesichtsteil der Schädelbasis. Rechte Kiefergaumenspalte. Alle Eigenschaften sind dieselben wie im Falle 23.

F a l l 26. FDHM (S. XXI). (S. Textfig. 3 und Taf. II Fig. A). Schädel U 26,5 cm; S 9,5 cm; F 6,5 cm; P 7 cm. Der Hirnschädel ist normal und ganz symmetrisch entwickelt. Beide Arcus zygomatici (a) sind gut entwickelt und haben symmetrische Bogen. Das Gesicht ist recht asymmetrisch. Die rechte Orbita ist zweimal so klein wie die normale linke Orbita. Das Nasenloch ist schmal und schief angeordnet. Der Alveolarbogen ist geschlossen, indem der rechte Oberkiefer kleiner ist als der linke. Die linke Hälfte des harten Gaumens (f) ist normal entwickelt, da der Processus palatinus sin. bis zur medialen sagittalen (AA) Ebene gelangt und mit einem freien Rande da endet. Der rechte Processus palat. (d) ist kaum zu bemerken, als eine sehr schmale Leiste. Das Septum (b) ist zur rechten Seite sehr stark eingebogen und zur lateralen Nasenwand so fest angedrückt, daß man den Eindruck bekommt, die rechte Nasenhöhle wäre ganz verschwunden. Die Nasenmuscheln (c) der linken Seite ragen in der sagittalen Ebene hervor und haben eine beinahe vertikale Richtung angenommen.

F a l l 27. FDHM (Nr. 63). Normal entwickeltes Köpfchen (Gesichtsteil) mit weichen Teilen, in Alkohol konserviert. U 34 cm; S 11 cm; F 7,5 cm; P 8,5 cm. Die Haut und die Schleimhäute glatt, normal.

Rechte Lippenkiefergaumenspalte. Der Processus palat. dxtr. erscheint als eine schmale Leiste. Der Zwischenkiefer und das Septum sind zur linken Seite eingebogen und mit dem schwach entwickelten Processus palat. sin. zusammengewachsen. Beide Hälften des weichen Gaumens und der Uvula sind normal entwickelt.

F a l l 28. FDHM (Nr. 60A). Normal entwickeltes Köpfchen mit weichen Teilen, in Alkohol konserviert. U 33 cm; S 12 cm; F 7,5 cm; Rechte Lippenkiefergaumenspalte. Alle Eigenschaften sind dieselben wie im Falle 27, nur die Hälften des weichen Gaumens und der Uvula sind relativ schwach entwickelt.

F a l l 29. FDHM (Nr. 11A). Normal entwickeltes Köpfchen (Gesichtsteil) mit weichen Teilen, in Alkohol konserviert. F 8,0 cm. Die Haut und Schleimhäute glatt, normal. Rechte Lippenkiefergaumenspalte. Der Processus palat. dxtr. erscheint als eine schmale Leiste. Der Zwischenkiefer und das Septum sind zur linken Seite eingebogen und mit dem schwach entwickelten Processus palat. sin. zusammengewachsen, indem die Verwachsung an der nasalen Seite der Gaumenplatte stattgefunden hat. In diesem Falle (ganz analog dem Falle 10) sieht man unter der Stelle der Verwachsung eine Schleimhautfalte, die dem freien Rande der linken Gaumenplatte angehört und nach vorn in den Raum zwischen dem linken Oberkiefer und dem Zwischenkiefer hineinragt und dorsalwärts in den freien Rand des relativ schwach entwickelten linken weichen Gaumens übergeht.

F a l l 30. FDHM (Nr. 24). Normal entwickeltes Köpfchen mit weichen Teilen, in Alkohol konserviert. U 33 cm; S 11,1 cm; F 6,3 cm; P 9,2 cm. Rechte Lippenkiefergaumenspalte. Alle Eigenschaften sind dieselben wie im Falle 28.

F a l l 31. FDHM (S. XIII). Schädelbasis. U 32 cm; S 10 cm; F 10 cm; P 10 cm. Kugelförmiger Schädel eines Hydrozephalikers, weil das Gesicht relativ zu klein, die beiden Orbiten nicht normal tief und die Fontanellen zu breit erscheinen. Unter den beiden Ossa nasalia sieht man einen kleinen Höcker, der dem sehr schwach entwickelten Zwischenkiefer entspricht. Das Septum ist kaum zu bemerken. Die Nasenhöhle kommuniziert mit der Mundhöhle durch eine 1,7 cm breite, symmetrische Spalte, die von den kaum bemerkbaren sehr schmalen Processus palatini von beiden Seiten begrenzt ist.

F a l l 32 (s. Taf. II, Fig. B).FDHM (S. XIV). Schädelbasis. U 23,5 cm; S 8,1 cm; F 6 cm; P 5,5 cm. Die tiefen Orbiten und das Gesicht sind relativ groß im Verhältnis zum Hirnschädel. Mikrozephalus. Cebozephalus. Die beiden Ossa nasalia, das Septum und der Zwischenkiefer sind nicht entwickelt. Die Nasenhöhle kommuniziert mit der Mundhöhle durch eine 1,3 cm breite symmetrische Spalte, die von den beiden kaum bemerkbaren, sehr schmalen Processus palatini von den Seiten begrenzt ist.

F a l l 33. FDHM (S. XVI). Schädelbasis. F 7,5 cm. Stark hervorragender, gut entwickelter Zwischenkiefer mit einem wenig gekrümmten Septum, welches die sagittale Ebene einnimmt. Zwei symmetrische Kieferspalten, die in eine breite Gaumenspalte übergehen. Die beiden Processus palatini erscheinen als sehr schmale Leisten.

F a l l 34. FDHM (S. XVII). Schädelbasis. F 7,0 cm. Beiderseitige Kieferspalte. Gaumenspalte. Alle Eigenschaften sind dieselben wie im Falle 33.

F a l l 35. AM (Nr. 355 A). Normal entwickeltes Köpfchen mit weichen Teilen, in Alkohol konserviert. U 30 cm; S 10,5 cm; F 6,5 cm; P 8 cm. Die Haut und die Schleimhäute glatt, normal. Der Zwischenkiefer ragt stark voran, das Septum nimmt die sagittale Ebene ein. Beiderseitige Lippenkiefergaumenspalte. Die beiden Processus palatini, wie auch die Hälften des weichen Gaumens und der Uvula sind sehr schwach entwickelt.

F a l l 36. AM (Nr. 355 C). Normal entwickeltes Köpfchen. U 25 cm; S 9,3 cm; F 7,3 cm; P 7,5 cm. Beiderseitige Lippenkiefergaumenspalte mit hervorragendem Zwischenkiefer. Alle Eigenschaften sind dieselben wie im Falle 35.

F a l l 37. AM (Nr. 355 B). Normal entwickeltes Köpfchen (Gesichtsteil) mit weichen Teilen, in Alkohol konserviert. U 24 cm; S 8 cm; F 7 cm; P 7,5 cm. Beiderseitige Lippenkiefergaumenspalte mit hervorragendem Zwischenkiefer. Alle Eigenschaften sind dieselben wie im Falle 35.

F a l l 38. FDHM (Nr. 10). Normal entwickeltes Köpfchen (Gesichtsteil) mit weichen Teilen, in Alkohol konserviert. F 7,5 cm. Beiderseitige Lippenkiefergaumenspalte mit hervorragendem Zwischenkiefer. Alle Eigenschaften sind dieselben, wie im Falle 35, nur die Hälften des weichen Gaumens und der Uvula sind normal entwickelt.

F a l l 39. FDHM (Nr. 17). Normal entwickeltes Köpfchen mit weichen Teilen, in Alkohol konserviert. U 32,5 cm; S 11,1 cm; F 6 cm; P 8,7 cm. Beiderseitige Lippenkiefergaumenspalte mit hervorragendem Zwischenkiefer. Alle Eigenschaften sind dieselben wie im Falle 35.

F a l l 40. FDHM (Nr. 60 B). Normal entwickeltes Köpfchen mit weichen Teilen, in Alkohol konserviert. U 32 cm; S 11 cm; F 7,5 cm; P 8,5 cm. Beiderseitige Lippenkiefergaumenspalte mit hervorragendem Zwischenkiefer. Alle Eigenschaften sind dieselben wie im Falle 38.

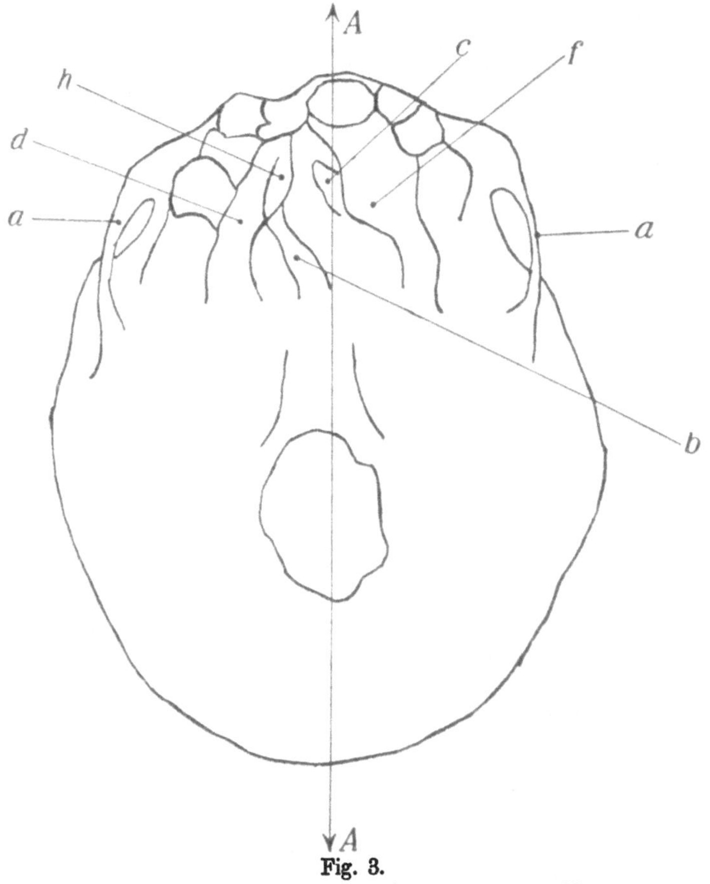

Fig. 3.

a Arcus zygomat. *b* Septum. *c* Linke untere Nasenmuschel. *d* Processus palat. dxtr. *f* Processus palat. sn. *h* Gekrümmter Septumrand mit dem Process. palat. dxtr. verwachsen. *AA* Mediane Sagittal-Ebene.

F a l l 41. FDH M(69). Normal entwickeltes Köpfchen mit weichen Teilen, in Alkohol konserviert. U 35,5 cm; S 12,5 cm; F 8,5 cm; P 10,5 cm. Beiderseitige Lippenkiefergaumenspalte. Am unteren Rande ist das Septum an einer 1,5 cm langen Strecke von der Mukosa entblößt. Alle Eigenschaften sind dieselben wie im Falle 38.

F a l l 42. FDHM (S. I). Schädel. U 35 cm; S 12 cm; F 6,1 cm; P 10 cm. Der Alveolarbogen ist normal geschlossen. Die vorderen Teile beider Processus palatini sind hinter dem Zwischenkiefer auf einer Strecke von 0,7 cm verwachsen, indem von hier dorsalwärts eine symmetrische dreieckige Spalte anfängt, deren zwei Ecken an die hinteren Enden des Alveolarbogens sich anlegen und die Spitze zur Gaumennaht sieht.

F a l l 43. FDHM (S. II). Schädelbasis. U 30,5 cm; S 10 cm; F 8 cm; P 9 cm. Alle Eigenschaften sind dieselben wie im Falle 42, nur die dreieckige Spalte ist schmäler ausgebildet, weil die Partes horizontales des Os palat. mehr entwickelt sind.

F a l l 44. FDHM (S. III). Schädelbasis. F 7 cm.

F a l l 45. FDHM (S. IV). Schädelbasis. F 8 cm.

F a l l 46. FDHM (S. V). Schädelbasis. U 30 cm; S 10,5 cm; F 7 cm; P 7,5 cm. Alle Eigenschaften dieser drei Fälle sind dieselben wie im Falle 42.

F a l l 47. FDHM (S. VI). Schädelbasis. F 8 cm. Normal entwickelter Schädel. Der Alveolarbogen ist normal geschlossen. Beide Processus palatini sind sehr schwach entwickelt und haben zwischen sich eine symmetrische dreieckige Spalte, deren zwei Ecken an die hinteren Enden des Alveolarbogens sich anlegen und deren Spitze zum Zwischenkiefer sieht.

F a l l 48. FDHM (S. VII). Schädelbasis. U 30 cm; S 10 cm; F 7,5 cm; P 8 cm. Alle Eigenschaften sind dieselben wie im Falle 47.

F a l l 49. FDHM (S. VIII). Schädel. U 32,5 cm; S 11,5 cm; F 6,5 cm; P 9,5 cm.

F a l l 50. FDHM (S. IX). Schädel. U 31 cm; S 10,1 cm; F 7 cm; P 9 cm. Alle Eigenschaften dieser beiden Fälle sind dieselben wie im Falle 47.

F a l l 51. AM (Nr. 356 A). Normal entwickeltes Köpfchen mit weichen Teilen, in Alkohol konserviert. U 36 cm; S 12,2 cm; F 9 cm; P 10 cm. Die Haut und die Schleimhäute glatt, normal. Oberlippe normal. Vernarbte linke Kieferspalte. Der Processus palat. sin. erscheint als eine schmale Leiste. Das Septum zur rechten Seite eingebogen und mit der nasalen Seite des schwach entwickelten Processus palat. dxtr. zusammengewachsen wie im Falle 10. Beide Hälften des weichen Gaumens und der Uvula gut entwickelt.

F a l l 52. FDHM (Nr. 12 B). Normal entwickeltes Köpfchen (Gesichtsteil) mit weichen Teilen, in Alkohol konserviert. U 34 cm; S 11 7 cm; F 7 8 cm; P 8,5 cm. Die Haut und die Schleimhäute glatt, normal. Der Alveolarbogen und der harte Gaumen normal entwickelt. Der weiche Gaumen und die Uvula in der Mitte gespalten.

F a l l 53. FDHM (Nr. 12 A). Normal entwickeltes Köpfchen (Gesichtsteil) mit weichen Teilen, in Alkohol konserviert. F 9 cm. Alle Eigenschaften sind dieselben wie im Falle 52.

F a l l 54 (s. Taf. II, Fig. C). FDHM (S. XI). Kugelförmiger, hydrozephalischer Schädel. U 31 cm; Höhe 9 cm; D i a m e t e r 11 cm. Die Orbiten sind in die Höhe gezogen und sind von innen (intrakranieller Druck) vorangedrückt. Rechte Kieferspalte. Gaumen n o r m a l entwickelt.

F a l l 55. FDHM (S. XII). Schädelbasis. F 8 cm. Stark hervorragender Zwischenkiefer. Beiderseitige Kieferspalten, die bogenartig symmetrisch hinter dem Zwischenkiefer sich vereinigen. Normal entwickelter harter Gaumen.

F a l l 56. FDHM (S. X). Schädelbasis. U 33 cm; S 11 cm; F 8,1 cm; P 8 cm. Alle Eigenschaften sind dieselben wie im Falle 55.

F a l l 57. FDHM (Nr. 14). Normal entwickeltes Köpfchen mit weichen Teilen, in Alkohol konserviert. Die Haut und die Schleimhäute glatt, normal. Stark vorragender Zwischenkiefer. Beiderseitige Lippenkieferspalte, die bogenartig, symmetrisch hinter dem Zwischenkiefer sich vereinigt. Harter und weicher Gaumen normal entwickelt.

F a l l 58. FDHM (Nr. 22 A). Normal entwickeltes Köpfchen mit weichen Teilen, in Alkohol konserviert. U 36 cm; S 12 cm; F 8 cm; P 9,5 cm. Alle Eigenschaften sind dieselben wie im Falle 57.

F a l l 59. FDHM (Nr. 13). Normal entwickeltes Köpfchen mit weichen Teilen, in Alkohol konserviert. U 30 cm; S 10 cm; F 7,1 cm; P 7,3 cm. Die Haut und die Schleimhäute glatt, normal. Linke Lippen- und geheilte Kieferspalte. Das Septum ist zur rechten Seite eingebogen. An der Stelle des harten Gaumens ist zwischen den beiden schwach entwickelten Processus palatini eine dünne, weiche Membran ausgespannt, die mit dem Septum nicht verwachsen ist. Der weiche Gaumen und die sehr kleine Uvula sind gespalten.

F a l l 60 AM (Nr. 356B). Normal entwickeltes Köpfchen mit weichen Gaumenteilen, in Alkohol konserviert. U 30 cm; S 10,5 cm; F 7,1 cm; P 8 cm, Der Alveolarbogen ist normal geschlossen. Alle Eigenschaften des Gaumens sind dieselben wie im Fall 49.

F a l l 61. AM (Nr. 326). Monstrum. Anenzephalus. Ein Kopf mit zwei Gesichtern, die mit den Seiten verwachsen sind. Ein Körper. Am rechten Gesichte ist eine rechtsseitige Lippen-Kiefer-Gaumenspalte. Am linken Gesichte eine linksseitige Lippen-Kiefer-Gaumenspalte, welche ganz symmetrisch der rechtsseitigen des anderen Gesichts angeordnet ist. Die Gaumenspalte ist sehr schmal.

Alle von mir untersuchten Fälle können sehr leicht in eine regelrechte Serie geordnet werden, wo wir einerseits die leichtesten Fälle von Lippenspalte oder Gaumenspalte und andererseits die schwersten Fälle von Wolfsrachen auffinden werden. Solch eine Übersicht gewährt uns den Eindruck, daß sämtliche Varietäten ohne Zweifel ein und denselben Typus dieser Mißbildung erkennen lassen, was schon a priori eine und dieselbe Ursache vermuten läßt, welche in der Grundlage der autonomen Entwicklung des Oberkiefers und des definitiven Gaumens liegt und gar nicht in den „äußeren“ Ursachen zu suchen ist.

Die angeführten Ausmessungen der Köpfe und der Schädel brachten uns zur Überzeugung, daß das durchgearbeitete Material die normalen Proportionen des Kopfes des ersten Kindesalters zeigt mit Ausnahme einiger besonders besprochener Fälle. Wie die Haut des Kopfes und des Gesichtes, so auch die Schleimhäute aller untersuchten Köpfe haben uns keine Abweichungen gezeigt, die auf eine Verwachsung oder einen Zusammenhang mit dem Amnion hinweisen könnten. Daraus kann man schließen, daß es keine Gründe gibt, um eine abgelaufene Hydrozephalus- oder Amnionverwachsung als Ursache der Mißbildung in unseren Fällen anzuerkennen.

Ich möchte dazu noch auf den Fall 32 (Taf. II B) aufmerksam machen, wo ein schwerer Wolfsrachen mit einer Mikrozephalie kombiniert ist, und auf den Fall 54 (Taf. II C), wo bei Hydrozephalie der Gaumen ganz normal entwickelt ist und nur eine kleine Spalte im Oberkiefer gefunden wurde. Solch eine Zusammenstellung hebt nun die Tatsache hervor, daß die Hydrozephalie nur als Begleiterkrankung, aber nicht als Ursache des Wolfsrachens anzuerkennen ist.

Obgleich ich keine Gründe für den Zusammenhang mit den Amnionanomalien in meinen Fällen gefunden habe, möchte ich doch mit einigen Worten diese Theorie noch erwähnen, da wir in der Literatur eine Reihe von Fällen finden können, wo das Amnion als zweifellose Ursache der Mißbildung angesehen wird. Welchen Bedingungen aber muß eine Mißbildung genügen, um als „amniogene" anerkannt zu sein? Erstens müßte man Reste des Amnions oder Spuren seiner Wirkung (Stränge, Narben usw.) in dem Gebiete der mißgebildeten Organe selbst auffinden, nicht aber in weit von der Mißbildung liegenden Teilen des Embryons. Zweitens sind Fälle beschrieben, wo ein aufgespannter Amnionstrang seine schneidende Wirkung ausüben konnte. Weder das erste, noch das zweite trifft in unseren Fällen zu. In den Fällen, wo der Alveolarbogen geschlossen ist, kann das Amnion bei der Entstehung eines Wolfsrachens gar keine Rolle spielen. Die schneidende Wirkung eines Amnionstranges muß in sich selbst das Element des Zufalles tragen. Zudem haben wir eine Reihe von Fällen untersucht, von denen ein jeder Fall in seinen Eigenschaften erstaunend den anderen ähnelt und ohne Zweifel den Eindruck der Gesetzmäßigkeit des Typus erkennen läßt. E. Schwalbe, ein in diesem Gebiete so geübter Forscher, macht gerade darauf aufmerksam, daß die amniogenen Mißbildungen in gewissem Sinne atypisch sein müssen. Mein Fall 61 ist eine schöne Illustration dieser Behauptung. Wir haben ein Monstrum mit zwei Gesichtern vor uns, von denen das rechte eine rechtsseitige Lippen-Kiefer-Gaumenspalte und das linke eine linksseitige Lippen-Kiefer-Gaumenspalte besitzt. Was für eine feurige Einbildungskraft müßte man haben, um einen solchen Fall (resp. seine Gaumenspalten) als „amniogen", anzuerkennen? Ein analoger Fall Fig. 4) ist bei Marchand abgebildet.

Außerdem müssen wir in Betracht ziehen, daß das Gesicht des Embryons zur Zeit der Gaumenentwicklung noch der Brust fest anliegt und mit dem Amnion nicht in Berührung kommt.

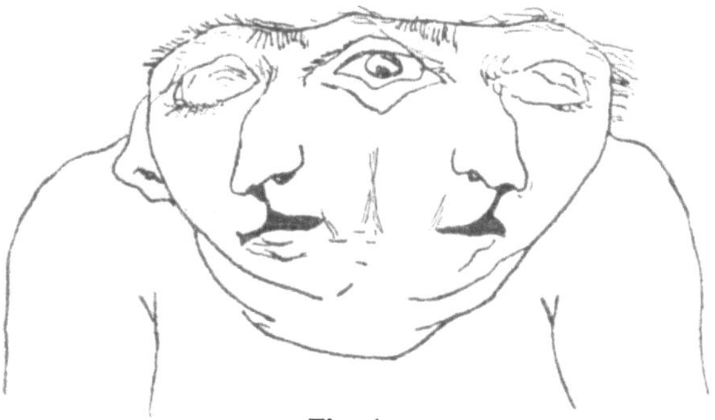

Fig. 4.

Aus allen diesen Überlegungen kann man schließen, daß in der größten Zahl der Fälle von Wolfsrachen das Amnion nicht als Ursache anerkannt werden kann. In dem Falle, daß man Verwachsungen auffinden könnte, müßte man mehr an eine sekundäre Verwachsung mit dem Amnion an der Stelle glauben, wo eine Mißbildung (resp. Kiefer-Gaumenspalte) schon vorhanden war.

Indem ich Schritt vor Schritt die äußeren Ursachen in der Ätiologie des Wolfsrachens niederlegte, muß ich eo ipso anerkennen, daß in diesem Prozesse die Momente, die in der Organisation des Embryons selbst liegen, als innere Ursachen, die wichtigste Rolle spielen. Dieses ist schon, wie gesagt, festgestellt, nachdem man die Vererbung dieser Mißbildung konstatieren konnte, worauf besonders die Arbeit von Haymann aufmerksam macht. Die Anerkennung der Vererbung erklärt uns noch recht weniges in der

Frage des Mechanismus der Wolfsrachenentstehung. Bevor ich meine Meinung aussprechen werde, möchte ich die Tatsachen der normalen Gaumen- und Oberkieferentwicklung mit meinem Wolfsrachenmaterial zusammenstellen. Man kann alle meine Fälle von Mißbildungen derart gruppieren, daß man sofort gewahr wird, daß hier eine Reihe von Entwicklungsstufen derselben Mißbildung vorliegt, wobei die Bilder im ganzen denjenigen sehr ähneln, die der normale Embryo bei der Gaumen- und Oberkieferentwicklung zeigt. Kurz gesagt, jede Form dieser Mißbildung stellt ein fixiertes Embryonalstadium dar, das einem weiteren Körperwuchse untergeordnet war. Daraus ergibt sich gleich die Vorstellung, daß beim Embryo während der Gaumen- und Oberkieferentwickelung zweierlei Energien tätig sind. Die eine, welche die Architektonik (den Aufbau) selbst verwaltet, und die zweite, welche man als einfachen (vegetativen) Wuchs in allen Dimensionen der schon aufgebauten Körperteile anerkennen muß. Wenn die erste (Aufbau-) Energie, ihr Ziel zu erreichen kraftlos wird, so kann nur die zweite (Vegetations-)Energie weiter wirken. Je früher die erste Energie sich erschöpft, desto schwerere Mißbildungen werden wir in diesen Fällen auffinden. Solch eine Vorstellung macht es vollkommen verständlich, daß ein nicht voll entwickelter Körperteil weiter wachsen kann und so eine Mißbildung darbietet. So muß man sich z. B. vorstellen, daß, wenn beim Embryo der Aufbau des Gaumens nicht vollendet wird, diese Entwickelungsstufe fixiert bleibt, da der Wuchs des Körpers (resp. die zweite Energie) immer weiter fort tätig ist. Die interessante Beobachtung von Dr. Fein (a. a. O.) illustriert uns sehr schön, daß eine Entkräftung der Aufbauenergie mit jeder Generation zustande kommen kann. Dasselbe sehen wir auch in den Fällen von Schwalbe und Trew (siehe Fig. 1 u. 4, Taf. I). In der Darstellung der inneren Ursachen der Spaltungen hat Ahlfeld kurz erwähnt, daß ein Mangel an Baumaterial vorkommen kann. Diesen Gedanken entwickelt er aber nicht weiter, da er sich als Anhänger der äußeren Ursachen in der Ätiologie der Mißbildungen bekennt. Ich stelle mir vor, daß man hier nicht von einem Mangel des Baumaterials sprechen muß, sondern von einem Mangel der Energie, deren Gesetze die Vererbung resp. die Stabilität der Gattung bewirken. Marchand äußert sich: „... auch in solchen Fällen, welche jetzt unserem Verständnis nahe gerückt sind, begnügte man sich lange Zeit mit allgemeinen Ausdrücken, wie „Mangel an bildender Kraft" und dergleichen, indem man Unbekanntes durch Unbekanntes erklärte . . ." Ich glaube doch, daß wir noch lange Zeit nicht imstande sein werden, die intimsten Seiten der Lebenserscheinungen mit mathematischer Genauigkeit zu erklären. Deswegen können wir uns von solchen teils unklaren Äußerungen noch nicht ganz absagen. Mit der Zeit aber wird die anatomische Erforschung diese Begriffe Schritt vor Schritt verständlich machen. Was soll man aber verstehen unter dem Ausdruck „der teilweisen oder totalen Entkräftung der Aufbauenergie"? Wenn wir diesen Ausdruck histologisch bestimmen möchten, so müßte man an ein Ausbleiben der einen oder mehrerer Komponenten der Summe der Prozesse denken, die sich vor dem Auge des Embryologen beim Studium der Organentwicklung abspielen. Mit der Vervollkommnung des Wissens nähern wir uns immer dem anatomischen resp. histologischen Begreifen der komplizierten Lebensprozesse, die sich im Embryo bei seiner Entwicklung abspielen.

Nach allem oben Gesagten will ich betonen, daß der Wolfsrachen und seine Varietäten als eine echte Hypoplasie des definitiven Gaumens oder nur als ein Ausfallen der einen oder mehrerer Komponenten der Gaumenentwicklung anzuerkennen ist. Als Ursachen spielen dabei ohne Zweifel die individuellen resp. die inneren Eigenschaften des Embryons eine Rolle. Für meine Ansicht spricht erstens die außerordentliche, bis in die kleinsten Details gehende Übereinstimmung der einzelnen Fälle von Wolfsrachen, und zweitens die nicht seltene Kombination des Wolfsrachens mit solchen Mißbildungen anderer Organe (Herzfehlern, Mißbildungen der Iris, des inneren Ohres, des Diaphragma, des Urogenitalapparates, des Skeletts usw.), die gewiß nicht von äußeren Ursachen abhängig sein können.

Außer der schon mehrmals erwähnten Vererbung, welche als Ursache solch einer Entkräftung der Aufbauenergie aufzufassen ist, muß man noch daran denken, daß alle Zellgruppen (mit ihren Lebenserscheinungen), die ich als Komponenten der Summe der Lebensprozesse auffaßte, der Erkrankung anheimfallen und so zur Ursache einer Mißbildung werden können. Die Pathologie dieser Zellgruppen ist das Problem der weiteren Erforschungen.

Anhang.

Die Zunge und die Gaumenplatten spielen nach meiner Ansicht in dem Prozesse der Umlagerung ganz selbständige Rollen, die normalerweise streng koordiniert sein müssen. Ich möchte noch hinzufügen, daß die Gaumenentwicklung selbst, worauf ich schon früher (siehe Anat. Hefte 108, 36. Bd.) aufmerksam machte, aus einer Summe besonderer Erscheinungen in den Gaumenteilen, resp. Zellgruppen, besteht. Nach dem oben Erwähnten kann ich mir sehr leicht vorstellen, daß eine oder mehrere dieser Erscheinungen ausfallen können, was noch keine Hemmung für die anderen Erscheinungen nach sich zu führen braucht. Ich möchte das durch einige Beispiele illustrieren.

I. Der Fall Nr. 26 ist ein gutes Beispiel für die Autonomie der Gaumenumlagerung. In diesem Falle ist die rechte Gesichtshälfte viel kleiner entwickelt als die linke. Die rechte Gaumenplatte ragt nur als eine schmale Leiste heraus, die rechte Nasenhöhle ist beinahe ganz von dem stark eingebogenen Septum obliteriert. Dabei sehen wir, daß die linke Gaumenplatte bis zur medianen Linie gelangt und hier mit einem freien Rande endet. Wenn man mein Schema ibid. S. 89) über die lebendigen Kräfte sich vorstellt, deren Wirkung die Anlage des harten Gaumens in seiner Weiterentwicklung untergeordnet ist, so kann man ganz deutlich verstehen, wie der harte Gaumen des Falles Nr. 26 in seiner Entwicklung seine richtige Stelle erreichen und dieselbe bis zur letzten Zeit resp. bis zur Knochenentwicklung ohne irgendeine Stütze erhalten konnte.

II. Fälle Nr. 59 und N 60 zeigen einen Defekt in der Knochenbildung bei recht gut entwickelter weicher Stütze des harten Gaumens.

III. Fälle Nr. 10, 14, 22 u. a. zeigen, daß bei unkompleter Entwicklung des harten Gaumens jede Hälfte des weichen Gaumens ganz normal entwickelt sein kann (Autonomie der Entwicklung des weichen Gaumens).

IV. In den Fällen Nr. 10, 11, 12, 22, 27 u. a. könnte man an einen Defekt, in der relativ lebhaften Mesenchymproliferation über dem Firste des Winkels A denken (ibid. S. 85), was eine verspätete Gaumenumlagerung verursachte, weil nur das Höhenwachstum (ibid. S. 89) des Oberkiefers als eine in Kreisrichtung auf den Gaumen wirkende Kraft nachblieb. In allen diesen Fällen war eine beiderseitige Kiefergaumenspalte, die von einer Seite (bis das Septum noch weich resp. beweglich war) geheilt war. Wir sehen, daß das Septum beinahe rechtwinkelig umgebogon ist, so daß es in einem Teile sogar das Munddach (resp. den Pseudo-Gaumen) bildet und mit seinem Rande an die nasale Fläche der Gaumenplatte angewachsen ist. Die in diesen Fällen hervorragende (s. oben) Falte der Mukosa entspricht dem freien Rande der Gaumenplatte und zeigt uns, daß das Anwachsen des Septums zur Zeit geschehen ist, wo die Gaumenplatte noch nicht aufgeklappt war, was von einem Ausbleiben der Mesenchymproliferation über dem Firste des Winkels A verursacht sein konnte. Alle diese

Fälle sind in den kleinsten Details vollkommen identisch und lehren uns, daß hier ein gesetzmäßiger Typus vor uns ist, was zugunsten der Anerkennung ein und derselben Ursache spricht.

V. Im Falle Nr. 61 haben wir eine sehr enge Spalte im harten Gaumen, was auf ein Ausbleiben der Zusammenwachsung der Gaumenplatten hindeutet. Dieses konnte abhängen von einem Mangel an Energie der sich berührenden Gaumenränder, ein Verschwinden der Epithelzellen (durch Zytolyse oder Atrophie) zu bewirken, wie das bei dem 7- bis 8-wöchigen Embryo während der Gaumenzusammenwachsung der Fall ist.

Der Rahmen der vorliegenden Arbeit erlaubt es mir nicht, alle in der Literatur beschriebenen Fälle der Hasenscharten und Wolfsrachen in diesem Sinne einer ausführlichen Betrachtung zu unterziehen.

Literatur.

1. Ahlfeld, Die Mißbild. d. Mensch. Leipzig 1880. — 2. Albrecht, Üb. d. morphol. Bedeut. d. Kiefer-, Lippen- u. Gesichtsspalten. Verh. d. deutsch. G. f. Chir. 13. Kongr. Berlin 1884. — 3. Anna, zit. nach Meckel. — 4. Biondi, Lippenspalte u. deren Komplikationen. Virch. Arch. Bd. 111, 1888. — 5. Bonnet, Lehrb. d. Entwicklungsgesch. 1907. — 6. Boucheron, Coexistence de la fente palatine avec des tum. aden. Sem. Med. 1890, p. 194. — 7. Draudt, Beitr. z. Genese d. Gesichtsspalten. D. Ztschr. f. Chir. Bd. 82, 1906. — 8. Dursy, Entwickl. d. Kopfes d. Menschen usw. Tübingen 1869. — 9. Fein, Üb. d. Ursachen d. Wolfsrachens usw. Wien. klin. Wschr. 1899 Nr. 4 S. 76. — 10. Derselbe, Ein Fall von vererbter Gaumenspalte. Wien. klin. Wschr. 1896 Nr. 43 S. 982. — 11. Fick, Bemerk. z. Wolfsrachenbildung. Arch. f. klin. Chir. Bd. 68 S. 299, 1902. — 12. Fridolin, Schädelskizzen. Virch. Arch. Bd. 112, 1888. — 13. Haymann, Amniogene u. erbliche Hasenscharten. I.-Diss. Berlin 1903. — 14. Hentze, Üb. Hasenscharte u. Wolfsrachen usw. D. Mschr. f. Zahnheilk. Bd. 23, 1905. — 15. Herhold, Z. Frage d. schrägen Wangenspalte. Arch. f. klin. Chir. Bd. 48, 1894. — 16. Hertwig, Handb. d. Entwicklungsgesch. — 17. His, Anatom. menschl. Embryonen. 1885. — 18. Derselbe, Beob. z. Gesch. d. Nasen- u. Gaumenbildung usw. Abh. d. med.-phys. Klasse d. K. S. Ges. d. Wiss. Bd. 27, 1901. — 19. Kölliker, Üb. Os intermax. d. Mensch. usw. Halle 1882. — 20. Langenbeck, Üb. Uranoplastik. Arch. f. klin. Chir. Bd. II, 1862. — 21. Lannelongue et Menard, Affections congén. T. I. Paris 1891, p. 266. — 22. Lexer, Angeb. Mißbild. usw. Handb. d. prakt. Chir. v. Bruns u. Mikulisch. — 23. Marchand, Üb. „Mißbildungen". Real-Enz. v. Eulenburg. Bd. XIII. — 24. Meckel, Handb. d. path. Anat. Bd. I. Leipzig 1812. — 25. Morian, Berl. klin. Wschr. Nr. 25, 1886, S. 412. — 26. Derselbe, Üb. d. schräge Gesichtsspalte. Berl. klin. Wschr. Nr. 47, 1886 u. Arch. f. klin. Chir. 1887, Bd. 35 S. 245. — 27. Otto, Handb. d. path. Anat. usw. 1814. — 28. Panum, Beitr. z. Kenntn. d. physiol. Bedeut. d. angeb. Mißbild. Virch. Arch. Bd. 72 S. 69. — 29. Passavant, Arch. f. Heilk. 1862, III, S. 305. — 30. Pölzl, Z. Entwickl. d. menschl. Gaumens. Anat. Hefte I. Abt. Bd. 27, 1905. — 31. Salzer, Arch. f. klin. Chir. Bd. 33. — 32. Schorr, Z. Entwickl. d. sek. Gaumens usw. Anat. Hefte Bd. 36, 1908. — 33. Schwalbe, D. Morphologie d. Mißbild. usw. Jena 1906. I. Teil. — 34. Siegenbeek v. Heukelom, Üb. d. Encephalocele. Arch. f. Entw.-Mech. d. Organismen Bd. IV, 1897. — 35. Städtler, Hasenscharte u. ihre

Kompl. I.-Diss. Leipzig 1900. — 36. Stobwasser, Die Hasenscharten in d. Gött. chir. Klin. D. Ztschr. f. Chir. Bd. 19, 1884. — 37. Tandler, Z. Entwickl. d. Uranoschisma. Wien. klin. Wschr. 1899, Nr. 7 S. 153. — 38. Trew, zit. nach Haymann S. 41. — 39. Volkmann, Z. Odontologie d. Hasenscharte. Arch. f. klin. Chir. Bd. II, 1862. — 40. Warnekros, Korresp.-Bl. f. Zahnärzte Bd. XXVIII H. 4, 1899. — 41. Derselbe, Arch. f. Laryng. 1908.

Erklärung der Abbildungen auf Taf. I u. II.

Tafel I.

Fig. 1. Schwalbe zit. Ein Mann, dessen Gaumen zwar vollständig, aber ungleich und höckerig, wie vernarbt war, zeugte mit einer ganz gesunden Frau 7 Kinder, von denen die 4 Knaben regelmäßig gebildet waren, die 3 Mädchen aber Hasenscharten und Wolfsrachen hatten. Die Schwester seiner Mutter hatte gleichfalls 7 Kinder, 5 Söhne und 2 Töchter, von denen die Söhne auf dieselbe Weise mißgebildet, die Töchter aber gesund waren.

Fig. 2. Passavant. Von 24 Familienmitgliedern sind 6 mit Hasenscharten oder Wolfsrachen behaftet.

Fig. 3. Anna zit. Ein Mann zeugte mit seiner ersten Frau 11 Kinder, wovon 9 tot geboren wurden, die 2 lebenden Hasenscharten hatten. Das erste Kind seiner zweiten Frau hatte gleichfalls Hasenscharte, das dritte Wolfsrachen, das vierte wieder Hasenscharte. Zwei Verwandte des Vaters hatten gleichfalls Hasenscharten

Fig. 4. D. Chr. Jak. Trew, zit. Von 18 Familienmitgliedern sind 11 mit Hasenscharten und Wolfsrachen behaftet.

Fig. 5. Fein. Großmutter hat eine dreieckige Einkerbung am harten Gaumen und in der Mittellinie des weichen Gaumens eine außergewöhnlich derbe, weiße Raphe. Vater, 37 Jahre alt, hat eine gespaltene Uvula und einen dreieckigen Knochendefekt im harten Gaumen. Sein achtjähriges Kind hat eine breite, dreieckige Spalte des harten und weichen Gaumens.

Tafel II.

Fig, A. Fall 26 (S. Fig. 3 im Text.)

Fig. B. Fall 32. Mikrozephalus. Cebozephalus. Breite Kiefer-Gaumenspalte.

Fig. C. Fall 54. Kugelförmiger, hydrozephalischer Schädel. Rechte Kieferspalte. Normal entwickelter harter Gaumen.

Nachtrag.

In diesem Jahre erschien eine neue Arbeit (Arch. f. Laryng. Bd. 21, Heft 1) von Herrn Geh.-R. Prof. Dr. Warnekros, in der er nochmals die Ätiologie der Gaumenspalten berührt. Prof. Warnekros ist, wie früher, ein Anhänger der sogenannten „äußeren“ Ursachen geblieben. Einige dieser Mißbildungen faßt er als vom intrauterinen Hydrozephalus abhängig auf, für ihre

Mehrzahl aber will er einen überzähligen Zahn als Ursache der Mißbildung ansehen. Aus der Arbeit von 1899 und der letzten von 1908 sehen wir, daß Prof. Warnekros die Gaumen- und Kieferspalten für eine Hemmung der Knochenverwachsung hält. Aus der Embryologie wissen wir aber, daß die Gaumenbeine nur am Ende des zweiten oder am Anfange des dritten Monats sich bilden, indem die weichen Teile des bindegewebigen Schädels, resp. das Munddach, zu dieser Zeit schon ausgebildet sind. Wenn man sich auch vorstellt, daß ein überzähliger Zahn ein Hindernis der Knochenverwachsung abgeben könnte, so ist ganz unverständlich, wie derselbe einen Spalt in dem schon gut ausgebildeten Kieferbogen oder Munddache hervorrufen könnte. Auch damit kann ich nicht einverstanden sein, daß ein überzähliger Zahn auf eine große Entfernung seine Wirkung ausüben könnte, resp. daß er dem sich „autonom" entwickelnden Gaumen hinderlich sein könnte. Wie das embryonale, so besitzt auch das ausgebildete Gewebe eine gewisse Plasticität, die ihm ermöglicht, einen Kampf gegen Hindernisse auszuhalten. Herr Prof. Warnekros selbst hat uns Beweise dafür gegeben, indem er „geheilte" Gaumenspalten oder sogar Fälle mit normaler Gaumenentwicklung beschrieben hat, welche doch überzählige Zähne besaßen. Es kommen überhaupt nicht so selten Fälle vor, in denen beim normalen Gaumen und Alveolarbogen überzählige Zähne zu konstatieren sind. Ich kann mich nicht zu den Anhängern der Theorie von Herrn Prof. Warnekros bekennen und möchte eher denken, daß bei den schon vorgebildeten Gaumen- und Kieferspalten die überzähligen Zahnkeime günstige Raumverhältnisse finden, die es ihnen ermöglichen, sich ungehindert weiter zu entwickeln.

III
Das Nervenpigment und die Neuronlehre.

Von

Professor E. Neumann,

Königsberg i. Pr.

In meinem Aufsatz „Ältere und neuere Lehren über die Regeneration der Nerven" (dieses Archiv, Bd. 189, 1907) habe ich auf die Übereinstimmung der vor längerer Zeit von S. Mayer[1]) entdeckten Pigmentierung der sogen. „Zellen der Schwannschen Scheiden" der peripheren Nervenfasern bei Fröschen mit dem Pigment der Froschganglienzellen hingewiesen und zugleich hervorgehoben, daß diese Tatsache für die nervöse Natur auch jener Zellen und für ihre Auffassung als „Neuroblasten" spricht; bereits S. Mayer hatte seine Beobachtung zur Begründung des von ihm gemachten Vorschlages, die Zellen der Schwannschen Scheiden als „Nervenkörperchen" oder als „peripherische Nervenzellen" zu bezeichnen, verwertet. Genauere Angaben über diese Pigmente fehlen indessen bisher in der Literatur und ich sehe mich zu einer Mitteilung meiner neuerdings hierüber angestellten Untersuchungen um so mehr veranlaßt, da sie mir einen weiteren Beweis für die Identität beider Pigmente lieferten und daher wohl geeignet sind, die ausgesprochene Ansicht über ihre Bedeutung im Streite um die Neuronlehre zu bekräftigen.

Meine Beobachtungen beschränken sich lediglich auf Frösche und es sind dies auch meines Wissens die einzigen Tiere, bei denen bisher eine Pigmentierung peripherer Nervenfasern beschrieben worden ist, aber auch bei Fröschen sucht man häufig vergeblich danach; jedenfalls tut man gut, sich an Rana temporanea zu halten, da bei Esculenten, wie schon S. Mayer bemerkt hat, das Pigment seltener zu finden ist; bei nahe verwandten Gattungen (Hyla, Bufo) hat meine Nachforschung ein ganz negatives Resultat ergeben. Selbst bei Rana temporanea ist das Pigment in den Nervenfasern durchaus nicht konstant, häufig fehlt es auch hier gänzlich, namentlich wohl immer bei jungen Fröschen, in anderen Fällen ist es so spärlich, daß es leicht übersehen werden kann, nur ausnahmsweise macht es sich infolge stärkerer Anhäufung sofort bei der Untersuchung frisch zerzupfter Nerven ohne weiteres bemerkbar, in solchen Fällen erscheint alsdann ein jeder Kern der Schwannschen Scheide von einem kleineren oder größeren Pigmenthäufchen umgeben und zwar pflegt hierbei der Befund über alle Nerven gleichzeitig verbreitet zu sein. Daß derselbe von pathologischen

[1]) S. Mayer, Sitzungsber. d. Wiener Akademie 1873. — Derselbe. Die peripherische Nervenzelle und das sympathische Nervensystem. Archiv f. Psych. u. Nervenkrankh. VI, 1876.

Bedingungen abhängig sei, ist sicher auszuschließen, denn man konstatiert ihn in gleicher Weise bei kräftigen, frisch eingefangenen Tieren, wie bei solchen, die längere Zeit in Gefangenschaft gehalten worden sind; es handelt sich dabei um eine individuelle, physiologische Eigentümlichkeit, welche auch keineswegs, wie ich anfänglich vermutete, in Beziehung zu einer bestimmten Nuance der Hauptpigmentierung steht, denn ich fand die Erscheinung sowohl an hellgefärbten wie an dunkeln Fröschen, bei solchen mit einer grünlichgelben und solchen mit bräunlichroter Grundfarbe der Hautdecken.

Was nun die Beschaffenheit des in den peripheren Nerven enthaltenen Pigments betrifft, so erscheint es meistens, wie S. Mayer angegeben hat, in Gestalt von feinen gefärbten Körnchen von etwas verschiedener Größe, die Farbe ist ziemlich genau die des allgemein bekannten Hämatoidin, es ist ein ziemlich reines, helleuchtendes, etwas gelbliches Rot. In Verbindung mit den amorphen Körnchen treten nun aber auch öfters andere Bildungen auf, die ein mehr kristallinisches Aussehen darbieten, nämlich kleine Stäbchen oder leicht gekrümmte Nadeln von gleicher Farbe, welche sich bisweilen in gebrochenen Linien zu längeren Fäden aneinanderreihen oder kleine Nadelbüschel bilden; auch kleine knopfförmige Anschwellungen an den Enden der Stäbchen kommen vor, so daß ein stecknadelähnliches Aussehen entsteht. Diese als unvollkommen ausgebildete Kristalle zu betrachtenden Gebilde mußten mich sofort an die von mir vor einiger Zeit beschriebenen[1]) eigentümlichen Lipochrome der atrophischen Fettkörper der Frösche erinnern, da sie mit ihnen in bezug auf Form und Farbe eine frappante Ähnlichkeit hatten. Eine Prüfung der chemischen Reaktionen bestätigte die nahe Verwandtschaft. Es zeigte sich, daß die charakteristische Jodreaktion, welche ich an dem Pigment der Fettkörper konstatiert hatte, auch für das Pigment der Nervenfasern Gültigkeit hat, ein Zusatz von Jodjodkaliumlösung verwandelt das helle Rot der Körnchen und Kristalle sofort in ein dunkles Grün oder Blau, welches alsbald in Schwarz übergeht, letzteres kann bei nicht sehr intensiver Jodeinwirkung

[1]) E. Neumann, Zur Kenntnis der Lipochrome. Virchows Archiv Bd. 170, 1902.

später wieder dem ursprünglichen Gelbrot Platz machen, wenn das Jod durch Verflüchtigung aus dem Präparat verschwunden ist. Ebenso zeigte sich gegenüber anderen Reaktionen ein übereinstimmendes Verhalten: in Alkohol und Äther verschwinden die Pigmentkörnchen und Pigmentnadeln, in Osmiumsäure erhalten sie sich unverändert, auch Glyzerin läßt sie auf lange Zeit intakt, gegen Natronlauge und Salzsäure besitzen sie einen ziemlich hohen Grad von Resistenz, dagegen bewirken konzentrierte Schwefelsäure und Salpetersäure schnell eine eigentümliche, unter Farbenwechsel erfolgende Zersetzung, wie ich sie in gleicher Weise auch für das Lipochrom der Fettkörper unter Hinweisung auf die Analogie mit der bekannten Hämatoidinreaktion festgestellt habe, beide genannte Säuren lassen nämlich die Pigmentmassen zuerst etwas erblassen, dann einen blaugrünen oder reinblauen Farbenton annehmen, worauf vollständige Entfärbung und Zerstörung folgt.

Ein weiterer bemerkenswerter Befund in Fällen ausgebildeter Pigmentierung der peripherischen Nervenfasern ist folgender: dieselbe erstreckt sich öfters auch auf die bindegewebigen Bestandteile der Nerven; eine allerdings meistens nur spärliche Ablagerung kleinerer oder größerer Pigmentkügelchen, welche in bezug auf Färbung und chemische Reaktionen mit dem in den Nervenfasern selbst in der Umgebung ihrer Kerne vorhandenen Pigment übereinstimmen, läßt sich an Zerzupfungspräparaten daselbst erkennen. Für die Deutung dieses Befundes dürfte es wichtig sein, daß die den Nervenscheiden angehörigen Pigmentablagerungen meist nur eine untergeordnete Rolle gegenüber dem reichlicheren Pigmentbefunde in den Nervenfasern selbst spielen; es erscheint somit wohl gerechtfertigt, wenn wir in ihnen eine sich an letzteren sekundär anschließende Erscheinung erblicken. Da wir nun wissen, daß in den lamellösen Nervenscheiden ein Lymphstrom fließt, so liegt es nahe, zur Erklärung einen durch die Lymphe vermittelten Transport des Pigments aus den Nervenfasern in das umgebende Bindegewebe anzunehmen, in Analogie mit anderen bekannten, auf eine Pigmentmetastase zu beziehenden Erscheinungen[1]).

[1]) Es sei hier die Vermutung ausgesprochen, daß es vielleicht auch mit dem in der als Lymphbahn dienenden Adventitia der Gefäße der menschlichen

Was ergibt nun aber, fragen wir weiter, der Vergleich mit dem Pigment der Ganglienzellen? Dasselbe ist zwar vielfach beschrieben und seine charakteristischen Eigentümlichkeiten geprüft worden, aber die Untersucher haben, wie es scheint, gerade dem Pigment der Froschganglienzellen keine Aufmerksamkeit zu teil werden lassen. Ich finde nirgends spezielle Angaben über dasselbe und auch in der ausführlichen Anatomie des Frosches von Gaupp wird nichts darüber berichtet. Es läßt sich leicht feststellen, daß dieses Pigment wesentlich von demjenigen verschieden ist, welches man in Ganglienzellen der Säugetiere und des Menschen findet. Hier kennen wir, abgesehen von dem auf gewisse Lokalitäten der Nervenzentra beschränkten Vorkommen eines dunkelbraunen, chemischen Einwirkungen gegenüber sehr widerstandsfähigen Pigments, ein weitverbreitetes, als physiologisch zu betrachtendes gelbes Pigment in Gestalt glänzender Kügelchen, welche alle Reaktionen des Fettes darbieten, so daß sie als aus einem durch ein Lipochrom gefärbten Fette bestehend betrachtet werden müssen, wie namentlich Rosin[1]) in neuerer Zeit hervorgehoben hat. Bei dem Frosche dagegen, wo das Pigment gleichfalls einen weitverbreiteten regelmäßigen Bestandteil der Ganglienzellen, namentlich in den Spinalganglien und dem Sympathicus, bildet (nur bei jungen Tieren fehlt es oder ist nur in minimalen Mengen vorhanden), zeichnet sich dasselbe durch dieselbe gelblichrote, leuchtende Farbe aus, wie das Pigment der Nervenfasern, und stellt sich, wie dieses, in Form runder Körnchen oder Tröpfchen dar, welche zu einem mehr oder weniger ausgebreiteten Häufchen innerhalb des Zellprotoplasmas zusammengedrängt sind; die erwähnten nadelförmigen Kristalle vermißt man jedoch. Sein chemisches Verhalten ist in vollständiger Harmonie mit dem oben über das Pigment der Nerven Gesagten: Jod schwärzt das Pigment, Schwefelsäure und Salpetersäure wandeln die Farbe in einem gewissen Stadium ihrer Einwirkung in Grün oder Blau um, Alkalien leistet es einen starken Widerstand, Alkohol und Äther bringen es zur Lösung, Osmium

Nervenzentren fast konstant vorkommenden, andern Gefäßen fehlenden Pigment, welches nach Rosin's Beobachtungen mit dem der Ganglienzellen übereinstimmt, eine ähnliche Bewandtnis hat.

[1]) Rosin, Beitrag z. Lehre von d. Bau der Ganglienzellen. D. Med. Wschr. 1896, Nr. 31.

läßt es unverwandelt, färbt aber die meistens nur in geringer Zahl gleichzeitig vorhandenen, durch ihre bedeutende Größe ausgezeichneten farblosen Fettropfen schwarz.

Die Identität mit dem Pigment der Nervenfasern dürfte hiermit erwiesen sein, und mit Berücksichtigung der durch meine früheren Beobachtungen (a. a. O.) erwiesenen Tatsache, daß im Fettkörper der Frösche, wenn das Fett aus ihm durch Resorption verschwindet und der denselben inhärente Farbstoff allein zurückbleibt, letzterer sich als ein in seinen Formen, in Farbe und chemischen Reaktionen mit dem Pigment der Nerven und Ganglienzellen übereinstimmender Körper darstellt, werden wir berechtigt sein, auch jenes als den Lipochromen angehörig zu betrachten, wir haben es allerdings mit einer besonderen Gruppe der Lipochrome zu tun, für welche ich mit Beziehung auf die für sie charakteristische Jodreaktion die Bezeichnung „jodophile Lipochrome" vorschlagen möchte. Ein schon seit längerer Zeit bekannter Repräsentant derselben ist, wie ich in meinem früheren Aufsatze unter Hinweis auf die Angaben von G. Schwalbe[1]) und W. Krause[2]) erwähnt habe, der Farbstoff in den Öltropfen der Zapfen der Retina bei Vögeln und Reptilien.

Daß das Ergebnis der vorstehend mitgeteilten Untersuchungen die Streitfrage, ob die „Zellen der Schwannschen Scheiden" als nervöse Elemente zu betrachten sind, nicht entscheidet, ist selbstverständlich, immerhin dürfte es zugunsten dieser Ansicht ins Gewicht fallen.

[1]) G. Schwalbe, in Graefe-Saemisch' Handb. d. Augenheilkunde „Anatomie der Retina", 1874.

[2]) W. Krause, Lehrbuch der Anatomie, 1876.

IV.
Über die Genese der — pathologisch sich bildenden — intralobulären epithelialen Gallenkapillaren.

Ein Beitrag zur Organologie der embryonalen „Leberzylinder“.

(Aus dem Senckenbergschen pathologischen Institut zu Frankfurt a. M.)

Von

Dr. Alfred Jaeger, Tierarzt,
Frankfurt a. M.

(Hierzu Tafel III.)

Eine viel umstrittene und in ihrer Bedeutung weitreichende Frage ist das intralobuläre Auftreten jener epithelialen Zellschläuche, die bisher beim Ausgang der akuten gelben Leberatrophie in knotige Hyperplasie beobachtet wurden, bzw. bei Leberveränderungen, die bei gleichzeitigem Parenchymuntergang mit produktiven Prozessen im Bindegewebe verlaufen. Sie gelangen im Umkreis der peripheren Winkelstellen der Leberläppchen, bzw. in der äußeren Zone der letzteren zur Entwicklung und zeigen in ihrer Struktur das typische Bild präkapillarer Gallengänge. Die Pathogenese dieser trabekulären Gebilde hat oft histologischen Untersuchungen unterlegen, ohne daß dabei ein eindeutiges Resultat über ihre Herkunft und Bedeutung gewonnen worden wäre. Das Problem, ob die neu entstandenen Gallenkanälchen aus einer Aussprossung interlobulärer Gallengänge oder aus einer Umwandlung von Leberzellbalken hervorgegangen sind, gab immer wieder zu neuen Erörterungen Veranlassung. Die Frage, ob sie überhaupt eine Ursache haben, die für alle Fälle zutrifft, wurde nicht diskutiert.

Ich will gleich vornweg erwähnen, daß ich mich hier einer detaillierten Übersicht über die Literatur enthalten muß. Sie ist zu umfangreich, als daß sie nicht diese Arbeit geradezu belasten würde. Im übrigen sind ja die Untersuchungsobjekte jedem Pathologen zur Genüge bekannt.

Die vielfachen, aber zu keinem abschließenden Urteil gediehenen Untersuchungen hatten ihr günstigstes Objekt in der akuten Leberatrophie gefunden. Hier waren es vor allem Marchand[1]), Meder[2]), Ströbe[3]), die für die Entwicklung selbständiger Gallenkapillaren an Stelle zugrunde gegangenen Leberparenchyms nachdrücklich eine Proliferation epithelialer Wandelemente der portalen Gallengänge in Anspruch nahmen. Sie sahen hierbei den regenerativen Ersatz des entarteten Lebergewebes so weit vorschreiten, daß schließlich die Epithelien dieser Gallengangssprossen eine deutliche Umbildung in Leberzellen erfuhren, ohne daß es freilich zur Bildung echter Läppchen gekommen wäre. Es ist bemerkenswert, daß die von den Gallengängen ausgehende Regeneration sogar im Vordergrund des Neubildungsprozesses stand, während die Proliferation von seiten des noch erhaltenen Lebergewebes nur gering war.

Die diametrale Anschauung, daß die epithelialen Gallenkapillaren im schwindenden Leberparenchym aus einer Umwandlung von Leberzellbalken herzuleiten sind, wurde besonders von Siegenbeek van Heukelom[4]) und Barbacci[5]) vertreten. Sie glaubten ihre Anschauungen an der Hand ihrer Untersuchungen über Leberzirrhose, bzw. über Ausgang der akuten Leberatrophie in multiple knotige Hyperplasie exemplifizieren zu können.

Wir sehen also, daß die Kontroverse über das Wesen des Prozesses keineswegs abgeschlossen ist. Gewiß ist, daß bei der Deutung des Strukturbildes die Vorstellung der Gallengangsaussprossung geläufiger geworden ist, einmal, weil man hier ein gewisses Ana-

[1]) Marchand, Über Ausgang der akuten Leberatrophie in multiple knotige Hyperplasie. Zieglers Beiträge, Bd. 17.

[2]) Meder, Über akute Leberatrophie mit besonderer Berücksichtigung der dabei beobachteten Regenerationserscheinungen. Zieglers Beiträge, Bd. 17.

[3]) Ströbe, Zur Kenntnis der sogen. akuten Leberatrophie, ihrer Histogenese und Ätiologie, mit besonderer Berücksichtigung der Spätstadien. Zieglers Beiträge, Bd. 21.

[4]) Siegenbeek van Heukelom. Das Adenocarcinom der Leber mit Leberzirrhose. Zieglers Beiträge, Bd. 16.

[5]) Barbacci. Über Ausgang der akuten Leberatrophie in multiple knotige Hyperplasie. Zieglers Beiträge, Bd. 33.

logon embryonaler Leberentwicklung fand. Und dann erstand für die Umwandlungstheorie ein schwieriges Moment aus dem Vorhandensein entzündlicher Vorgänge, denen man bei allen diesen Prozessen, sowohl beim Parenchymuntergang wie im portalen Bindegewebe begegnete. Proliferation galt aber immer als eine eng zur Entzündung im Ursachenkonnex stehende Erscheinung.

Bei dem Studium einer Aspergillus-Mykose der Rehleber ergaben sich mir nun Einblicke in die Pathologie der Gallenwege, die einen instruktiven Beitrag zur Entstehung jener intralobulären selbständigen Gallenkapillaren erbringen. Die parasitologische Bearbeitung des Prozesses und die Art der pathogenen Wirksamkeit der gezüchteten Schimmelpilze werde ich a. a. O. des näheren wiedergeben. Gleichsam als Sekundärerscheinung der Pilzinvasion fanden sich diffuse Vorgänge im Gallengangssystem, die ich wegen ihrer Anschaulichkeit und ihrer Bedeutung für das oben erörterte Problem glaubte einer gesonderten Besprechung vorbehalten zu müssen.

Der Übersicht halber will ich die Ergebnisse der noch zu veröffentlichenden Arbeit bereits hier kursorisch streifen.

Es standen mir drei Lebern zur Verfügung, die alle das gleiche Bild boten. Ihre glatte Oberfläche weist einige flache Hervorwölbungen auf, die auf dem Durchschnitt sich als bis apfelgroße, fast kugelrunde Knoten von weiß-gelblicher Farbe zu erkennen geben. Die Leberkapsel ist über ihnen prall gespannt und läßt ihre helle Eigenfarbe gerade durchschimmern. An einer Leber ist die ganze mittlere Partie des Organs in solch einheitlichem, tumorartigen Gebilde aufgegangen. Die Knoten besitzen einen ausgesprochen konzentrischen Bau, indem sich schichtweise schmale kranzförmige Streifen eines ziemlich derb elastischen, nekrotischen, käsigen Materials um einen Mittelpunkt gruppieren, der durch seine Verkalkung schärfer hervortritt. Sonst zeigt ihre Schnittfläche eine homogene Beschaffenheit. Der Contour zwischen Knoten und angrenzendem Lebergewebe verläuft glatt und scharf. Er wird einmal gebildet durch einen schmalen, noch dem Käseknoten angehörenden, peripheren Saum, der sich durch seine dunkle Farbe von der übrigen helleren Nekrosefläche differenziert. An ihn schließt sich dann ringsherum eine dünne, durchscheinende Schicht jungen Bindegewebes an, ohne daß es zur Entwicklung einer abgrenzenden Bindegewebskapsel käme. Von dieser Grenzschicht aus verbreitet sich das Bindegewebe auf eine kurze Strecke destruierend in das benachbarte druckatrophische Leberparenchym, dessen einzelne Läppchen sich als schmale lange Elemente konzentrisch um den Nekroseknoten eingestellt haben. An vereinzelten Stellen bietet es in umschriebenem Verbande das typische Bild der Stauungsleber. Die restierenden Leberflächen sind rotbraun, von ziemlich derber Konsistenz und haben in ihrer tubulösen Zeichnung die normale Konfiguration des Organs bewahrt, nur daß auch hier stellenweise in umgrenzten Läppchenverbänden die Folgen hochgradiger Zentralvenenstauung sich geltend machen. Die Prüfung der Blutgefäße ergibt, daß es sich dabei wie in den isolierten gestauten Nachbarbezirken des Knotens um die Quellengebiete von Lebervenen handelt, die von derben Thromben ausgefüllt und nach den großknotigen Massen zu in dem progressiven Verkäsungsprozeß vollständig aufgegangen sind. In anderen Zirkulationsgebieten der Lebervenen hat die Strombahn keine Beschränkung erfahren.

Die Gallenblase enthält in geringer Menge braungrüne Galle von fadenziehender Konsistenz. Ihre Wandung ist ebenso wie die der größeren Gallengänge, soweit sie eben sichtbar sind, merklich verdickt, ohne dabei aber eine sklerotische oder ödematöse Beschaffenheit zu zeigen. Irgendwelche entzündlichen Erscheinungen bieten sich an den Gallenwegen nicht. Die Hilusdrüsen sind etwas vergrößert und haben auf dem Durchschnitt ein gleichmäßig markiges Aussehen.

Im mikroskopischen Umriß zeigen die Entwicklungsphasen des mykotischen Prozesses graduell geordnet folgenden Verlauf:

In den den Knoten bildenden käsigen Massen ist jede Zellstruktur verloren gegangen. Sie bilden eine amorphe Substanz, die hier und da Reste von hyalinem, gequollenem Bindegewebe ohne Kerne führt. Sie sind erfüllt von einem dichten, verfilzten Pilzmyzel, dessen starre, septierte Röhren wellig und vielfach sich kreuzend dahinziehen und echte Aufteilung in Zweigfäden eingehen. Wie ich in der oben bezeichneten Arbeit noch begründen werde, handelt es sich um eine Aspergillusart. Die Ausbreitungsverhältnisse des Pilzmyzels finden eine besonders instruktive Veranschaulichung in jener makroskopisch dunkleren, hier dichteren Randzone des Nekroseknotens. Die einzelnen Fäden nehmen hier einen mehr gestreckten Verlauf und dringen gleichsam palisadenförmig in geschlossener Reihe gegen das vitale Gewebe vor. Der Übergang aus dem nekrotischen Gewebe in das noch erhaltene vollzieht sich fast unvermittelt: Es fügt sich an das erstere in scharfer Linie ein lockeres, an auffallend großen, jungen Fibroplasten reiches Bindegewebe ohne jede Beteiligung von Rundzellen. Ich betone, daß in diesem Grenzgebiet keinerlei Auftreten von lymphatischen oder leukozytären Elementen erfolgt und eine Abkapselung des Käseknotens durch eine indurativ-fibröse Entzündung nicht zustande kommt.

Von nun an wechselt die Gewebsstruktur, wenn wir nach dem noch nicht betroffenen Parenchym fortschreiten, von Gesichtsfeld zu Gesichtsfeld. Das Bild granulomartiger Wucherung macht zunächst einem kernarmen, hyalingequollenen Bindegewebe Platz, in dem Epitheltrümmer, abgesprengte, isolierte Gruppen alter Leberzellen und druckatrophische, intratubulöse, epitheliale Gallenkapillaren aufgenommen sind.

Das kollagene Gewebe verliert dann wieder seine sklerotische Beschaffenheit, und man sieht mit der Auflockerung seines Gefüges mehr und mehr parenchymale Verbände auftreten. In einigen umschriebenen Randbezirken des

Knotens ist die Entwicklung dieses Bindegewebes an Parenchymkomplexe gebunden, in denen eine ganz intensive Zentralvenenstauung mit starker Blutanhäufung um die Zentralvene und in den intratubulösen Blutkapillaren stattgefunden hat. Hier und da machen sich deutliche Zeichen der Diapedesisblutung ins Parenchym bemerkbar. Die Leberzellbalken sind stark komprimiert und bieten das Bild degenerativer Fettinfiltration. Die Sternzellen sind weit gebläht und von der Verarbeitung erythrozytären Materials mit eosinophilen Massen und Hämofuscinpigment bis in ihre Ausläufer strotzend gefüllt. Auch die Leberzellen beherbergen Hämoglobintropfen und Blutpigment. An den Gefäßscheiden macht sich schließlich eine nachhaltige Sklerosierung bemerkbar, indem sich feinste kollagene Fäserchen zwischen Kapillarendothel und Leberepithelien schieben und diese von der Blutgefäßwand abheben. Das kollagene Gewebe nimmt dann bei auffallender Kernarmut an Dichtigkeit und Ausdehnung zu, bis es schließlich in breiten Straßen netzförmig das dunkelprotoplasmatische Parenchym zersprengt hat und größere zusammenhängende Komplexe bildet. Diese in der Stauungsinduration aufgegangenen Parenchymverbände unterliegen dann in der pathogenen Einflußsphäre des vordringenden Pilzmyzels der Kompression und Verdichtung von seiten des Nekroseknotens und weiterhin im direkten Kontakt mit diesem der granulomartigen Umbildung, wie ich es oben ausgeführt hatte.

In dem weit überwiegenden Teil der Parenchymumgrenzung des Nekroseknotens beherrschen aber rein druckatrophische Vorgänge das Bild. Die Leberläppchen werden unter dem dehnenden Einfluß der progressiv an Umfang zunehmenden käsigen Massen in die Länge gezogen und stellen sich konzentrisch um den Pilzknoten und dessen bindegewebige Abgrenzung ein. Die Leberzellbalken verschmälern sich hierbei, und es resultiert schließlich ein Mosaik regressiv zugrunde gehender Parenchymelemente, die von einem Netzwerk kollagenen, kernarmen Gewebes eng umschnürt werden. Die Leberzellen haben ihre polygonale Form verloren, erscheinen spindelförmig verkleinert und stellen oft nur noch kernlose Reste dar. Hier und da verstreut findet sich amorphes Gallenpigment in gröberen Schollen und in feinkörniger Form.

Das sklerotische Bindegewebe, das aus dem Parenchymuntergang hervorgegangen ist, erfährt dann bei Annäherung des wuchernden Pilzmyzels jene oben wiedergegebene Umgestaltung in ein an außerordentlich großen, jungen Fibroplasten reiches, aber r u n d z e l l e n f r e i e s Granulationsgewebe.

Gleichsam beherrscht wird die weite Umgebung des Nekroseknotens, sowohl in den vereinzelt der Zentralvenenstauung unterliegenden Läppchenverbänden, wie in den weiten, in ihrer Blutzirkulation nicht behinderten Flächen, von einem eigenartigen Bild, dessen Linienführung die z a c k i g e n p o r t a l e n B i n d e g e w e b s i n s e l n a l s K o n z e n t r a t i o n s p u n k t e nimmt. Die peripheren Winkelstellen werden von einem Kranze epithelialer, in ihrem Verbande sehr locker gefügter Zellschläuche umgeben, die alle Eigenschaften kleinster präkapillarer Gallengänge aufweisen, (Fig. 1). Sie sind in bestimmter Ordnung gruppiert, indem sie radienförmig im Anschluß an das bindegewebige Zentrum in die Umgebung ausstrahlen. Die Leberläppchen sind infolge dieser örtlichen Beziehung der Epithelkanälchen zu den Winkelstellen in ihren Außenbezirken gleichsam in die epithelialen Schläuche aufgeteilt. In den vorgeschrittenen Stadien des Prozesses werden auch die breiten Berührungsflächen der Lobuli von diesen Vorgängen betroffen. Die trabekulären Gebilde fügen sich hier gleichfalls ganz gesetzmäßig der Balkenstruktur ein, so daß die gegenseitige Abgrenzung der Einzelläppchen im Übersichtsbilde infolge des lockeren Zusammenschlusses der Epithelkanälchen noch schärfer wie im normalen Gewebe hervortritt.

Die restierenden Innenteile der Läppchen zeigen, abgesehen von den Stellen, wo die Zentralvenenstauung eingesetzt hat, keine erkennbaren morphologischen Änderungen (Fig. 1, 2). Erst wenn das Gewebe unter den Einfluß der druckatrophischen Wirksamkeit des Nekroseknotens gerät, fällt es samt den Epithelkanälchen in der Lobuliperipherie dem regressiven Untergang anheim, bei gleichzeitiger Beteiligung von proliferierendem, nicht entzündlichem Bindegewebe.

Die Erstlingsveränderungen, die zum Auftreten der um die Winkelstellen orientierten Epithelkanälchen führen, sind in der weiten Umgebung des Nekroseknotens diffus verbreitet, also in Partieen, die ganz abseits von seiner druckatrophischen Einflußsphäre liegen. Im Beginn des Prozesses umlagern hier die neuen Elemente das richtende Zentrum in schmaler diskontinuierlicher Randzone oder haben in einigen Exemplaren eben begonnen, mit ihrer trabekulären Struktur die Leberzellbalken zu substituieren (Fig. 1).

In den von den Nekroseknoten sehr weit entfernten Parenchymteilen, wie z. B. im Lobus triangularis, waren die Epithelkanälchen nicht zur Entwicklung gekommen. Ich komme später auf die epithelialen Zellschläuche in ihren Einzelheiten zurück. Hier kam es mir nur darauf an, einen Umriß der pathologischen Störungen des Lebergefüges zu geben.

Das Glissonsche Gewebe ist an einer Anzahl von peripheren Winkelstellen durch seine Verdickung auffällig, ohne daß dabei eine Gesetzmäßigkeit in der Anordnung des sehr kernarmen hyalinen Bindegewebes zum Ausdruck käme. Es offenbart sich aber ein unverkennbares Abhängigkeitsverhältnis der Bindegewebsvermehrung von dem örtlichen Auftreten bindegewebig verschlossener Pfortadergefäße, die zum Teil wieder rekanalisiert worden sind. In jedem einzelnen dieser breiten Bindegewebsflecke findet sich eine oft umfangreiche abgerundete Stelle, die an ihrer geschlossenen muskulösen Abgrenzung das ehemalige Blutgefäß erkennen läßt. Anzeichen eines endarteriitischen Prozesses s. str. sind nicht vorhanden. Wahrscheinlich hat es sich hier um Thrombosen gehandelt, die nachher einen bindegewebigen Abschluß fanden und hierbei in kleinen Abschnitten für den Blutstrom wieder durchgängig wurden. Eine lokale Beziehung dieser verbreiterten peripheren Winkelstellen zu den Pilzknoten prägt sich insofern aus, als ihr Vorkommen an deren weitere Umgebung gebunden ist. In der Allgemeinheit hat jedoch das interlobuläre Bindegewebe keine Umfangsvermehrung erfahren. Die Masse der portalen Bindegewebsdreiecke zeigt durchaus die normale Konfiguration (Fig. 1).

Diffus entzündliche Infiltration der capsula Glissonii ermangelt ganz. Dagegen schließen sich vereinzelt in den interlobulären Bindegewebszügen den Pfortaderästen rundliche, abgegrenzte Anhäufungen von lymphatischen Elementen an, die in ihrer knotenartigen Gruppierung dem Aussehen geschwellter Solitärfollikel gleichkommen. Bedeutsamerweise lassen sie in ihrem gleichmäßig dicht gefügten Verband helle endothelartige Kerne von Stützzellen erkennen, die sich zu einem Gerüst zusammenzuschließen scheinen. Durchgängig findet sich in typischer Lagerung an der Grenzlinie vom portalen Bindegewebe in dem umgebenden Kranz der neuentstandenen Epithelkanälchen (eine Infiltrationszone) von Rundzellen, die einheitlich das charakteristische Bild der Plasmazellen bieten.

Die Gallengänge sind frei von entzündlicher Gewebsneubildung. Ihr Epithel ist überall intakt. Hohe Zylinderzellen mit hellem Protoplasma und basalständigem Kern bilden ihre kontinuierliche Innenauskleidung. Jegliche Zeichen einer Cholangitis oder Periangiocholitis ermangeln. Ein charakteristisches Bild erhalten die größeren Gallengänge in der weiten Nachbarschaft des Nekroseknotens und am Leberhilus durch die massenhafte Aussprossung von Epithelschläuchen, die in dichter Lagerung wie adenoide Gebilde die unmittelbare Umgebung besetzt halten (Fig. 3). Die Gallengänge kleineren Kalibers verlaufen auf weite Strecken hin in eng gefügten Schlängelungen, die hier und da zu labyrinthartigen Konvoluten schlauchförmiger Gebilde zusammenliegen. In beiden Fällen beschränkt sich die Gallengangswucherung in typischer Weise immer nur auf ein Teilgebiet der interlobulären Bindegewebsflecke und läßt den größten Teil ihrer Fläche frei. Das Lumen der Gallengänge erfährt bei dem Proliferationsprozeß eine beträchtliche Umfangsvermehrung, die oftmals sogar sich zu ampullenartigen Verbreiterungen steigert.

Auch die Gallenblasenschleimhaut hat eine intensive epitheliale Hyperplasie in adenoider Form erfahren. Die Mucosa ist stark verdickt und erfüllt von dicht gelagerten Zylinderzellschläuchen, die vereinzelt bis in die Muskelschicht der Blasenwandung eindringen.

Wir sehen also zwei Prozesse unabhängig voneinander bestehen. Einmal ist es der progressive Untergang des Lebergewebes durch die nekrotisierende Wirkung der fortschreitenden Pilzvegetation und mechanische Beeinträchtigung des benachbarten Parenchyms durch die Aufquellung der der Koagulationsnekrose anheim gefallenen Gewebsbezirke. Die durch die Zentralvenenstauung vereinzelt bedingte Sklerose ist hierbei nur von sekundärer Bedeutung. Ich habe mich mit diesem Hauptanteil in dem Wesen des mykotischen Prozesses in der oben genannten Arbeit des näheren beschäftigt.

Der zweite Vorgang ist an die in der weiten Nachbarschaft der Pilzherde diffus verbreitete Neigung des Gallengangsystems zu intensiver Proliferation geknüpft, ein Prozeß, der gewissermaßen seinen Ausbau erfährt in dem massenhaften Auftreten epithelialer Gallenkapillaren in den peripheren Zonen der Leberläppchen, wo sie in strahlenförmiger Gruppierung um die portalen Bindegewebsinseln ein selbständiges Kanalsystem bilden.

Es erhebt sich die Frage, und damit komme ich auf den Kernpunkt der Arbeit: Welcher Pathogenese haben diese neu entstandenen intratubulösen, epithelialen Gallenkapillaren unterlegen, welchen Weg weisen uns hier ihre Strukturеigentümlichkeiten und ihre Begleiterscheinungen? Sind sie Aussprossungen der interlobulären Gallengänge oder sind sie aus einer direkten Umwandlung der Leberzellbalken hervorgegangen? Ich beginne zunächst mit der Schilderung dieser epithelialen Schläuche, um dann die Diskussion der ausgedehnten Proliferationsvorgänge an den Wandelementen der portalen Gallengefäße anzufügen.

Wie ich schon angab, prägt sich die strahlige Verteilung, die das Leberparenchym um die portalen Bindegewebsinseln aufweist, auch in der Konfiguration der neuentstandenen Epithelkanälchen aus. Ihre Anordnung orientiert sofort darüber, daß der Prozeß seine Konzentrationspunkte in den peripheren Winkelstellen der Leberläppchen besitzt, von ihnen seinen Ausgang nimmt. Durch diese Gruppierung der radiär gestellten Schläuche und deren gleichmäßig topographische Verteilung durch die Leberflächen sind die portalen Bindegewebsflecke distinkt gekennzeichnet. Die Epithelkanälchen besitzen eine ausgesprochene trabekuläre Struktur, die noch besonders dadurch zum Ausdruck kommt, daß sie in ihrem Verlauf nach der Läppchenmitte zu im direkten Anschluß an die Leberzellbalken stehen, also eine offensichtliche Einreihung in deren System erfahren haben (Fig. 1, 2). Die Rehleber läßt diesen Vorgang deutlich verfolgen, da die Balkenstruktur ihrer Läppchen — im Gegensatz zur menschlichen Leber — relativ scharf ausgeprägt ist. Kolbige, blind endende Anschwellungen, wie sie von Marchand, Ströbe, Meder beschrieben worden sind, konnte ich niemals nachweisen. Vielmehr waren die im einzelnen Schnitt auftretenden kürzeren oder längeren Epithelschläuche in der Reihe der Schnitte immer in kontinuierlichem Verlauf bis zu ihrem Übergang in normale Leberzelltrabekel zu verfolgen. Das umgebende Parenchym bietet sich in normalem Bilde. Es ist frei von anatomisch erkennbaren Veränderungen. Die einzelnen Leberzellen sind in ihrer sphärisch polygonalen Gestalt wohl ausgebildet und zeigen den scharf charakterisierten Kern mit ein oder zwei großen Nukleolen (Fig. 1, 2). Stellenweise enthalten sie die großen Vakuolen physiologischer Fettinfiltration. Besonders betone ich, daß eine sklerogene Schädigung der Parenchymelemente von seiten der vereinzelt verbreiterten peripheren Winkelstellen der Leberläppchen, bzw. ein Eindringen von fibrillärem Bindegewebe in die Tubuli nicht zum Ausdruck kommt.

Die Abgrenzung des interlobulären Bindegewebes gegen die Randbezirke der aus diesen selbständigen Epithelkanälchen bestehenden Leberläppchen ist scharf gezogen. Sie kommt bei voller Entwicklung des Prozesses besonders da zur Geltung, wo das portale Bindegewebe verbreitert ist. Die interlobulären Gallengefäße sind dann hier bei ihrer Proliferation wohl dichte Schlängelung und Knotenbildung von Epithelschläuchen oder adenoide Umbildung ihrer Wand eingegangen, aber diese gewucherten Gänge schließen sich nicht dem System der intratubulösen, trabekulären Gallenkapillaren an. Letztere bilden vielmehr von dem Bindegewebe scharf abgesetzte Verbände, in derselben Weise, wie sonst die Leberzellbalken in ihrem Zusammenschluß sich scharf von den größeren interlobulären Bindegewebsdreiecken in deren ganzen Peripherie sondern. Die epithelialen Zellschläuche dringen also nicht von den peripheren Winkelstellen in die Außenzonen der Läppchen ein, sondern treten hier ohne Zusammenhang mit den proliferierten interlobulären Gallengefäßen auf. Ähnliche instruktive Bilder zeigen sich an dem Saum der nicht verbreiterten portalen Bindegewebsstraßen (Fig. 1a).

Die Orientierung der einzelnen Elemente der Zellschläuche ist derart, daß sie zwei Reihen dicht stehender, wohl charakterisierter Epithelzellen bilden, die zwischen sich eine deutliche, gleichmäßig kalibrierte Lichtung fassen, die besonders im Querschnitt der Trabekel zur Geltung kommt (Fig. 2, 3). Einen Inhalt beherbergt das Lumen nicht, besonders fehlt eine Stauungsinjektion mit Galle. Die Epithelzellen zeigen eine weitgehende Übereinstimmung mit den Epithelien präkapillarer Gallengänge, mit denen sie sowohl die kubische Gestalt und die basale Kernlagerung, wie die helle Tinktion des Protoplasmas gemeinsam haben (Fig. 2). Verfolgt man die Zellschläuche in der Richtung nach dem unveränderten Parenchym in den inneren Teilen der Leberläppchen, so drängen sich die einzelnen Elemente der Epithelschläuche dichter aneinander, decken sich gleichsam dachziegelartig, und es treten unregelmäßig gelagerte Zellen auf, die der typischen Gestaltung der Gallengangsepithelien entbehren (Fig. 2). Die Zellgrenzen verschwinden und die Kerne liegen dicht gehäuft mehr zentral in den Zellen. Gleichwohl tragen sie ihre Hauptcharaktere: das helle Protoplasma und den ovalen, chromatinarmen Kern. Voraussetzung für die Darstellung solcher Gewebsstrukturen sind ganz dünne Schnitte (5 μ). Eine Schnittstärke von 10 μ verwehrt schon einen gesicherten Einblick.

Äußerst prägnante Bilder bieten Anfangsstadien des Prozesses. Namentlich gestatten solche Stellen ein detailliertes Studium, wo die portalen Bindegewebsdreiecke nicht verbreitert sind, und in unmittelbarer Annäherung an diese die ersten trabekulären Gallenkapillaren in den angrenzenden Leberläppchen auftauchen. In dem Verbande einzelner Leberzellbalken, ohne daß seine Balkenanordnung sich lockerte, sieht man im Anschluß an große sphärisch-polygonale Leberzellen ohne Übergangsbilder plötzlich deutliche Zelldifferenzen auftreten (Fig. 2). In dem Verlauf der einzelnen Trabekel erscheint an Stelle des Leberparenchyms ein der Zellgrenzen entbehrendes, synzytiumartiges Protoplasma, dessen mikrochemische Reaktion identisch ist mit der Nuance der hellen Protoplasmafärbung der Gallengangsepithelien und scharf kontrastiert zu der dunkleren Eigenfarbe der angrenzenden Leberzellen. Die feinste Granulierung, die die Plasmosomen der letzteren vermitteln, fehlt. In dem synzytialen Protoplasma treten dicht gedrängt Kerne auf, die sowohl in ihrer ovalen Form wie in ihrer Chromatinlagerung, die mehrere kleinere Nukleolen und ein spinnewebenartiges Gerüst erkennen läßt, typische Veränderungen gegenüber den runden dunkleren, gewöhnlich mit einem großen Nukleolus ausgestatteten Leberzellkernen aufweisen. Durch dieses Kernbild und die helle Protoplasmatinktion charakterisieren sich die neuen Elemente der Leberzellbalken offensichtlich als den Gallengangsepithelien sehr nahestehende Gebilde. In der Tat nehmen die neuen Zellen im trabekulären Verlauf sehr bald jenen ausgeprägten Epithelcharakter an, der sie an die Seite der Gallengangsepithelien stellt. Ihr Protoplasma erfährt eine deutliche Abgrenzung, wobei sich die einzeln n Zellen wie Bausteine um ein Lumen formieren.

Ich betone, daß die Leberzellen vor ihrem Anschluß an die neu auftretenden Elemente keinerlei Zeichen einer degenerativen Veränderung aufweisen. Dicht gefügt, schließt sich eine voll entwickelte Leberzelle an die andere, bis man plötzlich eine oder die andere Leberzelle unter Aufhellung ihres Plasmas mit mehreren ovalen, kleineren, hellen Kernen ausgerüstet sieht. Es können sich dann noch 3, 4 wohlausgebildete Leberzellen diskontinuierlich im Trabekel anschließen (Fig. 1, 2,a), aber damit verschwindet das Parenchym und überläßt seine Stelle den neuen Zellbalken. Mitten im Leberläppchen, also ganz ohne räumliche Beziehung zu dem um die peripheren Winkelstellen sich abspielenden Prozeß, waren diese Vorgänge nicht zu beobachten. Eine besonders klare Vorstellung von der Entstehung der Epithelkanälchen geben auch jene Stellen, wie sie Figur 2 in b veranschaulicht. Man sieht hier einen normalen Leberzellbalken, dessen zwei Leberzellen die von ihrem Ektoplasma gebildete Gallenkapillare zwischen sich einschließen. Dicht daneben ist in dem schlauchförmigen, quer getroffenen Gebilde eine Aufteilung der zwei Leberzellen in mehrere Zellelemente erfolgt, unter Wahrung des zentralen Lumens.

Zugleich mit dem Auftreten der differenten Vorstufen der Gallengangsepithelien macht sich eine außerordentliche Auflockerung der Balkenstruktur bemerkbar (Fig. 1, 2). Sie resultiert einmal aus einer wesentlichen Verschmälerung, der die Trabekel unter scharfer Zeichnung ihrer Linienbegrenzung beim Übergang der Leberzellen in das synzytiale Protoplasma unterliegen. Die Verjüngung kann sich so nachdrücklich geltend machen, daß die modifizierten Balken nur noch den halben Durchmesser der früheren haben. Dann aber wird die Dissoziation des Lebergefüges auch noch durch eine Erweiterung der perikapillaren Lymphspalten vermittelt, die schließlich im weiteren Verlauf das Hauptmoment bei diesem Vorgang ausmacht. Man sieht bei starker Vergrößerung, wie bereits mit dem ersten Auftreten der Gallenkapillarelemente die feinsten Fäserchen zwischen diesen und den intertrabekulären Blutkapillaren durch eine Flüssigkeit weit auseinander geschoben werden, die außer reichlichen Plasmazellen keine korpuskulären Gebilde enthält. Je ausgeprägter sich die neuen Epithelverbände zu Gallenkapillaren differenzieren, um so stärker macht sich das Ödem geltend. Es sind dann weite Räume, die die einzelnen Epithelkanälchen voneinander trennen, und es scheint, als ob eine Reduktion in der Zahl der neuen Zellbalken eingetreten wäre, die nicht mehr der Menge der ursprünglichen Leberzellbalken entspricht. Eine nähere vergleichsweise Betrachtung der verschiedenen Entwicklungsphasen des Prozesses lehrt aber sofort, daß es sich hier lediglich um die Folge der ödematösen Aufquellung des Lebergerüsts handelt. Die einzelnen Trabekel werden weit auseinander geschoben, sind demnach über eine größere Fläche verbreitet, als sie sie früher einnahmen und gewähren so den Anschein, als ob sie in ihrer Verbreitung beim Übergang in die durch das benachbarte Ödem noch obendrein fester gefügten Leberzellbalken deren Menge nicht mehr gleichkämen (Fig. 1).

In der starken Ausbildung des Ödems findet es auch seine Erklärung, daß die Epithelkanälchen bei vorgeschrittenem Prozeß in ihrem Zusammenschluß ein weitmaschiges Netzwerk darbieten, dessen einzelne Stränge sich weitgablig teilen, um dann so in der Reihe der Schnitte in Zusammenhang zu treten. Die ehemaligen Leberzellbalken werden samt ihren Verbindungsstücken durch das Ödem in ihrer gegenseitigen Lagerung weit gedehnt und erfahren so mit dem trabekulären Auftreten der Gallenkapillarelemente ihren netzförmigen Ausbau. Die gleiche Vorstellung des ödematösen Zustandes vermittelt jenes Phänomen, daß im Bereich der Epithelkanälchenverbreitung die intratubulösen Blutkapillaren eine auffallende Verengerung erfahren, während umgekehrt die Gefäßramifikationen im umgebenden Leberparenchym eine breite Strombahn bieten. Stellen, wie sie in Fig. 3 wiedergegeben sind, veranschaulichen sehr deutlich dieses gegensätzliche Verhältnis. Ich hatte zunächst daran gedacht, dieses Ödem als Hydrops ex vacuo auffassen zu müssen, der mit der Verschmälerung der Leberzellbalken sich in den leergewordenen Räumen entwickelt hätte. Sicher würde dann aber eher der kapillare Blutstrom eine Erweiterung erfahren haben, wie der Prozeß auch in der Tat sich bei der Teleangiektasis der Rinderleber [1]) gestaltet, wo primäre Degeneration der Leberzellen den Blutkapillaren auf der Außenseite den örtlichen Widerstand nimmt. Ergänzend hierzu bemerke ich, daß ich nirgends bei der Entwicklung der Epithelkanälchen Untergangserscheinungen an einzelnen Leberzellbalken, noch auch später an voll differenzierten trabekulären Gallenkapillaren beobachten konnte. Trotzalledem möchte ich eine Rückbildung einzelner Epithelkanälchen nicht apodiktisch außer Bereich der Möglichkeit

[1]) Jaeger, Die Teleangiektasis der Leber der Bovinen. Arch. f. Tierheilk. Bd. 33.

stellen. Wir wissen, daß auch bei der teilweisen Umbildung der embryonalen Leberzylinder zu den Ductus biliferi — ein Prozeß, der unseren Vorgängen fast gleichkommt, wie ich noch zeigen werde —, eine Reduktion einzelner Zweige des Netzwerks der Leberzylinder abläuft, ohne daß man den sichtbaren Ausdruck hierfür gefunden hätte.

Ein charakteristisches Bild wird der ödematösen Grundsubstanz, in der die Epithelkanälchen aufgenommen sind, durch das reiche Vorkommen von lymphozytären Plasmazellen gegeben (Fig. 1, 2). Sie sind durch den fast stets typischen Radkern, besonders aber durch dessen exzentrische Lage und den hellen Hof charakterisiert, der an der der Hauptmasse des Zelleibs zugekehrten Seite im Protoplasma zum Ausdruck kommt. Er ist von allerfeinsten Wabenwänden durchzogen, die Schridde neuerdings als Negativ einer perinukleären Granulaanhäufung identifiziert hat. Das umgebende Zytoplasma hat sich auffallend dunkel gefärbt und fällt dadurch distinkt schon bei schwacher Vergrößerung unter den übrigen Zellen des Gewebes auf. Zwischen den Plasmazellen erkennt man auch einige Lymphozyten, die noch ihren typischen, chromatinreichen Kern aufweisen, dabei aber eine deutliche Vermehrung ihres Plasmas erfahren haben, das zugleich in seiner dunkleren Tönung eine starke Chromophilie an den Tag legt. Hier und da begegnet man auch Elementen, von denen man nicht sagen kann, sind sie als Lymphozyten, sind sie bereits als Plasmazellen anzusprechen. Man kann sich bei genauem Studium des Eindrucks nicht erwehren, daß die Plasmazellen als solche nicht aus dem Blutstrom ausgewandert sind, sondern Fortentwicklungsstadien emigrierter, kleiner Lymphozyten darstellen. Ich konnte wenigstens Plasmazellen in keinem Falle innerhalb von Blutgefäßen nachweisen, dagegen vereinzelt Lymphozyten. Dieser Entstehungsmodus würde ja auch der weitverbreiteten Anschauung entsprechen, wonach die Plasmazellen von Lymphozyten herzuleiten sind. Nur Unna und Leo Ehrlich betrachten sie als Derivate des fixen Bindegewebes. Für den vorliegenden Fall kann dieser Auffassung jedenfalls nicht Rechnung getragen werden, denn die Bindegewebselemente spielen hier bei dem Prozeß eine durchaus passive Rolle, erleiden sogar durch das Ödem eine erhebliche strukturelle Beeinträchtigung. Auf der anderen Seite findet ihre mutmaßlich genetische Beziehung zu den kleinen Lymphozyten hier ihren bestimmteren Ausdruck in den Übergangsstufen von diesen zu Plasmazellen. Hyalinzellen und Schaumzellen, wie sie Unna als auf dem Wege der Degeneration befindliche Plasmazellen beschrieb, waren nicht zu finden.

Bereits mit der Entstehung der ersten differenten Vorstufen der Gallenkapillarepithelien erscheinen die Plasmazellen, oft noch in räumlicher Beziehung zu morphologisch intakten Leberzellen, auf dem Plan. Sie drängen sich scharenweise in den hier noch beschränkten ödematösen perikapillaren Lymphräumen zusammen, um dann mit der weiteren Auflockerung des Gewebes sich vereinzelt zu verbreiten (Fig. 1, 2). Für die weitere Ausbildung des Prozesses ist es typisch, daß eine dichte Anhäufung der Plasmazellen im Umkreis der portalen Bindegewebsflecke stattfindet da, wo sich der kranzförmig herum gelagerte Verband der neu entstandenen trabekulären Gallenkapillaren anschließt. Ich möchte dieses Phänomen gleichfalls als den Ausdruck jener vorher diskutierten ödematösen Aufquellung im Bereiche der Epithelkanälchen betrachten. In der Verbreitung des interlobulären Bindegewebes selbst verschwinden die Plasmazellen gänzlich aus dem Bilde.

Das geschilderte Strukturbild beherrscht in seinem überaus zierlichen Gefüge und seiner klaren Linienführung die weite Umgebung der mykotischen Käseknoten. Der Prozeß kann dabei solche Ausbildung erfahren, daß ganze Leberläppchen von dem lockeren Gefüge der trabekulären Epithelkanälchen ersetzt sind. Mit der Annäherung an das Pilzmyzel verwischen sich die feineren Details, und es machen sich die von den aufgequollenen Käsemassen ausgelösten druckatrophischen Vorgänge geltend. Das noch erhaltene Parenchym der in ihren Außenzonen von den Epithelkanälchen erfüllten Leberläppchen ist durchzogen von einem feinen Geflecht sehr kernarmen Bindegewebes, die Leberzellen sind kleiner, dunkler geworden und haben ihren sphärisch-polygonalen Contour eingebüßt. Jene scharf gezeichneten Vorgänge, wie sie sich außerhalb der mechanischen Einflußsphäre der Käseknoten so instruktiv abspielten, sind stark getrübt und lassen den oben beschriebenen Prozeß nicht mehr klar erkennen. Schließlich gehen in den Grenzpartien zu dem nekrotischen Gewebe die periportalen Verbände der neu entstandenen Gallenkapillaren wie die restierenden Leberzellkomplexe einheitlich in der Sklerose auf.

Von dem interlobulären Gallengangsystem hatte ich schon allgemein berichtet, daß es allenthalben in der weiten Umgebung der Pilzherde in intensiven Wucherungsvorgängen begriffen ist. Gleichmäßig in ihrem ganzen Umkreis haben die Gallengänge eine dichte Aussprossung von drüsenartigen Epithelschläuchen erfahren, und zwar erfolgt diese in geschlossener Phalanx nach außen, nicht in planlos infiltrativem Wachstum, so daß die entstandenen Schläuche, was ich betonen möchte, einen scharf begrenzten Kranz um das zentral gelegene Ausgangslumen bilden (Fig. 3). Nirgends findet eine Annäherung an die neu entstandenen Epithelkanälchen in den Außenzonen der benachbarten Leberläppchen statt. Das den Binnenraum der Gallengänge auskleidende Epithel zeigt die distinkten Contouren seines typischen Baus und unterliegt nirgends einer Schwellung oder sonstigen degenerativen Erscheinung.

Der Entwicklungsmodus dieser drüsenartigen Formationen geht in der Weise vor sich, daß sich die Epithelien der Gallengänge als Zeichen üppiger Zellproduktion an einer Stelle zusammendrängen, sich untereinander verschieben und schließlich in toto sich ausbuchten. Die so in der Gallengangswand entstandenen Alveolen senken sich dann in das umgebende Bindegewebe ein in Form von Epithelschläuchen mit scharf contouriertem Lumen, die bei ihrem weiteren Vordringen neue sekundäre und tertiäre Sprossen treiben. Auch diese Teilstücke, die an ihrem distalen Ende mit kolbigen Anschwellungen ausgestattet sind, erscheinen bereits kanalisiert. Eine Membrana propria, der die Elemente der gesproßten Ausläufer aufsitzen würden, fehlt gänzlich. Die Epithelien sind in ihrem kanalförmigen Gefüge unmittelbar in das umgebende Stroma eingelassen.

Die Verlaufsrichtung der drüsigen Ausläufer ist eine ausgesprochen zentrifugale. Die vielen seitenständigen Sprossen bringen es aber mit sich, daß im einzelnen Flächenbilde die Epithelkanälchen in den verschiedensten Richtungen auftreten. Eine Anastomosierung der Sprossen untereinander findet nicht statt.

Eine besonders intensive Wucherung ist an den Gallengefäßen im Bereiche des Leberhilus abgelaufen. Die Epithelproliferation in der Wandung hat hier einmal lange Schläuche gezeitigt, die stark geschlängelten Verlauf nehmen und sich neben ihrem evertierenden Wachstum vereinzelt auch invertierend in Form von Einbuchtungen ins Lumen, als axipetal, verbreitet haben. Eine Mehrschichtigkeit ist nirgends zu beobachten.

Die gebildeten Sprossen entsprechen in ihrer elementaren Zusammensetzung dem Gallengangsepithel. Sie behalten dessen charakteristische Beschaffenheit, vielleicht, daß es stellenweise eine mehr kubische Form bei der Proliferation annimmt. Im übrigen herrscht eine große Uniformität. Scharf differenziert erscheinen aber die jüngsten, kolbig verdickten Sprossen, die bei schon vorgeschrittener Gallengangswucherung deren ganze Peripherie besetzt halten. Diese Knospenbildungen bestehen aus acinös, um ein Lumen gelagerten bläschenförmigen, sich gegenseitig abplattenden Epithelien, deren Protoplasma eine nachhaltige Aufhellung erfahren hat, und deren Kern basal ganz an den Zellcontour gedrückt ist. Fürs erste glaubt man Schleimdrüsen vor sich zu aben. Bei starker Vergrößerung ergeben sich aber in der Protoplasmastruktur Differenzen, die ihnen mehr eine gewisse Ähnlichkeit mit dem Bau acinöser Eiweißdrüsen geben. Es ist ein ganz aufgelichtetes Plasma, das von feinsten, hellen Plasmosomen erfüllt ist. Im Verband der Epithelschläuche mit den ihnen aufsitzenden Knospen kann man exakt beobachten, wie dieses scharf differenzierte Epithel beim Übergang aus den Endacinis in die fortlaufenden Epithelkanälchen seine typischen Merkmale einbüßt und sich mit Übergangsstufen von zwei, drei Zellen in das charakteristische, dunklere und kubische Gallengangsepithel umbildet. Offenbar handelt es sich hier um Jugendformen von Gallengangsepithelien, die bei ihrer intensiven Wucherung ihren vollentwickelten Charakter nicht bewahren können, nach ihrer Teilung aber bald die typische Struktur erhalten. Absonderungsprodukte sind in den Lichtungen der drüsigen Sproßbildungen nirgends vorhanden. Nur in einzelnen Lumina findet sich in geringerer Menge eine detritusartige Masse, die offenbar von dem Untergang einzelner Epithelien herzuleiten ist. Schleimbildung macht sich nirgends bemerkbar.

Die gewucherten drüsenartigen Formationen sind in ein lockeres Bindegewebe eingebettet, dessen Bestandteile durch Flüssigkeit mehr oder weniger auseinandergeschoben sind. Bedeutsamerweise ist dieses ödematöse Stroma scharf different gegenüber dem umgebenden Portalgewebe, dessen hyaline Lamellen eine intensive Kontrastwirkung bedingen (Fig. 3).

Eine weite Ausbreitung gewinnt das Ödem in den proliferierten Wandungen der größeren Gallenkanäle, wo es hier und da förmlich ballonartig die Epithelauskleidung nach dem Binnenraum zu vortreibt (Fig. 3, a). In den Zwischenräumen der adenoiden Gallengänge gruppieren sich, gleich wie zwischen den trabekulären Gallenkapillaren in den Leberläppchen, massenhaft Plasmazellen, die sich stellenweise in dichtem Gedränge geradezu anhäufen. Sie erfüllen nur das Stroma. Das Epithel ist frei von ihnen. Von anderen Rundzellen treten vereinzelt noch kleine Lymphozyten auf, die wieder jene oben beschriebenen Fortentwicklungsstadien zu Plasmazellen bieten. Außerdem enthalten die gesproßten Ausläufer in ihrer Epithelauskleidung hier und da eosinophile Leukozyten mit dichtester Granulaanhäufung, die oftmals die angrenzenden Epithelzellen vollkommen plattdrückt.

Die gleichen Vorgänge spielen sich in der Gallenblasenwand ab. Jene Luschkaschen Gänge, die einfache Ausstülpungen des Oberflächenepithels darstellen, haben hier eine intensive Verbreitung erfahren, so daß sie in ihrer Gesamtheit eine merkliche Verdickung der Gallenblasenwand bewirkt haben. An dieser ist aber nur die Mukosa beteiligt. Die Muskularis ist in den Sproßungsprozeß nicht einbezogen worden. Proliferationsvorgänge am Epithel in axipetaler Richtung, also in Form von Papillen, fehlen. Desgleichen konnte keine Schleimdrüsenbildung beobachtet werden, wie sie Aschoff z. B. in steinhaltigen Blasen vorgefunden hatte. Nur jene hellen Acini, wie ich sie oben in der Peripherie der wuchernden Gallengangswände beschrieb, geben auch hier dem Strukturbilde ein charakteristisches Aussehen, das bei erster Betrachtung in der Tat sehr an Schleimdrüsenbildung erinnert. Von dem Epithel möchte ich noch bemerken, daß es bei seiner Wucherung keine Fettropfen mehr aufweist, wie sie das normale Gallenblasenepithel als Ausdruck einer physiologischen Fettresorption zeigt. Plasmazellen und die vereinzelten eosinophilen Elemente finden die gleiche Verbreitung wie in den adenoiden Gallengängen.

Ich bin damit am Ende der Charakterisierung des Strukturbildes. Welche Orientierung erhalten wir nun aus der Natur und der Herkunft der neu entstandenen, intratubulösen Epithelkanälchen bei kritischer Verwertung der histologischen Daten?

Wenn wir ihr architektonisches Gefüge zunächst ins Auge fassen, so kann es keinem Zweifel unterliegen, daß es sich hier wie in allen bisher beobachteten Fällen ihres Auftretens um Bildungen handelt, die dem Gallengangssystem, nicht dem Leberparenchym angehören. Morphologisch gleichen sie sowohl in ihrer Linienführung wie in dem Zellcharakter der Wandelemente den präkapillaren Gallengängen. Physiologisch haben sie durch die Injektion, die Ackermann, Ribbert gelegentlich ihres regenerativen Auftretens bei Parenchymuntergang vom Ductus hepaticus her ausführten, die gleiche Identifizierung erfahren.

Es erhebt sich die Frage, wie haben wir uns im vorliegenden Falle zu ihrer histogenetischen Deutung, zu ihrer Herkunft zu stellen. Sind sie durch Aussprossung präformierter interlobulärer Gallengänge zuwege gekommen oder haben wir sie aus einer Umwandlung von Leberzellbalken herzuleiten?

Bei der mikroskopischen Betrachtung fesselten unsere Aufmerksamkeit vor allem jene Bilder, wo der Anschluß der kranzartig verbreiteten Kanälchenverbände nach der Mitte zu an das portale Bindegewebe, in entgegengesetzter Richtung an das umgebende Leberparenchym erfolgte. An der ersteren Stelle sahen wir den dicht gefügten Rahmen der epithelialen Zellschläuche entweder von interlobulären Bindegewebsdreiecken ausstrahlen, die überhaupt keine Gallengangssprossung aufwiesen. Hier hatten sich also selbständige Gallenkapillaren entwickelt, ohne daß daran das interlobuläre Gallenganssystem räumlich beteiligt und selbst in Proliferation begriffen war. Hatte dagegen hier jene adenoide Gallengangswucherung stattgefunden, der zugleich eine Verbreiterung des kollagenen Gewebes parallel lief, so waren die Verbände der Epithelkanälchen in scharf gezogener Grenzlinie gegen das hyalinverdickte Bindegewebe der Glissonschen Kapsel abgesetzt. Charakteristischerweise war dieser Wucherungsprozeß der portalen Gallenwege immer an ein, zwei oder drei umschriebenen Stellen der verbreiterten, größeren Bindegewebsinseln lokalisiert. Niemals betraf er in den letzteren auch nur annähernd einen größeren Teil der peripheren Außenbezirke, von einer allseitigen strahligen Gallengangsaussprossung hier gar nicht zu reden. Demgegenüber stellten sich die Epithelkanälchen wie Leberzellbalken senkrecht zu den konzentrisch verlaufenden Lamellen des portalen Bindegewebes ein und waren bei dem Kontakt mit diesen wie abgeschnitten. Verfolgte man sie in der Reihe der Bilder, so fehlte auch da ihr Übergang in das gewucherte interlobuläre Kanalsystem. Nur vereinzelt ist ein Anschluß vorhanden. Dieses Mißverhältnis ist bei der Zahl der in den einzelnen Flächen verbreiteten Epithelkanälchen ein ganz auffälliges.

Im Gegensatz hierzu kam dieses Phänomen in den von Marchand, Meder, Ströbe beschriebenen Fällen, wo sich die Epithelkanälchen als Einleitung eines regenerativen Ersatzes für untergegangenes Leberparenchym einstellten, nicht zum Ausdruck. Es konnte hier bei der regenerativen Zellneubildung tatsächlich ein Aussprossen der interlobulären Gallengänge nach den benachbarten Acinusflächen nachgewiesen werden. Es erfolgte also die strahlige Verbreitung der Epithelschläuche aus dem Bereiche der portalen Bindegewebsinseln heraus. Dabei drangen die wuchernden Gallenkanälchen im Verein mit entzündlicher Bindegewebsproliferation in das degenerierende oder bereits zugrunde gegangene Parenchym ein, so daß jene Abgrenzung zwischen intratubulösen epithelialen Gallenkapillaren und gewucherten interlobulären Gallengangsschläuchen, wie sie den vorliegenden Prozeß charakterisiert, nicht zustande kommen konnte.

Von grundsätzlich gleicher Bedeutung für das Wesen des Prozesses sind die räumlichen Beziehungen, welche die Verbände der Epithelkanälchen zu dem umgebenden Leberparenchym halten, resp. die Erscheinungen, die sich bei ihrer progressiven Ausbreitung einstellen. In den vorher genannten Fällen regenerativer Hyperplasie begegnete man in der Nachbarschaft überall Degenerationserscheinungen an den Leberzellen, wenn nicht das Parenchym überhaupt schon zugrunde gegangen war. An den distalen Enden der Epithelkanälchen wurden dann von den Autoren kolbige Anschwellungen beschrieben, die erkennen ließen, wie sich die Weiterverbreitung der Epithelkanälchen in der Tat durch Sprossung vollzog[1]).

In einem ganz anderen Bilde zeigte sich der Kontakt zwischen Epithelkanälchen und umgebendem Leberparenchym in der mykotischen Rehleber. Nirgends präsentierten sich auf dem Wege der Degeneration befindliche Elemente, nirgends Untergangserscheinungen, die im Sinne der Anbahnung eines vikariierenden Ersatzes mit dem Auftreten der epithelialen Gallenkapillaren in ursächlichen Zusammenhang hätten gebracht werden können. In direk-

[1]) Den gleichen Bildungsmodus sahen wir in der Rehleber bei der umschriebenen adenoïden Proliferation der interlobulären Gallengänge ablaufen, im augenfälligen Gegensatz zu der Ausbreitung der intratubulösen Epithelkanälchen.

tem Anschluß an die in voller Integrität befindlichen Leberzellen traten ganz unvermittelt, gleichsam unmotiviert, kleinere, hellprotoplasmatische Epithelien auf, die den Verlauf des Leberzellbalkens weiter fortführten, nur daß dieser in seinem neuen Gefüge eine Verschmälerung erfuhr. Man sah, wie auch diskontinuierlich eine einzelne Leberzelle sich in mehrere solche kleine Elemente aufgeteilt hatte. Die neuen, an Stelle der Leberzellen auftretenden Epithelien zeigten in ihrer Gestaltung von vornherein einen ausgesprochenen Anklang an Gallengangsepithelien, deren typischen Charakter sie dann in ihrem trabekulären Verlauf schon nach einer kurzen Reihe von Zellfolgen annahmen.

Faßt man diese verschiedenen Dinge zusammen, so drängt sich einem geradezu die Deutung auf, daß die neu entstandenen Gallenkapillaren nur zu den Leberzellbalken in genetischer Beziehung stehen können, nicht zu dem interlobulären Gallengangssystem. Die Übergangsbilder zum normalen Parenchym lassen einzig die Interpretation zu, daß sich die neuen Gallengangselemente von den Leberzellen herleiten, die Leberzellbalken das Material zur Bildung der Epithelschläuche geliefert haben. Man kann im Verbande der Balkenstruktur die symptomenlose Vermehrung, bzw. Aufteilung der Leberzellen halb beobachten, wobei nicht Tochtergebilde resultieren, die den Mutterzellen gleichen, sondern, wie ich zeigte, Zellen, die mit den embryonalen Schwesterelementen der Leberzellen, den Gallengangsepithelien identisch sind. Leberzellen wie Gallengangsepithelien leiten sich bekanntlich entwicklungsgeschichtlich von den gleichen Ausgangselementen her, den Zellen der aus dem cranialen Lebergang hervorsprossenden Leberzylinder. Auf einem späteren Stadium der Ontogenese bilden sich dann diese zum Teil zu den Ductus biliferi um, indem ihre Zellen zu kubischen, bzw. zylindrischen Auskleidungselementen sich umformen. Zum anderen Teil differenzieren sich die Zellen weiter und erfahren ihre chemische Einstellung als gallesezernierende Elemente. In analoger Weise, nur in umgekehrter Richtung, läuft der Prozeß offenbar hier ab, indem die Leberzellen aus ihrem parenchymalen, also sicher hoch spezialisierten Zustand in den einer lediglich auskleidenden Zelle übergehen. Wir werden uns darüber nicht zweifelhaft sein können, daß dieser Vorgang den Charakter eines Rückbildungsprozesses in sich schließt, daß mit der Aufteilung der Leberzellen eine Rückkehr zum embryonalen Typus erfolgt. Interessanterweise kommen die anfangs in ihrem synzytialen Zusammenschluß direkt embryonal anmutenden Zellen sehr bald in ihrer formalen Ausgestaltung und in ihrem funktionellen Wert den auskleidenden Gallengangsepithelien gleich, also dem anderen Entwicklungszweige der embryonalen Leberzylinder.

In diesem Sinne präsentieren sich die Epithelkanälchen als entdifferenzierte Leberzellbalken[1]). Es sind entgegengesetzt verlaufende Vorgänge, wie sie bei akuter Leberatrophie mit Ausgang in teilweise Regeneration und ähnlichen, im Prinzip gleichen Prozessen beschrieben worden sind. Dieser Wesensunterschied gewinnt noch an Schärfe durch zwei weitere, gegensätzliche Momente. Zum einen war bei den vergleichsweise genannten Prozessen die regeneratorische Bedeutung der von den präkapillaren Gängen ausgehenden Gallenkapillarsprossen in der nachfolgenden Umwandlung der Zellzüge in Leberzellbalken gegeben[2]).

Dieser Endzweck findet bei dem Auftreten der Epithelkanälchen in der mykotischen Rehleber keine Basis, da ein einleitender Parenchymuntergang sich nicht bemerkbar macht. Zum anderen fehlt hier das Kriterium, welches dort die Epithelschläuche sofort als Sprossungen des interlobulären Gangsystems erkennen ließ: Dort das Phänomen der direkten Fortsetzung der portalen Gallen-

[1]) Einer ähnlichen Erscheinung begegnen wir bei der aus den Schweißdrüsengängen vor sich gehenden Epithelialisierung granulierender Hautflächen. Mit der Wiederherstellung der einfachsten Funktion des Deckepithels treten auch hier höher differenzierte Formen für niedriger differenzierte ein.

[2]) Merkwürdigerweise begegnet man hier in der Literatur bei den Autoren, die zu dieser Frage Stellung nahmen, stets der Anschauung, daß es sich bei diesen regenerativen Gallengangssprossen mit folgender Umwandlung ihrer Elemente in Leberzellen um eine Wiederholung des embryonalen Entstehungsmodus der Leber handelt. Nach den obigen Darstellungen über Leberentwicklung ist das nicht zutreffend. Die Leber entwickelt sich nicht embryonal aus Gallengangsepithelien, also funktionell schon fixierten Elementen, sondern aus den Zellen der Leberzylinder.

gangswucherung in das angrenzende, im Untergang befindliche Parenchym, hier gegen die portalen Bindegewebsflecke die scharfe Abgrenzung der kranzartigen Kanälchenverbände, die an Stelle der Leberzellbalken den Außenbezirken der sonst normalen Leberläppchen in größerer oder geringerer Ausdehnung eingefügt sind.

Analog dem progressiven Auftreten epithelialer Gallengangselemente in den Epithelbalken der Leberläppchen findet bedeutsamerweise *eine solche Massenzunahme der Gallengangsepithelien auch in dem interlobulären Kanalsystem* statt, nur daß sie hier sich aus einer Proliferation der präexistenten herleiten. Allenthalben sind die Gallengänge von einem dichten Rahmen epithelialer Wandaussprossungen umgeben. Diese Wucherungsvorgänge erfahren bisweilen eine solche Intensität, daß eine wahre Adenombildung in den Gallengangswänden Platz greift, wenn sie auch nicht in der für das Adenom pathognomonischen Weise ihre körperliche Selbständigkeit erfährt. Es handelt sich also *hier wie dort bei den neu entstandenen Epithelformationen um keine prinzipiell differenten Bildungen. In beiden* Fällen sind es *Gebilde, deren Elemente Gallengangsepithelien darstellen.*

Neben dieser *morphologischen Übereinstimmung* sind es aber noch *zwei Begleiterscheinungen, die einander an beiden Orten parallel laufen.* Sowohl bei dem Auftreten der trabekulären Gallenkapillaren in den Außenzonen der Leberläppchen wie bei den Sprossungsvorgängen in den Wandungen der interlobulären Gallengänge werden die Zwischenräume, das Stroma der neu entstandenen Epithelkanälchen, in einen *exquisit ödematösen Zustand* übergeführt und des anderen *massenhaft* von *Plasmazellen* erfüllt. Wenn ich zunächst die letztere Erscheinung diskutiere, so wird man sich nicht der Einsicht verschließen können, daß diese Elemente in ihrem reichen Auftreten gewissen Bedürfnissen der hier in der Entwicklung begriffenen Epithelkanälchen genügen, daß sie jedenfalls eine wichtige Bedeutung für den Prozeß haben müssen. Als entzündliche Erscheinung sensu strenuo können sie nicht angesprochen werden, denn es fehlen sonst alle Kriterien für einen solchen Vorgang. Da phagozytierende Plasmazellen nicht zu beobachten waren, glaubte ich ihnen den Wert eines Nährmaterials vindizieren zu müssen, das sie den neu entstandenen Gallengangsepithelien vermittelten. Aber die Überlegung, daß ja die Plasmazellen offenbar erst an Ort und Stelle aus den kleinen Lymphozyten sich entwickelt hatten, ließ mich auch davon abstehen. Wir können daher nur noch der Vorstellung Raum geben, daß mit der reichen Bildung von Gallengangsepithelien, also spezifisch charakterisierter Auskleidungselemente hypothetische Stoffe resultieren, die eine Chemotaxis auf kleine Lymphozyten ausüben, und dann, indem sie von diesen aufgenommen werden, deren Weiterentwicklung zu Plasmazellen bewirken, wie ich es oben beschrieben hatte. Jedenfalls sind sie sowohl bei der interlobulären Gallengangsaussprossung wie bei der Umwandlung der Leberzellbalken zu selbständigen Gallenkapillaren eine spezifische Erscheinung. Hier reiht sich dann an beiden Orten als zweite — jenes Ödem an, das schon mit dem ersten Auftreten neuer Gallengangsepithelien sich bemerkbar macht. Die physiologische Dignität dieses Ödems ist schwer zu beurteilen. Histologisch charakterisiert es sich jedenfalls nicht als entzündliches. Wir können uns nur mit der allgemein gehaltenen Deutung begnügen, daß es den interessanten Ausdruck offenbar jener intensiven Stoffwechselvorgänge darstellt, die bei der umfangreichen Ausbildung in ihrer Konstitution scharf charakterisierter Gallengangsepithelien ablaufen werden. Seine weitere Erklärung muß in suspenso bleiben.

Würdigen wir an den erörterten drei Phänomenen: morphologische Übereinstimmung, dichte Ansammlung von Plasmazellen, ausgebreitetes Ödem, — ihren gleichzeitigen Ausdruck an beiden Orten des Prozesses, — und berücksichtigen wir dabei auch noch die embryologische Einheit, die Gallengangsepithelien und Leberzellen bilden, in ihrer ganzen Bedeutung für die Sachlage: Wir werden dann darüber keine Zweifel haben dürfen, daß die adenomatöse Entartung der interlobulären Gallengänge und die progressive Umwandlung der Leberzellbalken zu selbständigen epithelialen Gallenkapillaren eine gemeinsame ätiologische Basis besitzen, daß die Ursache der Gallengangswucherung zugleich auch das Auftreten der Epithelkanälchen veranlaßt. Gallengangsepithelien wie Leberzellen proliferieren, nur daß die letzteren hierbei morphologisch wie physiologisch in den Zustand epithelialer Auskleidungselemente zurückfallen, wie ihn die ersteren darstellten, als sie bei ihrer Bildung aus dem entwicklungsgeschichtlich gleichen Ausgangstypus, den Leberzylindern, keine Höherentwicklung erfuhren: bei der Aufteilung der Leberzellen scheidet hier also das Moment ihrer Weiterdifferenzierung aus.

Diese Überlegung scheint mir den Weg zur Erkenntnis der hier ablaufenden Vorgänge zu weisen. Um klar zu sehen, will ich gleich vornweg bemerken, daß sowohl das mechanische Moment der Gallenstauung für die Pathogenese der portalen und intratubulösen Gallengangsverbreitung ausschaltet — denn nirgends macht sich eine Behinderung des Gallenabflusses bemerkbar — als auch irgendwelcher Entzündungsreiz. Ich wiederhole, daß es sich bei den zahlreichen Rundzellen im Gefüge der neu entstandenen Gallenwege nur um Plasmazellen handelt. Epithelschwellung, Gefäßerweiterung, Endothel- und Fibroplastensprossung ermangeln gänzlich. Ich habe dargelegt, wie wir zu der Anschauung gedrängt werden, daß die Leberzellen als Schwesterelemente der Gallengangsepithelien bei ihrer Proliferation und dabei erfolgenden Umwandlung in diese ihre artgleichen Zellen ähnlichen Einflüssen unterliegen werden, wie die charakterisierten Gallengangsepithelien bei ihrer gleichzeitig auftretenden Wucherung. Die übereinstimmenden Erscheinungsformen an beiden Orten lassen uns nur die Auffassung, daß beide Vorgänge koordiniert sind. Es handelt sich, wenn ich die gemeinsamen Beziehungen in einem einzigen Ausdruck zusammenfasse, um einen organoiden Prozeß, der im Entwicklungsgebiet der embryonalen Leberzylinder abläuft.

Damit treten wir in eine Fragestellung ein, die immer im Mittelpunkt des Interesses gestanden hat. In der Organologie hat man seit langem gelernt, chemische jeweils spezifische Körper für die Gestaltung, genauer Differenzierung einzelner Organsysteme in Anspruch zu nehmen. Eine ganze Reihe experimentell geführter Belege liegt hier zugrunde. Dem analog werden wir auch bei dem vorliegenden Prozeß mit dem Wirken einer organogenen Substanz, eines seinem Wesen nach freilich unbekannten chemischen Reizes zu rechnen haben, der, wie er in anderen Fällen z. B. eine organoïde Tumorbildung in die Wege leitet — ich verweise auf meine demnächst erscheinenden Tumorenarbeiten —, hier mit seiner spezifischen Irritation die Gallengangselemente und die höher differenzierten Abkömmlinge der Leberzylinder, die Leberzellen trifft und ihre organoïde, keineswegs planlose Wucherung bewirkt. Die gleichsinnige Wirkung jenes auf das Gallengangsepithel abgestimmten chemischen Körpers — auf die Leberzellen offenbart sich um so eher unserer Erkenntnis, als sicherlich bei den engen genetischen Beziehungen der Gallengangsepithelien und Leberzellen letztere physiologisch, d. h. in ihrer chemischen Konstitution über gleiche chemische Komponenten verfügen, die dann von dem organogenen Stoff in derselben Weise verankert werden wie die entsprechenden Körper der Gallengangsepithelien. Der Effekt ist der gleiche: hier wie dort die Zellvermehrung.

Wenn wir dann speziell die Entdifferenzierung der Leberzellbalken, ihre Umwandlung zu selbständigen epithelialen Gallenkapillaren ins Auge fassen, so ist es leicht verständlich, daß jene chemischen Stoffe, welche die Leberzellen differenzierten, bzw. in solch chemischer Konstitution als sezernierende Elemente erhielten, mit dem Auftreten des proliferativ wirkenden Körpers zum Ausfall kamen. Die durch den letzteren bedingte Änderung in dem Chemismus der Leberzellen ließ offenbar nicht mehr die Bindung spezifischer Leberzellstoffe zu. Demzufolge sanken die Leberzellen bei ihrer Wucherung in die chemische und organische Einstellung ihrer der Höherdifferenzierung ermangelnden Schwesterelemente, der Gallengangsepithelien, zurück, was sowohl in dem Verlust ihres funktionellen Wertes wie morphologisch zum Ausdruck kam. Nur so wären die Vorgänge, die sich hier im Gallengangssystem, bzw. im Leberparenchym abspielen, einer einheitlichen Erklärung einzufügen.

In umgekehrter Richtung verläuft ersichtlicherweise der Prozeß in den Fällen, wo die Epithelkanälchen als Sproßbildungen der interlobulären Gallengänge bei Parenchymuntergang regenerativ auftreten, indem sie sich in weiterer Folge zu Leberzellen ausbilden. Hier muß also jener chemische Körper, dessen Wirksamkeit in der mykotischen Rehleber mit der Vermehrung der Leberzellen ausfiel, neu in den Chemismus der proliferierten Gallengangsepithelien eingetreten sein, um deren Höherdifferenzierung zu sekretorischen Elementen zu bedingen. Die oben bezeichneten organoïden Entwicklungsmöglichkeiten finden in diesen prinzipiell gleich gearteten, nur umgekehrt verlaufenden Vorgängen einen bestimmteren Ausdruck.

Ich bekenne, daß diese Ausführungen sich auf hypothetischem Gebiete bewegen. Aber ich meine, daß wir nicht länger zögern dürfen, die chemische Erkenntnis normaler Lebensvorgänge auch für die Pathologie fruchtbar zu verwerten. Es genügt nicht, die Tatsachen zu konstatieren, um dann an ihnen vorbeizugehen, ohne ihre Vorgänge dem Rahmen der Biologie eingefügt zu haben. Es bedarf ja doch keines Hinweises, daß die pathologische Physiologie im Prinzip sich in den gleichen Bahnen abspielen wird wie die normalen biologischen Prozesse. Warum sollten wir da nicht unser Wissen, das uns über die letzteren zu Gebote steht, den erkenntnistheoretischen Vorstellungen über die ersteren nutzbar machen. Schon manche Hypothese hat sich in diesem Sinne fruchtbar gestaltet, ohne daß sie selbst in ihren Ausgangspunkten materiell zu fassen war.

Die Quelle für den organogenen Reiz wird nur in der chemischen Leistung des in der Leber wuchernden Aspergillus zu suchen sein. Ich wüßte keiner anderen Erklärung Raum zu geben, als daß eben seine Stoffwechselprodukte das organogen wirkende Moment in sich fassen. Eine Veranschaulichung dieser Pathogenese liefert der Verbreitungsmodus des Prozesses. Je näher seine Konzentrationspunkte, die portalen Bindegewebsinseln, dem Pilzherde gelagert sind, um so intensiver laufen die Wucherungs- und Umbildungsvorgänge ab und umgekehrt. Das einheitliche Prinzip ihrer Lokalisation, ihre Anordnungsweise in bzw. um die peripheren Winkelstellen der Leberläppchen deutet mit Sicherheit darauf hin, daß die organoïde Reizwirkung auf dem Wege der in den Gallengangswandungen verlaufenden Lymphbahnen durch die portalen Bindegewebsstraßen verschleppt wurde und von hier aus den Leberchemismus irritierte.

Präzisieren wir die Ergebnisse dieser Untersuchungen, so ist hier das massenhafte Auftreten der Epithelkanälchen aus einem organoïden Wucherungsprozeß im Entwicklungsbereich der embryonalen Leberzylinder zu erklären, der mit einer Entdifferenzierung ihrer höchst organisierten Elemente, der Leberzellen, einhergeht. Die Faktoren, die zum Ausgangspunkt werden, sind in der Stoffwechselsphäre des Aspergillusherdes gegeben, aus der organogene Wuchs-, bzw. Reizstoffe hervorgehen. Diesen organogenen Einflüssen verdanken — als Kombinationseffekt — ihre Entstehung sowohl die adenoïden Proliferationsvorgänge an den interlobulären Gallengefäßen wie das progressive Auftreten der intratubulösen trabekulären Gallenkapillaren. Es sind, wenn auch prinzipiell gleiche, so doch wieder verschiedene Erscheinungsformen des gleichen organoïden Prozesses. Sein durch die Aspergillusvegetation ausgelöstes Auftreten gestaltet sich ganz unabhängig von dem Parenchymuntergang, der in der allernächsten Nachbarschaft der Pilzknoten abläuft. Er verhält sich in deren weiterer Umgebung progressiv mit der allmählichen Ausbreitung der Pilzherde. Ein zweckdienlicher Regenerationsvorgang, wie er in anderen Fällen bei der Entstehung der Epithelkanälchen auf dem Wege einer interlobulären Gallengangsaussprossung Geltung findet, schaltet hier aus.

Mit dieser Erkenntnis kommt den pathologisch sich bildenden, intratubulösen selbständigen Gallenkapillaren keine ätiologische Einheit zu. Es ergibt sich eine Doppelung in ihrer Pathogenese. Auf der einen Seite stehen die Fälle, wo die Epithelkanälchen der regenerative Ausdruck der interlobulären Gallengangsaussprossung sind, mit nachfolgender Umwandlung in Parenchymelemente. Andererseits können, wie im vorliegenden Falle, die Epithelkanälchen aus einer Umwandlung, einer Entdifferenzierung der Leberzellbalken hervorgehen, die der Effekt eines organoïden Reizes im Entwicklungsgebiet der embryonalen Leberzylinder ist. Den Schlüssel zu dieser Erkenntnis bot die Verquickung der intratubulösen Epithelkanälchenbildung mit dem Proliferationsprozeß an dem interlobulären Gallengangssystem, wo die Vorgänge sich unter den gleichen charakteristischen Begleiterscheinungen abspielten.

Es wird die Aufgabe weiterer Untersuchungen sein, ob nicht das pathologische Auftreten der trabekulären Gallenkapillaren auch bei anderen Leberprozessen einer im Prinzip gleichen Ätiologie unterlegen, also aus einer Umbildung der Leberzellbalken seinen Ausgang genommen hat.

Die Resultate wirken auch befruchtend auf die Erkenntnis organoïder Bildungsvorgänge, wie sie der Tumorengenese zugrunde liegen. Wir lernten hier organogen wirkende Stoffe kennen, die in ihrer offenbar scharf umrissenen chemischen Konstitution mit ihrem proliferativen Reiz ein bestimmtes, abgeschlossenes, embryonales Entwicklungsgebiet trafen. Dabei bewirkten sie, daß die höher organisierten Elemente desselben ihrer besonderen chemischen Einstellung, die ihnen ihre parenchymalen Aufgaben gewährleistete, verlustig gingen und in jenes Stadium zurückfielen, das ihren embryonalen Ausgangszellen bei dem Mangel einer Höherentwicklung vorbehalten war: ein für die Organologie hoch bedeutsamer Prozeß. Wie wenig trennt ihn im Prinzip von jenen Vorgängen, die schließlich zur Tumorbildung führen, wenn wir uns nur bequemen, das ausgeprägt Organoïde, das in der Erscheinungsform der Geschwülste liegt[1]), vorurteilsfrei einzusehen. Eine Fülle von Beweismaterial steht in dieser Richtung zu Gebote. Die Pathogenese der intratubulösen trabekulären Gallenkapillaren bietet hier einen weiteren instruktiven Beitrag zu der Erkenntnis des Wesens organogen wirkender stofflicher Reize und der von ihnen ausgelösten organoïden Bildungsvorgänge.

Erklärung der Abbildungen auf Taf. III.

Fig. 1. Peripherische Randpartie eines periportalen kranzförmigen Verbandes selbständiger intralobulärer Gallenkapillaren. Man sieht im Verlauf der Leberzellbalken die intakten dunklen Leberzellen übergehen in

[1]) Siehe Jaeger, „Zur Kritik des Geschwulstproblems". Berliner Tierärztliche Wochenschrift, 1908, Nr. 4 u. 5.

das hier noch synzytiale helle Protoplasma der neu entstandenen Epithelkanälchen. Beachte den Unterschied der Kernbildung an beiden Orten. a scheinbar diskontinuierliche Aufteilung der Leberzellen zu Gallenkapillarepithelien; b eine normale, von zwei Leberzellen gebildete Gallenkapillare und daneben eine pathologische, durch Aufteilung und Umwandlung der Leberzellen entstandene; c Ödem des intertrabekulären Gewebes; d Plasmazellen; e kleine Lymphozyten; f intratubulöse Pfortaderkapillare mit zwei Lymphozyten und einer Plasmazelle.

Fig. 2. Gallenkapillarbildung um eine nicht verbreiterte, peripherische Winkelstelle der Leberläppchen. a interlobuläres Gewebe mit Pfortaderast und Gallengang. Man sieht von hier die neuen Epithelkanälchen ausstrahlen. Ringsherum tritt mit ihnen in der Peripherie das normale Leberparenchym in Verbindung. Links von der interlobulären Winkelstelle hat die Umwandlung der Leberzellbalken erst an einigen Stellen eingesetzt. Beachte zwischen den Gallenkanälchen überall den ödematösen Zustand des Zwischengewebes und die massenhaften Plasmazellen.

Fig. 3. Größerer interlobulärer Gallengang am Leberhilus mit dichter adenoider Wandaussprossung. a stark entwickeltes Ödem des Stromas, das sonst überall von Plasmazellen erfüllt ist; b die hellen, von bläschenförmigen Zellen gebildeten kolbigen Endsprossen der gewucherten Epithelschläuche.

V.

Die Periarteriitis nodosa.

Eine vergleichend-pathologische Studie.

(Aus dem Senckenbergschen Pathologischen Institut zu Frankfurt a. M.)

Von

Dr. Alfred Jaeger, Tierarzt,

Frankfurt a. M.

(Hierzu 3 Textfiguren.)

Herr Professor Lüpke[8], Stuttgart, machte gelegentlich der dort abgehaltenen Naturforscherversammlung in der Deutschen Pathologischen Gesellschaft Mitteilungen über eine beim Axiswild beobachtete, enzootisch auftretende Blutgefäßerkrankung, die allgemeines Interesse hervorriefen. Nach seinen Angaben waren Jahrzehnte hindurch aus dem im Favoritepark zu Ludwigsburg gehaltenen Axisrudel Jahr für Jahr, vereinzelt auch mit sporadischen jährlichen Unterbrechungen, eine größere Anzahl von Tieren unter den gleichen schweren Krankheitserscheinungen eingegangen, die L ü p k e der Periarteriitis nodosa subsummierte. Das klinische Bild wurde beherrscht von den Symptomen der perniziösen Anämie. Die Tiere magerten zusehends ab, bei protrahiertem Kräfteverfall, zeigten bald Durchfälle, bald Verstopfungen und kollabierten schließlich ziemlich schnell. Die Blutuntersuchung ergab eine ausgeprägte Leukozytose. Subkutan waren an den Patienten hier und da elastische Knötchen zu fühlen.

Der Sektionsbefund war in allen Fällen, abgesehen von den allgemeinen anämischen Erscheinungen, einzig an das arterielle Gefäßsystem gebunden, und da auch nur an die Arterien kleineren Kalibers. Ich gebe in extenso wieder, was L ü p k e hierüber mitteilt: „Die Veränderungen bestehen in verschiedenen Graden der Wandverdickung bei glatter Oberfläche bis zu bedeutender Vermehrung des Umfangs, in höheren Graden auch der Länge, sowie einer Verengerung der Lichtung bis zum Verschluß. Ferner kommen knotige Verdickungen von verschiedener Größe vor mit Verengerung oder Verschluß des Lumens oder mit Aussackungen von wechselnder Form, mit und ohne Wandverdickung oder — häufig bei der knotigen Form — mit Wandverdünnung sogar. Die sackigen Erweiterungen sind von Thromben ausgefüllt." Aus den weiteren Mitteilungen entnehme ich, daß in erster Linie die Abdominalarterien betroffen sind, und hier wieder besonders die Magen- und Darmgefäße. Als Folgeerscheinung treten in der Schleimhaut des Gastro-Intestinaltraktus Geschwüre auf: Man sieht an den zuleitenden Gefäßen Wandverdickung, die sich bis zum Verschluß des Lumens steigert, so daß damit ihr Stromgebiet außer Ernährung gesetzt wird und der Nekrose anheimfällt. Die Ulcera können schließlich in Vernarbung ausgehen oder Veranlassung zu Perforativ-Peritonitis geben. Weniger intensiv sind Milz- und Leberarterie, die Arteriae renales und spermaticae erkrankt. Von dem übrigen Gefäßsystem sind vorzugsweise noch die Koronararterien in Mitleidenschaft gezogen. Sie bieten bis in ihre feinen Verzweigungen knotige Veränderungen mit vielen unregelmäßigen Erweiterungen. Der gleiche Prozeß spielt sich auch an den kleineren Muskelarterien des Rumpfes, Kopfes und der Gliedmaßen ab, nur in geringerer Extensität. Unter anderem kann hier z. B. die Beteiligung der Äste der Arteria ophthalmica zur Erblindung führen. An den Gehirn- und Rückenmarksarterien wurde das anatomische Krankheitsbild nur einmal angetroffen.

Die sonstigen Obduktionsergebnisse beschränken sich auf eine markige Schwellung der Lymphdrüsen in den affizierten Gefäßbezirken, die wieder am deutlichsten in den Mesenterialdrüsen zum Ausdruck kommt. Das Mark der langen Röhrenknochen hat eine lymphoide, in vorgeschritteneren Fällen eine schleimig-gallertige Beschaffenheit.

Mitteilungen über die mikroskopischen Texturverhältnisse der erkrankten Gefäße wurden von dem Autor nicht gegeben.

Auf meine Bitte hat mir Herr Professor Lüpke vergangenes Jahr Material zur vergleichend-histologischen Untersuchung des Prozesses überlassen, wofür ich ihm auch an dieser Stelle meinen herzlichen Dank ausdrücke. Es kam mir darauf an, an der Hand der Histogenese des überaus merkwürdigen Krankheitsbildes zu eruieren, ob dieses, wie Lüpke vermutet, zu der beim Menschen in einer Reihe von Fällen beobachteten Periarteriitis nodosa die Parallele darstellt. Gegebenenfalls konnten auch hier wieder von der vergleichenden Pathologie die Wege ätiologischer Erkenntnis der Humanpathologie gewiesen werden.

Das makroskopische Bild.

Für die makroskopische Betrachtung greife ich aus dem Material, das mir zur Verfügung stand, die Gekrösarterien und das Herz heraus, weil beide in ihren Erscheinungsformen, wie wir sehen werden, ein jedes für sich charakteristisches Objekt bieten.

Der Prozeß an den Mesenterialgefäßen zeigt sich in einem relativ ruhigen Bilde. Zwei Veränderungen sind es, die hier im Vordergrund stehen. Zum einen bilden die Arterien derbe, weißliche, im Mesenterium scharf hervortretende Stränge, deren Volumenszunahme aus einer für das Auge ausgeglichenen Wandverdickung resultiert. Bei genauerer Prüfung fühlt man aber doch im Verlaufe der starren Wandungen allenthalben kleinste, meist spindelförmige, knotige Anschwellungen von festerer Konsistenz hindurch, die eben für das Auge nicht wahrnehmbar sind. Mit ihrer Umgebung stehen diese Arterien in sehr straffer Gewebsverbindung, die besonders da zum Ausdruck kommt, wo eine Anzahl von Gefäßen, wie im Bereich der Aufteilungsstelle der Arteria mesenterica sup. in die Dünndarmäste, in dicht geschlossenem Komplex zusammenliegen. Sie sind hier auffallend schwer voneinander zu trennen. Die Gefäßlichtung ist auf ein Minimum reduziert, so daß man oft nur noch ein kleinstes rotes Zentrum bei scharfem Zusehen zu bemerken vermag. Stellenweise ist sie ganz aufgehoben. Sieht man genauer zu, so erkennt man, daß die Verengerung, bzw. Verlegung des Lumens offenbar auf das Konto einer Intimawucherung zu setzen ist. Sie hebt sich als solche in ihrer mehr gelblichen Färbung und lockeren Beschaffenheit gewissermaßen als zentraler Pfropf scharf gegen den umgebenden Ring des helleren, fester gefügten Media- und Adventitiagewebes ab. Ist der Binnenraum der Arterie noch vorhanden, wie es überwiegend der Fall ist, so zeigt ihre Innenauskleidung eine, wenn auch gewulstete, so doch glatte Fläche. Man kann diesen Nachweis sehr deutlich unter Zuhilfenahme der Brückeschen Lupe führen.

Im allgemeinen ziehen sich solche Gefäße in gleicher Beschaffenheit auf längere Strecken dahin. Immerhin werden gelegentlich die derben Stränge von zylindrischen, aneurysmatischen Gefäßerweiterungen unterbrochen, bei starker Verdünnung der Wand. Es macht den Eindruck, als wenn es sich hier lediglich um eine passive Dehnung handelt, nicht um eine Erkrankung der Wandung. Sackartig dem Gefäß aufsitzende Aneurysmen fehlen ganz.

Bei einem andern Teil der Arterien ist einzig die Gefäßausdehnung in extensivster Weise ausgeprägt. Es sind dunkelbläulichrote Stränge, die mit roten, nicht geschichteten Thromben prall gefüllt sind und das dreifache Lumen der vorher beschriebenen, in ihrer Wandung verdickten Gefäße annehmen können. So verlaufen sie in leicht geschlängelter Bahn weit durch das Mesenterium hin. Verfolgt man sie hier in distaler Richtung, so stößt man ausnahmslos auf eine Stelle, wo das Lumen unter starker Verdickung der Wandung sich rasch verjüngt und durch jene schon oben wiedergegebene Intimawucherung verlegt wird. Man sieht dann weiterhin Gefäße vor sich, die ganz dem dickwandigen Typus der vorher beschriebenen entsprechen. Mit andern Worten: die dunkelblauroten Gefäßbezirke sind nicht als diffuse Aneurysmen zu betrachten, sondern lediglich die Folgeerscheinung eines Gefäßverschlusses, der Ausdruck der Blutsperrung in den abwärts liegenden Stromgebieten. Dem entspricht auch die überaus verdünnte, scharf umschriebene Wandung auf dem kreisrunden Querschnitt der thrombosierten Arterien. Knotige Verdickungen waren in der Wand nirgends nachzuweisen.

Viel unruhiger in der Gestaltung tritt uns der Prozeß an den Coronararterien entgegen. Wie die Abbildung (Textfig. 1) veranschaulicht, ist das Herz übersät von zahlreichen unscharf begrenzten Knötchen, die sich bald sehnig, schwielig, bald durch ihre bläulichrote Farbe deutlich vom Untergrund abheben. Die ersteren haben durchwegs in maximo Stecknadelkopfgröße, die letzteren können den Umfang einer Erbse annehmen. In ihrer Anordnungsweise prägt sich insofern ein gewisses Prinzip aus, als sie in ihrer Masse im Verlauf der Coronararterien in den Herzfurchen gelagert sind. In geringer Zahl sind sie regellos über die Ventrikelflächen verbreitet. In der Mehrzahl sind sie direkt in die Oberfläche des Herzens eingebet et und werden hier von dem etwas verdickten viszeralen Perikard überzogen. Nur vereinzelt erstrecken sich die Knötchen etwas tiefer in die äußeren Muskelschichten. Die Dicke der Herzwand selbst ist frei von ihnen. Beim Spalten der Knötchen hat man überall Arterienquerschnitte vor sich, deren Lumen bei den gelblichen Knötchen stark verengt, bisweilen auch verschlossen erscheint. Die Gefäßwandungen sind hier zirkumskript außerordentlich verdickt, woran wieder in erster Linie die Intima beteiligt ist, in derselben Weise, wie ich es oben an den Darmarterien schilderte. Versucht man das Gefäß über die umschriebene Anschwellung hinaus zu eröffnen, so stößt man auf Gefäßabschnitte, die in längerem Verlauf gleichfalls eine ausgeprägte Wandverdickung mit Verengerung ihres Binnenraumes aufweisen, nur daß sie mehr ausgeglichen ist, der lokalen Knotenbildung entbehrt. Wir hätten also im wesentlichen die gleichen Verhältnisse wie im Mesenterium. Im Herzen kommen nur die runden oder spindelförmigen Knötchen, die den strangförmigen Gefäßverdickungen rosenkranzartig eingelagert sind, viel schärfer zum Ausdruck.

Die dunkelblauroten Knötchen zeigen hingegen ein wesentlich anderes Bild, als es die gleichgefärbten Gefäßstränge in der Verbreitung des Gekröses boten. Während wir dort lediglich in ihrem Lumen ad maximum gedehnte Arterien vor uns hatten, lassen die cirkumskripten, sackartigen Gefäßerweiterungen an den Coronararterien keinen Zweifel darüber, daß es sich hier in der

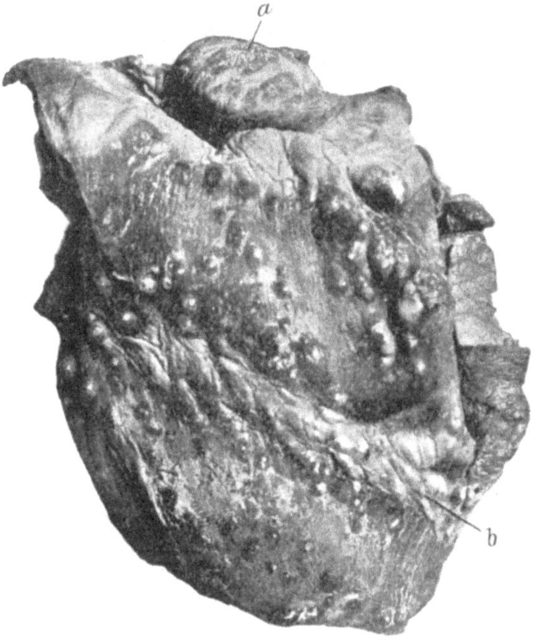

Fig. 1.

Herz eines Axishirsches, an den Seiten Ventrikel eröffnet. *a* Atrium. *b* Septum ventriculorum. Man sieht im Verlauf der Coronararterien, sowohl an ihren großen Ästen, wie an ihren feinen Verzweigungen allenthalben Knötchen an Knötchen, die teils adventitiellen Verdickungen, teils Aneurysmen entsprechen.

Tat um echte Aneurysmenbildung handelt. Die ungleichmäßige Wandbegrenzung der thrombotischen Inhaltsmassen tritt deutlich in Erscheinung. Man sieht, wie das Gefäßlumen nach der verdünnten Wandseite zu ausgebuchtet ist, während die gegenüberliegende Wandung noch eine relative Stärke aufweist. Außerdem begegnet man in den Aneurysmen dem typischen Bilde geschichteter Thromben.

Besonders stark betroffen sind die Coronararterien in der Atrioventrikularfurche, ferner die feinen zur Wand des rechten Ventrikels herabsteigenden

Äste der Art. coronaria dextra und deren Ramus descendens. An dem letzteren sind die Knötchen so dicht gefügt, daß gradezu eine beetartige Erhebung die Herzfurche ausfüllt.

Der Herzmuskel selbst ist frei von pathologischen Vorgängen. Insbesondere fehlt jede Andeutung einer Schwielenbildung. Auch das Endokard zeigt eine normale Beschaffenheit. Die Herzklappen sind zart und glatt. Die großen Gefäßstämme lassen in ihrer Wandung jegliche Abnormität vermissen.

Die mikroskopischen Texturverhältnisse.

Wenn ich mich nun den mikroskopischen Texturverhältnissen zuwende, so will ich als Prototyp des Prozesses zunächst wieder die Darmarterien in die Betrachtung einführen, weil sie, wie wir sehen werden, die relativ einfachsten pathologischen Vorgänge aufweisen.

Die instruktivsten Bilder begegneten mir in Querschnitten, die durch den Wurzelstamm der Dünndarmarterien gelegt waren. Die hier in dichtem Gefüge nebeneinanderliegenden Gefäße boten in ihren einzelnen Bahnen alle Grade der Wanderkrankung, vom Beginn an, wo sich die ersten Merkmale einer krankhaften Störung bemerkbar machten, bis zu jenen Stadien, die mit einer Verlegung des Gefäßlumens einhergingen.

In solchem Zusammenhang treten einmal, wenn auch vereinzelt, Arterien auf, die ein durchaus normales Gefüge ihrer Wandung erkennen lassen. Die drei Wandschichten stehen in gehörigem Dickenverhältnis zueinander, die elastischen Grenzlamellen nehmen in geschlossener Zirkumferenz ihren geschlängelten Verlauf, und nichts weist auf irgendwelche pathologische Störungen hin.

Dicht daneben zeigen andere Arterienquerschnitte im Verbande ihrer Adventitia eine dichte Rundzelleninfiltration, die bald nur auf einzelne Abschnitte beschränkt ist, bald die ganze Gefäßperipherie in Mitleidenschaft gezogen hat (Textfig. 2). Die Adventitia hat dadurch eine beträchtliche Verbreiterung erfahren, wobei sie sich gegen die weitere bindegewebige Umgebung durch ihren Kernreichtum scharf abhebt. Indem Media und Intima sich noch in normaler Konfiguration präsentieren, haben solche Bilder unter den anderen Gefäßquerschnitten ein ganz charakteristisches Gepräge.

Bei stärkerer Vergrößerung geben sich die emigrierten Rundzellen zum großen Teil als polymorphkernige Leukozyten zu erkennen, bei einem nur geringen Gehalt an kleinen Lymphozyten. Die Vasa vasorum, die hier bei dem kleinen Kaliber der Arterien nur als Kapillaren erscheinen, sind ziemlich stark gebläht.

An einzelnen solchen Gefäßen kann man bereits wahrnehmen, wie die Rundzellen auf Bahnen, die dem Verlauf der Vasa vasorum entsprechen, auch in der Media auf dem Plan erscheinen und sich hier herdweise um die feinen Äste der Mediagefäße lagern. Zugleich macht sich in der Adventitia ein vermehrtes Auftreten von Fibroplasten bemerkbar, die auf den von den Rundzellen vorgezeichneten Wegen auch in die Media eindringen und so diese in ihrem geschlossenen Gefüge in einzelne Abschnitte parzellieren. In Stadien, wie sie Textfig. 2 veranschaulicht, kann man fast direkt beobachten, welchem Werdegang der Prozeß unterworfen ist. Man sieht links im Bild noch die dichte Rundzelleninfiltration als erstes manifestes Zeichen der pathologischen Störungen. Media und Intima zeigen noch keine Abweichungen von der Norm. In der

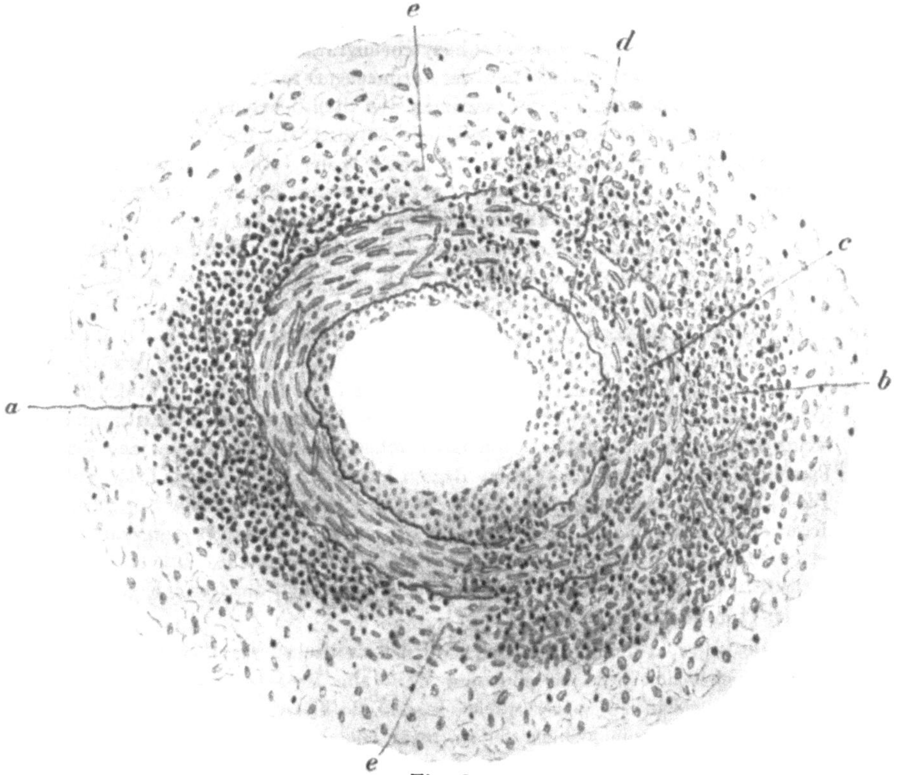

Fig. 2.

Beginnende Erkrankung einer kleineren Arterie. In der rechten Hälfte ist der Prozeß vorgeschrittener also älter, wie in der linken. *a* Rundzelleninfiltration, vorwiegend leukozytäre in Adventitia. Media und Intima zeigen hier noch das normale Bild. *b* in der Adventitia hat hier an Stelle der Rundzelleninfiltration mehr ein dichtes Granulationsgewebe Platz gegriffen. Die Lamellen der Elastica externa sind stellenweise eingeschmolzen. *c* Media mit herdweiser Rundzelleninfiltration und Fibroplastenwucherung. Elastica interna streckenweise eingeschmolzen. *d* Intima verbreitert durch Wucherung der Intimaelemente; keine bindegewebige Proliferation. Endothelauskleidung intakt. *e*, intakte Adventitia.

rechten Hälfte des Präparates ist in der Adventitia bereits an die Stelle der Leukozytenanhäufung die Fibroplastenwucherung getreten, die dann auch die Media in ganzer Breite durchdrungen hat. In der Intima machen sich hier die ersten Anfänge der Proliferation bemerkbar.

Sehr bald greift der Prozeß weiterhin auf die Intima über, deren Veränderungen dann graduell sogar im Vordergrunde der pathologischen Vorgänge stehen. Man sieht, wie im Bereich der Rundzelleninfiltrate in der Media die regionären, anliegenden Abschnitte der Elastica interna eingeschmolzen wurden und die entzündlichen Erscheinungen die Intima in Mitleidenschaft zogen. Sie finden hier weniger in einer reichen Leukozytenemigration ihren Ausdruck, als vielmehr in einer dichten Proliferation der Intimaelemente. Es ist ganz charakteristisch, wie die Intima immer zuerst an den Stellen beteiligt wird, die den Unterbrechungen der inneren Grenzlamelle entsprechen. Sehr rasch breitet sich aber der entzündliche Proliferationsprozeß in der Intima in deren ganzen Zirkumferenz aus, so daß sie einen breiten geschlossenen Kranz im Gefäß bildet, der hier und da noch auf ziemliche Strecken gegen die Media durch die intakte Elastica interna begrenzt ist. Man kann diesen Modus der Intimaerkrankung in einer Querschnittsserie sehr genau verfolgen. Es bleiben einem keine Zweifel darüber, daß der Prozeß in der Intima nicht primär, originär auftritt, sondern sie von einzelnen Stellen der Media aus beteiligt, daß von hier aus aber die ganze Intima alsbald in Mitleidenschaft gezogen wird. Es ist das gegensätzliche Verhältnis, wie es bei der Affektion der Adventitia und Media zum Ausdruck kommt. Ich hatte schon darauf hingewiesen, daß der Prozeß in diesen Wandschichten im Beginn herdweise auftritt, bezw. auf Teile der Zirkumferenz beschränkt ist, so daß einem z. B. Gefäße begegnen, deren eine Hälfte in den pathologischen Störungen vollkommen aufgegangen ist, während die andere sich noch im normalen Bilde darstellt. Immerhin ist es bedeutsam, daß auch hier im allgemeinen schließlich die ganze Kreisbahn in den Prozeß einbezogen wird.

Die Degeneration und der Schwund der elastischen Form in den Grenzlamellen spielt sich in relativ einfacher Weise ab. Zunächst erweist sich ihre Färbbarkeit ersichtlich abgeschwächt, so daß sie blässer als normale Fasern erscheinen. Weiterhin nehmen sie ein mehr oder weniger körniges Aussehen an, dem dann ihre vollständige Einschmelzung folgt[1]).

Wenn wir nunmehr vorgeschrittenere Stadien ins Auge fassen — Textfig. 3 —, so fällt zunächst auf, daß die so typische Rundzelleninfiltration der Adventitia infolge ausgedehnter Karyorrhexis beträchtlich nachgelassen und ihre Stelle eine relativ dichte Fibroplastenwucherung eingenommen hat, die einen abgeschlossenen Kranz um das Gefäß bildet. Spindelförmige Bindegewebszellen mit blassem Kern und fibrillärer Interzellularsubstanz beherrschen das Bild. Auch viele Kapillarsprossen machen sich bemerkbar, so daß jetzt die Adventitia ein entzündliches Granulationsgewebe darstellt. Geht man ihr in einer Querschnittsserie nach, so wird man gewahr, daß sie durchaus nicht

[1]) Die Darstellung der elastischen Fasern geschah nach der Hartschen Modifikation von Weigerts Elastikafärbung. Ztbl. f. Pathologie, 1908, Nr. 1. Ich erhielt so klarsten Einblick in die Verteilung des elastischen Gewebes.

als einheitlich dicker Mantel die Arterie einschließt, vielmehr bald hier, bald dort in der Reihe der Schnitte Anschwellungen und leichte Verschmälerungen aufzuweisen hat, die sich bei ihrer Rekonstruktion als kleinste, spindelförmige Knötchen zu erkennen geben, die dem Verlauf der allgemein verdickten Adventitia eingefügt sind. An ihrem elastischen Gewebe, das im Anfang des Prozesses einer nicht unerheblichen Einschmelzung unterlegen hatte, ist jetzt eine ausgesprochene Zunahme zu konstatieren. Ich will nicht unerwähnt lassen, daß die hier vorliegenden Arterien noch keine Elastica externa als einheitliches Gebilde besitzen, sondern daß die elastischen Fasern noch als zarte Fäden verstreut dem Gewebe eingefügt sind. Vorgänge, die an die Lymphscheiden der Gefäße gebunden wären, konnte ich nicht gewahr werden.

Die Media unterliegt im weiteren Verlauf des Prozesses einer immer weiter gehenden Zersprengung durch die wuchernden Fibroplasten, so daß man schließlich fast überall zwischen den Muskelelementen Bindegewebszellen antrifft — Textfig. 3 —. Gleichwohl ist diese Bindegewebsproliferation nicht so stark, daß durch sie die Media ihre Selbständigkeit als muskuläre Wandschicht verlieren würde. Ich betone, daß die drei Wandschichten selbst bei stärkster Ausbildung des Prozesses in ihrer Gewebsart scharf voneinander zu trennen sind. Im übrigen waren im Mediagewebe weder Merkmale eines Exsudates — wie Fibrinausscheidung — vorzufinden, noch Nekrosen der Muskelfasern. Die letzteren hatten lediglich eine Verschmälerung erfahren, die sich stellenweise bis zu völligem Schwunde der muskulösen Elemente steigerte. In der Allgemeinheit zeigten sich aber ihre Kerne wie ihr Protoplasma wohlerhalten. Darin liegt wohl auch der Grund, daß die Arterien trotz der Mediaerkrankung keine Aneurysmenbildung eingehen. Trotz eifriger Fahndung kam mir doch niemals eine Wandausbuchtung zu Gesicht. Das muskulöse Parenchym, das dem Gefäß den erforderlichen Tonus hält, hat eben keine wesentliche Beeinträchtigung erlitten. Ein zweites Moment, das jedenfalls in seiner Wirkung hier zur Geltung kommt, wird in der starken Intimawucherung zu suchen sein, die in dieser Richtung sicherlich einen kompensatorischen Effekt auszuüben imstande ist.

Die angrenzende Elastica interna ist auf weite Strecken unterbrochen, so daß manchmal nur noch Bruchstücke ihren früheren Verlauf andeuten. Dabei ist es bedeutsam, daß da, wo in den benachbarten Schichten der Media die entzündlichen Vorgänge ausblieben, auch die elastische Grenzlamelle vor dem Untergang bewahrt wurde.

Die Intima hat in solchen Stadien schon eine erhebliche Verdickung aufzuweisen — Textfig. 3 —. Oft findet sich im Zentrum nur noch ein spaltförmiges Lumen vor. Die Intimaverbreiterung ist dadurch charakterisiert, daß sie lediglich aus einer Proliferation der Intimaelemente hervorgegangen, also nicht aus hineinwucherndem Bindegewebe herzuleiten ist. Kollagenes Gewebe kommt zwischen den Intimazellen, die mit rundlichen oder etwas ovalen Kernen und einem schmalen Protoplasmasaum ausgestattet sind, nirgends zum Vorschein. Bemerkenswert ist es, daß sich zwischen den vielen kleineren und größeren rundlichen Zellen in der ganzen Breite der Intimaverdickung deutlich feinste elastische Fäserchen neu ausbilden, ohne jeden nachweisbaren genetischen Zusammenhang mit den Lamellen der Elastica interna.

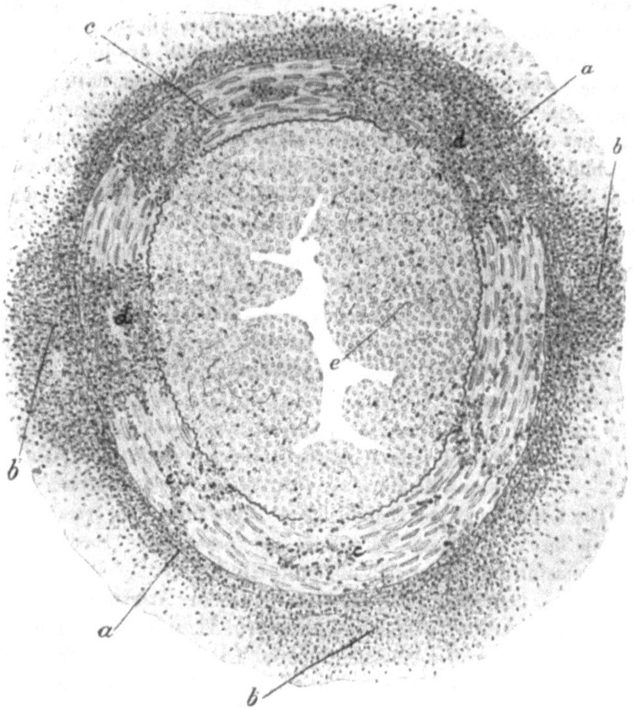

Fig. 3.

Arterienerkrankung im vorgeschrittenen Stadium. *a* die Adventitia zeigt in ihrer ganzen Circumferenz ein dichtes Granulationsgewebe mit noch relativ reicher leukozytärer Infiltration. Die elastischen Lamellen zeigen bereits eine leichte Vermehrung. *b* das adventitielle Granulationsgewebe hat sich hier an umschriebenen Stellen exzeptionell reichlich entwickelt und so zur knötchenförmigen Verdickung Veranlassung gegeben. *c* die Media zeigt allenthalben leukozytäre Infiltration und Fibroplastenwucherung. Die pathologischen Vorgänge sind örtlich an die Vasa vasorum gebunden. Da, wo die Erkrankungsherde an die Elastica interna stoßen, sind deren Lamellen eingeschmolzen. *d* der Mediaprozeß ist hier besonders stark und hat zum teilweisen Untergang der muskulösen Elemente geführt. *e* Intima ad maximum verbreitert durch Wucherung der Intimaelemente, wobei sich auch überall feinste elastische Fäserchen neu gebildet haben. Ein Übergreifen der entzündlichen Mediaprozesse, insbesondere der Fibroplastenproliferation hat nicht stattgefunden. Endothelauskleidung des Gefäßlumens intakt. Zwischen den Intimazellen finden sich hier und da verstreut Leukozyten.

Auch hier gewinnen wir schon bei erster Betrachtung den Eindruck, daß die Intimawucherung nicht gleichmäßig in der ganzen Zirkumferenz abläuft, sondern gewissermaßen Konzentrationspunkte besitzt, die in ihrer Höhe den Pforten der Elastica interna entsprechen, durch die die Entzündungsvorgänge von der Media aus eingedrungen sind. Demzufolge sehen wir das Intimagewebe sich überall in Form von Wülsten, Knoten gegen das Lumen vorschieben. Ein glatter, runder Kontur als Begrenzung der Gefäßlichtung ermangelt ganz. Die Endothelauskleidung des zackigen Lumens ist durchaus intakt. Adhärente thrombotische Niederschläge sind nicht nachzuweisen.

Einer weiteren Kategorie von typischen Gestaltungsvorgängen begegnen wir an den Arterien, die eine maximale Ausdehnung durch Blutstauung erfahren haben. Wir sehen hier eine äußerst dünne Wandung, in der die Muskelzellen der Media ad maximum in die Länge gezogen sind und schließlich nur noch Protoplasmafäden darstellen. Das adventitielle Bindegewebe hat sich in schmalem, dichtem Kranze konzentrisch herum eingestellt, während die Intima in ihrer zarten Linienführung kaum nachzuweisen ist. Entzündliche Vorgänge fehlen in allen drei Wandschichten. Das weite Lumen ist ausgestopft von roten Thromben, die hier und da leichte Fibrinausfällung eingegangen sind. Das Bild des geschichteten Thrombus kommt in keiner Weise zum Ausdruck. Verfolgt man solche Arterienquerschnitte an geeigneten Stellen in der Serie, so reduziert sich plötzlich relativ schnell das weite Lumen, und man gelangt in Gefäßabschnitte, die auf dem oben beschriebenen Wege durch Intimawucherung der Obliteration anheimgefallen waren.

Soweit die Darmarterien. Ich habe nur noch anzufügen, daß die analogen Prozesse sich in dem Lebermaterial, das mir zur Verfügung stand, an der Arteria hepatica abspielten, nur daß ich die Intimawucherung nirgends zu einer Gefäßverlegung fortschreiten sah. Herdförmige Nekrosen in der Umgebung der betreffenden Stellen blieben aus.

An den Coronararterien läuft der pathologische Prozeß im wesentlichen in gleicher Weise ab. Differenzen ergeben sich nur aus der Intensität der Vorgänge. In diesem Sinne nimmt hier in der Adventitia das zellreiche Granulationsgewebe, das das primäre Stadium der Leukozytenemigration ablöst, einen viel erheblicheren Umfang an und lagert sich in der Reihe der Schnitte vor allem in ausgeprägt knotiger Form um die Media. Wir verstehen so, daß im makroskopischen Bilde an den verdickten Herzgefäßen die rosenkranzartige Beschaffenheit viel mehr zum Ausdruck kam, als in den Darmarterien.

Auch in der Media spielt das Bindegewebe eine viel größere Rolle. Die Fibroplastenproliferation gewinnt derartige Ausdehnung, daß an manchen Mediaabschnitten die Muskelfasern unter bindegewebigem Ersatz zugrunde gegangen sind. Hier kann man, im Gegensatz zu den Mesenterialarterien, in der Tat beobachten, wie die Gefäßwand, offenbar unter dem Drucke des Blutstromes sich ausgebuchtet hat und es damit zu echter einseitiger Aneurysmabildung gekommen ist, trotz der Intimaverdickung. Das Lumen solcher Aneurysmen ist erfüllt von geschichteten, thrombotischen Massen.

Der Charakter des Intimabildes ist derselbe wie an den Darmarterien. Immerhin ist es bemerkenswert, daß in keinem Falle eine Sperruug des Blutkreislaufes durch obliterierende Intimawucherung zu konstatieren war.

Jene durch den gestauten Blutstrom maximal ausgedehnten Gefäße, wie sie im Bereich des Gefäßbaumes der Mesenterialarterien vorkamen, ermangelten hier gänzlich. Trat eine Erweiterung auf, so handelte es sich auch stets um typische, sackartige Aneurysmabildung.

Wenn wir das histologische Bild zusammenfassen und uns Rechenschaft über die Pathogenese zu geben versuchen, so sehen wir in den erkrankten Arterienwänden einen exquisit entzündlichen Prozeß ablaufen. Als erste Veränderung begegnete uns einheitlich die dichte Leukozyteninfiltration in der Adventitia und die Erweiterung ihrer vasa vasorum, bei gleichzeitig ungestörter Integrität der beiden anderen Wandschichten. Wir dürfen damit den Nachweis als erbracht ansehen, daß der Prozeß akut unter relativ schweren Entzündungserscheinungen in der Adventitia einsetzt und offenbar daselbst durch die Ernährungsgefäße der Arterien vermittelt wird.

Sehr frühzeitig stießen wir dann auch auf eine Beteiligung der Media und Intima, und es war charakteristisch, wie auch in der Muskelschicht die Vasa vasorum die Ausgangspunkte für das Einsetzen der pathologischen Vorgänge abgaben. In diesem Zusammenhang ist es recht bedeutsam, daß der Intimaprozeß von vornherein den Typus entzündlicher Gewebsproliferation zur Schau trägt und jener zelligen Invasion fast ganz entbehrt, die das Adventitia- und Mediabild so scharf charakterisiert. Mit andern Worten: die Vorgänge gestalten sich in der Intima schon mit Beginn in analoger Weise, wie sie nachher in Adventitia und Media bei dem Ersatz der Leukozyteninfiltration durch das Granulationsgewebe zum Ausdruck kommen. Auch diese Überlegung scheint mir wie die Deutung des Initialstadiums des Prozesses darauf hinzuweisen, daß die Affektion der Intima lediglich sekundär zustande kommt als Folgezustand der akut-entzündlichen Erkrankung der Media. Allerdings tritt die Mitbeteiligung der Intima weiterhin ganz auffällig in den Vordergrund, aber man kann sich darüber nicht im unklaren sein, daß dieses Phänomen lediglich den reaktiven Ausdruck der Erkrankung der beiden anderen Wandschichten darstellt. Es fehlen jegliche Hinweise, die vermuten ließen, daß ein entzündlicher Reiz die Intima primär vom Blutstrom aus trifft. Die Endothelauskleidung bewahrt im ganzen Entwicklungsgang der Affektion ihre Integrität. Ebenso ermangeln die Zeichen typischer Rundzellenemigration, wie sie Adventitia und Media kennzeichnen.

Eine Erläuterung zu dieser Auffassung erbringen die Untersuchungen Sumikawas[15]. Er suchte sich darüber Klarheit zu verschaffen, inwieweit Arterien von benachbarten entzündlichen Prozessen in Mitleidenschaft gezogen werden. Er fand hierbei, daß die Veränderungen in Adventitia und Media im allgemeinen sehr geringfügiger Natur waren, während die Intima immer mit heftigen proliferierenden Vorgängen, also mit Wucherungserscheinungen reagierte und weitaus im Vordergrund des Prozesses stand. Es konnte sogar der Nachweis geführt werden, daß bisweilen die Intima allein von den drei Wandschichten infolge der benachbarten Entzündungen miterkrankt war. Wir sehen daraus, daß die Intima ein sehr alterierbares Gewebe darstellt, das schon auf geringe Reize hin mit intensiver Proliferation antwortet.

Die Annahme liegt nahe, daß die Media primär betroffen wird wie die Adventitia und nicht erst von dieser aus in Mitleidenschaft gezogen wird. Die Tatsache, daß die vasa vasorum die Eintrittspforte für den akut entzündlichen Prozeß vermitteln, und das Moment ihrer gleichmäßigen Aufteilung in Adventitia und Media vereinen sich zu dem Hinweise, daß beide Wandschichten originär an der Erkrankung beteiligt werden. Dabei ist es verständlich, daß die entzündlichen Vorgänge sich in der Adventitia etwas früher geltend machen, da diese das erste Strömungsgebiet der vasa vasorum ausmacht und, was gleichfalls nicht ungewürdigt bleiben darf, sie in ihrem lockeren Gefüge viel leichter die entzündlichen Vorgänge sich entwickeln lassen wird als die dicht geschlossene „parenchymatöse“ Media.

Eine wesentliche Rolle bei der Ausbreitung des Prozesses im Organismus spielt neben dem Bautypus der Arterien ihre regionäre Einschaltung in den Körperkreislauf. Wenn wir das letztere Moment zur Diskussion stellen, so gibt sich uns im pathologisch-anatomischen Bilde deutlich zu erkennen, daß Darm- und Herzarterien weitaus intensiver betroffen werden als jedes andere arterielle Gebiet. Hinsichtlich der Coronargefäße erscheint mir die Vorstellung sehr plausibel, daß die ununterbrochen starke Tätigkeit des Herzmuskels, die dadurch bedingten ständigen, erheblichen Schwankungen in den Spannungsverhältnissen der Gefäßwände, diese zu einem Krankheitsprozeß, wie er sich hier entwickelt, besonders prädisponieren. Dem sichtbaren Ausdruck begegnen wir ja auch in dem Phänomen, daß gerade am Herzen die Knötchenbildung exzeptionelle Grade erreicht und die Aneurysmabildung sich als neue Folgeerscheinung hinzugesellt. Selbst an den ausgedehnt beteiligten Darmarterien erlangt die Affektion nicht diese exzessive Entwicklung.

Aus der überaus großen Verbreitung des Prozesses an den Mesenterialgefäßen glaube ich einen Hinweis darauf entnehmen zu müssen, daß der Haupterkrankungsherd zugleich auch die Stelle im Organismus bedeutet, die zuerst von den die Affektion auslösenden Momenten betroffen wird. Irgendwelche andere Vorstellung könnte dieser Bevorzugung der Darmgefäße nicht gerecht werden. Eine Ergänzung zu dieser Auffassung der primären, frühzeitigsten Erkrankung der Mesenterialarterien wird uns in einem anderen Zusammenhang — bei der ätiologischen Betrachtung — werden.

Daß im Organismus nur kleinere Arterien betroffen werden, etwa — wenn ich ein Paradigma wählen will — von dem Kaliber der Dünndarmarterien, zeigt uns eine zweite Wesenseigenschaft des Prozesses in seinen Verbreitungsbedingungen. Warum immer nur solche Gefäße, die diesen bestimmten Bautypus, bzw. ein gewisses Kaliber aufzuweisen haben, der Krankheit unterliegen, während die andern Blutgefäße, speziell größere Arterien, bewahrt bleiben, wird in den weiteren Betrachtungen einer Deutung zugänglich gemacht werden.

Eine charakteristische Gestaltung erhält der Prozeß einmal dadurch, daß die Vorgänge in der Adventitia neben einer ausgeglichenen, gleichmäßigen Verbreiterung auf weite Gefäßstrecken — doch allenthalben an örtlich umschriebenen Stellen eine Verstärkung erfahren und so knötchenbildend auftreten. An den Coronararterien findet diese Erscheinung einen viel intensiveren Ausdruck als an den Darmgefäßen. Ich möchte diese Differenz auf die bei der ständig lebhaften Aktion des Herzmuskels größeren Druckschwankungen in den Coronargefäßen zurückführen. Von den gleichen Ursachen leitet sich gewiß auch jenes Phänomen her, daß in den Herzarterien die Aneurysmenbildung Platz greift, während die übrigen Arterien sie nicht aufweisen, vielmehr in ihrer Intimawucherung so heftig betroffen werden, daß das Gefäßlumen obliteriert und das vorausliegende, das proximale Strömungsgebiet der Stauungsthrombose anheimfällt.

Mit dieser Erkenntnis spielen sich also die den Prozeß eröffnenden Vorgänge in der Adventitia ab. Da deren Beteiligung an dem weiteren Werdegang der Affektion eine starke ist und sie besonders makroskopisch in ihrer charakteristisch knötchenförmigen Erkrankung zur Diagnose herausfordert, so steht der Bezeichnung des Prozesses als Periarteriitis nodosa nichts entgegen. Immerhin muß darauf hingewiesen werden, daß es die Intimawucherung ist, die den Organismus am folgenschwersten trifft. Sie ist es, die mit der Unterbrechung der Blutzirkulation speziell in den Darmarterien — ganz abgesehen von der Erkrankung sonstiger Arterien im Körper — den Gastro-Intestinaltraktus den verhängnisvollsten Insulten, wie Geschwürsbildung, überliefert und damit die Tiere der Kachexie in die Arme führt.

Wo leitet sich nun die Ätiologie dieser ausgesprochen entzündlichen Vorgänge her? Aus ihren morphologischen Erscheinungsformen allein werden wir natürlich nach keiner Richtung etwas präjudizieren dürfen, wenn auch Leukozyteninfiltration wie Granulationsgewebe genetisch auf ein entzündliches Agens hindeuten. Dagegen werden uns aus dem enzootischen Auftreten der Erkrankung die wertvollsten Gesichtspunkte für die ätiologische Klärung des Prozesses. Ich hatte eingangs bemerkt, daß an der Gefäßaffektion im Laufe von Jahrzehnten Jahr für Jahr eine mehr oder weniger große Anzahl von Tieren eingegangen sind, so daß das ehedem über 100 Köpfe starke Axisrudel trotz der nicht unerheblichen Fortpflanzungsziffer schließlich auf 8 Tiere zusammenschmolz. Seit 6 Jahren ist die Krankheit erloschen, und das Rudel ist, wie ich in Erfahrung bringen konnte, seit dieser Zeit wieder auf 27 Tiere angewachsen. Dieser exquisit enzootische Charakter des Krankheitsverlaufes weist mit Sicherheit darauf hin, daß für den Prozeß ätiologisch ein organisierter Infektionserreger in Anspruch zu nehmen ist. Das anatomische Bild läßt vermuten, daß das Kontagium im Blute zirkuliert und, indem es zuerst auf die Adventitia einwirkt, in spezifischer Weise von den vasa vasorum aus seine Wirksamkeit entfaltet. Die Ernährungsgefäße der Arterien spielen also ersichtlich bei dem Infektionsmodus eine entscheidende Rolle. Damit erscheint die Annahme gerechtfertigt, daß es mechanische Momente sind, die den kleineren Arterien jene eigenartige Sonderstellung im Gefäßsystem, daß sie allein erkranken, verschaffen. Es wäre sonst nicht einzusehen, warum nicht auch die Intima der Arterien dem im Blute offenbar suspendierten Virus zugänglich ist.

Lüpke hatte eifrig auf Bakterien gefahndet, aber ohne Erfolg. Eine Untersuchung auf Protozoen war unterblieben. Ich habe dann die mannigfachsten Versuche angestellt, um färberisch in den Schnitten die Darstellung des hypothetischen Infektionserregers zu bewirken. Aber es gelang nicht. Vielleicht, daß die jahrelange Konservierung meines Materials hieran Schuld trug. Doch wie dem auch sei, der Annahme eines parasitären Agens werden wir bei kritischer Würdigung des verheerenden Auftretens der Erkrankung nicht entraten können. Ich wüßte keinen Weg, der sonst dieser Erscheinungsform ätiologisch Rechnung tragen dürfte. In diesem Sinne ist dann auch das pathologisch-anatomische Bild zu verwerten, das in seiner Rundzelleninfiltration und dem charakteristischen Granulationsgewebe wie in der markigen Schwellung der regionären Lymphdrüsen und der ausgeprägten Leukozytose sehr instruktiv auf ein entzündliches Agens hindeutet. Dabei möchte ich nicht unerwähnt lassen, daß das intensive Befallensein der Magen-Darmarterien der Vermutung Raum geben läßt, daß das Virus den Gastro-Intestinaltraktus als Eingangspforte in den Organismus benutzt. In diesem Gedankengang ist die Periarteriitis nodosa des Axiswildes als typische Infektionskrankheit anzusehen. Die nähere Art des Erregers muß dahingestellt bleiben.

Die gesicherte Erkenntnis der vorliegenden Affektion als kontagiöse Erkrankung eröffnet auch klärende Gesichtspunkte für die bisher noch dunkle Pathogenese der beim Menschen in einer ganzen Reihe von Fällen beobachteten Periarteriitis nodosa. Sowohl im klinischen Verlauf wie im pathologisch-anatomischen Bilde herrscht auf der ganzen Linie eine auffallende Übereinstimmung der gleichnamigen Krankheit beim Menschen und beim Axiswild.

Im Vordergrund der klinischen Erscheinungen stand der von Kussmaul geprägte Begriff des chlorotischen Marasmus, der sich in subakuter Weise entwickelte und ausnahmslos zum Exitus letalis führte. Die Patienten zeigten dabei leichte Fiebertemperaturen bei deutlich remittierendem Charakter, des weiteren eine konstant stark erhöhte Pulszahl und eine ausgeprägte Leukozytose. Hierzu gesellten sich bald die Symptome einer Nieren- oder einer Magen-Darmerkrankung, bald machten sich Störungen im Muskelsystem bemerkbar und anderes mehr. In einem Falle gelang auch palpatorisch die Feststellung subkutaner Knötchen. Objektiv ließ sich aber niemals etwas Sicheres nachweisen, so daß man klinischerseits nur auf Vermutungsdiagnosen gestellt war. Ein einheitlicher Symptomenkomplex, der für alle Fälle zutraf, konnte bei der reichen Variation in der regionären Ausbreitung der arteriellen Gefäßerkrankung nicht zum Ausdruck kommen. Die endgiltige Diagnose war immer erst bei der Sektion zu formulieren.

Das pathologisch-anatomische Bild war charakterisiert durch die Beschränkung des Prozesses auf den gleichen Gefäßtypus, auf die kleineren Arterien wie beim Axiswild, und wie dort, zeigten auch hier die einzelnen Gefäßbezirke in ihrer Mitbeteiligung ein wechselndes Verhalten. Die Herz- und Darmarterien waren es wiederum vornehmlich, die der floriden Erkrankung anheimgefallen waren. Lediglich in den drei Fällen von Veszpremi[17], Ferrari[3], Mönckeberg[11] bewahrten die Arteria mesenterica superior und inferior ihre Integrität. Ziemlich häufig waren auch Leber- und Nierenarterien betroffen, während die Gehirngefäße nur einmal — Müller[11] — dem Prozeß unterlegen hatten. Im übrigen konnten sämtliche Arterien des bestimmten Kalibers in die Erkrankung einbezogen weden.

Die histologische Darstellung in den verschiedenen Arbeiten bringt im allgemeinen dieselbe Linienführung, wie wir sie oben kennen gelernt haben. Schon frühzeitig erscheinen alle drei Wandschichten an der Erkrankung beteiligt. Bedeutsamerweise ist aber nach der Ansicht der meisten Autoren die Adventitia wieder der Sitz der primären Gewebsläsionen. Die im Höhestadium der Entwicklung stehende Erkrankung weist dann in der Adventitia an Stelle der anfänglichen breiten Rundzelleninfiltration ein gefäßreiches Granulationsgewebe auf, das neben einer Verdickung der ganzen Wandschicht noch durch lokale Anhäufung eine knötchenförmige Gestaltung der Affektion in die Wege leitet. In der Media gehen die Entzündungsherde mit Nekrose der Muskelfasern einher, die Intima hat eine starke Wucherung in ihren Elementen erfahren. Als Folgeerscheinung der Wanderkrankung werden in der Mehrzahl der Arbeiten Gefäßerweiterungen beschrieben, ohne daß ihnen aber im allgemeinen der Charakter wirklicher, sackförmiger Aneurysmen zugeschrieben werden könnte. Mönckeberg[10] z. B. konnte solche feststellen. Fletscher[3] und v. Kahlden[6] hingegen fanden die knotigen Verdickungen ohne Aneurysmenbildung, während man bei Graf[5] und Müller[11] neben nicht gedehnten, verdickten Arterienwänden wieder richtiger aneurysmatischer Ausbuchtung begegnet.

Die Intimaverdickung war stets eine erhebliche und zeitigte stellenweise stark verengerte Lumina.

Die Pathogenese des Prozesses glaubten die meisten Autoren an der Hand ihres Befundmaterials sich in der Weise vorstellen zu müssen, daß die Adventitia der primäre Sitz der Erkrankung ist und von da aus deren Übergreifen auf die anderen Wandschichten vor sich geht. Nur Fletscher[3] und von Kahlden[6] sind es, die die ersten Anfänge in die Intima verlegen, deren Elemente dann die anderen Schichten durchwuchern sollen. Die von P. Meyer[9], Eppinger[1] und Ferrari[2] aufgestellten genetischen Theorien übergehe ich hier, weil sie zu sehr den natürlichen Boden verlassen. Überdies haben sie in der Literatur wiederholt ihre eingehende Widerlegung erfahren.

Hinsichtlich der Ätiologie der Vorgänge in den Arterienwänden konnte man nur vagen Vermutungen Raum geben. Aber darüber waren sich die Autoren einig, daß nur ein organisiertes Agens jenen eigenartigen, ausgesprochen entzündlichen, anatomischen Symptomenkomplex in die Wege leiten konnte. Die einen sahen das ätiologische Moment in dem syphilitischen Virus, die anderen — und dies weitaus die Mehrzahl — verhielten sich gegen die kausale Bedeutung der Lues strikt ablehnend und meinten einen besonderen unbekannten Infektionserreger in Anspruch nehmen zu müssen.

Wenn wir nun das menschliche Krankheitsbild mit dem beim Axiswild beobachteten in Vergleich stellen, so sehen wir allenthalben sowohl die klinischen wie die pathologisch-anatomischen Erscheinungen in voller Übereinstimmung. Nur die Mediaerkrankung in Form der kleinen, herdförmigen und später konfluierenden Nekrosen kam beim Tiere nicht zum Ausdruck. Aber wir brauchen diesem Umstande um so weniger Bedeutung beizulegen, als auch in einzelnen Fällen beim Menschen — wie Müller[11], Freund[4] — die Media diese schweren Veränderungen vermissen ließ. Demgegenüber ist aber doch der ganze Prozeß in der Gefäßpathologie beim Menschen und beim Tiere so scharf gekennzeichnet, daß die hier und da etwas variierenden Krankheitsbilder unbedingt einen Zusammenschluß beanspruchen. Wir können der hier ausgeprägten anatomischen Gleichartigkeit nur gerecht werden, wenn wir die Identität der Gefäßaffektion beim Menschen und beim Axiswild als Faktum ansehen. Von einer Sonderstellung hier sprechen zu wollen, wäre reine Willkür. Es würde schwer zu verstehen sein, daß in der Gesamtpathologie so scharf charakterisierte und in sich abgeschlossene Vorgänge in ihren genetischen Beziehungen verschiedene Wege gehen sollten.

Mit der anatomischen Identität der arteriellen Gefäßprozesse steht nichts der Auffassung entgegen, daß auch *ätiologisch der menschlichen wie tierischen Affektion dieselben Ausgangspunkte* zugrunde liegen. Wie wir uns genötigt sahen, bei dem verheerenden, seuchenartigen Verlauf der Axiswilderkrankung und der morphologischen Gestaltung der pathologischen Veränderungen einen Infektionserreger in Anspruch zu nehmen, so werden wir zwanglos diese Erkenntnis auch auf die Ätiologie der Parallelaffektion des Menschen übertragen können. Mit diesem Gedankengang steht die Tatsache im Einklang, daß man hier in der ganzen Literatur schon vermutungsweise, und zwar auf grund schwerwiegender anatomischer Kriterien des Prozesses, sich auf ein Kontagium als causales Moment angewiesen sah. Diese Vorstellung gewinnt jetzt durch die Erkenntnis der Periarteriitis nodosa des Axiswildes ihre volle Sicherheit. Dabei erfährt die Infektionstheorie noch ihre genauere Präzisierung durch die Einsicht, daß man *speziell das syphilitische Virus für die Ätiologie der humanen Periarteriitis nodosa ausschalten muß*, da es beim Axiswild völlig außer Betracht steht.

In dem dargelegten Sinne ist *die in ihrem Wesen identische Periarteriitis nodosa des Menschen und des Axiswildes als eine Infektionskrankheit sui generis* mit noch unbekanntem Kontagium aufzufassen. Es liegt mir fern, damit ausdrücken zu wollen, daß die Erreger hier wie dort ganz die gleichen sein müssen. Jedenfalls werden wir uns aber nicht der Anschauung verschließen können, daß in beiden Fällen das organisierte Virus bei seiner artgleichen Wirksamkeit die engsten verwandtschaftlichen Beziehungen halten wird.

Nach Abschluß dieser Arbeit sind noch zwei Veröffentlichungen erschienen, die als Thema die Periarteriitis nodosa führen. Die eine hat *Schmidt*[19]) zum Autor. Der Prozeß bietet sich hier in der typischen Gestaltung, in der besonders eine Aneurysmabildung in den Vordergrund tritt. Der Fall ist symptomatisch für die Allgemeinauffassung der Affektion besonders lehrreich, als er die charakteristischen Merkmale einer Infektionskrankheit aufweist: fieberhafter Beginn, ausgesprochene Leukozytose, entzündlicher Milztumor, trübe Schwellung der Leber. Schmidt ist der Ansicht, daß man in Anbetracht dieser Begleiterscheinungen nur ein spezifisches Kontagium ätiologisch in Anspruch nehmen kann. Einen Kausalzusammenhang mit Lues lehnt er strikt ab.

Die andere Arbeit ist von Bomhard[18]) veröffentlicht worden. Sie betrifft einen Fall von Staphylokokkensepsis, bei der in der Adventitia der Arterien eine Proliferation der vorhandenen Gewebselemente und eine Infiltration mit Lymphozyten — nicht Leukozyten —, in der Media eine Koagulationsnekrose und ein nekrotischer Untergang der Intima erfolgte. Dieser Befund hat mit den Kriterien der klassischen Periarteriitis nodosa nichts gemein. Der Fall war um so weniger diesem Prozeß zu subsummieren, als dessen wesentlichstes Merkmal, die Knötchenbildung, hier gänzlich ausblieb.

Literatur.

1. Eppinger, Pathog., Histog. u. Ätiolog. d. Aneurysmen. Arch. f. klin. Chir. Bd. 35, Suppl. 1887. — 2. Ferrari, Üb. Polyarteriitis acuta nodosa u. ihre Bezieh. z. Polymyositis u. Polyneuritis acuta. Zieglers Beitr. Bd. 34, 1903. — 3. Fletscher, Üb. d. sog. Periarteriitis nodosa. Zieglers Beitr. Bd. 11, 1892. — 4. Freund, Z. Erkenntn. d. Periarteriitis nodosa. D. Arch. f. klin. Med. Bd. 62, 1899. — 5. Graf, Üb. einen Fall v. Periarteriitis nodosa m. multipler Aneurysmenbild. Zieglers Beitr. Bd. 19, 1897. — 6. v. Kahlden, Üb. Periarteriitis nodosa. Zieglers Beitr. Bd. 15, 1894. — 7. Kussmaul u. Maier, Üb. eine bisher nicht beschrieb. eigentüml. Arterienerkrank. (Periarteriitis nodosa). D. Arch. f. klin. Med. Bd. 1, 1866. — 8. Lüpke, Üb. Periarteriitis nodosa b. Axishirschen. Verh. d. D. Path. Ges. 10. Tagung 1906. — 9. P. Meyer, Üb. Periarteriitis nodosa oder multiple Aneurysmen d. mittleren u. kleinen Arterien. — 10. Mönckeberg, Üb. Periarteriitis nodosa, Zieglers Beitr. Bd. 38, 1905. — 11. P. Müller, Üb. Periarteriitis nodosa, Festschrift des Krankenh. Dresden-Friedrichstadt, 1899. — 12. Schmidt, Üb. Periarteriitis nodosa, Zieglers Beitr. Bd. 43, 1908. — 13. Schreiber, Üb. Polyarteriitis nodosa. I.-Diss. Königsberg 1904. — 14. v. Schrötter, Üb. Periarteriitis nodosa. Wien. med. Wschr. 1899. — 15. Sumikawa, Ein Beitr. z. Genese d. Arteriosklerose. Zieglers Beitr. Bd. 34, 1903. — 16. Versé, Periarteriitis nodosa u. Arteriitis syphilitica cerebralis. Zieglers Beitr. Bd. 40, 1907. — 17. Veszpremi, Üb. einen Fall v. Periarteriitis nodosa. Zieglers Beitr. Bd. 34, 1903. — 18. Bomhard, Periarteriitis nodosa als Folge einer Staphylokokkensepsis nach Angina. Virch. Arch. Bd. 192. — 19. Schmidt, Üb. Periarteriitis nodosa. Zieglers Beitr. Bd. 43.

VI.
Beiträge zur Kenntnis der Wandermilz und der Splenomegalie.[1])

Von

Dr. F. Orsós,

Prosektor am städtischen Krankenhaus zu Pécs.

(Hierzu 4 Textfiguren.)

Die in den letzten Jahren im Pécser Krankenhause von Direkt. Dr. Ludw. Erreth ausgeführten Splenektomien gaben sowohl in klinischer, als in pathologisch-anatomischer Hinsicht zu interessanten Beobachtungen Gelegenheit, so daß deren Mitteilung wohl gerechtfertigt erscheint. Angesichts der geringeren Zahl und der Verschiedenheit unserer Fälle, ferner dessen, daß die bezüglichen grundlegenden und zusammenfassenden Arbeiten in verbreiteten Zeitschriften niedergelegt sind, halte ich eine eingehende Anführung der Literatur für zwecklos; deshalb werde ich bloß auf die mit unseren Fällen konnexen wichtigeren und strittigen Fragen in den Epikrisen ganz kurz eingehen.

I. Die erste Splenektomie wurde an der 21jährigen Bedienerin E. Gy. wegen Wandermilz ausgeführt. Die kurzgefaßte Krankengeschichte des sehr instruktiven Falles ist folgende: Im 18. Jahre kam Pat. in andere Umstände. In den letzten Monaten der Schwangerschaft wurde sie kränklich und litt öfters an Unterleibsschmerzen. Während der sonst normal verlaufenden Entbindung fühlte sie plötzlich einen sehr heftigen Schmerz im linken Hypochondrium, als ob in ihr etwas gerissen wäre. Seither war sie immer kränklich und litt auch oft an Bauchschmerzen.

Bei der Aufnahme (8. Juni 1897) war über dem Beckeneingange ein etwa 15 cm langer und 8 cm breiter resistenter Tumor palpierbar, welcher, obzwar nach allen Richtungen leicht bewegbar, mit dem Uterus verbunden zu sein schien. Auf Grund dessen wurde die Diagnose auf Ovarialgeschwulst oder Wandermilz gestellt. Die größere Wahrscheinlichkeit fiel jedoch rücksichtlich der Form, der relativ hohen Lagerung und der besonders nach oben hin freien Bewegbarkeit des Tumors auf letztere. — Am 5. Juli wuchs die Geschwulst innerhalb dieses Tages sozusagen augenscheinlich zur doppelten Größe, und es traten heftige Schmerzen und mit Schüttelfrost eintretendes Fieber auf. Bei der am 7. Juli ausgeführten Operation fand sich an der betreffenden Stelle

[1]) In etwas anderer Form schon veröffentlicht in ungarischer Sprache: Orvosi Hetilap, 1908 Nr. 28.

die an einem spannlangen Stiele hängende, ungefähr fünffach vergrößerte Milz vor, von deren konkaver Fläche einige lockere, aber stärkere Bindegewebsstränge zum Uterus zogen. Der Stiel war in seiner Mitte um 360° verdreht, seine Gefäße waren fingerdick und härtlich anfühlbar. Nach Trennung der Adhäsionen und Unterbindung des Stieles wurde die Milz abgetragen. Am folgenden Tage war die Temperatur 38,3 °, weiter normal. Am 29. August verließ die Pat. vollkommen geheilt das Krankenhaus. Im Januar 1907 vorberufen, gab sie an, daß sie ganz gesund sei. Die Untersuchung des Blutes ergab bei dieser Gelegenheit einen in jeder Hinsicht normalen Befund.

Makroskopischer Befund des Präparates: Die im Alkohol ziemlich zusammengeschrumpfte, gegen den Hilus gekrümmte Milz ist an der konvexen Seite (im Bogen gemessen) 30 cm lang, 15 cm breit. Die Kapsel ist an der ganzen Oberfläche von einem Netze weißlicher Verdickungen bedeckt. An den dünneren Stellen durchscheint die Milzsubstanz dunkelbraunrot. Im mittleren Drittel ist die Oberfläche etwas eingesunken, und hier scheint das Parenchym gelblich durch. Auf dem üblichen Längsschnitt erstreckt sich die gelbliche Verfärbung ohne scharfe Begrenzung auch auf das obere Drittel des Organs. In der mittleren Hauptmasse der verfärbten Partie verzweigen sich vom Hilus aus mehrere bis rabenfederdicke, von rotbraunen, morschen Thromben erfüllte Gefäße. Die Venen wie die Arterien des 7 cm langen Stielteiles sind größtenteils auch thrombosiert. Zu einer genaueren histologischen Untersuchung eignete sich die Milz nicht mehr. Zupfpräparate ergaben bloß normale Elemente.

Auf Grund des Vorangehenden kann von der Genese und dem Verlauf des Leidens folgendes Bild entworfen werden: Die ligamentöse Verwachsung der vielleicht schon vorher etwas herabgesunkenen Milz mit dem Uterus entstand höchstwahrscheinlich während des in den letzten Schwangerschaftsmonaten bestehenden, unter anderen mit Unterleibsschmerzen sich äußernden Leidens. Die schwielige Verdickung der Kapsel ließe sich auch aus jener Zeit datieren. Der während der Entbindung mit dem Gefühle eines inneren Risses plötzlich auftretende heftige Schmerz war gewiß durch das Herabziehen oder Herabreißen der Milz durch den sich kontrahierenden Uterus verursacht. Da begann nun das eigentliche, in den Symptomen der Wandermilz sich äußernde Leiden, nach dessen zweijährigem Bestehen die Patientin in das Krankenhaus kam. Hier entstand, vielleicht infolge der wiederholten ärztlichen Untersuchung, die Stieldrehung der deplazierten Milz, was die die dringende Operation indizierenden Symptome: das sozusagen augenscheinliche Anschwellen der Milz, die infolge Thrombose der Gefäße und Infarktbildung auftretenden heftigen Schmerzen und das Fieber verursachte.

Die plötzlich auftretenden heftigen peritonäalen Erscheinungen haben bei Stieldrehung der Wandermilz auch Conklin[1], Hartmann[2], Heurtaux[3] u. a. beobachtet. Im Falle Heurtauxs waren zwei Drittel der exstirpierten Milz infarziert. Den durch die Entzündung der Milzkapsel bedingten plötzlich auftretenden heftigen Schmerz in der Milzgegend, das durch Stauung verursachte Anschwellen des Organs und das mit Schüttelfrost einsetzende mäßige Fieber nennt auch Fr. Müller[4] als wichtige Symptome des Milzinfarktes. Außer der Bestimmbarkeit des ätiologischen Momentes trägt zur Instruktivität unseres Falles hauptsächlich jener, in der Literatur vielleicht einzig dastehender Umstand bei, daß die Stieldrehung der Wandermilz samt den sich anknüpfenden Erscheinungen in ihrer ganzen Entstehung unmittelbar beobachtet und an der abgetragenen Milz pathologisch-anatomisch festgestellt werden konnten.

II. In diesem Falle wurde die Splenektomie bei der 22 jährigen Arbeiterin M. H. gemacht, die am 10. Mai 1902 mit Symptomen der Bantischen Krankheit in das Krankenhaus kam.

Krankengeschichte: Die Eltern und ein 21 jähriger Bruder sind gesund. Die Regeln bekam sie im 16. Jahre. Mit 17 Jahren wurde sie verheiratet. Ein Jahr darauf gebar sie ein Kind, das im 4. Monate an Eklampsie (?) starb. Während dieser Gravidität hatte sie jeden zweiten Tag Fieberanfälle. In ihrem 20. Jahre (1900) abortierte sie im 8. Monate. Während dieser zweiten Schwangerschaft war sie fortwährend kränklich. Ihr Leiden begann mit Fieber, das während der Gravidität noch 3 bis 4 mal wiederkehrte. Es schwoll ihr ganzer Körper und das Gesicht dermaßen an, daß sie die Augen kaum zu öffnen imstande war. Sie wendete sich an eine Kurpfuscherin, die ihr mit einem Rasiermesser die großen Schamlippen einschnitt, worauf "die Flüssigkeit herausfloß und die Schwellung des Körpers allmählich verschwand". Seit Herbst 1901 ist sie wieder mehr krank leidet an beständigem Schwächegefühl. Ihre Menstruation war regelmäßig, aber spärlich, und blieb seit 2 Monaten ganz aus. Nach der ersten Entbindung fühlte sie schon eine faustgroße Geschwulst im Leibe. Während ihrer zweiten Schwangerschaft begann die Geschwulst wieder zu wachsen und vergrößerte sich nach dem Abortus auffallend rasch. Im Februar verkühlte sich Pat. und wurde eine Woche vor der Aufnahme bettlägerig.

Bei der Untersuchung ließ sich an der anämischen, schwachgenährten Kranken höhergradiger Aszites und Ikterus wahrnehmen. Im Leibe war eine von der Milzgegend bis zur Symphyse herabreichende, etwa 40 cm lange und 20 cm breite Geschwulst von härtlicher Konsistenz, glatter Oberfläche und gekerbten Rändern palpierbar, die innerhalb beschränkter Grenzen leicht beweglich war. Die Blutuntersuchung ergab Anämie mittleren Grades. Die Leukozyten waren nicht vermehrt. Nach alledem wurde die Diagnose auf Splenomegalie gestellt.

Die am 15. Mai exstirpierte 7¾ kg schwere Milz hatte einen ganz kurzen Stiel, dessen Durchschnittsfläche kinderhandflächengroß war. Die im Stiele verlaufenden Gefäße waren bis Daumendicke angeschwollen. Die folgenden Tage nach der Operation verschwand der Ikterus, und die Heilung verlief fieberlos, ohne irgendwelche Komplikation. Am 16. Juni verließ die Pat., die an Körpergewicht auffallend zugenommen hatte, gesund das Krankenhaus. Die im Jahre 1906 versuchte Rekognoszierung war erfolglos, da die Betreffende nach Meldung der Behörde ihren Ort samt Angehörigen verlassen hat.

Makroskopische Beschreibung. Die in Alkohol konservierte geschrumpfte Milz ist an der konvexen Fläche im Bogen gemessen 49 cm lang, 27 cm breit; die größte Dicke beträgt 11 cm. Die untere Hälfte ist stärker. Die abgerundeten Ränder sind tief eingekerbt, die Kapsel glatt, gleichförmig mäßig verdickt. Auf Längsschnitten erscheint die Milzsubstanz überall von homogener Beschaffenheit. Dichtere, zähere, andersgefärbte Stellen sind nicht vorhanden. Die ursprüngliche Farbe der Milz ist verblaßt. Die Malpighi schen Körperchen sind kaum sichtbar, ihre Grenzen verschwommen.

Mikroskopischer Befund. Das mikroskopische Sehfeld wird hauptsächlich von den Durchschnitten der zu erstaunlichen Graden entwickelten, vielfach kommunizierenden venösen Sinus eingenommen. Die schmalen Zwischenräume werden von dem retikulären Pulpagewebe und den spärlich verteilten Malpighischen Körperchen ausgefüllt. Die Querschnitte der auffallend weiten Sinus haben einen Durchmesser von 20—40—90 μ. Ihre Innenfläche wird von den charakteristischen glatten, muskelzellähnlichen, der Längsachse parallel gerichteten Endothelzellen bedeckt, die aber hier besonders zahlreich und stark entwickelt sind (Textfig. 1). Der überaus starken Entwicklung der Sinus und der Menge ihrer langen Endothelzellen zufolge erscheint das ganze Pulpagewebe in dickeren Schnitten von spindeligen Zellen dicht durchsetzt. Auf den Querschnitten geben die Sinus im allgemeinen das bekannte normale Bild, nämlich das eines von innen mit Zähnen besetzten Reifens. Die der Wandung dicht aufsitzenden Zellenquerschnitte haben eine Höhe von 3 bis 6 μ und eine Breite von 1,5 bis 2, seltener auch bis 3 μ. Auf den Längsschnitten der Sinus liegen die spindelförmigen Zellen dicht nebeneinander und lassen nur Spalten zwischen sich, die schmäler als ihre eigenen Durchmesser sind. Die Kerne der benachbarten Zellen fallen zumeist nicht in dasselbe Niveau, sondern liegen stufenweise neben- und übereinander, so daß neben den dicken Kernteil einer Zelle die sich bereits verjüngende kernlose Stelle einer Nachbarzelle, an diese wieder der noch schwächere Teil oder die Spitze eines andern zu liegen kommt. Infolge dieser Anordnung sind die schmalen Zwischenspalten von schwach gewelltem oder winkelig gebrochenem Verlaufe. Zufolge der stufigen Verteilung der Kerne fallen in einen Sinusquerschnitt in der Regel nur sehr wenige durch ihren Kern getroffene Endothelzellen. Mitunter liegen stellenweise die Kerne benachbarter Endothelzellen an einer Seite der Sinuswand doch in einem Niveau, so daß der Querschnitt solcher Stellen in der einen Hälfte halbmondförmig von Endothelkernen besetzt erscheint. Diese eigenartigen Zellen färben sich in unserem Falle nach van Gieson gelblichbraun, etwas

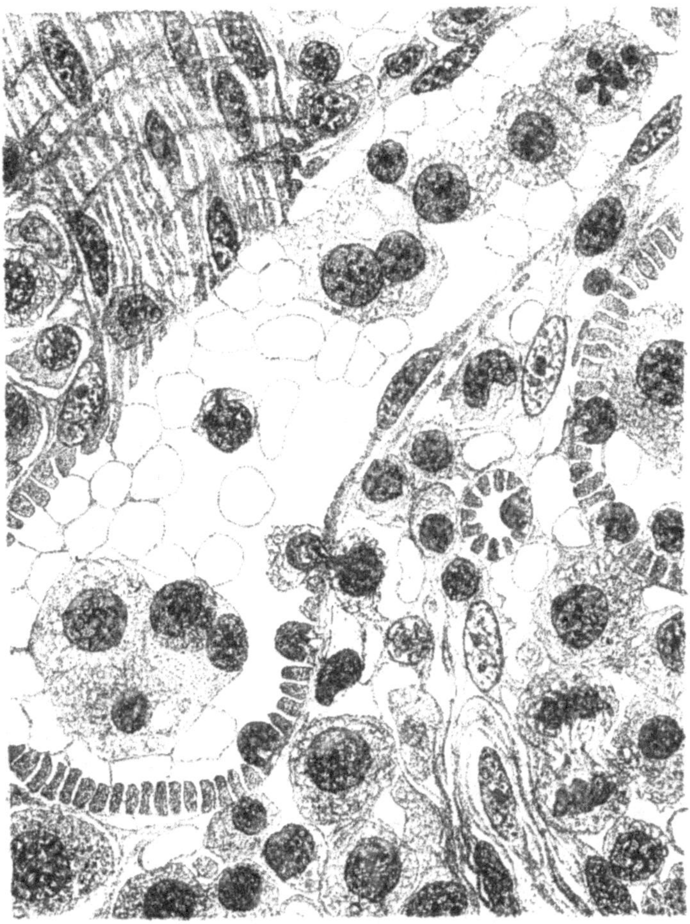

Fig. 1.
Mikroskop. Bild der II. Milz.
Riesenzellen, Erythrozyten und Lymphozyten enthaltende Sinus-Quer- und Längs-Schnitte. In Teilung und Migration begriffene große Zellen.
Leitz, Komp.-Ok. IV. Apochr. Immers. 2 mm.

brauner als die glatten Muskelzellen. Ihre länglichen Kerne sind 12 bis 15 μ lang, 4 μ breit und entsprechen hinsichtlich ihrer Struktur im allgemeinen den Bindegewebs- oder Endothelkernen, nur sind sie etwas chromatinreicher, sodaß sie an die Kerne der zirkulären Muskelzellen der kleinsten Arterien erinnern.

Das geschilderte charakteristische Endothel ist auch in den kleinsten, meist um die Follikel sich gruppierenden venösen Sinus vorhanden und kann sogar in die kleinsten, schon mit bindegewebiger Wandung versehenen Arterien verfolgt werden. Es muß betont werden, daß die in Rede stehenden Endothelzellen durchwegs gleich erscheinen und eine Schwellung, Wucherung oder Abstoßung derselben nirgends zu finden war.

Die bindegewebige Wandung der Sinus und das um dieselbe aufgebaute Pulpagerüst zeigt hinsichtlich der Quantität und der Anordnung der elementaren Faserbündel kaum irgendeine Veränderung. Die einzelnen Faserbündel des ganzen Milzgerüstes sind etwas verstärkt. Zeichen einer Wucherung, Verdichtung oder einer hyalinen Entartung des Bindegewebes sind aber nicht vorhanden. Infolge der stärkeren Entwicklung der Sinus ist auch ihr Gerüst dem des übrigen Pulpagewebes gegenüber im Übermaße. Eine ganz kontinuierliche, rohrartige Bindegewebsmembran konnte ich in den Sinuswänden dieser Milz nicht finden. Die spindeligen Endothelzellen liegen an den zirkulären oder etwas spiraligen Fasern wie an einem Gitter. Die genannten reifenartigen zirkulären Fasern der Sinuswände sind eigentlich keine elementaren Fibrillen, sondern durch Verschmelzung solcher entstandene Bündel, die in ihrem freien Verlaufe ganz homogen erscheinen und nur an ihren Verzweigungsstellen oder wo sie von schwächeren und kürzeren längsgerichteten Bündeln gekreuzt werden, kann man ab und zu das Auseinanderweichen der elementaren Fibrillen beobachten. Den Tinktionen gegenüber verhielten sich die zirkulären Bündel den Kollagenfasern gleich. Sie färbten sich bei der W e i g e r t schen Elastinfärbung nicht intensiver als das gewöhnliche Bindegewebe.

In der Pulpa sind im allgemeinen alle normalen Elemente vorhanden. In den Sinus sind außer roten Blutkörperchen, kleineren und größeren Lymphozyten sowie multinukleären Leukozyten einzelne oder in kleinere Gruppen zusammengeballte, auffallend große, rundliche oder polygonale amöboide Zellen zu finden, die innerhalb beschränkter Grenzen gewisse Differenzen aufweisen. Diese Zellen sind 18 bis 35 μ groß und haben einen Kern von 6 bis 14 μ Durchmesser. Bei einzelnen ist bloß der Plasmaleib, bei andern auch der Kern auffallend groß. Die kleineren haben ein dichteres, intensiver gefärbtes Protoplasma, die größeren ein helleres, das oft mehrere Vakuolen enthält. Aber sowohl die kleineren als die größeren Formen haben im allgemeinen ein sich stärker färbendes Protoplasma, das ein bald undeutliches, bald scharf ausgeprägtes Netzwerk enthält, wie das der Wanderzellen — Polyblasten (M a x i m o w). Die Oberfläche des Zellkörpers ist glatt oder fein gezahnt. Die Kerne sind größtenteils rundlich, haben eine glatte Membran, liegen meist zentral und enthalten in der Regel in einem zierlichen Liniennetzwerk ziemlich viele, regelmäßig verteilte feinere und gröbere Chromatinkörnchen und sind überhaupt den Kernen der größeren Lymphozyten der Keimzentren sehr ähnlich. In ganz geringer Zahl sind aber auch solche mittelgroße Formen dieser Zellen zu finden, deren Kern eine mehr weniger ausgeprägte radspeichenartige Anordnung der Chromatinschollen zeigt. Ein Teil der großen Zellen hat mehrere, 2 bis 4, meist etwas kleinere Kerne, oft ohne jede Spur einer Plasmateilung. Bei weitem die

Mehrzahl der mehrkernigen Zellen läßt aber solche noch deutlich erkennen; die Kerne werden nämlich von gleich breiten Plasmaschichten umgeben, und die Zelloberfläche ist den einzelnen Kernen entsprechend eingekerbt. Man sieht aber nicht selten auch Kerngruppen von maulbeerförmiger Anordnung, die den durch pluripolare Teilung aus einem Kern entstandenen Kerngruppen der Geschwulstriesenzellen sehr ähnlich sind. Man findet auch tatsächlich ab und zu Kerne in fast beendigtem Teilungszustande mit ungeteilt bleibendem Protoplasma.

Die Maschen des retikulären Gewebes der Pulpa werden auch von den genannten Zellgattungen ausgefüllt, nur sind hier weniger Erythrozyten und mehr große Zellen anzutreffen. Einzelne Pulparäume enthalten fast ausschließlich die letzteren. Am dichtesten finden wir die großen Zellen nächst den pinselförmig verzweigenden Endarterien und in der Mitte der Malpighischen Körperchen gruppiert. An letzteren Stellen bilden sie Nester, die auch zwei Drittel derselben einnehmen. Hier finden sich aber meist nur die kleineren und mittleren Formen vor. Der Gesamteindruck solcher Zellnester erinnert sehr an die Keimzentren der Lymphdrüsen oder der normalen Milzfollikel, nur sind die Kerne ihrer Zellen entschieden größer und das Protoplasma auffallend mehr als bei den normalen Keimzentrumzellen. Beim Vergleich der verschiedenen Zellgattungen des Pulpagewebes lassen sich auch im selben Gesichtsfelde, sowohl in dem retikulären Anteile als auch in den Sinus, zwischen den größeren Lymphozyten und den großen, amöboiden Zellen mannigfache Übergänge erkennen. Die Kerne der veränderten Lymphozyten haben an der Hypertrophie scheinbar einen bloß quantitativen Anteil, das Protoplasma hingegen wird im Laufe der Vergrößerung deutlich retikulär, oft auffallend grobkörnig. In den ganz großen Zellen aber wird die Körnelung wieder fein und der Zelleib nicht selten mäßig vakuolisiert. Die Chromosomen der nur hin und wieder in Teilung begriffenen großen Zellen sind kurz und plump, wie die der Lymphozyten und Wanderzellen. Es sei betont, daß man vereinzelt auch durch Sinuswände immigrierende große Zellen antreffen kann.

Überblicken wir all diese Befunde, so können wir das Wesen der enormen Vergrößerung der Milz in der fast gleichmäßigen Hyperplasie sämtlicher Komponenten des Pulpagewebes erkennen. Bloß die venösen Sinus erscheinen, wie erwähnt, der Zahl wie auch der Größe nach verhältnismäßig stärker ausgebildet. Die das gesamte Pulpagewebe bevölkernden großen Zellen, welche ohne Zweifel den eigenartigsten Befund unseres Falles bilden, können auf Grund der massenhaften Gruppierung in dem Zentrum der Follikel und um die Endarterien, der retikulären Plasmastruktur und der Beschaffenheit ihres Kernes, schließlich der reichlich vorkommenden Übergangsformen wegen: ganz entschieden für vergrößerte, mehr oder weniger veränderte Lymphozyten, oder für hypertrophische Wanderzellen lymphozytären Ursprungs gehalten werden. Was die Endothelzellen der Sinus anbelangt, so können dieselben in keinen Zusammenhang mit den großen Zellen gebracht werden. Sie sind in unserem Falle zwar größer, zeigen aber sonst weder progressive noch regressive Veränderungen. Auf die Frage: wie die großen amöboiden Zellen in das Lumen der Sinus gelangen, geben außer der Möglichkeit einer intrasinuösen Umwandlung der Lymphozyten, die gefundenen Immigrationsbilder Antwort.

Wenn wir nun auf Grund des klinischen Verlaufes und des pathologisch-histologischen Befundes die Pathogenese unseres Falles festzustellen trachten, so stoßen wir auf manche Schwierigkeiten. Außer der Unsicherheit der Ätiologie sind als solche auch die histologischen Eigenheiten der Milz zu betrachten. Der Fall stellt sozusagen ein Gemisch der pathognostischen Merkmale der verschiedenen Splenomegalieen dar. Es ist fast ohne Zweifel, daß unsere Patientin während der ersten Gravidität an Malaria litt, da sie jeden zweiten Tag fieberte und die Milzgeschwulst schon nach ihrer Entbindung faustgroß fühlte. Während ihrer zweiten Schwangerschaft sollte sie bloß vier- bis fünfmal und nach ihrem Abortus überhaupt nicht mehr gefiebert haben. Die Vergrößerung der Milz hatte nun offenbar in der Zeit der intermittierenden Fieber begonnen, die rapid fortschreitende Hyperplasie setzte aber erst nach deren Ablauf, während der zweiten Gravidität ein, und so liegt die Ursache der enormen progressiven Hyperplasie nicht unbedingt in den intermittierenden Fiebern, sondern kann auch in einem anderen Momente gesucht werden.

Die Unsicherheit der Ätiologie und vielmehr die übrigen Daten der Krankengeschichte lassen an die Bantische Krankheit denken. Die während des Spitalsaufenthaltes beobachteten Symptome entsprechen der dritten Periode, dem aszitischen Stadium der genannten Krankheit, für welches bekanntlich ein großer, harter Milztumor, ein erheblicher Aszites, eine nachweisbare Verkleinerung der Leber, Gelbfärbung der Haut und Verminderung der Zahl der Erythrozyten und ihres Hämoglobingehaltes charakteristisch sind. In unserem Falle kam bloß die Verkleinerung bezw. Mitbeteiligung der Leber nicht zur direkten Beobachtung, kann aber aus dem Aszites und Ikterus mit großer Wahrscheinlichkeit gefolgert werden. Auch spricht das rasche Verschwinden der genannten Symptome und die Genesung der Patientin für Morbus Banti. Der histologische Befund weicht aber, die allgemeine Hyperplasie ausgenommen, von den Angaben B a n t i s schon wesentlich ab. B a n t i[5] hob bekanntlich bei seinen Milzen, von denen die schwerste 1½ kg wog, eine teils diffuse, teils von den Follikeln ausgehende zirkumskripte Wucherung und Induration des Bindegewebsgerüstes hervor. Unsere in Rede stehende Milz hingegen zeichnete sich schon durch das Gewicht von 7¾ kg aus, hinsichtlich des pathologisch-histologischen Befundes aber muß besonders betont werden, daß am kaum etwas stärkeren Bindegewebsgerüste von einer umschriebenen Wucherung, Induration oder hyalinen Entartung nicht einmal Anfangszeichen zu finden waren, und daß die Follikel statt einer Induration eine Hypertrophie ihrer Lymphozyten aufwiesen. Die Hypertrophie der das retikuläre Pulpagewebe überwiegenden venösen Sinus und ihrer Endothelzellen, als auch die für unseren Fall in erster Reihe charakteristischen großen Zellen finden wir bei B a n t i nicht. Er erwähnt zwar, daß im ersten Stadium seiner Krankheitsform stellenweise die Wandung der Sinus von epithelartigen Zellen bedeckt und das Lumen derselben von den abgestoßenen Zellen auch ganz ausgefüllt seien, der Kern dieser Zellen mißt aber nach ihm nur 5 bis 8 μ, ihr Protoplasma ist auch nur „spärlich", folglich kann die Größe dieser Zellen die der normalen Pulpaelemente kaum übertreffen.

Infolge seiner genannten, vom ursprünglichen Typus Banti abweichenden Merkmale, kann unser Fall nicht der eigentlichen B a n t i schen Krankheit streng zugehörig betrachtet werden, wohl aber den Fällen der wesentlich erweiterten Gruppe des vielmehr als Kollektivname aufgefaßten Morbus Banti (S e n a t o r, C h i a r i[6], M a r c h a n d[7], K l o p s t o c k[10] u. a.). Da ich mir aber in dieser Arbeit in erster Reihe die Beschreibung der histomorphologischen Veränderungen zur Aufgabe gestellt, sei es mir gestattet, ein näheres Eingehen auf den B a n t i schen Symptomenkomplex zu übergehen. Bezüglich einer Berechtigung der strengen Abgrenzung der Fälle B a n t i s und der denselben ganz gleichen als besondere Krankheitsform, verweise ich auf die im Literaturverzeichnisse aufgezählten Arbeiten und hauptsächlich auf das treffliche Sammelreferat von A l b u. Hier will ich nur noch die in Ansehung des histologischen Befundes analogen Fälle der Literatur ganz kurz anführen.

Als erster beschrieb Gaucher[11] 1882 eine mit Anämie und Zirrhose, ohne Aszites langsam fortschreitende Splenomegalie, bei welcher in 90 bis 288 μ breiten alveolenartigen Maschenräumen der Milz bis 36 μ große Zellen angehäuft waren. Gaucher hielt letztere für durch eine eigenartige „Zellevolution" entstandene Epithelien.

Ebensogroße Zellen fand Collier[12] 1895 in einer Milz, hielt aber dieselben für Endothelien.

Picou und Ramond[13] fanden in ihrem im Jahre 1896 publizierten Falle außer der Milz auch in den benachbarten Lymphdrüsen auffallend große Zellen, welche sie als Epithelien entodermaler Abstammung betrachteten. Den ganzen Prozeß hielten sie für ein anfangs gut-, später bösartig sich verhaltendes primäres Epitheliom.

Cornil erklärt vorstehenden Fall, welchen er auch gekannt, für eine mit Proliferation des retikulären Gewebes einhergehende primäre Milzhyperplasie die großen Zellen aber für veränderte Elemente des retikulären Gewebes.

1900 beschrieb Bovaird[14] einen Fall, in welchem die großen, durchschnittlich 26 μ messenden Zellen auch in der Leber aufzufinden waren. Er betrachtete dieselben für Endothelien, den Prozeß selbst aber für eine endotheliale Hyperplasie der Milz, der sich die gleiche Veränderung der Lymphdrüsen und der Leber anschloß.

Zwei in einer Familie beobachtete Fälle teilten Brill, Mandelbaum und Libmann[15] 1901 und 1904 mit. Die großen, bis 47,8 μ messenden „Endothelzellen" wurden auch in der Leber, in den Lymphdrüsen und im Knochenmark gefunden.

1901 beschrieben Harris und Herzog[16] zwei operativ entfernte Milzen, deren große Zellen sie von der Endothelbekleidung der dieselben einschließenden alveolären Räume der Pulpa abstammen lassen.

Dollinger[17] publizierte 1902 zwei operierte Splenomegaliefälle, welche von v. Genersich eingehend histologisch untersucht wurden. Im ersten Falle waren die den venösen Sinus entsprechenden verzweigten, anastomosierenden, teils recht weiten Kanäle von großen, eigenartigen, glasartig durchscheinenden und teils mehrkernigen Zellen ausgefüllt. Die Zellnester flossen stellenweise zu größeren Herden zusammen, welche teils aus großen Zellen, teils aus wenigen länglichen Zellen, ferner aus Blutgefäße und Bindegewebsbalken einschließenden hyalinen Schollen bestanden. Im zweiten Fall fand v. Genersich in der hyperplastischen Milzsubstanz nur ganz spärlich große Zellen, und zwar in aus 1 bis 2, seltener 3 bis 4 Zellen bestehenden Gruppen, welche Zellen homogen durchscheinend und 5 bis 10 mal größer als die übrigen des Pulpagewebes waren. Ihre bläschenförmigen Kerne übertrafen die der letzteren um das Zwei- bis Dreifache. v. Genersich hielt die großen Zellen mit großer Wahrscheinlichkeit für Abkömmlinge des Endothels der venösen Sinus. Dieser Meinung schloß sich auch v. Lenhossék an.

1903 beschrieb Marchand in einem Fall von mit Tuberkulose komplizierter Anaemia splenica in Milz, Leber und Knochenmark auffallend große amöboide, sich als phagozytisch erweisende Zellen, die er für abgelöste, stark vergrößerte Endothelien hielt.

Im selben Jahre fand Borissowa[18] in ihrer zweiten Milz stellenweise teils zerstreute, teils in aus 2 bis 4 Zellen bestehenden Gruppen bis 36 μ große, 3- bis 8 kernige Riesenzellen. Das Protoplasma derselben war blaß, grobkörnig; ihre auffallend großen, spärlichen Chromatinkörner enthaltenden Kerne drängten sich manchmal so dicht zusammen, daß sie als einziger gefalteter Kern erschienen.

1905 beschrieb Swart[8] bei mit Aszites verbundener Milz- und Lebervergrößerung eines Neugeborenen und dreier ein- bis zweijährigen Kinder eine eigentümliche klein- und großzellige Wucherung außer den genannten Organen in den Nieren, Lymphdrüsen und im Knochenmark, welche er mit der bei Morbus Banti mehrfach beschriebenen identifiziert. Das Maß der großen Zellen wird nicht angegeben. Ihre Kerne sollen doppelt so groß wie jene der Leberzellen, ihr Plasma im Vergleich zu den übrigen Blutzellen ziemlich reichlich sein. Swart identifiziert diese Zellen mit den primären Wanderzellen Saxers, betrachtet sie somit für Blutelemente und trachtet das massenhafte Auftreten derselben in dem Erwachen oder in der abnormen Persistenz einer eigenartigen hämatopoetischen Funktion zu finden. Aus der etwas knappen Beschreibung der großen Zellen ist zu entnehmen, daß dieselben zwar lymphozytischer Art, aber bedeutend kleiner als die bisher aufgezählten und die in unserem zweiten Falle angetroffenen sein können.

Bezüglich der Milz hebt Swart besonders hervor, daß er viele Mitosen antraf, aber in der Endothelschicht der Sinus keine einzige, ferner daß er kein Zeichen gefunden, welches für die endotheliale Abstammung der großen Zellen sprechen würde. Auf den Gedanken des Morbus Banti wurde er durch die Vergrößerung der Milz und der Leber, durch die Anämie und den Aszites, hauptsächlich aber durch die großzellige und bindegewebige Wucherung des Milzgewebes geführt. Das ursächliche Moment dieser eigenartigen Form von neuerwachter Blutbildung sucht Swart in kongenitaler Syphilis.

Schlagenhaufer[19] fand 1906 beim Vergleich der Fälle von Gaucher, Collier (2 Geschwister), Picou und Ramond, Bovaird (2 Geschwister) und Brill (4 Geschwister) mit den seinigen (2 Geschwister) gemeinschaftliche Merkmale und faßte deshalb sämtliche als zu einer besonderen familiären Erkrankung gehörige zusammen. Die Natur der großen Zellen betreffend schließt er sich Cornils Ansicht an, aber mit der Erweiterung, daß er den Prozeß als eine der Pseudoleukämie analoge Erkrankung des ganzen lymphato-hämatopoetischen Systems betrachtet, bei welcher aber ein anderer Komponent des retikulären Gewebes in Wucherung geraten ist. Die wichtigsten Merkmale der in Rede stehenden Krankheitsform wären: Vergrößerung der Leber und Milz, Hypertrophie der Lymphdrüsen und mangelnder Aszites. Diese eigenartige Wucherung des retikulären Gewebes glaubt Schlagenhaufer mit den Tuberkelbazillen in Verbindnug bringen zu können und bezieht sich dabei auf die neuesten einschlägigen Erfahrungen, nach welchen die Eigenart der durch diese Bazillen im gegebenen Falle verursachten Veränderungen außer der Virulenz derselben auch von der Art und dem Zustande des befallenen Gewebes abhängen (Orth, Baumgarten, Bartel).

Schließlich will ich im Anschluß an die bisherigen auch einen Fall meiner Prosektur anführen.

Aus der Krankengeschichte ist zu entnehmen, daß der Kranke (51 jähriger Mann) früher oft an intermittierenden Fiebern litt. Bei der Sektion fanden sich schwerer Malariachexie entsprechende Veränderungen. Die Milz wog 1810 g ihre Kapsel war verdickt, das Parenchym ziemlich härtlich, dunkelbraunro die Follikel verschwommen, kaum sichtbar. Stauungsleber von 1750 g. Außerdem fand sich amyloide Degeneration beider Nieren und des Dünndarmes, Herzhypertrophie (520 g), Arteriosklerose, ein älterer apoplektischer Herd und Lungenemphysem.

Das mikroskopische Bild der Milz ist bezüglich der großen Zellen dem oben geschilderten des II. Falles ähnlich. Die Hypertrophie der Sinus und ihrer Endothelbekleidung ist aber nicht vorhanden. Das Bindegewebsgerüst ist hinsichtlich seiner Gesamtmenge jedenfalls vermehrt, macht aber sonst in seiner allgemeinen Beschaffenheit den Eindruck der Atrophie und wird von den die Pulpa wie auch die Sinus überflutenden Erythrozyten ganz verdeckt. Die eigenartige Endothelbekleidung der Sinus ist zwar vorhanden, die einzelnen Zellen sind aber abgeplattet, atrophisch, und ihre Kerne erinnern nicht an die Kerne der Muskelzellen der kleinen Arterien, sondern sind flacher, blasser, ganz wie die Kerne der gewöhnlichen Endothelzellen und Fibroblasten. Eine eigentümliche Veränderung lassen die Malpighischen Körperchen erkennen. Die Lücken ihres breitmaschigen, schwachen retikulären Netzwerkes sind bis an die Wand der Arterie von vorherrschend sehr großen, den in unserem II. Falle gesehenen sehr ähnlichen Zellen ausgefüllt. Die Übergänge zwischen den letzteren und den Lymphozyten sind auch hier anzutreffen. Unter den Kernen der mittelgroßen Zellen lassen sich solche mit hellem Hofe und ausgesprochener „Radstruktur" der Chromatinsubstanz, die also die wichtigsten Charakteristiken der Plasmazellen besitzen, finden. In den Follikeln trifft man nächst den Bindegewebszügen nicht selten typische Fibroblastenkerne aufweisende rundliche oder polygonale Zellen, deren homogenes Plasma sich mit Eosin viel intensiver als das der übrigen Zellen färbt. Dies sind allerdings von den fixen Elementen des Gerüstes stammende histiogene Wanderzellen. Daß in dieser Malariamilz eine ähnliche Zellwucherung vorhanden war, wie in unserem II. Falle, läßt es noch wahrscheinlicher erscheinen, daß auch im letzteren den Anstoß zur splenomegalischen Gewebswucherung eine Malariainfektion gab.

In Verbindung mit unserem zweiten Falle haben wir eine ansehnliche Reihe der durch die 20 bis 40 μ großen Zellen charakterisierten hyperplastischen Milzvergrößerungen überblickt. Die betreffenden Zellen wurden, wie gesehen, von Gaucher, Picou und Ramond für Epithelien, von Collier, Bovaird, Brill und Mandelbaum, Harris und Herzog, v. Genersich und Marchand für Endothelien, von Cornil und Schlagenhaufer für Wucherungsprodukte des retikulären Gewebes, von Borissowa (in ihrem zweiten Falle) für eingewanderte Myelozyten und von Swart, wenn seine die normalen Pulpaelemente an Größe kaum übertreffenden Zellen hierhergereiht werden können, für primäre Wanderzellen erklärt. In unseren in Rede stehenden zwei Fällen erwiesen sich die großen Zellen ganz entschieden als hypertrophische Wanderzellen lymphozytärer Abstammung.

III. In diesem Falle wurde die Splenektomie bei lienaler Pseudoleukämie ausgeführt.

Aus der Krankengeschichte lassen sich folgende Daten entnehmen: I. D., 48 jährige Bauersfrau, gibt bei ihrer ersten Aufnahme (9. Februar 1900) an, daß ihr Leiden vor 7 Jahren mit Schüttelfrostanfällen begann. Seither fühlte sie das Anwachsen einer Geschwulst in der linken Bauchhälfte, welche in letzterer Zeit sehr schmerzhaft wurde und sie bei der Arbeit hinderte. Bei der Untersuchung fand sich in der linken Bauchhälfte eine mannskopfgroße, härtliche, glatte, rechts ausgehöhlte Geschwulst, welche nach aufwärts bis in die Milzgegend, nach abwärts etwas unter den Nabel reichte und innerhalb beschränkter Grenzen leicht bewegbar war. Über der Milzgegend ergab sich tympanitischer Perkussionsschall. Temperatur war normal. Die Pat. wollte in eine Operation nicht einwilligen und verließ das Krankenhaus. Am 13. Mai 1906 ließ sie sich aufs neue aufnehmen. Die Geschwulst war dann schon bedeutend größer und reichte fast bis zur Symphyse herab. Die abgerundete rechte bzw. vordere Kante fiel ungefähr in die Mittellinie und ließ deutliche Einkerbungen palpieren. Der absolute Hämoglobingehalt des Blutes war 11,8%. Vermehrung der Leukozyten war nicht vorhanden. Auf Grund dieses Befundes wurde die klinische Diagnose auf Splenomegalie gestellt.

Bei der Operation zeigte sich nach dem in der Medianlinie geführten Schnitte, daß das große Netz in die rechte Seite der Bauchhöhle verdrängt war; die linke Seite der Bauchhöhle war fast völlig durch die enorm vergrößerte Milz ausgefüllt, von der bloß das obere Drittel frei vorlag, während der übrige Teil von dem nach abwärts und rechts ausgezerrten und ausgebreiteten, bis bleistiftdicke, schlängelnde Venenzweige führenden Mesocolon transversum und descendens bedeckt war. Nach teilweiser stumpfer Abtrennung des Mesokolon an der Flexura lienalis und nach Lösung der lockeren, strangartigen Verwachsungen der diaphragmalen Fläche konnte die Milz leicht vor die Gedärme gehoben werden. Bei der Unterbindung des Stieles durchschnitt der Faden die ungefähr bleistiftdicke, rigide, klaffende Arteria lienalis, worauf sich plötzlich etwa 700 g Blut ergoß. Die zweite Ligatur hat gut gehalten. Bei der Unterbindung und

Durchtrennung des Milzstieles war besondere Aufmerksamkeit auf die Verhütung einer Verletzung des Pankreasschweifes gerichtet. Folgenden Tag überfiel die Kranke eine allgemeine Schwäche. Am dritten Tage trat Fieber ein und entwickelte sich eine hypostatische Pneumonie, mit welcher sich ausgesprochene pyschotische Reizerscheinungen und bald auch halluzinatorische Verwirrtheit einstellten. Die Heilung des operativen Eingriffes lief glatt ab. Nach wöchentlicher Dauer heilte auch die Pneumonie. Die psychotischen Erscheinungen bestanden, doch in mäßigerem Grade, auch weiter. In diesem Zustand wurde die Kranke nach Hause genommen, wo sie einen Monat nach dem Verlassen des Krankenhauses starb.

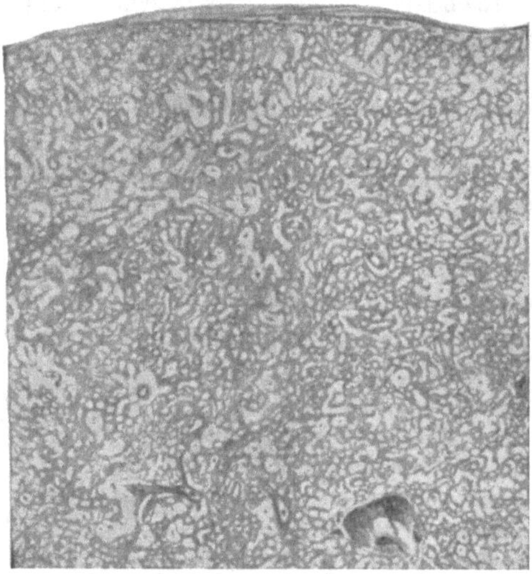

Fig. 2.
Makroskop. Bild der III. Milz.

Die exstirpierte Milz wog 4420 g und hatte eine relativ breitere, an eine gekrümmte Kaffeebohne erinnernde Gestalt. Die größte Breite fiel auf das obere Drittel und betrug 32, die gerade Länge 22,5, die größte Dicke 10,5 cm. Die vordere Kante war schärfer, mehrfach eingekerbt, die hintere abgerundeter und glatt. An der ganzen Oberfläche, besonders an der konvexen Seite, schienen unter der mäßig verdickten Kapsel zahlreiche hanfkorn- bis bohnengroße, unregelmäßig gezackte, miteinander zusammenfließende rostgelbe Flecke durch. An der frischen Schnittfläche fällt sogleich das gescheckte Aussehen (Textfig. 2) der dichten, elastisch sich anfühlenden, etwas blutarmen Milzsubstanz ins Auge. Dieselbe ist nämlich von streusand- bis getreidekorngroßen oder noch größeren, in ihrer Verteilung den Follikeln entsprechenden, blaß rötlichgrauweißen, trüben Fleckchen und Streifchen dicht durchsetzt, welche von dem mehr durchscheinenden, herzfleischfarbigen, von einer dünnen Gewebssaftschichte bedeckten Pulpa gewebe zusammengehalten werden. In der Mitte der regelmäßig verteilten größeren Flecke sind feine Gefäßdurchschnitte wahrnehmbar. Von diesen größeren Flecken ziehen längs der feineren Gefäßästchen kleinere, perlschnur- oder korallenzweigartige Gruppen und Reihen in die Umgebung; zwischen und um diese Ausstrahlungen sind die noch feineren, streusandkorn- bis nadelstichkleinen Fleckchen in der Pulpa zerstreut. In der ganzen Milz sind mehrere mohnkorn- bis erbsengroße, unregelmäßige, etwas eingesunkene, rostgelbe Flecke verteilt.

Mikroskopischer Befund. An Schnitten der lebenswarm fixierten Milzstückchen fällt bei schwacher Vergrößerung außer der erwähnten sehr großen Zahl der vergrößerten Malpighischen Körperchen die Spärlichkeit und Schwäche der Trabekel ins Auge. Bei starker Vergrößerung fällt der besondere Zellreichtum des ganzen Milzgewebes auf. Dasselbe ist nämlich von den Arterien der Follikel bis ins Innere der Sinus von auffallend gleichförmigen, einkernigen, ungranulierten, schmalleibigen Zellen überflutet. In den zum Teil außerordentlich großen Follikeln liegen diese, den Zellen der Keimzentren normaler Lymphknötchen gleichenden Zellen in den weiten Maschen des etwas aufgelockerten retikulären Gerüstes und sind nur mit ganz wenigen kleinen Lymphozyten vermengt. Ihre Form ist hier meist rundlich, an den dichteren Stellen auch polyedrisch. Ihr spärliches Protoplasma zeigt nur kaum wahrnehmbare Körnelung. Die Kerne sind durchschnittlich 7 bis 8 μ groß, größtenteils rund, nicht selten mit ganz seichten Einbuchtungen. Das Chromatin ist in einem stärkeren Liniennetzwerk in Form mehrerer kleinen und einiger größeren rundlich-höckerigen Schollen verteilt, zwischen welchen ein sich mit Eosin färbender kleiner Nukleolus sich befindet. Das retikuläre Gerüst des interfollikulären Pulpagewebes erscheint stellenweise normal, im überwiegenden Teile aber mäßig verstärkt. Mit dem Grade der Verstärkung nimmt der Blutgehalt und die Zahl der freien Elemente ab. In kleineren Gebieten scheinen die zusammengezogenen Maschenräume des Retikulums und die Sinus von ihrem zelligen Inhalte sich fast vollständig entleert zu haben. Stärkere Wucherung ist an dem Gerüste nirgends anzutreffen. Die Verstärkung desselben findet überall innerhalb des normalen Aufbaues statt; starke Faserbündel, ja sogar die normalen Trabekel fehlen. Das verstärkte Retikulum enthält zahlreiche, an den dichteren Stellen kleine Gruppen bildende Fibroblastenkerne, welche stellenweise die Lymphozytenkerne an Zahl übertreffen und hier und da auch Teilungsfiguren aufweisen. Die kollagenen Lamellen und Fibrillen des Retikulums sind blaß gefärbt, erstere äußerst fein gekörnt und gefasert. Wo die freien Zellelemente nur ganz spärlich vorhanden sind, drängen sich die Fibroblasten mit den sie umgebenden Fibrillen in die leeren Maschenräume des Retikulums und füllen dieselben auch teilweise aus. In den Maschen des interfollikulären Pulpagewebes finden sich, besonders in der Umgebung der Follikel, hauptsächlich großkernige, den in den Follikeln gesehenen vollkommen gleichende Lymphozyten, nur kann man hier nicht selten auch etwas reichlicheres Protoplasma beobachten. Ich halte auch diese, im eigentlichen Pulpagewebe gelegenen Zellen ganz entschieden lymphadenoider Abstammung, d. h. für wahre Lymphozyten, die ihre den Zellen der normalen Keimzentren entsprechende Jugendform erhalten haben und nicht für lymphoide Leukozyten oder Splenozyten im Sinne Pappenheims, woran man ihrer Größe und besonders ihres bei manchen Zellen etwas weniger spärlichen Plasmas wegen denken könnte. Außer den genannten Zellen finden sich ziemlich viel, im Immersionsgesichtsfeld 12 bis 15 mehrkernige, größtenteils neutrophile und wenige (in mehreren Gesichtsfeldern einer) eosinophile Leukozyten. Ferner lassen sich spärliche kleine Lymphozyten und

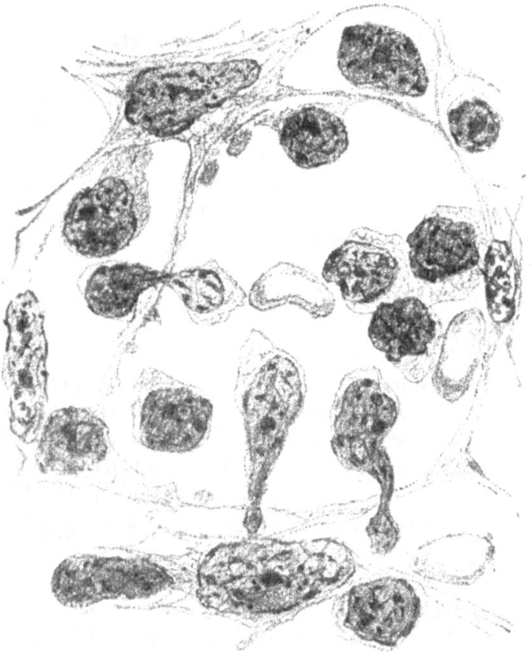

Fig. 3.
Sinusquerschnitt mit immigrierenden großen Lymphozyten. Zeiß, Komp.-Ok. IV, Apochr. Immers. 1.40 Apert.

da und dort vereinzelte geschecktkernige Wanderzellen finden. Unter den großen Lymphozyten sind hier viele unregelmäßigere, mehr oder weniger abgeplattete, verzogene Formen. Den Formationen des Plasmaleibes folgen auch die Kerne, und man trifft darunter reichlich schwach gebuchtete, nieren- und seltener auch sanduhrförmige. Diese mehr oder weniger ins Auge tretenden Formunterschiede werden durch die große Anzahl der in den Wänden der Pulpamaschen und vielmehr der Sinus während der Migration fixierten ganz gleichen Lymphozyten (Textfig. 3) erklärt. Die Menge der sich im Zustande der Migration befindenden Zellen ist, besonders in blutreicheren Gebieten, wahrlich frappierend. In manchen

Sinusquerschnitten sind 5, ja auch bis 12 immigrierende große Lymphozyten anzutreffen. Wenn wir nun die in verschiedenen Stadien der Migration fixierten Zellen nebeneinanderreihen, so erhalten wir jenes Bild der Migration, welches Maximow [20] von den Lymphozyten des Axolotls gab. — Der nach dem ersten Plasmafortsatz in die benachbarte Pulpamasche oder in das Lumen eines Sinus übertretende Kernteil enthält nur äußerst feine Chromatinkörnchen und besteht fast nur aus Kernsaft. Oft enthält die ganze schon durchgeschlüpfte Kernhälfte auch nur spärliche feinste Chromatinkörnchen, so daß sie den Eindruck eines hellen Bläschens macht, während der zurückgebliebene Halbteil fast das ganze Chromatin einschließt. An der Stelle der stärksten Einschnürung durch ganz enge Spalten migrierender Zellen sieht man auch die größeren Chromatin-

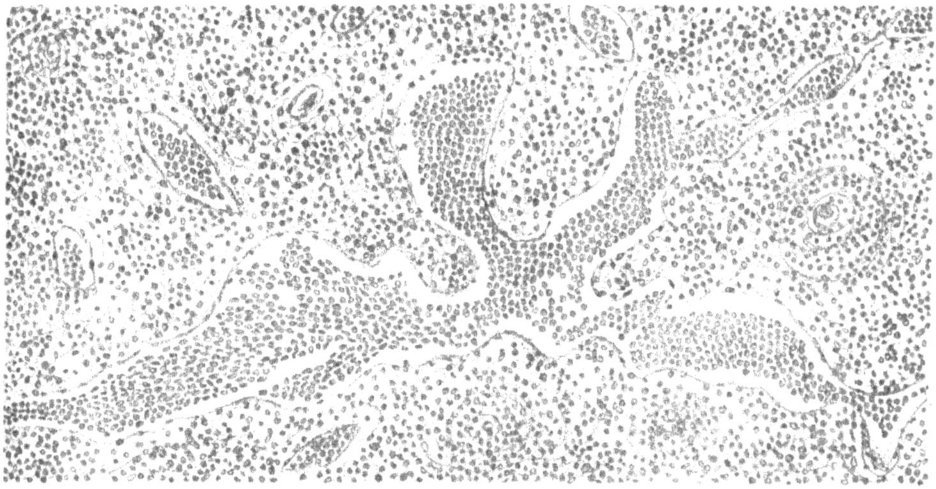

Fig. 4.
großen Lymphozyten erfüllte Sinus. Leitz, Komp.-Ok. VI, Apochr.-Obj. 6 mm.

schollen stäbchenförmig verzogen. — Wenn wir nun beobachten, wozu die blasigen Kernhälften d. h. die Migrationen selbst gerichtet sind, so finden wir den überwiegenden Teil der letzteren aus dem retikulären Pulpagewebe in die venösen Sinus geschehend. Man sieht aber auch in benachbarte Maschenräume scheidenden Wänden wandernde Lymphozyten stecken. In geringer Zahl finden sich auch aus den Sinus in die Pulpa zurückwandernde d. h. emigrierende große und schließlich da und dort immigrierende als auch emigrierende kleine Lymphozyten. — Infolge der lebhaften Einwanderung sind sämtliche Sinus, die engsten wie die weitesten von großen Lymphozyten überflutet. Diese eigenartige Überfüllung derselben ist gerade die sinnfälligste Eigenheit unseres Falles. An den zellreicheren Gebieten erfüllen die Lymphozyten die engsten Sinus in Form einfacher dichter Zellreihen, die weiteren aber nach Maßgabe ihres Durchmessers als immer dicker werdende dichte Zellstränge (Textfig. 4). Durch

die dichte Lagerung sind die Zellen polygonal abgeplattet und an mehreren Stellen in der Längsrichtung des Sinus auch etwas verzogen. Erythrozyten sind in diesen Zellsträngen, welche bei flüchtiger Betrachtung, besonders bei gehäufter Anordnung an Krebsnester erinnern, nur spärlich und stellenweise überhaupt nicht vorhanden. — Das Endothel der Sinus ist auffallend atrophisch; seine charakteristische Struktur ist an den meisten Stellen nicht mehr zu erkennen, so daß die Innenfläche ganz glatt erscheint. In manchen Querschnitten ist die eigenartige Endothelschichte doch noch relativ gut erhalten, nur lückenhaft, die einzelnen Zellen sind dünn, flach, färben sich blaß, und ihre Kerne haben ein ausgesprochen fibroblastisches Aussehen.

Aus den klinischen Daten und den eben geschilderten histologischen Merkmalen vorliegenden Falles ergibt sich nun das Bild der lienalen Pseudoleukämie. Der Umstand, daß weder die der äußeren Untersuchung zugänglichen, noch die bei der Operation zur Ansicht gelangten mesenterialen Lymphdrüsen bemerkbar vergrößert waren (nur die am Milzhilus befindlichen waren bis mandelgroß), läßt die Veränderung der Milz als primär erscheinen. Bei der außerordentlichen Größe und dem Zellreichtum der Milz fällt die relativ große Seltenheit der Teilungsfiguren auf. Es findet sich oft nach Durchmusterung vieler Gesichtsfelder bloß ein sich teilender Lymphozyt, und auch den Fibroblasten zugehörige Teilungen sind selten. Die 13jährige Dauer der Krankheit würde auch trotz der langsamen Zellenvermehrung die 4420-gmige Vergrößerung des Organs erklären, dieselbe kann aber nur schwer mit der massenhaften Immigration der Lymphozyten in die Sinus in Einklang gebracht werden. Die Zahl der aus der Pulpa auswandernden Zellen übertrifft unvergleichlich die der sich teilenden. Die Zurückwanderung aus den Sinus ist aber bei weitem nicht so lebhaft, daß sie die allgemeine Zellenanhäufung bedingen könnte. Die Schwierigkeit bei der Erklärung letzterer ist aber gehoben, wenn wir die massenhafte Immigration als eine temporäre Erscheinung betrachten, und wenn wir irgendwelche Zirkulationsstörung der Milz annehmen, wofür die enorme Anhäufung der in die Sinus immigrierten Lymphozyten tatsächlich spricht. Welche Bedeutung der Atrophie des Sinusendothels bei dem Entstehen des pseudoleukämischen Zustandes der Milz zukommt, läßt sich auf Grund dieses einen Falles allerdings nicht entscheiden. Bezüglich der Ätiologie ließ sich nichts Sicheres feststellen. Der Umstand, daß das Leiden mit Schüttelfrostanfällen begonnen hat, läßt an Malaria denken. Das Auftreten psychotischer Erscheinungen nach der Splenektomie ist schon von mehreren beobachtet worden. Die Ursache davon konnte auch in unserem Falle nicht ausfindig gemacht werden. Es ist nicht ausgeschlossen, daß das ursächliche Moment die Pneumonie war.

Die wichtigste Erscheinung dieses Falles ist ohne Zweifel die massenhafte Migration der Lymphozyten. Die aktive Bewegungsfähigkeit der Lymphozyten wurde bis in die letzte Zeit von mehreren Autoren geleugnet. Ranvier, Jolly, A. Wolff (Berl. klin. Wochenschr. 1901), H. Hirschfeld (a. a. O. 1901) zeigten, daß die Lymphozyten amöboider Bewegung fähig sind. Auf Grund dessen und der bei der Untersuchung artifizieller Bauchhöhlenexsudate gewonnenen Befunde folgerten Almkvist[21] und Neumann[22] die aktive Emigrationsfähigkeit der Lymphozyten. Dagegen wurde dieselbe von anderen Autoren, namentlich von Pappenheim[23] bestritten und auch die Lokomobilität der Lymphozyten von ihm nur letzterer Zeit anerkannt. Schridde[24] brachte 1905 Beweise für die Immigration und kurz darauf Orth[26] für die Emigration der menschlichen Lymphozyten. Maximow, der in seinen älteren Arbeiten schon vorher die Emigrationsfähigkeit der Säugerlymphozyten bewiesen hat, fand auch bei der entzündlichen Bindegewebsneubildung des Axolotls eine massenhafte Lymphozytenemigration.

In unserem dritten Falle konnte, wie gesehen, die massenhafte Immigration und Emigration der großen und dasselbe in beschränktem Maße auch bei den kleinen, den normalen durchaus entsprechenden Lymphozyten direkt beobachtet werden. Wenn wir noch in Betracht nehmen, daß die abnorme Wucherung des Milzgewebes bloß einen quantitativen Charakter hatte und die wandernden Lymphozyten von den in den normalen Keimzentren befindlichen morphologisch nicht merklich abwichen, so kann meines Erachtens diese Beobachtung in der Beantwortung der Frage nach der aktiven Wanderungsfähigkeit der menschlichen Lymphozyten überhaupt im bejahenden Sinne verwertet werden.

Im Anschluß an unsere bisherigen Fälle habe ich zum Vergleich die Milz von 21 an verschiedenen Krankheiten gestorbenen Individuen untersucht. Von den Ergebnissen dieser Untersuchungen will ich hier bloß einiger Befunde Erwähnung tun. Die charakteristische Struktur des Sinusendothels war mehr oder weniger in allen Milzen aufzufinden. Bei Kindern und jugendlichen Individuen war dasselbe besser entwickelt als bei älteren. Aber in keinem der untersuchten Fälle konnte ich auch nur annähernd so mächtig entwickelte Endothelzellen finden, wie in unserem zweiten Falle. Dagegen waren dieselben in manchen Milzen so stark atrophisch, daß sie nur bei besonderer Aufmerksamkeit und nach längerem Suchen erkannt werden konnten. Auffallend große Zellen habe ich hier und da auch in normal großen Milzen angetroffen; so fand ich in den Keimzentren der Follikel eines an Diphtherie gestorbenen 4jährigen Kindes bis 30 μ messende, mit Kernresten beladene Wanderzellen. In derselben Milz konnte auch die Immigration der Lymphozyten mit aller Klarheit beobachtet werden. Die Spiralfasern der Sinus betreffend kann ich den Befund von Weidenreich und Borissowa bekräftigen, indem mir die elektive Färbung derselben mit der Weigertschen Elastintinktion in keinem Falle gelungen ist.

Fassen wir zum Schlusse die charakteristischen histologischen Merkmale der im Rahmen unserer eigenen Fälle angeführten verschiedenen Splenomegalieen zusammen, so sehen wir, daß die die Vergrößerung bedingende Gewebswucherung vom Fall zu Fall bald die eine, bald die andere Hauptkomponente des Milzgewebes vorzugsweise betrifft. Die progressive Gewebsveränderung bleibt dabei oft nur quantitativ, wie in den Fällen Bantis, in welchen die Wucherung des bindegewebigen Anteiles in dem Vordergrund stand; oder wie bei unserer dritten Milz, in der wir als Hauptprodukt der Wucherung die scheinbar normalen, großen Lymphozyten gesehen haben. Es kann aber die Milzgewebswucherung, außer der allgemeinen Hyperplasie, vorzugsweise qualitativer Natur sein und sich dann in der abnormen Vergrößerung und Ansammlung der einen oder anderen Zellart der Pulpa, namentlich der Bindegewebszellen (vielleicht auch der Endothelzellen) oder der Lymphozyten und ihrer Abkömmlinge — wie in unserem zweiten Falle — äußern. Welche von den genannten Wucherungen in den einzelnen Fällen in den Vordergrund tritt, hängt außer von der Art der ursächlichen toxischen Noxe und der sonstigen mitbeteiligten Schädlichkeiten, gewiß auch von der Art und Weise, vom Grade, von der Dauer der Einwirkung derselben, ferner von der Maßgabe der individuellen Disposition und Widerstandsfähigkeit und anderen noch unbekannten Umständen ab. Aus den zitierten Fällen der Literatur konnten wir auch ersehen, daß die qualitative und quantitative Wucherung des Milzgewebes oft nur die Teilerscheinung einer den Gesamtorganismus betreffenden Systemerkrankung ist. Die sichere Beurteilung dieser Veränderungen ist infolge der relativ geringen Zahl der untersuchten Fälle und andererseits wegen der Unvollständigkeit und Einseitigkeit der bisherigen Beobachtungen einstweilen nicht einmal von morphologischem Standpunkte aus möglich. Gewiß ist aber, daß mit den bisher bekannt gewordenen Variationen der splenomegalischen Gewebswucherung die verschiedenen Möglichkeiten noch bei weitem nicht als erschöpft zu betrachten sind.

Als wichtigste Ergebnisse der vorliegenden Beobachtungen können einesteils der Beweis der lymphozytären Abstammung der die ganze Pulpa der zweiten Milz bevölkernden auffallend großen, teils plasmazellenartigen amöboiden Zellen und der Wanderungs- bzw. Immigrationsfähigkeit derselben, andererseits die in unserem dritten Falle beobachtete Immigration und Emigration der kleinen und großen Lymphozyten betrachtet werden.

Literatur[1]).

1., 2. u. 3. Jahresb. üb. d. ges. Med. 1894. — 4. Fr. Müller, Z. Diagn. d. Milzinfarktes. Charité-Ann. XII. — 5. Banti, Splenomegalie u. Lebercirrh. Zieglers Beitr. XXIV. — 6. Chiari, Üb. Morbus Bantii. Prag. med. Wschr. XVII, 24. — 7. Marchand, Z. Kenntn. d. sog. Bantischen Krankh. u. d. Anaem. splenica. Münch. med. Wschr. 1903, 11. — 8. Swart, Vier Fälle von path. Blutbild. bei Kindern (Bantische Krankh.? Syphilis?). Virch. Arch. Bd. 182. — 9. Albu, D. sog. Bantische Krankh. D. med. Wschr. 1904, 19—20. — 10. Klopstock, Üb. Milztumor, Icterus u. Ascites bei Lebercirrh. Virch. Arch. Bd. 187. — 11. Gaucher, Splenomegalie primitiv. Thèse de Paris, 1882. — De l'hypertrophie idiop. de la rate sans leucém. La France méd., 1892. Zit. nach Schlagenhaufer. — 12. Collier, zit. nach Schlagenhaufer. — 13. Picou et Ramond, Splenomegalie Epithelioma prim. de la rate. Arch. de Méd. Exp. 1896. — 14. Bovaird, Primary Splenomeg. Endothelial Hyperpl. of the Spleen. Americ. Journ. of the med. sc. 1900. — 15. Brill, Mandelbaum a. Libmann, Prim.

[1]) Anmerkung bei der Korrektur: In einem nach Absendung des Manuskriptes erschienenen Hefte (Bd. VI, H. 3) der Folia haematologica fand ich einige mir unbekannte, teils durch mehr oder weniger große Zellen charakterisierte Fälle von Bantischer Krankheit und Splenomegalie referiert (Nr. 234, 240, 241, 243, 272 und 286). Da die betreffenden Arbeiten nichts wesentlich neues brachten, verweise ich hier bloß auf den angegebenen Ort.

Splenomeg. Americ. Journ. of the med. sc. 1905. Zit. nach Schlagenhaufer. — 16. Harris u. Herzog, Splenectomie bei Splenomeg. primit. D. Ztschr. f. Chir. 1901, LIX. — 17. Dollinger, Az anaemia splenica v. splenomeg. primitiva. Orvosi Hetilap, 1902, 18—19 (ungarisch). — 18. Borissowa, Beitr. z. Kenntn. d. Bantischen Krankh. u. Splenomeg. Virch. Arch. Bd. 172. — 19. Schlagenhaufer, Üb. meist famil. vorkom. histolog. charakt. Splenomegalieen (Typus Gaucher). Virch. Arch. Bd. 187. — 20. Maximow, Üb. entzündl. Bindegewebsneubild. b. Axolotl. Zieglers Beitr. Bd. XXXIX. — 21. Almkvist, Üb. d. Emigrationsfähigk. d. Lymphozyten. Virch. Arch. Bd. 169. — 22. Neumann, Hämatolog. Studien. Virch. Arch. Bd. 174. — 23. Pappenheim, Atlas d. menschl. Blutzellen. 1905. — 24. Schridde, Die Wanderungsfähigk. d. Lymphozyten. Münch. med. Wschr. 1905, 39. — 25. Derselbe, Üb. d. Wanderungsfähigk. d. Plasmazellen. Verhandl. d. D. Path. Ges. 1906. — 26. Orth, — Speroni, Arb. a. d. Path. Inst. z. Berlin. Festschr. 1906. S. 160.

VII.

Multiples diffuses Myelom (Myelomatosis ossium) mit reichlichen Kalkmetastasen in die Lungen und andere Organe.

(Aus dem Peter-Paul-Stadt-Krankenhaus zu St. Petersburg.)

Von

Privatdozent Dr. Th. Tschistowitsch und Dr. Helene Kolessnikoff.

(Hierzu 5 Textfiguren.)

Im Jahre 1873 hatte Rustizky eine eigenartige Erkrankung des Knochenmarks beschrieben, welche die Bildung mehrerer — bis ungefähr acht — Tumoren in den Knochen des Rumpfes, ebenso im Schädel und Humeri, darbot, die ausschließlich von Knochenmarkselementen identischen Rundzellen gebildet wurden. Obgleich diese Tumoren Sarkomen sehr ähnlich waren, unterschieden sie sich doch von den letzteren dadurch, daß sie aus Knochenmarkzellen bestanden, nur im Knochenmark saßen und nirgends zu Metastasen geführt hatten. Deswegen schlug Rustizky vor, solche Knochenmarkstumoren Myelome zu nennen; Rustizky hielt sie für nicht bösartige Tumoren, oder lokale knotige Knochenmarkshyperplasien, da sie zwar in mehreren Knochen gleichzeitig auftreten, aber keine Metastasen bilden.

Rustizkys Befund, der ziemlich lange ohne gebührende Beachtung gelassen wurde, fand später Zustimmung von seiten vieler Forscher, die den Begriff „Myelom“ erweitert und präzisiert hatten. Jetzt wissen wir, daß diese Tumoren gewöhnlich Männer von über 40 Jahren befallen und vornehmlich das Knochenmark des Rumpfskeletts und des Schädeldaches affizieren; sie verursachen heftige Schmerzen besonders bei Druck; sie treten entweder als multiple Knoten auf, oder als diffuse Hyperplasien des gesamten Knochenmarks; durch diese Tumorbildungen werden die Knochentrabekeln der Spongiosa so gut wie vollständig zum Schwunde gebracht und dadurch teils Osteoporose und Knochenbrüchigkeit, besonders der Rippen, bedingt, teils Deformitäten der Wirbelsäule und des Brustkorbes erzeugt; Metastasen in andere Organe werden niemals beobachtet; dagegen führt die Tumorbildung zu sekundärer Anämie und zur Ausscheidung durch den Harn von einer Art Albumose, welche von Kühne und Kahler genau studiert wurde und den Namen ihres Entdeckers Bence-Johnes erhalten hat.

Nach dieser kurzen Skizze des Myelombegriffes gehen wir zu dem von uns beobachteten Fall über.

Krankengeschichte. (Fräul. Dr. H. Kolessnikoff). Am 19. November 1907 wurde ins Peter-Paul-Stadt-Krankenhaus von St. Petersburg die Bauersfrau des Gouvernements Pskoff Cath. P. aufgenommen, 36 Jahre alt, verheiratet, welche über starke Schwäche, Bauchschmerzen, Erbrechen, Obstipation, Schmerzen im Rücken, der Brustgegend, Extremitäten und über Husten klagte. Die Kranke gehört zu einer armen Familie; ihr Vater litt an Alkoholismus und starb 46 Jahre alt geisteskrank; die Mutter, 60 Jahre alt, lebt gesund. Von den 7 Kindern starb eine Schwester an Uteruskrebs; eine zweite ist verheiratet und sehr krank; die übrigen Brüder und Schwestern sind gesund. 21 Jahre alt wurde die Kranke eine Prostituierte und gebar bald einen Knaben, der jetzt 14 Jahre alt und gesund ist; später wurde sie syphilitisch und einer merkuriellen Behandlung im Kalinkinschen Stadtkrankenhause unterworfen. Im Jahre 1903 wurde sie auf 8 Tage ins Alexander-Stadtkrankenhaus aufgenommen mit erhöhter t° (38.5°) und Klagen über Schwäche und Kopfschmerzen. Die Diagnose lautete Influenza. Der Harn war damals eiweißfrei. Vor 5 Jahren hatte sich die Kranke verheiratet und erhielt mehrmals Prügel von ihrem Manne auf den Kopf und den Rumpf. Die Ehe blieb kinderlos. Sie fühlt sich unwohl schon ungefähr 5 Jahre; erst traten Schmerzen im Nacken, in der Brust, im Rücken und in den Extremitäten, besonders während der Nacht auf; es entwickelten sich Schwäche, Anämie und Herzklopfen. Vor 2 Jahren pflegten stechende Schmerzen in den Beinen immer öfter aufzutreten, von einem Lähmungsgefühl begleitet. Seit 6 Monaten trat Atemnot, Erbrechen und Obstipation auf. Vom 17. Nov. nach einem Diätfehler, fing die Kranke an über heftige Magenschmerzen zu klagen, erbrach mehrmals und legte sich ins Bett ohne mehr aufzustehen.

S t a t. p r a e s e n s. Die Patientin ist in schwer krankem Zustande, stark abgeschwächt, spricht kaum mit leiser Stimme, Atmung stark beschleunigt (bis 40 in d. M.), oberflächlich, unter Teilnahme der Nasenflügel. Sie ist mittelgroß, von regelmäßigem Körperbau, schwacher Ernährung; Haut und Schleimhäute blaß, Brustkorb flach, Supra- und Infraklavikulargruben tief eingesunken, Lymphdrüsen nicht vergrößert; t° 36,6°, P. 112 regelmäßig, schwach gespannt, Zunge stark belegt; Lungengrenzen normal. Atemgeräusch abgeschwächt, rauh; Herzgrenzen normal, über der Art. pulmonalis schwaches systolisches Geräusch. Bauch nicht aufgetrieben, im Dickdarm Fäkalanhäufungen wahrnehmbar. Leber und Milz nicht vergrößert; die gynäkologische Untersuchung negativ; Harn (bis auf 700,0 gesammelt) trüb, alkalisch, mit großem weißlichem Niederschlage, der aus phosphorsaurem Ammoniak-Magnesium, amorphen Phosphaten und kohlensaurem Kalk bestand; außerdem Plattenepithel, einige hyaline Zylinder und Leukozyten. Sp. G. 1,010, Eiweiß bis 2,5°/₀₀ (nach E s b a c h). Körpergewicht: 49,3 am 25. XI. — 47,2. Weitere Gewichtsaufnahmen wurden unmöglich.

K r a n k h e i t s v e r l a u f. Vom 23. Nov. stellten sich Temperaturerhöhungen bis 38,6° ein, dann wurden krepitierende Blasengeräusche sub spina scapulae d., Dämpfung in rechter Lungenspitze, verstärktes Vibrieren und bronchialer Charakter des Atemgeräusches unter der rechten Klavikula und rauhes abgeschwächtes Atmen an anderen Stellen und Rasselgeräusche konstatiert. Vom 28 an erschien noch Dämpfung auch links unten, laute Krepitation und Bronchialatmen und schleimig-eitriger dicker schaumiger Auswurf, der keine K o c h schen Bazillen enthielt. Dyspnoe noch mehr ausgesprochen. Später wurde vom pneumonischem Prozesse auch der linke Oberlappen befallen, indem Auflösung nirgends beobachtet wurde. Ungefähr gegen diese Zeit war seitens des Harns eine sehr wichtige Tatsache bemerkt worden, die leider außer Acht gelassen wurde: der weiße Ring, der an der Berührungsstelle mit Salpetersäure entstand, verringerte sich bemerkbar, löste sich sogar fast vollständig auf beim Aufkochen des Harns, um beim Abkühlen wieder auszufallen. Das Aufkochen mit Essigsäure rief keinen Niederschlag hervor, indem mit E s b a c h - schem Reagens immer größere Quantitäten Eiweiß, bis auf 6°/₀₀, ausgefällt zu werden pflegten. Diese Reaktionen sind für B e n c e - J o h n e s sche Albumose ganz charakteristisch. Im weiteren Verlauf der Krankheit bei dauernden Erscheinungen seitens der Lungen wurde die Dyspnoe immer quälender (bis 52 pro Min.), der Kräfteverfall nahm zu, es trat Zyanose und Trübung des Gedächtnisses ein, und am 25. Tage des Aufenthaltes im Krankenhause, am 12. Dez. früh, trat Exitus letalis ein.

S e k t i o n s p r o t o k o l l (Privatd. Dr. T h. T s c h i s t o w i t s c h). Stark abgemagerte Leiche von mittlerer Größe und sehr schwachem Körperbau, Hautdecken sehr blaß; Füße, besonders links, leicht ödematös.

Beide Lungen frei, sehr groß und auffallend schwer. Pleuraoberfläche überall glänzend. Lungengewebe ausgesprochen hart, Schnittoberfläche grauweißlich, trocken, fast kaseös, rauh, stellenweise pastös, stellenweise, namentlich in rechter Spitze, fast holzderb; doch scheinen die Alveolen sogar in den härtesten Stellen in ihrer Mehrzahl leer zu sein, und die Erhärtung hauptsächlich zwischen den Alveolen, in den Septen ihren Sitz zu haben. Beim Schneiden des Lungengewebes oder beim Abschaben der Schnittoberfläche mit dem Messer wird ein eigenartiges Knistern wahrgenommen. Die Bronchien, abgesehen von einer mäßigen Hyperämie, ohne Besonderheiten.

Herz 9½—9½, Herzfleisch ziemlich derb, die Spitzen der Papillarmuskeln weißlich, hart, knistern beim Aufschneiden; Aortaklappen mit Kalk imprägniert, rigid, übrige Klappen ohne Besonderheiten.

Milz 10½—6, Gewebe blutarm, bräunlichrosa, ziemlich derb, Pulpa wird spärlich abgeschabt.

Leber 28—20—13—6, Gewebe bräunlich, Schnittoberfläche glänzend, Zeichnung gut ausgesprochen. Die Gallenblase enthält viel dicke grüne Galle.

Nieren groß, Kapseln leicht abziehbar, Oberfläche glatt, Rindenschicht von weißlicher Farbe mit weißlich-gelblicher Streifung, weicher Konsistenz, glänzend. Nierenbecken ohne Besonderheiten.

Im hinteren Douglasraum einige fibröse Verwachsungen. Uterus und Ovarien sonst ohne Besonderheiten.

Die Falten der Magenschleimhaut sind sehr dick und derb anzufühlen. Dünndarm ohne Besonderheiten; die Schleimhaut des Dickdarms etwas hyperämisch.

Gehirnhäute und Gehirn zeigen außer Anämie nichts Abnormes.

Sämtliche Rumpfknochen (Rippen, Brustbein, Schlüsselbein, Darmbein, Wirbel) sind sehr brüchig, zerbrechen bei geringer Gewalt oder werden mit eigenartigem Knistern leicht eingedrückt; ihre Spongiosa ist rarefiziert, stellenweise ganz geschwunden, die Kortikalis bedeutend verdünnt; das Knochenmark erscheint vermehrt, graurötlich, saftig, weich und homogen. (Die langen Röhrenknochen konnten leider nicht untersucht werden).

E p i k r i s i s. Myelomatosis diffusa et halisteresis ossium. Calcinatio pulmonum. Pneumonia catarrh. chronica et interstitialis recens bilat. Calcinatio valvularum aortae et musculorum papillarium cordis, renum et parietum ventriculi. Nephritis chronica parenchymatosa.

Wir haben es also mit einer eigenartigen Erkrankung der Knochen des Brustkorbes und des Beckens bei einer nicht alten Frau zu tun, die zu schneller Osteoporose — Schwund der Spongiosabalken, — geführt hat und bemerkbare Knochenbrüchigkeit zu Folge hatte. Die Einschmelzung des Knochengewebes, besonders in den Rippen, wurde durch Umwandlung des Knochenmarkes in eine weiche graurote geschwulstartige Masse hervorgerufen; die Geschwulstmassen haben nirgends eine Knotenform angenommen, sondern ganz diffus in der Mehrzahl der flachen

Rumpfknochen, ja vielleicht auch in den Röhrenknochen der Extremitäten, das normale Knochenmark ersetzt. Diese Umwandlung des Knochenmarks wurde von Ausscheidung großer Mengen Bence-Johnesschen Körpers (Albumose) im Harn begleitet, sie entspricht also derjenigen Krankheitsform, deren pathologisch-anatomische Merkmale von Rustizky, deren klinisches Bild von Kahler geschildert wurden, weswegen die Myelomatose der Knochen den Namen „Kahlers Krankheit" erhalten hat.

Die mikroskopische Untersuchung (Th. Tschistowitsch) hat die von uns aufgestellte Hypothese, daß es sich um einen Fall der Rustizky-Kahlerschen Krankheit, um multiples Myelom der Knochen handelte, vollständig bestätigt.

Die von der Schnittoberfläche der indurierten Lungengewebspartien abgeschabten Massen bestehen bei mikroskopischer Untersuchung aus glänzenden stark lichtbrechenden strukturlosen Schollen, die bei Zusatz von Salzsäure sich ohne Gasbildung lösen, bei Zusatz von Schwefelsäure sich in zahllose Gypskristalle umwandeln. Es erwiesen sich also die grauweißen Massen, welche dem Lungengewebe eine so ungemein derbe Konsistenz verliehen, als Kalksalze und zwar ausschließlich als phosphorsaurer Kalk. Zur quantitativen Bestimmung der Kalkmengen in verschiedenen Organen und Knochen wurden von Fräulein H. Kolessnikoff chemische Analysen ausgeführt, deren Resultate weiter unten zusammengestellt sind.

Zur mikroskopischen Untersuchung wurden Stücke von Organen in Orthscher Flüssigkeit, Spiritus und 4% Formollösung fixiert, Rippenstücke in Haugschem Salpetersäure-Alkoholgemisch dekalziniert und Zelloidin- sowie Paraffineinbettung angewandt. Die Resultate der Untersuchung der Schnitte werden nur in Kürze hier angeführt.

Rippen. Schon bei geringer Vergrößerung ist deutlich, daß die Rippen tiefgreifende Veränderungen eingegangen sind. Die Spongiosabalken sind meistens so gut wie restlos zugrunde gegangen. Die Kortikalis der Rippen ist sehr verschmälert, stellenweise unterbrochen; die innerhalb der Rippen gebildeten Hohlräume sind von einem Gewebe eingenommen, das ausschließlich aus einander gleichen, dicht zusammengedrängten Zellen besteht. Diese Zellen erinnern nach ihrer Größe beim ersten Anblick an große Lymphozyten; sie sind rundlich, polygonal (wegen gegenseitigen Drucks), besitzen einen reichlichen Protoplasmasaum, der fast homogen (ohne deutliche Körnung), mit Eosin schwach, mit Methylenblau ziemlich stark färbbar ist. Die Kerne liegen entweder zentral oder exzentrisch und sind von verschiedener Größe: die einen sind sehr klein, färben sich diffus und sehr stark, wie diejenigen der Erythroblasten; die anderen gleichen vollkommen Lymphozytenkernen; die dritten endlich sind voluminös, hell, fast bläschenförmig mit deutlichem zartem Chromatinnetz und großem Kernkörperchen; doch zeigen die Chromatinmassen keine für Plasmazellen charakteristische Lagerung. Diese drei Abarten derselben Zellenelemente liegen dicht nebeneinander ohne bemerkbare Zwischensubstanz, stellenweise sind sie in Reihen oder radiären Streifen angeordnet; zwischen den Zellengruppen verlaufen spärliche Bindegewebsbüschel, die nur unter dem Periost und neben Knochenbalken eine starke Entwicklung erreichen. Im ganzen ist der Gewebsbau den Rundzellensarkomen ähnlich: die Zellenreihen schieben sich zwischen die Bindegewebsfasern hinein, indem sie dieselben verdrängen und allseitig die Knochenbalken umschließen; die letzteren erscheinen an ihrer Oberfläche wie angefressen, doch enthalten deren Ausbuchtungen sehr wenig Osteoklasten, sondern dieselben Tumorzellen, welche das Knochenmark ersetzt haben. Die äußere Oberfläche der Knochenbalken ist stellenweise von Osteoblastenreihen umsäumt. An jenen Stellen, wo die Knochenrindenschicht Unter-

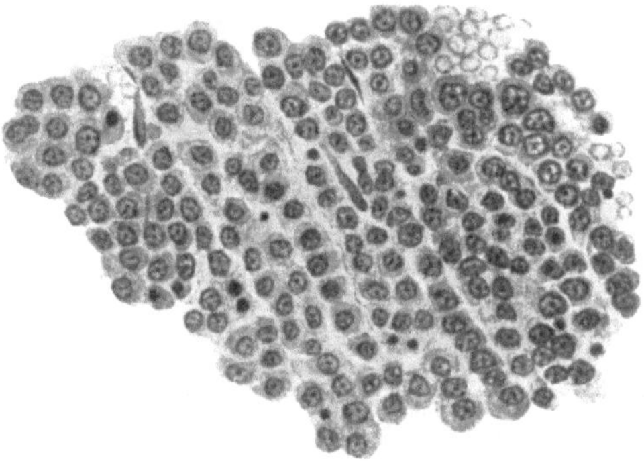

Fig. 1.
Knochenmark einer von Myelomatose betroffenen Rippe: Das Gewebe besteht aus ganz einander gleichen, bald größere blasse, bald kleine stark tingierte Kerne enthaltenden Myeloblasten Obj. DD, Okular 3. Vergr. 325fach.

brechungen (Lücken) zeigt, drängen sich die Tumorzellen bis ins Periost hindurch und können sogar mitten im Fettgewebe zwischen den Muskelbündeln getroffen werden; doch erreicht diese Verbreitung der Zellen keine bedeutenden Dimensionen und überschreitet nirgends die unmittelbare Nachbarschaft der Rippenknochen; Metastasen oder Disseminationsknoten werden nicht gebildet.

Außer der beschriebenen Zellenart begegnet man im Knochenmarkraum gewöhnlich keinen anderen normalen Zellformen: Fettzellen fehlen, Megakaryozyten kommen nur selten zum Vorschein, dabei haben sie die Gestalt mehrkerniger Riesenzellen angenommen; mehrkernige Leukozyten und deren Vorstufen (Myelozyten), sowie Erythroblasten (kernhaltige rote Blutkörperchen) werden ganz und gar vermißt; hier und da kommen nur vereinzelte gekörnte eosinophile Zellen zum Vorschein; kurz und gut, es ist das normale Knochenmark vollständig durch ein neues Gewebe verdrängt, das aus eigenartigen einander ganz ähnlichen Zellen besteht; diese zeigen eine so reichliche

Vermehrung, daß sie die Mehrzahl der Knochenbalken zur Atrophie geführt haben. Gefäße sind dünnwandig und verlaufen in geringer Zahl zwischen den Zellenmassen. Stellenweise kommen rote Blutkörperchen anscheinend frei neben den Tumorzellen vor.

Um die Natur der Tumorzellen näher festzustellen, wurden die Schnitte mit Triazidmischung nach E h r l i c h und mit polychromem Methylenblau nach U n n a gefärbt. Dabei ergab sich, daß die Zellen weder neutrophile, noch basophile Körnung enthalten (eosinophile Zellen sind sehr spärlich zerstreut). Der Merkmale der Plasmazellen entbehren sie ebenfalls: zwar werden sie durch

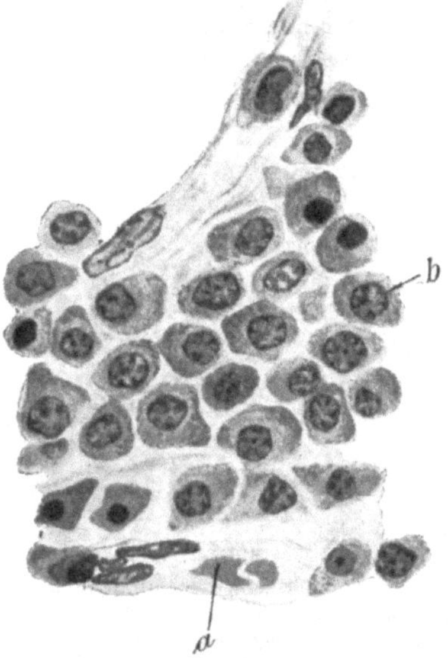

Fig. 2.
Dasselbe Gewebe bei stärkerer (730-facher) Vergr. a Kapillare mit roten Blutkörperchen; b Tumorzellen (Myeloblasten). Obj. Immers. Okular 3.

Methylenblau tingiert, doch vermißt man den hellen Hof neben den Kernen, die dabei keine „Radkerne“ sind. Aus allen diesen Angaben ist der Schluß zu ziehen, daß die Neubildung aus Elementen, die nahe Beziehung zu Myeloblasten (unreifen Myelozyten) haben, d. h. aus undifferenzierten sich kaum von den großen Lymphozyten unterscheidenden Knochenmarkzellen besteht. Die oben erwähnten Zellen, die sehr kleine sich intensiv färbende Kerne besitzen, sind als derartige Myeloblasten zu deuten, welche neuerdings von M e n n e unter dem Namen „kleinkernige Myeloblasten Engels“ abgesondert und beschrieben wurden.

Die Verdrängung des Knochenmarkes durch die Tumorzellen (Myeloblasten) geht ganz diffus vor sich, doch ist sie nicht allenthalben abgeschlossen:

hier und da kann man zwischen den Tumormassen noch inselartige kleine Überreste des Knochenmarks mit seinen Fettzellen, Myelozyten, Megakaryozyten, polymorphkernigen Leukozyten und roten Blutkörperchen, bemerken; doch ist die Zahl dieser Inseln schon sehr gering.

Lungen. In Schnitten, die mit Hämatein (Hämatoxylin) gefärbt sind, kommt bei schwacher Vergrößerung ein regelmäßiges Netzwerk dunkelblauer Trabekel, die Alveolenwandungen entsprechen, zum Vorschein. Dieses Netz ist durch reichliche Kalkablagerungen bedingt, die sämtliche Gefäßearterien, Venen und Kapillaren durchtränkt haben. An Querschnitten umgibt die Kalkmasse das Gefäß mit dickem Ring, der nach außen von der Endothelschicht

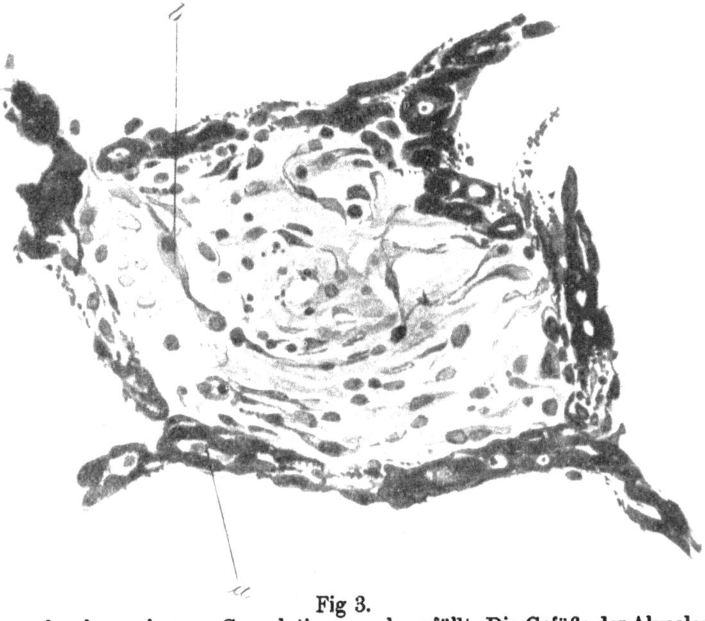

Fig 3.
Lungenalveole von jungem Granulationsgewebe erfüllt. Die Gefäße der Alveolenwand (a) sind mit Kalksalzen durchtränkt; b Fibroblasten. Vergr. 240fach.

gelagert ist; diese selbst bleibt unversehrt. Die Kalkniederschläge, teils als gekörnte Massen, teils als dicke unregelmäßige, zuweilen in plumpe Stücke zerfallene Balken erscheinend, nehmen auch das elastische Gewebe zwischen den Alveolen ein. Die Gefäßlumina enthalten noch rote Blutkörperchen. Was die Alveolen selbst betrifft, so sind sie fast überall (in den affizierten Lungenpartien) durch junges hineinwachsendes saftiges durchsichtiges, ovale Kerne enthaltendes Bindegewebe erfüllt (spindelförmige Fibroblasten und Bindegewebsfaserbündel). Diese Verhältnisse treten besonders deutlich hervor an nach van Gieson gefärbten Präparaten. In anderen Alveolen sind außerdem noch Leukozytenansammlungen und große einkernige körner- und pigmenthaltige Zellen („katarrhalische Zellen"), sowie rote Blutzellen zu bemerken.

Es liegt also eine frische interstitielle Pneumonie vor, die von massenhafter Kalkablagerung in Gefäßwände, elastische Alveolensepten und bindegewebige Trabekeln begleitet wurde. Die Alveolenlumina sowie das diese ausfüllende junge Bindegewebe sind davon vollständig verschont geblieben.

N i e r e n. Die gewundenen Harnkanälchen zeigen keine bemerkbaren Veränderungen, ihr Epithel ist gut erhalten; dagegen ist es in H e n l e schen Schleifen hier und da desquamiert und liegt frei im Lumen derselben; außerdem begegnet man hier und in den Tubuli recti einigen hyalinen Zylindern.

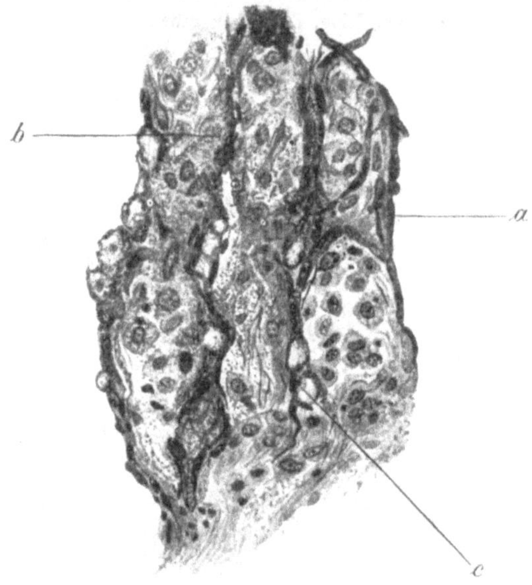

Fg. 4.
Ein Teil der Magenmukosa mit reichlicher Kalkablagerung in den Membranae propriae der Drüsen (a), den Kapillarwandungen (c) und Kalkkörnchen im Lumen der Drüsen.

Das Epithel der B o w m a n schen Kapseln ist einreihig, deren Lumina enthalten kein Exsudat. Die Glomerulusschlingen, Membranae propriae der Kanälchen und Kapseln sind stellenweise mit Kalk imprägniert; Schollen und Ballen desselben sind auch frei in den Kanälchen angehäuft, besonders in den Tubuli recti; man findet solche Schollen, doch selten, auch zwischen den Kanälchen; dagegen sind die Gefäßwände, besonders solche großen Kalibers, von Kalkablagerungen frei, nur sind einzelne Vasa afferentia der Knäuel davon durchtränkt. Im ganzen sind die Kalkablagerungen in den Nieren ziemlich reichlich. Das Bindegewebe der Nieren scheint keine Zunahme erfahren zu haben, es bleibt also nur übrig, daß der weißliche Farbenton der Rindenschicht, der bei der Sektion an parenchymatöse Nephritis zu denken berechtigte, hauptsächlich durch reichliche Kalkablagerungen bedingt wurde, indem die Veränderungen im Parenchym sich als sehr gering erwiesen und nur die Henleschen Schleifen und Tubuli recti betroffen haben.

Magen. Die Derbheit und Konsistenz der Schleimhautfalten ist durch reichliche Kalkinkrustation der mittleren und submukösen Schleimhautpartien bedingt, namentlich der Membranae propriae der Pepsindrüsen, und der zwischen denselben verlaufenden kleinen Gefäßchen, sowie auch durch Verkalkung der Arterien und Venen der Submukosa und Muskularis. Die Kalkringe nehmen die Intima und Media ein, während die Endothelschicht davon frei bleibt; die verkalkten Gefäße sind bluthaltig. Außer diesen Kalkablagerungen sind sonst keine Veränderungen in der Magenwand zu notieren.

Milz. Kalkablagerungen in Form regelmäßiger violetter Ringe finden sich in der Mehrzahl der Gefäße, zwischen Endothel und Muskularis. Das Milz-

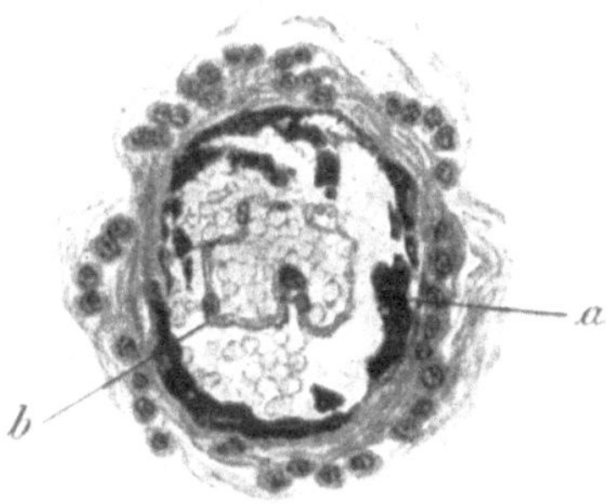

Fig. 5.
Reichliche Kalkablagerung in der Arterienmedia eines Milzgefäßes (a); die abgefallene Endothelschicht liegt frei im Gefäßlumen Vergr. 240.

parenchym zeigt keine Besonderheiten, nur sind die Malpighischen Körperchen gering und spärlich; Bindegewebe nicht vermehrt, Gefäßwände nicht verdickt.

Im Dickdarm finden sich die Kalkablagerungen in den Gefäßwänden der Muskularis und der Subserosa, hauptsächlich in großen Arterien, zwischen Intimaendothel und Media. Die Schleimhaut selbst samt ihren Schleimdrüsen ist frei von Kalkablagerungen.

In der Leber begegnet man nur selten Kalkablagerungen in den Wänden der Art. hepatica, wo sie denselben Platz wie in anderen Organen innehaben. Die Leberzellen sind verkümmert, stellenweise vakuolisiert; ihre Kerne verschieden groß, gut färbbar.

Im Myokard sind nur geringe ringförmige Kalkablagerungen in einigen Gefäßwänden zu sehen. Zum Schluß ist noch zu bemerken, daß in den Arterien, die Kalkablagerungen enthalten, keine entzündlichen Veränderungen der Wände (Verdickung der Intima, hyaline Degeneration usw.) gefunden wurden.

Es liegt also ein Fall von allgemein in den Knochen des Rumpfes verbreiteter Vermehrung einer bestimmten Art Zellen vor, die ihren morphologischen Eigenschaften nach primären Myeloblasten am nächsten stehen, d. h. denjenigen Zellen des Knochenmarks, welche in ihrem Protoplasma neutrophile Körnung ausarbeiten und bei gewöhnlichen Umständen zu typischen Myelozyten werden. Die Vermehrung der Myeloblasten ging so schnell vor sich, daß sie allmählich überall die anderen Knochenmarkselemente verdrängt haben, die Spongiosabalken zum Schwund brachten und endlich, nachdem die Knochenschale stellenweise usuriert wurde, nach außen ins Periost und sogar jenseits desselben sich verbreiteten. Wäre die Kranke länger am Leben geblieben, so wäre es wahrscheinlich zu spindelförmigen durch Tumorenmassen bedingten Auftreibungen der Rippen gekommen, ja bis zu Rippenbrüchen; kurz es unterliegt keinem Zweifel, daß wir mit einem multiplen Myelom, resp. Myelomatose des Knochenmarks zu tun haben.

Die Übersicht der über Myelome in diesen letzten Jahren erschienenen ziemlich umfangreichen Literatur zeigt, daß verschiedene Verfasser in ihrer Auffassung der Natur und des pathologisch-anatomischen Bildes dieser Neubildungen sehr weit von einander abweichen. Die grundlegende Auffassung (Charakteristik) der Myelome, als einer multiplen, ausschließlich das Knochenmark affizierenden und niemals in anderen Organen Metastasen produzierenden Neubildung — in diesen Zügen hatte sie noch Rustizky charakterisiert — wurde von der Mehrzahl späterer Forscher bestätigt. Wir weisen nur auf die Beobachtungen von Buch, Zahn, Pertik, Kudrewetzky, Herrick und Hektoen, Bozzolo, Rosin, Seegelken, Parkes Weber (1. Fall), Buchstab und Schaposchnikow, Wright, Winkler, Hamburger, Bradshow, Kalischer, MacCallum, Wieland, Jochmann und Schumm, Harbitz, Bender (2. Fall), Abrikossoff, Saltykow, Vignard und Gallavardin, Ribbert, Sternberg (1904), Menne (2 Fälle), Scheele und Herxheimer, Jellinek, Verebély, Aschoff, Gluzinski und Reichenstein u. a. hin. In sämtlichen hier aufgeführten Fällen hatten sich multiple Tumoren im Knochenmark gebildet, die zuweilen so umfangreich wurden, daß sie die Knochenschale durchbrachen und in die benachbarten Weichteile hineinwucherten (z. B. im Falle von Buchstab), wie es Sarkome zu tun pflegen, doch bis zum Ende keine Metastasen gebildet hatten. In dieser Hinsicht ist der von Verebély beschriebene Fall sehr interessant: es handelt sich um eine Metastasenbildung im Larynxknorpel, der allerdings vorher eine Verknöcherung und Knochenmarkbildung erlitten hatte. Da die Tumoren in den angeführten Fällen in vielen Knochen gleichzeitig auftraten und nirgends ein primärer Tumor anzunehmen war, so scheint es ganz gerechtfertigt, diese Neubildungen als „multiple Myelome" zu nennen. Doch begegnet man unter den zahlreichen beschriebenen Fällen solchen, die sich durch einen großen, anscheinend primär entstandenen Tumor irgend eines Knochens auszeichneten, von dem alle anderen Tumorknoten des Knochenmarks als Metastasen entstanden sein könnten. Derartige Verhältnisse finden wir in den Fällen von Marchand (2. Fall, Primärtumor in der Orbita) Buchstab und Schaposchnikoff (Os ilei), Hoffmann (im Darmbein), Lubarsch (im Sternum), Scheele und Herxheimer (im Femur). Scheele und Herxheimer, Parkes Weber (1. Fall) haben sogar auf Anschwellung der dem Primärtumor nächstliegenden Lymphdrüsen hingewiesen, obwohl diese bei typischem Myelom vom Neubildungsprozeß vollständig verschont bleiben; Hoffmann will Metastasenbildung in der Leber gesehen haben; Lubarsch, der solche Fälle auch den typischen Myelomen zurechnet, findet für solche Metastasen eine theoretische Berechtigung, indem er überall da Myelomknoten sich bilden läßt, wo dem Knochenmarkgewebe ähnliches Lymphoidgewebe sich vorher vorfand, da das multiple Myelom eine Systemerkrankung des Knochenmark-Lymphoidgewebes seiner Meinung nach darstellt, wie zum Beispiel das Lymphosarkom als Systemerkrankung des lymphoiden Gewebes der Lymphdrüsen und der adenoiden Körperregionen zu verstehen ist.

Diese theoretischen Überlegungen können natürlich dafür keinen Beweis liefern, daß die Affektionen der Knochen durch sarkomähnliche rundzellige Tumoren, die sogar in die Leber und in die Nieren zu metastasieren fähig sind, zu den Myelomen gehören; allerdings zeigen solche Beobachtungen, wie schwer eine scharfe anatomische Grenze zwischen den wahren Myelomen und ihnen höchst nahestehenden Lymphosarkomen der Knochen (des Knochenmarks) zu ziehen ist.

Noch größeres Interesse bieten diejenigen Myelomfälle, welche überhaupt keine Knotenbildung zeigten und als ganz diffuse Knochenmarkaffektion erschienen, wobei sämtliches Knochenmark gewisser Skelettregionen sich in gleichartige Zellenmasse umzuwandeln pflegte. Die Fälle dieser Art verdienen wit vollem Recht zu einer abgesonderten Gruppe „diffuser Myelomatose" der Knochen gerechnet zu werden. Eine solche Art von Knochenmarkaffektion, die schon Macintyre in seinem bekannten Falle beobachtet hatte, beschrieb zum erstenmal Runeberg, obwohl er sie als Pseudoleukämie gedeutet hatte: die Milz war bedeutend vergrößert (17 × 11 cm); es bestand starke Anämie, das Knochenmark war nur aus gekörnten blaßgelblichen einkernigen Zellen und aus Riesenzellen zusammengesetzt. Wenn dieser alte Fall nur mit Vorsicht als wahrhafte „Myelomatosis" zu deuten ist, so entspricht diesem Begriffe vollständig die Beobachtung von Marchand (sein erster Fall). Dieser beschrieb unter dem Namen „Allgemeine Markhyperplasie mit Schwund der Knochensubstanz" eine bei einem 69jährigen Mann allmählich aufgetretene ausgesprochene Osteoporose mit Knochenbrüchigkeit und Hyperplasie des Knochenmarks, in dem kleine graue, aus Knochenmarkzellen bestehende Herde sich entwickelt hatten, ohne daß Osteomalazie vorhanden war. Denselben Krankheitstypus sah Senator, doch entwickelte sich hier vor dem Tode Lymphozytose; das Knochenmark bestand nur aus Lymphozyten; die Lymphdrüsen waren nicht vergrößert. Senator hat die Hypothese aufgestellt, daß sein Fall eine akute myelogene lymphatische Pseudoleukämie darbot, oder eine an diffuse Myelomatose nahe grenzende Leukämie. Schließlich müssen hierher auch der zweite Fall Parkes Webers, Ellingers, Sternbergs (1904) und der unserige eingereiht werden (möglicherweise auch die erste Beobachtung von Scheele und Herxheimer, die leider zu kurz skizziert ist). In allen diesen Fällen wurden bei Lebzeiten keine Tumoren notiert; bei der Sektion erwies sich die Affektion des Knochenmarks, seine Umwandlung in Myelom, ganz diffus, nicht knotenförmig, doch von tiefgreifendem Knochenbalkenschwund begleitet. Eine solche Art von Knochenmarksaffektion unterscheidet sich, — wie Senator mit Recht behauptet hat, wie seinerzeit auch Runeberg vorausgesetzt hatte und wie später von Sternberg bestätigt wurde, — keineswegs im anatomischen Sinne von der vermutlichen myelogenen Pseudoleukämie, weshalb die diffuse Myelomatose ebenso unmittelbar an diese letzte sich anschließt, wie die entgegengesetzten Vertreter der multiplen Myelome, die in Form von echten Geschwülsten vorkommen, ohne scharfe Grenze in die Lymphosarkome der Knochen übergehen.

Die Myelome stellen in histologischer Beziehung ebenso großes Interesse wie Mannigfaltigkeit dar. Früher pflegten die Myelomzellen als runde, Sarkomzellen ähnliche Lymphoidzellen beschrieben zu werden. Schon Rustizky hatte seine Aufmerksamkeit darauf gerichtet, daß die Myelomzellen ihren morphologischen Merkmalen nach mit den normalen Knochenmarkselementen identisch sind; diese Ähnlichkeit wurde zwar von allen Nachforschern bestätigt, doch verfügte man über keine Methode die Myelomzellen von den gewöhnlichen Lymphosarkomzellen oder runden Sarkomzellen zu unterscheiden. Nachdem dann durch Ehrlich und seine Nachfolger die Methoden der spezifischen Granulafärbung der Blut- und Knochenmarkzellen sich eingebürgert hatten, haben die späteren Forscher, die die Frage der Natur der Myelomzellen zu lösen versuchten, sich bemüht, die morphologische Natur dieser Zellen näher zu präzisieren (Menne). Es ergab sich, daß die Myelomzellen unter mehreren typischen Formen vorkommen. Am häufigsten bestehen Myelome aus Zellen von runder oder polygonaler Gestalt, wie in unserem Falle, mit einem basophilen gleichmäßig sich färbenden Protoplasma, ohne spezifische Granulierung, und einem Kern, der entweder klein, diffus gefärbt, oder größer und fast bläschenförmig ist und ein Chromatinnetz und Kernkörperchen besitzt. Diese Zellen differieren keineswegs von demjenigen Typus normaler Knochenmarkzellen, die den Lymphozyten (oder ihren vermutlichen Stammzellen) histogenetisch am nächsten stehen und sich weiter entwickelnd in ihrem Zelleib Granula ausarbeiten und in typische neutrophile Myelozyten oder einkernige Eosinophile übergehen; solchen noch nicht differenzierten Zellen ist bekanntlich der Name „Myeloblast“ gegeben worden. Die

Mehrzahl der bis jetzt bekannten Myelome bestand aus den hier beschriebenen Zellen.

Neben diesen „lymphoiden“ Myelomen wurden bald auch Myelome anderer Art festgestellt; Aschoff, Wright, Mac Callum, Hoffmann, Weiß, Verebély, Gluzinski und Reichenstein, Occhi haben auf die volle Ähnlichkeit der Zellen ihrer Myelomfälle mit Unnaschen Plasmazellen hingewiesen (basophiles Protoplasma mit hellem Hof neben dem Kerne; letzterer exzentrisch gelegen, mit regelmäßig radiär angeordneten Chromatinpartikelchen, sog. „Radkern“). Im Falle von Gluzinski und Reichenstein waren diese Zellen sogar im Blute erschienen. Es kommen also neben „lymphoiden Myelomen“ auch „Plasmozytome“ (MacCallum-Lubarsch) oder „maligne Plasmome“ (Hoffmann) vor. Sternberg und Parkes Weber haben zu diesen zwei Typen noch einen dritten angereiht, dessen Zellen schon als echte reife neutrophile gekörnte Myelozyten erscheinen. Doch umfaßt diese Gruppe „echter Myelome“ nicht nur diejenigen Fälle, wo die neutrophile Granulierung der Tumormyelozyten deutlich ist, sondern auch diejenigen, unserem Falle histologisch identischen, wo die Zugehörigkeit der Tumorzellen zu den Myeloblasten außer Zweifel ist. Wie Gluzinski und Reichenstein in der zweiten Gruppe, so beschrieb Sternberg in dieser letzten ein Myelom (Chloromyelosarkom) mit massenhaftem Übertritt der neutrophilen Myelozyten in den Blutstrom, wodurch das klinische Bild myelogener Leukämie vorgetäuscht wurde.

Schließlich bleibt bis jetzt noch isoliert da stehen die Beobachtung Ribberts: in seinem Falle multipler knotiger Knochenmarkhyperplasien bestanden die Tumoren aus hämoglobinhaltigen, normalen Erythroblasten des Knochenmarks identischen Zellen. Deshalb schlug Ribbert vor diese Geschwulst „Erythroblastom“ zu nennen. Neuere derartige Publikationen fehlen.

Indem wir alles oben Gesagte kurz zusammenfassen, möchten wir als dem Stande der Tatsachen am genauesten entsprechend die von Sternberg-Lubarsch vorgeschlagene Klassifikation unterstützen, die die Myelome zu

1. Lymphozytomen (diese schließen sich den Lymphosarkomen des Knochenmarks an),

2. Myelomen,

3. Plasmozytomen (malignen Plasmomen H o f f m a n n s) und

4. Erythroblastomen (R i b b e r t s)

zerfallen läßt.

Das eingehende Studium verschiedener Myelomarten zeigt, daß man zuweilen solchen Fällen begegnet (vgl. die Fälle von S t e r n b e r g , S e n a t o r u. a.), die so gut wie gar nicht in den angedeuteten Rahmen passen, dagegen als Übergangsformen dastehen und ebenso gut dem Begriffe Leukämie, Pseudoleukämie oder Lymphosarkome entsprechen. Der Unbestimmtheit unserer Kenntnisse über die hyperplastischen Prozesse des Knochenmarks halber darf es nicht überflüssig erscheinen, hier eine andere überhaupt alle das Knochenmark berührenden hyperplastischen Prozesse umfassende Klassifikation, die von P a r k e s W e b e r (a. a. O. S. 430) vorgeschlagen wurde, anzuführen.

a) Hyperplasie der lymphoiden Zellen des Knochenmarks, die in den Blutstrom nicht übergehen: myelogene Pseudoleukämie, myelogenes Lymphosarkom, Lymphadenomatosis ossium (N o t h - n a g e l), multiples Myelom und Myelomatosel lymphoiden Typus.

b) Id., doch überschwemmen die Lymphozyten den Blutstrom: sog. akute myelogene Leukämie (Fälle von D e n n i g , Münch. med. Wochenschr. 1901, und von M e l l a n d , Medical Chronicle, sept. 1902). Die anderen lymphoiden Organe nicht affiziert (Fall von S e n a t o r).

c) Hyperplasie der Lymphozyten der Lymphdrüsen und anderer lymphadenoiden Gewebe; keine Lymphozyten: H o d g - k i n e s Pseudoleukämie.

d) Id., doch mit Lymphozytose: lymphatische und splenogene Leukämie.

e) Hyperplasie der Knochenmarkmyelozyten, die in den Blutstrom nicht übergehen: myelogene Pseudoleukämie-= Myelomatose des myelozytären Typus (immer von Albumosurie begleitet),

f) Id., doch überschwemmen die Myelozyten das Blut; keine Albumosurie: myelogene oder spleno-myelogene Leukämie.

Zur Vervollkommnung der anatomischen Charakteristik des multiplen Myeloms ist noch auf eine in allen Fällen beobachtete

Eigenschaft hinzuweisen, nämlich auf seine Fähigkeit, schnell die Knochenspongiosa zu resorbieren und Osteoporose hervorzurufen. Dieses Anzeichen ist so konstant und wesentlich, daß das Ausbleiben der Osteoporose und um so mehr eine Osteosklerose oder Osteophytenbildung, die z. B. Nothnagel und Hammer beobachtet hatten, einen genügenden Grund geben muß, um die von diesen Forschern beschriebenen Tumorbildungen aus der Gruppe der Myelome auszustreichen und einer anderen Gruppe multipler sklerosierender Lympho- oder Osteosarkome einzureihen.

Die Knochenresorption bei Myelomen weicht ebenso von derjenigen bei Osteomalazie, wie bei anderen Fällen des Knochenschwundes (Knochenatrophie), z. B. im hohen Alter, rings um andere Tumoren usw., wesentlich ab. Die Knochenresorption bei Myelomen wird namentlich nicht durch Osteoklasten Robins bewirkt, wie es bei Knochenschwund aus anderen Ursachen zu geschehen pflegt, sondern durch die Tumormassen der Myelome selbst, welche die Knochenbalken rings umschließen und deren schnelle Einschmelzung und Schwund verursachen. Die Halisterese geht dabei mit Schwund der weichen Knochengrundsubstanz selbst Hand in Hand, indem diese letzte bei Osteomalazie ungeachtet der Beraubung der Kalksalze zurückbleibt und sogar neues Osteoidgewebe gebildet wird. Dank dem Parallelismus dieser zwei Prozesse bei Myelomen werden die Rippen z. B. brüchig, spröde, doch nicht weich. Auf das Fehlen von Osteoklasten bei Myelombildung, sowie deren untergeordnete Rolle bei dieser Art von Osteoporose wurde schon von seiten mehrerer Autoren hingewiesen (Buch, Winkler, Bender, Abrikossoff, Saltykow, Parkes Weber, Scheele und Herxheimer, Collins, Verebély u. a.), und es mag als zweifellos festgestellt angesehen werden, daß die Myelomzellen eine eigene knochenresorbierende Eigenschaft besitzen.

Die Osteoporose bedingt, wie oben erwähnt wurde, Knochenbrüchigkeit der Rumpfknochen, welche sich durch sehr leicht eintretende Brüche der Rippen, Schlüsselbeine, ja sogar zuweilen der Oberschenkelknochen kennzeichnet, und kann als erstes Anzeichen einer Knochenerkrankung auf das Vorhandensein einer Myelomatose die Aufmerksamkeit lenken. Seitens der Wirbelsäule äußert sich die Knochenporose durch Deformierung, Krümmung und Verkürzung des Rumpfes und Brustkorbes, was ausführlich von Parkes Weber in seinem schönen und erschöpfenden Werke (Fälle von Weber und Bradshow) geschildert und illustriert worden ist. Doch außer ihrer Wirkung auf das Skelett, kann die Knocheneinschmelzung durch Myelombildung, wenn sie stürmisch vor sich geht, eine so reichliche Menge von Kalksalzen aus den Knochen auslösen, daß die letzten aus dem Organismus sich durch den Harn und Kot abzusondern nicht Zeit genug haben und in anderen Organen sich ablagern. Ein derartiges Ereignis fand in unserem Falle satt. Obwohl die Myelomatose noch keine Einbrüche der Rippen bewirkt hatte, ging doch der Wuchs der Neubildung so schnell und extensiv vor sich, daß eine massenhafte Kalkmetastase im Sinne Virchows eintrat.

Derartige Organverkalkungen, zwar in viel bescheidenerem Maße, sind schon mehrmals in der Literatur erwähnt worden, nämlich bei Tumoren der Knochen, eitriger Osteomyelitis, speziell auch bei multiplen Myelomen. Virchow war der erste, der auf Kalkablagerungen hauptsächlich in den Alveolensepten der Lungen, zwischen den Drüsen der Magenschleimhaut, in den Membranae propriae der Nierenkanälchen und im Mastdarm hinwies, und als Ursache dieser Ablagerungen die Einschmelzung der Knochen durch Eiterprozesse und Neubildungen angab. Nach Virchow beschrieben Lungenverkalkungen Chiari, Hlava, Verkalkung der Dickdarmschleimhaut — Grohe (alle diese drei Fälle boten dazu keine Ursache seitens des Skeletts); Küttner hat eine Kalkmetastase in die peripherischen Arterien bei eitriger Entzündung der Wirbel gesehen; Hascovec-Kalkablagerungen in den Lungen, Nieren (in den Glomeruli und interstitiell); Davidsohn beobachtete bei einem Sarkom der Beckenknochen und der Wirbelsäule Kalkablagerungen in den Lungen, Nieren, im Magen und in den Herzklappen. Kockel beschrieb 6 Fälle von Lungenverkalkung bei Knochenkarzinom, Emphysem und Herzfehlern. Kischensky beschrieb umfangreiche Ablagerungen von phosphorsaurem Kalk in den Lungen mit katarrhalischer Pneumonie und in der Magenschleimhaut in den Kapillaren und Membranae propriae; auf eine mikroskopische Untersuchung der Knochen wurde leider verzichtet. Bender notiert reichliche Kalkablagerungen in den Alveolensepten und Gefäßen der Lungen und in der mittleren Schicht der Magenschleimhaut, in den Gefäßen der Submukosa, in den elastischen Fasern der Muskularis, in den Membranae propriae der Nierenkanälchen und innerhalb derselben, teils in den Glomeruli bei einem 14jährigen Knaben, der einem multiplen Knochensarkom erlag.

Die Literatur über Myelome enthält ebenso einige Erwähnungen über Kalkablagerungen in Lungen und Nieren; so sah derselbe Bender (2. Fall) Kalkablagerungen, die an die von uns beschriebenen Bilder, zwar in geringerem Maßstabe, erinnern: die Kalkniederschläge fanden sich in den Alveolensepten in Gefäßwänden, welche in Kalkröhren sich umgewandelt hatten, die Alveolen enthielten dabei junges Granulationsgewebe; doch waren die kalkhaltigen Partien der Lunge nicht zahlreich. Parkes Weber hat in seinem ersten

Myelomfalle Kalkablagerungen in den Nieren (und Lungen?) notiert, Scheele und Herxheimer in und zwischen den Nierenkanälchen.

Alle die erwähnten Fälle können kaum mit den kolossalen von uns geschilderten Kalkablagerungen hauptsächlich in den Lungen verglichen werden: die Kalkdurchtränkung des Lungengewebes war so groß, daß die Atemzüge — Aufblähung und Zusammensinken — so gut wie unmöglich geworden sind und die Kranke in schwere Asphyxie verfiel. Eine so reichliche Kalkablagerung findet in der stürmischen Knocheneinschmelzung der von Myelomatose angegriffenen Skelettpartien eine befriedigende Erklärung.

Um eine gewisse Vorstellung über die in den Weichteilen auf Kosten der Knochenhalisterese angesammelten Kalkmengen zu gewinnen, wurden Analysen verschiedener Organe auf Wasser, trockenen Rückstand, Asche, Kalk und teils auf Phosphor ausgeführt (Dr. Helene Kolessnikoff), deren Resultate wir hier in Tabellen zusammengestellt und mit anderen Analysen verglichen angeben.

Tabelle I. Rippe.

%	Myelom H. Kolessnikoff	Normales Skelett nach Volkmann	Osteomalazie nach Paschutin	Norm. Skelett nach Hoppe-Seyler u. Bibra	Normale Kinderrippe nach Schabad	Myelom nach Seegelken
Wasser	58,8	34	50	—	—	—
Trock. Rückst.	41,2	—	—	—	—	—
Asche	23,19 (56,28)[1]	—	—	35 (65)	—	—
Ca O	12,09 (29.34)	—	—	—	25,28	15,39
P_2O_5	9,43 (22,88)	—	—	—	—	18,0

Tabelle II. Manubrium sterni.

%	Myelom nach H. Kolessnikoff	Normales Skelett nach Volkmann	Normale Knochen nach Hoppe-Seyler u. Bibra	Tuberculosis pulmonum nach H. Kolessnikoff
Wasser	73,9	34	—	62,67
Trock. Rückst.	26,1	—	—	37,33
Asche	8,34 (31,87)[1]	—	35 (65)	16,44 (44,03)
Ca O	4,14 (15,8)	—	—	9,09 (24,08)
P_2O_5	3,9 (14,9)	—	—	6,9 (18,5)

[1]) Die eingeklammerten Zahlen stellen die zum trockenen Rückstand berechneten % vor.

Tabelle III. Lunge.

%	Myelom nach H. Kolessnikoff	Typhus abdominalis nach H. Kolessnikoff	Normal nach Volkmann	Pneumonia nach Moraczewski	Normal nach Schmidt und Kußmaul
Wasser	80,58	84,91	78	—	—
Trock. Rückst.	19,42	15,09	—	—	—
Asche	7,3 (37,59)[1]	0,701 (4,64)	—	—	(2—6,68)
Ca O	2,6 (13,38)	0,006 (0,039)	—	0,004 (0,033)	—
P	2,04 (10,5)	0,231 (1,53)	—	0,188 (1,51)	—

Tabelle IV. Niere.

%	Myelom nach H. Kolessnikoff	Typhus abdominalis nach H. Kolessnikoff	Normal nach Volkmann	Pneumonia fibrinosa nach Moraczewski
Wasser	85,19	78,9	77	—
Trock. Rückst.	14.81	21,1	—	—
Asche	1,8 (12,15)[1]	1.04 (4,9)	—	—
Ca O	0,41 (2,76)	0,002 (0,009)	—	0,003 (0,03)

Tabelle V. Aorta.

%	Myelom nach H. Kolessnikoff	Typhus abdominalis nach H. Kolessnikoff
Wasser	68,2	78,5
Trock. Rückst.	31,8	21,5
Asche	0,509 (1,5)[1]	0,88 (4,09)
Ca O	0,12 (0,37)	0,16 (0,74)
P_2O_5	0,135 (0,42)	0,006 (0,027)

Diese Zahlen zeigen, daß die Knochen in hohem Maße ihres Kalks beraubt sind, der hauptsächlich in die Lungen (größere Zahlen der Kalkmenge finden sich nur im Falle Chiaris — bis

[1]) Die eingeklammerten Zahlen stellen die zum trockenen Rückstand berechneten % vor.

45,53% Asche nach Bamberger), in den Magen (auf dessen Analyse wurde leider verzichtet), in die Därme, Nieren, in die Milz und in die Gefäße anderer Organe transportiert wurde.

Was die Ursachen der vorzüglich in den Lungen und der Magenschleimhaut stattgehabten Kalkablagerungen anbetrifft, so muß diese Frage offen bleiben; es liegt nur eine Vermutung nahe, daß die Kalksalze, mit denen im Knochensystem das Blut sich angereichert hat, sofort die Neigung äußern, auszufallen, nachdem der Blutstrom das Herz passiert hat, weswegen der kleine Kreislauf als Speicher dienen muß, um so mehr als das Blut in den Lungen schnell seine Kohlensäure verliert und mehr alkalisch wird; um dieselbe Reaktionsänderung handelt es sich in der Magenschleimhaut bei Abscheidung freier Salzsäure. Die Gefäße, welche sich mit dem mit Kalksalzen gesättigten Blute unmittelbar berühren, (nämlich Arterien) müssen den Kalkinkrustationen in erster Linie Platz geben, was auch tatsächlich geschehen ist. Hier ist es interessant anzufügen, daß die Aorta, wie aus der Tabelle V hervorgeht, eine Ausnahme von der Regel darbot und weniger kalkhaltig war, als eine zur Kontrollanalyse bei einer Typhuskranken (desselben Alters) aufgehobene.

Es wurde schon mehrmals erwähnt, daß typisches multiples Myelom sich durch Bence-Jonessche Albumosurie dokumentiert. Auf die große differentiell-diagnostische Bedeutung dieses Symptoms zum Unterschied der Myelomatose von der Osteomalazie wurde noch von Kahler hingewiesen; später wurde diese Tatsache seitens vieler Forscher bestätigt (Kalischer, Seegelken, Buchstab und Schaposchnikoff, Jochmann und Schumm, Verebély, Gluzinski und Reichenstein u. a.); ja sogar oft zur Stellung der Diagnose auf Myelom bei Lebzeiten benutzt (Rosin, Wright, Ellinger, Buchstab und Schaposchnikoff, Bozzolo, Paget Moffat, Barr, Bradshow, Hamburger (2 Fälle), Parkes Weber, Donetti Conti u. a.). Die Diagnose fand bei der Sektion volle Bestätigung.

Eine Zusammenfassung aller Fälle konstanter Albumosurie, welche von Buchstab und Schaposchnikoff, Parkes Weber, Paget Moffat, Askanazy u. a. unternommen wurde, hat zum Schlusse geführt, daß reichliche Albumosurie fast stets auf Myelomatose hinweist, und daß in dem Falle, wo sie während der ganzen Krankheit wirklich ausbleibt, die Affektion des Knochenmarks durch Myelome zweifelhaft sein darf (siehe den Fall von Collins z. B.); wenn dagegen Albumose in großen Mengen ausgeschieden wird, so ist mit vollem Recht eine diffuse pathologische Hyperplasie des Knochenmarks oder Tumorbildungen zu vermuten, selbst wenn während des Lebens Symptome einer anderen Erkrankung in den Vordergrund getreten wären.

Zu derartigen Fällen gehören: die Beobachtung Askanazys: lymphatische Leukämie myelogenen Ursprungs, doch mit Knochenmarkhyperplasie, die zu Osteoporose und Rippenbrüchen geführt hatte; dann ein Fall von Myxödem, der von Filz beschrieben worden ist. In unserem Falle wurde Myelomatose von zweifelloser Albumosurie begleitet, die, wäre ihr zur rechten Zeit gebührende Aufmerksamkeit geschenkt worden, zum Ausgangspunkte einer frühen und sicheren Diagnose hätte dienen können, nämlich in einer Krankheitsperiode, wo weder objektive noch subjektive Symptome eine Knochenaffektion zu vermuten rechtfertigten.

Schlußfolgerungen.

1. Unter dem Namen Myelom des Knochenmarks wird eine multipel auftretende Hyperplasie irgendeines Zelltypus der Knochenmarkelemente verstanden, wobei alle anderen Knochenmarkzellen durch diesen in Vermehrung begriffenen Zelltypus verdrängt werden. Die Myelome geben nie Metastasen in andere Organe.

2. Die Myelome bilden sich in den Rumpfknochen (Brustbein, Rippen, Claviculae, Wirbel, Becken, Schulterblatt, Schädel, selten im Oberarm und Oberschenkelknochen) entweder in Form knotiger Geschwülste, oder diffus. Die ersten grenzen an gewöhnliche Lymphosarkome an, die letzten an Knochenmarkhyperplasien bei myelogenen Leukämien (und Pseudoleukämien).

3. In histologischem Sinne zerfallen die Myelome in a) Lymphozytome, b) Myelome, c) Plasmozytome oder Plasmome und d) Erythroblastome.

4. Myelome besitzen stets die Fähigkeit den Spongiosaknochen einzuschmelzen; dieser Schwund der Spongiosa wird zuweilen von Kalkmetastasen in die Lungen, den Magen, die Nieren, die Därme und andere Organe begleitet.

5. Echte Myelome gehen stets (mit wenigen Ausnahmen) mit Bence-Johnesscher Albumosurie Hand in Hand und haben darin ihren differentiell-diagnostischen Unterschied von der Osteomalazie und von den Systemerkrankungen des Blutes und der blutbildenden Organe.

6. Die Myelome befallen ältere Subjekte, viel öfter Männer und führen stets zu mehr oder weniger starker sekundärer Anämie.

Literatur.

Außer der bei Jellinck, Z. klin. Diagn. u. pathol. Anat. d. multiplen Myeloms in Virchows Archiv Bd. 177 S. 96, 1904 angegebenen Literatur ist noch die nachstehend angegebene zu beachten.

Aschoff, Ein Fall von Myelom. Münch. med. Wschr. 1906, S. 337. — Askanazy, Üb. d. diagnost. Bedeut. d. Ausscheidung d. Bence-Johnesschen Körpers durch d. Harn. D. Arch. f. klin. Med. Bd. 68, 1900, S. 34. — Bechtold, Üb. d. multiple Myelom. I.-Diss., Würzburg 1902. — Buchstab u. Schaposchnikoff, Diffus. Myelom d. Rumpfknoch. nebst typ. Albumosurie als charakterist. diagnost. Symptom. Russ. Arch. f. Path. 1899 (Russisch). — Collins, Multiple Myeloma. Med. Record 67, 1905, S. 641. — Conti, Albumosuria e neoplasie sistemat. delle Ossa. La Clin. med. Ital. 1902, p. 211—247; zit. nach Parkes Weber. — Davidsohn, Fragmentation d. elast. Fasern. Virch. Arch. Bd. 160, 1900, S. 538. — Dick, A case of multiple Myeloma. Transact. of the Chicago path. Soc. 6, 1904, S. 168. — Doering, Beitr. z. Lehre v. d. idiopath. Osteopsatyrosis. D. Ztschr. f. Chir. Bd. 77, 1905, S. 284. — Donetti, Sulla malattia di Kahler. Riv. Crit. di Clin. Med. 1901, S. 789; zit. nach Parkes Weber. — Funkenstein, Ein Fall von multiplem Myelom. I.-Diss., Straßburg 1900. — Gluzinski u. Reichenstein, Myeloma u. Leucaemia lymphat. plasmocellul. Wien. klin. Wschr. 1905, S. 336. — Grohe, Üb. Kalkmetastase. Virch. Arch. Bd. 13 S. 277. — Grosch, Multiple Myelome d. Schädeldaches. I.-Diss., München 1905. — Hamburger, Two exemples of Bence-Johnes' Albumosuria assoc. with multiple Myeloma. John Hopkins Hosp. Bull. XII, 1901. S. 38. — Hascovec, Sur la calcification endoyen des poumons. Arch. bohême IV, H. 3. — Helly, K., D. hämatopoet. Organe in ihren Bezieh. z. Pathol. d. Blutes. Wien 1906. — Herrick and Hektoen, Myeloma; report of a case. Med. News 1894, S. 239. — Hlava, Z. Ätiol. d. Lungenverkalk. Wien. med. Blätt. 1882, Nr. 36—38. — Hoffmann, Üb. d. Myelom m. bes. Berücksicht. d. malignen Plasmoms. Zieglers Beitr. Bd. 35 S. 317. — Derselbe, Üb. Myelomatose, Leukämie u. Hodgkinsche Krankh. Arch f. klin. Chir. Bd. 79, 1906, S. 384. — Kalischer, Ein Fall v. Ausscheid. d. Bence-Johnesschen Eiweißkörp. durch d. Urin b. Rippenmyelomen. D. med. Wschr. Bd. 27, 1901. — Kischensky, Üb. Kalkablag. i. d. Lungen u. i. Magen. Mediz. Obozrenie Bd. 54, 1900, S. 849 (russisch). — Kockel, Üb. d. Kalkinkrustation d. Lungengew. D. Arch. f. klin. Med. Bd. 64, 1899. — Küttner, Ein Fall v. Kalkmetastase. Virch. Arch. Bd. 55, 1872. — Lubarsch, Z. Myelomfrage. Virch. Arch. Bd. 184 S. 213. — Marchand, Fall v. allgem. Markhyperplasie m. Schwund d. Knochensubst. D. med. Wschr. 1886, S. 486. — Menne, Z. Kenntn. d. Myelomzellen. Virch. Arch. Bd. 183 S. 115. — Occhi, C. degli, Multiple Sarkomatose d. Knochen. Mailand 1907. Ref. D. med. Wschr. 1908, S. 1201. — Paget Moffat, Myelopathic Albumosuria. The Lancet 1905, S. 207. — Quackenboss, Multiple Myeloma with involvement of the orbit. Journ. of med. res., 15, 1906, S. 261. — Runeberg, Ein Fall v. medull. Pseudoleukämie. D. Arch. f. klin. Med. Bd. 33, 1883. — Scheele u. Herxheimer, Üb. einen bemerkenswert. Fall v. multiplem Myelom. Ztschr. f. klin. Med. Bd. 54, 1904, S. 57. — Senator, Üb. lymphadenoide u. aplast. Veränder. d. Knochenmarks. Ztschr. f. klin. Med. Bd. 54, 1904. — Sorge, Üb. einen Fall v. Bence-Johnesschem Körp. b. Erkrank. d. Rumpfskeletts. I.-Diss., Jena 1900. — Spiegelberg, Beitr. z. Kenntn. d. multipel auftret. Knochensarkome. I.-Diss. Freiburg 1894. — Sternberg, Z. Kenntn. d. Chloroms. Zieglers Beitr. Bd 37, 1905, S. 437. — Süssmann, Üb. einen neuen Fall v. multipler Myelombild. verbund. m. hochgrad. Albumosurie. I.-Diss., Berlin 1897. — Verebély, Üb. d. Myelom. Beitr. z. klin. Chir. Bd. 48, 1906, S. 614. — Vignard et Gallaverdin, Du myélome multiple des os avec albumosurie. Rev. de chir. 27, 1903, S. 91. — Virchow, Kalkmetastasen. Virch. Arch. Bd. 8, 1855, S. 103. — Derselbe, Kalkmetastasen. Virch. Arch. Bd. 9, 1856. — Weiss, Üb. einen Fall v. Myelom d. Darmbeins m. Metastasenbild. I.-Diss. München 1905.

VIII.

Über einen Fall von akuter großzelliger lymphatischer Leukämie mit generalisierter Hauterkrankung.

(Aus der Dermatologischen Klinik und aus dem Pathologischen Institute der Universität Bern.)

Von

Frau Dr. med. Rahel Rodler-Zipkin (Nürnberg),

gewes. II. Assistentin am Pathologischen Institute und Volontärassistentin an der Dermatologischen Klinik der Universität Bern.

Obschon seit der Entdeckung der Leukämie durch Virchow (1845) mehr als 60 Jahre verflossen sind, blieben einzelne Fragen in der Pathologie dieser Krankheit noch bis zur Stunde strittig.

Ist auch die Auffassung der Leukämie als einer primären parenchymatösen Bluterkrankung, wie sie Biesiadecki und Löwit gehabt haben, als allgemein verlassen zu betrachten, so herrscht doch noch keine vollständige Einigkeit unter denjenigen Autoren, die den Schwerpunkt der Leukämie in die Veränderungen der hämatopoetischen Organe verlegen. Es mehren sich die Fälle, die in den Rahmen der von Ehrlich-Pinkus einerseits, Neumann-Pappenheim andererseits aufgestellten Theorie der Leukämie nicht ganz hineinpassen. Das veranlaßte Sternb e r g neben der lymphatischen Leukämie ein neues Krankheitsbild unter dem Namen „Leukosarkomatose" aufzustellen und W o l f f, den Typus einer „Lymphoidzellenleukämie" einzuführen. Noch weiter geht B a n t i, der auf Grund seiner langjährigen Arbeit auf diesem Gebiete zu dem Resultate kommt, daß die Leukämie in die Kategorie der malignen Tumoren gehöre; er sieht sie als eine „systematische lymphadenoide Sarkomatose der lympho- und hämatopoetischen Organe an". Infolge dieser Meinungsdifferenzen ist es noch immer berechtigt neue kasuistische Beiträge zu liefern, wenn sie irgend etwas Außergewöhnliches darbieten. Der von mir zu beschreibende Fall hat, wie das Folgende lehren wird, mehrere solche Eigentümlichkeiten.

A n a m n e s e. Die Eltern der 41 jährigen Frau sind früh an einer schleichenden Krankheit (Tuberkulose?) gestorben. Ihr einziger Bruder verunglückte als Kind. Pat. selbst litt nach den Angaben ihres Gatten und einer Freundin als Kind häufig an „Gallenerbrechen" und war immer sehr zart und kränklich. Ihr Teint war stets blaß gelblich. Mit 18 Jahren wurde Pat. wegen einer Geschwulst am Rücken operiert, deren Natur nicht eruiert werden konnte. In den späteren Jahren hat sich ihre Gesundheit etwas gekräftigt. Von Zeit zu Zeit soll sie indessen noch Anfälle von allgemeiner Müdigkeit und Schwindel gehabt haben. Außerdem litt sie manchmal auch an Magenkrämpfen, Gelbsucht und galligem Erbrechen. In den letzten 10 Jahren zeigten sich vorübergehend rote Flecke und Schuppung mit intensivem Jucken an den Händen, an der Kopf- und Gesichtshaut. Diagnose des Arztes: trockenes Ekzem. Im Verlaufe des Sommers besserte sich dieses Übel. Der Herbst und Winter brachten Verschlimmerung. Vor 5 Jahren heiratete Pat. Im ersten Jahre ihrer Ehe war sie längere Zeit krank: es trat Fieber mit allgemeiner Rötung und Abschuppung der Haut unter starkem Jucken ein. Die Beine schwollen an. Allmählich besserte sich der Zustand. Vor 2½ Jahren wurde sie von einem ausgetragenen und äußerlich normal aussehenden, aber toten Kinde durch Kaiserschnitt entbunden. Pat. verließ zwar nach 2 Wochen das Bett, litt jedoch seither stets an großer Schwäche und Abgeschlagenheit. Die Hauterscheinungen nahmen wieder zu: es trat von neuem auffallende, leicht bräunliche Rötung mit starkem Jucken und Abschuppung auf. Am 23. März 1905 verspürte Pat. während eines Spazierganges eine schmerzhafte Müdigkeit in den Beinen, besonders links, so daß sie fast glaubte, „Ischias" zu haben. Die Schmerzen nahmen zu und waren in der dritten Woche sehr stark. In der Zeit zwischen 12. und 16. April ist Pat. gefallen und hat sich dabei das linke Knie verletzt. Es stellte sich darauf eine Schwellung des linken Unterschenkels ein, die dann auch den Oberschenkel ergriff. Am 18. April bildete sich in der linken Kniekehle eine Fistel, aus der sich sehr reichlich blutiger Eiter entleerte. Unter Kamillenumschlägen soll der Ausfluß sowie die Schwellung des Beines etwas abgenommen haben. Da der Allgemeinzustand sich immer mehr verschlimmerte und die Schwellung auch den Rumpf ergriff, wurde der Arzt wiederum konsultiert. Der Bericht desselben (etwa 3 Wochen vor dem Exitus der Pat.) lautet wie folgt: „Das Ekzem hatte sich bereits über den ganzen Körper ausgedehnt, mit zahlreichen Rissen und Schrunden der Epidermis und mit auffällig tiefgehender ödematöser Durchtränkung und Anschwellung des Coriums und des Unterhautzellgewebes. Am linken Schenkel entleerte sich etwas oberhalb der Kniekehle ein Abszeß infolge einer phlegmonösen Entzündung. Das Übel blieb seither stationär. Am Oberkörper nahm die Schwellung etwas zu. Gleichzeitig bildete sich Aszites geringen Grades aus. Kein Fieber. Keine Albuminurie. Die äußeren Lymphdrüsen, namentlich in der Inguinal-, Axillar- und Submaxillargegend, schwollen sehr stark an. Die Haare fielen rapid aus. Es bildete sich deutlicher Ikterus aus. In den letzten Tagen traten noch erhebliche Bewußtseinsstörungen auf." Auf ärztlichen Rat wurde Pat. ins Spital gebracht, wo sie am 26. Mai 1905 in die Dermatologische Klinik aufgenommen wurde.

Status praesens: Pat. macht den Eindruck einer Moribunden, obwohl sie nicht völlig bewußtlos ist und auf lautes Zurufen reagiert. Augen trübe. Pupillen reagieren. Beschleunigte Atmung unter Röcheln. Allgemeiner Ernährungszustand ziemlich gut. Ödeme der unteren Extremitäten. Starke ikterische Verfärbung von Haut, Schleimhäuten und Skleren. Der Ikterus verdeckt beim ersten Anblick fast ganz die doch unzweifelhaft vorhandene diffuse Rötung des gesamten Körpers. An den Handrücken ist die Haut atrophisch, ohne besondere entzündliche Erscheinungen; die Atrophie geht nach oben zu in eine derbe Infiltration über, welche überall am Rumpf und an den Extremitäten vorhanden ist. Die Haut ist trocken, pergamentartig. Überall starke Schuppenbildung, fein kleienförmig auf dem Kopfe, mehr lamellös am Rumpf und an den unteren Extremitäten (besonders links). Die Schuppen sind trocken, an den Rändern abgehoben, leicht abkratzbar; beim Kratzen tritt nicht leicht Blutung ein. Starke Hyperkeratose von verrukösem Charakter an den Plantis pedum. Totale Alopezie der vorderen und seitlichen Partien des Kopfes, ganz dünner Haarwuchs auf dem Scheitel. Kratzeffekte mit blutigen Krusten über den ganzen Rumpf verbreitet und ganz besonders stark an den unteren Extremitäten. Sonst keinerlei Effloreszenzen. Kein Nässen. Nagelfalze höckerig, unregelmäßig zerklüftet. Nagelplatten glatter, jedoch teilweise aufsplitternd.

Fistel in der linken Kniekehle, aus der sich reichlich dünne, intensiv gelbe Flüssigkeit entleert.

Abdomen stark aufgetrieben, Dämpfung in den abhängigen Partien: Aszites. Milz deutlich palpabel; sie überschreitet den Rippenrand um 1 cm. Leber: handbreit unter dem Rippenbogen mit deutlich fühlbarem, ziemlich festem Rande.

Die palpablen Lymphdrüsen stark geschwollen, nicht besonders hart, auf Druck nicht schmerzhaft; es sind speziell vergrößert: die post- und präaurikularen, zervikalen, submaxillaren, supraklavikularen (besonders links), axillaren, kubitalen, inguinalen und femoralen (besonders links).

Lunge und Herz ohne besonderen Befund.

Puls klein, 92.

Temperatur konnte wegen Unruhe der Pat. nicht gemessen werden.

Urin wurde nicht aufgefangen, da Pat. unter sich ließ.

Blutbefund: 3 300 000 rote, 44 000 weiße Blutkörperchen.

Hämoglobin 60% (nach Sahli gemessen).

Am 27. Mai um 3½ Uhr morgens ist der Exitus letalis eingetreten.

Die Sektion wurde von mir noch am gleichen Vormittage im Pathologischen Institute gemacht. Ich gebe den folgenden Auszug: Mittelgroßer Körper. Mittlere Ernährung. Livores nicht stark ausgebildet. Hochgradige ikterische Verfärbung der Haut und Konjunktiven. Abdomen etwas aufgetrieben. Panniculus mäßig entwickelt, deutlich gelb. Pektoralis von guter Entwicklung, Farbe und Transparenz. Zwerchfell beiderseits im 3. Interkostalraume. Leberrand in der Nabelhöhe.

Milz in großer Ausdehnung sichtbar. Därme von mittlerer Weite. Serosa glatt, glänzend. In der Bauchhöhle ½ l stark gelber, klarer Flüssigkeit. Omentum majus mit der vorderen Bauchwand in großer Ausdehnung verwachsen. Harnblase leer. Lungen wenig kollabiert und retrahiert. Pleurahöhlen: keine Flüssigkeit, keine Adhäsionen. Herzbeutel: einige Kubikzentimeter klarer Flüssigkeit.

Herz klein. Konsistenz l. herabgesetzt, r. gut. Venöse Ostien normalweit. Inhalt: wenig dunkelrotes, flüssiges Blut. Klappen ohne Veränderung. Endokard ikterisch. Wanddicke l. 8 bis 9, r. 2 bis 3 mm. Muskulatur leicht ikterisch, transparent. In der Mitte der hinteren Fläche des l. V. ein 2 bis 3 mm im Durchmesser haltendes, ikterisch verfärbtes, mäßig transparentes Knötchen, das ½ mm tief in die Muskulatur eindringt. Gegen die Spitze zu ein ähnliches Knötchen. Gewicht 245 g. Die Halsorgane wurden (mit Rücksicht auf die Angehörigen) bloß zwischen Zungenbein und Larynx durchschnitten und herausgenommen. Das Gehirn konnte nicht seziert werden. Larynx und Trachea: Mukosa etwas ikterisch, sonst nichts Besonderes. In der Mukosa des Sinus pyriformis beiderseits je zwei 5 mm große, leicht verschiebliche, symmetrisch liegende graue, mäßig transparente Knötchen. Ösophagus, Thyreoidea ikterisch, sonst ohne Befund. Gewicht der letzteren 27½ g. Aorta ikterisch. Lungen von mittlerem Volumen und gutem Luftgehalt. Nur in den hinteren unteren Partien ist er etwas herabgesetzt. Schnittfläche: man kann klare, schaumige, ziemlich stark blutige Flüssigkeit abstreifen; Schnittfläche nachher deutlich gelb, glatt, glänzend. Gewebe etwas fester als in der Norm, leicht zu komprimieren. Bronchien ohne Befund.

Milz 22 : 14 : 5 cm groß; Gewicht 1150 g. Serosa glatt, gespannt. Schnittfläche: Pulpa von dunkelroter Farbe mit ziemlich dicht stehenden grauen, mäßig transparenten, runden Knötchen, meistens von der Größe der Follikel, seltener etwas größer oder auch kleiner. Daneben kürzere und längere, teilweise verzweigte, ziemlich breite Stränge von gleicher Beschaffenheit wie die runden Knötchen. Trabekel deutlich. ziemlich stark auseinandergedrängt. Akzessorische Milz 4 : 2½ : 3 cm groß, vom gleichen Aussehen.

Nebennieren: Rinde fettarm.

Nieren etwas vergrößert. Form und Konsistenz normal. Schnittfläche etwas gelb. In einer Markpyramide der l. Niere ein 1 mm großes graues Knötchen. Gewicht 350 g. In der Vena cava inferior etwas flüssiges Blut. Magen, Duodenum ohne Befund.

Ductus choledochus bis zur völligen Undurchgängigkeit durch ein ihm anliegendes großes Drüsenpaket komprimiert.

Leber sehr groß. Gewicht 3840 g. Durch die Serosa schimmern mehrere kleine, graue Knötchen durch. Schnittfläche: Centra sehr schmal, blaß, hie und da konfluierend. Peripherie sehr breit, von grauweißlicher Farbe. Furchen der Glisson'schen Scheiden nur stellenweise erkennbar. Im Gewebe zahlreiche ½ bis 1 cm große, von der Umgebung scharf abgesetzte grauweißliche Knoten. Die Leberzeichnung fehlt in denselben oder ist nur angedeutet.

Gallenblase stark geschrumpft, mit sehr wenig dunkelgelber Galle.

Pankreas, Aorta abdom. nur ikterisch verfärbt, sonst o. B.

Darm: Inhalt in ganzer Ausdehnung grau, ziemlich dünn, nur im unteren Teile des Dickdarmes etwas mehr breiig.

Harnblase, Genitalien normal.

Knochenmark des Femur von grauer Farbe und mittlerer Konsistenz. Compacta von normaler Beschaffenheit. Periost nicht verdickt. In Rippen und Sternum Knochenmark rot.

Lymphdrüsen: fast die sämtlichen äußeren wie inneren enorm vergrößert: so die aus der Parotisgegend, am Unterkieferwinkel, die oberen und unteren Halsdrüsen. Die größten von ihnen sind 3 : 1 : 1½ cm groß, graurötlich.

Bronchialdrüsen in maximo 4 : 1½ : 1 cm groß, daneben finden sich noch zahlreiche kleinere, erbsen- bis bohnengroße. Gewebe anthrakotisch mit grauen, mäßig transparenten Inseln.

Axillardrüsen bilden von einer gemeinsamen bindegewebigen Kapsel umgebene Pakete von der Größe einer Faust. Die einzelnen Drüsen, miteinander nicht verwachsen, lassen sich isolieren und zeigen eine deutliche Nierenform. In maximo 9 : 8 : 6½, in minimo 1 bis 3 cm groß. Die größten von ihnen zeigen ein etwa ½ cm breites, 3½ cm langes, etwas eingesunkenes graues Zentrum, das gegen die Peripherie zu schmälere Septa aussendet, welche die Schnittfläche in verschieden große Lobuli zerlegen. Graugelbliche, mäßig transparente Partien wechseln mit graurötlichem Gewebe ab.

In der Inguinalgegend beiderseits sowie weiter unten finden sich ebenfalls faustgroße Drüsentumoren von gleicher Beschaffenheit wie die übrigen. Einige von ihnen zeigen deutliche Blutung.

Innere Lymphdrüsen: am Hilus der Nieren, an der Porta hepatis, längs der großen Abdominalgefäße vergrößert. In maximo 6 : 3½ : 2 cm groß.

Mesenterialdrüsen zahlreich, jedoch nicht groß (Durchmesser meist ½ bis 1 cm).

Pankreatische Drüsen stark vergrößert, in maximo 5 cm groß. Schnittfläche der inneren Drüsen gleich derjenigen der äußeren.

Fistel ½ cm weit in der Haut der linken Fossa poplitea. Sie führt in eine perimuskulär gelegene faustgroße Höhle, die nicht mit dem Gelenke kommuniziert. Inhalt: ziemlich viel graurötliche trübe Flüssigkeit, die mikroskopisch aus multinukleären Leukozyten und roten Blutkörperchen besteht. Wand der Höhle und des Fistelganges graurötlich und mit trüben, grauen, kleienartigen Belägen bedeckt. Weitere Eiterungen sowie Tuberkulose waren nicht zu konstatieren.

Der Ikterus ist beim Vorhandensein eines völlig acholischen Stuhles wohl auf Kompression des Ductus choledochus durch die ihm anliegenden stark geschwollenen periportalen Lymphdrüsen zurückzuführen. In der Literatur, und zwar in der älteren, ist derartiges bereits beschrieben.

Zur mikroskopischen Untersuchung nahm ich größte und kleinste Exemplare von fast sämtlichen Lymphdrüsenpaketen, Milz, Leber, Niere, Skelettmuskel, Knochenmark, Blut, Haut von verschiedenen Stellen des Rumpfes und des Kopfes sowie Wand der Fistel.

Fixation in Formol, in Sublimat, in Sublimat-Pikrinsäure; Einbettung in Zelloidin, in Paraffin und nach der kombinierten Methode in Zelloidin und Paraffin, mit der ganz besonders feine Schnitte zu erzielen sind.

Die Blöcke wurden in Serien- und Stufenschnitte in einer Dicke von 3 bis 15 μ zerlegt und nach den verschiedensten Methoden gefärbt, und zwar mit

1. Hämalaun + Eosin. 2. van Gieson. 3. Orzein + polychromes Methylenblau. 4. Weigert für die elastischen Fasern, 5. Methylgrün + Pyronin nach Pappenheim zur Darstellung der Plasmazellen und der Lymphozyten. Bei längerer Behandlung mit Resorzinalkohol bis zur Entfärbung des Protoplasmas heben sich die leuchtend rotvioletten Mitosen und Kernkörperchen von den blaßgrünen ruhenden Kernen sehr scharf ab. 6. Kresylechtviolett allein sowie in Kombination mit Protoplasmafärbungen. Bei genügender Reduktion sah man auch hier die Mitosen sehr deutlich. 7. Safranin, 8. Methylgrün + Säurefuchsin nach Ehrlich zur Färbung der Lymphozyten. Nimmt man etwas mehr Säurefuchsin, wird auch das Reticulum schön gefärbt. 9. Triazid nach Ehrlich. 10. Methylenblau + Eosin. 11. Giemsa. 12. Schridde: Darstellung der Leukozytengranula. 13. Perl für die Eisenreaktion des Pigmentes.

Mikroskopischer Befund.

In der Haut nehmen die weiter unten zu beschreibenden Veränderungen entweder das obere Drittel ein oder sie erstrecken sich augenscheinlich in den späteren Stadien auf die gesamte Cutis und zum Teil Subcutis.

Ich beginne mit der Schilderung der früheren Stadien, in denen die Infiltrate bloß das obere Drittel der Cutis einnehmen.

Epithel im allgemeinen ziemlich schmal. Rete Malpighi: bloß 3 bis 6 Zellreihen. Stratum cylindricum: feinkörniges braunes Pigment. Stratum granulosum: 2 bis 3 Lagen verschieden stark abgeplatteter Zellen. Keratohyalin in den stärker abgeplatteten Zellen als feinste, in den breiteren als gröbere Körnchen. An einigen Stellen setzt sich das etwa 6 Zellreihen umfassende Rete Malpighi in eine doppelt so breite Schicht fort, deren Zellen bzw. Kerne rund, stark gequollen und sehr chromatinarm sind. Protoplasma stark azidophil. Stacheln schwer zu erkennen, während sie in der darunter liegenden Schicht äußerst scharf und sogar eine Strecke weit ins Protoplasma zu verfolgen sind. Keratohyalin hier nur in Form feinster Granula. Diese Schicht geht nach beiden Seiten allmählich in das normal aussehende Stratum granulosum über. Stratum corneum ziemlich dünn, vielfach in mehreren blätterigen Lagen angehäuft und nur stellenweise parakeratotisch.

Im Epithel sind Kerne eingeschlossen, die auf den ersten Blick durch ihre Lage, Form, Größe und Chromatingehalt von denjenigen des Rete sich unterscheiden. Sie liegen in den erweiterten Saftlücken zwischen den Epithelzellen, sind biskuitförmig, schmal oval, rundlich. Die kleinsten von der Größe eines kleinen Lymphozyten, die übrigen doppelt so groß. Sie sind sehr chromatinreich bis wirklich pyknotisch, mit unregelmäßigen Rändern. Ein Protoplasmasaum ist nicht zu erkennen. Das Epithel bedeckt mit Ausnahme von ganz geringen Strecken die Oberfläche der Cutis fast gleichmäßig; es sendet also nur kleine Zapfen in die Tiefe, daher sind hier nur wenige niedrige, schmale Papillen vorhanden.

Die Cutis zeigt nur im oberen Drittel Veränderungen, die im wesentlichen in einer Einlagerung von zelligen Elementen in größeren und kleineren Herden bestehen, meistens mit Freilassung einer schmalen, subepithelialen Zone, so daß das Infiltrat nach oben zu ziemlich scharf begrenzt ist. Die kleinsten dieser Herde haben die Größe eines miliaren Tuberkels, die man wohl als Beginn der vorliegenden Hautaffektion auffassen könnte, zeigen eine deutlich perivaskuläre Anordnung. Durch Vergrößerung und Konfluenz der Herde entstehen mehr diffuse Infiltrate, die von zahlreichen Gefäßen durchsetzt sind. Nur an wenigen Stellen sind die Herde seitlich scharf begrenzt. Sie setzen sich oft in Form von längeren und kürzeren Strängen nach unten fort. Diese erweisen sich zuweilen als mit Endothel ausgekleidete Räume, welche dicht mit Zellen ausgefüllt sind.

Die die Infiltrate bildenden Zellen sind, wie der Vergleich mit intravaskulären Lymphozyten ergibt, größer als gewöhnliche kleine Lymphozyten. Ihre Kerne (meistens zwei-, manchmal sogar drei- bis viermal so groß) haben eine relativ dicke, kräftig gefärbte Kernmembran, ein weitmaschiges, stark gefärbtes

Chromatinnetz und sind rund oder oval. Manche zeigen auf einer Seite eine Einbuchtung (bis zu Hufeisenform). Zuweilen finden sich mehrere Einbuchtungen welche den Kern in zwei und mehr gleich oder verschieden große Lappen zerlegen. Diese fragmentierten Kerne gleichen den von Ehrlich abgebildeten Kernumbildungen der Lymphozyten bei akuter Leukämie. Auch Zellen mit ringförmigen Kernen kommen vor. Sie könnten mit solchen neutrophilen Leukozyten verwechselt werden, deren Kernstab zu einem Ringe umgewandelt wird, wodurch in der Mitte ein „Kernloch" entsteht. Davor schützt jedoch das basophile, ungranulierte Protoplasma und der chromatinarme Kern der ersteren. Es finden sich auch große mehrkernige Zellen, deren Kerne bald verschieden, bald gleich groß sind. Sie liegen in einem zentralen Haufen, meist so dicht, daß sie voneinander nur durch ihre intensiv dunkel gefärbte Kernmembran zu trennen sind. Unter den mehrkernigen Zellen finden sich auch solche vom Typus der Myeloplaxen und der Langhansschen Riesenzellen. Bei beiden Arten ist nach außen von den Kernen nur ein sehr schmaler Protoplasmasaum vorhanden. Die Kerne sind meistens chromatinarm, hell bläschenförmig. Das Chromatin ist in Form von spärlichen kurzen Fäden und 1 bis 3 dunkel gefärbten zentralen Knoten angeordnet. Manchmal liegt es nur an der Peripherie, so daß die Kernmembran breiter und das Kerninnere wie ausgelaugt erscheinen. Unter diesen chromatinärmeren sind auch hie und da chromatinreichere Kerne zerstreut, die immer noch heller sind als die der gewöhnlichen kleinen Lymphozyten. Das Protoplasma ist nach den verschiedensten Methoden basophil und ungranuliert. Es ist entweder äußerst schmal oder in Form eines breiteren Saumes vorhanden, dessen äußere Konturen nicht immer glatt, sondern oft mehr unregelmäßig zackig, höckerig erscheinen.

Es liegen hier zweifellos diejenigen Zellen vor, die in der Literatur keine einheitliche Deutung gefunden haben und daher von den verschiedenen Autoren verschieden bezeichnet worden sind, z. B. große Lymphozyten (Ehrlich), indifferente Lymphoidzellen (Michaelis, Wolff), unreife Zellen (Grawitz), Lymphogonien (Benda), Markzellen (Troje) usw. Ich werde mich der Kürze halber des Namens „Lymphoidzelle" bedienen.

Ferner finden sich noch vereinzelte typische Mastzellen, spärliche, verschieden große Plasmazellen mit exzentrisch gelegenem Radkern sowie Endothelkerne der Kapillaren. Eosinophile Zellen sind nicht vorhanden.

Alle diese Zellen liegen in verschieden weiten Maschen eines aus feinsten Bindegewebsfasern zusammengesetzten Netzes. Auch dort, wo die Zellen nicht zu dichten Herden angeordnet sind, in den papillären und subpapillären Partien ist das Corium sehr stark aufgelockert, ödematös und besteht aus sehr feinen Fibrillen. Hier liegen neben Bindegewebszellen auch noch vereinzelte lymphoide Zellen und bald spindel-, bald sternförmige Pigmentzellen, in deren Protoplasma ziemlich grobe hellbraune, die Eisenreaktion nicht gebende Pigmentschollen eingeschlossen sind.

In den tieferen Cutisteilen finden sich zwischen den Schweißdrüsen und um die Gefäße herum nur ganz kleine Infiltrate. Die Subcutis ist normal. Mitosen, und zwar in Monasterstadien, sind hier fast in jedem Gesichtsfelde vorhanden.

Die elastischen Fasern — sonst überall normal — sind in den Herden fast vollkommen verschwunden. Nur hier und da finden sich hier längere und kürzere, meist fein geschlängelte Fasern.

Spätere Stadien: Vom Oberflächenepithel sind hier nur kurze Strecken etwa normal gebaut, die langverzweigte Retezapfen tief in die Cutis hinabziehen und dieselbe in breite Papillen zerlegen.

Das Epithel ist stellenweise sehr dünn (nur zwei Zellreihen) von oft parakeratotischer Hornschicht bedeckt, zuweilen sogar durchbrochen, so daß die infiltrierte Cutis freiliegt. Manchmal ist es breiter und zeigt in fast sämtlichen Zellen vakuoläre Degeneration. An Stelle des Zelleibes ist eine große Vakuole vorhanden, in welcher der leicht geschrumpfte, pyknotische, runde oder stark abgeplattete Kern bald zentral, bald ganz peripher liegt. Das erinnert an die sogenannten Siegelringzellen. Auch hier sind im Epithel die erwähnten polymorphen, pyknotischen Kerne eingeschlossen. Das Epithel zeigt oft tiefe Einbuchtungen. Zum Teil handelt es sich um tiefe, mit Hornlamellen angefüllte Epithelbuchten ohne Anschluß an Haarbälge, zum Teil sind es solide Retezapfen, welche an ihrer äußeren Oberfläche kaum eine leichte Andeutung von Einbuchtung zeigen. Die Retezapfen gehen senkrecht oder nach allen Richtungen schräg und winklig gebogen in die Tiefe, haben reichliche sekundäre, stellenweise stark verästelte Sprossen, bestehen aus gleichmäßigen Stachelzellen und sind gegen die Cutis durch ein gut ausgebildetes Stratum cylindricum abgegrenzt. Die Oberfläche ist meist glatt, manchmal mehr warzig. Zwischen den Epithelzellen liegen ziemlich viele Wanderzellen. Mitosen fehlen im Epithel scheinbar ganz.

Die Cutis zeigt im oberen Drittel dicht angeordnete, ziemlich große, unregelmäßig begrenzte Infiltrationsherde, die ein fast kontinuierliches breites Band bilden. Die einzelnen Herde sind schräg, senkrecht oder horizontal zur Epitheloberfläche gerichtet, ohne sie zu erreichen. Gegen das Epithel zu sind die Herde ziemlich scharf begrenzt; nach unten zu werden die Zellen allmählich spärlicher, oder es setzen sich breitere und schmälere streifenförmige Fortsätze in die benachbarten Lymphspalten fort. In den tieferen Cutisabschnitten sind die Infiltrate nicht so dicht gelegen und daher mit unbewaffnetem Auge schon als einzelne runde oder ovale Felder zu erkennen. Sie sind meist perivaskulär, peri- und interglandulär (Schweißdrüsen) angeordnet. Die Zellen sind in einem und demselben Herde nicht immer gleichmäßig diffus verteilt; in den oberen Teilen der Cutis liegen sie sehr dicht, in kleinen Gruppen und Strängen. Manchmal gelingt es, ein diese Zellgruppen und Stränge umgebendes Endothel nachzuweisen.

Da diese Bilder denen, die P i n k u s in den Fig. 14 und 19 seiner Arbeit wiedergegeben hat, vollkommen gleichen, könnte man auch hier die auf S. 39 von ihm gegebene Erklärung verwenden — daß es sich nämlich in den Herden mit nachweisbarem Endothel um vollgepfropfte Lymphgefäße, in den andern um durch die Zelleinlagerung stark erweiterte Spalten zwischen den Cutisbündeln handeln könnte. Eine sogenannte „Stauungszone" von den gleichen Zellen am oberen Rande der Infiltrate, wie sie P i n k u s in der Fig. 10 angibt, konnte in meinen Präparaten nicht nachgewiesen werden. Aber es war eine Zusammenballung einer Anzahl von Zellen am Rande vieler, und zwar oberflächlicher, Infiltrate zu beobachten.

Im S t r a t u m s u b c u t a n e u m sind, abgesehen von einem isolierten, scharf begrenzten runden stecknadelkopfgroßen Herde, meist kleinere, immer noch mit bloßem Auge zu erkennende Infiltrate von Lymphoidzellen vorhanden. Sie liegen entweder im Bindegewebe zwischen den einzelnen Fettläppchen oder durchsetzen auch die letzteren selbst, und zwar entweder in ihrer ganzen Ausdehnung, wobei nur einzelne Fettzellen zurückbleiben oder nur partiell.

In den älteren Stadien zeigen die bereits genauer beschriebenen Lymphoidzellen verschiedenste D e g e n e r a t i o n s f o r m e n, die ich in den jüngeren Stadien fast vollkommen vermißte, die aber noch zahlreicher in Lymphdrüsen, Leber und Milz sind. Ich werde ihre genauere Beschreibung bei der Besprechung dieser Organe geben.

M i t o s e n, und zwar ebenfalls Monaster, sind hier viel reichlicher als in den jüngeren Stadien vorhanden (2 bis 3 und mehr pro Gesichtsfeld).

Das R e t i c u l u m ist auch hier sehr fein und weitmaschig. Nur in den kleineren Herden finden sich Bruchstücke von breiteren, kompakteren Bindegewebsbündeln.

Die s u b e p i t h e l i a l e n P a r t i e n zeigen ziemlich starkes Ö d e m: Bindegewebsfasern und Zellen stark aufgequollen und auseinandergedrängt, schlecht färbbar. Die kapillaren Gefäße enthalten zuweilen Lymphoidzellen. Pigmentzellen finden sich hier so reichlich, daß sie manchmal fast den alleinigen Inhalt der Papillen bilden. Vereinzelte Mastzellen, keine eosinophilen Zellen. Plasmazellen, sehr reichlich, was wohl auf begleitende Entzündung zurückzuführen ist. Ein- oder mehrkernig (bis 5 Kerne) sind sie entweder vereinzelt oder in länglichen, parallel zur Epitheloberfläche gelegenen Reihen angeordnet. Auch finden sie sich in den t i e f e r e n, ebenfalls stark ö d e m a t ö s e n Schichten der Cutis zwischen den lymphoiden Herden, den kapillären Gefäßen entlang. Die Plasmazellen zeigen hier häufig vakuoläre Degeneration (Ödem). Die S e p t a der nur wenig infiltrierten F e t t l ä p p c h e n enthalten: 1. spärliche Lymphoidzellen, 2. Plasmazellen, 3. chromatinarme ovale Bindegewebskerne, 4. spärliche mittelgroße, runde Zellen mit rundem oder leicht ovalem, chromatinarmem, exzentrisch gelegenem Kern und leicht gekörntem azidophilem Protoplasma, 5. spärliche riesenzellenartige Gebilde mit einem Durchmesser von 40 bis 60 μ, mit mehreren (5) Kernen, die zu einer exzentrisch gelegenen Gruppe angeordnet sind. Sie sind im Vergleich zum Riesenprotoplasmaleibe verschwindend klein. Diese Riesenzellen liegen entweder den das Fettgewebe durchsetzenden Herden dicht an oder isoliert in den nicht oder nur wenig infiltrierten Septen zwischen den Fettzellen. Manchmal enthalten die Riesenzellen eine große, fast zwei Drittel ihres Protoplasmaleibes einnehmende Vakuole.

Elastische Fasern sind in der von den Infiltraten freien, stark ödematösen subpapillären Schicht nur an ganz kleinen Stellen annähernd normal. Zum größten Teil fehlen sie hier fast vollkommen. Nur hier und da sieht man einige dünne Fäserchen in den stark ödematösen Papillen, nicht mehr, als in den Herden der dicht darunter liegenden Gegend. Im Vergleich zur dunklen Färbung des normalen elastischen Netzes in der tieferen, von Infiltrat frei gebliebenen Cutis ist die Färbung in den oberflächlichen Partien blaß. Nirgends sind die dunkleren, arkadenförmigen Züge mit den aufsteigenden Ästchen zu sehen, welche den normalen Papillarkörper zu durchziehen pflegen.

Elastische Fasern fehlen auch hier in den Herden fast vollkommen. Vereinzelt und meist als Bruchstücke sind sie nur in den peripheren Teilen derselben zu finden. Manchmal häufen sie sich in der Peripherie der Lymphoidzellenherde in Form einer dicken Hülle an. Die elastischen Fasern der in den Herden eingeschlossenen Gefäße und Schweißdrüsen sind gut erhalten. In den stark ödematösen Partien zwischen den Infiltraten sowie in der Subkutis sind die elastischen Fasern in ganz auffallender Weise nur äußerst spärlich vorhanden und zwar in sehr unregelmäßigen dicken Klumpen. Man bekommt fast den Eindruck, als ob hier ebenfalls Infiltrate gewesen sein müßten, welche die elastischen Fasern an ihre Peripherie verdrängt haben und daß nach Schwund der zelligen Elemente die elastischen Fasern in dieser Anordnung liegen geblieben sind.

Über die Gefäße in den Infiltraten will ich an dieser Stelle bloß bemerken, daß sie alle möglichen Übergänge von eben beginnender bis zu vollkommener Durchsetzung ihrer sämtlichen Wände mit Lymphoidzellen zeigen. Im letzteren Falle sind sie als Gefäße nur noch nach dem Verlaufe der, wenn auch stark auseinandergedrängten und exzentrisch verlagerten elastischen Fasern zu erkennen. Da die Gefäße die gleichen Befunde auch in den übrigen Organen zeigen, so werde ich zusammenfassend weiter unten darauf noch näher eingehen. Betreffs der übrigen Bestandteile der Haut erwähne ich nur kurz, daß in der Rumpfhaut, die eben beschrieben ist, nirgends etwas von Talgdrüsen oder Haarfollikeln zu sehen war. Die musculi arrectores pilorum sind ziemlich reichlich vorhanden und von Infiltraten frei. Die Schweißdrüsen sind nur stellenweise vollkommen in die Infiltrate eingebettet und, zwar ohne daß ihre Wände irgendeine Schädigung erlitten haben. Die elastischen Ringe, sowie die bindegewebige Membrana propria sind noch gut erhalten, so daß sie, wenn auch durch die Infiltrate stark komprimiert, an diesen noch erkannt werden können. Die Nerven sind meist frei. Nur an einer Stelle konnte man ein Eindringen von spärlichen Lymphoidzellen aus einem dem Nerven dicht anliegenden Infiltrate in die bindegewebigen und elastischen Fasern des Perineuriums konstatieren.

Die Kopfhaut zeigt die gleichen Verhältnisse: hier sind es ebenfalls verschieden große, unregelmäßig begrenzte Herde, die oft um die sehr spärlichen Haarbälge gruppiert sind, ohne in dieselben einzudringen.

Die Lymphoidzellen sind hier denen der Rumpfhaut gleich, nur zeigen ihre Kerne etwas weniger Degenerationsformen. Plasma- sowie eosinophile Zellen fehlen hier.

Mitosen und zwar Monaster sind in den Herden ziemlich reichlich.

Das Epithel ist hier ziemlich stark verdünnt, die Hornschicht hingegen breit.

Zusammenfassung des histologischen Hautbefundes.

In den jüngeren Stadien ist nur das obere Drittel, in den älteren fast die gesamte Kutis sowie teilweise auch die Subkutis mit großen, außerordentlich polymorphen, ungranulierten, basophilen Zellen durchsetzt. Unter den letzteren finden sich auch echte Riesenzellen vom Myeloplaxen- sowie Langhansschen Typus. Die Zellen sind entweder mehr diffus oder herdweise, und zwar in den jüngeren Stadien sehr oft perivaskulär angeordnet. Sie verdrängen das kollagene, elastische Gewebe und die Gefäßwände fast vollkommen. Meistens lassen sie das papilläre und teilweise auch das subpapilläre Gebiet frei. Die große Zahl der Mitosen in den Herden spricht für Proliferationsfähigkeit der Lymphoidzellen in denselben.

Die Wand der Fistel stellt ein gefäßreiches Granulationsgewebe dar, das zahlreiche polymorphe, protoplasmareiche Fibroblasten, große und kleine Plasmazellen und multinukleäre Leukozyten enthält. Die Kerne der letzteren zeigen oft Karyorrhexis und Chromatolysis. Ferner finden sich hier Lymphoidzellen, teils zerstreut, teils in kleineren und größeren perivaskulären Herden, besonders in den tieferen Schichten des Granulationsgewebes, sowie im anliegenden Fettgewebe. Die Gefäße in den Herden zeigen auch hier die gleichen Verhältnisse wie in der Haut.

Lymphdrüsen: Die kleinsten wie die größten weisen die gleichen Veränderungen auf. Die normale Struktur ist überall vollkommen verwischt. Das Gewebe ist von denselben Lymphoidzellen, wie wir sie von den Hautinfiltraten her kennen, mehr gleichmäßig durchsetzt. Man kann weder Follikel noch Markstränge, noch Sinus erkennen. Die Drüsen sind von einer bindegewebigen Kapsel umgeben, von der kürzere und längere Septen ins Innere abgehen. Manchmal sind sie in ihrer ganzen Länge von **Septen** durchsetzt. In manchen z. B. hühnereigroßen Drüsen ist ein etwa 3 cm langer, ½ cm breiter, mehr zentral gelegener von zahlreichen Gefäßen durchsetzter fibröser Streifen vorhanden. Die Septen lösen sich in ein bald feineres, bald dickeres Retikulum auf.

Elastische Fasern sind nur in den Gefäßen, in der Kapsel und in den Trabekeln vorhanden.

Die Lymphoidzellen liegen in verschieden weiten Maschen eines zarten Retikulums. Sie durchsetzen Kapsel, Trabekel, anliegendes Fettgewebe und Gefäßwände. Durch das Eindringen der Lymphoidzellen werden die bindegewebigen und elastischen Fasern sehr stark auseinandergedrängt; die Enden der Trabekel sehen wie zerfetzt aus. In manchen Drüsen überwiegen die kleineren Lymphoidzellen, die etwa zweimal so groß sind, wie die roten Blutkörperchen, in anderen die drei- bis fünfmal so großen Exemplare. Die Kerne in Ein- und Mehrzahl sind in allen diesen Zellen entweder rund oder äußerst polymorph. Sie zeigen hier besonders reichlich die bereits erwähnten **Degenerationsformen**. Darunter sind 1. die von **Hindenburg** beschriebenen und in der Taf. II⁰, Fig. 11 bis 15 abgebildeten **traubenförmigen** Zerfallsformen reichlich vertreten. So waren sie in einer taubeneigroßen zervikalen Drüse so häufig, daß ungefähr jeder dritte Kern diese Eigentümlichkeit aufwies.

Die einzelnen Trauben, resp. Kolben, die durch schmälere und breitere Chromatinbrücken miteinander verbunden sein können, sind sehr verschieden groß. Die Kernfragmente sind zum Teil gleichmäßig pyknotisch, während in anderen das Chromatin nur gegen den Rand zu verschoben ist und die Mitte wie eine Vakuole aussieht.

2. **Pyknotische Kerne mit Knospenbildung**. Die Knospen sind breitbasig oder gestielt und erreichen oft im letzten Falle den äußersten Rand des Protoplasmas.

3. **Partieller Kernzerfall**: im Protoplasma neben einem größeren pyknotischen Kerne noch feinste Chromatinbröckel.

4. **Totaler Kernzerfall** in zahlreiche verschieden große runde und längliche im Protoplasma gleichmäßig verteilte Fragmente. Sie sind entweder alle in ihrer ganzen Ausdehnung pyknotisch oder karyolytisch; oder nur zum Teil pyknotisch und zum Teil hell, wie ausgelaugt.

5. **Kernwandhyperchromatose** von **Schmaus** und **Albrecht**, wobei das verdickte Chromatin in Form von Körnchen der Kernmembran dicht anliegt.

Typische kleine Lymphozyten fehlen in den meisten Drüsen fast vollkommen; in anderen sind sie nur in kleinen disseminierten Herden vorhanden. Ferner finden sich in den Drüsen noch spärliche multinukleäre neutrophile, eosinophile und Mastzellen und runde und längliche **Riesenzellen** mit einem Durchmesser von 40 bis 70 μ (nach **Langhans**schem oder myeloplaxem Typus). In einigen Drüsen vereinzelt, in anderen große Gruppen bildend. (In einer walnußgroßen Retroperitonealdrüse konnte ich bis 70 Riesenzellen in einem Gesichtsfelde zählen.)

Ich fand sie, wenn auch vereinzelt, in kapillaren Blutgefäßen neben Erythrozyten, uninukleären Leukozyten und Übergangszellen. Neben diesen mehrkernigen Riesenzellen finden sich auch solche, die einen vielfach gelappten Riesenkern zeigen und so mehr den Megakaryozyten des Knochenmarkes gleichen.

Mitosen finden sich in großer Menge in fast allen Drüsen. Es sind meist gut erhaltene Monaster neben vereinzelten Diastern. Die Zellen mit Mitosen erscheinen größer, zuweilen von der Größe einer Riesenzelle. Das Protoplasma der mitotischen Zellen ist heller und mehr aufgelockert als in den ruhenden Zellen — ein Befund, der vollkommen demjenigen gleicht, den ich bei den Kernteilungsfiguren der Hauptzellen der Krypten des Dünndarms bei Inuus Rhesus bereits beschrieben habe. (Anat. Hefte Bd. 23. Heft 71. 1903.)

Nicht immer lassen sich die einzelnen Chromosomen wegen ihrer dichten Lagerung gut erkennen. Wenn sie nicht so dicht liegen, kann man zuweilen noch sehen, wie in einer Mitose neben gut erhaltenen Chromosomen auch solche vorhanden sind, die in kleine unregelmäßige Stücke zerfallen sind. Die Mitosen sind in verschiedenen Drüsen verschieden reichlich und in einer und derselben sehr ungleichmäßig verteilt. Manchmal sind sie so zahlreich, daß sie schon bei schwacher Vergrößerung mit Safranin als leuchtend purpurrote Haufen von den hellrosa gefärbten ruhenden Kernen scharf zu unterscheiden sind. So konnte ich z. B. in einer pflaumengroßen Inguinaldrüse in 100 Gesichtsfeldern (die Mitosen wurden mit $^1/_{12}$ Ölimmersion, Okul. 3 Leitz, Tubushöhe 16 mm gezählt) 890 Mitosen finden. Im Mittel 9 pro Gesichtsfeld (zwischen 2 und 30 und sogar 60; im Minimum waren in einer Drüse auf 100 Gesichtsfeldern 225). Es wurden nur die großen Lymphoidzellen und nie die kleinen Lymphozyten in Teilung begriffen gesehen.

Milz. Es wechseln bei Färbung nach van Gieson dunkelbraune zellreiche mit hellgelben zellärmeren Partien ab. In den ersteren finden sich ausschließlich die großen Lymphoidzellen. Die hellgelbe Farbe der zellarmen Partien wird durch die starke Einlagerung von roten Blutkörperchen bedingt. Die Menge der letzteren steht in umgekehrtem Verhältnisse zu der der kernhaltigen Elemente. Je reichlicher die letzteren sind, um so spärlicher die roten Blutkörperchen und umgekehrt. Auch hier bestehen die Zellen aus denselben lymphoiden Elementen, die bereits geschildert sind. Sie bilden hier lange, ziemlich breite unregelmäßig verzweigte Stränge, die sich durch mehrere Gesichtsfelder verfolgen lassen. Sehr oft umgeben sie die Trabekel, dringen in die Substanz derselben ein und lagern sich in parallelen Reihen in den weiten Räumen zwischen den stark auseinander gedrängten kollagenen sowie elastischen Fasern, wodurch die letzteren besonders an den Enden, wie in den Lymphdrüsen, stark aufgefasert werden. Die Lymphoidzellen durchsetzten auch partiell oder total die Wände der Blutgefäße, besonders der trabekulären. Ferner nehmen sie die Stelle der Follikel unter totaler Verdrängung der kleinen Lymphozyten ein. Entsprechend der Form der Follikel bilden die Lymphoidzellen hier kleine runde Herde. Durch Konfluenz mehrerer solcher Herde entstehen längliche Stränge, deren ursprüngliche Anordnung in Follikel nur an den in gewisser Entfernung voneinander gelegenen Follikullararterien zu erkennen ist. Auch in der Pulpa bilden die Zellen ziemlich dicht angeordnete kleine runde Herde von der Größe eines Miliartuberkels. In den rote Blutkörperchen enthaltenden Partien sind ebenfalls große Lymphoidzellen vorhanden. Ferner sind noch die, bei den Lymphdrüsen genauer beschriebenen Kerndegenerationsformen, mehrkernige Riesenzellen, megakaryozytenähnliche Zellen und verschieden große ein- und mehrkernige Plasmazellen, die nach Jadassohn, Marschalko und Pappenheim in den lymphoiden Organen normalerweise vorkommen. Sie stellen zuweilen unregelmäßig begrenzte riesenzellenartige Gebilde dar mit 1—3—5 typischen Radkernen, die in großer Entfernung voneinander liegen. Ferner finden sich hier riesenzellenartige Gebilde mit nur 1 bis 3 ungleich großen ovalen sehr chromatinarmen bläschenförmigen Kernen und Zelleinschlüssen. Die letzteren sind entweder rote Blutkörperchen oder pyknotische Kerne anderer Herkunft.

In den zellärmeren Partien sind vorwiegend rote Blutkörperchen vorhanden; sie färben sich nach van Gieson schön gelb, sehen glänzend und völlig homogen aus, sind also solid. Wenn isoliert gelegen, sind sie rund, sonst abgeplattet. Unter ihnen liegen spärliche Normoblasten, die nach Ehrlich in der Milz ausschließlich bei leukämischen Erkrankungen vorkommen. Ihre kleinen, stark pyknotischen Kerne liegen entweder zentral oder ganz peripher, so daß der äußere Teil des Kernes frei vom Protoplasma ist. Große uninukleäre Leukozyten, Übergangsformen, kleine Lymphozyten, multinukleäre neutrophile, uni- und multinukleäre eosinophile, meist von der Größe der neutrophilen sind hier in geringer Menge neben den roten Blutkörperchen zu sehen. Multinukleäre eosinophile Zellen sind hier ziemlich reichlich vorhanden, fast in jedem Gesichtsfelde 1 bis 12, im Mittel etwa 5. Uninukleäre eosinophile sind nur vereinzelt.

Mitosen und zwar Monaster sind auch in der Milz innerhalb der großzelligen lymphoiden Herde reichlich, wenn auch etwas weniger als in den Lymphdrüsen zu konstatieren.

Anhangsweise möchte ich noch bemerken, daß in der Milz die stark geschwollenen Endothelien fast sämtlicher venösen Kapillaren vollgepfropft sind, und zwar zum Teil mit gut erhaltenen roten Blutkörperchen, zum Teil mit kugeligen Zerfallsprodukten von solchen. Die Verhältnisse hier gleichen bis ins kleinste Detail denen, die Borissowa in ihrer Dissertation in der Milz eines 19 Monate alten Knaben als erste aufs genaueste beschrieben und in der Taf. 6, Fig. 9 abgebildet hat.

Diese Bilder sprechen für einen starken Zerfall von roten Blutkörperchen, ein Befund, der allein vielleicht schon ausreichen könnte, um die verminderte Zahl derselben bis auf 3,3 Millionen, sowie die daraus resultierende Anämie (60% Hb.) zu erklären. Zuweilen sah ich in der Milz Zellen vom Charakter der großen lymphoiden die Wände der Kapillaren durchwandern, wie in den Schriddeschen Abbildungen.

Leber. Das lymphoide Gewebe ist hier in Form großer, runder, unregelmäßig begrenzter Herde angeordnet, die mehrere Acini total oder partiell verdrängen und substituieren. Dafür spricht der Befund von einigen in großer Entfernung voneinander gelegenen Querschnitten von größeren Gallengängen und Gefäßen in den Herden. An den weniger hochgradig veränderten Partien läßt sich erkennen, daß die ursprünglich in der Glisson schen Scheide gelegene Infiltration in die peripheren Teile der Kapillaren der benachbarten Azini eindringt, was zur Erweiterung der Kapillaren und der darauf folgenden Atrophie der Leberzellbalken führt. Die Füllung der Kapillaren mit Lymphoidzellen ist ziemlich ungleichmäßig: bald in ihrer ganzen Ausdehnung, bald nur peripher oder nur zentral. Die nicht mit Lymphoidzellen gefüllten Kapillaren sind durch Blutstauung stark erweitert, so daß auch hier die anliegenden Leberzellen atrophisch sind.

Die Vena centralis ist in den gut erhaltenen Azinis stellenweise von einem verschieden breiten Mantel von Lymphoidzellen umgeben.

Die lymphoiden Herde, in denen übrigens ein bindegewebiges Retikulum nicht zu erkennen ist, bestehen aus den gleichen und zwar vorwiegend größeren lymphoiden Zellen, wie in den anderen Organen. Auch die Riesenzellen, sowie die Kerndegenerationsformen kommen hier vor. Nur einmal sah ich innerhalb eines Herdes eine große uninukleäre eosinophile Zelle.

Mitosen (Monaster) sind in den Herden ziemlich reichlich. Sie finden sich auch in vollgepfropften, wie in fast leeren Kapillaren. Einmal sah ich ein Dispirem, als einzige kernhaltige Zelle in einer mit roten Blutkörperchen gefüllten Kapillare. Die letzteren enthalten neben Lymphoidzellen mehrkernige Riesenzellen, megakaryozytenähnliche Zellen in mäßiger Zahl und hier und da vereinzelte kleine Lymphozyten, multinukleäre eosinophile, spärliche Normoblasten und vereinzelte Zellen vom Typus der Plasmazellen.

Lunge. Hier sind die lymphoiden Herde meist perivaskulär, sowie peribronchial angeordnet. Sie umgeben die Gefäße und Bronchien bald in Form eines gleichmäßig, bald ungleichmäßig dicken Mantels, von wo aus die Zellen in die Wand selbst eindringen und diese bald partiell, bald total durchsetzen, so daß die Zellen mit Leichtigkeit ins Lumen gelangen können. In der Tat findet man im Lumen solcher Gefäße und Bronchien Zellen vom gleichen Charakter, wie in den sie umgebenden lymphoiden Herden. Die die letzteren zusammensetzenden Zellen sind die gleichen, wie in den übrigen Organen. Durch peripheres Wachstum setzen sich die Herde eine Strecke weit in das umgebende Lungenparenchym fort unter fast vollkommener Verdrängung derselben, so daß hier nur noch die gefüllten Kapillaren als schmale Bänder erkennbar sind. Zuweilen werden die Alveolen von den nur zum Teil in sie eindringenden Lymphoidzellen bloß verengt. In den Kapillaren der nicht infiltrierten Partien sind nur stellenweise vereinzelte Lymphoidzellen vorhanden. Der Hauptsache nach sind sie wie die Gefäße größeren Kalibers mit Blut gefüllt.

Mitosen (Monaster) sind in den extra- wie intravaskulär gelegenen Lymphoidzellen ziemlich reichlich, vorwiegend aber in den extravaskulären.

Das von der Infiltration verschonte Gewebe zeigt stellenweise in den Alveolen geronnenes Serum, desquamierte runde, Kohlenpigment enthaltende

Epithelien, vereinzelte Lymphoidzellen, besonders in der Nähe der Herde, sowie rote Blutkörperchen. Der Rest zeigt geringgradiges Emphysem.

Die Lymphoidzellen sind also hier fast ausschließlich e x t r a v a s k u l ä r gelegen — ein Befund, der vom gewöhnlichen Bilde einer leukämischen Lunge stark abweicht, wo die Zellen die Blutgefäße wie mit einer künstlich injizierten Masse aufs Dichteste ausfüllen.

Die N i e r e n und das H e r z zeigen mit Ausnahme der kleinen lymphoiden Herdchen, von gleicher Zusammensetzung wie in den übrigen Organen keine weitere Veränderung.

In der q u e r g e s t r e i f t e n S k e l e t t m u s k u l a t u r konnten in den untersuchten Schnitten Zeichen von lymphoider Infiltration nicht nachgewiesen werden.

V e r h a l t e n d e r l y m p h o i d e n H e r d e z u d e n G e f ä ß e n. Wie aus der obigen Beschreibung hervorgeht, sind die lymphoiden Herde fast in sämtlichen Organen, wenigstens in den Anfangsstadien, p e r i v a s k u l ä r. Sie durchsetzen die Gefäßwände bald total, bald nur partiell. So finden sich Gefäße, bei denen nur Adventitia, oder Adventitia + Media infiltriert sind. Schließlich dringen die Zellen in die Intima ein, wo sie bald gleich-, bald ungleichmäßige Verdickungen bilden, die das Endothel ins Lumen stark vortreiben. Zuweilen fehlt hier das Endothel und die lymphoiden Elemente liegen frei im Lumen.

Die total im ltrierten Gefäße haben ein so stark verengtes und exzentrisch verlagertes Lumen, daß man nur durch den Nachweis elastischer Fasern, die mehr oder weniger gut erhalten bleiben, wenn sie auch stark auseinandergedrängt sind, das Gefäß erkennen kann.

Manchmal gelingt es, eine Kontinuitätstrennung der Elastica interna, sowie der Intima + Endothel zu sehen, durch welche die Zellen ins Lumen gelangen.

Ü b e r g a n g s g e f ä ß e zeigen oft zirkumskripte Verdickungen unter dem Endothel, während um die Gefäße herum hier keine Infiltrate sind.

Die Gefäße sind meist mit Blut gefüllt. Nur in wenigen finden sich lymphoide Zellen. Sie füllen jedoch das Lumen nur selten vollkommen aus, so in Kapillaren der Haut und zwar in solchen, die in lymphoiden Herden liegen und in einigen venösen Kapillaren der Milz. Sonst sind die Lymphoidzellen in den Gefäßen zu kleineren und größeren Haufen neben gut erhaltenen roten Blutkörperchen, zwischen denen sich auch vereinzelte eosinophile Zellen finden, zusammengedrängt.

Diese Gefäßbefunde gleichen denen v o n B a n t i, die er zur Stütze seiner Ansicht von der sarkomatösen Natur der lymphatischen Leukämien verwendet hat.

Auch die B r o n c h i e n zeigen ähnliches Verhalten zu den sie umgebenden lymphoiden Herden (S. 150).

B l u t. Auf 6 3 9 2 weiße Blutkörperchen fanden sich:

Multinukleäre neutrophile..............	3355=52,49 %
Große Lymphozyten	1810=28,32%

Kleine Lymphozyten	910 = 14,71%
Myelozyten	100 = 1,56%
Übergangszellen	80 = 1,25%
Freie Kerne	40 = 0,63%
Mastzellen	25 = 0,39%
Eosinophile Zellen	22 = 0,34%
Uninukleäre Leukozyten	20 = 0,31%.

Außerdem fand ich 105 Normoblasten, was auf die Zahl der weißen Blutkörperchen bezogen 1,61% ausmacht.

Die großen Lymphoidzellen des Blutes sind wie in den Organen in Form und Größe äußerst mannigfaltig. Sie sind 2 bis 5 bis 6 mal so groß als die roten Blutkörperchen. Sie gleichen vollkommen denen, die Ehrlich in den Fig. 1, 2, 3 auf S. 46 und 47 abgebildet hat.

Einige der Normoblasten sind verschieden stark polychromatophil. Ziemlich oft fanden sich freie typisch aussehende Normoblastenkerne. Ferner waren, wie aus der Tabelle ersichtlich ist, 0,63% verschieden große, freie unregelmäßig begrenzte, helle, bläschenförmige Kerne anderer Herkunft und ziemlich viele feinkörnige Schollen vorhanden, die wohl als Zerfallsprodukte der Blutkörperchen angesehen werden können.

Die roten Blutkörperchen zeigen geringe Größendifferenzen und hier und da etwas unregelmäßige Form. Eine ausgesprochene Poikilozytose war jedoch nicht vorhanden. Auch unter den Erythrozyten waren mehrere polychromatophil.

Knochenmark. Auf den mikroskopischen Präparaten erweist sich das von den grauen Stellen der langen Röhrenknochen entnommene Knochenmark sehr zellreich. In überwiegender Zahl sind die granulierten Elemente vertreten, sie machen $\frac{2}{3}$ des Gesamtinhaltes aus. Der Rest kommt auf die lymphoiden, basophilen, ungranulierten Zellen.

Unter den granulierten sind in der Mehrzahl die neutrophilen uni- wie multinukleären Zellen und zwar bilden sie ungefähr $\frac{2}{3}$ aller granulierten und $\frac{1}{3}$ fällt auf die uni- und multinukleären eosinophilen. Mastzellen sind nur spärlich vorhanden.

Unter den basophilen ungranulierten lymphoiden Elementen finden sich die gleichen Arten wie in den Infiltraten der inneren Organe, der Lymphdrüsen, der Haut und im Blute. In den Kernen der großen Lymphozyten waren hier 1 bis 2 Bläschen, welche die Kernkörperchen repräsentieren, schön zu sehen.

Megakaryozyten mit äußerst polymorphen großen Kernen sind hier ziemlich reichlich vorhanden. Die letzteren sind bald von einem schmalen, bald von einem breiteren Saume von Protoplasma umgeben. Zuweilen ist das letztere kaum sichtbar, so daß die Kerne wie nackt erscheinen. Einige Megakaryozyten schließen in ihrem Zelleibe andere Zellen ein. Sie zeigen also die von Arnold angegebenen phagozytären Eigenschaften. Hier und da sind es große Klumpen von Protoplasma, in denen an einem Pole viele verschieden große helle bläschenförmige Kerne zu einer Gruppe angeordnet sind. Rote kernlose Blutkörperchen sind im Vergleiche zu den übrigen Zellen ziemlich spärlich vorhanden. Demgegenüber finden sich hier viele Normoblasten, mit einem großen runden pyknotischen oder mit zwei Kernen, die durch schmale Brücken miteinander verbunden sind, ferner solche, bei denen der Kern aus drei und mehr ungleich großen ebenfalls durch feine Brücken miteinander verbundenen Fragmenten besteht. Megaloblasten sind hier nicht zu finden; Fettzellen nur spärlich.

Mitosen konnten nicht nachgewiesen werden.

Bei der Besprechung der Diagnose müssen wir auf eine Reihe differentialdiagnostischer Momente eingehen. Der Blutbefund entspricht demjenigen, welchen A. Fraenkel für die akute Leukämie angegeben hat (s. S. 154). Die Vermehrung der großen Lymphozyten ist allerdings in unserem Falle nicht so hochgradig, und auch die Zahl der multinukleären Zellen ist absolut stark vermehrt, etwa 22 000 im Kubikzentimeter, und weit größer, als sie in Fällen von ausgesprochener akuter Leukämie für gewöhnlich am Lebensende angetroffen wird. Wir werden aber weiter sehen, daß es in unserem Falle erforderlich ist, eine sekundäre Veränderung retrograder Natur durch Sepsis im leukämischen Blute anzunehmen.

Unter Zugrundelegung des Blutbefundes sind wir also geneigt, unsern Fall als eine akute Leukämie im Sinne A. Fraenkels aufzufassen. Bevor wir diese Auffassung beweisen, müssen wir zunächst einige Momente genauer betrachten, welche ihr entgegenzustehen scheinen.

Aus der Anamnese des Falles entnehmen wir, daß Patientin seit mehreren Jahren krank war und Hauterscheinungen dargeboten hat. Da leider Blutuntersuchungen aus dieser Zeit nicht vorhanden sind, läßt sich nicht mit Sicherheit entscheiden, ob damals schon Leukämie vorgelegen hat. Gegen diese Annahme würde vor allem die lange Dauer sprechen: Patientin soll nämlich die Hautaffektion mit abwechselnder Besserung und Verschlimmerung seit etwa zehn Jahren gehabt haben, wenn auch mit der Beschränkung auf Kopf, Gesicht und Hände.

Manifeste Drüsenschwellung stellte sich erst in den letzten Wochen ein und zu gleicher Zeit breitete sich die Hauterkrankung, die in starkem Jucken, Rötung und Schuppenbildung sich äußerte, über den ganzen Körper aus. Es könnte sich entweder in früheren Jahren um eine banale Hautaffektion gehandelt haben, die erst in der letzten Zeit ebenfalls leukämisch sich veränderte, oder um eine unerkannt gebliebene ungewöhnlich langdauernde chronische Leukämie, die sub finem vitae in eine akute Leukämie mit hochgradiger Drüsenschwellung und Makrolymphozythämie überging. Bei der histologischen Gleichheit der Leukämie und bestimmter Formen von Pseudoleukämie, könnte es sich auch um eine P s e u d o l e u k ä m i e gehandelt haben, die lange Zeit nur auf gewisse Regionen der Haut beschränkt war und zum Schluß unter Einsetzen einer manifesten Lymphdrüsenschwellung, Diffuswerden der Hautaffektion und Makrolymphozythämie sich rapid zur akuten Leukämie ausgebildet hat. Durch den Nachweis einer relativen Lymphozytose (P i n k u s) bei Pseudoleukämie ist deren Verwandtschaft zur lymphatischen Leukämie bewiesen. Solche Übergänge von Pseudoleukämie in Leukämie sind öfters beschrieben worden.

Auch diejenigen Fälle von lymphatischer Pseudoleukämie müssen noch in Erwägung gezogen werden, bei denen kurz vor dem Exitus die auftretende Makrolymphozythämie nur Ausdruck einer „symptomatischen akuten terminalen Reizungslymphozytose" ist.

Entspricht nun die Symptomatologie sowie der histologische Blut- und Organbefund des vorliegenden Falles der Diagnose einer akuten Leukämie?

Zu den Symptomen der akuten Leukämie gehören nach E b s t e i n (1889) und A. F r a e n k e l (1895):

B l u t u n g e n in Haut und Schleimhäuten mit ulzerösen Prozessen in der Nase, im Rachen und im Darm; hier fehlten sie.

Auf N e t z h a u t b l u t u n g e n, die sonst bei akuter Leukämie zur Regel gehören, konnte nicht untersucht werden.

P a r e n c h y m a t ö s e Blutungen der inneren Organe: Milzpulpa und Leber waren hier sehr blutreich. Lymphdrüsen zeigten spärliche Blutungen. Der M i l z t u m o r, der bei akuter Leukämie nicht so enorm sein soll wie bei chronischer, war hier sehr groß.

Über T e m p e r a t u r e n, die in Abwechslung von fieberfreien mit febrilen Tagen bestehen, fehlen genauere Angaben.

Z i e h e n d e S c h m e r z e n in den Gliedern waren deutlich ausgesprochen, so daß Pat. sogar an Ischias dachte.

S o p o r, der noch zum Bilde der akuten Leukämie gehört, trat gegen das Lebensende ein und beherrschte sogar das Krankheitsbild. Was den Verlauf anbelangt, so war er, nachdem Pat. sich auch früher schon stets abgeschlagen gefühlt hatte, in den letzten 6 Wochen sehr foudroyant.

Noch schwieriger ist es, bei den herrschenden Meinungsdifferenzen über Leukämie aus dem histologischen Befunde einen Entscheid zu treffen. Im Sinne F r a e n k e l s, der den Befund von großen Lymphozyten im Blute als das kapitalste Zeichen einer akuten Leukämie auffaßt, würde hier eine von vornherein akut auftretende Form der Leukämie vorliegen, um so mehr, als auch die Drüsenschwellung sich erst in allerletzter Zeit entwickelt haben soll. Der histologische Organbefund würde in demselben Sinne sprechen. Nach Fraenkel ist die Struktur der Lymphdrüsen bei akuter Leukämie vollkommen verwischt; sie sind von großen Lymphozyten gleichmäßig durchsetzt, die er mit den Keimzentrenzellen identifiziert.

Ebenso wie um eine primäre akut-leukämische Organveränderung könnte es sich auch um eine chronische Leukämie mit akuter Verschlimmerung in der letzten Zeit gehandelt haben, da Grawitz und Sternberg nachgewiesen haben wollen, daß großzellige lymphatische Leukämien nicht immer akut, sondern zuweilen subakut, ja auch chronisch verlaufen können. Außer den großen Lymphozyten im Blut spricht aber auch das Vorkommen von zahlreichen Mitosen in den Lymphdrüsen und in den sogenannten Metastasen für die akute Leukämie; denn bei der chronischen sind die Mitosen sehr selten oder sie fehlen vollständig (Pinkus), so daß Nicolau sogar eine direkte Teilung angenommen hat. Mehr im Sinne einer morphologischen Klassifikation wäre die Benennung unserer Affektion als Lymphoidzellenleukämie nach A. Wolff. Der Typus einer indifferenten Lymphoidzelle, die noch die Möglichkeit eines Überganges in spezialisierte Zellformen besitzt, ist von Wolff und Michaelis behauptet worden. Ihr wären die Zellen unseres Falles zuzurechnen, welche durch außerordentliche Polymorphie ihrer Kerne von den gewöhnlichen Lymphozyten abweichen. Die älteren polymorphkernigen Zellen wären im Sinne von Wolff und Michaelis als weiter differenzierte Formen der ein- und rundkernigen indifferenten Lymphoidzelle aufzufassen.

Auch Bantis Auffassung der Leukämie als einer rundzelligen Geschwulstform (Sarkom) ließ sich auf diesen Fall anwenden. Atypische Wucherung des lymphadenoiden Gewebes: Kapsel, Trabekel, anliegendes Fettgewebe von Infiltraten durchsetzt, Follikel der Milz vollkommen substituiert. Durchwucherung der Gefäßwände mit stellenweise deutlich nachweisbarer Kontinuitätstrennung; ferner der Charakter der Zellen selbst, ihre außerordentliche Polymorphie, die an atypische Tumorzellen erinnert; die stark ausgebildeten sekundären Metastasen, die nach Banti durch Annahme einer Wucherung präformierter adenoider Herde allein nicht erklärt werden kann. Alles das sind Momente, die, wie Banti meint, schon genügen, um in der Leukämie eine maligne Tumorbildung zu sehen.

Es ist ferner in Betracht zu ziehen, ob der Fall nicht mit Sternberg unter dessen Begriff der Leukosarkomatose einzureihen wäre, bei der im Blute meist vorwiegend einkernige Leukozyten mit Mitosen vorkommen sollen, und zwar im Maximum 99%, im Minimum 45 bis 50%.

Im vorliegenden Falle sind es 28, 32% große Lymphozyten, in denen keine Mitosen aufzufinden waren. Daher sind hier auch die übrigen Leukozyten in größerer Zahl vorhanden, als es Sternberg angibt. Auch im Knochenmark sollen nach Sternberg vorwiegend diese Elemente vorkommen, während es hier viele granulierte Zellen enthielt, was allerdings durch die hinzugetretene Sepsis bedingt sein kann. Die Zahl der roten Blutkörperchen soll 2 500 000 nicht übersteigen, während ich 3 300 000 fand. Normoblasten im Blute sind vorhanden, Hämoglobin vermindert, jedoch nicht in so hohem Maße, wie es Sternberg angibt. Spärliche eosinophile Zellen sowie vereinzelte Myelozyten sind auch hier im Blute nachweisbar. Eine von Sternberg angegebene Geschwulstbildung konnte hier, abgesehen von den faustgroßen Lymphdrüsenpaketen, nicht konstatiert werden. Die Haut, die bei Leukosarkomatose nur selten am Prozesse teilnehmen soll, und das nur in Form eines Purpura ähnlichen Exanthems, ist im vorliegenden Falle sehr stark erkrankt.

Die anatomische Struktur der Organe stimmt im großen und ganzen mit dem überein, was Sternberg für atypische Wucherung des lymphatischen Apparates verlangt. Es liegt nämlich hier eine atypische, großzellige Wucherung des lymphadenoiden Gewebes mit leukämischem Blute vor, was Sternberg von den echten kleinzelligen lymphatischen Leukämien, die er als einfache Hyperplasien des lymphatischen Gewebes auffaßt, getrennt wissen will. Er stellt die großzelligen Leukämien den Lymphosarkomen näher, von denen sie sich nur durch den Blutbefund und das Befallensein von Milz und Knochenmark unterscheiden. Er sieht eben in den großen Lymphoidzellen keine typische Lymphozyten, obschon sie mit denselben den Entstehungsort gemeinsam haben, sondern er vindiziert ihnen vielmehr den Charakter von Geschwulstzellen.

Dieser Auffassung opponierte bekanntlich Türck, indem er bei einer typischen chronischen kleinzelligen lymphatischen Leukämie in den mesenterialen Lymphdrüsen ein Lymphosarkom entstehen sah und andererseits großzellige Leukämien beobachtete, die nirgends lymphosarkomatösen Charakter aufwiesen.

Man ist auf Grund dieser Behauptung mehr geneigt, zwischen der groß- und kleinzelligen Leukämie keine so scharfe Trennung mehr zu machen und mit Türck eine „innige Familienzusammengehörigkeit“ dieser beiden Arten der Leukämie, zwischen denen nur ein mehr gradueller Unterschied besteht, anzunehmen.

Auch das Lymphosarkom (Kundrat-Paltauf) käme differentialdiagnostisch in Betracht. Bei diesem findet aber im Blute keine wesentliche Vermehrung der Lymphozyten, und ganz besonders der großen, statt; auch fehlt die universelle Ausbreitung, Milz und Knochenmark sind meist frei; es findet sich Tumorbildung vor.

Unter Berücksichtigung aller im vorhergehenden betrachteten Tatsachen muß man also wohl bei der Diagnose Leukä m i e (akute oder akut gewordene chronische Leukämie) stehen bleiben.

Ob man hier von einer Leukosarkomatose im Sinne S t e r n b e r g s sprechen soll, wird nach dem oben Auseinandergesetzten im Prinzipe gleich sein. Zum gleichen Resultate kam auch S c h n i t t e r ; er ragt: „Auch der vom Verf. neu beschriebene Fall wäre also bei der starken Vermehrung der großen einkernigen Leukozyten, der atypischen Wucherung des lymphatischen Gewebes und der Zusammensetzung sämtlicher Neubildungen aus eben jenen Zellgebilden als ein Fall von Leukosarkomatose zu bezeichnen. So empfehlenswert aber bei der noch zweifelhaften Stellung der großen uninukleären Leukozyten die Abtrennung erscheint, so dürfte doch bei den sonstigen durchaus leukämischen Erscheinungen des Krankheitsbildes besser der Name einer lymphatischen Leukämie mit Vermehrung der großen einkernigen Zellen beibehalten werden."

Ich habe bereits hervorgehoben, daß der Blutbefund auf eine s e k u n d ä r e r e t r o g r a d e B e e i n f l u s s u n g hindeutet, d. h. daß es den Anschein hat, als wäre das ursprünglich viel stärker lymphozythämische Blut durch eine leukotaktische Schädigung gegen das Ende des Lebens in ein an multinukleären Leukozyten reicheres Blut übergegangen.

Dafür kann die „phlegmonöse Entzündung" am Bein der Pat. zur Erklärung herangezogen werden. Denn es ist ja bekannt, daß interkurrente Infektionen den Verlauf einer Leukämie im Sinne einer Abnahme der leukämischen Symptome und sekundären Leukozytose beeinflussen kann (vgl. N e u t r a s Zusammenstellung von 21 solchen Fällen aus der Literatur mit einem eigenen Falle, L i n s e r s Beobachtung von zwei Fällen von Pseudoleukämie mit Pneumonia bzw. akuter Bronchitis).

In unserem Falle wären die multinukleäre Leukozytose und die zahlreichen neutrophilen und die relativ spärlichen uninukleären basophilen Elemente im Knochenmark in dieser Weise zu erklären. Das Knochenmark muß an der allgemeinen Hyperplasie teilgenommen haben, wie die kernhaltigen roten Blutkörperchen im Blute beweisen. Ob Lymphdrüsen, Milz und Hautinfiltrate unter dem Einfluß des infektiösen Prozesses zurückgegangen sind, konnte nicht festgestellt werden.

Im Sinne einer Abschwellung der leukämischen Infiltrate könnten vielleicht diejenigen Stellen in der Haut verwendet werden, an denen Anhäufungen von Lymphoidzellen fehlten, die elastischen Fasern aber, zu dichten Klumpen angeordnet, Felder von stark auseinandergedrängtem, wie ödematösem Bindegewebe umgaben. Im gleichen Sinne könnten noch die zahlreichen vollkommen zerfallenen Kerne sowie ihre Degenerationsformen in den Infiltraten sprechen.

Genese der Lymphoidzellen und Entstehung der sogenannten Metastasen.

Obschon durch Nachweis von lymphadenoidem Gewebe im Knochenmarke durch Neumann, Pappenheim und Heidenhain zwischen den Lymphdrüsen und dem Knochenmarke kein so großer Gegensatz mehr existiert, muß doch angenommen werden, daß der größte Teil der Lymphoidzellen des Blutes in diesem Falle aus den Lymphdrüsen und nur ein kleiner Teil aus dem Knochenmarke stammt. Für eine solche Annahme spricht erstens die enorme Vergrößerung fast sämtlicher Lymphdrüsen des Körpers, zweitens das Vorhandensein von massenhaften Mitosen in allen Drüsen. Die kolossale Polymorphie der Kerne könnte auf verschiedene Altersstufen einer ein- und rundkernigen Stammzelle zurückgeführt werden, da jetzt das Ehrlichsche Prinzip, wonach die „Ein- und Rundkernigkeit der Zellen dem Jugendzustande, die Polymorphose dem Alter entspricht", auch auf sämtliche ungranulierte basophile Zellen, die tinktoriell zusammenhängen, übertragen wurde. Es wären demnach mit Pappenheim hier die rundkernigen Lymphoidzellen als die jüngsten, die polymorphkernigen als die älteren aufzufassen. Bei der hier vorhandenen hochgradigen Proliferation hätte man erwarten können, daß die Zellen keine Zeit zum Reifwerden hätten und deshalb mehr jüngere Stadien, d. h. ein- und rundkernige Zellen, vorhanden wären. Die aber trotzdem hier konstatierte Kernpolymorphose könnte dann als eine frühzeitig durch die leukämische Noxe oder, was noch wahrscheinlicher ist, durch die hinzugetretene Infektion bedingte Senilität der Zellen bzw. Kernzerfall aufgefaßt werden.

Aus der Analogie mit den „Granulozyten" könnte man bei den ungranulierten basophilen Zellen schon auf Grund einer rein theoretischen Überlegung eine aktive Wanderungsfähigkeit annehmen.

Bei der granulierten Gruppe sind nicht nur die multinukleären, sondern auch die uninukleären — die Myelozyten — nach Jolly lokomotionsfähig. Auch wird die ihnen abgesprochene Emigrationsfähigkeit durch den Nachweis B a n t i s und D o m i n i c i s, daß auch bei myelogener Leukämie im Bindegewebe Metastasen vorkommen können, sehr wahrscheinlich gemacht.

Da man nach P a p p e n h e i m die großen Lymphozyten mit den Myelozyten, die R i e d e r schen fragmentiertkernigen Lymphozyten mit den multinukleären neutrophilen Leukozyten vergleichen kann, so könnte man zu folgendem Schlusse gelangen: Bei den granulierten sind die uninukleären, die jüngeren, und die polymorphkernigen, die älteren Stadien, wanderungsfähig. Bei den Lymphozyten ist das bis jetzt mit Sicherheit nur bei den kleinen Formen (und zwar die Emigration z. B. von Z i e l e r und die Immigration von S c h r i d d e) bewiesen. Nun sind aber die großen Lymphozyten, wie oben auseinandergesetzt, jüngere, die polymorphkernigen ungranulierten basophilen die weiter fortgeschrittenen älteren Stadien der kleinen Lymphozyten. Wenn es für die mittlere Stufe (die kleinen Lymphozyten) möglich ist, so liegt es nahe, anzunehmen, daß auch die andern Stadien ebenfalls wanderungsfähig sein können, wenn auch vielleicht nicht im gleichen Grade.

Für eine solche Annahme spricht ferner noch eine ganze Reihe von Beobachtungen, wie die von S c h u l t z e (an den großen einkernigen Lymphozyten auf dem heizbaren Objekttisch), von W o l f f und H i r s c h f e l d (große Lymphozyten einer lymphatischen Leukämie), C o e n e n (Auftreten spärlicher Lymphozyten in den ersten Stunden einer Aleuronatpleuritis des Kaninchens), N e u t r a (ausschließlich kleine Lymphozyten im Exsudate bei kleinzelliger lymphatischer Leukämie), A l m q u i s t (Lymphozyten, kurze Zeit nach der Injektion einer Diphtheriekultur ins Peritonäum unter bestimmten Verhältnissen), ferner auch N i c o l a u, S t e r n b e r g, S c h n i t t e r: (uninukleäre Zellen im Pustelinhalte einer lymphatischen Leukämie).

Im vorliegenden Falle sah ich, wenn auch spärlich, Gebilde vom Charakter der Lymphoidzellen Kapillaren durchwandern, so in Haut und Milz. Vielleicht sind auch die allerdings nicht mit Sicherheit als lymphoide Zellen zu diagnostizierenden Zellen in der Epidermis in diesem Sinne zu verwerten.

Aktive Wanderungsfähigkeit dieser Zellen vorausgesetzt, kann man annehmen, daß sie wenigstens zum Teil durch die Gefäßwände an Orte der sogenannten Metastasen emigrieren und dort, wie die zahlreichen Mitosen beweisen, selbständig weiterwuchern.

Auch die von Ribbert, Kundrat, Ehrlich, Pinkus, Pappenheim, Arnold, Grawitz und anderen Autoren angenommene universelle Präexistenz des lymphadenoiden Gewebes sowie Marchands Nachweis von Zellen um Blutgefäße herum, die Lymphozyten sowie große einkernige, leukozytenähnliche Zellen produzieren können, kommt noch zur Erklärung der „Metastasen" in Betracht.

Schließlich könnte man für gewisse Stellen noch mit Banti annehmen, daß die lymphoiden Zellen Gefäßwände, malignen Tumoren ähnlich, arrodieren. Denn es war auch hier in einigen Gefäßen eine deutliche Kontinuitätstrennung der Wände mit direktem Einbruch der Zellen ins Lumen zu konstatieren. Die mit dem Blute verschleppten Zellen würden dann nach Art von Tumorzellen weiterwuchern.

Aus dem oben Auseinandergesetzten geht hervor, daß mit der Annahme eines nur einzigen Modus, sei es des hämatogenen oder der autochtonen Wucherung der ubiquitären lymphoiden Zentra oder der tumorartigen Wucherung der Zellen, die Entstehung der Metastasen bei Leukämie sowie der Leukämie nahe verwandten Affektionen allein nicht erklärt zu werden braucht. Daher m. E. die zahlreichen in dieser Frage in der Literatur entstandenen Kontroversen (vgl. Pinkus, Nicolau, Schnitter). Jede Annahme hat ihre Stützen, deshalb kann man an die Möglichkeit einer Kombination sämtlicher Modi (in verschiedenem Grade) denken.

Auftreten von Riesenzellen bei Leukämien.

Im vorliegenden Falle fanden sich, wie in den einzelnen Abschnitten bereits genauer beschrieben wurde, Riesenzellen vom Langhansschen sowie Myeloplaxentypus. In manchen Lymphdrüsen waren sie so zahlreich, daß sie das Gesichtsfeld beherrschten. Sie fanden sich im wesentlichen in den Organen, wo sie Bestandteile des Organgewebes bildeten. In Blutkapillaren waren sie nur hie und da vorhanden. Sie konnten nach Arnold aus dem Knochenmarke hierher gelangen.

Die Beobachtungen über das Auftreten von Riesenzellen im Blute und den Organen bei Leukämie sind selten.

Die erste Mitteilung stammt von H. F. Müller. Er fand sie in Kapillaren der Leber und Milz. Die zweite und dritte derartige Beobachtung teilte Hindenburg mit. Er bezeichnete diese Zellen als Myeloplaxen und fand sie in Mesenterialdrüsen in Infiltration der Leber. Einen Fall von Leukämie mit Riesenzellenembolie beschrieb auch Schwarz. Hier waren die Riesenzellen stets innerhalb der Blutbahn, und zwar in Drüsen, Nieren, Milz und Leber. Die Riesenzellen zeigten namentlich im Knochenmarke die von Arnold beschriebenen phagozytären Eigenschaften. Im sechsten Schlußsatze der oben erwähnten Arbeit auf S. 448 sagt er: „Da bei der Impfung des Knochenmarkes mit korpuskulären Farbstoffen sowie bei der Zufuhr solcher vom Blute aus die Knochenmarkriesenzellen diese in sich aufnehmen, können ihnen phagozytäre Eigenschaften nicht abgesprochen werden." (Zur Morphologie u. Biologie des Knochenmarkes. Virch. Arch. Bd. 140. 1895.)

Die Hauterkrankung.

Wie aus der Krankengeschichte hervorgeht, war die Haut am ganzen Körper gerötet, zum größten Teil derb infiltriert, stark schuppend. Es handelte sich also um eine generalisierte exfoliative und infiltrative Erythrodermie mit starkem Juckreiz (Kratzeffekte). Wie weit die früher bei der Patientin beobachteten Ekzeme mit dieser „großen Dermatose" am Lebensende zusammenhingen, läßt sich nicht mehr eruieren. Daß die letztere aber mit der Bluterkrankung in direktem Zusammenhang stand, erhellt nicht bloß aus dem klinischen Bilde, das eine banale Hauterkrankung ausschließen ließ, sondern mit unbedingter Sicherheit aus dem histologischen Befunde, welcher mit dem in den Lymphdrüsen usw. übereinstimmte. Die Literatur über die Hauterkrankungen bei Leukämie und Pseudoleukämie ist in den letzten Jahren beträchtlich angewachsen. Es würde viel zu weit führen, wenn ich auf sie in extenso eingehen wollte. Wir haben hier einmal zu unterscheiden Tumoren von gleichem Bau wie die der „Metastasen" in den inneren Organen bei Leukämie, Pseudoleukämie und der Sternbergschen Krankheit. Diese interessieren uns hier nicht. Wir kennen zweitens schon seit längerer Zeit die pruriginösen, erythematösen, lichenoiden, urticariellen und selbst bullösen Erscheinungen, wie sie besonders bei Pseudoleukämie vielfach beschrieben und keineswegs sehr selten sind. Wir brauchen ferner nicht zu berücksichtigen die hämorrhagischen Formen, wie sie speziell auch bei akuter Leukämie beobachtet worden sind. Dagegen bedürfen die generalisierten Erythrodermien bei leukämischen Krankheiten einer kurzen Betrachtung. Denn einmal sind diese noch verhältnismäßig selten publiziert worden und dann, soweit ich sehe, nicht bei einer Krankheit, welche dem von mir beschriebenen Typus entspricht.

Bekanntlich werden die generalisierten exfoliierten Erythrodermien vielfach unter der Bezeichnung „Pityriasis rubra Hebrae" zusammengefaßt. Wie (neben andern Autoren) Jadassohn (in Lessers Enzyklopädie und in „Tuberkulose" in Mračeks Handbuch der Hautkrankheiten) und Nicolau ausgeführt haben, sind unter dieser Bezeichnung unzweifelhaft auch Dermatosen auf Grundlage einer Bluterkrankung gebucht worden. Nicolau hat den Pseudoleukämiefällen von Peters und Wassermann (und einigen weiteren zweifelhaften von Elsenberg, Leviseur, Elliot, v. Notthafft) einen eigenen (aus der Berner Dermatologischen Klinik) hinzugefügt. Ein Fall von sicherer Leukämie ist nicht darunter.

Die wenigen Fälle, die außerdem sicher oder möglicherweise hierher gehören, sind die folgenden[1]):

Linser (2. Fall): Erythrodermia exfoliativa; histologisch Lymphozyten-Infiltration in der Haut wie in den hyperplastischen Lymphdrüsen; die relative Lymphozytose ging in eine absolute über (d. h. in lymphatische Leukämie).

Wechselmann: Erythrodermia exfoliativa universal. (zum Teil nässend, vorübergehend auch Knoten). Geringgradige relative Lymphozytose. Histologischer Befund der Haut wie in den Lymphdrüsen.

Nach irgendeiner Richtung nicht ganz diesem Typus entsprechend waren folgende Fälle:

Riehl: Generalisiert; Gesicht aber leontiasisähnlich; trocken und schuppend; zum Teil nässend. Haut enthält in den mittleren Partien leukämische Infiltrate. Lymphämie.

Westphal: Haut am ganzen Körper wie trockenes, schuppendes Ekzem mit starkem Jucken. Drüsenschwellung (wiederholt mit Hautkrankheit einhergehend, Rückgang auf Arsen).

Diagnose: Pseudoleukämie (R. Bl.-K. zu W. Bl.-K. wie 500 : 1); Differenzierung der Leukozyten nicht vorhanden — 1892!).

Pfeiffer: Nase dunkelrot, plump, verdickt, Umgebung schuppend, Haut verdickt, kaum faltbar; auch an Supraorbitalbögen, Kinn, Brustbein; später Fazies leontina. Leichte Verminderung der roten Blutkörperchen bis 6400 Leukozyten, 60% Lymphozyten.

[1]) Die nachfolgende Zusammenstellung macht auf wirkliche Vollständigkeit keinen Anspruch. Speziell als „mykotische Erythrodermien" publizierte Fälle sind nicht berücksichtigt.

Bronson: „Hodgkins disease". Plaques ähnlich wie bei Ekzema seborrhoicum, dunkelrot, nicht sehr entzündlich, oft schuppig, 5 bis 15 cm im Durchmesser, etwas juckend; Haut stark verdickt. Keine Leukozytose (Blutbefund nicht näher angegeben).

Spiethof: Allmählich sich ausbreitende Erythrodermie neben lichenartigen Knötchen und Infiltraten mit Jucken. Drüsen- und Knochentumoren. (Große Uninukleäre 13%, Lymphozyten 13%; keine Albuminurie Bence-Jones.) Histologisch nicht untersucht. (Pseudoleukämie mit Knochentumoren nach Pappenheim?)

Jadassohn: Generalisierte, schuppende Erythrodermie (einzelne kleine Knötchen). Blut normal. Drüsenschwellung. Haut histologisch nicht charakteristisch. Drüse am ehesten Hodgkins disease.

Shattuck: Diffus rote Schwellung an Händen und Vorderarmen, dann auch Rumpf, Gesicht, Handteller, Fußsohlen; Eruption teils erythematös, teils makulo-papulös, an Gesicht und Hals konfluierend; außerdem Hämorrhagien und Blasen. Lymphatische Leukämie.

Taylor: Hodgkins disease; Haut trocken, hart und schuppig, ähnlich Ichthyosis, dazu braune Streifen, besonders am Abdomen.

Bärmann: Wahrscheinlich Hodgkins disease. Zugleich mit der Lymphdrüsenschwellung heftiges Jucken und an Unterschenkeln und Kreuz diffuse, blaurot verfärbte, mäßig infiltrierte, leicht schuppende, nicht nässende, ekzematöse Herde. Blut normal. Markige Schwellung der Lymphdrüsen („alymphämische Form der Pseudoleukämie" — Türck?).

Aus diesem leider noch sehr spärlichen Material lassen sich natürlich nur mit großer Vorsicht Schlüsse ableiten.

Histologische Untersuchungen der Haut liegen nur in wenigen Fällen vor. In den Fällen von Linser und Wechselmann, welche als typische generalisierte Erythrodermien aufgefaßt werden können, war der Befund der Haut dem der Drüsen analog — ebenso wie in dem meinigen. Das gleiche gilt für den Fall von Riehl, welcher aber klinisch zur Lymphodermia perniciosa überleitet. Es ist darnach wahrscheinlich, daß auch in den Fällen, in denen das Bild in der Haut nicht typisch war, wie bei Nicolau, es sich um analoge, wenngleich viel geringere und daher nicht charakteristische leukämische Hautläsionen handelte. Die gleichen Differenzen bestehen bei den pruriginösen und lichenoiden Dermatosen bei Pseudoleukämie.

Von den typischen generalisierten Fällen sind die von Peter, Wassermann (der letztere ohne Erythrodermien), Nicolau Pseudoleukämien, und zwar die von Wassermann und Nicolau mit nachgewiesener relativer Lymphozytose; die letztere war auch vorhanden, aber unbedeutend in Wechselmanns Fall.

Bei Linsers Patienten ging die lymphämische Pseudoleukämie in lymphatische Leukämie über. Mein Fall ist der erste bei akuter Leukämie (in dem oben besprochenen Sinne). Lymphatische Leukämie war in Riehls klinisch nicht ganz hierher gehörigem Falle und in dem ebenfalls atypischen Falle Shattucks vorhanden; Lymphozytose bei Pfeiffer. Als Hodgkinsche Krankheit bzw. Pseudoleukämie sind bezeichnet die mehr oder weniger atypischen Fälle von Westphal, Bronson (in beiden Fällen keine Leukozytose), Taylor; der Blutbefund war normal in den Fällen von Bärmann, Jadassohn und Spiethoff.

Daraus geht also hervor, daß unter den typischen Fällen von generalisierten Dermatosen mit Schuppung, Infiltration und Rötung die pseudoleukämischen Formen (speziell die mit Lymphozytose) die leukämischen stark überwiegen; in etwas geringerem Grade ist das auch bei den atypischen Formen der Fall.

Neben den generalisierten Formen, welche mehr oder weniger der Pityriasis rubra Hebrae ähneln (in meinem Fall war die Infiltration zu stark, atrophische Schrumpfung aber auch vorhanden), gibt es atypische Formen nach verschiedener Richtung; einmal solche mit diffusen, aber noch nicht generalisierten, mehr Ekzem-Plaques ähnlichen Herden, bei denen man wohl annehmen kann, daß sie sich weiterhin noch generalisieren würden (so bei Bronson, Spiethoff, Shattuck, Bärmann); ferner solche, welche augenscheinlich Übergänge bzw. Kombinationen zu oder mit der Tumorform darstellen (speziell wohl auch zu der Lymphodermia perniciosa — so bei Riehl, Pfeiffer); endlich Kombinationen mit den pruriginösen, lichenoiden, blasigen Formen (Spiethoff, Shattuck); endlich auch ohne wesentliche Rötung (Wassermann, Taylor). Diese Kombinationen und Übergänge legen den Gedanken nahe, daß alle diese Formen nur verschiedene Typen derselben Dermatose sind — das kann freilich vorerst nur mit großer Vorsicht ausgesprochen werden, da die histologischen Grundlagen eben noch nicht genügend sind. Es würde das bedeuten, daß wir alle diese Dermatosen als eigentliche Lokalisationen der Leukämie bzw. Pseudoleukämie in der Haut auffassen müssen, während bisher für die pruriginösen und lichenoiden Formen, aber auch für die generalisierten Dermatosen vielfach die Neigung bestand, eine autotoxische Entstehung anzunehmen.

Besonders aufmerksam möchte ich noch auf die Hyperkeratosen machen, speziell an den unteren Extremitäten und besonders noch an den Plantae, wie sie in Übereinstimmung mit meinem Falle bei Linsers und Wechselmanns Patienten beobachtet worden sind und die auch bei den pruriginösen Formen beobachtet wurden (Dubrenilh). Ob oder wieweit dabei Arsenwirkung in Frage ist, läßt sich nicht mit Sicherheit entscheiden; in Linsers Fall scheint schon vor der Beobachtung dieser Hyperkeratose Arsen gegeben worden zu sein; nicht aber in Wechselmanns und meinem Fall, noch auch in dem von Wechselmann zitierten Fall von „mykotischer Erythrodermie", der von Hallopeau und Bareau ohne Blutbefund publiziert wurde. Auf die Beziehungen der pseudoleukämischen bzw. leukämischen Erythrodermie zu der der Mykosis fungoides zugerechneten Form möchte ich nicht eingehen, da mein Fall in dieser Beziehung nichts Neues lehrt — nach wie vor muß es unentschieden bleiben, wieweit die generalisierten Erythrodermien wirklich auch als prämykotische vorkommen.

Was endlich die Frage betrifft, ob auch bei der akuten Leukämie solche Dermatosen schon beobachtet worden sind, so muß ich diese auf Grund des mir bekannten literarischen Materials verneinen. In der Zusammenstellung von Schnitter fand ich nur zweimal Hauterscheinungen bei akuter Leukämie angegeben, einmal blaurote, mit Schorfen bedeckte Erhebungen neben Blutblasen (Schnitters Fall) und einmal Blasen, Krusten, Pusteln, zum Teil mit Hämorrhagien (Sternbergs Fall). In dieser Beziehung ist also mein Fall ein Unikum.

Zusammenfassung.

Es handelt sich bei meiner Beobachtung um eine akute großzellige lymphatische Leukämie. Hervorzuheben ist:

1. die diffuse Beteiligung der Haut in Form einer universellen exfoliativen und infiltrativen Erythro-

dermie. In den jüngeren Stadien ist nur das obere Drittel, in den älteren die gesamte Kutis und Subkutis am Prozesse beteiligt, und zwar in Form von spezifischen Infiltrationsherden.

Der Fall gehört somit in die bisher kleinste Gruppe von leukämischen Dermatosen, die bisher vorzugsweise bei pseudoleukämischen Formen, noch nie aber bei akuter Leukämie beobachtet worden ist.

2. Die außerordentliche Polymorphie von grossen basophilen ungranulierten „Lymphoidzellen";

3. das Auftreten von Langhansschen sowie Myeloplaxenriesenzellen;

4. die zahlreichen Mitosen in den Lymphdrüsen und sekundären „Metastasen";

5. die interkurrente Sepsis;

6. Der Ikterus infolge Kompression des Ductus choledochus durch ihm dicht anliegende Lymphdrüsenpakete.

Literatur.

(Beschränkt auf Fälle mit Hautveränderungen.)

1. Baermann, Fall von Hodgkinscher Krankh. Verh. d. Bresl. Dermat. Ver. 1903—1905, Arch. f. Dermat. u. Syph. Bd. 79 S. 444, 1906. — 2. Borissowa, A., Beitr. z. Kenntn. d. Bantischen Krankh. u. Splenomegalie. Virch. Arch. 1903 Bd. 172. — 3. Bronson, Hodgkins Disease with peinliar Eruption. Journ. of cut. and venereal diseas. 1903. p. 562, 1905 p. 562. — 4. Bruusgaard, Beitr. z. d. leukäm. u. pseudoleukäm. Hautaffektionen. Klinik u. Histogenese. Norsk. Mag. for Lägevid Jan. 1907. — 5. Dubrenilh, Prurigo lymphadenique. Ann. de derm. e de syph. 1905, ser. IV, t. VI, p. 670. — 6. Elliot, Fall z. Diagnose. Monatsh. f. prakt. Dermat. 1898 S. 507. — 7. Elsenberg, Pityriasis rubra universalis. Vierteljahrsschr. f. Derm. u. Syph. 1877 S. 727. — 8. Hallopeau et Bareau, Erythrodermie mycosique avec hyperkératose plantaire et palmaire. Ann. d. Derm. et de Syph. 1905 S. 670. — 9. Jadassohn, Demonstration eines Falles v. generalisierter exfoliierender Erythrodermie. Verh. d. 9. Kongr. d. D. D. Ges. 1906. — 10. Derselbe, Üb. d. Pityriasis rubra Hebrae u. ihre Bezieh. z. Tuberk. nebst Bemerk. üb. Pigmentverschlepp. aus d. Haut. Arch. f. Derm. u. Syph. Bd. 23, 1891. — 11. Leviseur, Journ. of cutaneous and venereal diseases 1890, t. 12, p. 482. — 12. Linser, P., Beitr. z. Frage d. Hautveränd. bei Pseudoleukämie. Arch. f. Dermat. u. Syph. 1906 Bd. 80. — 13. Nicolau, Contribution a l'étude clinique et histologique des manifestations cutanées de la leucémie et de la pseudoleucémie. Ann. de dermat. et de syph. 4 Série t. V 1904 p. 753. — 14. v. Notthafft, Ein Fall von Pseudoleukämie, Zieglers Beitr. 1899, Bd. 25 S. 309. — 15. Peter, Üb. Pityriasis rubra u. d. Bezieh. zwisch. Hautkrankh. u. Pseudoleukäm. Dermat. Ztschr. 1894, T. 1 p. 345. — 16. Pfeiffer, Ein Fall v. Pseudoleuk. m. spezif. Erkrank. d. Haut. Wien. klin. Wschr. 1897 S. 548. — 17. Pinkus, Üb. d. Hautveränd. bei lymphat. Leuk. u. Pseudoleuk. Arch. f. Derm. u. Syph. 1899, T. L p. 1. — 18. Schattuck, Lymphat. Leukämie. Journ. of cut. dis. including Syph. Bd. 22. Monats-

schr. f. prakt. Dermat. Bd. 38. — 19. Schnitter, A., Üb. leukäm. u. pseudoleukäm. Hautveränd. Diss. Fr. in Br. 1906. — 20. Spiethoff, Ein Fall v. Erythrodermie b. Drüsen- u. Knochentumoren. Arch. f. Derm. u. Syph. 1908, Bd. 91 S. 265. — 21. Taylor, Case of Ichthyosis and atrophic Striae in a case of Hodgkins disease. Journ. of cut. and vener. dis. 1893 p. 371. — 22. Wassermann. Lymphadenie u. Hauterkrank. Dermat. Ztschr. 1894, t. 1 p. 487. — 23. Wechselmann, Üb. Erythrodermia exfoliativa universalis pseudoleukäm. Arch. f. Dermat. u. Syph. 1907 Bd. 87. — 24. Westphal, Beitr. z. Kenntn. d. Pseudoleukäm. Arch. f. klin. Med. 1892 t. L.

IX.

Der angeborene Weich- oder Lückenschädel.

Eine klinisch-anatomische Studie

von

Dr. E. Wieland,

Dozent für Kinderheilkunde in Basel.

(Hierzu Taf. IV u. V.)

Geburtshelfern und Gerichtsärzten war das Vorkommen angeborener Spalten und Lücken an ungewöhnlichen Stellen des knöchernen Schädels Neugeborener schon lange bekannt. In jüngster Zeit haben auch die Pädiater angefangen, sich mehr für diesen Gegenstand zu interessieren. Ihr Interesse ist um so begreiflicher, als eine der wichtigsten aktuellen Fragen der Pädiatrie, nämlich die Frage der sogenannten kongenitalen Rachitis, enge mit solchen gelegentlichen Befunden von „Kraniotabes" am Neugeborenenschädel zusammenhängt, ja geradezu ihre Entscheidung findet durch die Deutung dieser Befunde in der einen oder andern Richtung. Auch Verf. ist durch klinische Studien über angeborene Rachitis zur eingehenden Beschäftigung mit der fraglichen Schädelaffektion bewogen worden.

Historisches.

Das Studium der einschlägigen Literatur ergab ine unerwartet spärliche Ausbeute. In den anatomischen Hand- und Lehrbüchern habe ich nirgends Angaben über Lückenbildungen am Schädeldache Neugeborener finden können. Speziell Gegenbaur und das moderne Lehrbuch von Rauber[1]) übergehen dieselben vollständig. Auch W. Henke[2]) scheinen

[1]) Lehrbuch der Anatomie des Menschen von Rauber. Leipzig 1906.

[2]) W. Henke, Anatomie des Kindesalters im Gerhardtschen Handbuch für Kinderkrankheiten. Tübingen 1881.

solche unbekannt geblieben zu sein, und nur Beely[1]) macht S. 15 a. a. O. eine kurze Bemerkung über „häutige Lücken inmitten der Schädelknochen, am häufigsten an den Seitenwandbeinen, seltener am Hinterhauptsbein, deren Prognose günstig ist, da bei fortschreitendem Wachstum ein großer Teil derselben ausgeglichen wird.“ Auch Prof. Graf von Spee[2]) erwähnt bloß die seinerzeit von Welcker 1862 beschriebene Entstehung des Foramen parietale, sowie die Bildung der queren Parietalspalte an der betreffenden Stelle beim Ausbleiben des knöchernen Abschlusses dieser Gefäßöffnung; ferner die Beobachtungen Grubers[3]) über das Vorkommen abnorm weiter Foramina parietalia am Schädel Erwachsener, vermutlich infolge Hinzutretens einer mangelhaften Ossifikation der Pfeilnahtränder zur erwähnten Spaltbildung. Mit diesen kongenitalen Spaltbildungen, durchaus physiologischen Bildungen, zu welchen auch die drei konstant an der Hinterhauptschuppe Neugeborener noch nachweisbaren radiären Spalten gehören, hat aber der angeborene Weichschädel so wenig etwas zu tun wie mit den seltenen Befunden von überzähligen Fontanellen, denen in allerjüngster Zeit von Rauber[4]) Beachtung geschenkt wird und die auf unregelmäßiger knöcherner Vereinigung der Stirn- und Pfeilnahtränder zu beruhen scheinen. Das alte, vielleicht beste Werk über Knochenentwicklung, das wir besitzen, von A. Rambaud und Ch. Renault[5]) tut der Lückenbildung mit keiner Silbe Erwähnung. Nicht besser steht es mit den Lehrbüchern der pathologischen Anatomie. Die meisten, auch das Zieglersche, erwähnen bloß die partielle Agenesie des Schädeldachs bei Anenzephalen. Kaufmann[6]) weist wenigstens auf das Vorkommen von angeborenen Defektbildungen des Schädels hin infolge Hemmungsbildung oder Knochenschwund, „so daß zahlreiche Lücken entstehen“ (a. a. O. S. 618). In den „Ergebnissen der Allgemeinen Pathologie“[7]) wird der angebornen Ossifikationsdefekte bloß im Hinblick auf die bekannten Friedlebenschen Untersuchungen über das Vorkommen eigenartiger, von Rachitis streng zu trennender Erweichungsbezirke an den Schädeln Neugeborener und älterer Kinder gedacht; und die erschöpfende Monographie der Skeletterkrankungen von Schuchardt[8]) berührt die Affektion mit

[1]) Beely, Die Krankheiten des Kopfes im Kindesalter. Tübingen, Bd. 6, 1880.

[2]) Handbuch der Anatomie von Bardeleben,. Bd. 1, Abt. 2, S. 114. Jena 1896.

[3]) Gruber, Virchows Archiv, Bd. 50, 1870.

[4]) Rauber, Morphol. Jahrb. 1906, Heft 1 u. 2.

[5]) A. Rambaud et Ch. Renault, Origine et développement des os. Paris 1864. (Mit schönem Atlas).

[6]) Kaufmann, Lehrbuch der spez. pathol. Anatomie. Berlin 1901. 2. Aufl. und 1907 4. Aufl.

[7]) Lubarsch und Ostertag, Ergebnisse der allgemeinen Pathologie Bd. 4. 1897 u. 1899. (Knochenpathologie von M. B. Schmidt).

[8]) Schuchardt, Die Krankheiten der Knochen und Gelenke. Stuttgart 1899.

keinem Worte. Auffallenderweise schweigen sich auch die meisten neuern Lehrbücher der Geburtshilfe über die angeborenen Schädeldefekte vollständig aus. Weder bei Bumm[1]), noch bei Zweifel, Schroeder, Runge finden wir entsprechende Angaben, und sogar das große Winkelsche Handbuch der Geburtshilfe enthält nur in dem von Stumpf[2]) bearbeiteten Kapitel „Gerichtliche Geburtshilfe" einen kurzen Hinweis auf das häufige Vorkommen von Ossifikationsdefekten samt einer guten Abbildung, während die von Seitz, von Gönner und von Meyer-Ruegg bearbeiteten Abschnitte über das Neugeborene die Affektion gar nicht, oder (Meyer-Ruegg im Kapitel Kephalohämatom!) nur andeutungsweise erwähnen. Und doch war die Lückenbildung am Schädeldach des Neugeborenen bereits Scanzoni und Naegele wohl bekannt. Scanzoni[3]) sieht die Affektion sogar in nicht seltenen Fällen für Rachitis an. Ebenso gibt Winkel in seinem Lehrbuch[4]) eine kurze Beschreibung solcher Lücken des Schädeldachs, samt einer kleinen Zeichnung. Er erwähnt ausdrücklich, daß der kindliche Schädel in solchen Fällen die Konsistenz von „Knittergold" darbiete und sieht die praktische Bedeutung der Affektion in der Möglichkeit einer Verkleinerung des Kindskopfes, welche den Geburtsverlauf erleichtere. Endlich drückt sich Fritsch[5]) bei Anlaß einer Beschreibung aller am Neugeborenenschädel vorkommenden Spalt- und Defektbildungen folgendermaßen aus: „Jeder Geburtshelfer weiß, daß die Schädelknochen einen sehr verschiedenen Grad von Festigkeit haben. Beim Touchieren kann man oft das Schädeldach leicht eindrücken; es knittert wie ein dünnes Blechgefäß, manchmal auch fehlt der Knochen ganz."

Eingehendere Würdigung findet die fragliche Affektion in den Handbüchern und Abhandlungen der gerichtlichen Medizin. Schon Büttner[6]), sodann Büchner[7]) erwähnen die angebornen Schädellücken. Namentlich aber Casper[8]) gibt eine genaue Beschreibung derartiger Defektbildungen und in dem zugehörigen Atlas auf Tafel VII außerdem zwei schöne, lebensgroße, kolorierte Abbildungen von solchen in den Scheitelbeinen zweier reifer, ausgetragener Neugeborener. Auch Skrzeczka[9]) gibt eine gute Übersicht über die vorkommenden Verdünnungen und Ossifikationsdefekte am Neugeborenenschädel und illustriert das Gesagte durch instruktive Abbildungen

[1]) Bumm, Grundriß zum Studium der Geburtshilfe. Wiesbaden 1902.

[2]) Stumpf, Gerichtliche Geburtshilfe im Handbuch von Winkel. Bd. 3, 3. Teil, 1907.

[3]) Scanzoni, Lehrbuch der Geburtshilfe. Wien 1849.

[4]) Winkel, Lehrbuch der Geburtshilfe. Leipzig 1893.

[5]) Fritsch, Gerichtsärztliche Geburtshilfe. Stuttgart 1901.

[6]) Büttner, Königsberg 1771.

[7]) Büchner, Zeitschrift für Staatsarzneikunde. 1850.

[8]) Casper, Handbuch der Gerichtlichen Medizin. 1857.

[9]) Skrzeczka im Handbuch der Gerichtlichen Medizin von Maschka, Bd. 1, S. 937. Tübingen 1881.

Die beste vorhandene Beschreibung findet sich aber bei Hofmann [1]). Hofmann macht nicht nur einen scharfen Unterschied zwischen den konstanten drei schrägen Spaltbildungen am Okziput und den queren in der Gegend des Foramen parietale und zwischen den mitten im Knochen gelegenen, unregelmäßigen Lückenbildungen, die bald als bloße Verdünnungen, bald als eigentliche Defekte des Schädels imponieren; sondern er kennt auch die Prädilektionsstellen dieser Defekte. Am häufigsten treffe man sie auf einem oder auf beiden Scheitelbeinen, und zwar „in der Regel in der Scheitelhöhe neben der Pfeilnaht" (a. a. O. S. 69.), selten im Stirnbein und ganz ausnahmsweise im Hinterhauptbein. Außer diesen gewöhnlichen, flachen Schädeldefekten, die er für den Ausdruck einer individuellen Wachstumsstörung nicht pathologischer Natur ansieht, erwähnt Hofmann aber noch andere, buckelförmig vorgewölbte, von Erbsen- bis Bohnengröße, welchen an der Schädelinnenseite regelmäßig abnorm tiefe Impressiones digitatae entsprechen. Für solche Fälle nimmt Hofmann Zustandekommen durch erhöhten Innendruck an. Ferner denkt er hier an pathologische Veränderungen der Schädelknochen, etwa an Rachitis, oder an Störungen, wie sie die in diesem Zusammenhange von ihm zitierte Osteogenesis imperfecta im Gefolge hat (häutige Schädelpartien; Fälle von Vrolick und von Hartmann).

Verglichen mit diesen eingehenden Untersuchungen nehmen sich die bisherigen Leistungen der Pädiater auf diesem Gebiet beinahe dürftig aus. Zwar waren diese Ossifikationsdefekte bereits Bednar wohl bekannt. Bednar [2]) faßte sie als „unvollkommene Verknöcherung des Schädels" auf. In den übrigen Lehrbüchern der Kinderheilkunde findet man die Affektion nirgends erwähnt. Weder Rilliet und Barthez, noch das ausführliche Lehrbuch Steffens (1865 bis 1870) oder das Kompendium Steiners, so wenig wie das Gerhardtsche Handbuch nehmen von der Sache Notiz. Auch die neueren Lehrbücher der Kinderheilkunde von Henoch, Baginsky, Seitz, Runges Krankheiten der ersten Lebenstage und Jakobis Therapie des Säuglings- und Kindesalters, ebenso wie das große Handbuch Granchers übergehen den Gegenstand mit Stillschweigen. Es war Heubner [3]) vorbehalten, gleichsam aufs neue die allgemeine Aufmerksamkeit hinzulenken auf das Vorkommen des angeborenen Lückenschädels durch Mitteilung einer, der letzt erwähnten Hofmanns ganz ähnlichen, eigenen Beobachtung von buckelförmig vorgewölbten Schädeldefekten bei einem Neugeborenen. Dann folgt eine kurze Mitteilung Engstlers [4]) über Lückenschädel aus der Pfaundlerschen Klinik.

[1]) Hofmann, Zur Kenntnis der natürlichen Spalten und Ossifikationsdefekte am Schädel Neugeborener. Vierteljahrsschrift für die prakt. Heilkunde. Prag 1874.

[2]) Bednar, Krankheiten der Neugeborenen und Säuglinge. 2. Teil, S. 169, 1850.

[3]) Heubner, Lehrbuch der Kinderheilkunde. Bd. 1, S. 105. 1903.

[4]) G. Engstler, Über den „Lückenschädel" Neugeborner und seine Beziehung zu Spina bifida. Archiv f. Kinderheilkunde. Bd. 40, Heft 4 bis 6.

Ferner verrät die Darstellung der Rachitis durch Stoeltzner im Pfaundler-Schlossmannschen Handbuche[1]), daß auch dieser Autor die betreffende, kongenitale Schädelaffektion kennt. Finkelstein[2]) und Czerny und Keller[3]) begnügen sich mit je einem kurzen Hinweise auf das Vorkommen solcher „Lückenschädel" oder „Ossifikationsdefekte", deren sorgfältige Bearbeitung noch ausstehe, und gehen daher einstweilen nicht näher auf den Gegenstand ein. Etwas einläßlicher äußert sich Stoeltzner in seiner monographischen Arbeit[4]) über die fragliche Affektion. Stoeltzner erwähnt hier die von Friedleben an den Köpfen einiger Neugeborener vorgefundenen, dünnen knitternden Stellen, die nichts mit Rachitis zu tun hätten, sich vielmehr „durch ihre weniger streng auf das Okziput beschränkte Lokalisation und durch ihr rasches vollständiges Verschwinden" (a. a. O. S. 123) von Kraniotabes unterschieden. In der Tat hatte Friedleben[5]) schon im Jahre 1860 durch sorgfältige klinische Untersuchungen zu zeigen vermocht, daß die von Elsässer[6]) im Jahre 1843 bei Säuglingen jenseits des dritten Lebensmonats beschriebene und von Virchow als echte Rachitis anerkannte Kraniotabes bereits bei Neugeborenen vorkomme, daß es sich aber bei dieser von Elsässer übersehenen, angeborenen Kraniotabes keineswegs um Rachitis, sondern bloß um eine mangelhafte Verknöcherung des Schädels handle, die spontan schwinde. Die genaue Durchsicht der betreffenden Angaben und Tabellen Friedlebens läßt nicht darüber im Zweifel, daß dieser Autor, soweit es sich dabei um Befunde an Neugeborenen handelte[7]), die nämlichen Ossifikationsdefekte

[1]) Rachitis im Handbuch der Kinderheilkunde von Pfaundler und Schlossmann, Bd. I, II. Hälfte. Leipzig 1906.

[2]) Lehrbuch der Säuglingskrankheiten von H. Finkelstein, Bd. I. Berlin 1905.

[3]) Czerny und Keller, Des Kindes Ernährung, Ernährungsstörungen, und Ernährungstherapie. Bd. I. Leipzig und Wien 1906.

[4]) Stoeltzner, Pathologie und Therapie der Rachitis. Berlin 1904.

[5]) Friedleben, Beiträge zur Kenntnis der physikalischen und chemischen Konstitution wachsender und rachitischer Knochen der ersten Kindheit. Jahrbuch f. Kinderheilkunde Bd. 3, 1860.

[6]) Elsässer, Der weiche Hinterkopf. Ein Beitrag zur Physiologie und Pathologie der ersten Kindheit. Stuttgart 1843.

[7]) Deren Zahl ist, genau besehen, eine recht geringfügige. Bloß bei dreien von seinen 26 tabellarisch rubrizierten und während des ganzen ersten Lebensjahres fortlaufend kontrollierten Säuglingen mit weichem Hinterkopf konstatierte Friedleben nämlich Schädelweichheit unmittelbar nach der Geburt. In allen übrigen Fällen trat die Erweichung der ursprünglich harten Köpfe erst im Verlaufe der ersten Lebensmonate, und zwar an typischer Stelle — (supraokzipital!) — ein, was im Verein mit dem fast immer beträchtlich verspäteten Zahndurchbruch bei diesen 23 Kindern die rachitische Natur dieser Erweichung für den kritischen Leser zur Gewißheit macht.

vor sich hatte, von denen eben die Rede war und die uns im Nachstehenden eingehend beschäftigen werden. Leider warf Friedleben in der Folge diese angeborene Schädelaffektion mit der ungleich häufigeren Schädelweichheit bei älteren Säuglingen, d. h. mit der Elsässerschen Kraniotabes ätiologisch zusammen und ließ sich dadurch verleiten, die Elsässerschen Befunde ebenfalls für physiologischer Natur zu erklären, um schließlich die Beziehnug der Kraniotabes zu echter Rachitis fast ganz zu leugnen: Ein extremer Standpunkt, dessen Unzulässigkeit bereits von Bohn[1]) betont wurde und der bloß geeignet war, den richtigen Kern der Friedlebenschen Befunde für eine Reihe von Jahren ganz in Vergessenheit geraten zu lassen. Denn als nun, unter dem Einflusse der bekannten Arbeiten von Kassowitz[2]), welcher die Rachitis als eine vorwiegend intrauterin entstehende Krankheit auffaßte und jede Erweichung am Schädel von Föten, Neugeborenen und Säuglingen für rachitischen Ursprungs erklärte, sich neuerdings eine Reihe von Forschern mit dem klinischen Nachweise der Rachitis beim Neugeborenen abmühten, machte sich vielfach eine Tendenz geltend, die man als die direkte Umkehrung des Friedlebenschen Standpunktes charakterisieren könnte, nämlich: die bisher wenig beachteten weichen Partien und Lücken an den Köpfen Neugeborener wurden wegen ihrer weitgehenden Ähnlichkeit — um nicht zu sagen Identität — mit der Kraniotabes der Säuglinge, als pathognomonisches Frühsymptom der angebornen Rachitis hingestellt (Vgl. die in meiner klin. Arbeit im Jahrb. f. Kinderheilkunde Bd. 67, 1908 zitierten Arbeiten von Unruh, Schwarz, Quisling, Feyerabend, Cohn, Feer, Fischl, Spietschka [Epstein], Zappert, denen sich in allerjüngster Zeit auch Marfan angeschlossen hat.)

Andere Forscher freilich gingen nie so weit. Heubner, Stoeltzner, Tschistowitsch, Escher (Stooss), wohl auch Pfaundler, Rehn und andere hielten nach dem Vorgange Bohns einstweilen fest am Vorkommen eigenartiger, dem Anscheine nach nicht rachitischer, schon Bednar, Friedleben und, wie wir eben gesehen haben, vielen Geburtshelfern und Gerichtsärzten wohlbekannter kranieller „Ossifikationsdefekte" bei manchen Neugeborenen und standen auch der Lehre vom kongenitalen Auftreten der Rachitis ablehnend gegenüber. Die Mehrzahl der Pädiater und, soweit ich das wenigstens zu übersehen vermag, die große Mehrheit der pathologischen Anatomen nahmen in der betreffenden Frage, ganz speziell aber in der Frage der angeborenen Rachitis, bis zur Stunde eine vorsichtig abwartende Stellung ein.

Dieser kritischen Übersicht über die bisherige einschlägige Literatur dürfen wir vorläufig wohl so viel entnehmen, daß das

[1]) Bohn, Diagnose, Prognose und Therapie der Rachitis. Jahrb. f. Kinderheilkunde Bd. 22, 1884.

[2]) Kassowitz, Die normale Ossifikation und die Erkrankungen des Knochensystems bei Rachitis und hereditärer Syphilis. Wiener med. Jahrb. 1880—1881 u. 1884.

Wesen und die Bedeutung einer in ihren Umrissen längst bekannten, anscheinend einheitlichen Skelettanomalie, des sogenannten kraniellen Ossifikationsdefektes oder Lückenschädels der Neugeborenen, bei näherer Betrachtung sich als eine Terra incognita herausstellt. Handelt es sich um eine physiologische Wachstumserscheinung oder um eine vorübergehende Entwicklungsstörung, oder etwa um pathologische Prozesse an den betreffenden Schädeldächern? Handelt es sich um eine einheitliche Affektion, oder werden etwa verschiedenartige Störungen unter dem gleichen symptomatischen Begriff vereinigt? Durch vorliegende Arbeit hoffen wir einen Beitrag zu liefern zur Lösung dieser verschiedenen Fragen.

Klinik des angeborenen Weich- oder Lückenschädels.

Um zunächst über Häufigkeit und klinisches Verhalten kongenitaler Ossifikationsdefekte Klarheit zu bekommen, habe ich mit Erlaubnis des Direktors der Basler Frauenklinik, Prof. v. Herff, die Köpfe von nahezu 1000 Neugeborenen daselbst untersucht. Ich war überrascht über Zahl und Ausdehnung der gefundenen Schädelanomalien. Zu genauem Verständnis der betreffenden Abweichungen erscheinen zuvor einige Worte über das physiologische Verhalten des Neugeborenenschädels unerläßlich.

Normalerweise fühlt sich das Schädeldach des Neugeborenen gleichmäßig hart an. Die glatte Oberfläche wird durchschnitten von den Nähten (Pfeilnaht, Lambdanaht, Koronalnaht), in denen je zwei harte Knochenränder aneinanderstoßen und die sich dem palpierenden Finger weniger als Spalten, denn als vorspringende Kanten darstellen. Eine Unterbrechung der gleichmäßig harten Konsistenz zeigt der Schädel bloß an sechs, bei kräftigen, voll ausgetragenen Kindern sogar bloß noch an drei Stellen, nämlich im Gebiet der großen oder Stirnfontanelle in Gestalt eines papierdrachenförmigen, hartrandigen Ausschnitts von variabler Größe, oben zwischen Os frontale und Os parietale; ferner an zwei kleinen, beiderseits dicht hinter der Ohrmuschel gelegenen nachgiebigen Schädelpartien: den sogenannten hinteren Seitenfontanellen, welche dem unteren hinteren Winkel jedes Parietale entsprechen. Die kleine Fontanelle sowie die zwei seitlich vorn am Schädel, entsprechend dem unteren vorderen Winkel jedes Parietale gelegenen sogenannten vorderen Seitenfontanellen bilden bei der Geburt bloß noch schmale, eben fühlbare Spalten.

Von diesem physiologischen Normalverhalten ergeben sich nun im einzelnen verschiedene Abweichungen. Zunächst bilden die Nähte nicht selten statt schmaler Spalten oder vorspringender Kanten mehr oder weniger breite, klaffende Lücken, begrenzt von harten, in toto federnden Knochenplatten. Fast regelmäßig sind in solchen Fällen auch die Fontanellen erweitert; speziell sind die kleine Fontanelle sowie die spaltförmigen zwei vorderen Seitenfontanellen neben den hinteren als klaffende Lücken fühlbar. Solche individuelle Abweichungen dürfen wohl auf eine etwas rückständige Ossifikation der platten Schädelknochen, d. h. auf ein gleichmäßiges Zurückbleiben des an und für sich gut ausgebildeten (harten), knöchernen Schädels hinter dem rascher wachsenden häutigen Schädel bezogen werden und beschäftigen uns daher hier zunächst nicht weiter. Wohl aber interessiert uns die nachstehende Veränderung in hohem Grade, denn hier handelt es sich nun um den typischen „Ossifikationsdefekt“: Im Verein mit solchen abnorm klaffenden Nähten und Fontanellen, in der Regel aber bei dicht aneinanderliegenden Nahträndern und bei engen Fontanellen, also unabhängig von der Naht- und Fontanellenweite, finden sich nämlich eindrückbare, meist deutlich federnde oder knitternde und fast immer druckempfindliche (Schreien bei Fingerdruck) Knochenpartien in geringerer oder größerer Ausdehnung an verschiedenen Stellen des Schädeldaches. Vielfach, namentlich im Zentrum ausgedehnter Erweichungszonen, trifft man auch rein häutige Stellen, an denen der Finger tief einsinkt, und wo es sich tatsächlich um Lückenbildungen im Knochen handelt. Um die auffallendste, namentlich aber die allen Fällen gemeinsame und daher diagnostisch und ätiologisch bedeutsamste Eigenschaft derartiger Neugeborenenschädel zu kennzeichnen, habe ich die Affektion in wenig präjudizierender Weise kurz als angeborenen Weichschädel bezeichnet.

Von den 976 untersuchten Kindern wiesen 182, also 18,6 %, derartige veränderte Knochenpartien am Schädel auf. Diese Zahl ist jedenfalls zu niedrig gegriffen, denn ich habe nur auffällige, bei rascher Palpation ohne weiteres eruierbare Erweichungszonen von mindestens Linsen- bis Fingerkuppengröße aufnotiert, mich aber bei nachträglichen gelegentlichen Sektionen Untersuchter und normal Befundener überzeugen können, daß kleine weiche Stellen, namentlich an den Nahträndern, dem tastenden Finger nicht selten entgehen und mit Sicherheit nur bei der Autopsie auffindbar sind. Anfänglich bemühte ich mich, zwischen bloßer Erweichung im Verlaufe eines Knochen r a n d e s (sogenannte umbiegbare Nahtränder nach C o h n und S p i e t s c h k a) und zwischen eindrückbaren Stellen (L ü c k e n) mitten im sonst harten Knochen einen scharfen Unterschied zu machen. Je mehr Kinder ich aber untersuchte, desto deutlicher erkannte ich das willkürliche einer solchen Scheidung. Tatsache ist, daß in den meisten Fällen die nachgiebigen Knochenpartien an den Rändern der Deckknochen sitzen und daß mit Vorliebe die P f e i l n a h t r ä n d e r betroffen sind, entweder in ihrem ganzen Verlaufe oder bloß an bestimmten, meist s y m m e t r i s c h gelegenen Stellen. Die Stellen, wo das der Fall ist, sind die gleichen, wo nun auch seitlich vom Nahtrande, m i t t e n i m h a r t e n K n o c h e n, die meisten Lückenbildungen angetroffen werden, nämlich die höchst gelegene, prominenteste Partie des Kopfes, die sogenannte S c h e i t e l h ö h e. An dieser, zwischen den zwei Tubera parietalia gelegenen Kopfpartie, entsprechend etwa der Stelle des Haarwirbels, begegnen wir nach meinen Untersuchungen dem weichen Nahtrande sowohl wie dem eigentlichen Ossifikationsdefekt mit einer geradezu a n G e s e t z m ä ß i g k e i t g r e n z e n d e n R e g e l m ä ß i g k e i t. Bald handelt es sich bloß um eine isolierte, fingerkuppengroße eindrückbare Stelle auf dem Scheitel, in einem oder auch in beiden sonst harten Pfeilnahträndern, bald um eine ausgedehnte „bandartige" Erweichung der Scheitelbeine im ganzen Verlaufe der Pfeilnaht zwischen großer und kleiner Fontanelle. Oder aber man findet die Parietalränder zwar in toto weich und etwas nachgiebig, manchmal auch besetzt mit zahlreichen, reihenweise hintereinander gelegenen, eindrückbaren Stellen; auf der Scheitelhöhe aber ist die Erweichung am stärksten, greift seitlich beiderseits weit in die Scheitelbeine hinüber und bildet dann hier einen rundlichen, medianen, oft rein häutigen Defekt im Schädel, den sogenannten K u p p e n - d e f e k t. Von der zirkumskripten, symmetrischen Erweichung des einen, meist aber beider Nahtränder, bis zu einem knitternden oder membranösen Knochendefekt von Zweifrankstück- bis Talergröße und darüber, mitten auf der Scheitelhöhe gelegen, gibt es somit alle möglichen Übergänge. Dieser rundliche Kuppendefekt pflegt in seiner Mitte, entsprechend der hier in sagittaler Richtung durchziehenden Pfeilnaht, am weichsten, rein häutig zu sein. Vom Zentrum aus nimmt seine Konsistenz in radiärer Richtung gegen die Randzone wieder etwas zu, um dann gern an einer oder auch an mehreren, oft symmetrisch neben der Naht in jedem Scheitelbein gelegenen Stellen, wieder rein häutige Beschaffenheit zu zeigen. Auf diese Weise wechseln, namentlich über größeren Erweichungsbezirken, knitternde und rein häutige Partien miteinander ab.

Von der großen und auch von der kleinen Fontanelle bzw. von der Lambdanaht ist der typische Kuppendefekt in der Regel durch eine verschieden breite Zone gleichmäßig harten Knochens geschieden. Bemerkenswerterweise bleiben also gerade die untersten, hintersten Partien der beiden Scheitelbeine, dicht über den beiden Schenkeln der Lambdanaht, vom kongenitalen Erweichungsprozesse meist verschont. Bloß bei sehr ausgedehnter, außer der Scheitelhöhe den ganzen hinteren Schädelabschnitt einnehmender Erweichung (im ganzen bloß 14 Fälle) und ebenso bei der nicht seltenen Kombination mit Erweichung der Parietalränder im ganzen Verlaufe der Pfeilnaht (bandartige Erweichung) geht der Kuppendefekt ohne scharfe Grenze in die Lambdanaht und in die kleine Fontanelle über und reicht auch nach vorn gelegentlich bis nahe an die Koronalnaht. In solchen Ausnahmsfällen finden sich fast regelmäßig auch weiche Partien in beiden Frontalia, und zwar in deren oberen Ecken, ferner in beiden Schläfenbeinschuppen; während sonst diese Knochen, ebenso wie das Hinterhauptbein, fast ausnahmslos hart sind.

Diese von mir absichtlich — wegen ihrer Bedeutung für Diagnose uud Ätiologie der Affektion — so detailliert beschriebene Lieblingslokalisation des angeborenen Weichschädels stimmt mit den einleitend erwähnten früheren Beschreibungen der Gerichtsärzte und Geburtshelfer gut überein.

Von neueren Beobachtern werden dagegen noch andere Stellen des Kopfes als Hauptsitz der Ossifikationsdefekte bezeichnet. Cohn[1]) spricht von weichen Stellen, die „hauptsächlich an den Nahträndern und in der Umgrenzung der kleinen Fontanelle, aber auch in der Kontinuität der hinteren Schädelteile, insbesondere der hinteren medianen Partien der Ossa parietalia" gelegen sind. Spietschka[2]) unterscheidet neben diffuser Erweichung des ganzen Hinterkopfes und neben weichen Nahträndern „fingerkuppengroße weiche Stellen an den sonst harten Schädelknochen, am häufigsten in den Scheitelbeinen in der Nähe der kleinen Fontanelle". Ich habe mich von der Häufigkeit dieser isolierten Defekte in der Umgebung der kleinen Fontanelle bei Neugeborenen nicht überzeugen können und vermute eine Verwechslung mit den dünnen und daher oft in toto federnden untersten Scheitelbeinecken. Vielmehr begegnete ich obiger Lokalisation des angeborenen Weichschädels im ganzen bloß etwa achtmal, und zwar handelte es sich dabei jedesmal um eine zirkumskripte, 2 bis 4 cm lange weiche Randzone beiderseits der Pfeilnaht, im untersten Schädelabschnitt, dicht über der kleinen Fontanelle gelegen. Es liegt nahe, in der betreffenden ungewöhnlichen Lokalisationsform den Rest zu erblicken einer vorgängigen, ausgedehnteren Erweichungszone (z. B. einer bandartigen Erweichung der Pfeilnahtränder), die sich zur Zeit der Geburt bereits wieder bis auf die beschriebene zirkumskripte Randzone im untersten Abschnitt der Pfeilnaht zurückgebildet hat[3]). Selte-

[1]) Cohn, Zur Pathologie der Rachitis. Jahrb. f. Kinderheilkunde 1894 Bd. 37, spez. S. 195.

[2]) Spietschka, Zur Frage der angeborenen Rachitis und der Phosphorbehandlung. Jahrb. f. Kinderheilkunde 1904 Bd. 59, spez. S. 337.

[3]) Die Kenntnis der physiologischen Rückbildungsweise des angeborenen Weichschädels verträgt sich mit einer solchen Annahme nsofern recht gut, als sich nach meinen klinischen Beobachtungen speziell die sogenannte bandartige Form der Erweichung in der Regel von vorn nach hinten zurückbildet, so daß auf der Kuppe und zuallerunterst am Schädel am längsten noch Reste kongenitaler Erweichungszonen sogar bei älteren Säuglingen angetroffen werden können. Bloß muß man sich in diesem Falle hüten, solche kongenitalen Erweichungsreste etwa mit beginnender echter Säuglingskraniotabes zu verwechseln. Diese setzt nämlich konstant zuerst an dieser Stelle, also am hintersten, untersten

ner als den geschilderten typischen Lücken oder Erweichungszonen auf dem Scheitel, die annähernd symmetrisch auf beiden Scheitelbeinen sitzen und durch ihre Lage die gleiche Entstehungsweise verraten wie die bloße symmetrische Nachgiebigkeit der Pfeilnahtränder an gleicher Stelle des Schädels, treffen wir bloß einseitige Lückenbildungen. Sie sitzen bald im linken, bald im rechten Scheitelbein, meist dicht neben dem Tuber parietale. Manchmal ist der Rand des gegenüberliegenden Scheitelbeins an der entsprechenden Stelle ebenfalls etwas nachgiebig. Auch hier liegt die Vermutung nahe, daß wir es mit Resten eines ursprünglich ausgedehnteren, doppelseitigen Erweichungsbezirkes zu tun haben, der bei der Geburt bereits wieder in Rückbildung begriffen ist.

In einem Falle bildete die auf dem rechten Scheitelbein gelegene, eindrückbare Knochenpartie eine nach außen vorgewölbte Blase von der Größe einer Nußschale.

Zweimal begegnete ich einem streifenförmigen, beiderseits symmetrisch von der Pfeilnaht nach abwärts zur Schläfenbeinschuppe hinziehenden queren Ossifikationsdefekt im vorderen Drittel jedes Parietale, also vor der gewöhnlichen Stelle gelegen. In dem einen dieser Fälle saß zudem gerade über dem rechtsseitigen Defekt ein walnußgroßes Kephalohämatom. Zusammenvorkommen von Kephalohämatom mit Weichschädel beobachtete ich sonst noch fünfmal: aber bloß zweimal fiel der Sitz der Blutgeschwulst zusammen mit dem typischen Scheiteldefekt. In den drei übrigen Fällen saß das Kephalohämatom auf der dem Defekt gegenüberliegenden harten Schädelhälfte. Meine diesbezüglichen Beobachtungen bilden daher, um diesen Punkt gleich zu erledigen, keine Stütze für die Annahme eines ursächlichen Zusammenhangs zwischen angeborenem Ossifikationsdefekt und Entstehung der Kopfblutgeschwulst, obgleich ja nach den bekannten, auch von Runge und Finkelstein

Schädelabschnitt ein (supraokzipitale Erweichungszonen in und dicht über der Lambdanaht!) und unterscheidet sich gerade durch diese charakteristische Frühlokalisation am Hinterhaupt scharf vom gewöhnlichen, vorwiegend scheitelständigen Kuppendefekt. (Vgl. Fig. 1 und 2, typische Lokalisation der kongenitalen Schädeldefekte, und als Gegensatz Fig. 3: typische Lokalisation der späteren, rachitischen Schädeldefekte.)

zitierten Angaben Férés[1]) über die häufige Lokalisation dieser Geschwulst über angeborenen Fissuren des Hinterhauptes und Scheitelbeines eine derartige Annahme a priori durchaus plausibel erscheinen könnte.

Versuchen wir die 182 Fälle von angeborenem Weichschädel je nach Lokalisation und Ausdehnung der betreffenden Erweichungszonen in verschiedene Gruppen zu trennen, so erhalten wir folgende, wegen der fließenden Übergänge zwischen den einzelnen Gruppen allerdings nur mit Vorsicht verwertbare Übersichtszahlen:

A. Leichte Fälle.

Erweichung mit vorwiegender Beschränkung auf die Nahtränder der Pfeilnaht (umbiegbare Nahtränder).

1. Erweichung der äußersten Ränder beider Scheitelbeine im ganzen Verlaufe der Pfeilnaht (sogenannte bandartige Erweichung ohne typischen Kuppendefekt):
   a) im Verein mit schmalen Nähten und engen Fontanellen 42 Fälle
   b) in Verbindung mit klaffenden Nähten und weiten Fontanellen .... 10 „
2. symmetrische Erweichung der äußersten Ränder beider Scheitelbeine, bloß im mittleren Drittel der Pfeilnaht (leichtester Grad der Kuppenerweichung!) .... 20 „
3. Erweichung der Ränder beider Scheitelbeine, bloß im untersten Drittel der Pfeilnaht (über der kleinen Fontanelle, also atypisch!) .... 8 „
4. Erweichung bloß des linken Pfeilnahtrandes .... 3 „
5. Erweichung bloß des rechten Pfeilnahtrandes .... 3 „

Summa = 86 Fälle.

B. Mittelschwere Fälle.

Erweichung der Nahtränder mit Übergreifen auf die Kontinuität eines, meist beider Scheitelbeine mit Sitz annähernd symmetrisch auf der Scheitelhöhe (typische Kuppenerweichung)

1. Kuppenerweichung ohne ausgedehnte Erweichung der Pfeilnahtränder:
   a) bei engen Nähten und Fontanellen .... 44 Fälle
   b) bei klaffenden Nähten und weiten Fontanellen .... 7 „
2. Kuppenerweichung mit anschließender Erweichung der Parietalränder im Verlaufe der ganzen oder eines Teiles der Pfeilnaht (sogenannte bandartige Erweichung mit Kuppendefekt!):

Transport 51 Fälle.

[1]) Féré, Revue mensuelle des maladies de l'enfance, 1880.

	Übertrag	51 Fälle
a) bei engen Nähten und Fontanellen		8 „
b) bei klaffenden Nähten und weiten Fontanellen		7 „
3. Kuppenerweichung beschränkt auf das linke Scheitelbein		5 „
4. Kuppenerweichung beschränkt auf das rechte Scheitelbein		7 „
	Summa =	78 Fälle (mittelschwer).

C. Schwerste Fälle.

Erweichung des ganzen hinteren Schädelabschnittes zwischen großer und kleiner Fontanelle mit klaffenden Nähten und weichen Partien im Os frontale und squamosum .... 14 Fälle (ganz schwer).

Im ganzen 178 Beobachtungen von Weichschädel.

Zu diesen 178 „typischen“ Fällen von Weichschädel kommt noch eine Anzahl ganz ungewöhnlicher Lokalisationsformen; z. B. die zwei Fälle mit querverlaufenden, streifenförmigen Schädeldefekten. Dann einige Fälle mit glattrandigen, halbmondförmigen Ausbuchtungen am einen oder andern Pfeilnahtrande und die ganz ausnahmsweisen Beobachtungen über eindrückbare Stellen in der Hinterhauptschuppe.

Der zahlenmäßigen Übersicht über sämtliche Fälle können wir entnehmen, daß die leichten und mittelschweren Formen des angeborenen Weichschädels (86 u. 78 Fälle) ungefähr gleich stark vertreten sind und 47 %, resp. 42 % der Gesamtzahl betragen, während die schweren Formen, mit bloß 14 Fällen oder 7 % der Gesamtzahl, in den Hintergrund treten.

Ferner kommt das Symmetrische der Schädelaffektion sowie die allmähliche Steigerung von den leichten bis zu den schweren Graden des Leidens in obiger Zusammenstellung gut zum Ausdruck. Namentlich zeigt dies ein Vergleich der Rubriken 2. sub A und B, welche Anfangs- und Endstadium der von uns als Kuppenerweichung bezeichneten typischen, symmetrischen Scheitellokalisation andeuten. Die Rubriken a und b orientieren jeweilen über das gleichzeitige Verhalten der Nähte und Fontanellen. Es geht daraus die schon eingangs erwähnte Unabhängigkeit des Ossifikationsdefekts von der Naht- und Fontanellenweite zahlenmäßig hervor. Eine Ausnahme machen jedoch die mittelschweren und schweren Fälle; und es verdient hervorgehoben zu werden, daß die ungewöhnlich häufige Kombination mit klaffenden Nähten und weiten Fontanellen (in der Hälfte der Fälle), wie sie gerade die ausgesprochensten, mit diffuser Erweichung der Pfeilnaht einhergehenden Formen des Kuppendefekts aufweisen (vgl. Rubrik b sub B 2) sicherlich kein bloßer Zufall ist. Diese Formen leiten zwanglos hinüber zu den 14 ganz schweren, sub C vereinigten Fällen, wo die ganze hintere Hälfte des Schädeldachs eine knitternde oder häutige Masse bildet, aus der sich die physiologischen Spalten (Nähte und Fontanellen) kaum oder gar nicht mehr abheben.

Von bemerkenswerten Einzelheiten sei noch folgendes hervorgehoben: Im allgemeinen liegen die Defekte genau à Niveau der Schädeloberfläche und verraten sich dem palpierenden Finger nur durch ihre Nachgiebigkeit (flacher Weichschädel, die übergroße Mehrzahl aller Fälle). Ausnahmsweise aber kommt es auch zu Vorwölbungen nach außen. Außer der erwähnten, nußschalengroßen Knochenblase auf dem rechten Scheitelbein bin ich dieser vorgewölbten Form des angeborenen Weichschädels bloß noch dreimal begegnet. Jedesmal handelte es sich dabei um Neugeborene mit fluktuierenden Geschwülsten über der untersten Partie der Wirbelsäule, d. h. es bestand eine Komplikation mit Myelo-Meningocele spinalis (Spina bifida). Bezüglich des einen dieser drei Fälle verfüge ich nur über klinische Notizen, während ich von den zwei andern, zur Sektion gekommenen, den einen anatomisch selbst genau im frischen Zustande untersuchen konnte. Dessen Schädeldach befindet sich in meinem Besitz und wird im Zusammenhang mit der anatomisch-histologischen Beschreibung unseres Gegenstandes weiter unten Berücksichtigung finden. Das Schädeldach nebst Sektionsprotokoll des andern wird im Basler Pathol. Institut aufbewahrt. Von ihm stammt Fig. 2. Die Köpfe dieser drei Neugebornen waren wohlgebildet. Die Schädelnähte klafften breit. Die Stirnfontanellen standen weit offen und waren prall gespannt. Die Pfeilnahtränder waren in ihrem ganzen Verlaufe weich und eindrückbar. Außerdem zeigten nun zwei dieser Schädel beiderseits, der dritte bloß rechterseits auf der Scheitelhöhe mehrere erbsen- bis bohnengroße Vorwölbungen, die bei starkem Fingerdruck einsanken und nach Nachlassen des Druckes alsbald wieder zurückfederten. Die eine oder andere dieser Knochenblasen knitterte unter dem Finger. Augenscheinlich handelt es sich hier um die schon Hofmann (a. a. O.) bekannte Modifikation des angebornen Weichschädels, auf welche kürzlich Heubner und Engstler hingewiesen haben. Wir wollen sie kurz als vorgewölbten Weichschädel bezeichnen. Die mit dem Lieblingssitz des gewöhnlichen, flachen Weichschädels genau übereinstimmende Lokalisation der Knochenblasen deutet die engen Beziehungen zwischen beiden Affektionen genugsam an, und der interessante Nebenbefund einer Spina bifida ist geeignet, ein Licht auf ihre Entstehungsweise zu werfen (vgl. am Schluß).

Was das Verhalten der Neugeborenen mit der gewöhnlichen, flachen Form des Weichschädels betrifft, so handelte es sich in den meisten Fällen um kräftige, anscheinend ganz normale Kinder. Viele erschienen etwas klein; auch befanden sich verschiedene darunter, die nach Aussehen und Körpergewicht nicht ganz ausgetragen schienen. In einigen dieser Fälle gaben mir die Mütter, auf deren Aussagen immer großes Gewicht gelegt wurde, in der Tat zu, daß sie die Geburt erst „etwas später" erwartet hätten. Die meisten aber waren nach Angabe der Mütter vollständig ausgetragen. Die Richtigkeit dieser Angaben wird indirekt durch meine Beobachtungen über das Verhalten der Schädelknochen bei einer großen Anzahl unzweifelhafter Frühgeburten aus den vier letzten Schwangerschaftsmonaten bestätigt. Weichschädel gehören zu dieser Zeit zu den größten Ausnahmen. Die platten Schädelknochen sind bei kleinen Frühgeburten zwar oft in toto verschieblich, meist auch dünn und federnd; aber bis in ihre äußersten Ränder gleichmäßig hart, und zwar gleichgültig, ob die Nähte weit oder eng sind. Der typische Weichschädel oder Ossifikationsdefekt des Neugeborenen kann daher nicht ohne weiteres mit dem physiologisch unfertigen Zustand des embryonalen Skeletts auf eine Stufe gestellt werden. Eher läßt mich die klinische Beobachtung vermuten, daß eine Beziehung der Lückenbildung zu einer bestimmten Schädelform besteht: Die von mir als „Kuppenerweichung" bezeichnete typische Lieblings-Lokalisation der Defekte auf beiden Scheitelbeinen geht nämlich in sehr vielen Fällen Hand in Hand mit einer charakteristischen, vom Geburtsakt unabhängigen Kopfform; und zwar handelt es sich um Köpfe mit breitem gut entwickelten Gesichtsteil, flacher, fliehender, nach oben sich rasch verjüngender Stirn und kleinem, spitz zulaufendem Hinterschädel. Beim Anblick einer derartigen Kopfbildung bei einem Neugeborenen kann man mit einiger Wahrscheinlichkeit auf das Vorhandensein eindrückbarer Knochenpartien über der am meisten prominenten, steilen Scheitelkuppe rechnen.

Soviel über die Klinik des angeborenen Weichschädels. Und nun zu seinem anatomisch-histologischen Verhalten.

Anatomie des angeborenen Weich- oder Lückenschädels.

A. Morphologisches.

I. Die weichen Nahtränder,

Die einfache, kongenitale Erweichung der Nahtränder beruht grob anatomisch im wesentlichen auf folgenden zwei Momenten:

1. Auf einer gleichmäßigen Abnahme der Konsistenz und Dicke der platten Schädelknochen gegen die Nahtlinie hin.

2. Auf dem Erscheinen zahlreicher, spaltförmiger, mit Bindegewebe ausgefüllter Lücken, welche von der Nahtlinie verschieden weit quer in die knöcherne Randzone einspringen und welche unverknöcherten Resten des ursprünglichen häutigen Kraniums entsprechen.

Am sorgfältig mazerierten Schädeldach derartiger Fälle lassen die radiären, senkrecht zur Pfeilnaht gerichteten Knochenstrahlen beider Scheitelbeine, statt ihres derben, dachziegelartig übereinandergelagerten Gefüges, welches normalerweise bis unmittelbar an die feine Nahtspalte herangeht, eine fortschreitende Verdünnung erkennen. Zunächst der Naht präsentieren sie sich schließlich als durchscheinende, biegsame, papierdünne Knochenlagen von glatter Beschaffenheit, welche in zahllose, feinste, parallel gerichtete Knochenspitzen auslaufen, so daß die Nahtlinie statt von glatten oder grob krenelierten Knochenrändern, beidseits von einem fransenartigen Saum senkrecht darauf gerichteter, verschieden langer

Knochenzäckchen eingefaßt wird. Zwischen diesen feinen Knochenzäckchen bleiben schmale, verschieden weit in die Kontinuität des Knochens einspringende, zungenförmige Lücken frei. In diese setzt sich die bindegewebige Nahtsubstanz von der Nahtlinie her beiderseits fort, so daß der weiche Nahtrand aus einem bunten Gemisch rein bindegewebiger und extrem verdünnter knöcherner Partien zusammengesetzt ist. (Vgl. Fig. 1, spez. die zackigen, verdünnten Ränder der Parietalia entlang der Pfeil- und Lambdanaht).

Bei der nicht seltenen Kombination des weichen Nahtrandes mit klaffenden Nähten nehmen diese feinen, zungen- oder spaltförmigen Lücken zumeist den Charakter breiter, häutiger Ausschnitte an, welche von der verbreiterten, bindegewebigen Naht aus beiderseits weit in die Kontinuität der flachen Schädelknochen ausgebuchtet sind. (Vgl. Fig. 2, spez. am untersten Abschnitt der Pfeilnaht über der kleinen Fontanelle).

II. Die isolierten Defekte der Scheitelbeine.

1. Flacher Weichschädel.

Unabhängig von solchen spaltförmigen, wesentlich quer verlaufenden Lückenbildungen an den Nahtlinien, den sog. weichen Nahträndern, meist aber im Verein damit, finden wir nun neben der Pfeilnaht, und zwar meist auf der Scheitelhöhe neben den Tubera parietalia rundliche, flache Knochendefekte, Löcher mitten im harten Knochen gelegen. Sie entsprechen den beiderseitigen, randständigen Lückenbildungen, welche im Umkreis des typischen talergroßen Kuppendefektes neben der zentralen, der Pfeilnaht entsprechenden Delle bei vielen Neugebornen durch die Haut durchpalpiert werden können. Beim gewaltsamen Lostrennen des Periosts und der fest adhärenten Dura wird die derbe, bindegewebige Haut, welche diese Lücken abschließt, gewöhnlich mitentfernt. Nicht selten bleiben bei dieser Manipulation feine Knochensplitterchen daran hängen. Bei sorgfältiger Präparation läßt sich aber diese häutige Decke erhalten. Sie bildet eine flache, durchscheinende Membran, oft noch besetzt mit schleierartig verdünnten Resten von Knochengewebe. Hält man das Schädeldach gegen das Licht, so bemerkt man in der Umgebung der Löcher noch weitere, durchscheinende, augenscheinlich stark verdünnte Knochenpartien in verschieden großer Ausdehnung. Auch sieht man, daß der Knochen gegen die Ränder der Löcher regelmäßig eine zunehmende, konzentrische Verdünnung zeigt. Im übrigen ist Innen- und Außenfläche des Schädeldachs völlig glatt. Speziell vermißt man innen, in der Umgebung der Lücken, eine vermehrte Ausprägung der zu dieser Lebenszeit erst angedeuteten

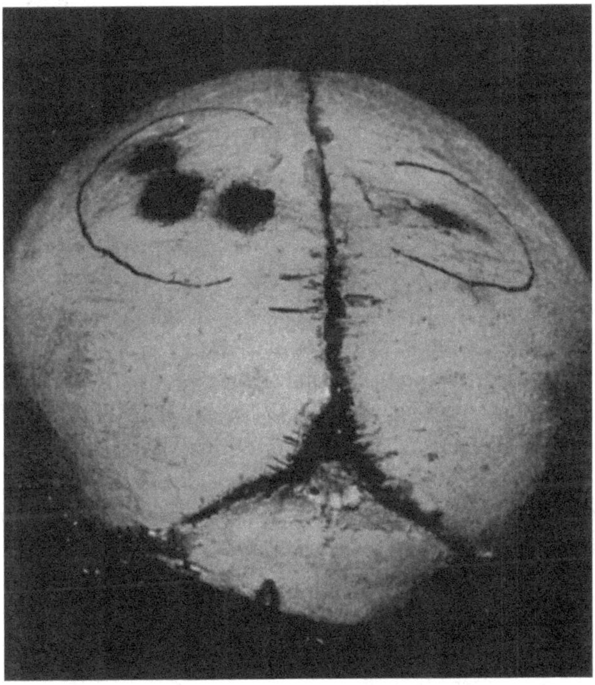

Fig. 1.

Juga cerebralia. Ein schönes Beispiel des flachen Weichschädels zeigt Fig. 1. Es ist das Schädeldach einer ausgetragenen weiblichen Frucht. Auf der Scheitelhöhe, zwischen den scharf ausgesprochenen Tubera parietalia und der wenig klaffenden, gezackten Pfeilnaht liegen annähernd symmetrisch auf jedem Scheitelbein dunkle, rundliche Knochenlücken. Linkerseits sind es drei, dicht nebeneinander in halbkreisförmiger Anordnung. Rechterseits bloß eine, umgeben von rissiger, verdünnter Knochensubstanz, welche sich bis zur Pfeilnaht hinzieht. Zum Überfluß sind die Löcher beiderseits durch einen Tintenstrich eingeklammert.

2. Vorgewölbter Weichschädel.

Ein von dem erwähnten mehrfach abweichendes Verhalten zeigt die seltene Modifikation des vorgewölbten Weichschädels. Auch hier finden wir beiderseits der Pfeilnaht, oft in großer Ausdehnung, am ausgesprochensten aber jeweilen auf der Scheitelwölbung rundliche und ovale Defekte von Stecknadelkopf- bis Markstückgröße inmitten des harten Knochens. Die glatten, verdünnten Ränder dieser Lücken aber sind nach außen „aufgekrempt" und bilden derbe, buckelförmige Vorsprünge von Halbkugel- oder Kegelform, auf der Spitze des Kegels mit verschieden weiter Öffnung. Die größeren Defekte sind durch Membranen abgeschlossen. Diese sind oft noch mit Resten von Knochensubstanz besetzt, namentlich an ihrer Übergangsstelle in die aufgeworfenen, knöchernen Lückenränder, und bilden im frischen Zustande vorgewölbte, zum Teil knitternde Blasen. Im getrockneten Zustande stellen sie flache, die erhöhten Lückenränder quer verbindende, oder sogar in die kegelförmigen Defekte eingesunkene, häutige Brücken dar. Die Ränder kleinerer Defekte bis zu Hirsekorn- oder Erbsengröße, auch wohl darüber, imponieren als derbe, rundliche Buckel mit zentraler, federnder Erweichung. Beim Palpieren exquisiter Fälle von vorgewölbtem Weichschädel hat man infolgedessen das Gefühl, als ob das ganze Schädeldach mit dünnen, erbsen-, bohnen- bis haselnußschalengroßen, knitternden Knochenblasen überdeckt sei. (Blasenschädel). Ferner zeichnen sich alle drei Fälle von vorgewölbtem Weichschädel, welche ich bisher anatomisch untersuchen konnte, aus durch die exzessive Dünnheit des Schädeldaches, durch sein abnorm leichtes Gewicht und durch die übermäßig klaffenden Nähte und Fontanellen. Namentlich aber fällt beim Betrachten der Schädelinnenseite das bereits von Hofmann (a. a. O.) hervorgehobene starke Vorspringen der Juga cerebralia auf. Die zwischen den vorgewölbten Blasen gelegenen Knochenpartien erheben sich innen in Gestalt steiler Knochenkanten, welche im allgemeinen radiär von den Tubera parietalia nach allen Richtungen ausstrahlen, untereinander aber vielfach durch netzartige, derbe Brücken verbunden sind. Hält man das Schädeldach gegen das Licht, so sieht man zwischen den dunkeln, nach innen vorspringenden Cristae überall rundliche, durchscheinende Schädelpartien. Auch die nach außen vorgewölbten und durchbrochenen Blasen, deren Ränder innen von besonders steilen Cristae rings umzogen sind, entsprechen jedesmal solchen Partien. Allem Anscheine nach müssen daher die Lücken und Blasen

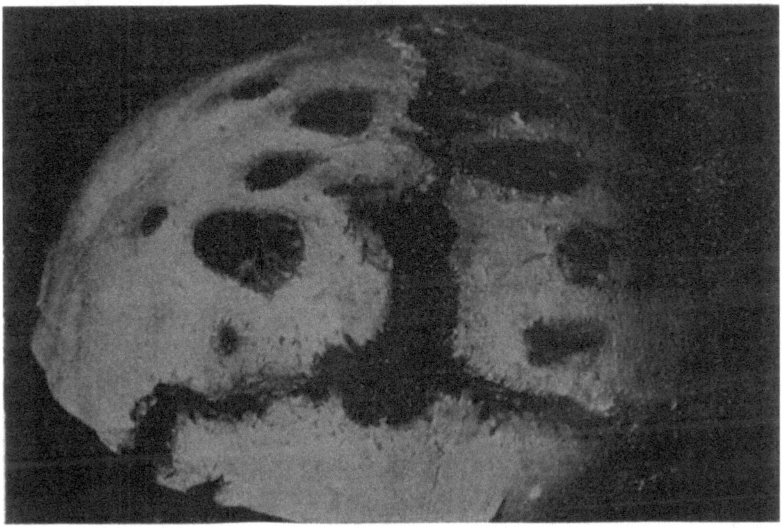

Fig. 2.

des vorgewölbten Weichschädels auf abnorm tiefe Impressiones digitatae bezogen werden.

Fig. 2 zeigt ein Beispiel des vorgewölbten Weichschädels. Infolge zu energischer Mazeration sind die häutigen Blasen über den großen Löchern verloren gegangen. Aber auch so erkennt man, namentlich an den kleinern Defekten auf dem linken Scheitelbein, die buckelförmige Vorwölbung ihrer Wandungen. An den größern ist wenigstens stellenweise die Aufkrempung der Ränder deutlich sichtbar. Fig. 3 endlich zeigt als charakteristisches Gegenstück zu Fig. 1 und 2 die ausgedehnte Lokalisation zweifellos rachitischer Schädellücken am Hinterkopf eines halbjährigen Säuglings mit Elsässerscher Kraniotabes. Die Lückenbildung ist hier auf die hintere,

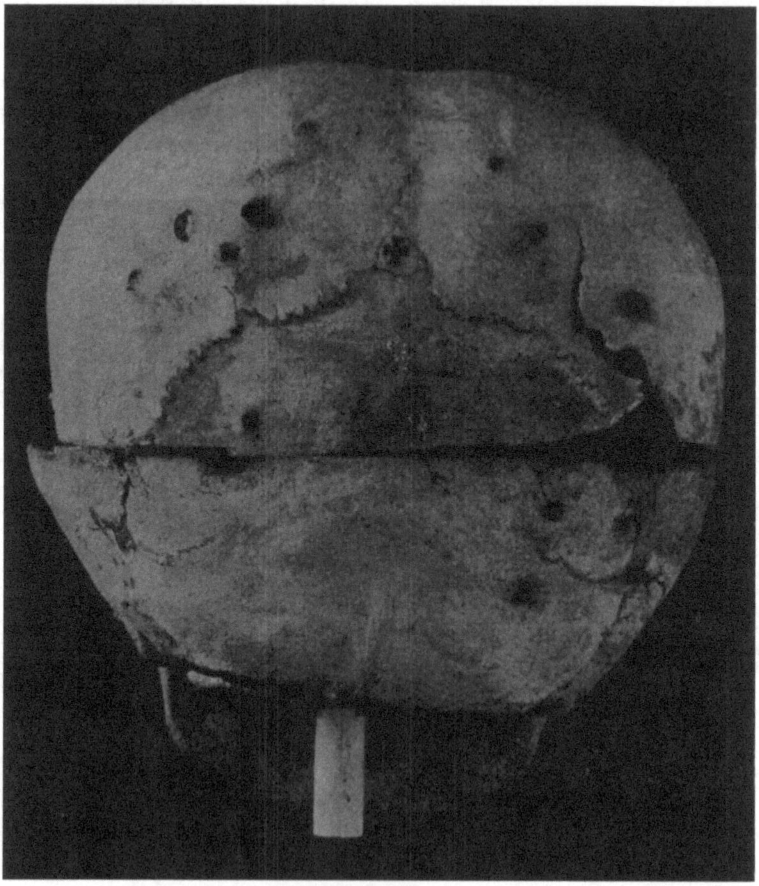

Fig. 3.

steil abfallende Schädelpartie beschränkt. Außer in den untern Ecken beider Scheitelbeine sitzen auch im Okziput 4 bis 5 Löcher; während gerade die Prädilektionsstelle der kongenitalen Defekte auf dem Scheitel zwischen den zwei Tubera parietalia vom rachitischen Verdünnungsprozesse nicht betroffen ist.

B. Histologisches.

Im Verlaufe der letzten drei Jahre konnte ich zehn Fälle von angeborenem Weichschädel histologisch untersuchen. Achtmal handelte es sich um die typische Erweichung der Scheitelbeine im Verlaufe der Pfeilnaht; einmal um die flache Form, einmal um die vorgewölbte Form des Weichschädels.

Systematische Untersuchungen derart, so nahe liegend sie scheinen, sind bisher augenscheinlich noch sehr wenige ausgeführt worden. Und doch bilden sie, neben der klinischen Weiterbeobachtung der einzelnen Fälle von Weichschädel während des ganzen ersten Lebensjahres, den sichersten Weg, um über Wesen und Bedeutung der eigenartigen Affektion endgiltig ins klare zu kommen.

Im Jahre 1887 untersuchte Schwarz[1]), ein Schüler von Kassowitz und von Hochsinger, elf zur Sektion gekommene Früchte mit angeblich kongenitaler Rachitis, unter anderem auch das erweichte Scheitelbein eines Neugeborenen. In diesem, durch zwei gute Abbildungen illustrierten Falle bestand der zungenförmig auslaufende verdünnte Knochenrand aus unverkalkter Knochensubstanz, die teils isoliert, teils um einen zentralen verkalkten Knochenkern herum gelegen war. Aus Vorkommen und Lagerung des Osteoids schloß der Autor auf eine rachitische Schädelaffektion. Dieser Ansicht wurde von Tschistowitsch[2]) bei Gelegenheit seiner bekannten Untersuchungen über angeborene Rachitis widersprochen. Tschistowitsch erklärt die von Schwarz gegebene Beschreibung und Abbildung für diejenige eines normalen Nahtrandes (a. a. O. S. 146 in der Anmerkung), unterläßt es aber, seine abweichende Ansicht histologisch näher zu begründen. Vielmehr begnügt sich Tschistowitsch zur Stütze seiner Behauptung mit dem freilich kaum überzeugenden Hinweise auf das häufige Vorkommen des weichen Schädels bei nicht lebensfähigen Früchten. Diesen Umstand, ferner die leichte Abziehbarkeit der die betreffenden Schädelpartien bedeckenden Häute (Dura und Periost!) und die ausgebreitete Lokalisation der Defekte führt er gegen einen rachitischen Ursprung der angeborenen Schädelweichheit und zugunsten der Annahme eines einfachen atrophischen Prozesses an. Einschränkend fügt Tschistowitsch an anderer Stelle aber noch bei, daß es ihm nie gelungen sei, die weichen Schädelpartien ohne Entkalkung zu schneiden: „Nolens volens mußte man zur Dekalzination Zuflucht nehmen, wonach ein dem normalen so ähnliches Bild

[1]) F. Schwarz, Zur Frage der Rachitis der Neugeborenen. Wiener med. Jahrb. 1887.

[2]) Tschistowitsch, Zur Frage der angeborenen Rachitis. Virchows Arch. Bd. 148, 1897.

entstand, daß sich keine Eigentümlichkeit der Ossifikation an den weichen Nahträndern entdecken ließ" (a. a. O. S. 155). Auf das gleiche überraschende Argument von der Unmöglichkeit Schädelknochen ohne vorgängige Entkalkung zu schneiden, stoßen wir auch wieder bei Escher[1]). Escher (Klinik Stooss) hat in 10 Fällen die Nahtränder am Schädeldach Neugeborener untersucht: „Es waren darunter auch solche, bei denen der Rand des Knochens dem palpierenden Finger eine deutlich verminderte Widerstandsfähigkeit darbot" (a. a. O. S. 633). Rachitische Veränderungen konnte er nicht finden. Ob die von Fede[2]) bei sechs Neugeborenen mit erweiterten Schädelnähten vorgenommenen histologischen Untersuchungen, die zum Teil normale Verhältnisse, zum Teil etwas verzögerte Verknöcherung an den Fontanellenrändern, aber keine Spuren von Rachitis ergaben, sich auf Schädel mit kongenitalen Erweichungszonen beziehen, geht aus der betreffenden kurzen Publikation nicht mit Sicherheit hervor.

Diese vier Publikationen, die einzigen mir bekannten[3]), welche sich vom histologischen Standpunkte aus näher mit den weichen Nahträndern Neugeborener befassen, sind freilich kaum geeignet, die schwebende Frage der angeborenen Schädelweichheit entscheidend aufzuklären. Zunächst einmal lassen sie die Pathogenese der komplizierteren Formen des angeborenen Weichschädels, wie sie uns oben beschäftigt haben, ganz unberücksichtigt. Dann aber nimmt die unzweckmäßige, in der Mehrzahl dieser Arbeiten zur Anwendung gelangte histologische Untersuchungstechnik (vorherige Entkalkung der partiell erweichten Schädelknochen) den Schlußfolgerungen dieser Autoren einen wesentlichen Teil ihrer Beweiskraft, wie übrigens einer derselben (Escher, a. a. O. S. 632) selbst zugibt. Denn mit der künstlichen Entkalkung fällt jedes genauere Studium der wichtigen Verkalkungsverhältnisse dahin, und damit begeben wir uns von vornherein des zuverlässigsten Kriteriums etwaiger rachitischer Veränderungen. Speziell der vielfach vermutete, enge Zusammenhang zwischen angeborener Schädelweichheit und zwischen ange-

[1]) C. Escher, Zur Frage der angeborenen Rachitis. Jahrb. f. Kinderheilk. Bd. 56, 1902.

[2]) Recherches microscopiques et nouvelles observations sur le rachitisme foetal, par le Prof. F. Fede et le Dr. G. Finizio. Revue mens. des mal. de l'enfance. Mars. 1901.

[3]) Die Arbeit Wichmanns (Rachitis oder Pseudorachitis? Bemerkungen über die Entwicklung des Skeletts bei Säuglingen. Bibl. f. Läger. 8. R. I. Bd., 1900), welche vielleicht in dieses Gebiet gehört, war mir leider trotz aller Bemühungen nicht zugänglich.

borener Schädelrachitis, wie er ganz kürzlich wieder von Hochsinger, Spietschka (Epstein), Zappert, Marfan u. a. genauen Rachitiskennern auf Grund klinischer Beobachtungen mit aller Bestimmtheit angenommen wird, ist daher histologisch zurzeit noch keineswegs abgeklärt und bedarf weiterer, sorgfältiger Prüfung.

Eigene Untersuchungen.

Technik. Ausschneiden schmaler, bandartiger, die ganze Dicke des Schädeldaches durchsetzender Stücke aus den weichen, randständigen Partien der betreffenden Scheitelbeine Neugeborener, und zwar in der Regel senkrecht zur Pfeilnaht, parallel mit dem Verlaufe der radiären Knochenstrahlen der platten Deckknochen. Fixieren der biegsamen Knochenausschnitte in 5prozentigem Formol während 12 bis 24 Stunden. Nachhärtung in Alkohol in steigenden Dosen. Zelloidineinbettung. Schneiden mit starker Mikrotomklinge und Färbung mit Hämatoxylin, Hämalaun-Eosin und mit Hämalaun-Karmin. Bei genügend langer Zelloidineinbettung (mindestens einige Wochen besser mehrere Monate!) lassen sich in den meisten Fällen 20 bis 30 μ dicke, gelegentlich auch dünnere, zusammenhängende Knochenschnitte gewinnen, welche infolge Verzichts auf jede vorgängige Säureentkalkung die angewandten einfachen Farbstoffe in sehr vollkommener Weise annehmen und durch ihre scharfe Tinktion reichlich für ihre relative Dicke entschädigen. Gelegentlich wurde auch mit Thionin gefärbt, und zwar nach der Modifikation von v. Recklinghausen. Ferner wurde Gierkes „Berlinerblaumethode" mehrmals zu Rate gezogen. Die zuverlässigsten Bilder gab aber jeweilen die alte Hämalaun-Karmin-Färbung.

Fall 1 (hierzu Fig. 4, Taf. IV). Sehr großes männliches Neugeborenes von 53 cm Länge und 3717 g Körpergewicht. Wurde als Leiche mit anhängender Plazenta aus einem Fabrikkanal gelandet und gerichtlich seziert. Diagnose: Tod durch Erstickung. Schädel wohlgebildet. Schädelknochen hart, gegeneinander verschieblich. Bloß an einer zirkumskripten Stelle des linken Pfeilnahtrandes ist das Scheitelbein biegsam und eindrückbar.

Der biegsame Pfeilnahtrand, parallel zum Verlaufe des Knochenstrahls geschnitten und nach obiger Technik behandelt, zeigt histologisch folgendes Verhalten: Eine fünf- bis sechsfache Lage länglicher, dicht aufeinander geschichteter und durch schmale, ebenfalls längliche Markräume getrennter Knochenbälkchen, welche die Kontinuität des Scheitelbeins bilden, verjüngen sich in der Richtung der Pfeilnaht ganz allmählich bis auf eine doppelte, etwas unregelmäßig geformte Knochenlage: das äußerste Ende des knöchernen Scheitelbeinrandes (Taf. IV, Fig. 4 bei E.). Derselbe endigt scharf abgeschnitten inmitten eines derben, bindegewebigen Stromas, welches in gleicher Richtung weiterzieht und eine Strecke weit die einzige Bedeckung des Schädels an der betreffenden Stelle bildet (häutiges Kranium, h. C. auf Fig. 4). Erst zuäußerst, dicht an der Nahtlinie, findet sich in dieser bindegewebigen

Schädelpartie eine kleine, isolierte Knocheninsel, die aus 2 bis 3 kurzen, in der nämlichen Richtung ziehenden Knochenbälkchen besteht (I. auf Fig. 4).

Infolge ihrer gleichmäßigen, starken Verkalkung sind sämtliche Knochenbälkchen stark lichtbrechend. Bei Hämalaun-Eosin-Doppelfärbung färben sich dieselben (mit Hämalaun!) strichweise blaßbläulich, überwiegend aber (mit Eosin!) schmutzig-rötlich, fleckweise, und zwar speziell an dünnen Knochenausläufern sowie am Rande der Bälkchen sogar intensiv rot. Die Ränder der Knochenbälkchen erscheinen scharf abgeschnitten, mit dunklen Konturen. Bei starker Vergrößerung erkennt man aber nach außen von diesen dunklen Randkonturen feine, 5 bis 12 μ breite, helle Säume, welche Eosin nur schwach annehmen und einen matten Glanz behalten. Stoeltzner würde hier wohl von „potentiellem Osteoid" sprechen. Vielfach tragen dieselben einen Besatz von senkrecht aufsitzenden, bräunlichroten, kubischen Zellen (Osteoblastenlager). Sehr scharf treten diese Säume bei Karminfärbung hervor (o. Fig. 4). Sie bilden tiefrote, homogene Bänder kalkloser Knochensubstanz rings um die einzelnen Knochenbälkchen, aus denen der Schädellängsschnitt besteht. Die osteoiden Säume sind an den äußeren, der Schädelaußenseite und dem Periost zugekehrten Rändern der Bälkchen durchweg etwas breiter und stärker ausgebildet, als an den inneren, der Schädelinnenseite zugewandten Flächen. Sehr schmal (0,5 μ), oft kaum sichtbar sind dieselben an der Unterfläche der innersten Knochenlage, welche direkt der Dura mater aufliegt. Ja sie können hier ganz fehlen. Namentlich ist dies der Fall an Stellen, wo das Scheitelbein seine normale Dicke (sechsfache Knochenlagen!) aufweist; also etwas entfernt vom weichen Nahtrand (auf der Zeichnung daher nicht mehr sichtbar!). Es liegen dann zuunterst ausgedehnte, gerade oder schwach einwärts gekrümmte Resorptionsflächen frei. Was speziell das äußerste, auf 2 bis 3 Knochenlagen reduzierte Ende des Scheitelbeins betrifft, welches den eigentlichen knöchernen Nahtrand darstellt, so bewahrt dasselbe bis zuletzt den Charakter normal gebauter, stark verkalkter Knochensubstanz: das stark lichtbrechende, scharfrandige, von einem 4 μ breiten Osteoidbande rings umsäumte Endplättchen (e. Fig. 4) setzt sich scharf von dem zellarmen, schwieligen Bindegewebe ab, welches die weichste Stelle des Nahtrandes bildet. Freiliegende Resorptionsflächen sind hier an den Knochenbälkchen nirgends sichtbar. Der verdünnte Knochenrand steht allseitig im Zeichen der Apposition. Den gleichen histologischen Bau zeigt auch die mitten im häutigen Nahtrand gelegene, gut verkalkte kleine Knocheninsel. Bloß an ihrem äußersten, der Pfeilnaht zugekehrten Rande nimmt das umgebende, bindegewebige Stroma eine kleine Strecke weit homogene Beschaffenheit an und färbt sich mit Karmin tief rot, wie die osteoiden Säume. In dieser Zone finden sich vereinzelte plumpe, unregelmäßig zackige, zum Teil glänzende Zellen, die sich ebenfalls mit Karmin (nicht mit Hämatoxylin wie fertige Knochenzellen) färben. Es handelt sich augenscheinlich um junge, eben in Bildung begriffene Knochenzellen. Der ganze Vorgang kann kaum anders denn als direkte Ossifikation des bindegewebigen Kraniums an der betreffenden Stelle aufgefaßt werden.

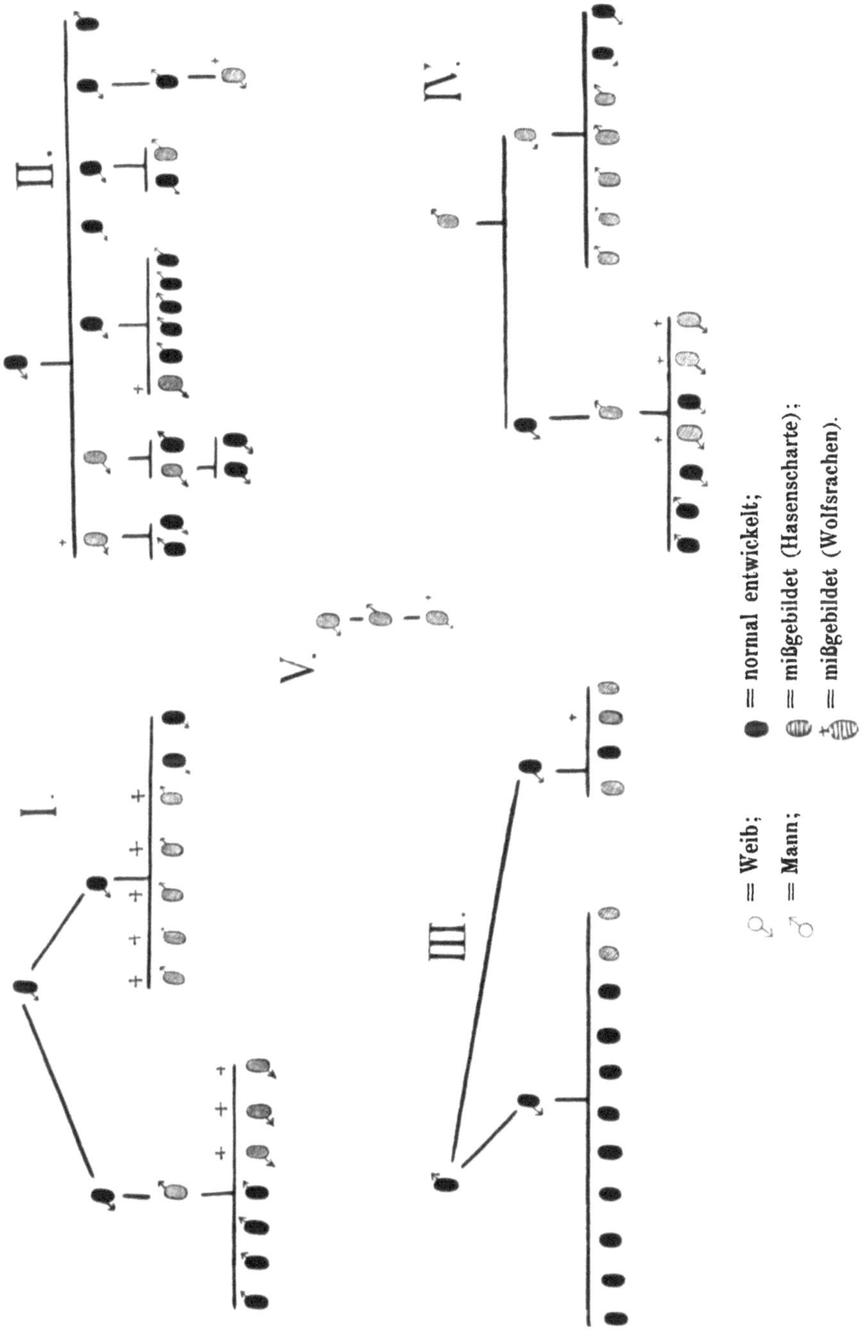
I.
II.
III.
IV.
V.
= normal entwickelt;
= mißgebildet (Hasenscharte);
= mißgebildet (Wolfsrachen).
♀ = Weib;
♂ = Mann;

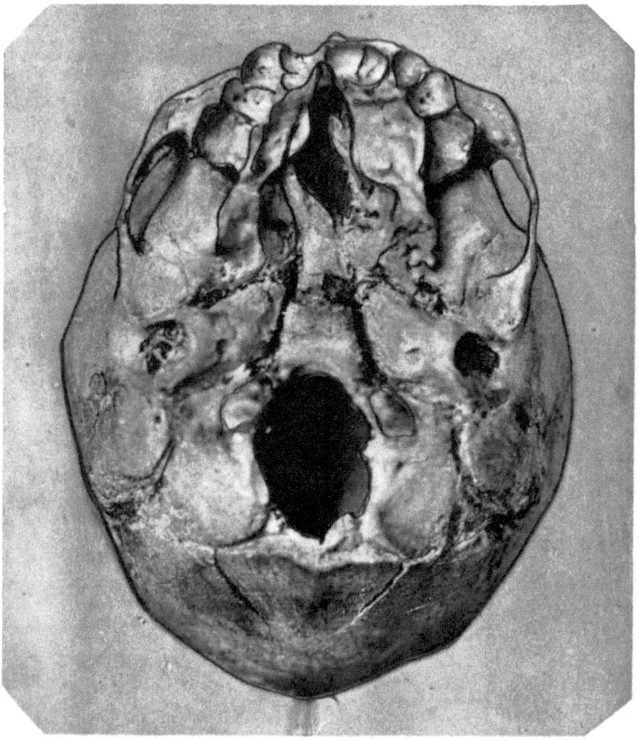

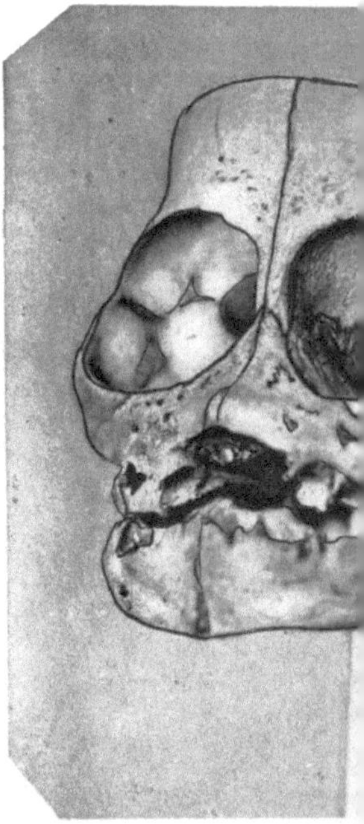

A

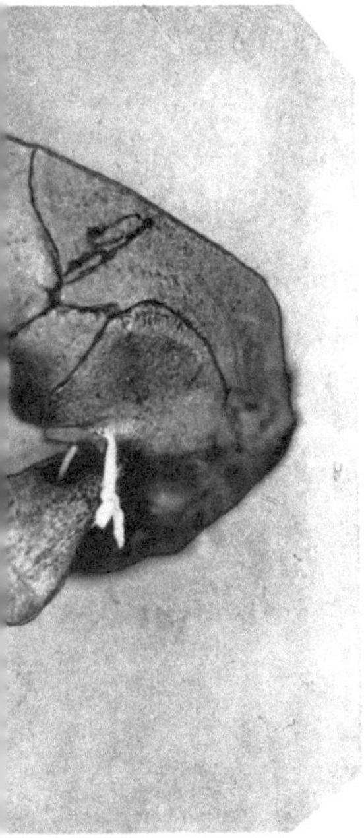

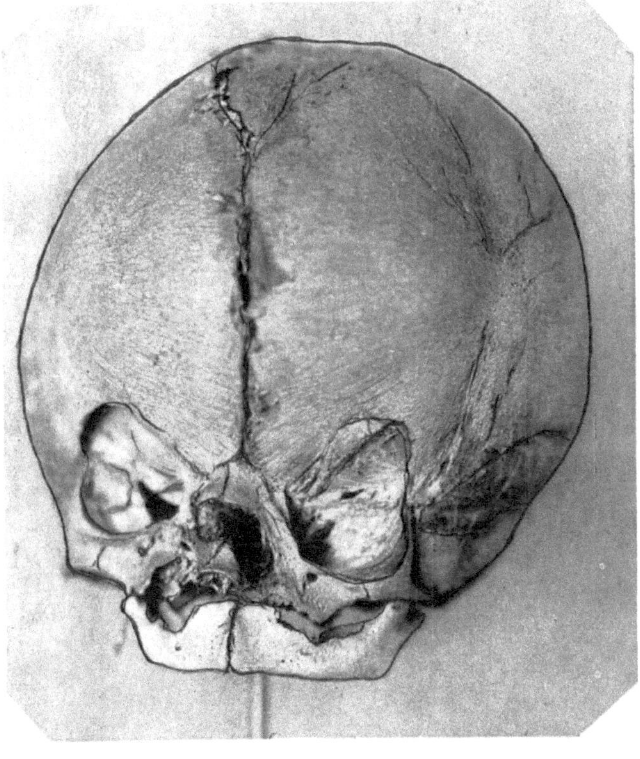

C

1

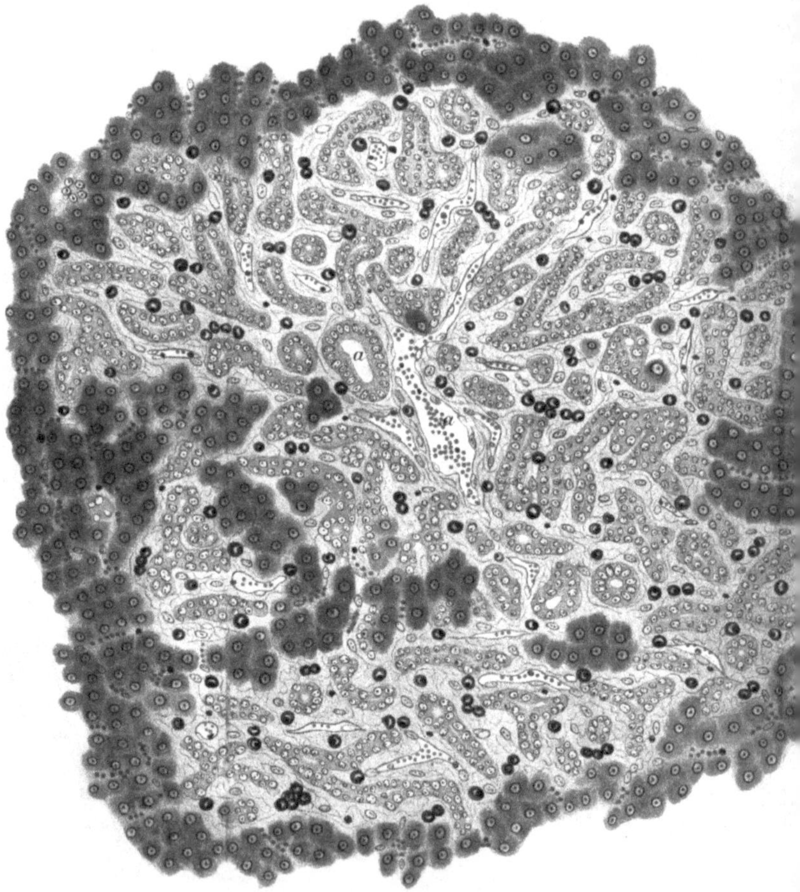

Jaeger del.

2

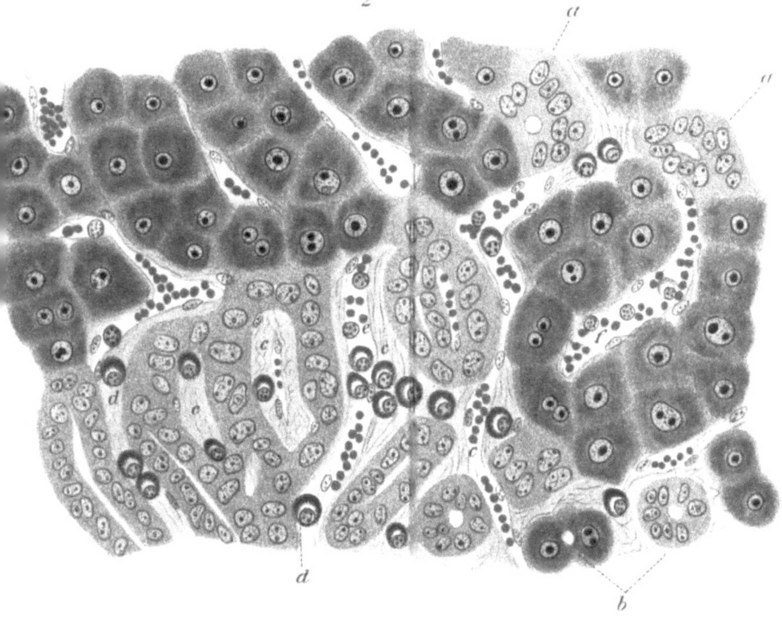

3

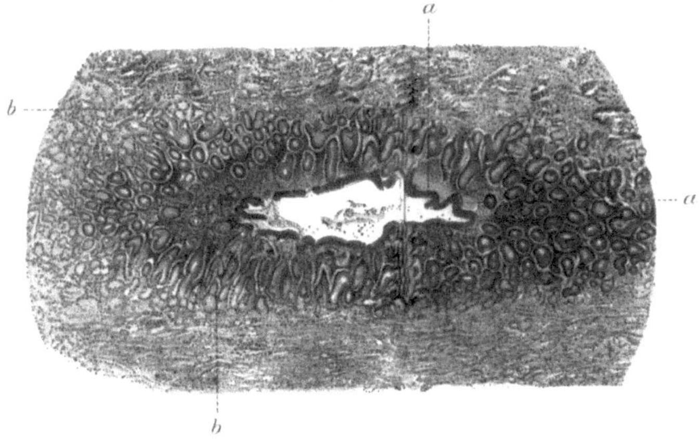

Werner & Winter, Frankfurt a/M.

Wir haben hier die Anfänge einer primären Knochenbildung, unmittelbar neben der Nahtlinie; unabhängig von den langsam vorrückenden, radiären Knochenstrahlen des Scheitelbeins und davon geschieden durch eine mehrere Millimeter lange, rein häutige Schädelpartie.

F a l l 2 (hierzu Fig. 5 a, Taf. IV). Faultote, weibliche Frühgeburt aus dem 7. Schwangerschaftsmonat. Länge 36 cm, Gewicht 784 g. Die Knorpel-Knochengrenze an den Rippen zeigt eine weißliche, unregelmäßige Linie und histologisch das typische Bild der O s t e o c h o n d r i t i s s y p h i l i t i c a. Gehirn zerfließlich. Die Schädelknochen sind biegsam, samt dem dicken, fest anhaftenden Periost und der Dura nach allen Richtungen mit der Schere leicht zu schneiden; am Rande der Pfeilnaht und Lambdanaht von Knorpelkonsistenz.

Auf senkrechten mikroskopischen Schnitten längs zum Strahlenverlaufe zeigt der knorpelweiche Pfeilnahtrand eine dreifache Lage kurzer, annähernd parallel nebeneinander gelegener Knochenbälkchen, die sich gegen die Nahtlinie hin zu einer einzigen feinen Knochenzunge (Z. auf Fig. 5 a, Taf. IV) zuspitzen, welche inmitten eines derben, zellarmen Bindegewebes (Rest des häutigen Kraniums) verläuft. Die Knochenbälkchen sind durch spärliches, faseriges Markgewebe voneinander geschieden, mattglänzend und färben sich mit H ä m a l a u n - E o s i n diffus schmutzig-violett. Sie zeigen ein unregelmäßiges, grobfaseriges Gefüge mit plumpen, regellos eingestreuten Knochenkörperchen und erinnern in ihrem ganzen Bau an das periostale Knochenplättchen, d. h. an den ebenfalls geflechtartig gebauten sogenannten „W u r z e l s t o c k" normaler fötaler Rippen. Dementsprechend sind die Konturen der Bälkchen nirgends so scharfrandig wie in Fall 1 (Fig. 4), sondern vielfach aufgefasert und auslaufend in einen, den Rändern dicht aufsitzenden Kranz von radiär gestellten, länglichen Zellen (Osteoblasten), welche sich bald schärfer, bald undeutlicher vom umgebenden faserigen Markgewebe abheben, mattgelbe Farbe zeigen und E o s i n nicht annehmen. Erst die K a r m i n f ä r b u n g enthüllt überall tiefrote, osteoide Säume (o. Fig. 5) um einen zentralen, blaßvioletten, kalkhaltigen Knochenkern. Diese kalklosen Säume zeigen nur zum Teil (an den älteren, breiteren Bälkchen) die Form scharfrandiger roter Streifen, wie im F a l l 1. Ihre Breite beträgt dann, speziell an der dem Periost zugewendeten Balkenfläche, bis zu 11 μ. Überwiegend handelt es sich um eine diffuse Rotfärbung der aufgefransten Knochenkonturen jedes einzelnen Knochenbälkchens, so zwar, daß der oben erwähnte palisadenförmig aufsitzende Kranz großer, spindelförmiger Osteoblasten ganz oder teilweise tiefrot gefärbt ist und so vollkommen mit den ebenfalls karminophilen Knochenrändern verschmilzt, daß eine scharfe Scheidung zwischen Osteoblasten und kalkloser, frisch apponierter Knochengrundsubstanz nicht möglich ist. Freiliegende Resorptionsflächen sind nur spärlich und nur an einigen gegen die Schädelinnenseite gerichteten Partien der Bälkchen sichtbar (r. Fig. 5.). Der letzte zungenförmige Ausläufer steht im Zeichen voller, a l l s e i t i g e r A p p o s i t i o n.

Dieser F a l l 2 beweist ferner in besonders instruktiver Weise die große Bedeutung einer einwandfreien Untersuchungstechnik, speziell das Irreführende jeder, auch der schonendsten Kalkentziehung für die richtige Beurteilung derartiger noch unvollständig verkalkter fötaler Knochen: fünf Tage langes Einlegen der schnittfähigen Zelloidinblöcke in nicht gewechselte Müllersche Flüssigkeit genügte bereits, um die Grenzen zwischen den osteoiden Säumen und zwischen der kalkhaltigen Knochengrundsubstanz vollständig zu verwischen. Sowohl mit Hämalaun-Eosin als auch mit Hämalaun-Karmin färbte sich darnach das ganze Knochenbälkchen diffus rötlich, während die Osteoblastenlager keine Farbe mehr annahmen. Ein ganz ähnliches trügerisches Bild entstand auf den unentkalkten, frischen Knochenschnitten bei gewöhnlicher, starker Eosinnachfärbung und sogar bei der diskreten Karminfärbung, als nach Verlauf von wenigen Wochen das Karmin [1]) von den kalklosen, karminophilen Randzonen allmählich ins Innere der Bälkchen diffundierte und den größten Teil der schwach verkalkten Knochengrundsubstanz tief-rot färbte (o. in Fig. 5 b, Taf. IV): nämlich ein Kunstprodukt, welches eine ausgedehnte, anscheinend pathologische Osteoidbildung so täuschend nachahmte, daß ich mir nicht versagen kann, die betreffende Zeichnung als Illustration des Gesagten beizufügen (Fig. 5 b).

Fall 3. 52 cm langes, 3 Kilo schweres, ausgetragenes Neugeborenes. Tod erfolgte intra partum an Asphyxie. Schädelknochen gegeneinander verschieblich, spröde. Pfeilnahtränder weich, biegsam.

Histologisch besteht der weiche Nahtrand aus einer einfachen, zwischen Dura und zwischen Periost eingebetteten Lage derben, gut verkalkten (das will sagen: stark lichtbrechenden und mit Hämalaun stark violett gefärbten!) Knochens, die an ihrer breitesten Partie im Querdurchmesser 0,5 mm mißt und distal ganz allmählich in eine feine, fast bis zur Nahtsubstanz reichende Spitze ausläuft. Im Innern dieses letzten, annähernd planparallelen Knochenstreifens finden sich vereinzelte rundliche und längliche Hohlräume, gefüllt mit Markzellen und roten Blutkörperchen (Andeutung von Markräumen). Zu beiden Seiten zeigt der Knochenstreifen einen schmalen (5 bis 9 μ breiten) Saum schwach rot- (Karmin) tingierter, kalkloser Knochensubstanz, der in seiner ganzen Ausdehnung einen epithelartigen Besatz dicht gelagerter, kubischer, bräunlich gefärbter Zellen (Osteoblasten) trägt. Mit einem gleichen, karminophilen Grenzsaum, aber bloß von 3,5 bis 4,5 μ Breite, sind die Wandungen der unvollkommenen Markräume innen ausgekleidet. Die Knochenkörperchen, meist farblos oder blaßviolett, sind gut ausgebildet und ziehen alle in der gleichen Längsrichtung. Die spärlichen, in den Osteoidsäumen gelegenen, gleich orientierten Knochenkörperchen sind karminophil, wie die sie umgebende kalklose Knochengrundsubstanz.

Fall 4. 40 cm lange, 1418 g schwere, männliche Frühgeburt aus dem 7. bis 8. Schwangerschaftsmonat. Mutter litt an Nephritis gravidarum mit

[1]) Es handelte sich in dem betreffenden Falle um eine gut ausgereifte, selbst bereitete Lösung von Karmin (Honegger). Vgl. G. Schmorl, Die pathologisch-histologischen Untersuchungsmethoden. Leipzig 1901, S. 72. Ähnliche Erfahrungen habe ich aber in andern Fällen auch mit Grüblerschem Karmin gemacht.

Eklampsie. Schädelknochen dünn, verschieblich, im allgemeinen spröde und hart; bloß an den Pfeilnahträndern weich und biegsam.

Der Pfeilnahtrand, längs zum Strahlenverlauf geschnitten, besteht proximal aus einer dreifachen Lage feiner, gut ausgebildeter, parallel zueinander verlaufender Knochenbälkchen von 30, 60 und 100 μ Breite, welche durch schmale Markräume geschieden sind und in eine einzige, 26 μ breite, stark lichtbrechende und mit dunkel gefärbten Knochenkörperchen besetzte Knochenzunge auslaufen, der distal wiederum eine etwas breitere, mattglänzende und schlecht gefärbte Gewebepartie von grobmaschigem Bau mit eingesprengten plumpen, knochenkörperchenartigen Zellen vorgelagert ist. Diese geflechtartige, rings von derben, fibrillären Bindegewebszügen eingeschlossene und davon unter dem Mikroskop nur schwer unterscheidbare, augenscheinlich eben in Bildung begriffene Knochenpartie setzt sich in Gestalt eines 36 μ breiten, langen Streifens bis in die Nähe der Nahtsubstanz fort und repräsentiert die eigentliche, weiche Partie des Nahtrandes.

Die proximalen, fertigen Knochenbälkchen tragen ebenso wie ihr zungenförmiger Ausläufer, in ihrer ganzen Länge feine, homogen glänzende, mit Karmin hellrot gefärbte osteoide Säume von 5 bis 9 μ Breite mit palisadenförmigem Osteoblastenbesatz. Diese Säume sind genau wie im Fall 1 namentlich an den äußeren, dem Periost zugekehrten Rändern der Bälkchen gut entwickelt, während die unterste, supradurale Lage fast nur Resorptionslinien zeigt.

In Summa das Bild einer ganz regelmäßigen, obgleich etwas schwachen (bloß 3 statt 5 bis 6 Lagen gut verkalkter Knochenbälkchen!) Deckknochenbildung, welche proximal den bereits fertig gebildeten, distal den eben in Entwicklung begriffenen, bindegewebig präformierten, radiären Knochenstrahl zeigt.

Fall 5. 53 cm langes, 3650 gr schweres, ausgetragenes Mädchen, intra partum abgestorben (schwere, lang dauernde Geburt). Die Parietalränder übereinander geschoben, zwischen Dura mater und Schädeldach viel dickflüssiges Blut; Lungen atelektatisch. Sämtliche Schädelknochen sehr hart und spröde; bloß die Pfeilnahtränder auf der Scheitelhöhe etwas weich und eindrückbar.

Der weiche Pfeilnahtrand besteht proximal aus einer dreifachen Lage gleichmäßig und stark verkalkter Knochenbälkchen, die ein einfaches, ebenfalls stark verkalktes Endbälkchen hervorgehen lassen, das allseitig von derbem, fibrillärem Bindegewebe eingeschlossen ist und mit scharfem Rand unweit der Nahtlinie, mitten im häutigen Kranium, blind endigt. Sämtliche Bälkchen zeigen am Rande kalklose, karminophile Säume bis zu 10 μ Breite mit schön ausgebildetem Osteoblastenbesatz. Die periostalen Säume auch hier etwas deutlicher, als die duralwärts gewendeten. Die unterste durale Lage gelegentlich mit scharfem, einwärts gebogenem Knochenrand (Resorptionslinie), überwiegend aber ebenfalls mit frisch apponiertem Osteoidsaum, speziell im ganzen Verlaufe des einfachen Endbälkchens. Eben in Bildung begriffener Bindegewebsknochen findet sich nirgends.

Fall 6. 51 cm langes, anscheinend ausgetragenes Neugeborenes. Schädeldach dünn, aber spröde. Parietalränder im ganzen Verlaufe der Pfeilnaht beiderseits in einer Breite von 1 bis 2 cm weich und eindrückbar.

Der weiche Pfeilnahtrand besteht aus einer einfachen bis doppelten Lage eines dünnen, aber gleichmäßig und gut verkalkten Knochenbälkchens von 60 bis 70 μ Breitendurchmesser und von geflechtartigem Bau. An seinen Rändern zeigt dasselbe entweder zusammenhängende, 7 bis 10 μ breite, homogene karminophile Säume, oder einen feinfasrigen, senkrecht zur Knochenkante gerichteten, karminophilen Osteoblastenbelag. Letzteres namentlich an der zungenförmig auslaufenden Endpartie des Bälkchens, welche genau in der Mitte eines breiten, die Fortsetzung des Knochens bildenden, fibrillären, zellarmen Bindegewebsstreifens endet. 0,8 mm entfernt von der letzten Knochenzunge findet sich mitten in dieser rein häutigen Schädelpartie ein umschriebener tiefblau gefärbter (also verkalkter) geflechtartiger Knochenkern mit plumpen, spärlichen Knochenkörperchen. Am Rande löst sich derselbe auf in ein grobes, teils karminophiles, teils farblos glänzendes Balkenwerk, in dessen Maschen neben Bindegewebszellen bereits vereinzelte, glänzende Knochenzellen sichtbar sind. Augenscheinlich handelt es sich hier, wie schon im Fall 1 um eine selbständige, mitten in der häutigen Randpartie des Scheitelbeins vor sich gehende, zirkumskripte Ossifikation des bindegewebigen Schädeldachs.

Fall 7. 44 cm lange, 1767 gr schwere Frühgeburt im neunten Schwangerschaftsmonat. Nach zwei Tagen gestorben an Adynamie. Schädeldach etwas dünn, aber hart. Nähte und Fontanellen weit offen. Eine ausgedehnte Strecke des beiderseitigen Pfeilnahtrandes weich.

Die weiche Randpartie besteht proximal aus einer doppelten Lage eines schmalen Knochenbälkchens, die distal zu einer einfachen, zwei Millimeter langen Knochenleiste verschmilzt und mit einer fein ausgezogenen Spitze mitten im bindegewebigen Nahtrand endigt. Mit Ausnahme dieses äußersten Endes, welches mattglänzendes balkiges Gefüge mit spärlichen, eingestreuten Knochenkörperchen, neben farblosen, eckigen Bindegewebszellen zeigt und sich durch seinen geflechtartigen Bau als jüngste, noch unvollständig ossifizierte Bildung dokumentiert (genau wie in Fall 4), sind die Knochenbälkchen ziemlich gut verkalkt und nehmen mit Hämalaun-Eosin schmutzig violette bis rötliche Färbung an. Sie enthalten plumpe, etwas unregelmäßig verteilte Knochenkörperchen und breite eosinophile Säume mit Osteoblastenbelag. Entsprechend dem etwas schwachen Kalkgehalt der Bälkchen färben sich jedoch mit Eosin nicht nur die osteoiden Zonen, sondern auch die jüngsten, innerhalb der dunklen Randkonturen gelegenen, rundlichen, bereits verkalkten Appositionsflächen diffus rot, so daß erst die diskretere Karminfärbung scharfe, meßbare Bilder liefert (vergl. die Bemerkungen zu Fall 2, sowie die folgende Beobachtung: Fall 8): Ein 40 μ breites Knochenbälkchen trägt jetzt entlang seinem obern, periostwärts gerichteten Rande einen 7,5 μ breiten, und an seinem untern Rande einen bloß 2 bis 3 μ breiten kalklosen Karminsaum, während die endständige Knochenleiste auch hier wieder oben und unten von gleich breiten Karminsäumen rings eingefaßt ist. Dunkle scharfe Knochenränder und eingebuchtete Lakunen finden sich auch in diesem Falle nirgends, als an der untern, der Dura mater zugekehrten Knochenkante und auch dort nur in geringer Ausdehnung.

Fall 8 (hierzu Fig. 6, Tafel V). 49 cm langes, 2368 gr schweres Neugeborenes, wegen Eklampsie der Mutter durch künstliche Frühgeburt gewonnen und am vierten Lebenstage an „akuter alimentärer Intoxikation“ gestorben. Magere, ikterische Leiche. Schädeldach symmetrisch. Große Fontanelle $2\frac{1}{2}$ zu 2. Nähte und die kleine Fontanelle klaffen. Schädelknochen überall hart, mit Ausnahme der Schuppe des Hinterhauptbeins, die sehr biegsam ist und sich ohne jede Mühe mit der Schere schneiden läßt.

Ein histologischer Durchschnitt durch die weiche, aber ziemlich dicke Oberschuppe des Okziput, der diesmal aber nicht wie in allen übrigen Fällen in der Richtung des Strahlenverlaufs, sondern senkrecht auf dieselbe geführt wurde und bis in die Lambdanaht reichte, läßt eine 0,5 mm breite Knochenschicht erkennen, außen vom Periost, innen von der Dura überzogen. Infolge der queren Schnittrichtung zeigen die 4 bis 5 übereinanderliegenden Knochenlagen statt parallelen Verlaufs der Knochenbälkchen, hier eine regelmäßige Verbindung untereinander durch breite Querbrücken, so daß eine Diploe resultiert mit zahlreichen runden und ovalen Markräumen (M. auf Fig. 6, Tafel V). Die Weite dieser Markräume, welche mit einem gefäß- und zellreichen, der periostalen Kambiumschicht sehr ähnlichen Markgewebe gefüllt sind, nimmt gegen die durale Fläche allmählich ab und zeigt hier stellenweise bloß noch den Charakter von großen Gefäßkanälen. Die periostale Knochenlage (P. auf Fig. 6) ist leicht kenntlich an dem ein- und abwärts gerichteten Verlaufe ihrer schmalen Balken und an der unregelmäßigen Gestalt der Markräume.

Bei starker Hämalaun-Eosinfärbung färben sich, wie in Fall 2 und in Fall 7, nicht nur die osteoiden Ränder sämtlicher Knochenbälkchen intensiv rot, sondern auch die verkalkte Knochensubstanz im Innern zeigt neben bläulichen, auffallend viele ganz rot gefärbte Partien, zwischen denen die plumpen, wenig verzweigten Knochenzellen als dunkle, teilweise ebenfalls schwach rot gefärbte Punkte hervortreten. Eine genaue Messung der kalklosen Säume ermöglicht wiederum erst die Karminfärbung: sie enthüllt homogene, 7 bis 11 μ breite, karminophile Zonen, welche den blauen (verkalkten) Knochen außen aufsitzen, die Markräume innen rings austapezieren (O. auf Fig. 6) und ein senkrecht gerichtetes, sehr gut ausgebildetes Osteoblastenlager tragen. Der allmähliche Übergang der zum Teil ebenfalls mit Karmin rot tingierten Osteoblasten in den osteoiden Saum läßt sich an einigen Stellen direkt verfolgen. An andern Stellen, z. B. an den jüngsten subperiostalen Knochenlagen, aber auch im Innern mancher Markräume, sind die kalklosen Säume breiter bis zu 15 μ, bestehen dann aber nicht nur aus strukturloser, kalklos apponierter Grundsubstanz, sondern außerdem aus radiär gestellten, tiefrot gefärbten Osteoblasten. Osteoidfreie, dunkel gezackte und einwärts gebogene Knochenränder (Resorptionsflächen) finden sich nur stellenweise, an der duralen Innenfläche des Schädelquerschnitts.

An mehreren Stellen ist die Diploe vollständig unterbrochen durch ein derbes, bindegewebiges Stroma (S. auf Fig. 6, Tafel V), welches den Raum zwischen Periost und Dura ganz ausfüllt und welches peripherisch derart an Ausdehnung zunimmt, daß der ganze Lambdanahtrand des Okziput auf 5 bis 6 Millimeter Länge fast nur aus einer häutigen Masse besteht. Im Zentrum dieser derben Bindegewebslage sitzen mehrere, scharf voneinander getrennte, kleine Ossifikationspunkte (O. P. auf Fig. 6). Bei der Mehrzahl derselben handelt es sich um das gewöhnliche Bild körniger Kalkablagerung und beginnender Ossifikation einer zirkumskripten, sklerosierten Partie des bindegewebig präformierten Kraniums, genau wie in Fall 1 und in Fall 6.

Bloß zwei unmittelbar am Nahtrand gelegene, je 50 μ im Durchmesser haltende Ossifikationspunkte zeigen das folgende, abweichende Verhalten: Neben mattglänzenden, eckigen Bindegewebszellen, sog. Vorläufern von Knochenzellen, die zwischen breiten Lagen einer derben, körnigen, mit Hämalaun blau gefärbten (also bereits verkalkten) Zwischensubstanz liegen, finden sich eine große Menge regellos durcheinander geworfener, unregelmäßig gezackter Zellen, die von großen rundlichen oder ovalen, hyalin glänzenden Höfen eingeschlossen sind. Oft verschwinden diese Höfe untereinander, so daß zwei oder drei Zellen in einem einzigen, homogenen, kapselartigen Gebilde liegen. Um diese Knorpelkapseln herum, denn es handelt sich um echtes, gut ausgebildetes Knorpelgewebe, ordnet sich die Zwischensubstanz zu derben, schwieligen Balken, die ein grobes Netzwerk bilden. Einige der größeren Knorpelkapseln enthalten im Innern glänzende, runde Schollen; fast alle zeigen einen leichten bläulichen Glanz, vermutlich eine Andeutung beginnender Verkalkung. Das ganze, eigenartige histologische Bild läßt sich kaum anders deuten denn als eine von mehreren, separaten Punkten ausgehende Ossifikation des häutigen Nahtrandes, teilweise mit Einschiebuug eines knorpligen Zwischenstadiums.

Abgesehen von dieser unregelmäßigen, teilweise metablastischen Verknöcherung der häutig gebliebenen Randpartie, bietet auch der unvermittelte Wechsel zwischen gut ausgebildetem, wenn auch schwach verkalktem Knochengewebe und zwischen rein häutigen Schädelbezirken viel Ungewöhnliches. Auffallend und auf keinem unserer zahlreichen Kontrollschnitte speziell durch die Oberschuppe und durch die Lambdanaht Neugeborener in so exquisitem Maße vorhanden, erscheint endlich auch die Breite und die regelmäßige Anordnung der Knochenbalken mit den zahlreichen, gut ausgebildeten Markräumen, welche durchaus an die Diploe eines ältern Kindes erinnern (vergl. weiteres hierüber auf S. 220).

Ein Blick auf die histologischen Befunde bei diesen acht Fällen von exquisiter, kongenitaler Nahtranderweichung zeigt uns, daß die Nachgiebigkeit des Schädels auf verschiedenen histologischen Ursachen beruhen kann.

Meist handelt es sich um eine gegen den Nahtrand hin ganz allmählich stattfindende Verdünnung und Zuspitzung der ursprünglich derben, aus mehrfachen Knochenlagen bestehenden Schädeldecke bis auf eine einzige, papierdünne, zentral gelegene Knochenzunge. Dann bildet diese (Fall 3 und 5), oder wo dieselbe nicht bis zur Nahtlinie reicht (Fall 1, 4, 6 und 7), eine verschieden breite Strecke des ursprünglich häutigen Kraniums (Periost und Dura) die einzige Bedeckung des Schädelinhalts.

Ausnahmsweise beruht die Weichheit der Nahtränder aber nicht bloß auf einer mangelhaften Ausbildung der Knochenstrahlen, sondern es trägt dazu noch wesentlich bei eine mangelhafte Verkalkung der fötalen und in diesem Falle noch geflechtartig gebauten Knochenbälkchen (Fall 2 und 7).

Oder endlich, es handelt sich um Ausbildung eines zwar dicken, aber schwach verkalkten und daher biegsamen Knochens, der außer eigenartigen Kontinuitätsunterbrechungen durch rein häutige Partien noch eine ganz ungewöhnliche Form von primärer Ossifikation mit Einschiebung eines knorpligen Zwischenstadiums aufweist (Fall 8).

Als wichtigstes, sämtlichen acht Fällen von kongenitaler Nahtranderweichung gemeinsames Moment muß hervorgehoben werden das Fehlen von Symptomen einer gesteigerten Knochenresorption, überhaupt irgendwie erheblicher Resorptionserscheinungen an den zarten, randständigen Knochenbälkchen. Vereinzelte Howshipsche Lakunen, freiliegende Resorptionsflächen finden sich sozusagen nur an den proximalen, dickeren Partien der histologischen Schnitte und auch da blos an der untersten, der Dura mater unmittelbar aufliegenden Knochenkante. An den übrigen Bälkchen, namentlich aber je weiter man gegen die weiche Nahtrandzone vorrückt, stehen die Knochenbälkchen überall im Zeichen voller Apposition. Am deutlichsten zeigt sich dies an dem letzten, zungenförmigen Ausläufer des verkürzten, knöchernen Nahtrandes. Schon dessen Lage, genau in der Mitte des zellarmen, schwieligen Bindegewebes, eines Restes des häutigen Kraniums, ferner seine allseitige Einschließung durch kalklose, mit Osteoblastenhaufen besetzte, jüngste Knochensäume, gelegentlich auch seine Fortsetzung in eine geflechtartige, farblose, osteogene Zone, zeugen für die rege Neubildung von Knochengewebe, welche hier am Orte der stärksten Erweichung stattfindet. Dasselbe beweisen auch die nicht seltenen Befunde von isolierten, selbständig ossifizierenden Knochenkernen inmitten der häutig gebliebenen Randpartie (Fall 1, 6 und 8).

Die Entstehung der weichen Nahtränder läßt sich also auf keinen Fall durch gesteigerte Resorption, durch Schwund alten Knochens erklären. Es handelt sich vielmehr um einen Knochendefekt infolge ungenügender Apposition jungen Knochens. Die alte, durchaus zutreffende Bezeichnung „Ossifikationsdefekt“ können wir daher in Zukunft ruhig beibehalten zur Charakterisierung der kongenital weichen Nahtränder; bloß dürfte es sich empfehlen, dieselbe in Zunkunft näher zu präzisieren durch Beifügung der kurzen Erläuterung: „infolge mangelhafter Apposition“, oder: „infolge rückständigen Knochenwachstums.“

Unsere Auffassung des kongenitalen weichen Nahtrandes als reiner „Appositionsdefekt“ stützt sich ferner auf den Vergleich der betreffenden histologischen Präparate mit einer Anzahl normaler, d. h. hartrandiger Kontrollschädel von Neugeborenen. Und zwar betrafen diese drei Frühgeborene aus dem 6., 8. und 9. Schwangerschaftsmonat, wovon zwei Syphilitiker; ferner 7 ausgetragene Neugeborene und einen Säugling im Alter von 2 Monaten. Der Kürze halber verzichten wir auf die detaillierte Wiedergabe der betreffenden, histologischen Protokolle und erwähnen bloß, daß sich von den Nahträndern sämtlicher Kontrollschädel ohne jede vorgängige Entkalkung genügend dünne Schnitte in jeder beliebigen Richtung herstellen ließen. Mit Ausnahme der beiden luetischen Frühgeburten und eines dritten, sehr wahrscheinlich ebenfalls luetischen Ausgetragenen, zeigten die Kontrollpräparate eine weitgehende Ähnlichkeit mit den oben ausführlich wiedergegebenen, histologischen Befunden bei den acht Fällen mit weichen Nahträndern. Speziell was Lagerung und Struktur der Knochenbälkchen betrifft, zeigten sich keinerlei Abweichungen. Aber auch in bezug auf die Knochenapposition und Resorption ergaben sich nur geringe, quantitative Unterschiede: Scharfe oder einwärts gebogene Resorptionslinien zeigten beispielsweise auch hier nur die Unterseiten der innersten, direkt auf der Dura mater aufliegenden Knochenlagen; aber dann freilich in ihrer ganzen Länge. Die übrigen Ränder der Knochenbälkchen waren eingefaßt von schmälern oder breitern, karminophilen Zonen, welche palisadenförmigen Osteoblastenbesatz trugen. Die Breite dieser osteoiden Bänder schwankte zwischen 4 und 10 μ, in einem Präparat betrug dieselbe 14 μ. Regelmäßig wiesen die der Schädelaußenseite zugekehrten Knochenkanten die breitern und schärfer tingierten Säume auf.

Bloß die drei Luesfälle zeigten überall dunkle, scharf abgeschnittene Knochenränder an sämtlichen übereinander liegenden Knochenlagen und ließen sowohl Osteoidbildung wie Osteoblasten völlig vermissen.

Der Hauptunterschied zwischen den weichen und zwischen den bis zur Nahtlinie harten Nahträndern beruhte auf der verschiedenen Dicke und auf dem hieraus resultierenden, verschiedenen Härtegrad des Schädelquerschnitts: Sämtliche Kontrollschädel bestanden aus mindestens 5 bis 6 Lagen parallel nebeneinander verlaufender, schmaler Knochenbälkchen, die gleichmäßig und stark verkalkt waren und dergestalt bis zur Nahtlinie heranreichten. Dementsprechend fehlten hier die zungenförmigen, in allseitiger Apposition befindlichen Ausläufer der rückständigen Knochenstrahlen, welche den weichen Nahtrand charakterisieren, vollständig; und ebenso natürlich die randständigen, häutigen Schädelpartien mit ihren zentralen, selbständigen Ossifikationspunkten. Alle diese Unterschiede zwischen weichem und zwischen hartem Nahtrand sind im Grunde bloß quantitativer Natur, keineswegs etwa qualitativer Natur: Denn die berührten Punkte, — die gesteigerte physiologische Knochenapposition am letzten Ausläufer des weichen Nahtrandes, so gut wie die isolierten, teilweise (Fall 8) freilich abnorm funktionierenden Ossifikationspunkte, — beweisen kaum etwas anderes, als das Bestreben des in seiner Ossifikation rückständigen Schädels, den Ossifikationsdefekt so rasch als möglich auszugleichen.

Damit erübrigt sich die bisher immer noch offene Frage nach der pathologischen, beziehungsweise nach der rachitischen Natur der kongenitalen Nahtweichheit eigentlich von selbst! Um allen Einwänden zu begegnen, haben wir gleichwohl noch Kontrollpräparate echt rachitischer Nahtranderweichung von verstorbenen Säuglingen mit florider Schädelrachitis angefertigt, ziehen es aber vor, die diesbezüglichen Beobachtungen erst weiter unten mitzuteilen, und zwar im Anschluß an die nun folgende Wiedergabe der histologischen Befunde bei den zwei Fällen von Ossifikationsdefekten mitten in der Kontinuität des Schädeldachs, unabhängig und entfernt von den Nahträndern (flacher und vorgewölbter Weichschädel).

Isolierte Defekte der Scheitelbeine.

Fall 9 (hierzu Fig. 7 Tafel V). Typischer flacher Weichschädel. 48 cm langes, 2272 g schweres, totgeborenes Mädchen. Schädeldach symmetrisch mit glatter Oberfläche; dünn aber spröde und nur an den Rändern der Pfeilnaht eine Spur biegsam. Beide Scheitelbeine zeigen auf der Höhe des Scheitels zwischen Pfeilnaht und den schwach prominenten Tubera parietalia je zwei rundliche, ½ bis 1 cm im Durchmesser haltende Löcher, deren Ränder von durchscheinender, poröser, auf Fingerdruck weithin knitternder Knochensubstanz gebildet werden. Von innen betrachtet, entsprechen die Löcher flachen Impressiones digitatae, die mitten im strahligen Gefüge der Parietalia gelegen sind und welche, außer der gewöhnlichen, vom Rande her konzentrisch zunehmenden Verdünnung, an ihrer zentralen, maximal vertieften Stelle den unregelmäßig begrenzten Knochendefekt zeigen. Gefäßrinnen oder sonstige Furchenbildungen sind in der Umgebung der Löcher nicht sichtbar.

Die in ein solches Loch auslaufende, immer dünner werdende Partie des Scheitelbeins besteht auf dem senkrechten histologischen Längsschnitte aus einer proximal 4 bis 5fachen, dicht übereinander liegenden Lage gut verkalkter, mit Hämalaun-Eosin schmutzig violett gefärbter Knochenbälkchen. Sämtliche Bälkchen zeigen schmale, karminophile osteoide Säume, an den periostwärts gerichteten Rändern bis zu 10 μ Breite, in der Regel aber, speziell an den duralwärts gerichteten Knochenkanten bloß bis zu 2 bis 4 μ Breite, besetzt mit zarten Osteoblasten. An der Unterfläche der innersten (fünften), unmittelbar der Dura aufliegenden Kante fehlen diese Säume. Hier liegen scharfe, gerade oder einwärts gebogene, dunkle Linien (Resorptionsflächen) frei. Soweit steht alles in Übereinstimmung mit den oben detailliert beschriebenen Befunden an normalen oder an partiell rückständigen (weichen) Schädelpartien.

Nun aber das abweichende Verhalten: Durch rasch von innen nach außen, d. h. periostwärts fortschreitenden Schwund der 3 bis 4 innern Knochenlagen (was sich in der trichterförmigen Konfiguration des spitz gegen das Loch zulaufenden Knochenrandes (r. auf Fig. 7), sowie in der Ausbildung einer zackigen Resorptionslinie an den hintereinander freigelegten, duralen Kanten der inneren Knochenlagen kundgibt), verjüngt sich der randständige Knochen bis auf eine einzige, papierdünne Knochenzunge, welche ihrer Lage nach der äußersten, subperiostalen Bälkchenlage entspricht. Diese Knochenzunge stellt von innen betrachtet die tiefste Stelle, den eigentlichen Boden des trichterförmigen Defekts dar und bildet gleichzeitig die Umrandung des Loches à Niveau der Schädeloberfläche. Sie setzt sich zusammen aus 7 bis 8 isolierten, distal immer kleiner werdenden, geflechtartig gebauten, aber bis zuletzt gut verkalkten Knochenplättchen, welche auf Fig. 7 Tafel V dargestellt sind, und welche in ihrem ganzen Verlaufe eine untere, scharfrandige, vielfach eingebuchtete Resorptionslinie (r. Fig. 7) und eine obere, glatte oder leicht konvexe, mit schmalen Osteoidsäumen besetzte Appositionslinie (a. auf Fig. 7) zeigen. Die 4 Endplättchen sind auf Fig. 7b Tafel IV bei stärkerer Vergrößerung nochmals koloriert dargestellt. Osteoblasten sind nicht mehr darauf zu sehen, sondern die osteoide Randzone grenzt nach oben unmittelbar an eine mehrschichtige Lage derben Bindegewebes (Periostreste?), in dessen Maschen zackige Bindegewebszellen liegen, welche sich durch ihren Glanz und ihre homogene Randzone als in Bildung begriffene Knochenzellen ausweisen: ein Beweis für die andauernde periostale Knochenneubildung am Rande der Defekte. Die untere Resorptionsfläche (r. Fig. 7 und Fig. 7b) bildet die Fortsetzung der trichterförmig, von innen nach außen angefressenen, duralen Balkenlagen am Rande des Loches und bezeichnet die Grenze, bis zu der die Dura mater, beziehungsweise das Gehirn in den Boden des trichterförmigen Defekts vorgedrungen ist.

Der Nachweis dieser langen Resorptionslinie im ganzen Verlaufe der trichterförmigen Randpartie des Loches steht in direktem Gegensatz zu den allseits von osteoiden Anlagerungen umgebenen, zungenförmigen Ausläufern beim reinen Appositionsdefekt oder weichen Nahtrand (Fall 1 bis 8), und läßt nur die eine Deutung der Genese derartiger Löcher zu: Es handelt sich um eine von innen nach außen fortschreitende, zirkumskripte Resorption alten Knochens, d. h. um eine regelrechte Knochenusur.

Fall 10. Typischer vorgewölbter Weichschädel. 51 cm langes, 2482 g schweres Mädchen, am dreizehnten Lebenstage gestorben an Meningitis purulenta; Folge einer durch den Rückenmarkskanal aufsteigenden Eiterung bei apfelgroßer, infizierter Myelocele spinalis. Gehirn an der Basis und an der Konvexität eitrig belegt; Gyri abgeplattet; beide Seitenventrikel stark erweitert und mit eitriger, trüber Flüssigkeit angefüllt. Schädeldach symmetrisch, auffallend leicht und dünn. Fontanellen und Nähte weit offen. Die Ränder beider Scheitelbeine in ihrem ganzen Verlaufe zwischen großer und kleiner Fontanelle völlig weich und umbiegbar („bandförmige Erweichung"). Auch die Spitzen der Stirnbeine weich, fast häutig. Beim Halten gegen das Licht sind alle diese Teile durchscheinend. Dabei heben sich die zwei Tubera parietalia als dunkle Punkte ab, von denen aus strahlenförmige, dicke Knochenbänder allseits in die Scheitelbeine auslaufen. Diese Bänder präsentieren sich an der Schädelinnenseite in Form von steilen, leistenartig vorspringenden Knochenkanten, zwischen denen flache oder vertiefte, durchscheinende oder durchbrochene Gruben (Impressiones digitatae) sichtbar sind. An der Außenseite entsprechen diesen Gruben vielfach dünne, knitternde, zum Teil häutige, blasenartige Vorwölbungen von Erbsen- bis Bohnengröße, so daß die Schädeloberfläche ein unregelmäßig welliges oder buckliges Aussehen gewinnt.

Der verdünnte und teilweise häutige Pfeilnahtrand zeigt histologisch das gewöhnliche Bild der rückständigen, physiologischen Schädelossifikation (Appositionsdefekt) nämlich: eine spitz zulaufende, mitten im häutigen Kranium gelegene und beiderseits von osteoiden Appositionsflächen umgebene Knochenzunge; ferner distal und von diesem letzten Knochenausläufer durch eine 0,6 mm lange häutige Randzone getrennt, einen isolierten Ossifikationspunkt.

Anders ein Längsschnitt durch die Randzone und durch die papierdünne, vorgewölbte und teilweise häutige Decke einer erbsengroßen Ausbuchtung des linken Scheitelbeins: Das proximal aus 4 bis 5 schmalen, aber gut verkalkten parallelen Bälkchenlagen bestehende Schädeldach verliert distal, d. h. am Rande des Buckels, unter Ausbildung einer trichterförmig, von innen nach außen ansteigenden, zackigen Resorptionslinie seine inneren, duralwärts gelegenen Knochenlagen vollständig und geht über in ein fein ausgezogenes, subperiostales Knochenplättchen, welches in stumpfem Winkel nach oben außen abbiegt und, entsprechend der blasenartigen Auftreibung des Schädels, in leicht konvexem Bogen zum gegenüberliegenden Rande des Buckels verläuft. Es besteht aus zwei dicht aufeinander geschichteten, bloß je 25 μ breiten Knochenstreifen, die gleichmäßig aber schwach verkalkt sind und die ungefähr in der Mitte, — entsprechend der am stärksten gespannten Partie des Buckels — durch eine 2 bis 3 mm lange, rein häutige Schädelpartie unterbrochen sind. Der untere Knochenstreifen zeigt längs seiner inneren, duralwärts gerichteten Kante scharfe, teilweise einwärts gebogene Ränder (Resorptionsflächen?), der obere, unmittelbar subperiostal gelegene dagegen glatte, rundliche Grenzlinien.

Wie ist dieser eigenartige histologische Befund zu deuten? Die Antwort ergibt sich meines Erachtens aus einem Vergleich mit dem vorigen Falle (Fall 9). So wenig wie dort handelt es sich hier um einen einfachen Appositionsdefekt im Bereiche der verdünnten Schädelpartie. Zwar finden wir eine subperiostale, vorgewölbte, also sicher neugebildete Knochenschicht, welche dem Buckel entspricht. Allein am Übergang des Scheitelbeins in diesen Buckel, — und das scheint mir für die ganze Beurteilung der Affektion ausschlaggebend — stoßen wir innen auf die nämliche, alle Knochenlagen durchsetzende, trichterförmige Usur des ursprünglich derben Schädelquerschnitts wie im Falle 9. Das beweist, daß auch in diesem Falle (10) fertiger, alter Knochen resorbiert worden ist, daß infolgedessen ein flacher Defekt à Niveau der Schädeloberfläche zu einer bestimmten Zeit dagewesen sein muß, und zwar in der ganzen Ausdehnung des späteren Buckels.

Über diesem Defekt aber, ihn gleichsam maskierend (und hierauf beruht der ganze Unterschied zwischen dem flachen und dem vorgewölbten Weichschädel) wölbt sich bei letzterem eine neugebildete, periostale Knochenschicht, die in der Gestalt der zum Teil rein häutigen Partien deutliche Zeichen ihrer unfertigen Bildung aufweist.

Der Reihe nach betrachtet, verhält sich nach dieser Auffassung die Histogenese des vorgewölbten Weichschädels folgendermaßen:

Zunächst kommt es von der Schädelinnenseite her zu verschieden ausgedehnter Resorption fertigen Knochens (Schwund der inneren Knochenlagen) mit Ausbildung flacher Defekte (randständige, den Schädelquerschnitt trichterförmig durchsetzende Knochenusuren). Dann entwickelt sich im ganzen Umkreise der von innen her verdünnten Lückenränder, sehr wahrscheinlich infolge mechanischer Einflüsse (intrakranielle Drucksteigerung), und zwar ausgehend von dem erhaltenen randständigen Perioststreifen eine nach außen gerichtete periostale Knochenneubildung (zartes, nach oben abbiegendes, buckelförmiges Knochenplättchen).

Diese neugebildete Knochenlage präsentiert sich zum Teil bloß in Gestalt derber, nach außen aufgekrempter, glatter Knochenränder, die von Resten des häutigen Kraniums mit dem Periost überbrückt werden. (Vgl. Fig. 2 das betreffende Photogramm.) Zum Teil bildet sie, namentlich über kleineren Defekten wie der vorgehend beschriebene, rings geschlossene, buckelförmige (periostale) Knochenblasen, die auf Fingerdruck knittern.

Das wesentliche Moment bei dieser, wie bei der gewöhnlichen (flachen) Form des Weichschädels (Fall 9) besteht somit in primärem Knochenschwunde, in der Ausbildung zirkumskripter, multipler Knochenusuren.

Als hauptsächliches und a priori keineswegs erwartetes Resultat der vergleichenden histologischen Untersuchung unserer sämtlichen 10 Fälle von angeborenem Weichschädel sei in erster Linie hingewiesen auf den bedeutsamen Unterschied zwischen dem einfachen weichen Nahtrande und der umschriebenen flachen oder vorgewölbten Form der Kontinuitätsunterbrechung des Schädeldaches, der eigentlichen Lückenbildung. Bei jenem handelt es sich nach unserer Untersuchung immer um eine Ausfallserscheinung infolge lokal rückständiger Apposition (Appositionsdefekt), bei dieser um eine solche infolge lokal gesteigerter Resorption (Resorptionsdefekt). In beiden Fällen ist das Schlußresultat annähernd dasselbe: nämlich eine Verdünnung und infolgedessen eine verschieden intensive Erweichung bis zu häutiger Lückenbildung an bestimmten Teilen des Schädeldaches, zu der sich unter besonderen Umständen eine neugebildete, periostale Vorwölbung hinzugesellen kann. Daneben aber verläuft in allen 10 Fällen, d. h. gleichgültig, ob die Erweichung infolge rückständiger Knochenbildung oder infolge vermehrter Knochenresorption zustande kommt, der eigentliche Ossifikationsprozeß des Schädeldaches in völlig regelmäßiger Weise. Lagerung und Struktur der Knochenbälkchen, Verhalten der Markräume, Ausdehnung und Breite der kalklosen Knochensubstanz, Osteoblastenbildung entsprechen dem zu dieser Lebenszeit physiologischen Verhalten, so daß es gerechtfertigt erscheint, von bloßen Ausfallserscheinungen der an und für sich normalen Ossifikation, von lokalen Ossifikationsdefekten, um bei dieser alten Bezeichnung zu bleiben, zu sprechen.

Auch kommen, wie bereits bei der „Klinik des Weichschädels" hervorgehoben, diese beiden Formen von kongenitalen Ossifikationsdefekten gewöhnlich nebeneinander am gleichen Schädeldache vor, so zwar, daß der Appositionsdefekt, entsprechend seiner größeren Häufigkeit, in der Regel als selbständige Affektion, der seltenere Resorptionsdefekt dagegen nie isoliert, sondern immer in Verbindung mit dem randständigen Appositionsdefekt beobachtet wird. Dieser Umstand, sowie die früher betonte Unmöglichkeit, die beiden Arten von angeborener Schädelweichheit klinisch auseinanderzuhalten, rechtfertigen auch fernerhin ihre gemeinsame Betrachtungsweise.

Namentlich ist das der Fall hinsichtlich ihrer Abgrenzung von anderweitigen Affektionen des Schädeldaches, welche auch heute noch vielfach mit der vorliegenden, durchaus eigenartigen Ossifikationsstörung bei Neugeborenen zusammengeworfen werden. Und zwar denken wir hierbei nicht an die bei älteren Kindern oder bei Erwachsenen gelegentlich beschriebenen Verdünnungen der Schädelknochen durch Pacchionische Granulationen, durch Tumorbildungen aller Art, durch senile Atrophie, Osteotabes infantum (Ziegler) und dergleichen, welche beim Neugeborenen meines Wissens noch nie beobachtet worden sind und die sich histologisch zudem ganz anders verhalten. Auch ist schwerlich eine Identifizierung des angeborenen Weichschädels zu befürchten mit gewissen, wohl charakterisierten kongenitalen Ossifikationsstörungen wie multiplen Wormsschen Knochen oder mit den häutigen Schädelbezirken der Osteogenesis imperfecta, Osteopsathyrosis congenita, Chondrodystrophia foetalis, lauter Veränderungen der Knochenbildung, welche auf einer spezifischen, ätiologisch freilich noch dunkeln Störung der gesamten osteoblastischen Tätigkeit zu beruhen scheinen und deren abweichendes histologisches Verhalten mir aus eigenen Untersuchungen wohl bekannt ist. Und wohl ebensowenig ist eine Verwechslung des angeborenen Weichschädels zu befürchten mit den physiologischen Spaltbildungen, mit überzähliger Fontanellenbildung und dergleichen, etwa auch mit den gelegentlich beschriebenen, abnorm weiten Foramina parietalia (Zusammenstellung vgl. Gruber, Virchows Arch. Bd. 50, 1870). Denn einmal schützt davor die ganz verschiedene typische Lokalisation der betreffenden Spaltbildungen, ferner speziell vor Verwechslung des Weichschädels mit dem seltenen und überdies nur bei Erwachsenen beschriebenen Foramen parietale der Umstand, daß regelmäßig Gefäßfurchen zu dessen Rande verlaufen und das betreffende Schädelloch dadurch als gewöhnliches, erweitertes Emissarium charakterisieren.

Dagegen läßt sich nicht leugnen, daß die wichtigste und häufigste Knochenaffektion des Säuglingsalters, die rachitische Erweichung der platten Schädelknochen, eine weitgehende klinische und sogar anatomisch-histologische Ähnlichkeit mit dem angeborenen Weichschädel zeigt.

Dieser verhängnisvollen Ähnlichkeit zweier im Grunde durchaus verschiedener Prozesse ist es zweifellos zuzuschreiben, daß die keineswegs seltene und wohl charakterisierte angeborene Schädelaffektion, welche den Gegenstand unserer Studie bildet, von vielen berufenen und erfahrenen Autoren immer wieder und bis in die jüngste Zeit als echte kongenitale Schädelrachitis, oder doch als direkter Vorläufer des rachitischen Prozesses angesprochen wird[1]).

Hat diese Annahme heute noch eine Berechtigung? Die Antwort haben wir bereits oben, im Anschluß an die Zusammenfassung unserer histologischen Untersuchungsergebnisse bei den acht Fällen von Nahtranderweichung, gegeben (S. 200). Sie lautete verneinend auf Grund der Vergleichung der betreffenden Befunde mit solchen bei normalen, d. h. harten Nahträndern, die bloß eine quantitative und keine qualitative Differenz im Bau des Knochens ergeben hatte. Die histologische Analyse der zwei letzten Fälle vermag hieran, trotz ihrer vom gewöhnlichen Appositionsdefekt abweichenden Histogenese, aus den oben genannten Gründen nichts zu ändern.

Um aber jeden Zweifel auszuschließen und um die verbreitete Irrlehre von der rachitischen Natur der angeborenen Schädelweichheit einmal endgültig zu widerlegen, lassen wir zum Vergleich die typischen histologischen Befunde bei zwei Fällen von echter

[1]) Vgl. die eingangs zitierten Arbeiten von Kassowitz, Unruh, Quisling, Feyerabend, Schwarz, Cohn, Feer, Fischl, Spietschka, Marfan, die unlängst wieder in Hochsinger einen beredten, freilich allein stehenden Verteidiger gefunden haben. (Vgl. Verhandl. der D. Gesellsch. f. Kinderheilkunde in Cöln. Diskussion zum Vortrag Wieland).

rachitischer Säuglingskraniotabes folgen. Die histologischen Unterschiede zwischen diesen und der angeborenen Schädelaffektion, so gering sie sind, dürften genügen, um in Zukunft auch auf mikroskopischem Wege die Differentialdiagnose zwischen Ossifikationsdefekt und Elsässerscher Kraniotabes zu sichern.

Schädelrachitis.

Fall A. Ausgedehnt weiche Nahtränder bei florider Schädelrachitis. 5 Monate alter Säugling, gestorben an Bronchiolitis diffusa und Laryngospasmus. Das ganze Schädeldach dünn, von elastischer Konsistenz, im hintern Schädelabschnitt weich und durchscheinend. Große Fontanelle 4/4. Koronalnaht offen; Pfeilnaht und Lambdanaht geschlossen, aber überall auf 3 bis 4 cm Breite wie die Koronalnahtränder weich, eindrückbar und mit der Dura mater fest verwachsen. Schädel in jeder Richtung mit Schere und Messer leicht zu schneiden.

Histologisch untersucht werden nach obiger Technik (also unentkalkt in Spiritus gehärtet und nach sechs Monate langer Zelloidineinbettung mit dem Mikrotom geschnitten):

1. Ein Schädeldurchschnitt quer über die Mitte der Pfeilnaht durch beide Parietalränder.

2. Ein Schnitt durch den zungenförmig auslaufenden, frontalen Randsaum der großen Fontanelle in der Richtung des Strahlenverlaufs.

1. Rachitischer Pfeilnahtrand: Etwa 1 cm entfernt von ihrer medianen Verwachsungsstelle in der bindegewebigen Pfeilnaht bestehen beide Scheitelbeine auf dem histologischen Schnitt aus einer fünffachen Lage ziemlich genau parallel gerichteter, breiter, mit Hämalaun blau gefärbter, also verkalkter Knochenbalken. Jede Balkenlage ist am Rande rings umgeben von einem homogenen, osteoiden Saum, dessen Breite in der Regel 11 bis 20 μ, gelegentlich sogar bis zu 50 μ beträgt. Entlang diesen mit Karmin tiefrot gefärbten Säumen ziehen dichte Schwärme von Markzellen, die aber nur ausnahmsweise die Gestalt palisadenförmiger, kubischer Osteoblastenlager annehmen, meist vielmehr dem Knochenrand einfach entlang laufen und dadurch an Gebilde erinnern, wie sie Stoeltzner seinerzeit glaubte als Osteoblasten ansprechen zu sollen, welche keine osteoblastische Funktion mehr ausüben. Überall sind die äußern, dem Periost zugekehrten, kalklosen Säume breiter, als die innern, duralwärts gerichteten; und die Unterfläche der innersten, unmittelbar auf der Dura mater gelegenen Knochenlage entbehrt derselben ganz. Hier finden sich bloß dunkle, einwärts gebogene Randlinien (Resorptionsflächen des kalkhaltigen, alten Knochens). Umgekehrt besteht die äußerste, subperiostale Knochenlage aus lauter unverkalkten, neugebildeten, schräg ein- und abwärts ziehenden, karminophilen Bälkchen von 30 bis 70 μ Breite (rachitisches Osteophyt). Und ungefähr das nämliche Bild, aber

in immer steigendem Maße zeigen beide Scheitelbeine, je weiter man sich randwärts, d. h. von ihrer Peripherie in der Richtung ihrer bindegewebigen Vereinigungsstelle in der Pfeilnaht hin bewegt: nämlich Schwund der kalkhaltigen Knochenlagen bis auf spärliche, bläuliche, rings lakunär angenagte zentrale Inseln, umgeben von breiten, roten Osteoidzonen; schließlich Übrigbleiben einer fünffachen Lage karminophiler Osteoidbalken von 30 μ, 100 bis 140 μ Breite, die beiderseits der Pfeilnaht einander zustreben und in einem medianen, senkrecht aufgerichteten Bindegewebsstreifen, der sog. Nahtlinie oder Nahtsubstanz zusammentreffen.

2. Rachitischer Frontalrand der großen Fontanelle (hierzu Fig. 8 Tafel V). Die aus 4 bis 5 parallelen Knochenlagen bestehende Randpartie des linken Stirnbeins verschmälert sich durch konvergierenden Verlauf dieser Lagen zunächst auf drei und schließlich auf eine einzige feine Knochenzunge, die beiderseits von welligem, derbem Bindegewebe umgeben ist und den eigentlichen Rand der großen Fontanelle bildet. Im Beginn, d. h. peripherisch, zeigen sämtliche Knochenlagen bläuliche, verkalkte Partien, obgleich bloß zentral und in inselförmiger Verteilung (alter Knochen, daher a. K. auf Fig. 8, Taf. V). Dafür sind sie rings umhüllt von wesentlich breiteren (30 bis 60 μ) karminophilen, kalklosen Zonen (o auf Fig. 8), die periostal und duralwärts gleich stark entwickelt sind. Auch die Unterfläche der untersten duralen Lage macht diesmal keine Ausnahme: Resorptionslinien sind überhaupt nur im Innern der Bälkchen, zwischen der zentralen kalkhaltigen und zwischen der aufgelagerten kalklosen Grundsubstanz erkennbar, an den Rändern nirgends mehr. Mit eintretender Konvergenz der Balkenlagen schwinden die zentralen, bläulichen Kalkinseln vollständig, so daß der biegsame Fontanellenrand nur noch aus den drei kalklosen, 30, 50 und 70 μ breiten roten auf Fig. 8 dunkel gehaltenen Knochenzungen besteht, die schließlich in einer einzigen medianen Osteoidlamelle (Z auf Fig. 8) zusammenlaufen. Osteoblasten sind nirgends deutlich sichtbar.

Fall B (hierzu Fig. 9, Taf. V). Umschriebene, lochförmige Verdünnung des Okziput bei florider Schädelrachitis (Elsässers Kraniotabes).

Jähriger Säugling. Schädel viereckig. Hinterhaupt steil abfallend, ausgedehnt weich und eindrückbar mit mehreren fingerkuppengroßen, anscheinend rein häutigen Lücken.

Ein 5 cm langes Stück des weichen Okziput samt zwei durchscheinenden Lücken wird unentkalkt in Zelloidin eingelegt und nach 8 Monaten geschnitten.

An den dickeren, kantig ins Schädelinnere vorspringenden Stellen, welche die häutigen Lücken begrenzen, findet sich überall grobmaschige Diploe, deren unregelmäßig gelagerte, überwiegend geflechtartig gebaute, mit Hämalaun blau gefärbte Knochenbalken allseits von 30 bis 60 μ breiten, roten osteoiden Scheiden umgeben sind. Die größeren Markräume (M auf Fig. 9, Taf. V) enthalten ein zellarmes, derbfaseriges, die kleineren ein zellreiches, dem periostalen Kambium ähnliches Markgewebe.

Die periostale Partie der Diploe ist ausgezeichnet durch eine zwei- bis dreifache, längsverlaufende, kalklose Osteophytenlage von „wurzelstockartigem" Bau und von rundlichen Grenzlinien. Umgekehrt zeigen die älteren Knochenbalken der Diploe überall da, wo sie an die Dura mater anstoßen, scharf abgeschnittene Ränder und buchtig einwärts gebogene Resorptionslinien, welche zentrale kalkhaltige Knochenreste und kalklose Auflagerungen in gleicher Weise lineär anschneiden und freilegen (r auf Fig. 9). Gegen die Lücke hin verschmälert sich die Diploe immer mehr, schließlich bis auf ein einziges, unregelmäßig geformtes Knochenplättchen mit breitem karminophilen Osteoidsaum rings um den blauen kalkhaltigen Kern. Im Bereich der Lücke selbst besteht das Schädeldach zum Teil noch aus einem streifenförmigen, ganz dünnen (10 bis 20 μ) Rest verkalkter Knochensubstanz, unmittelbar über der Dura gelegen und mit buchtigen Resorptionslinien längs seiner ganzen Unterfläche, während darüber eine mehrfache Lage feiner, karminophiler Osteoidlamellen (o auf Fig. 9) die neugebildete periostale Knochenschicht repräsentiert. Zum größten Teile aber fehlt jede Spur kalkhaltigen Knochens, und nur feine rote in Fig. 9 dunkel gehaltene Osteoidlagen nehmen den Raum zwischen Dura und Periost ein. Schließlich unterbleibt an der dünnsten, rein häutigen Stelle auch diese letzte unvollkommene periostale Knochenbildung; und man sieht dann Dura (D) und Periost (P) als zwei derbe, bloß durch die zellreiche Kambiumschicht (C) geschiedene Bindegewebslagen unmittelbar aufeinander liegen und die einzige Bedeckung des Gehirns bilden.

Vergleichen wir nun das sub A 1. und 2. geschilderte Verhalten beim rachitisch erweichten Nahtrande einerseits mit dem kongenitalen Appositionsdefekt und die sub B analysierte rachitische Schädellücke andererseits mit dem Resorptionsdefekt, so müssen wir zugeben, die Ähnlichkeit ist in beiden Fällen histologisch eine große. Zu Verwechslungen aber kann sie nicht Anlaß geben, sofern man nur das Wesen der histologischen Knochenveränderungen bei Rachitis scharf im Auge behält.

Nach Virchows[1]), vielleicht in noch höherem Maße nach Pommers[2]) grundlegenden Untersuchungen, welche von Schmorl[3]) und von Stoeltzner[4]) bestätigt wurden und die sich heute wohl allgemeiner Anerkennung erfreuen, beruht das anatomische Charakteristikum der Skelettrachitis in einem Kalklos-

[1]) Virchow, Das normale Knochenwachstum und die rachitische Störung desselben. Virchows Arch. Bd. 5, 1853.

[2]) Pommer, Untersuchungen über Osteomalazie und Rachitis. Leipzig 1885.

[3]) G. Schmorl, Zur pathologischen Anatomie der Barlowschen Krankheit. Zieglers Beitr. Jena 1901.

[4]) Stoeltzner, a. a. O.

bleiben fast des gesamten, frisch apponierten Knochengewebes, und zwar in einem das physiologische Maß unverkalkter Knochenanlagerung weit übersteigenden pathologischen Umfange. Die daneben bestehenden typischen Veränderungen an den Epiphysenlinien fallen am Schädeldach natürlich außer Betracht. Wir bedürfen ihrer auch nicht zur Rachitisdiagnose. Denn die für Rachitis pathognomonische Mehrausbildung osteoiden, karminophilen Gewebes, wie sie in den beiden angeführten Rachitisfällen scharf zum Ausdruck kommt, fehlt nach meinen zahlreichen bisherigen Erfahrungen in keinem einzigen Falle von rachitischer Schädelerweichung und genügt an und für sich vollständig, um die rachitische von jeder anders gearteten Form der Schädelweichheit scharf histologisch zu scheiden: sofern nur mit den nötigen Kautelen untersucht wird.

Allerdings erheischt das Arbeiten mit dieser von Pommer inaugurierten Maßmethode des osteoiden Gewebes zur Feststellung nicht bloß des Bestehens einer Rachitis, sondern auch des wechselnden Rachitisgrades, in erster Linie eine genaue Kenntnis des physiologischen Verhaltens der Knochenapposition in den verschiedenen Altersperioden. Auf unser spezielles Gebiet übertragen, heißt das: nur wenn Klarheit besteht über Umfang und Ausdehnung des unter normalen Verhältnissen beim Neugeborenen und Frühgeborenen ausgebildeten osteoiden Gewebes, kann aus einer meßbaren Zunahme desselben auf eine echte rachitische Störung geschlossen werden.

Bei Säuglingen, bei älteren Kindern und bei Erwachsenen sind wir durch die mühevollen Untersuchungen Pommers genau orientiert über das Verhalten der kalklosen Knochenanlagerungen unter physiologischen Verhältnissen. Dagegen liegen systematische Untersuchungen derart für die uns speziell interessierende Altersperiode meines Wissens noch nicht vor, und das scheint mir der Hauptgrund zu sein, weshalb die Frage der angeborenen Rachitis bisher immer noch nicht in befriedigender Weise gelöst werden konnte.

Von diesem Gesichtspunkte aus habe ich seit Jahren das Skelett Neugeborener und Frühgeborener systematisch untersucht und habe dabei speziell auf das Verhalten des jüngsten, kalklos apponierten Knochengewebes geachtet. Im Verlaufe dieser histologischen Untersuchungen bin ich auf Verhältnisse gestoßen, die mich überraschten und die wahrscheinlich auch den meisten Lesern etwas unerwartet vorkommen dürften. Ich möchte mir daher erlauben, diese Befunde, soweit sie wenigstens das Schädeldach[1]) betreffen, gleich hier auszugsweise mitzuteilen. Auf einen Teil derselben habe ich bereits oben Bezug genommen, anläßlich der vergleichenden Untersuchung der 10 Schädeldächer mit weichen und der 11 Kontrollfälle mit physiologisch harten Nahträndern; mit dem Ergebnis, daß zwischen kongenital hartem und weichem Nahtrande bloß quantitative Differenzen bestehen, welche den letzteren als unfertige, nicht als pathologische Bildung auffassen lassen. Was nun aber Umfang und Ausdehnung, das heißt das vom Härtegrade des betreffenden Schädeldaches bzw. Nahtrandes ganz unabhängige Quantitätsverhältnis des zu dieser Lebenszeit physiologischen osteoiden Gewebes in den Knochen des Schädels anbelangt, so sei folgendes hervorgehoben:

Bei 18 von den 21 untersuchten Schädeldächern waren rings an den Rändern nahezu sämtlicher Knochenbälkchen gut ausgebildete, kalklose Osteoidsäume nachzuweisen von im Minimum 2 bis 4 μ, im Maximum 14,5 μ Breitendurchmesser; am häufigsten aber begegnete man den Zahlen 7 μ bis 10 μ Breitendurchmesser. Diese Säume sind bei einiger Übung schon im ungefärbten Präparat als mattglänzende, gelbliche Linien kenntlich, welche den dunkel konturierten Rand des kalkhaltigen Knochens nach außen in seinem ganzen Umfange begrenzen. Scharf treten sie aber erst bei Hämalaun-Karminfärbung als rote Streifen von verschieden intensiver Färbung zutage. Dagegen eignet sich Eosin schlecht zur Kontrastfärbung, weil infolge von dessen zu intensiver Färbkraft nicht bloß die ganze noch un-

[1]) Über gleichlautende Befunde an den Rippenenden von Neugeborenen und Frühgeborenen gedenke ich an anderer Stelle noch eingehend zu berichten.

verkalkte, sondern auch ein großer Teil der fertigen, **randständigen, aber noch schwach verkalkten Knochengrundsubstanz** eine diffuse Rotfärbung annimmt (vgl. Fall 2 und Fall 8 sowie Wieland a. a. O.)[1]. Die osteoiden, karminophilen Säume sind homogen und enthalten meist noch keine deutlichen Knochenzellen. Nur ausnahmsweise sind in ihrem Innern, und zwar in ganz unregelmäßigen Abständen, längsgerichtete, ebenfalls rot tingierte, junge Knochenkörperchen sichtbar. Regelmäßig sind die der Schädelaußenfläche zugekehrten Säume breiter als die der Innenfläche zugekehrten, was im Verein mit der konstanten Ausbildung subperiostaler, schräg abwärtsziehender und die parallelen Bälkchenlagen untereinander verbindender Querbälkchen, auf einen **überwiegenden Einfluß der periostalen Knochenbildung beim physiologischen Dickenwachstum des Schädeldaches** hinweist. Nach außen tragen die Säume konstant eine radiär gestellte Lage dicht gedrängter, kubischer Zellen, die einen bräunlichen Farbenton zeigen (Osteoblasten). **Physiologisches** Osteoid und Osteoblasten gehören zusammen. Beide kommen nach unsern Untersuchungen **nur kombiniert** vor. Bloß an einer Stelle des Schädelquerschnittes fehlen in der Regel beide, nämlich am Unterrande der innersten Knochenlage. Hier, direkt über der Dura mater, weisen scharf abgeschnittene, vielfach einwärts gebogene, dunkle Knochenränder (Resorptionsflächen) auf fortwährenden Schwund des fertig gebildeten Knochens hin. Nur unter ganz bestimmten Umständen finden wir statt dieser physiologischen, duralen Resorptionslinie auch hier neugebildete osteoide Säume, nämlich dann, wenn die Knochenbildung mit der Ausdehnung des häutigen Kraniums nicht Schritt hält, wenn erstere gar nicht oder nur in Gestalt einer feinen Knochenzunge bis zur Nahtlinie heranreicht, wie das bei den Schädeln mit weichen Nahträndern der Fall ist. Unter diesen Umständen treffen wir diese zungenförmigen Knochenausläufer, welche entsprechend ihrer jüngsten Genese nicht über der Dura, sondern im Zentrum der

[1]) Genaueres hierüber in meiner zweiten, demnächst im Jahrb. f. Kinderheilkunde erscheinenden histologischen Studie. Vgl. ferner: E. Wieland, Zur Pathologie der dystrophischen Form des angeborenen partiellen Riesenwuchses. Jahrb. f. Kinderheilk. Bd. 65, 1907, spez. S. 536 in der Anmerkung.

häutig gebliebenen Schädelpartie gelegen sind, ohne Resorptionslinien, allseits von osteoiden Säumen und Osteoblasten umgeben.

Sonst habe ich das Fehlen (total oder partiell) der duralen Resorptionslinie nur noch beobachtet auf Schnitten durch die Schuppe des Okziput bei zwei reifen und einem frühgeborenen Kinde (Fall 8) sowie bei dem knorpelweichen, mangelhaft verkalkten Pfeilnahtrande eines faultoten (luetischen) Kindes aus dem 7. Schwangerschaftsmonate (Fall 2). Der letzte Fall war ausgezeichnet durch eine besonders rege osteoblastische Tätigkeit im Bereich der kalklosen Säume (vgl. Fig. 5). Im Verein mit der unfertigen, noch ganz geflechtartigen Struktur der Knochenbälkchen bildet er wohl ein typisches Beispiel der physiologischen Schädelverknöcherung in einer relativ frühen Fötalperiode. Von den drei ersten Fällen boten zwei im übrigen ganz normale histologische Verhältnisse; der dritte Fall dagegen (Fall 8) außer den erwähnten allseitigen Appositionsbildern noch verschiedene Unregelmäßigkeiten, die oben S. 197 genau beschrieben wurden.

Wahrscheinlich hängen die besonders ausgesprochenen Appositionsvorgänge in allen diesen Fällen mit einer physiologischen Eigentümlichkeit in der Entwicklung des Hinterhauptbeines zusammen. Am ehesten wäre wohl an eine gesteigerte Wachstumsenergie des Schuppenteiles gegen Ende der Reifezeit zu denken (vgl. S. 222 im Text).

Was schließlich die Ausnahme von der Regel, nämlich die drei Schädeldächer betrifft, wo wir kein physiologisches Osteoid und auch keine deutlichen Osteoblasten am Rande der Knochenbälkchen nachweisen konnten, sondern wo die gut ausgebildeten und regelrecht verkalkten Knochenlagen überall scharfe, gerade oder einwärts gebogene Randlinien zeigten, so handelte es sich bezeichnenderweise jedesmal um eine sichergestellte Lues hereditaria.

Ähnliche Erfahrungen betreffs Hypoplasie der physiologischen Osteoidzonen bis zu deren völligem Fehlen machte ich auch an den Rippenenden einer größeren Anzahl (13) hereditär luetischer Früchte. Allem Anscheine nach darf das ungewöhnliche Ausbleiben der physiologischen Appositionsbilder mit der syphilitischen Ossifikationsstörung in ursächlichen Zusammenhang gebracht werden. Ja es scheint sich geradezu um eine für gewisse leichte Formen oder frühe Stadien der hereditär syphilitischen Knochenaffektion charakteristische Hemmungsbildung speziell der jüngsten Appositionsvorgänge zu handeln, die gar wohl auch eine gewisse Bedeutung für die histologische Frühdiagnose der Osteochondritis syphilitica gewinnen dürfte [1]).

Als wichtigstes Resultat der histologischen Untersuchung von 21 Schädeldächern Neugeborener und Frühgeborener aus den letzten Schwangerschaftsmonaten ergibt sich somit die meines Wissens bisher nirgends erwähnte und auch nie entsprechend gewürdigte Tatsache, daß die Knochenbälkchen des kindlichen Schädels noch zur Zeit der Reife ganz normalerweise allseitig von gut ausgebildeten, karminophilen, in der Regel 7 bis 10 μ breiten, kalklosen Anlagerungen umgeben sind. Von den gleichgebauten kalklosen Säumen bei der Schädelrachitis unterscheidet sich dieses physiologische Osteoid erstens durch seine geringere Breitenausdehnung, zweitens durch seine konstanten, palisadenförmigen Osteoblastenlager. Zusammenhängende, einfache oder mehrfache, nur aus karminophiler Knochensubstanz bestehende Lagen, wie beim rachitisch erweichten Nahtrande (vgl. Fall A 1 und 2, speziell Fig. 8, Taf. V), kommen bei Neugeborenen und Föten überhaupt nicht vor, sondern da, wie die Ossifikation noch rückständig ist (am kongenital weichen Nahtrande) stoßen wir entweder auf dünne, im übrigen ganz normal gebaute, d. h. zentral verkalkte Knochenzungen oder aber auf rein häutige Stellen. Zum Überfluß zeigen diese letzteren nicht selten noch selbständige, aus sklerosiertem Bindegewebe hervorgehende Ossifikationspunkte, wie sie bei Rachitis meines Wissens überhaupt nicht vorkommen. Wohl nur der Unkenntnis dieser eigenartigen physiologischen Appositionsvorgänge am Neugeborenenschädel ist es zuzuschreiben, daß Schwarz (a. a. O.) den von ihm seinerzeit untersuchten Nahtrand eines ganz normalen Neugeborenen unter der irreführenden Diagnose Rachitis publizieren und

[1]) Vgl. Wieland, Über die sogenannte kongenitale und über frühzeitig erworbene Rachitis. II. Teil. Anatomische Untersuchungen, erscheint im Jahrb. f. Kinderheilk.

sogar abbilden konnte. Seine zwei kolorierten Abbildungen entsprechen im wesentlichen den von mir wiedergegebenen Figg. 4 und 5, Taf. IV. Der oben erwähnte diesbezügliche Einspruch von Tschistowitsch (a. a. O.) ist daher völlig gerechtfertigt. Freilich sind die von diesem Autor gegen die Schwarzsche Fehldiagnose dort ins Feld geführten Gründe kaum stichhaltig (vgl. Text S. 189) und waren daher auch nicht imstande, die klinisch bis vor kurzem so gut gestützte Lehre von der kongenitalen Schädelrachitis zu erschüttern. Der Hauptirrtum von Schwarz ist Tschistowitsch entgangen, vermutlich weil Tschistowitsch wie Escher (a. a. O.) und andere Autoren die Schädelknochen vor dem Schneiden entkalkten: Schwarz hat ganz einfach die von uns eben geschilderten, ausgedehnten physiologischen Osteoidzonen am Neugeborenenschädel speziell beim kongenitalen Appositionsdefekt, mit den kalklosen Anlagerungen bei echter Schädelrachitis verwechselt.

Nach diesem notwendigen Exkurs in die normale, augenscheinlich noch keineswegs genügend bekannte Histologie des Neugeborenenschädels, der uns durch die rachitisähnlichen Bilder an seinen rasch wachsenden Deckknochen aufgezwungen wurde, kehren wir wieder zu unserem Gegenstande zurück.

Nicht viel schwieriger als die histologische Unterscheidung des Appositionsdefektes vom rachitischen Nahtrande ist die Unterscheidung des lochartigen, kongenitalen Resorptionsdefektes von der zirkumskripten, rachitischen Schädellücke.

Bei beiden Arten von umschriebener Lückenbildung im Schädeldach finden wir zunächst die nämliche, von innen nach außen fortschreitende Verdünnung der duralen Knochenlagen, hier der ausgebildeten, rachitisch veränderten Diploe, dort der radiären, parallel gerichteten Knochenstrahlen des Neugeborenenschädels bis auf ein letztes, wenige Mikren breites, subperiostales Knochenplättchen, das an seiner Innenseite überall Resorptionsflächen, an seiner Außenseite Appositionsflächen zeigt. Ein Blick auf Fig. 9, Taf. V, d. h. auf den Rand der rachitischen Schädellücke, zeigt rings um die zentralen, in rascher Einschmelzung begriffenen kalkhaltigen Knochenbalken eine üppige Ausbildung von Osteoid, das lückenwärts in eine mehrschichtige, zuletzt einschichtige karminophile Osteophytenlage (O auf Fig. 9) übergeht, also eine das physiologische Maß weit übersteigende pathologische Osteoidbildung, wie sie für Rachitis charakteristisch ist[1]). Der Lückenrand beim kongenitalen Resorptionsdefekt dagegen zeigt das gewöhnliche Bild eines mäßig dicken (3 bis 4 Knochenlagen), aber gleichmäßig verkalkten, radiären Deckknochens mit den zu dieser Lebenszeit physiologischen Appositionsbildern (schmale Osteoidsäume und Osteoblasten), der lückenwärts durch Verlust der inneren Lagen bis auf ein letztes, gleichgebautes Knochenbälkchen reduziert wird (vgl. Fig. 7, Taf. V). Nirgends kommt es zur Ausbildung von pathologischer, kalkloser Knochensubstanz, wie am Rande oder am Orte der rachitischen Lücke. Wo aber Neubildung von Knochengewebe stattfindet (nämlich beim vorgewölbten Weich-

[1]) Nach Tschistowitsch (a. a. O. S. 151) wäre freilich übermäßige Osteoidbildung nicht als differentialdiagnostisches Merkmal bei Frührachitis am Schädel zu verwerten, da es im ersten Stadium der Schädelrachitis (Kraniotabes) bloß zu Knochenschwund komme und die osteoide Auflagerung erst später eintrete. Allein bei der von Tschistowitsch in diesem Zusammenhange aufs neue betonten, durchaus unrichtigen Vorstellung von der Unmöglichkeit, dünne Schädelknochen und sogar weiche Nahtränder ohne vorherige Entkalkung zu schneiden, können uns dessen negative Untersuchungsergebnisse sogar bei echter beginnender Kraniotabes keinen Augenblick wundernehmen. Unbegreiflicherweise ist das gleiche, mit unsern heutigen Kenntnissen wohl unvereinbare Argument vom Fehlen gesteigerter Osteoidbildung bei Frührachitis ganz kürzlich wieder von Hochsinger aufgegriffen und als letzte Stütze für die wankende Kassowitzsche Lehre von der angeborenen Rachitis ins Feld geführt worden. (Vgl. Diskussion zum Vortrag Wieland über Weichschädel auf der Naturforscherversammlung in Cöln; Votum Hochsinger, Sept. 1908.)

Wie bereits oben bemerkt, kann ich auf Grund meiner bisherigen Untersuchungsergebnisse dieser Ansicht nicht beipflichten, sondern in Übereinstimmung mit den Angaben Pommers und Schmorls muß ich an der histologischen Tatsache festhalten, daß sich in kraniotabischen Schädelknochen ausnahmslos eine über das physiologische Maß hinausreichende unregelmäßige Osteoidbildung konstatieren läßt, sogar dann, wenn der rachitische Prozeß in seinen allerersten Anfängen begriffen ist und sich makroskopisch noch kaum bemerkbar gemacht hatte. (Vgl. weiteres hierüber im Text.)

schädel), handelt es sich nicht um Osteoid, sondern um einen zwar dünnen, aber gleichmäßig und gut verkalkten, periostalen Knochenstreifen, der im Gegensatz zum areolären rachitischen Osteophyt eine nach außen gewölbte, knitternde Blase bildet. Mit Rachitis hat also der kranielle Resorptionsdefekt gerade so wenig etwas zu tun, wie der kranielle Appositionsdefekt.

Was nun die Histogenese der rachitischen Schädelweichheit oder Elsässers Kraniotabes anbelangt, so möchte ich mich in diesem Punkte auf Grund eigener Untersuchungen vollständig der bekannten und, wie mir scheinen will, immer noch zu wenig gewürdigten Auffassung Pommers[1]) anschließen,

[1]) Bekanntlich stehen sich in bezug auf die Entstehung der Säuglingskraniotabes zwei Ansichten gegenüber: Während Virchow, Elsässer, Kassowitz Druckschwund der Schädelknochen durch das rasch wachsende Gehirn mit vermehrter Knochenresorption annahmen, halten manche Autoren mit Pommer die zu dieser Lebenszeit lebhafte physiologische Knochenresorption bei gleichzeitig herabgesetzter Intensität der Appositionsvorgänge für ausreichend zum Verständnis der rachitischen Schädelerweichung. (Vgl. auch M. B. Schmidt in den Ergebn. d. allgem. Pathol. von Lubarsch und Ostertag, 1899.) Auf die gleiche Weise erklären Pommer (a. a. O. S. 281), — neuerdings auch Stoeltzner (a. a. O. S. 124) — das Zustandekommen der von Friedleben beschriebenen Schädelverdünnungen bei sämtlichen Kindern jenseits des dritten Lebensmonats (Schwalbes physiologische Osteoporose des Säuglingsskeletts? Möglicherweise sogar einzelne, jedenfalls nicht alle, der von Ziegler als Osteotabes infantum beschriebenen Verödungsprozesse bei jungen Säuglingen?) Es ist kaum nötig, zu betonen, daß diese Friedlebensche, anscheinend nicht kongenitale, im übrigen freilich noch wenig studierte „physiologische Wachstumserscheinung“ mit unserem kongenitalen, kraniellen Resorptionsdefekt gar nichts zu tun hat! Ihre praktische Bedeutung muß vielmehr in einer ganz andern, diagnostischen Richtung gesucht werden: Täuscht nämlich nicht alles, so haben wir es speziell bei den unmittelbar an die Lambdanaht angrenzenden abschüssigen Teilen beider Scheitelbeine mit der physiologisch dünnsten Partie des ganzen kindlichen Skeletts während eines großen Teiles des ersten Lebensjahres zu tun. Und gerade hierin, nämlich in deren Wesen als anatomischer Locus minoris resistentiae liegt es m. E. begründet, daß die Säuglingsrachitis regelmäßig zuallererst am hintersten Schädelabschnitt klinisch manifest wird. (Vgl. Wieland a. a. O., speziell die Bemerkungen über klinische Frühdiagnose der Elsässerschen Kraniotabes.)

wonach nicht gesteigerte Knochenresorption, sondern bloß verminderte Knochenapposition bei andauernder physiologischer Resorption verantwortlich zu machen ist für die eintretende pathologische Schädelverdünnung. Hierzu bewegen mich, außer dem mangelnden Nachweis gesteigerter histologischer Resorptionsvorgänge an den von mir untersuchten rachitischen Schädelknochen, die allseits flach in den Rand der rachitischen Lücken auslaufenden feinen, duralen Resorptionslinien (vgl. z. B. r in der Fig. 9, Taf. V), sowie der Umstand, daß die häutigen Partien hier nur den höchsten Grad einer am ganzen hinteren Schädelabschnitt ausgesprochenen diffusen Knochenverdünnung bilden und sich an der völlig glatten Schädelinnenseite durch keinerlei wahrnehmbare Niveaudifferenzen verraten.

Ganz anders dürfte sich aber die Sache verhalten beim nicht auf Rachitis beruhenden kongenitalen Resorptionsdefekt.

Zwar gehen die von mir beobachteten Resorptionserscheinungen (die Ausbildung typischer Resorptionslinien, Howshipscher Lakunen und Osteoklasten als histologischer Maßstab der Knocheneinschmelzung angenommen) auch hier nirgends deutlich über das zu dieser Lebenszeit an der Schädelinnenseite übliche physiologische Maß hinaus. Jedoch der zirkumskripte Charakter des Resorptionsdefektes mitten im dünnen, von innen her weithin arrodierten, federnden Knochen gelegen, ferner die trichterförmig von innen nach außen sämtliche inneren Balkenlagen steil einschmelzenden Resorptionslinien am Lückenrande, welche an eine Knochenusur erinnern, weisen darauf hin, daß bei seiner Histogenese noch andere Momente mitspielen als bloße ungenügende Apposition bei andauernder physiologischer Resorption. Im Gegensatz zum allseits flachen, rachitischen Weichschädel der Säuglinge nötigt uns hier gerade das Studium der Histogenese zur Annahme einer Druckwirkung von innen, zur Auffassung der lochartigen Defekte als echter Druckusuren im Knochen. (Vgl. am Schluß bei Ätiologie des Weichschädels.)

Durch die mitgeteilten histologischen Untersuchungen dürfte die bisher immer noch unentschiedene Frage nach der rachitischen

Natur des angeborenen Weichschädels endgültig in ablehnendem Sinne entschieden sein. Der Weichschädel der Neugeborenen hat mit Rachitis nichts zu schaffen. Wenn wir in einem von den 21 untersuchten Schädeldächern im Zweifel sein konnten, ob hier vielleicht eine rachitisartige Störung vorliege, so war es im Falle 8 (Fig. 6, Taf. V). Der Querschnitt durch die trotz ihrer Dicke biegsame Schuppe des Okziput ergab einen mehrfach ungewöhnlichen Befund; nicht so sehr wegen der regelmäßig verteilten kalklosen Anlagerungen, die im Verein mit der üppigen Entwicklung der Osteoblastenlager kaum über das zu dieser Lebenszeit physiologische Maß hinausgingen, wohl aber wegen der zahlreichen runden und ovalen Markräume, die an die Diploe eines älteren Kindes erinnerten und im Verein mit der eigentümlichen Knorpelbildung an zwei umschriebenen Stellen des häutig gebliebenen Kraniums, den Gedanken an eine pathologische Ossifikation nahelegten. Welcher Art diese aber sei, wüßten wir nicht anzugeben. Rachitis müssen wir ausschließen, schon wegen des Fehlens einer pathologisch vermehrten Osteoidbildung. Auch spricht die erwähnte metablastische Schädelverknöcherung an umschriebener Stelle meines Erachtens eher gegen als für Rachitis. An der Oberschuppe des Okziput findet sich Knorpelgewebe physiologisch zu keiner Lebenszeit. Wo aber etwa einmal Knorpelgewebe in rachitisch gewuchertem Periost vorkommt, hat nach Virchow-Stoeltzner an der betreffenden Stelle immer zuvor eine Infraktion oder Fraktur stattgefunden. Von all dem trifft hier nichts zu. Für Lues besteht ebenfalls kein Anhaltspunkt. Auch die von Ziegler[1]) bei Säuglingen (nicht bei Neugeborenen) beschriebene Osteotabes infantum, ein osteoporotischer Vorgang, der durch eine gallertige Umwandlung des lymphoiden Marks eingeleitet wird und der zur Verödung der Knochen führt (zum Teil wohl identisch mit Morbus Barlowii) ist mit Sicherheit auszuschließen. Der regelmäßige Aufbau der Diploe, die regen physiologischen Appositionsvorgänge in den knöchernen, sowie in den angrenzenden häutigen Schädelpartien (Ossifikationspunkte) bei dem

[1]) Über Osteotabes infantum und Rachitis. Von Prof. E. Ziegler. Zentralblatt f. allg. Path. Bd. 12, 1901.

frühgeborenen Kinde lassen mich eher vermuten, daß es sich um eine Art Ausgleichsprozeß handelt: nämlich um eine Steigerung des an und für sich normalen, d. h. für die betreffende Altersperiode (zehnter Schwangerschaftsmonat) physiologischen Ossifikationsvorganges, hervorgerufen durch die Rückständigkeit der Verknöcherung in den angrenzenden, rein häutig gebliebenen Partien des Okziput. Vermutlich ist auch die eigenartige metablastische Knochenbildung am Nahtrande ebenfalls am besten durch exzessiven lokalen Wachstumsreiz zu erklären. Zum Schluß noch die Bemerkung, daß auf zahlreichen Kontrollschnitten durch die sonst immer spröde Oberschuppe des Hinterhauptbeins Neugeborener zwar überall fast die nämlichen, allseitigen Appositionsbilder, sowie starke Querbrückenbildung, aber nirgends so breite Knochenlagen und so ausgesprochene Markraumbildung von mir beobachtet wurden, wie in dem besprochenen Falle. Immerhin weisen auch diese Kontrollbefunde auf ein besonders reges Wachstum speziell des Schuppenteils des Okziput unmittelbar vor, sowie zur Zeit der Geburt hin; ein Moment, das zugunsten unseres vorläufigen Erklärungsversuches der Ossifikationsstörung bei Fall 8 stark ins Gewicht fällt.

Ätiologie des angeborenen Weichschädels.

Nach dem Vorausgegangenen steht wohl fest, daß der angeborene Weichschädel eine klinisch, anatomisch und histologisch scharf charakterisierte, einheitliche Skelettanomalie, eine Affektion sui generis bildet, welche bei genauer Prüfung mit keiner andern angeborenen oder erworbenen Knochenaffektion, auch nicht mit Rachitis verwechselt werden kann.

Schon sein klinischer Nachweis bei mindestens 20% aller Neugeborenen und zwar sowohl bei reifen, voll ausgetragenen, sogar ausnahmsweise kräftigen Kindern, als auch bei frühgeborenen, zarten und schwächlichen aus den letzten Schwangerschaftsmonaten läßt vermuten, daß es sich nicht um eine eigentliche Skeletterkrankung, sondern um eine vorübergehende Entwicklungsstörung des knöchernen Schädeldachs handelt.

Diese Vermutung wird bestätigt durch die Ergebnisse der histologischen Untersuchung, welche im wesentlichen bloße Ausfallserscheinungen, d. h. quantitative aber keine qualitativen Veränderungen der betreffenden Schädelknochen von der Norm feststellte; allerdings mit der Einschränkung, daß für zwei bestimmte Formen des Weichschädels, nämlich für die als flacher und als vorgewölbter Weichschädel unterschiedenen zwei Formen der seitlichen Lückenbildung, eine von der gewöhnlichen etwas abweichende Histogenese nachgewiesen werden konnte.

Die beiden erwähnten Formen kommen aber nie isoliert, sondern immer im Verein mit der viel häufigeren, gewöhnlichen, d. h. bloß randständigen Form des Weichschädels vor, was deren enge Zusammengehörigkeit genügend illustriert.

Ziehen wir noch den Lieblingssitz der Affektion auf der prominentesten Partie des Neugeborenenschädels in Rechnung, (eine sonst von krankhaften Veränderungen, inklusive Rachitis auffällig verschonte Kopfstelle, die wir durch die Bezeichnung „Kuppenerweichung" charakterisiert haben und die ziemlich genau dem oberen Pol des größten, d. h. des mento-okzipitalen Schädeldurchmessers entspricht), ferner das anscheinende Fehlen des Weichschädels bei Föten aus der ersten Hälfte oder aus der Mitte der Schwangerschaft, sowie unsere Beobachtung vom häufigen Zusammengehen des Weichschädels mit einer bestimmten, vom Geburtsakt unabhängigen Kopfform (fliehende Stirn, spitz ansteigender Hinterschädel), so haben wir eine ganze Reihe von Momenten kennen gelernt, welche unverkennbar auf eine Beziehung des angeborenen Weichschädels zu einer bestimmten, physiologischen Entwicklungs- oder Wachstumsphase des embryonalen Kraniums hinweisen. Und zwar kann es sich aller Voraussicht nach bloß um diejenige kranielle Entwicklungsphase handeln, welche durch die intensivste Wachstumsenergie der Schädelwölbung, speziell der Scheitelgegend charakterisiert ist.

Diese Überlegung erscheint so nahe liegend, daß es beinahe überrascht, in der Literatur bisher nirgends dem Versuche zu begegnen, das Problem des angeborenen Weichschädels vom Standpunkte der Entwicklungsgeschichte des Schädeldachs aus zu lösen.

Sehen wir zu, ob sich unsere Voraussetzung bestätigen läßt.

Schon Virchow faßte die Entwicklung des Schädels als ein Produkt von Gehirn- und Knochenwachstum auf. Eingehenderen Aufschluß über die Formveränderung des Schädels durch das Wachstum gaben uns aber erst die schönen Untersuchungen von O. Schaeffer[1]). Die Schädelform des Embryos jenseits des zweiten Fötalmonats ist durch übermäßige Entwicklung des Gewölbes gegenüber der Schädelbasis charakterisiert. Erst nimmt die Okzipitalregion den größten Bezirk (etwa ein Drittel der ganzen Schädelwölbung) ein, dann entwickelt sich im Verein mit der Entfaltung der Großhirnhemisphären die Parietalregion, zuletzt die Stirnregion. Gegen Schluß des intrauterinen Lebens bildet sich Okzipital- und Parietalregion, (entsprechend stärkerm Zuwachs der Hinterlappen des Großhirns und des Kleinhirns), wieder stärker aus, so daß zur Zeit der Geburt die Parietalregion sich unverhältnismäßig mächtig gegenüber Stirn- und Hinterhauptregion vergrößert hat. Schaeffer hat dieses Anschwellen der Scheitelgegend zahlenmäßig nachgewiesen. Ein Blick auf die von ihm gebrachte Tabelle (a. a. O. S. 13), welche die durchschnittlichen Wachstumszunahmen des Längs- und Querscheitelbogens am fötalen Schädelgewölbe in den einzelnen Fötalmonaten wiedergibt, lehrt nämlich, daß der Querscheitelbogen, welcher von einem Porus acusticus zum gegenüberliegenden über die Scheitelhöhe führt, nicht nur am raschesten, sondern auch am gleichmäßigsten seinem Reifewachstum bei Neugeborenen zustrebt. Damit hat der Schädel bei seinem Streben nach der Kugelform erreicht, daß zur Zeit der Geburt der mittlere Querdurchmesser der bedeutendste ist, „demnächst kommt die Vollendung des vorderen Stirndurchmessers zur Kugelform; noch in weiter Ferne steht die des Dachs, welches weit weniger vollendet ist, als die Schädelgruben.“ Mit diesem vermehrten Längen- und Breitenwachstum der Scheitelgegend ist im zehnten Monat, gegen Ende der Schwangerschaft,

[1]) Untersuchungen über die normale Entwicklung der Dimensionsverhältnisse des fötalen Menschenschädels usw. Von Dr. O. Schaeffer, München 1893.

ein Übergang des dolichozephalen, während der letzten Fötalmonate physiologischen Schädeltypus in die Anfänge des brachyzephalen gegeben. Maßgebend hierfür sind bestimmte Veränderungen an der Schädelbasis, welche uns hier nicht näher interessieren.

Wichtiger für unseren Gegenstand ist die Kenntnis der physiologischen Verknöcherung des Schädelgewölbes: Bekanntlich ossifizieren die Deckknochen des Schädels von weit auseinander liegenden Knochenpunkten aus, die im häutigen Kranium gelegen sind. Durch Knochenapposition, wesentlich in radiärer Richtung, bilden sich von dort aus dünne, strahlenförmige Knochenplatten, deren peripherische Ränder mittels zwischenliegender Membranen (Reste des häutigen Schädels) untereinander in Verbindung stehen. Indem diese Knochenplatten rascher in die Peripherie wachsen als der Gesamtschädel, rücken ihre Ränder allseitig gegeneinander, und vom häutigen Schädel bleibt zwischen ihnen am Ende der Fötalzeit nur noch ein schmaler, bandartiger Rest übrig, die sog. Nahtsubstanz. Bloß an Stellen, wo mehrere Knochenecken zusammenstoßen, finden sich noch breitere Inseln des bindegewebigen Kraniums in der Gestalt der sog. Fontanellen. Diese bilden nach Schaeffer „Wachstumsventile" für das Gehirn und ihre Weite schwankt synchron mit der Zunahme des Gehirns, resp. des häutigen Kraniums. Im vierten bis fünften, im sechsten und ebenso wieder im neunten Fötalmonat wachsen die Fontanellen plötzlich rascher: nämlich dann, wenn infolge raschen Gehirnwachstums die Ossifikation gegenüber der Volumausdehnung der häutigen Kapsel zurückbleibt[1]).

[1]) Diese Angaben Schaeffers stimmen gut überein mit den Untersuchungen Fehlings über die Fontanellengröße. (Vgl. Arch. f. Gyn. Bd. VII.) Je größer der Kindskopf, desto größer ist auch die Fontanelle, und daher zeigen Knaben, deren Schädelumfang nach Hecker, Stadtfeldt u. a. schon bei der Geburt größer als derjenige von Mädchen ist, im allgemeinen die weiteren Fontanellen. Fehling and nun ein besonders rasches Anwachsen der Fontanellengröße vor der Geburt, und zwar bei Kindern von Erstgebärenden stärker als bei solchen von Mehrgebärenden, was nach Hecker darauf zurückzuführen ist, daß das schwerere Gewicht der letzteren im Zusammenhang steht mit stärkerem Knochenwachstum, wodurch die Fontanellen sich verkleinern.

Die Kenntnis der physiologischen Ossifikation der Schädelwölbung, im Verein mit den Ergebnissen der Schaefferschen Untersuchungen, für deren genaues Studium auf das Original verwiesen sei, sind wohl dazu angetan, unsere obige Vermutung vom Zusammenhang des angeb. Weichschädels mit der maximalen Entwicklung der Scheitelgegend zu bestätigen.

Wie eben rekapituliert, treffen wir die weichen Nahtränder und isolierten Schädellücken, welche den angeborenen Weichschädel charakterisieren, mit größter Regelmäßigkeit im Verlaufe der Pfeilnaht, und zwar bald in deren ganzem Verlauf, bald bloß in deren mittlerem Abschnitt, am ausgesprochensten aber jeweilen auf der prominentesten Stelle des Schädels, der sog. Scheitelkuppe; also da, wo nach Schaeffer das intensivste Schädelwachstum gegen Ende der Reifezeit stattfindet. In der Regel stehen zwar dabei weder die Nähte, noch die Fontanellen, speziell die Stirnfontanellen auffallend weit offen; bei allen schweren Formen des angeborenen Weichschädels aber trifft dies in mehr als der Hälfte der Fälle zu (vgl. S. 173). Was das Alter der betreffenden Kinder betrifft, so begegnen wir dem Weichschädel entweder bei nicht völlig ausgetragenen, der Reifezeit zustrebenden Früchten, oder aber bei reifen, gut entwickelten Neugeborenen; niemals aber, soweit meine Erfahrung reicht, bei ganz kleinen Frühgeburten aus der Mitte der Schwangerschaft. Alles zusammengenommen fällt die Ausbildung des angeborenen Weichschädels tatsächlich zusammen mit der Periode des stärksten Schädel- und Gehirnwachstums (neunter und zehnter Schwangerschaftsmonat), mithin gerade mit derjenigen pränatalen Entwicklungsphase des Schädels, welche durch die gleichzeitige Erweiterung der Fontanellen ein Zurückbleiben der Ossifikation hinter dem maximalen Wachstum des häutigen Schädeldachs schon physiologischerweise erkennen läßt. Und zum Überfluß bildet gerade diejenige Partie des Kopfes, wo das Schädelwachstum zur betreffenden Zeit physiologischerweise kulminiert, nämlich die Parietalregion, spez. die Scheitelhöhe, zugleich auch die Prädilektionsstelle der angeborenen Schädelweichheit (Kuppenerweichung). In gleicher Richtung läßt sich wohl auch die Beobachtung verwerten, daß der Weichschädel besonders gerne bei exquisit brachyzephalen Köpfen vorkommt, d. h. bei Schädeln mit relativ breitem Gesichtsteil, aber mit schmaler fliehender, augenscheinlich wenig entwickelter Stirn und dafür mit steil ansteigender, relativ vorgeschrittener Scheitelwölbung.

Die Einsicht in den engen Zusammenhang zwischen Weichschädel und maximaler Entwicklungsphase der Scheitelgegend involviert nun die weitere Annahme, daß es zur Zeit dieser maximalen Entwicklung der Scheitelgegend bloß einer leichten, individuellen Verzögerung des normalen Ossifikationsprozesses des Schädeldachs, oder was auf dasselbe herauskommt, eines gesteigerten lokalen Hirnwachstums mit vermehrter Ausdehnung des häutigen Kraniums bedarf, um nicht nur Erweiterung der Fontanellen, sondern auch Häutigbleiben der Pfeilnahtränder, spez. auf der maximal gespannten Scheitelhöhe zu bewirken. Und diese Annahme ist um so gerechtfertigter, als die histologische Untersuchung der Weichschädel keinerlei pathologische Veränderungen an den Knochen, vielmehr bei der großen Mehrzahl der Fälle (nämlich beim weichen Nahtrand oder Appositionsdefekt) nur ein unvollständiges Fortschreiten der an sich normalen Ossifikation, ein einfaches Mißverhältnis zwischen knöchernem und häutigem Kranium ergeben hatte. Mit andern Worten ausgedrückt: Das einfache Mißverhältnis zwischen knöchernem und häutigem Kranium, welches den Weichschädel in den meisten Fällen charakterisiert, ist allem Anscheine nach bedingt durch das physiologisch gesteigerte Wachstum der Scheitelwölbung, respektive des darunter gelegenen Hirnteils gegen Ende der Reifezeit, mit welchem die Deckknochenbildung nicht Schritt zu halten vermag.

Die Gültigkeit dieses Satzes erfährt eine scheinbare Einschränkung bezüglich der Ätiologie der seitlichen Lückenbildungen, des sog. flachen und des vorgewölbten Weichschädels. Zu der einfachen Rückständigkeit der Knochenbildung am Scheitelbeinrande, welche regelmäßig mit diesen beiden Lückenformen verbunden ist, kommt hier als weiteres, neues Moment ein vermehrter Knochenschwund an umschriebenen Stellen des Schädeldachs hinzu: der kongenitale Resorptionsdefekt.

Infolgedessen treffen wir flache, rundliche und unregelmäßig begrenzte Defekte à Niveau der Schädeloberfläche, die innen von der Dura, außen vom Periost bedeckt sind (flacher Weichschädel), und deren verdünnte, knitternde Ränder sich unter ganz bestimmten, seltenen Umständen nach außen umkrempen, wodurch palpable, blasige Vorwölbungen auf der Schädeloberfläche entstehen (vorgewölbter Weichschädel). Wie weiter oben nachgewiesen, handelt es sich im letzten Falle histologisch um neugebildete, periostale Knochenlagen, welche den primären Defekt partiell oder total überbrücken.

Der Lieblingssitz dieser zwei Modifikationen des angeborenen Weichschädels bildet ebenfalls die Scheitelgegend zu beiden Seiten der Pfeilnaht. Schon diese Lokalisation, ganz unverkennbar aber die eigenartige Histogenese dieser Defekte (Druckusuren), und das gelegentliche Hinzutreten von beulenartigen Ausstülpungen des Periosts über denselben weisen auf eine Entstehung dieser seitlichen Lückenbildungen durch vermehrten Innendruck hin. Und eine Bestätigung dieser Vermutung erblicke ich in der Möglichkeit, wenigstens für einen Teil dieser Fälle, nämlich beim vorgewölbten Weichschädel oder Blasenschädel das Vorhandensein einer intrakraniellen Drucksteigerung mit ziemlicher Sicherheit zu beweisen:

Wie nämlich bereits erwähnt, handelte es sich in sämtlichen drei von mir bisher beobachteten Fällen von vorgewölbtem Weichschädel um Kinder mit einer Spina bifida lumbalis, und der Tod dieser Kinder mit der doppelten Anomalie erfolgte jedesmal an Sekundärinfektion der Rachischisis. In den zwei eingehend beschriebenen (Fall 10) und zum Teil auch abgebildeten (Fig. 2) Fällen dieser Art kam im Laufe des vergangenen Sommers noch ein dritter hinzu, den ich freilich nur kurze Zeit und nur klinisch verfolgen konnte, da das betreffende Kind kurz darauf auswärts starb, und keine Sektion erhältlich war.

Es handelte sich um ein vier Tage altes Neugeborenes von 2950 g Körpergewicht mit faustgroßer Myelo-Meningocele lumbalis. Der Kopf war wohlgebildet; aber sämtliche Nähte klafften weit und die große Fontanelle war stark vorgewölbt und von prall elastischer Konsistenz. Die Pfeilnahtränder im ganzen Verlaufe auf 1 bis 2 cm Breite weich und eindrückbar. Am linken Scheitelbein sonst nichts Besonderes. Auf der Oberfläche des rechten Parietale fühlt man beim sorgfältigen Abtasten 3 bis 4 erbsen- bis bohnengroße, rundliche, harte Vorwölbungen, die auf starken Fingerdruck etwas einsinken und beim Nachlassen des Druckes wieder zurückfedern. Eine derselben, nahe dem weichen Pfeilnahtrande gelegen, zeigt das Symptom des Pergamentknitterns. Nun weiß ich wohl, daß eine Steigerung des intrakraniellen Drucks kaum eine notwendige, vielleicht nicht einmal eine sehr häufige Begleiterscheinung der gewöhnlichen Spina bifida ist. Allein in den zwei von mir eben erwähnten, sezierten Fällen war dessen Bestehen wohl ohne weiteres zu erschließen aus der Spannung des Gehirns und seiner Häute und aus der starken Ausdehnung und Flüssigkeitsansammlung in den beiden Seitenventrikeln des Großhirns. Und beim dritten, nicht durch Autopsie verifizierten Falle glaube ich wenigstens auf Grund der klaffenden Nähte und der prall vorgewölbten, verbreiterten großen Fontanelle berechtigt zu sein, nach Analogie der beiden ersten Fälle, ebenfalls das Vorhandensein einer intrakraniellen Drucksteigerung vorauszusetzen.

Angesichts dieser eigenartigen Koinzidenz von vorgewölbtem Weichschädel und von Spina bifida mit augenscheinlicher intrakranieller Drucksteigerung scheint es mir nicht mehr allzu gewagt, einen ursächlichen Zusammenhang dieser beiden seltenen Affektionen anzunehmen; und zwar in dem Sinne einer direkten Abhängigkeit der auffallenden Form der Lückenbildung bei diesen drei in ihrer Ossifikation rückständigen Schädeldächern von dem pathologisch gesteigerten Druck im Schädelinnern[1]).

[1]) Inzwischen bin ich in der Diskussion zu meinem Vortrag über „Weichschädel" auf der Naturforscherversammlung in Cöln, wo ich die leitenden Gedanken der vorliegenden Abhandlung kurz wiedergegeben habe, von Pfaundler auf zwei Veröffentlichungen aufmerksam gemacht worden, die mir unbegreiflicherweise entgangen waren und die eine wertvolle Bestätigung meiner eigenen, durchaus unabhängigen Forschungsergebnisse speziell in bezug auf den vorgewölbten Weichschädel darstellen. Es ist die eingehende Arbeit v. Recklinghausens „Über Spina bifida" (Virchows Arch. Bd. 105, 1886), und die kurze, im Text oben bereits eingeschobene

Etwas schwierig erscheint auf den ersten Anblick die Erklärung, warum sich der vermehrte Hirndruck nicht, wie z. B. beim chronischen Hydrozephalus, durch eine gleichmäßige Auftreibung der dünnen Schädelkapsel kundgibt; warum nur an zirkumskripten Stellen Lücken im Knochen und darüber neugebildete Blasen auftreten. Die oben hervorgehobene, ganz ausnahmsweise Dünnheit und Durchsichtigkeit der betreffenden Schädeldächer läßt mich jedoch vermuten, daß tatsächlich im ganzen Umfange der Schädelwölbung ein gleichmäßig erhöhter Druck von innen stattgefunden und allem Anscheine nach mit zu der extremen Verdünnung der Schädelkapsel beigetragen hat. Eine Be-

Mitteilung Engstlers aus der Pfaundlerschen Klinik über „Lückenschädel" bei Spina bifida. In beiden Mitteilungen findet sich das gelegentliche Nebeneinanderbestehen von häutigen Schädellücken und von Spina bifida in der Tat schon erwähnt. Auf Grund meiner Untersuchungen vermag ich mich freilich der von den beiden Beobachtern daselbst vertretenen Auffassung über die gegenseitigen Beziehungen der zwei Anomalien nicht völlig anzuschließen. Beiden Forschern ist es wohl mehr um die Ätiologie der Spina bifida zu tun, und die bei diesem Anlaß erhobenen gelegentlichen Befunde von Lückenbildungen in den Schädelknochen werden einfach als koordinierte Erscheinungen, als ein weiterer Beweis für die von v. Recklinghausen scharfsinnig begründete, einwandfreie Lehre vom Entstehen der Spina bifida infolge einer primären Bildungshemmung (anstatt, wie bisher mit Vorliebe angenommen, infolge eines primären, mechanisch wirkenden Hydromyelos) angeführt. Unter diesen Umständen darf vielleicht doch an folgendes kurz erinnert werden: Zunächst einmal geht v. Recklinghausen nicht näher auf das Zustandekommen der von ihm in drei Fällen von Spina bifida beobachteten häutigen Lücken im Schädeldach ein; jedenfalls verlautet nichts von einer diesbezüglichen histologischen Untersuchung. Zum andern aber trifft gerade dasjenige Moment, dessen regelmäßiger Nachweis v. Recklinghausen notwendig zur Annahme seiner neuen Auffassung der Spina bifida führen mußte, nämlich das konstante Vorhandensein einer primären Spaltbildung im Knochen, namentlich aber eines primären Defekts in der Dura mater an Stelle der vorgewölbten Hirn- und Rückenmarksgeschwülste, für die Histogenese der seitlichen, angeborenen Schädellücken, des kongenitalen Resorptionsdefekts nicht zu. Sondern hier, und ebenso in den Fällen von sekundärer Auftreibung des Periosts (Blasenbildung) über den anscheinend gleichartigen Schädeldefekten bei gewissen Formen von Spina bifida, geht zunächst alter Knochen an umschriebenen Stellen des Schädeldaches zu-

stätigung dieser Auffassung erblicke ich in dem auffallend starken, leistenförmigen Vorspringen der *Cristae* an der Schädelinnenseite. Es liegt nahe, hierin eine Art kompensierender, lokaler Knochenverstärkung, eine *Pfeilerbildung* im Umkreise der dünnsten, durchscheinendsten Schädelpartien zu erblicken, die vielleicht mit mechanischen Spannungsverhältnissen der Schädelwölbung zusammenhängt. Die eigentlichen Lückenbildungen dagegen, die Blasen oder Usuren mit aufgeworfenen Rändern hat man sich entstanden zu denken durch Druckwirkung auf *umschriebene, besonders rasch gewachsene und daher dünnste, rückständige* Schädelpartien, speziell im Bereiche der Scheitelwölbung: als das Resultat einer

grunde, und zwar unter histologischen Erscheinungen, die kaum anders als unter der Annahme mechanischer Einwirkung (*Druck*) von innen her verständlich sind (*Druckusuren*). Wenn daher *Engstler*, der sich bezüglich der Ätiologie der Spina bifida mit Recht der wohl allgemein anerkannten Ansicht von v. *Recklinghausen* anschließt, der Meinung ist, daß nun gerade die von ihm beobachtete Lücken- und Blasenbildung in den Schädelknochen einiger solcher Fälle geeignet sei, in ihrer Eigenschaft als wesensgleiche Bildung die Lehre von v. *Recklinghausen* betreffend das Zustandekommen der Spina bifida infolge primärer Hemmungsbildung im Verschlusse des Wirbelkanals zu stützen, so geht er entschieden zu weit. Denn diese Auffassung, welche konsequenterweise dazu führt, im vorgewölbten Weichschädel eher die Ursache als die Folge der vermehrten Zerebrospinalflüssigkeit zu erblicken, steht im Widerspruch zu der eingehend von mir geschilderten *Histogenese* derartiger Lücken, ganz speziell aber der vorgewölbten Blasen. Ungleich näher liegt es, wie oben von mir geschehen, *zum mindesten doch für die ungewöhnliche Form der Lückenbildung am Schädel vieler Fälle von Spina bifida*, den gelegentlich mit dieser Anomalie verbundenen, übrigens auch von v. *Recklinghausen* zugestandenen, *erhöhten Schädelinnendruck, eine Folge der pathologischen Flüssigkeitsansammlung*, verantwortlich zu machen. Daß *daneben* eine mangelhafte Entwicklung des Schädelgewölbes, also wenn man will, eine *primäre*, der Spina bifida *koordinierte Bildungshemmung*, mit eine gewisse Rolle spielt, ist freilich zuzugeben. Es handelt sich eben beim flachen und ebenso beim vorgewölbten Weichschädel um eine *kombinierte Wirkung von vermehrtem Innendruck auf ungenügend ausgebildete Deckknochen*. Gerade beim Blasenschädel aber *überwiegt doch unverkennbar das ätiologische Moment der Drucksteigerung*.

kombinierten Wirkung von gesteigertem intrakraniellen Druck auf maximal gespannte und zum Teil unfertige Partien der Schädelwölbung.

Nach Analogie dieser mutmaßlichen Entstehungsweise des vorgewölbten Weichschädels oder Blasenschädels möchte ich ferner glauben, daß die gleichartigen, bloß weit häufigeren Schädeldefekte à Niveau der Schädeloberfläche, der sog. flache Weichschädel im wesentlichen wohl auf dieselbe mechanische Weise zustande kommen. Bloß brauchen wir hier an keine intrakranielle Drucksteigerung infolge pathologischer Zustände im Zentralnervensystem oder in dessen Hüllen (vermehrte Zerebrospinalflüssigkeit, Hydrops der Seitenventrikel und dergl.) zu denken, vielmehr dürfte in den meisten Fällen von rückständiger Schädelossifikation das physiologisch gesteigerte Hirnwachstum gegen Ende der Reifezeit genügen, um die Bildung multipler Druckusuren, speziell an den extrem gespannten, partiell rückständigen Knochenpartien der Scheitelwölbung zu bewirken.

In letzter Linie trifft somit wohl auch hier, d. h. bei der seitlichen, angeborenen Lückenbildung oder beim Resorptionsdefekt (ganz gleich wie bei den weichen Nahträndern), der Satz zu, von der ausschließlichen Abhängigkeit ihres Entstehens von einem individuellen Mißverhältnis zwischen der physiologischen Schädelverknöcherung und zwischen dem physiologischen Gehirnwachstum. In beiden Fällen ist es, kurz gesagt, kaum etwas anderes als der Wachstumsdruck des Gehirns auf die zu knappe knöcherne Hülle, welcher auf mechanische Weise das Zustandekommen des angeborenen Weichschädels bewirkt; und die funktionelle Bedeutung der aus diesem Interessenkonflikt zwischen Hülle und Inhalt resultierenden rand- und seitenständigen Schädellücken dürfte daher in ihrer Eigenschaft als überzählige Wachstumsventile für den unverhältnismäßig rasch anwachsenden Schädelinhalt erblickt werden.

Zum Schlusse noch einige Bemerkungen über den weitern klinischen Verlauf des angeborenen Weichschädels.

Im allgemeinen läßt sich sagen, daß seine Verlaufsweise im extrauterinen Leben durchaus übereinstimmt mit den Vorstellungen, die wir soeben auf Grund eingehenden anatomisch-histologischen Studiums von dem Wesen des Weichschädels gewonnen haben. Als charakteristisches Moment ist zu nennen: Die stetige Neigung des Weichschädels zu spontaner Rückbildung. Wenigstens gilt dies für den gewöhnlichen, überaus häufigen flachen Weichschädel, während ich bisher über die seltene Modifikation des vorgewölbten Weichschädels keine fortlaufenden klinischen Beobachtungen anzustellen in der Lage war.

Voraussichtlich aber verhält es sich bei diesem im wesentlichen gleich.

Oft schon nach wenigen (z. B. nach 10 bis 14) Tagen, in der Regel freilich erst mehrere Wochen, gelegentlich sogar mehrere Monate nach der Geburt sind die weichen Schädelpartien alle verschwunden und der Kopf von gleichmäßig harter Konsistenz. Dabei vollzieht sich der Rückbildungsprozeß, speziell an den Kuppendefekten mit ihren unregelmäßigen, kreisförmigen Grenzlinien nahezu typisch in konzentrischer Weise, indem zuerst an der Peripherie der ausgedehnten Erweichungszone dünne, rasch an Konsistenz gewinnende Knochenleisten anschießen und den Defekt allseits einengen. Als letzter Rest der Lücke bleibt dann oft noch während Wochen eine zirkumskripte weiche Partie beiderseits am Pfeilnahtrande bestehen, besonders gerne in der Gegend des Haarwirbels, dem Zentrum der Kuppenerweichung entsprechend, bis schließlich die ganze Kuppe gleichmäßig hart und die Pfeilnaht eben noch als feine Spalte, oder gar nicht mehr differenzierbar ist. In andern Fällen, z. B. bei der bandartigen, zwischen großer und kleiner Fontanelle gelegenen und mit klaffender Pfeilnaht verbundenen Form der kongenitalen Erweichung, dokumentiert sich der Rückbildungsprozeß in erster Linie durch allmähliche Verengerung der Naht. Die Konsolidierung der ausgedehnt weichen Nahtränder vollzieht sich aber selten ganz symmetrisch; vielmehr wird meist zuerst der eine, nach weitern Wochen der andere Pfeilnahtrand hart. Auch hier bleibt die oberste, dem Scheitel entsprechende Kopfpartie am längsten weich und eindrückbar. Wieder in andern Fällen, z. B. bei sehr ausgedehnten, die ganze hintere

Kopfpartie einnehmenden Weichschädeln schreitet die Konsolidierung von oben nach unten weiter, so zwar, daß sich zunächst die klaffende Pfeilnaht hinter der großen Fontanelle knöchern schließt und im weitern überall harte, unregelmäßige Knochenbrücken die definitive Ossifikation des hintern Kopfabschnitts einleiten Auffallend sind die vielen Schwankungen im zeitlichen Ablauf des Rückbildungsprozesses der Schädeldefekte: Große, die ganze hintere Schädelhälfte umfassende, häutige Erweichungszonen kann man in Zeit von 5 bis 6 Wochen spurlos verschwinden sehen. Unbedeutende Erweichung im Gebiete eines oder beider Pfeilnahtränder ist unter Umständen noch 2 bis 3 Monate und länger post partum deutlich nachweisbar. Worauf diese Unterschiede beruhen, ist nicht immer mit Sicherheit zu sagen. Im allgemeinen aber habe ich den Eindruck bekommen, daß, abgesehen von der gleich zu erwähnenden sehr häufigen Komplikation mit Schädelrachitis, für die raschere oder langsamere Rückbildung der Defekte nicht sowohl deren Ausdehnung und Größe maßgebend ist, als die gesamte weitere Entwicklung der betreffenden Kinder, speziell die hiervon abhängige individuelle Wachstumsenergie des Schädeldachs. Je ungestörter die Neugeborenen mit Weichschädel sich weiter entwickeln, desto rascher werden im allgemeinen die Köpfe hart.

In dieser Hinsicht ist das Verhalten zweier Säuglinge mit der schwersten Form der Erweichung interessant, welche infolge bald nach der Geburt einsetzender, hartnäckiger Verdauungsstörungen atrophisch wurden und schließlich unter ihr Geburtsgewicht (bis auf 2600 g) zurückgingen. Bei beiden und ebenso bei zwei gleichschweren, äußerst langsam aber ohne jede Störung aufwachsenden Frühgeburten mit den nämlichen hochgradigen Ossifikationsdefekten, blieben die ausgedehnten Erweichungszonen drei Monate lang völlig konstant, um sich erst beim Eintritt stärkerer Gewichtszunahmen rasch und definitiv zurückzubilden.

Das sind aber Ausnahmen. In der Regel sind sämtliche Defekte zu dieser Zeit längst ausgeglichen, und der Schädel ist von demjenigen eines gleichaltrigen, normalen Kindes nicht mehr zu unterscheiden.

Die beschriebene, physiologische Rückbildung des angeborenen Weichschädels erfährt bloß eine Störung beim Hinzutreten der gewöhnlichen Säuglingsrachitis. Nach meinen, im Jahrbuch f. Kinderheilkunde ausführlich mitgeteilten klinischen Beobachtungen gilt hier das Gesetz, daß je früher ein Säugling mit angeborenem Weichschädel an Rachitis, d. h. also zu dieser Lebenszeit ausnahmslos an der typischen, zuerst in und dicht über der Lambdanaht am Okziput klinisch nachweisbaren Elsässerschen Kraniotabes erkrankt, desto mehr verwischen sich die klinischen Unterschiede zwischen der angeborenen und zwischen der sekundären rachitischen Schädelaffektion. Wird z. B. ein Säugling mit der gewöhnlichen, mittelschweren Form der Kuppenerweichung schon im ersten Lebensmonat rachitisch, so summiert sich die frische rachitische Erweichung zu der noch bestehenden kongenitalen hinzu, und es kann das Bild einer fortschreitenden, schweren rachitischen Erweichung des ganzen Schädelgewölbes, wie sie bei Säuglingen im 2. bis 4. Trimester angetroffen wird, so täuschend nachgeahmt werden, daß nur genaue, fortlaufende Beobachtung der betreffenden Kinder vor der irrigen Annahme einer angeborenen, fortschreitenden Schädelrachitis zu schützen vermag. Hat man in solchen Fällen das Bestehen eines kraniellen Ossifikationsdefekts zur Zeit der Geburt übersehen, so kann oft noch die unerwartet rasche, nur von relativ unbedeutenden rachitischen Folgeerscheinungen am übrigen Skelett begleitete Spontanheilung der scheinbar hochgradigen Schädelrachitis auf die richtige Fährte leiten. Denn für die Verlaufsweise des durch frühzeitige Rachitis komplizierten, angeborenen Weichschädels ist das beschriebene Mißverhältnis zwischen der anscheinenden Schwere des Falles und dem überraschend günstigen und prompten Ausgang geradezu pathognomonisch. Augenscheinlich trägt die vollständige Verkennung dieser von mir kürzlich analysierten, nicht ohne weiteres in die Augen springenden, klinischen Verhältnisse, speziell die häufige, verzeihliche Verwechslung der angeborenen, niemals rachitischen Schädelweichheit mit der später auftretenden und oft scheinbar direkt daraus hervorgehenden, echt rachitischen Kraniotabes des Säuglingsalters die Hauptschuld an den unzutreffenden Angaben einer ganzen Anzahl hervorragender Kinderärzte über die Häufigkeit und über das Vorkommen einer sog. *kongenitalen* Rachitis.

Vgl. die eingangs zitierten Arbeiten von *Kassowitz*, *Cohn*, *Feer*, *Spietschka*, *Marfan*, *Fischl* und einiger anderer Autoren.

In der Regel freilich erkranken die Kinder erst am Ende des ersten Trimesters oder noch später an Rachitis. Das will sagen: zu einer Lebenszeit, wo die angeborenen Ossifikationsdefekte längst konsolidiert sind. Die Differentialdiagnose zwischen angeborenem Weichschädel und rachitischer Kraniotabes spielt also hier kaum mehr praktisch eine große Rolle. Sollten aber Reste von Ossifikationsdefekten neben frischer Kraniotabes ausnahmsweise zu dieser Zeit noch angetroffen werden, so ist bei genauer Berücksichtigung der örtlichen, zum Teil auch der palpatorischen Differenzen zwischen den beiden ätiologisch-differenten Erweichungsarten eine klinische Unterscheidung auch hier noch, wenigstens bis zu einem gewissen Grade möglich.

Erwähnung verdient vielleicht noch die Tatsache, daß es im Verlaufe dieser gewöhnlichen, zu einem konsolidierten angeborenen Weichschädel hinzutretenden Säuglingsrachitis, *gerne und besonders leicht wieder zu ausgedehnter Erweichung an den Stellen der früheren Ossifikationsdefekte kommt* (sog. sekundäre Kuppenerweichung auf rachitischer Basis). Der vorgängige Defekt bildet gewissermaßen einen „Locus minoris resistentiae", augenscheinlich infolge des verminderten Dickenwachstums der betreffenden Knochenlagen: Es hinterbleibt eine *anatomische Disposition* der im allgemeinen derben und daher sonst nur bei schwerster, lange dauernder Rachitis nachgiebigen Kuppe *zu frühzeitiger Wiedererweichung auf der Basis der komplizierten Rachitis.*

Schließlich mag noch betont werden, daß der Prozentsatz der spätern Rachitiker bei den Kindern *mit* und bei solchen *ohne* angeborenen Weichschädel der nämliche ist. Er schwankt in beiden Fällen, das Säuglingsmaterial der *baselstädtischen* Arbeiterbevölkerung der Rechnung zugrunde gelegt, zwischen 60% und 80%. Es läßt sich somit das Bestehen eines angeborenen Weichschädels indirekt so wenig wie direkt, klinisch so wenig wie histologisch mit der Rachitis in irgendeinen Zusammenhang bringen. Der Weichschädel erhöht nicht einmal die Disposition zu Rachitis. Beide, ätiologisch ganz differenten Affektionen haben nichts miteinander gemein, als eine rein äußerliche, klinische und sogar anatomisch-histologische Ähnlichkeit.

Schlußsätze.

1. Der angeborene Weich- oder Lückenschädel bildet eine klinisch und anatomisch-histologisch scharf charakterisierte Affectio sui generis, die mit keiner andern, angeborenen oder erworbenen Schädelaffektion verwechselt werden kann.

2. Speziell mit Schädelrachitis hat derselbe nichts zu tun. Angeborene Schädelweichheit auf rachitischer Basis kommt nach meinen histologischen Untersuchungen an 21 Schädeldächern Neugeborener, wovon die Hälfte partiell erweicht waren, überhaupt nicht vor. Die diesbezüglichen, immer wieder zitierten histologischen Befunde einzelner Autoren (Schwarz, Hochsinger u. a.) erklären sich durch irrtümliche Interpretation der zu dieser Lebenszeit physiologischen, gesteigerten Appositionsvorgänge an den platten Schädelknochen (physiologisches Osteoid des Neugebornenschädels).

3. Der angeborene Weichschädel findet sich bei mehr als 20% aller reifen Neugeborenen oder lebensfähigen Früchte aus den zwei bis drei letzten Schwangerschaftsmonaten; nicht jedoch bei kleinen Frühgeburten aus der Mitte oder aus der ersten Hälfte der Schwangerschaft.

4. Die typischen Prädilektionsstellen der Affektion sind die Parietalränder entlang der Pfeilnaht, speziell die höchste Stelle des Scheitels zwischen den zwei Tubera parietalia; im weitern die ganze Parietalregion des Neugeborenenschädels. Nur ausnahmsweise werden andere Partien des Schädeldachs wie Stirnbeine, Schläfenbeine, Okziput befallen.

5. Histogenetisch zerfällt der angeborene Weichschädel in zwei verschiedene Formen:

a) In den kraniellen Appositionsdefekt, worunter die randständigen Erweichungszonen der platten Schädelknochen, vorwiegend der Parietalia verstanden sind (sog. weiche Nahtränder): Dieselben sind charakterisiert durch bloße Rückständigkeit der an und für sich physiologischen, radiären Schädelossifikation.

b) In den kraniellen Resorptionsdefekt, worunter zirkumskripte Lücken in der Kontinuität eines oder beider Scheitelbeine, selten anderer Deckknochen verstanden sind, die infolge lokalen Knochenschwundes von der Schädelinnenseite her entstehen, und über denen sich in seltenen Fällen durch echte, periostale Knochenneubildung vorgewölbte, palpable Protuberanzen bilden können (flacher und vorgewölbter Weichschädel).

6. Die Ausbildung des angeborenen Weichschädels fällt zeitlich zusammen mit einer bestimmten, pränatalen Entwicklungsphase des Schädelgewölbes; nämlich mit dem Anschwellen des Querscheitelbogens im neunten und zehnten Schwangerschaftsmonat, welches mit der maximalen Entwicklung der Parietalregion zur Zeit der Geburt sein vorläufiges Ende erreicht.

7. Das Weich- oder Häutigbleiben der peripherischen Knochenränder, speziell auf der Scheitelhöhe, erklärt sich durch die gesteigerte Wachstumsenergie speziell dieser höchstgelegenen Partie der Schädelkapsel, mit welcher die Ossifikation nicht immer Schritt zu halten vermag (weiche Nahtränder, Appositionsdefekt).

8. Das Entstehen der zirkumskripten Usuren und Lücken in der Peripherie der Deckknochen dagegen erklärt sich durch die mechanische Druckwirkung des zu dieser Lebenszeit besonders rasch wachsenden Gehirns auf die maximal gespannten und stellenweise unfertigen, seitlichen Partien der Schädelwölbung (flacher Weichschädel, Resorptionsdefekt). Die funktionelle Bedeutung aller dieser Lücken dürfte in ihrer Wirkung als überzählige Wachstumsventile für das Großhirn zu suchen sein.

9. Die Bildung palpabler Vorwölbungen auf der Schädelaußenseite, des sog. vorgewölbten Weichschädels oder Blasen-

schädels, scheint gebunden an das Bestehen einer anhaltenden, intrakraniellen Drucksteigerung pathologischen Charakters (kombinierte Wirkung von pathologisch gesteigertem Innendruck auf partiell rückständige Schädelpartien) und weist auf krankhafte Veränderung des Schädelinhalts hin. (In zahlreichen Fällen Komplikation mit Spina bifida).

10. Der angeborene Weichschädel ist somit nach vorliegenden Untersuchungen keine Krankheit, aber auch keine physiologische Wachstumserscheinung, sondern eine Entwicklungsstörung des fötalen Schädeldachs, welche in letzter Linie auf einer temporären Inkongruenz zwischen der normalen Schädelverknöcherung und zwischen dem physiologischen Schädel-, respektive Gehirnwachstum beruht.

11. Charakteristisch für den weiteren klinischen Verlauf des angeborenen Weichschädels ist seine spontane Rückbildung. Meist wenige Wochen nach der Geburt, gelegentlich erst gegen Ende des ersten, konstant zu Beginn des zweiten Trimesters sind die betreffenden Köpfe vollständig hart.

12. Die gesetzmäßige Rückbildung des angeborenen Weichschädels erfährt eine Störung und scheinbare Verlängerung infolge Erkrankens der betreffenden Kinder (in 60 bis 80% genau wie gleichaltrige Säuglinge mit seit Geburt harten Köpfen) an der gewöhnlichen Säuglingsrachitis (Elsässers Kraniotabes). Diese läßt sich durch ihr zeitliches Einsetzen (stets postnatal), durch ihre abweichende Lokalisation am Schädel und durch ihre charakteristischen Folgeerscheinungen am übrigen Skelett, beziehungsweise an der Muskulatur klinisch scharf von der angeborenen Schädelaffektion trennen und hat mit dem kongenitalen Weichschädel weder direkt, noch indirekt das mindeste zu tun.

X.

Zur Frage der bösartigen Epithelgeschwülste der Schilddrüse.

(Aus den pathologischen Instituten der Krankenhäuser Urban und Moabit, Berlin.)

Von

Dr. Max Zehbe,

Assistenten der Anstalt.

(Mit 5 Textfiguren und Tafel VI u. VII.)

Seit jeher hat die Frage nach der Beschaffenheit der Schilddrüsengeschwülste und nach ihrer Herkunft das rege Interesse derer erregt, die mit diesen Krankheitsformen zu tun hatten. So sind es neben den pathologischen Anatomen auch gerade Chirurgen gewesen, die durch ihre Untersuchungen dies vielfach noch dunkle Gebiet aufzuklären versuchten.

Einer der ersten, die sich überhaupt histologisch mit diesem Thema beschäftigten, war Billroth, der zuerst das Vorkommen fötalen Gewebes in der Schilddrüse beschrieb. Sein Schüler Wölffler erforschte die Entwicklung der Schilddrüse. Das Resultat seiner Untersuchungen legte er in seiner ausgezeichneten Monographie nieder. Auf ihr bauten sich seine Untersuchungen der Geschwulstbildungen der Schilddrüse auf, die eine erhebliche Weiterbildung der Virchowschen Lehren und Klassifizierung erbrachten.

Allerdings entstanden ihm viele Gegner. Hitzig, Gutknecht, Michaud verwarfen Wölfflers Anschauungen über die Adenombildung: während Wölffler die Lehre von dem fötalen Adenom aufstellte, wiesen jene nach, daß die ersten Anfänge eines Adenoms sich in der normalen Schilddrüse fänden, und zwar in Gestalt kleiner dunkler gefärbter Schläuche, die durch Abschnürung neuer Bläschen sich vergrößerten. Ich komme nachher noch darauf zu sprechen.

Ebenso unsicher, wie die Beurteilung der gutartigen war die der bösartigen Formen der Schilddrüsengeschwülste. Man begnügte sich damit, von den verschiedenen Karzinomformen zu sprechen und unterschied ein medulläres Karzinom, ein alveoläres und zirrhöses. Dazu fügte man denn, von einem ganz andern Gesichtspunkt ausgehend, den Zylinderzellen- und den Plattenepithelkrebs.

Große Schwierigkeiten indes machten andere Formen. Erst spät gelangte man dazu, das Papillom von andern Geschwulstarten zu trennen. Bis dahin hatte man diese Formen teils in die Abteilung: proliferes Zystadenom (Wölffler) oder papilläres Adenom (Smoler, Barker) hineingeschoben, wobei man denn nicht wußte, ob man die Geschwülste als maligne ansehen sollte, oder nicht. Wölffler z. B. kennt bösartige Formen zottentragender Geschwülste, kann sich aber nicht endgültig entschließen, sie von gutartigen papillären Adenomformen zu trennen, zumal ihre Malignität sich nicht in Metastasenbildung, sondern in häufiger Rezidivierung äußere.

Noch größere Schwierigkeiten machten Befunde, wie der von Cohnheim, von Strumametastasen bei ganz geringer adenomatöser oder gar ganz fehlender Veränderung in der Schilddrüse. Wölffler schon wandte sich gegen die von Cohnheim und, in einem ganz ähnlichen Falle, von Heschl vertretene Ansicht, daß trotz Metastasen und trotz nachgewiesener Einwucherung in das Gefäßsystem keine malignen Geschwülste vorlägen, da histologisch an ihnen kein Zeichen von Wucherung nachzuweisen sei.

Es war also der Zustand der histologischen Erkenntnis der verschiedenen Strumenformen trotz der zahlreichen Untersuchungen kein befriedigender, wie die Bemerkung von Langhans zeigt, daß er einen Krebs der Schilddrüse lieber makroskopisch wie mikroskopisch diagnostiziere. So war es zu begrüßen, daß Langhans, an der Hand seines großen Materials, sich daran machte, zunächst die epithelialen Formen der malignen Schilddrüsengeschwülste nochmals zu studieren, die verschiedenen Formen zu vergleichen und neue Gesichtspunkte zur Einteilung der epithelialen Strumen aufzustellen. Er unterscheidet in seiner großen Arbeit 6 Formen: das Karzinom im engeren Sinne, das Papillom; die wuchernde Struma; die glykogenhaltige Parastruma; die kleinalveoläre, großzellige Struma postbronchialis; die metastasierende Kolloidstruma. Auf das Plattenepithelkarzinom geht er nicht ein, wohl aus dem Grunde, weil die in der Literatur mitgeteilten Fälle nicht eindeutige primäre Schilddrüsengeschwülste sind.

Für jemanden, der nicht über genügend Material verfügte, um sich durch eigenes Studium dieser Formen eine eigene Überzeugung zu verschaffen, waren jetzt böse Zeiten. Die alten und bequemen Formen des medullären, alveolären, zirrhösen Krebses verworfen, und an ihre Stelle gesetzt neue Begriffe, die in die vorhandenen Schemata nicht hineinpaßten. In diesem Zustande der Zweifel sah ich mich auch, als ich, im Anschluß an die Sektion einer bösartigen Struma, die Literatur um Rat befragte; doch kam ein Zufall mir zu Hilfe: dadurch, daß mein Chef, Prof. Benda, die Prosektur des Berliner Krankenhauses am Urban gegen die des Krankenhauses Moabit vertauschte, erhielt ich die Gelegenheit, das Material zweier großen Krankenhäuser zu untersuchen.

Wenn dabei zunächst der Gedanke, Tieflandmaterial gegen Gebirgskröpfe stellen zu können, verlockend erschien, so mußte ich ihm bald entsagen; denn in mehreren Fällen ergab die Anamnese Beziehungen der Patienten zum Gebirge. Berlin ist eben ein zu großes Sammelbecken für Leute aus aller Herren Ländern, als daß man seine Bevölkerung als tiefländisch bezeichnen, oder die in ihm beobachteten Erkrankungen in Gegensatz bringen könnte zu denen irgendeiner andern Gegend.

Das von mir untersuchte Material ist gering gegenüber dem Berner; trotzdem fanden sich, bis auf die postbronchiale Struma und die metastasierende Kolloidstruma, die von Langhans aufgestellten Typen vertreten; für zwei Fälle fand ich keine Vorbilder in der Literatur. Ihrem Verhalten nach mußte ich sie für Abkömmlinge der Parathyreoidea halten.

Bevor ich an die Mitteilung meiner Fälle gehe, möchte ich aus Gründen, die später klar werden dürften, noch kurz die Entstehung der Schilddrüse skizzieren; ich stütze mich dabei auf die Angaben Wölfflers, der folgende Entwicklungsstadien unterscheidet!

1. Bildung der primären Drüsenzellzylinder aus der primären Schlundblase.

2. Spaltung und Zerklüftung derselben durch lakunäre Vaskularisation.

3. Aufbau der langgestreckten sekundären Drüsenzellformationen unter dem Einfluß des gestreckten Gefäßverlaufes.

4. Entwicklung der sekundären Epithelkugeln unter dem Einfluß der netzförmigen Gefäßbildung.

5. Entwicklung der Drüsenblasen und des Kapillarnetzes.

Es werden also durch das Auftreten lakunenartiger Gefäßränder die primären Zellhaufen fast aufgelöst; aus den noch übrig bleibenden Zellinseln entwickeln sich die sekundären Stränge, die einem langgestreckten Maschennetz von lakunären Gefäßen eingelagert sind, und die die Drüsenblasen und somit das endgültige Schilddrüsengewebe liefern.

Doch wird nicht das ganze Material aufgebraucht, wie die Untersuchung fertig entwickelter Schilddrüsen beweist. Es finden sich vielmehr in einem gewissen Prozentsatz immer noch unverbrauchte Massen von Bildungsmaterial in der Gestalt solider, durch dünne Septen voneinander getrennter Stränge. Andere solche Bildungszellen finden sich, zu kleinen lymphozytenähnlichen Haufen zusammengeballt zwischen den ausgebildeten Azini. Diese unverwendeten Reste spielen eine wichtige Rolle in der Entwicklung der Geschwülste. Aus ihnen entwickelt sich nach Wölfflers Angaben das fötale Adenom, ausgezeichnet durch solide, durch lakunäre Septen getrennte Epithelstränge in der Peripherie, durch zunehmende Lumenbildung nach dem Zentrum zu. Außer ihm leitet von den interazinösen Haufen Wölffler die meisten Geschwulstformen ab.

Ich lasse die Beschreibung der Geschwülste folgen, die Langhans als wuchernde Strumen bezeichnet hat.

1. Fall I. (S. auch Textfig. 3, 4 und Tafelfig. 1). 71jährige Frau. Linker Schilddrüsenlappen von Gestalt und Größe einer großen Niere. Trachea abgeplattet, Gefäße komprimiert. Konsistenz an beiden Polen markähnlich, in der Mitte knochenhart. Durchschnitt ergibt hier von Kalkmassen durchsetzte Bindegewebsmasse, die zwei Geschwulstknoten im oberen und unteren Pol völlig trennt. Von der Schnittfläche der grauweißen Geschwulstknoten läßt sich ein trüber Saft abstreichen.

Klinisch: Stärkeres Wachstum der Geschwulst im letzten Jahr.

Mikroskopisch: Die gesamte Schilddrüsengeschwulst wird durch große, teils radiär, teils frontal und horizontal geführte Schnitte untersucht. Sämtliche Schnitte haben ähnliche Ergebnisse. Die Geschwulst ist von einer dünnen Kapsel umzogen, die aus stark komprimiertem Schilddrüsengewebe besteht; zum Zeichen dessen finden sich in ihr, getrennt und eingelagert in Bindegewebszüge, schmale Züge epithelialer Zellen, nur ab und zu unterbrochen von kleinen rundlichen oder schmalen kolloidgefüllten Hohlräumen.

Das bindegewebige Mittellager zeigt verschiedenartigen Bau. Zu einem Teil besteht es aus zahllosen schmalen Bändern, die sich regellos kreuzen, und so ein vielmaschiges enges Netz bilden. Diese Fasern färben sich nach Gieson rot, sind fast kernlos. Zuweilen glaubt man noch Anzeichen einer fibrillären Struktur zu sehen. Häufig finden sich von solchen Streifen begrenzte Lumina, die mit schönem Endothel ausgekleidet sind und rote Blutkörperchen enthalten. Es handelt sich also um Gefäße mit stark verdickter, hyaliner Außenwand.

Solche Gefäße nehmen starken Anteil an der Bildung eines andern Teils ses Bindegewebslagers. Hier haben die Bindegewebsbalken eine Dicke bis zu 200 μ. Viele von ihnen führen in der Achse ein Gefäß, während andere ganz solide sind. Stellenweise sind die Balken zu breiten Platten zusammengedchmolzen; und nur schmale Lücken finden sich hin und wieder zwischen ihnen.

In dies Bindegewebslager nun sind verschiedentlich anders geartete Elemente eingelagert. Es finden sich namentlich im Bereiche jener feineren Stränge eine große Zahl seltsam geformter Körper, von rundlicher, länglicher oder vielfach zusammengesetzter oder gewundener Gestalt. Sie sind bei Gieson tiefbraun, bei H. E. blau gefärbt mit rötlichem Zentrum. Ihre Größe schwankt zwischen 20 und 80 μ. Sie liegen einzeln oder zu Rosettenformen angeordnet in den Spalten des Bindegewebes oder in endothelbekleideten Räumen. Es handelt sich um Kalkablagerungen.

Viel wichtiger ist das Vorkommen und Verhalten von Epithel. Der größte Teil der Epithelzellen liegt in der Peripherie, subkapsulär, und nach der Grenze gegen die eigentlichen Geschwülste zu. In kleineren Häufchen finden sie sich auch im Zentrum. Unter der Kapsel liegt in dicker Schicht Epithelzelle an Zelle, hin und wieder unterbrochen durch knorrig verästelte Bindegewebsstämme, die von der Kapsel ausgehen und in das zentrale Bindegewebslager zusammenfließen. Weiter ab von der Kapsel teilen sich diese Stämme der Länge nach, anastomosieren öfter, und zwar je weiter von der Kapsel ab, um so mehr; sodaß dadurch das oben beschriebene Netz entsteht. Seine Maschen sind mit Epithelzellen ausgefüllt, die in der mittleren Zone dem Bindegewebe an Ausdehnung gleichkommen, dann aber nach dem Zentrum zu immer geringer werden. Sie bilden hier nur noch kleine Häufchen von 3 bis 10 Zellen; allmählich verschwinden sie ganz.

Lumenbildung wird nirgends beobachtet.

Die Epithelzellen sind klein, mit kleinem rundem, dunkel gefärbtem, etwas granuliertem Kern versehen. Zellgrenzen sind nicht zu erkennen; die eng liegenden Kerne scheinen in einem trüben Synzytium zu liegen.

Der Bau der beiden Tumoren hat in mancher Beziehung mit dem des eben beschriebenen Bindegewebslagers gewisse Ähnlichkeit. Auch hier finden sich weite Partien, die aus enggedrängten Epithelzellen bestehen, und die durch radiär zur Kapsel stehende Septen gegliedert sind. Auch hier finden sich Strecken, in denen Epithel und Bindegewebe einander die Wage halten. Das ist schon bei Betrachtung durch die Lupe zu sehen. Außerdem finden sich aber mächtige Partien, die unzählige sehr verschieden gestaltete Lumina enthalten, in denen von soliden Massen gar nichts mehr zu sehen ist. Topographisch liegen die soliden Massen in der Peripherie, die luminösen nach dem Zentrum zu. In manchen Präparaten allerdings bilden die soliden Partien nur noch einen verschwindenden Teil des Präparates.

Stärkere Vergrößerung ergibt folgendes: Die Massen der eng zusammenliegenden Epithelzellen in der Peripherie sind in lange und schmale, zur Kapsel meist radiär gestellte Stränge oder Balken gegliedert. Die Gliederung erfolgt durch feine Septen, die subkapsulär selten, weiter nach dem Zentrum zu häufiger durch in der Regel senkrechte Anastomosen verbunden sind. Dadurch werden mehr zentralwärts aus den Epithelbalken Epithelballen. Da der Verlauf der Septen wie ihre Anastomosen meist kein ganz regelmäßiger ist, kommen alle möglichen Formen in der Anordnung der soliden Epithelmasse zur Betrachtung.

Die Septen sind ausgezeichnet dadurch, daß sie der Hauptsache nach vaskulärer Natur sind. Zuweilen findet man zwei Epithelzellbalken, die getrennt sind nur durch einen spaltförmigen, endothelbekleideten und zuweilen blutführenden Hohlraum, der den Epithelbalken allseitig umgibt. Die Epithelzellen sitzen hier direkt der Endothelwand auf.

Solche Formen sind indes selten. Viel häufiger ist der Endothelwand eine Bindegewebsschicht aufgelagert, die sich so zwischen Epithel und Endothel geschoben hat. Aus solchen Formen besteht die Mehrzahl der die einzelnen Epithelbalken und -ballen trennenden Scheidewände. Häufig sieht man von ihnen aus einen feinen, aus Spindelkernen bestehenden Faden in das Innere eines Epithelstranges eindringen. Es handelt sich nur um einen scheinbar soliden Faden; denn auch bei ihm kann man zuweilen ein feinstes Lumen erkennen, in dem sogar Erythrozyten enthalten sind, ein Beweis also, daß diese feinsten, scheinbar bindegewebigen Stränge nichts anderes sind als Kapillaren, die in das Innere der soliden Epithelmassen eindringen.

Die beschriebenen Formen finden sich in den mehr peripheren Teilen der Geschwulst. Je mehr man sich dem Zentrum nähert, in dem die Septen zu einem strahligen kernarmen Bindegewebslager zusammenlaufen, um so mehr schwindet der Ausdruck der Zugehörigkeit der Septen zum Blutgefäßsystem. Der Bindegewebsmantel wird immer dicker, die Anastomosen immer zahlreicher und unregelmäßiger. Schließlich findet man nur noch derbe, vielfach verschlungene kleinere Bindegewebsbalken, in denen nur hin und wieder vorkommende axiale Gefäße an ihre Herkunft erinnern.

Diesen Veränderungen der Stützsubstanz entsprechen Veränderungen des epithelialen Elementes.

Ich habe zunächst nachzutragen, daß es nicht ganz richtig war, wenn ich sagte, die Peripherie der Geschwulst sei eingenommen von soliden Zellsträngen. Es finden sich wirklich völlig solide Balken und Ballen, in denen ohne jede Unterbrechung Zelle an Zelle liegt.

Viel häufiger jedoch sind Stränge, die eine gewisse ganz feine Gitterung aufweisen. Diese Gitterung rührt, wie starke Vergrößerung erkennen läßt, davon her, daß mitten zwischen den Zellen, die durch sie auseinandergedrängt sind, eine feinkörnige, helle, ungefärbte Masse liegt, die ohne scharfe Grenzen zwischen die Zellen ihrer Umgebung dünne Arme hineinschiebt[1]).

[1]) In einzelnen, wenigen Epithelsträngen ist die Gitterung dadurch entstanden, daß zahlreiche feinste Kapillarschlingen zwischen den Epithelzellen liegen.

Die Zahl dieser hell erscheinenden und dadurch das gegitterte Aussehen der Felder bewirkenden Höfe ist sehr verschieden groß. Es finden sich Balken, in denen 1 bis 2 solcher Höfe oder Spalten gezählt werden; in anderen wieder liegen sie ziemlich eng und sind größer. In letzterem Falle kann man schon von richtigen Lumina sprechen, denn die Epithelzellen haben sich um sie radiär aufgestellt; ihre dem Lumen zugekehrten Säume bilden eine scharfe Linie, die jetzt den Inhalt — oft Kolloid — begrenzen. Nur ab und zu findet man eine Zelle, die die Reihe durchbricht und den Eindruck der Regelmäßigkeit stört.

Eine Beteiligung der Stützsubstanz ist bei sehr vielen dieser Formen nicht nachzuweisen. In andern Fällen jedoch sind, wie oben beschrieben, feine Züge von den Septen aus eingedrungen. Sie durchdringen das Epithel, das die Lumina umgibt, und bilden so die Stützsubstanz der hier ziemlich großen Lumina. So findet man zahlreiche Epithelbalken, denen man nur an ihrer stärkeren bindegewebigen Umrahmung ihre primäre Natur ansieht, in zahlreiche kleine, je ein Lumen tragende Tochterräume zerlegt. Doch ist es nicht selten, daß ein solcher Tochterraum zwei oder mehr von epithelialen Wänden bekleidete Lumina enthält; die bindegewebige Durchdringung ist hier noch nicht so weit vorgeschritten wie dort. Ihrer topographischen Lage nach entsprechen diese Partien schon mehr den zentralen Schichten. Doch finden sie sich in einigen Präparaten auch unter der Kapsel. Andere Präparate zeigen sogar nur derartige Bilder; oder solche, in denen die Lumenbildung noch stärker ausgebildet ist. Hier liegen innerhalb eines starken, kernarmen, zuweilen noch axiale Gefäße führenden, und sehr verschlungenen Bindegewebsnetzes zahllose Lumina. Ihre Gestalt ist sehr verschieden; neben rundlichen oder polygonalen finden sich sehr häufig ganz schmale oder auch vielfach gewundene, aber oft parallel laufende Lumina, die zum Teil noch durch seitliche Ausbuchtungen anastomosieren. Wenn nun, was nicht selten ist, eine Reihe solcher schmalen, langen, nur durch feine Septen voneinander getrennten Lumina senkrecht einem Balken aufsitzen, so kann leicht ein Bild entstehen, das einem Papillom sehr ähnlich sieht.

Wahre papillomatöse Bidlungen kommen ebenfalls vor: Von der Wand einer großen Blase hebt sich ein vielfach verästelter Baum, mit ein- bis mehrschichtigem Epithel bezogen, in das Lumen hinein. Die Achse des Stammes führt Gefäße. Im Lumen selbst liegen runde oder ovale Gebilde, die außen von einem Epithelsaum umzogen sind, in der Mitte Bindegewebe mit einem Gefäßquerschnitt tragen. Wie Stufenschnitte beweisen, sind das Segmente von Zotten, deren Stiele ober- oder unterhalb der Schnittebenen liegen.

Diese Papillenbildung ist nicht selten kombiniert mit jenem Vorgang der Lumenbildung derart, daß in einer Alveole beide Prozesse nebeneinander vorkommen, oder daß die Epithelkuppe einer Zotte Lumina bildet.

Eines bisher noch nicht erwähnten und von den erwähnten wieder noch ganz verschiedenen Gewebsbaues muß ich noch gedenken, bei dem Epithel und Bindegewebe einander die Wage halten. Man findet zuweilen größere Strecken, die namentlich bei G i e s o n wie marmoriert aussehen, indem die braunen Epithelmassen sich schon von den roten Bindegewebssträngen abheben. Letztere sind sehr derb, verlaufen kreuz und quer, unter zahlreichen Anastomosierungen.

Diesem maschenreichen Netz sind die teils soliden, teils gegitterten Epithelmassen in ziemlich kleinen, je nach der Gestalt der Bindegewebslücken geformten Störungen oder Haufen eingelagert. Wer ein Gesichtsfeld dieser Art vor sich hat, muß, wenn er die andern Teile des Tumors nicht studiert hat, das Gewebe für den Typ eines alveolären Karzinoms halten.

Der Bau des zweiten, am unteren Schilddrüsenpol gelegenen und etwas kleineren Tumors ist nicht so weit differenziert als im eben beschriebenen Falle. Es finden sich im gesamten Tumor nur peripher gelegen, jene langen, radiär gestellten Epithelbalken, und zwar vielfach ganz solide, zum Teil durch helle Höfe gegittert, wie oben beschrieben.

Nach dem Zentrum zu werden die Septen bindegewebig, anastomosieren zahlreicher. Aus den Epithelbalken werden dadurch Epithelballen, deren Gestalt unregelmäßig ist. Hier überwiegen die gegitterten Formen; von deutlichen Lumina ist aber auch hier keine Rede. Nur in einem kleinen, 1 mm großen Herde, der mitten zwischen den andern liegt, dem einzigen der ganzen Geschwulst, finden sich zu einem Teil rundliche, zum größeren längliche, gerade oder geschlängelte Lumina, deren Zellumgrenzung eine ganz scharfe ist. Das Bindegewebe ist auch hier absolut unbeteiligt an der Lumenbildung.

Was den Charakter der Geschwülste angeht, so ist ihre Malignität wahrscheinlich; denn an einigen, wenn auch wenigen Stellen, finden sich kleine Geschwulstzellenhäufchen in der Kapsel liegend, ohne daß die Kapsel durchbrochen wäre. Ein Eindringen in das Gefäßsystem ist nicht nachzuweisen.

2. Fall G. Klin. Diagnose: Struma maligna. Chirurg. Material; liegt in Formalin.

Mehrere Knoten von verschiedener Größe; sie grenzen zum Teil an kolloidales Schilddrüsengewebe.

Kapsel besteht aus starken Zügen komprimierten Schilddrüsengewebes; sie ist mehrfach durchbrochen durch Geschwulsthaufen.

Von der Kapsel aus ziehen radiär gestellte lakunäre oder aus feinen Bindegewebszügen mit weiten axialen Gefäßen bestehende Septen nach dem Zentrum; je mehr sie sich ihm nähern, um so derber werden sie, sie fließen in ein strahliges, bindegewebiges Lager, „die Narbe" (Langhans), zusammen. Durch zahlreiche Anastomosen, die im Zentrum häufiger sind als in der Peripherie, stehen sie miteinander in Verbindung, so daß ein reichliches Maschennetz entsteht.

Das Bild der Geschwulst ist dementsprechend im Zentrum anders als in der Peripherie; während dort mehr unregelmäßige und kleinere Epithelballen im Bindegewebsnetz liegen, sehen wir hier lange Zellstränge in ziemlich regelmäßiger, radiärer Anordnung.

Ein zweiter Unterschied besteht darin, daß die peripheren Zellhaufen mehr solide, die zentralen mehr acinöse Gebilde darstellen. Ganz scharf ist die Trennung nicht, vielmehr greifen beide Arten ineinander über. Übergangsstadien in Gestalt von Gitterbildung oder wirklicher aber kleiner Lumina werden zahlreich gesehen.

Etwas abweichend von diesem Bau, der ja dem im obigen Fall geschilderten völlig entspricht, sind andere Teile der Geschwulst, die bei schwacher Vergrößerung als solide erscheinen, bei stärkerer Vergrößerung sich aber als völlig zerteilt erweisen durch ein ganz engmaschiges System feinster Stränge, die von feinen Gefäßen aus senkrecht und in kleinen Abständen von einander abgehen, und die in kleinen Abständen wieder durch quere Anastomosen verbunden sind, so daß die Epithelzellen hier in ein fast quadratisches, ganz engmaschiges Netzwerk eingelagert sind.

Vielfach finden sich in den Präparaten lange, gewundene, sich teilende Lumina, deren Auskleidung mit Endothel und Ausfüllung mit Blut sie als Blutgefäße erkennen läßt. Eine Muskulatur haben sie nicht, der endothelialen Innenwand ist ein bindegewebiger Mantel aufgelagert. Diese Gefäße gehen vielfach in jene lakunären Spalträume über, von denen oben gesagt wurde, daß sie als Septen die einzelnen Tumorbalken von einander trennen.

Die Epithelzellen sind klein, von kubischer Form. Die Zellgrenzen sind sehr unscharf, selbst bei dünnen Schnitten und mit der Ölimmersion nur undeutlich zu erkennen. Das Zellprotoplasma ist trübe, färbt sich mit Eosin mäßig stark.

Die Kerne der Epithelien sind klein, 6 bis 8 μ, rund, ziemlich dunkel gefärbt, mit wenigen dunklen Granulationen. Ein Kernkörperchen ist zuweilen nachweisbar. Die Kerne liegen sehr dicht, meist bis zur Berührung nebeneinander.

Mitten zwischen ihnen finden sich wieder die schon im 1. Fall beschriebenen zackigen, dunklen Kerne; man kann längliche, kegelförmige, zackige und ganz unregelmäßige Formen unterscheiden. An einer Stelle ist ein solcher Kern deutlich einem der oben beschriebenen feinen Septen eingelagert, die von den feinen Gefäßen entspringen und die Töchterräume abtrennten. Das Bild erinnerte lebhaft an die Sprossungserscheinnngen der Kapillaren.

Interessant ist das Vorkommen einer dritten Zellart inmitten des Epithels. Ziemlich häufig findet man, ebenfalls unvermittelt zwischen den gewöhnlichen Epithelzellen liegend, Zellen, die durch einen, zuweilen mehrere mächtige Kerne, bis zu 35 μ Durchmesser, ausgezeichnet sind. Diese Riesenkerne liegen zuweilen auch in entsprechend großen Zelleibern; oft sind sie aber auch nur von einem dünnen hellen Zellmantel umgeben. Kernteilungsfiguren finden sich nicht.

Als Zeichen für Malignität fand sich außer dem Einwuchern in die Kapsel, Arrosion der Wand einer Vene, bei der nur die Intima noch intakt war. Ferner fanden sich Tumorzellenzapfen in Gefäßen, ohne daß die Stelle des Durchbruchs gefunden werden konnte.

3. Fall B. Klin. Diagnose: Struma maligna. Chirurg. Material.

Kapsel mehrfach von Geschwulstknoten durchbrochen. Der Tumor besteht aus unzähligen Läppchen verschiedenster Form, die durch Septen getrennt sind; diese münden in ein zentrales, ziemlich kernarmes Bindegewebslager.

Die Septen bestehen zum Teil aus zwei parallelen Reihen spindliger Kerne, die einen Spaltraum zwischen sich fassen. Ab und zu liegen Erythrozyten in dem Spaltraum. Die Endothelwände grenzen direkt an die Epithelmassen.

Viel häufiger hat sich diesen lakunären Septen Bindegewebe zugesellt, das, je näher nach dem Zentrum zu, um so mehr das Übergewicht über den vaskulären Bestandteil erlangt. Vielfach finden sich rein bindegewebige oder mit axialen Gefäßen versehene Septen.

Die Gestalt wie die Verteilung der diesen Septen zwischengelagerten Epithelkörper ist eine höchst willkürliche. Nirgends läßt sich eine Gesetzmäßigkeit bezüglich der topographischen Anordnung erkennen. Im Zentrum wie in der Peripherie findet man neben zahlreichen soliden runden langgestreckte oder gebogene oder verzweigte Epithelhaufen; letztere sind dadurch entstanden, daß von der einen Wand sich spornartig ein Septum vorschiebt, ohne die gegenüberliegende Wand zu erreichen. Nicht selten kann man eine konzentrische Anordnung langer, gebogener Zellsegmente um einen zentral gelegenen Epithelballen sehen.

Wenn das Aussehen der Präparate durch diese vielgestaltigen Formen und Anordnungen schon ein buntes war, so wird es noch unübersichtlicher dadurch, daß neben den soliden alle möglichen andern Formationen vorkommen. Es finden sich die schon mehrfach erwähnten Gitterformen, teils mit willkürlich begrenzten, durch Sekretion von Kolloid zwischen die Zellen entstandenen Lücken oder Höfen, teils mit schön begrenzten Lumina. Von diesen hat ein Teil reine Epithelbekleidung; ein anderer ist mit bindegewebiger Stützsubstanz versehen, die von den gröberen Septen ausgeht und zur Aufteilung des primären Läppchens in kleine Tochterräume beiträgt.

Einzelne größere Lumina zeigen Zottenbildung, von ganz kleinen Epithelknospen an bis zu ausgedehnten Baum- oder Blattformationen mit bindegewebiger, gefäßführender Achse. Durch Entgegenwuchern und Verwachsen solcher Zotten und ihrer Seitensprossen werden ebenfalls die primären Lumina in Tochterräume zerlegt.

Viel häufiger als diese echten Papillenbildungen sind die Partien, die durch das Auftreten zahlreicher dicht gedrängter, und dadurch schmaler und langer Lumina einen papillomähnlichen Eindruck machen. Hierbei finden sich sehr zierliche Bilder, wenn diese schlanken Lumina rosettenförmig um ein zentrales Gefäß angeordnet sind oder geweihartig oder handschuhfingerförmig von einem gemeinsamen Zentrum, das stets ein von derbem Bindegewebe umgebenes Gefäß ist, entspringen.

Über den malignen Charakter der Geschwulst gibt uns, außer dem oben erwähnten Einbruch in die Kapsel, auch sein Verhalten zum benachbarten Kolloidgewebe Aufschluß. An zahlreichen Stellen liegen, zuweilen von dem Haupttumor weit entfernt, Schwärme von Tumorzellen inmitten des Kolloidgewebes, dessen Zellen sie zerstört haben. Zuweilen ist ein Kolloidbläschen noch nicht ganz von ihnen okkupiert. Dann sieht man die Tumorzellen, ausgezeichnet durch größere Kerne, saftigere Färbung und Höhe der Zellen, neben dem niedrigeren normalen Epithel liegen, dessen Kerne kleiner sind. Übergänge können nicht gefunden werden.

In einigen Gefäßen fanden sich schließlich noch Zapfen von Geschwulstzellen; doch auch hier gelang es nicht, die Einbruchstelle in das Gefäßsystem nachzuweisen.

4. F a l l X. Chirurg. Material. Klin. Diagn.: Str. maligna. 1 Knoten, 12 cm lang, 8 cm breit, 5 cm tief.

An der Peripherie des Tumors eine markige Zone von weißlicher Farbe, die mehrere Ausläufer zum Zentrum hinsendet. Das Zentrum besteht aus einem grauen Lager eines streifigen Gewebes, in welches jene Züge hineinreichen. Ihm eingelagert finden sich ausgedehntere Herde von rötlicher Farbe und weicher Konsistenz, die von den grauen Massen unscharf getrennt sind.

Die mikroskopische Untersuchung wird an Längs- und Radiärschnitten vorgenommen. Beide ergaben die gleichen Bilder bezüglich der Beschaffenheit; nur die Verteilung der verschiedenen Elemente ist in den verschiedenen Präparaten etwas anders.

In dem Teil der Schnitte, der der Mittelgegend der Struma entspricht, findet sich entsprechend der grauen Substanz ein ausgedehntes Lager von ziemlich zellreichem Bindegewebe, das große Gefäße enthält. An einzelnen Stellen liegen kleine Herde epithelialer Bläschen, mit einschichtigem kubischem Epithel und kolloidalem Inhalt. Die Bläschen grenzen meist direkt aneinander.

Sie sind verschieden von großen Massen ebenfalls epithelialer Natur, die scharf begrenzt dem Bindegewebslager anliegen. Ihre Hauptmasse liegt unter der Kapsel, entspricht also der grauen Masse des makroskopischen Präparates. Diese Epithelmasse besteht aus unzähligen Schwärmen und Träubchen von kleinen, unscharf begrenzten Epithelzellen mit dunkeltingiertem, kleinem Kern von 6 bis 7 μ Durchmesser. Sie sind länglich in der Peripherie, rundlicher im Zentrum der Struma. Sie liegen meist eng nebeneinander; zwischen den einzelnen Träubchen oder Bläschen liegen feine bindegewebige Septen; doch findet sich nirgends eine Andeutung einer Abtrennung größerer Alveolen. Vielfach findet sich hier gar keine Lichtung in ihnen; eine solche wird nur vorgetäuscht dadurch, daß die Kerne in der Peripherie enger stehen als in dem Zentrum des Zellhaufens.

Als dritte Form endlich epithelialer Gebilde liegen, ebenfalls im Bindegewebslager, mächtige, bei H. E. tiefblau und fast solide erscheinende Herde dichtgedrängter epithelialer Zellen. Sie sind zum Teil scharf gegen das umgebende Bindegewebe abgetrennt; doch finden sich in diesem an verschiedenen Stellen Schwärme von Epithelzellen, die von größeren Haufen getrennt sind.

Diese Massen haben einen typischen Bau. Sie werden durch Septen in teils längliche, teils rundliche Körper geteilt. Die Septen zeigen wiederum den schon mehrfach beschriebenen Bau, die Epithelbalken sind lang, ganz schmal, zum Teil radiär zur Peripherie, zum Teil ziemlich breit mit 12 bis 15 Zellen im Durchmesser.

Das durch die Septen gebildete Netz ist äußerst vielmaschig, namentlich nach dem Zentrum der Struma zu. Infolgedessen sind hier die Formen der Epithelmassen wechselnder als in der Peripherie; hier finden sich in der Mitte der Massen auch mehr Nekrosen; in der Peripherie kommen sie auch vor, sind aber selten.

Die Epithelstränge und -ballen haben im allgemeinen soliden Charakter. Ein Teil zeigt Gitterung und gut begrenzte Lumina. Aber von den vielfach verworrenen Alveolenbildungen wie in den vorigen Fällen ist nichts zu sehen.

Das Aussehen der Epithelzellen, ihre Gestalt entspricht ganz den früheren Beschreibungen; ebenso das Vorkommen der homogen tiefblau gefärbten, polymorphen Kerne inmitten der epithelialen Zellstränge.

5. Fall T. (S. auch Textfig. 1 u. 2.) Metastasen in der Wirbelsäule, Lymphdrüsen, Lunge. Die rechte Schilddrüse ist in einen 14 : 7 : 4 cm großen Knoten von markiger Beschaffenheit umgewandelt, der die Trachea an einer Stelle perforiert hat.

Die höckrige Geschwulstoberfläche ist mit der Kapsel fast verwachsen.

Mikroskopische Untersuchung wird an zahlreichen verschiedenen Stellen vorgenommen; sie hat fast überall die gleichen Ergebnisse:

Die Kapsel besteht aus komprimiertem Schilddrüsengewebe, das an mehreren Stellen von Geschwulstpartien durchsetzt ist. Die Geschwulst selbst ist gefächert durch von der Kapsel zur bindegewebigen Mitte ziehende Septen, an denen man auch hier den schon öfter beschriebenen lakunären Bau und seine sekundären Veränderungen sehen kann. Durch quere Anastomosen stehen diese radiären Septen häufig in Verbindung, und zwar im Zentrum viel häufiger und unregelmäßiger als peripher.

Dementsprechend findet man ihnen eingelagert peripherisch größere, meist solide, zum Teil gegitterte Epithelstränge; zentral dagegen mehr unregelmäßig geformte Ballen, die ebenfalls teils solide, teils von Lumina oder Spalten durchsetzt sind. Zuweilen ist die Lumenbildung so vorgeschritten, daß von einem Epithelbalken gar nicht mehr gesprochen werden kann: es liegt zwischen den Septen eine dichtstehende Lumenmasse, getrennt nur durch ihre teils rein epithelialen, teils schon mit bindegewebiger Stützwand versehenen Wände. An einer dicht unter der Kapsel gelegenen Stelle, die von dem andern Gewebe durch mächtige Bindegewebsbalken getrennt ist, finden sich Veränderungen ganz anderer Art, die wohl als regressive zu deuten sind. Zwar finden sich, wie an andern Stellen, so auch hier die epithelialen Elemente teils zu Strängen oder Ballen, teils zu lumenhaltigen Gebilden angeordnet. Aber sie sind weit auseinander geschoben durch die mächtig entwickelten Bindegewebselemente, die in Gestalt derber, kernarmer Septen die ihnen zwischengelagerten Epithelelemente ganz in den Hintergrund treten lassen.

Auch die einzelnen Epithelzellen sind durch diese Bindegewebshypertrophie etwas verändert. Ihre Zellkerne erscheinen kleiner, dunkler gefärbt; die Zelleiber klein, ohne scharfe Zellgrenzen. Letzteres ist zwar in den gewöhnlichen Tumorzellen auch der Fall; aber ihre Kerne sind etwas größer und heller gefärbt, so daß eine geringe Granulierung in ihnen erkennbar ist.

Die Metastasen haben — Lungen und Lymphdrüsenmetastasen waren leider nicht mehr vorhanden; es kam allein die Wirbelmetastase zur Untersuchung — genau den gleichen Bau, auch bezüglich der Septen, wie der primäre Tumor. Eine Abkapselung besteht nicht; vielmehr greifen zahlreiche, meist solide Epithelstränge in die Umgebung hinein. Es finden sich auch in etwas weiter vom Hauptknoten abgelegenen Knochenalveolen vereinzelte Stränge, die sich scharf von den Markzellen unterscheiden.

Die Zerstörung des Knochens ist im Bereiche der Metastase eine völlige; nur in der Peripherie sieht man den Tumorsträngen noch vereinzelte Knochenspangen eingelagert.

6. Fall M. Große Geschwulst der rechten Schilddrüse: 11½ : 6 : 3½ cm. Es fanden sich mehrere Wirbelmetastasen (nach dem Protokollauszug), von denen leider keine zur Untersuchung kam. Der Querschnitt ergibt, daß die Geschwulst aus zwei Teilen besteht, einer unteren von der Größe und Gestalt einer Niere, und einer kleineren, dreieckigen, die kappenförmig, wie die Nebenniere der Niere, der größeren aufsitzt. Letztere ist durch eine dicke, gefaserte Schicht — komprimiertes Schilddrüsengewebe — von der großen Geschwulst getrennt; sie enthält mehrere erbsengroße, mit schleimiger Flüssigkeit gefüllte Zysten und hat ein graues, vielfach transparentes Aussehen.

Der Hauptknoten ist außen von zirkulär gestreifter Kapsel bezogen. Nach innen davon liegen verschieden große, markartige Knoten, in ein mehr rötliches Gewebe eingebettet, das mehrfach Blutungen aufweist. Einige Knötchen zeigen das Aussehen von Kolloidgewebe.

Die mikroskopische Untersuchung ergibt, daß die Struktur der beiden Geschwulstteile verschieden ist; ferner, daß der große Tumor keinen gleichmäßigen Bau zeigt.

Der kappenförmige Tumor enthält, eingelagert in ein derbes und ziemlich kernarmes Netz von Bindegewebe, sehr verschieden verteilte epitheliale Elemente, die zumeist zu kleinen Bläschen oder ganz solide zu kleinen Häufchen angeordnet sind. Die Lumina enthalten teils Kolloid, teils eine ungefärbte feinkörnige Masse; die größte Mehrzahl ist ganz leer. An einigen größeren Stellen ist die bindegewebige Abgrenzung der Lumina gegeneinander nur gering angedeutet; der Übergang von dieser zu jener Form ist allmählich.

Die Epithelelemente zeichnen sich aus durch einen ganz gering entwickelten Zelleib, an dem Grenzen nicht zu erkennen sind. Die Kerne sind klein (6 bis 7 μ) rund, lymphozytenähnlich auch durch die dunkle Färbung; oft lassen sich zu kleinen Gruppen zusammengeballte Granula in ihnen nachweisen.

Von diesen Partien, die ausgezeichnet waren durch die träubchenförmige, solide Anordnung ihrer Epithelelemente oder durch rundliche Lumenbildung, unterscheidet sich ein etwa 1 mm im Durchmesser großes Knötchen, welches lange, gewundene Lumina enthält. Die Kerne dieser Lumina sind ganz dicht gestellt; daher erscheint die Begrenzung der Lumina auffallend dunkel, ohne daß die Kerne wirklich größer wären als die oben beschriebenen.

Ein anderer Schnitt aus diesem Tumor, der seiner unteren Fläche entspricht, ergibt genau den gleichen Befund.

Ebenso ein Horizontalschnitt durch den oberen Teil des großen Tumors. Nur an zwei Stellen zeigen sich schon bei Lupenvergrößerung andere Bildungen. Es sind zwei weit voneinander getrennt liegende Knötchen, die durch dunklere Färbung auffallen. Um sie herum findet sich zum Teil eine bindegewebige Kapsel; der größere Teil ihrer Peripherie wird jedoch von konzentrisch um die Knötchen geschichteten Lamellen des oben beschriebenen Gewebes umgeben.

Die Knötchen selber bestehen aus einem Gewirr äußerst zahlreicher und vielgestaltiger Lumina mit kolloidalem Inhalt und von ein- bis mehrschichtiger Epithelwand. Die Wände liegen teils direkt aneinander, ohne bindegewebige Stützlamellen; in andern sind solche den Epithelwänden zwischengeschaltet.

Ab und zu sieht man, namentlich in größeren Zysten, von der Wand aus teils rein epitheliale, teils mit gefäßführender Achse versehene Papillen in das Lumen hineinragen. Doch ist ihr Vorkommen ziemlich selten.

Die Epithelzellen sind kubisch; ihre Grenzen sind unscharf. Die Kerne sind 8 bis 10 μ groß, hell gefärbt, mit deutlichen Granula. Obwohl die einzelnen Kerne heller erscheinen als die der oben beschriebenen Formen, erscheint ihre Gesamtheit doch dunkler; es ist das eine Folge des dichten Nebeneinanderstehens der Kerne, die einander berühren.

Dies Gewebe bildet den Hauptbestandteil fast aller Schnitte, die durch die verschiedenen Stellen der Hauptgeschwulst gelegt wurden. Außer ihm finden sich, neben Partien von kolloidalem Typ, Stellen von adenomatösem Charakter, wie sie oben beschrieben wurden. Die Abgrenzung des Tumors gegen diese Nachbargewebe ist keine scharfe. Mehrfach sieht man Geschwulststränge in die Umgebung unregelmäßig weit vordringen. Ein Übergang zwischen Geschwulst- und Epithelzellen der kolloidalen oder adenomatösen Teile läßt sich dabei nie finden.

In noch anderen Präparaten fand sich nur Geschwulstgewebe, das die Kapsel vielfach durchbrochen hatte. In diesen Präparaten kamen wieder jene papillomähnlichen Bilder zustande, deren Entstehung oben beschrieben wurde.

Schließlich wurden in anderen Präparaten schöne Formen der soliden und gegitterten Felder gefunden; ihre Zahl ist aber, wenn sie auch in dem einen der Schnitte den Hauptbestandteil ausmachen, im Vergleich zu der Menge des luminösen Gewebes eine recht geringe. Die vielfach erwähnten ersten Lumenbildungen innerhalb der soliden Balken, ihre Weiterentwicklung wie auch die der lakunären Septen brauche ich nicht mehr zu wiederholen.

7. Fall L. Großer Tumor der rechten Schilddrüse, Lungenmetastasen, deren Untersuchung aber leider unmöglich war, da die betreffenden Organe in der Konservierungsflüssigkeit völlig gefault waren.

Die Schilddrüsengeschwulst ist 12 cm lang, 8 cm breit, 5 cm tief. Es werden eine große Reihe verschiedener Schnittebenen untersucht; das Ergebnis war überall das gleiche:

Schon bei schwächster Vergrößerung lassen sich zwei Gewebsarten unterscheiden. Die eine erscheint im ganzen heller gefärbt, von weicherem Tone. Zugleich sieht man, daß sie durch bindegewebige Septen in ziemlich große, meist unregelmäßig gestaltete, oft ganz solide Läppchen zerlegt ist; ein Teil der Läppchen ist von schmalen, vielfach gewundenen Lumina durchzogen.

Deutlich unterschieden ist die zweite Gewebsart: sie zeigt zugleich mit dunklerer Färbung einen härteren Ton, energischere Konturen. Es fehlt ihr die Zerteilung in größere Läppchen; vielmehr liegen zahllose Lumina eng nebeneinander. Dazwischen finden sich Partien, die sich durch besonders dunkle Färbung auszeichnen. Es zeigt sich, daß sie aus ganz kleinen, soliden Läppchen bestehen, die durch derbes Bindegewebe voneinander getrennt sind.

Bei stärkerer Vergrößerung finden sich noch mehrere andere Punkte, die den Unterschied zwischen den beiden Geweben noch deutlicher machen. Ich beginne mit der Besprechung des dunkleren Gewebes.

Unzählige Lumina von verschiedener Gestalt, meist geringer Größe, sind in ein reichlich entwickeltes, kern- und gefäßarmes Bindegewebsnetz eingebettet; mehrfach finden sich größere bindegewebige Zentren, in denen die Septen zusammenfließen. Von den bindegewebigen Wandungen der Alveolen gehen feinere Septen aus, die den Alveoleninhalt zerlegen; da sich in mehreren von ihnen rote Blutkörperchen, zuweilen zu mehreren, finden, scheint es sich um Septen vaskulärer Natur zu handeln. Oft ist allerdings von einem Lumen nichts zu sehen; man sieht nur einen ganz feinen Strang, dem von Zeit zu Zeit Spindelkerne eingelagert sind.

Das Epithel besteht aus sehr kleinen Zellen von kubischer Gestalt und unscharfen Zellgrenzen; seine Kerne sind ebenfalls klein, 6 bis 8 μ, rund, und bei H. E. tiefblau, bei G i e s o n schwärzlich gefärbt, Kernkörperchen und Granula finden sich fast stets. Die Kerne gleichen fast Lymphozyten. Sie liegen eng, bis zur Berührung, nebeneinander, und zwar in verschiedener Anordnung: In einzelnen Alveolen, die schon bei schwacher Vergrößerung durch ihre dunkle Färbung auffielen, liegen sie in völlig soliden Feldern zusammen. Sonst sind sie um Lumina der verschiedensten Gestalt, aber immer von geringer Größe angeordnet. Auch unter diesen Lumina fallen einige durch besonders dunkle Epithelfärbung auf; man sieht an ihnen eine besonders dichte Lagerung der Kerne, ohne daß eine Vergrößerung oder dunklere Färbung zu konstatieren wäre.

Mittelstufen zwischen jenen soliden Läppchen und den bläschenführenden Partien sind gegitterte schwärzliche Epithelhaufen, die sich des öfteren finden.

Papillenbildung konnte nie gefunden werden.

In dem zweiten Teile der Struma sind die einzelnen Zellen größer, ihre Kerne liegen weiter auseinander; die Zellgrenzen sind ebenfalls unscharf. Die Kerne sind größer, 8 bis 10 μ, sehen bläschenförmig aus; ihre Färbung ist viel heller als die der vorigen.

Diese Zellen sind entweder, auf weite Strecken hin, zu soliden Balken und Ballen vereinigt; oder sie begrenzen Lumina. Die Balken zeigen in ihrer Lagerung wenig Regelmäßigkeit. Sie anastomosieren zum Teil, so daß eine etwas bunte Zeichnung herauskommt. Sie sind voneinander getrennt durch Septen, die teils rein lakunär, teils schon mit Bindegewebe versehen sind.

Die ganz soliden Balken sind in der Minderzahl. Weit häufiger sind andere, teils regelmäßig, teils unregelmäßig, durchsetzt von verschieden gestalteten, aber fast stets schmalen Lumina, die grade oder gewunden, zuweilen verzweigt sind. Da sie sich meist in größerer Zahl in einem Balken finden, und ihre Kerne, da wohlgeordnet und dicht nebeneinander liegend, sich von den ungeordneten des übrigen Balkens abheben, kommen zierliche Zeichnungen zustande. Sie können zuweilen große Ähnlichkeit mit Papillombildern erhalten, wenn nämlich die Lumina dicht nebeneinander liegend durch Queräste miteinander verbunden sind oder sich unter spitzen Winkeln mehrfach verzweigen.

Die Grenze zwischen dem zuletzt beschriebenen und dem ersten Gewebe ist meist scharf, oft durch Bindegewebsstreifen gegeben. An manchen Stellen aber durchbrechen Stränge der größeren, helleren Zellen diese Grenzen, und man sieht dann sie mitten in dem dunkleren Gewebe liegen.

Auch die Kapsel, die als kolossaler kernarmer Bindegewebsbalken die Struma überzieht, ist im Bereiche des helleren Gewebes vielfach arrodiert, an einer Stelle durchbrochen.

Als Inhalt der Lumina findet sich im Bereiche der dunkleren Partien zuweilen Kolloid, öfter eine nicht gefärbte, leicht gekörnte geronnene Masse. Die meisten Lumina sind leer; in dem helleren Gewebe wurde kein Inhalt in den Bläschen gefunden.

Aus der Beschreibung der einzelnen Befunde geht wohl hervor, daß die Fälle alle einen äußerst ähnlichen Bau zeigten. Diese Ähnlichkeit im Bau betrifft das Geschwulstparenchym so gut wie die Stützsubstanz.

Um mit der letzteren zu beginnen, so konnten an ihr überall dieselben Verschiedenheiten konstatiert werden, namentlich auch in topographischer Hinsicht.

Sie bildet ein maschenreiches Netz, dessen Stränge hauptsächlich radiär von der Kapsel zum Zentrum ziehen, um sich hier oft zu einem großen bindegewebigen Lager zu vereinigen (der Narbe von Langhans). Dabei kann man beobachten, daß von der Peripherie nach der Mitte hin nicht nur die Queranastomosen an Zahl und Unregelmäßigkeit zunehmen, sondern auch daß die Septen je mehr zentralwärts um so dickere bindegewebige Balken darstellen.

Das ist in der Peripherie nicht der Fall; hier werden die Septen häufig durch zwei parallele Reihen von Spindelkernen gebildet, zwischen denen ein meist feines, oft aber erweitertes Lumen liegt. Als Inhalt dieses Lumens wurden vielfach Erythrozyten gefunden, wodurch sich diese feinsten Septen als zum Blutgefäßsystem gehörig herausstellten. Verschiedentlich konnte denn auch ihr Ausgang von größeren Gefäßen gefunden werden.

Freilich handelt es sich nicht um vaskuläre Gebilde, sondern, wie schon Langhans hervorhob, um lakunäre; d. h. die diesem Septensystem eingelagerten Epithelkörper werden nicht von einem aus vielen Kapillaren bestehenden Netzwerk umsponnen, sondern sind umgeben von einem allerdings sehr seichten oder platten, aber flächenhaft sehr ausgedehnten Blutraum mit endothelialer Wandung; und dieser Blutraum umgibt den Epithelbalken allseitig. So ist es auch allein zu erklären, daß man hier niemals Querschnitte von drehrunden Gefäßen erhält, sondern stets, auch auf Serienschnitten, die in ihrer ganzen Ausdehnung ihr Lumen zeigenden lakunären Räume (Textfig. 1).

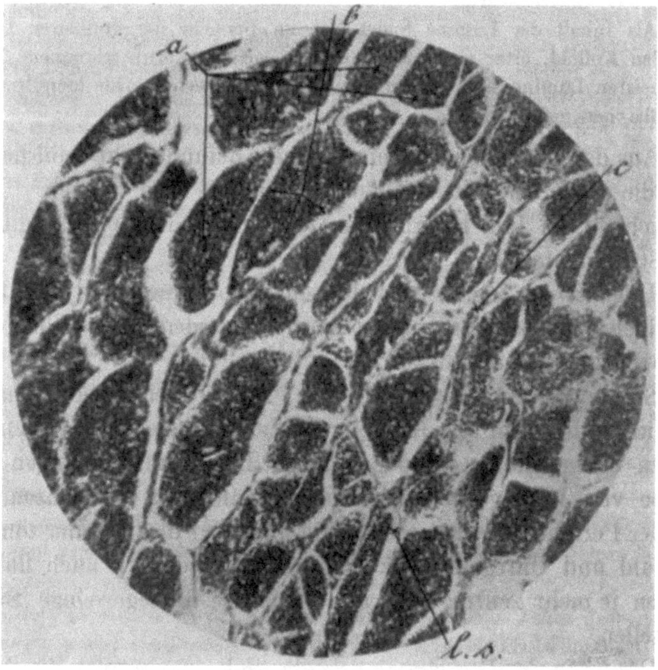

Fig. 1. Fall 5. a solide Epithelbalken, b erste Lumenbildung, l. s. lakunäre Septen, c lakunäre Septen mit Bindegewebsauflagerung. Vergr. 60fach.

Den Endothellamellen dieser Struma nun sitzen die Tumorzellen direkt auf. Wenn das nun auch eine gewisse Merkwürdigkeit darstellt, so ist diese direkte Verbindung hier doch nicht als Unikum anzusehen. Abgesehen davon, daß W ö l f f l e r in seiner Monographie bei der lakunären Vaskularisation dieses direkte Anliegen der Bildungszellen an die Gefäße gerade hervorhebt, sind die gleichen Bemerkungen in der Parathyreoidea und in der Karotisdrüse gemacht worden.

Indes sind es die allerwenigsten Maschen, in denen diese innige Verbindung gefunden wurde. Bei den meisten auch ganz als reine Endothelialwände erscheinenden Lamellen konnte bei Betrachtung mit der Ölimmersion bereits eine feine Auflagerung von Bindegewebe konstatiert werden, das sich so zwischen Endothel und Epithel geschoben hatte. Je weiter ab von der Peripherie, je näher dem Zentrum, um so mehr nimmt das Bindegewebe zu und geht der lakunäre Charakter der Septen verloren, bis man schließlich ein ziemlich derbes Bindegewebenetz vor sich hat.

Diesem so verschiedenartig gebauten Netzwerk ist ein ebenso verschiedenartig gebautes Parenchym eingelagert. Auch von diesem kann man sagen, daß es in topographischer Hinsicht in allen Geschwülsten ein gleichmäßiges Verhalten zeigt. Noch wichtiger ist, daß es in seinen Beziehungen zur Stützsubstanz gewisse Gesetze befolgt.

Man kann im allgemeinen sagen, daß in der Peripherie, im Gebiete der radiären Septen und der weitstehenden Queranastomosen solide Epithelmassen liegen. Wir haben hier also radiär gestellte Epithelstränge oder -balken von verschiedener Dicke, die zwischen 40 und 250 μ und mehr schwankt. Ebenso finden sich hier, mehr aber noch nach dem Zentrum zu, Epithelbalken- oder -würfel, deren Querschnitte als polyedrische Felder erscheinen, wie die der Epithelbalken als rechteckige. Die Maße der Epithelballen sind ebenfalls sehr schwankend (siehe Textfig. 1).

Die Epithelzellen sind in einem Teil der Balken- und Ballen zu ganz soliden Massen angeordnet, ohne die geringste Andeutung eines Lumens. Die Zelleiber sind klein, mit unscharfen Grenzen. Das Protoplasma ist trübe. Die Kerne ziemlich klein, 8 bis 10 μ, manchmal kleiner, bläschenförmig, meist rund. Einzelne sind größer, in ihnen sind Kernkörperchen und dunkelgefärbte Granula zu erkennen. Die Kerne liegen dicht, oft bis zur Berührung.

In manchen Balken, die den geschilderten sonst völlig gleichen, sieht man nun einen kleinen hellen Hof. Er erweist sich als entstanden durch Einlagerung von einem Kolloidtröpfchen mitten zwischen den Zellen; zuweilen ist es kein Kolloid, sondern eine feinkörnige, ungefärbte Masse, die zwischen einigen Zellen liegt und diese auseinandergedrängt hat (siehe Textfig. 1 u. 2).

Wenn sich solcher hellen Höfe viele in einem Balken finden, und das ist häufig der Fall, so entsteht ein gegittertes Aussehen dieses Balkens; es finden sich zuweilen größere Partien eines Schnittes mit diesen Gitterformen.

Wenn hier also das Kolloid oder ein anderes Sekret die Zellen einfach beiseite geschoben, also gewissermaßen einen primitiven kleinen Hohlraum erzeugt hat, so finden wir in vielen andern Balken schön begrenzte Lumina; die Epithelzellen haben sich gleichmäßig um die zentrale Kolloidmasse angeordnet derart, daß ihr Protoplasmarand einen scharfen Saum bildet. Durch die dichte Lagerung hebt sich die Gesamtheit der das Lumen begrenzenden Kerne deutlich von den ungeordneten des andern Balkens ab. Übergangsbilder zwischen jenen primitiven und diesen ausgebildeten Lichtungen finden sich nicht selten. Die Epithelzellen zeigen bei ihnen eine gewisse Tendenz zur regelmäßigen Anordnung. Aber es gibt noch mehrere, die die Reihe durchbrechen und in das Lumen vorragen.

Die kleinsten wirklichen Lumina, die also mitten im Epithel, ohne bindegewebige Stütze liegen, sind von rundlicher Form. Ihre Zahl ist für die einzelnen Balken recht verschieden. Manche Balken sind so von ihnen durchsetzt, daß Lumen an Lumen liegt, getrennt nur durch ihre epitheliale Wandung (Textfig. 2).

Ebenso zahlreich wie die runden sind die länglichen Lumina, die teils gerade, teils geschlängelt oder gebogen verlaufen. An manchen von ihnen finden sich seitliche Sprossungen; wenn sie unter spitzem Winkel abgehen, kann der schmale, zwischen den beiden Schenkeln des Lumens liegende Sporn den Eindruck einer Papille erwecken. Die Scheidewände, denen diese stark lumenhaltigen Formen eingelagert sind, zeigen schon stärker Bindegewebscharakter unter Rückbildung des lakunären. Hin und wieder sieht man zwar den Bindegewebslamellen noch Lumina eingefügt; aber doch nur streckenweise: es sind längsgetroffene, wirkliche Gefäße, die wir in andern Stellen im Querschnitt sehen. Das lakunäre Septensystem ist durch das bindegewebige ersetzt.

Der bisher geschilderte Befund wurde in allen untersuchten Fällen erhoben. Er deckt sich völlig mit den von Langhans beschriebenen. In einer Reihe von Geschwülsten fanden sich aber, neben jenem, erheblich abweichend gebaute Partien, deren

Bau jedoch in den verschiedenen Geschwülsten wieder übereinstimmte.

Neben den beschriebenen fanden sich Epithelbalken, deren Inhalt durch zahlreiche große und vielgestaltige Lumina schwammartig durchlöchert war. Die Lumina waren aber nicht nur durch ihre epitheliale Wandungen getrennt; zwischen diesen lagen feinste

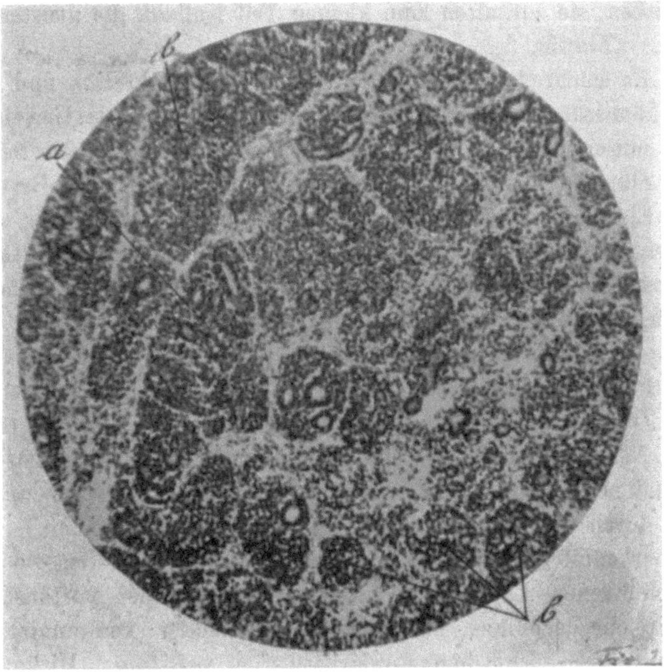

Fig. 2. Fall 5. Wuchernde Struma. Wirbelsäulenmetastase; Eindringen in Periost. a Epithelbalken mit beginnender Gitterung durch ausgebildete runde und längliche Lumina, ohne Bindegewebsbeteiligung, b solider Epithelbalken, Vergr. 100fach.

von den Septen ausgehende Streifen, denen Spindelkerne eingelagert waren. Der Nachweis von roten Blutkörperchen zeigte, daß es sich bei diesen feinsten Sprossen um Kapillaren handeln kann, deren Lumen vielfach kollabiert ist. Diese Sprossen umschlingen nun die Lumina des Epithelbalkens, und treten dann miteinander in Verbindung. An Stelle eines Balkens findet man also hier, von einem gemeinsamen derben Bindegewebsring umgeben, eine Anzahl durch feinste Bindegewebsstreifen oder Kapillaren isolierter Lumina, deren Epithel jenen Streifen aufsitzt (Fig. 1, Taf. VI).

Daneben liegen weite Partien, in denen von Läppchen- oder Balkenzeichnung nichts zu finden ist. Das Gewebe enthält zahlreiche große und unregelmäßig gestaltete Lumina mit unregelmäßiger Epithelbegrenzung. Die Lumina sind isoliert durch derbe Bindegewebssepten, die sich überall zwischen die einzelnen Höhlen schieben; sie enthalten zum kleinen Teil Kolloid, die meisten sind leer. (Textfig. 3).

Es leuchtet ein, daß außer dieser Kolloidsekretion und außer der Identität der einzelnen Epithelzelle zwischen diesem Gewebe und den erst erwähnten soliden Strumen keine Ähnlichkeit mehr besteht. Die Struktur wird aber noch mehr verändert durch das Bestreben des Epithels, die Hohlräume durch Papillenbildung wieder auszufüllen. So finden wir Zotten der verschiedensten Art, rein epitheliale Knospen, einfache Zotten mit bindegewebiger Achse, schließlich auch, allerdings nur in mäßigem Grade, verästelte Zotten. An einigen Stellen konnte übrigens in kleinen Zotten ein zentraler Hohlraum gesehen werden, der erst zum kleinen Teil an der Basis der Zotte durch eine einwachsende Kapillare seine Achse erhielt.

Neben diesen wahren Papillenbildungen, die sich in relativ bescheidenem Maße finden, gibt es größere Partien, die zunächst wie durch papillomatöse Bildungen entstanden aussehen. Solche Bilder entstehen dadurch, daß in einem durch Bindegewebe abgeschlossenen Läppchen — das dies Hauptlumen vortäuscht — zahlreiche schmale, lange und miteinander kommunizierende Lumina senkrecht dem Bindegewebsring aufsitzen. Mitunter ist dann eine Unterscheidung von echter Papillombildung schwer möglich. (S. auch Fig. 1, Taf. VI.)

In zwei Fällen fand sich stellenweise, durch bindegewebige Balken von dem beschriebenen getrennt, ein Gewebe, dessen Bau am besten wohl durch die Bezeichnung karzinoid charakterisiert wird. (Textfig. 4.) Die Verteilung von Bindegewebe und Geschwulstparenchym ist eine solche, daß man ohne Kenntnis der Entwicklung, bei Untersuchung von solchen Stellen ganz sicher Karzinom zu sehen glaubt. Man findet teils solide, teils gegitterte Geschwulststränge und -nester eingelagert den Alveolen derber Bindegewebsmassen; Bindegewebe und Epithel halten einander ungefähr die Wage. Die

Epithelzellen sind meist etwas kleiner als in den übrigen Geschwulstpartien; sind dunkel gefärbt und von runder Gestalt. Sie liegen in schmalen Strängen oder Nestern zusammen, die, je stärker das Bindegewebe wird, um so mehr abnehmen, bis sie nur noch kleine Häufchen von 4 bis 6 Zellen inmitten der Lücken des mächtig entwickelten Bindegewebes bilden. Die Grenzen des epithelialen

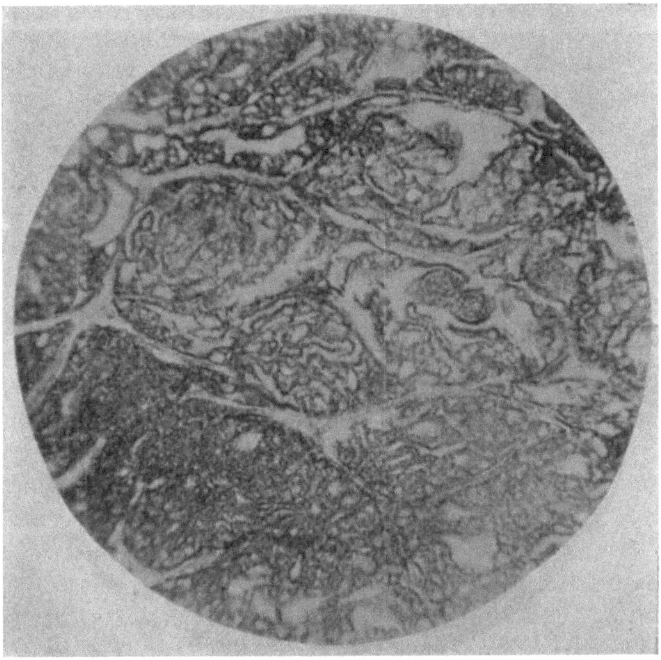

Fig. 3. Fall 1. Wuchernde Struma. Partie mit starker unregelmäßiger Lumenbildung. Vergr. 60fach.

Bestandteils gegen das Bindegewebe sind scharf; ein Eindringen in dasselbe nie zu sehen.

Die Geschwülste zeigten also, um zusammenzufassen, teils solide oder papilläre Formen; bei anderen fanden sich außer diesen zahllose vielfach verworrene Lumina mit Kolloidinhalt und Papillenbildung.

Welche Teile sind nun als die jüngsten zu betrachten, von denen die Entwicklung der andern Teile ausging?

In der Literatur wird diese Frage in zweierlei, völlig entgegengesetzter Weise beantwortet.

Ehrhardt z. B. und Wölffler, die den obigen Geschwülsten identische als Medullarkarzinom beschrieben, halten für die jüngsten Formen die Partien mit den zahllosen kolloidgefüllten Bläschen, die noch die meiste Ähnlichkeit mit der normalen Schilddrüse haben. Nach Ehrhardt wuchern die Epithelien der Bläschen, füllen schließlich das ganze Lumen aus und greifen dann auf die Zwischensubstanz über; diese wird immer mehr zerstört, jene

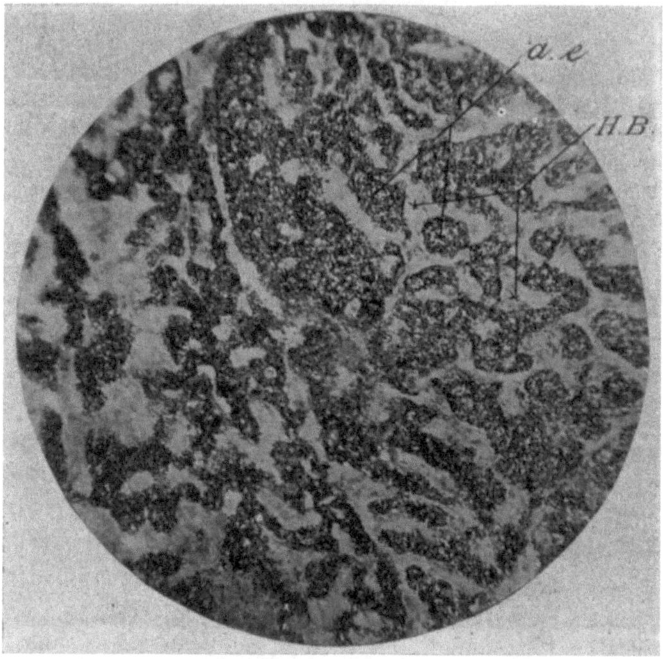

Fig. 4. Fall I. Wuchernde Struma. Karzinoide (marmorierte) Partie. H. B. hypertrophisches Bindegewebe, a. e. atrophische Epithelstränge.

gewucherten Epithelzellmassen rücken immer dichter zusammen, bis schließlich große, nur von feinen Bindegewebsleisten durchzogene solide Epithelmassen resultieren.

Etwas anders stellt Wölffler die Entwicklung dar. Auch er geht aus von der Anschauung, daß die luminösen Partien die jüngsten sind. Aber nicht die Bläschenepithelien, also die Grenzzellen wucherten, sondern die intraazinös gelegenen Elemente; sie brechen in die Bläschen ein, füllen deren Lumen aus und zerstören die Grenzepithelien, von denen nur wenige noch erhalten blieben und durch ihre dunkleren Kerne sich von den gewucherten Zellen unterschieden. Die Septen verschwinden, durch Krebszellen substituiert. Die Massen rücken zusammen, bis eine Anhäufung von Geschwulstzellen erfolgt, „die nur noch in umfangreicheren von stärkeren Bindegewebszügen umgrenzt sind".

Also: Entwicklung vom Zentrum zur Peripherie; der Ausgangspunkt das lumenhaltige Gewebe, das Endresultat solide Geschwulstzellmassen, nur von feinen Bindegewebssepten durchzogen.

Die gleichen Ansichten, oder ganz ähnliche, haben Cornil, Kaufmann, Virchow.

Ganz anders schildert, als einziger, Langhans die Histogenese dieser Geschwülste. Nach ihm sind in der Peripherie die jungen, im Zentrum die weiterentwickelten Partien zu suchen.

Nach meinen Untersuchungen bin ich nicht im Zweifel, daß die Langhanssche Auffassung die allein mögliche ist. Zunächst konnte ich eine Arrosion der Septen in den luminösen Partien niemals finden, ebensowenig eine andere Wucherung des Epithels als eine papillomatöse. Ferner wäre es mir unmöglich das alleinige Erhaltensein der lakunären Septen, die allerdings von jenen Autoren nicht als solche erkannt waren, zu erklären. Drittens, und diese Schwierigkeit hat auch Wölffler selbst empfunden: wie kommen die Gitterformen zustande? Wölffler meint, es handle sich um die Bildung von Drüsenimitationen innerhalb der zusammengeflossenen soliden Massen, wodurch das ganze Gewebe noch den Schein des Adenoms bewahre. Ich muß gestehen, daß mir dieser Atavismus der Geschwulst eine viel gezwungenere Erklärung zu sein scheint als die Langhanssche, die in jenen Lücken oder Höfen die ersten Lumenbildungen sieht. Ebenso ist es berechtigter, die Entwicklung der endothelialen Septen allmählich zu dichten Bindegewebssepten anzunehmen, wogegen histologisch nichts spricht, als die Arrosion und Verdünnung der derben Lamellen im Zentrum bis zu den feinen in der Peripherie, die, wie gesagt, nie beobachtet werden konnte.

Ich kann also auf Grund meiner Untersuchungen die Langhansschen Darstellungen völlig bestätigen. Vor allem muß ich, wie auch er es tut, die Entstehung dieser Geschwülste aus der normalen Thyreoidea ablehnen. Die Ähnlichkeit der Geschwülste mit den Wölfflerschen fötalen Adenomen, vor allem aber mit dem oben skizzierten Bau der embryonalen Schilddrüse weisen darauf hin, daß wir sie uns als aus fötalen Schilddrüsenresten entstanden zu denken haben.

Eine Frage bleibt nur noch zu besprechen: ist man berechtigt die beschriebenen Geschwülste von den Karzinomen als besondere Gruppe zu trennen? Wenn es sich auch um ein destruierendes Epithelgewebe handelt, das seine Nachbarschaft zerstört und Metastasen setzen kann, so gibt es doch mehrere Punkte, die eine Abtrennung dieser Geschwülste vom Karzinom rechtfertigen, ja nötig machen.

Einen Punkt hat Langhans schon hervorgehoben: die Regelmäßigkeit im Aufbau der Tumoren, der eigenartige Befund der lakunären Septen; alles in allem eine Regelmäßigkeit der Entwicklung, die an ein normales Organ erinnert. Demgegenüber ist für den Krebs gerade das unregelmäßige Verhalten der Nester und Stränge charakteristisch. Wenn auch bei einzelnen Formen, z. B. den Adenokarzinomen, oft eine Entwicklung von soliden Nestern zu Bläschenformen besteht, so kann sie in ihrer Unregelmäßigkeit doch nicht verglichen werden mit dem gesetzmäßigen Aufbau der wuchernden Struma.

Ein zweiter Punkt ist die verhältnismäßig geringe Malignität der Struma. Langhans gibt an, daß in einem Drittel seiner Fälle die Malignität nicht sicher ausgesprochen war. Auch unter den von mir mitgeteilten 7 Fällen sind 2, die keine sicheren Zeichen für Malignität tragen. — Vielleicht gehört unter diesen Punkt die mehrfach beobachtete Rückbildung des Geschwulstparenchyms bei Hypertrophie des Bindegewebes, wodurch die „karzinoiden“ Partien entstanden. Diese, die in der Literatur als alveoläre, skirrhöse Krebspartien gedeutet worden sind, stellen also gerade einen Beweis für die relative Gutartigkeit der Geschwulst dar.

Ein dritter, sehr wichtiger Punkt ist die Seltenheit der Lymphdrüsenmetastasen bei der wuchernden Struma. Langhans fand in keinem der 16 von ihm untersuchten Fälle eine Metastasierung auf dem Lymphwege. Von meinen 7 Fällen ist es nur einer (Fall 5), der neben Wirbelsäulen- und Lungen- auch Lymphdrüsenmetastasen zeigte, also auch ein recht geringer Prozentsatz, wenigstens wenn es sich wirklich um Karzinom handelte. Der Einwand, der vielleicht gemacht werden könnte, daß diese Tatsache vielleicht auf Besonderheiten im anatomischen Verhalten der Schilddrüsenlymphwege zurückzuführen ist, ist hinfällig; denn bei wirklichem Karzinom fanden sich Lymphdrüsenmetastasen.

Anmerkung. Interessant ist übrigens, daß Wölffler in seinen als Medullarkarzinom gedeuteten Fällen nichts von Lymphdrüsenmetastasen erwähnt. Ehrhardt macht sogar darauf aufmerksam, daß die Schilddrüsenkrebse den Blutweg gegenüber dem Lymphweg so bevorzugen, er fand in seinen Karzinomen nur in 46 % Lymphmetastasen; in 131 aus der Literatur gesammelten Fällen waren nur 49 Lymphdrüsenmetastasen; also nur 37,3 %.

II. Das Karzinom der Schilddrüse.

Aus den obigen Erörterungen folgt, daß der Diagnose Karzinom der Schilddrüse künftig engere Grenzen gezogen werden müssen, als es früher geschehen ist. Sie wird sich beschränken auf Fälle, in denen sicher nachzuweisen ist, daß eine Entwicklung im oben geschilderten Sinne im Tumor nicht besteht.

Langhans beschreibt zwei Karzinome mit Metastasierung auf dem Lymphwege. Das Epithel lag in Form oft solider, an Größe und Form sehr wechselnder Nester und Stränge den Bindegewebsmassen völlig unregelmäßig eingelagert. Die Nester waren meist klein, teils solid, teils mit Lumina versehen, die zuweilen Kolloid enthielten. Ein Übergang normaler Schilddrüsenepithelien in Krebszellen wurde nicht beobachtet.

In dem einen Fall war allerdings stellenweise eine große Ähnlichkeit des Baues mit dem der wuchernden Struma zu konstatieren. Es fanden sich ebenfalls zwischen lakunären Septen solide oder gegitterte Epithelzellbalken, z. T. sogar lang, schmal und radiär gestellt, so daß mir nicht ganz klar ist, weshalb Langhans diesen Fall nicht auch zu den wuchernden Strumen gestellt hat.

Über Fälle eigner Beobachtung, die ich hier berichten könnte, verfüge ich leider nicht. Das einzige, was ich hiervon besitze, sind einige Schnitte eines Falles, den Herr Geheimrat Körte operierte; das andere Material des Falles ist leider auf dem Umzuge vom Krankenhaus am Urban nach Moabit verloren gegangen.

Es handelte sich um eine große derbe Geschwulst, die so fest mit der Trachea verwachsen war, daß sie nur nach Zerschneidung in kleine Stücke, und auch da nur unter Verletzung der Trachea exstirpiert werden konnte. Die Schnittfläche der Stücke war ziemlich glatt, Farbe grauweiß, Konsistenz derbe. Diesem Gewebe waren mehrere mäßig gekammerte kolloidgefüllte Zysten von Erbsen- bis Bohnengröße eingesprengt.

Die mikroskopische Untersuchung ergibt, daß diese Zysten von regelmäßig geschichtetem kubischen Epithel mit kleinen, dunklen Kernen ausgekleidet sind. Die Kammerung ist vielfach unvollständig. Sie wird durch derbe Bindegewebsbalken bewirkt, die von Epithel bezogen sind.

Das weiße Gewebe war also das eigentliche Tumorgewebe. Es besteht aus mächtig entwickeltem, zum Teil kleinzellig infiltriertem Bindegewebe, dessen Fasern auseinandergedrängt sind durch schmale, unregelmäßig geformte Epithelstränge. In diesen liegen die Zellen solide nebeneinander. Oder, was öfter beobachtet wird, sie begrenzen ein kleines kolloidgefülltes Lumen. Die Durchsetzung des Bindegewebes durch diese Nester und Stränge ist eine höchst unregelmäßige.

Bestimmte Folgerungen kann man aus diesem dürftigen Befunde natürlich nicht ziehen; nur eines scheint auch er zu bestätigen, daß auch die Karzinome, wie die wuchernden Strumen, Neigung zur Lumenbildung haben.

III. Das Papillom der Schilddrüse.

Ich beschreibe im folgenden eine Geschwulst, deren charakteristischste Eigenschaft die Bildung von Zotten ist, indem ich zunächst das Sektionsprotokoll anführe:

8. Fall IX. Weibliche Leiche in reduziertem Ernährungszustand. An der linken Halsseite eine 7 cm lange Schnittwunde, die unterhalb des Kehlkopfes in die Luftröhre führt. Rechts neben dem Schnitt ist die Haut der Leiche, entsprechend der Gegend zwischen Kehlkopf und Schlüsselbein, durch eine Reihe von Knoten emporgebuckelt. Diese Kette zieht, links von der Mittellinie liegend, vom Kehlkopf abwärts bis zum Brustbein hin. Wie beim Abpräparieren der Haut sich zeigt, gehört der größte dieser Knoten, von gut Faustgröße, der rechten Schilddrüsenhälfte an.

Die Knoten setzen sich fort in die Ober- und Unterschlüsselbeingrube, in die rechte Achselhöhle und in einer Reihe längs der beiden Kopfnicker bis zur Unterkiefergrube.

Der der rechten Schilddrüse entsprechende Knoten hat eine Länge von 11½, Breite von 6, Tiefe von 7 cm. Die über ihn hinwegziehenden Muskeln sind stark verdünnt. Mit der derben Kapsel ist er unlöslich verwachsen. Seine Konsistenz ist derb, an einigen Stellen knochenhart.

Der Querschnitt durch diese Geschwulst eröffnet im oberen Teile eine gut pflaumengroße, mit klarer, leicht fadenziehender Flüssigkeit gefüllte Höhle mit unregelmäßigen Buchtungen; die Wand der Höhle enthält mehrere, mit breitem Fuße aufsitzende plateauartige Auswüchse. Außer ihnen finden sich kleinere blumenkohlähnliche niedrige Aussprossungen. In der Nachbarschaft dieser großen Höhlen liegen, durch derbe bindegewebige Wände getrennt, zahlreiche kleinere Höhlen, die zum Teil leer sind, zum Teil blumenkohlartige Auswüchse tragen.

Die Anordnung dieser Höhlen ist so, daß sie, von der Kapsel durch eine mächtige Schicht derben Gewebes getrennt, an der Peripherie des Knotens liegen. Der Stiel des Knotens dagegen zeigt eine strahlige Anordnung derber Bindegewebsstreifen, die durch ganz schmale leere Hohlräume getrennt sind. Der Stiel ist außerdem durchsetzt von massenhaften Kalkeinlagerungen.

Unterhalb der großen Höhle wird die Geschwulst gebildet von einem pflaumengroßen Knoten von mittelweicher Beschaffenheit und rötlicher Farbe; es läßt sich von ihm ein trüber Saft abstreichen.

Unterhalb dieser eigentlichen Hauptgeschwulst liegen in langen Reihen die vergrößerten derben Drüsen, deren Querschnitt ebenfalls jene rötliche markige Beschaffenheit zeigt, durchsetzt von streifigen Blutungen. In einzelnen liegen kleine Hohlräume. Diese Drüsen sind in der Tiefe miteinander, die obersten mit jener Geschwulst fest verbacken. Sie bilden also in ihrer Gesamtheit eine gewaltige Geschwulstmasse, die bis einen Finger breit oberhalb des Brustbeins reicht.

Dicht unterhalb von ihr liegt ein zweiter, fast faustgroßer Knoten. Er ragt tief in das Mediastinum hinein, ebensoweit vor wie hinter dem Brustbein liegend, dessen Griff er in seinem Bereiche völlig zerstört hat. Von der oben beschriebenen Geschwulstmasse ist er völlig getrennt. Seine Beschaffenheit ist weich, wie fluktuierend. Er ist 7½ cm lang, 8 cm breit, 5 cm tief. Beim Durchschneiden zeigt sich, daß der Knoten eine Höhle darstellt, die völlig von langen vielfach verästelten Zotten ausgefüllt ist, die in den freien Raum hineinragen. Freie Flüssigkeit ist in dem Raume nicht vorhanden.

Außer diesen beiden, völlig voneinander getrennten gibt es noch einen dritten Knoten, der jedoch mit dem zuerst beschriebenen in Zusammenhang steht. Er hat die Größe und Gestalt einer mittelgroßen Birne; mit seinem dünnen Ende geht er ohne Grenze in den markigen unteren Teil der ersten Geschwulst über, wobei er genau die gleiche Farbe und Konsistenz wie diese zeigt. Sein dickerer unterer Teil dagegen ähnelt dem oberen Teile jener ersten Geschwulst; er enthält mehrere Zysten, die zum Teil mit Kolloid gefüllt sind, teils einen dicken Brei von Cholestearin enthalten. Die Wände dieser Höhlen sind völlig verkalkt; Zotten wurden nicht gefunden.

Dieser Knoten schiebt sich mit seinem spitzen Teil zwischen Luft- und Speiseröhre. Das Lumen der Speiseröhre ist stark abgeflacht, so daß eine halbbleistiftstarke Sonde eben durchgeht. Die stärkste Verengerung entspricht einer Stelle in der Mitte zwischen Bifurkation der Trachea und Kehlkopf. Hier ist die Schleimhaut der Speiseröhre mit zahlreichen kleinen und größeren Knötchen besät. Der Durchschnitt zeigt, daß es sich um Geschwulstknötchen handelt, die die Speiseröhrenwand durchbrochen haben.

Ebenso hat ein etwa pfennigstückgroßer Geschwulstknoten die Luftröhre durchbrochen bis auf die Schleimhaut, die sich noch intakt über ihn hinzieht.

Die Venae subclaviae und iugulares verlaufen zwischen den Geschwulstknoten. Sie sind vielfach komprimiert durch Vorwölbung durch das Geschwulstgewebe; eine Perforation wird nicht gefunden.

In der Lunge und Leber fanden sich zahllose Metastasen, ebenso, wie schon gesagt, in den Lymphdrüsen der Hals- und Achselgegend. Ferner fand sich im Mark der rechten Nebenniere eine größere Metastase.

Mikroskopisch wurden von den verschiedenen Knoten, sowie von den Metastasen zahlreiche verschiedene Stellen geschnitten und, zum Teil auf Serien- und Stufenschnitten, untersucht. Härtung teils in Formalin, teils in Alkohol. Schneiden nach Gefrieren oder zumeist nach Einbettung in Zelloidin.

Die Kapsel besteht aus unregelmäßig angeordnetem Bindegewebe, dessen Fasern gequollen erscheinen. Nach außen davon liegen Muskelfasern, die wie das Bindegewebe von zahlreichen Hämorrhagien durchsetzt sind.

Ferner findet sich hier massenhaft Pigment abgelagert. Dies hat hell- bis dunkelbraune Farbe, liegt in größeren und kleineren Schollen flächenhaft verstreut oder zieht entlang den von der Kapsel ausstrahlenden Bindegewebssepten in die Geschwulst hinein. Das Pigment ist zum großen Teile eisenhaltig; gibt die Hämosiderinreaktion.

Hauptsächlich an diesen Stellen, in geringerem Maße um die Gefäße der Geschwulst, findet sich eine beträchtliche rundzellige Infiltration. Doch kann man vielfach auch kleinere Rundzellenansammlungen inmitten des Geschwulstgewebes finden, die mit Gefäßen nichts zu tun haben.

Die Kapsel ist von der Geschwulst vielfach durchbrochen. Zahlreiche Knötchen und Stränge durchsetzen sie; namentlich an einer Stelle, an der die Kapsel völlig durchbrochen ist.

Das Geschwulstgewebe selber bietet in den verschiedenen Präparaten sehr verschiedene Bilder. Man kann im großen und ganzen zwei Typen konstatieren; zunächst das papillentragende Gewebe. Es findet sich hauptsächlich in dem ersten und zweiten Knoten, in den mit großen Höhlen und zahlreichen Kalkeinlagerungen versehenen Stellen. Die Papillen ragen in große Zysten hinein. Die Zystenwand besteht aus dicken Balken kernarmen Bindegewebes, in dessen Spalten Geschwulststränge liegen; sie ist ausgekleidet von Epithelzellen verschiedener Beschaffenheit, die sich direkt auf die Papillen als unregelmäßig geschichteter Überzug fortsetzen. Die Papillen stellen in diesen großen Höhlen mächtige, vielverzweigte Bäume dar, die einander entgegenstreben, mit ihren Zweigen gegenseitig verwachsen und auf diese Weise aus dem primären Hohlraum unzählige äußerst unregelmäßig geformte Tochterräume schaffen. Diese enthalten in zahlreichen Fällen als Inhalt rote Blutkörperchen. Kolloid wird hier nicht gefunden. Sämtliche Papillen wie ihre Verzweigungen bestehen aus einer dicken Achse kernarmen Bindegewebes, in dessen Mitte man häufig ein längsgetroffenes, gefülltes Gefäß sieht. Um die Gefäße herum liegen häufig Rundzellen.

In anderen Höhlen sieht man nichts von diesen baum- oder auch blattförmigen Formationen. Sie erscheinen ausgefüllt von lauter isolierten kleinen, meist runden, zuweilen ovalen Körperchen, an denen man ein bindegewebiges Zentrum und einen epithelialen Bezug unterscheiden kann. In der Mitte des bindegewebigen Zentrums findet sich hier fast stets der Querschnitt eines Gefäßes. Es handelt sich also um einen Querschnitt durch einen vielverzweigten Papillenbaum, dessen Basis und Stamm, wie Stufenschnitte beweisen, ober- oder unterhalb dieser Schnittebene liegt.

Das Bindegewebe färbt sich mit Fuchsin leuchtend rot, ist also nicht, wie man aus seiner Kernarmut und der dicken, wie gequollen aussehenden Form seiner Fasern schließen könnte, hyalin entartet.

Hin und wieder sieht man aber an Stelle dieses fuchsinroten Inhaltes in einem der besprochenen runden Querschnitte eine konzentrisch geschichtete, bei Gieson dunkelbraun mit hellerem, bei H. E. dunkelblau mit rötlichem Zentrum versehene Masse liegen. Die gleichen Körperchen finden sich an zahlreichen Stellen aller untersuchter Teile; sie finden sich fast nur in den gefäßführenden Bindegewebsstreifen, namentlich den Papillen, zuweilen auch inmitten eines Gefäßes liegend, dessen Endothelien in ihren Stand überzugehen scheinen. Sehr selten fand ich sie inmitten epithelialer Zellmassen liegen, wo ihr Vorkommen dann mehr den Eindruck des Zufälligen machte. Bei Behandlung ungefärbter Schnitte mit entkalkenden Zusätzen lösen sich die Körper unter Gasbildung auf.

Neben diesen mächtig entwickelten Papillenformen finden sich, namentlich in den Lebermetastasen, aber auch in der Umgebung der großen Höhlen in den Hauptknoten kleinere Bildungen jeglicher Art. Sie gehören meist kleineren Luminibus an und treten als einfache Epithelknospen, als einfache Epithelsäulen oder als bindegewebsführende und dann meist verzweigte Gebilde auf. In einigen Fällen wurde in einer rein epithelialen Zotte eine kleine Lichtung gesehen, in die von der Peripherie her rundzellen- oder gefäßführendes Bindegewebe nachwuchs, während sie im distalen Teile leer war.

Die Epithelzellen, die diese Geschwulstmassen bilden, stellen zum großen Teile Zylinderzellen mit großem runden oder ovalen Kern dar. Die Zellgrenzen sind meist ganz unscharf, nur an einigen Stellen lassen sie sich erkennen. Das Protoplasma der Zellen ist hell, leicht gekörnt. Der bläschenförmige Kern liegt in der Mitte der Zelle, oder basal; eine lumenständige Lage habe ich nie sehen können. Der Kern ist meist mit einem deutlichen Kernkörperchen versehen. Die Kerne liegen zumeist dicht nebeneinander.

Neben diesen Zellen, die den Hauptbestandteil bilden, kommen niedrigere, von kubischer Gestalt vor; ferner ganz platte, deren Leib Ähnlichkeit mit Endothelzellen haben kann; doch unterscheiden sich diese Zellen von den Endothelien durch ihren Kern, der stets heller gefärbt und mehr bläschenförmig ist als der Endothelkern. Die Verteilung der verschiedenen Zellsorten ist ziemlich gesetzmäßig: Die hohen Zylinderformen finden sich mit Vorliebe an der Spitze der Papillen, sowie an ihrem Ansatz und an den Teilen der Höhlenwand. die dem Ansatze benachbart sind. Die kubischen begrenzen zum großen Teile die eigentliche Höhlenwand; namentlich an den Stellen gegenüber der Spitze von Papillen fallen sie durch ihre niedrige Form auf, die sogar jene endothelähnliche annehmen kann.

Einer Eigentümlichkeit der Geschwulst möchte ich hier noch gedenken: des Vorkommens ziemlich papillenarmer, meist freier Hohlräume. Sie finden sich in der Hauptgeschwulst, den großen Knoten nur selten, häufig dagegen in den Drüsen- und namentlich den Lebermetastasen. Sie haben ganz verschiedene Größe und Form, und ihre Zellbekleidung ruht entweder auf einer bindegewebigen Unterlage oder ist, wie bei den kleinen Höhlen in der Lebermetastase häufig, direkt den Organzellen eingebettet. Ihre Form ist meist rundlich, in andern Fällen spaltförmig. Ihre Größe sehr verschieden; sie schwankt von 60 μ bis zu 2 mm. Diese großen Höhlen sind stets von Bindegewebe gestützt. Der Inhalt der Höhlen ist fast stets Blut. Ihre Zellbekleidung ist ziemlich ungleichmäßig, unschichtig: neben hohen Zylinderzellen glatte Endothelzellen. Ein Übergang zwischen beiden Formen ist nicht zu finden; stets hebt sich, auch wenn zuweilen der Zelleib einer Geschwulstzelle Endothelform hat, das bläschenförmige Korn gegen den homogenen, tief gefärbten Endothelkern ab. Zuweilen sind die Geschwulstzellen scharf von den Endothelien getrennt: sie nehmen die eine Seite der Höhlung ein, die Endothelzellen die andere (s. Fig. 4, Taf. VI).

Die zweite Form, in der das Geschwulstgewebe auftritt, hat wenig oder keine Ähnlichkeit mit der oben beschriebenen. Sie findet sich vor allem in dem 3. Knoten, der nach der Luftröhre und der Trachea hin durchgebrochen war, und in zahlreichen Lymphdrüsenmetastasen. Sie gleicht, um es vorweg zu sagen, völlig den soliden und Gitterformen der wuchernden Struma.

Ich lasse die Beschreibung einer Lymphdrüsenmetastase folgen: Das Lymphgewebe ist von dem Geschwulstgewebe bis auf einige breite Züge kleinzellig infiltrierten Bindegewebes völlig zerstört, von denen die die einzelnen Geschwulsthaufen trennenden Septen ausstrahlen.

Die Geschwulststränge sind fast durchweg von dem umgebenden Bindegewebe durch einen feinen Spalt getrennt. Der Spalt ist durch eine Endothelhaut ausgekleidet, an der man zuweilen ein parietales und ein viszerales Blatt unterscheiden kann; letzteres legt sich direkt den Tumorzellen an. Der Spaltraum enthält zuweilen rote Blutkörperchen.

Dieser Endothelmembran nun sind häufig Zellen eingelagert, die an Leib und Kern mit Geschwulstzellen völlig identisch sind. Übergänge zwischen beiden Zellarten finden sich nicht; vielmehr liegen sie unvermittelt nebeneinander. Zuweilen bricht der Endothelbelag unvermittelt ab; die Tumorzellen begrenzen jetzt den nur auf einer Seite mit Endothel bekleideten Hohlraum.

Die Geschwulstherde selbst stellen im allgemeinen unregelmäßig geformte, solide Körper dar, die zumeist zu mehreren vereinigt in einer gemeinsamen Alveole liegen. In dieser sind nun die einzelnen Stränge oder Ballen getrennt durch teils rein lakunäre und oft mit roten Blutkörperchen gefüllte Septen oder durch Scheidewände, deren Gefäßen Bindegewebe anfgelagert ist (s. Textfigur 5).

In manchen dieser sonst ganz soliden, aus engstehenden Epithelzellen bestehenden Stränge findet sich eine Lichtung, hervorgerufen durch Einlagerung von Kolloid mitten zwischen die Zellen, die unregelmäßig um diesen primitiven Hohlraum herumliegen. Die Zahl dieser Höfe oder Lichtungen ist sehr verschieden; in großer Zahl vorhanden verleihen sie den Balken gegittertes Aussehen. Hier haben sich die Zellen denn meist schon geordnet und begrenzen nun ein scharfes, rundes oder längliches Lumen. Diese Lumina sind leer oder mit Kolloid gefüllt. Sie sind voneinander getrennt nur durch ihre Epithelwände, ohne Teilnahme des Bindegewebes.

An einzelnen Stellen sind die Lumina ziemlich groß, von rundlicher Gestalt; ihr Epithelbelag sitzt feinen Strängen auf, die von den Septen ihren Ursprung nehmen. Diese Stränge enthalten von Zeit zu Zeit eigenartige Kerne eingelagert. Neben Spindelformen finden sich kegelförmige, polygonale oder ganz unregelmäßig gestaltete, alle von dunkler Färbung, homogener Beschaffenheit. Da das von ihnen gebildete Netzwerk die Epithelstränge ziemlich regellos durchzieht, um den Lumina als Stützsubstanz zu dienen, erscheinen die Kerne oft regellos der Epithelmasse eingelagert. Übrigens findet man zuweilen auch in diesen feinen Septen ein durch rote Blutkörperchen erweitertes spaltförmiges Lumen.

Als Inhalt dieser Lumina findet sich vielfach Kolloid. Es entstehen dadurch Bilder, die mit einer gewöhnlichen Kolloidstruma große Ähnlichkeit haben, namentlich wenn — was vielfach der Fall ist — die Stützsubstanz der einzelnen Lumina derberes Bindegewebe ist.

Papillomähnliche Bilder entstehen dadurch, daß lange, schmale und nur durch dünne Septen getrennte Lumina in einem größeren Läppchen zusammenliegen (s. Fig. 3, Taf. VI). Zuweilen sieht man Kombinationen von Lumen- und Papillenbildung; in der Kuppe einer Zotte bilden sich Lumina, die wiederum Zotten bilden können.

Ganz ähnlich wie diese Lymphdrüsenmetastasen sind die Lungenmetastasen gebaut. Auch hier überwiegen die lumenbildenden Tumornester die papillenführenden. Als Inhalt findet sich, wenn die Lumina nicht überhaupt leer sind, Kolloid. Ebenso sind wieder ziemlich zahlreich die oben geschilderten Psammomkörperchen zu finden.

Eins ist hier noch zu erwähnen (Fig. 5, Taf. VI). Nicht selten finden sich namentlich in der Gegend des Durchbruches in Speiseröhre und Luftröhre, Epithelbalken, die auch völlig solide sind. Es zeigt sich indes, daß sie von den oben geschilderten sich unterscheiden: sie sind durchzogen von einem oder mehreren oft verzweigten gefäßführenden Bindegewebsstämmen. Diesem Stamm sitzen palisadenartig Reihen von Epithelien auf, die wie die Grenzepithelien einer Drüse eng nebeneinander geordnet sind. Weiter ab vom Stroma liegen die Epithelien unregelmäßig nebeneinander, wie in den oben beschriebenen soliden Strängen.

Die Zahl der bisher beschriebenen Geschwülste obiger Art ist eine ziemlich geringe; meist handelt es sich um Mitteilungen einer Beobachtung, wie in den Fällen von Kapsammer, Barker, Plauth, Jores, Smoler. Je zwei Fälle wurden von Zahn und Wölffler veröffentlicht. Der einzige, der ein größeres Material veröffentlichte, ist Langhans mit 5 Fällen.

Ferner erwähnt Ehrhardt, daß er zwei Fälle von Cystadenoma papilliferum malignum gesehen habe. Er zitiert weitere

Mitteilungen von Sulzer, Berry, Carranza, Cornil. Er stellt diese Geschwülste ihrem Charakter nach an die Grenze zwischen bösartigen und gutartigen Geschwülsten, und zwar in klinischer wie histologischer Hinsicht.

Wölffler unterscheidet zwei Arten von papillentragenden Geschwülsten: das prolifere und das papilläre Zystadenom. Unter ersterem versteht er eine Bildung, die ausgegangen ist von einer Wucherung der interazinösen Zellhaufen; diese schieben das Bläschenepithel vor sich her, oder durchbrechen es und bilden auf diese Weise exogene Papillen. Bei der papillären Form dagegen ist es das Bläschenepithel selbst, das zu wuchern anfängt: endogene Papillenbildung. Histologisch seien die beiden Arten zu unterscheiden an der Beschaffenheit des Epithels; die proliferen exogenen Papillen tragen sphärozelluläres Epithel, das von den rundzellenähnlichen interazinösen Haufen herrühre; die endogenen echten Papillen dagegen tragen kubisches Epithel. Der Charakter der Geschwülste ist schwankend; neben gutartigen sind sichere bösartige Tumoren beobachtet worden.

Soweit ich die Literatur übersehe, ist diese Einteilung Wölfflers von keinem andern Autor wieder aufgenommen worden; ich kann gleich bemerken, daß ich die von ihm gemachten histologischen Unterschiede nicht habe bestätigen können.

Die 5 Fälle von Langhans, die den Eindruck solider Tumoren machten, zeichneten sich durch ihre geringe Größe aus. Malignität war bei allen, mit Ausnahme eines Falles, ausgesprochen; allerdings eine beschränkte Malignität, denn nur in einem Falle fanden sich Metastasen, und zwar in den Lymphdrüsen. In diesem Punkte stimmen die Angaben von Langhans mit denen der andern Autoren überein; denn bei Kapsammers und Jores Fall werden keine Metastasen erwähnt; die andern Autoren, die über Papillome berichteten, betonen sogar ausdrücklich das Fehlen von Metastasen; so Plauth, Zahn, Wölffler, Smoler. Barker allein spricht von Lymphdrüsenherden, ist aber zweifelhaft, ob es wirklich Metastasen sind, und neigt dazu, diese scheinbar von den Lymphdrüsen ausgehenden Knoten für versprengte Keime zu halten.

In bezug auf die Größe dieser Geschwülste unterscheiden sich die Daten von Langhans von den anderen erwähnten Papillomen, die eine erheblichere Größe besitzen und zumeist mit größeren Zystenbildungen kombiniert sind.

Der von mir beschriebene Fall nimmt, so sehr er auch histologisch mit den von Langhans und den andern Autoren beschriebenen Fällen übereinstimmt, eine gewisse Sonderstellung ein. Zunächst finden sich in ihm drei Knoten, von denen zwei völlig voneinander getrennt liegen. Der unterste Knoten, der unter dem Sternum lag und dessen Griff völlig durchbrochen hatte, besaß zystische Konsistenz; er stellt sich dar als eine von schlanken, langen, zierlich verästelten Papillen fast völlig erfüllte Höhle von über Gänseeigröße.

Die beiden andern Knoten, die von jenem dritten völlig getrennt waren, sind nur durch einen dünnen Stiel miteinander verbunden. Sie sind ziemlich ähnlich gebaut und enthalten einen derben, bindegewebigen Teil, der von kleinen papillentragenden Zysten durchsetzt ist, und einen markigen Teil, in dem keine Zysten erkennbar sind. Hier finden sich histologisch hauptsächlich solide Formen der Geschwulst. Von diesen beiden Knoten hat der eine Mannsfaust-, der andere Birnengröße.

Der zweite Punkt, durch den sich der Fall auszeichnet, ist seine ernome Bösartigkeit. Sie äußert sich nicht nur in der Perforation durch Speiseröhre und Luftröhre, sondern vor allem in der massenhaften Metastasenbildung auf dem Blut- und Lymphwege. Es fanden sich zahllose erbsen-bis kirschgroße Herde in beiden Lungen, in der Leber; ein Herd in der rechten Nebenniere; die Lymphdrüsen zu beiden Seiten des Halses bis zur Submaxillargegend, in den Ober- und Unterschlüsselbeingruben und in der linken Achselhöhle waren vergrößert, derb. Ihr Querschnitt zeigte rötliche Farbe, durchsetzt von streifigen Blutungen; ab und zu konnte man kleine Zysten erkennen.

Histologisch stimmten, wie schon gesagt, meine Befunde mit denen in der Literatur beschriebenen überein. Jedenfalls konnte ich das Vorkommen der drei von Smoler aufgestellten Typen bestätigen. Er fand Gewebe:

1. von dem Charakter des normalen Schilddrüsengewebes,
2. von dem Charakter des papillären Zystadenoms,
3. von dem Charakter des malignen Adenoms bzw. Karzinoms.

Vom Typ 1 fand er nur ab und zu versprengte Lumina mit Kolloidinhalt. Die Hauptmasse der Geschwulst bildete 2, ein kleiner Teil 3. Über die Frage, ob und in welchem Zusammenhang diese verschiedenen Gewebsarten miteinander stehen, äußert sich S m o l e r nicht.

Nach L a n g h a n s , der in seinen Fällen ebenfalls verschiedene Gewebsarten fand, geht die Bildung der Geschwülste in folgender Weise vor sich: Das Epithel schiebt sich in Gestalt eines Rohres in die Umgebung vor; an seiner Spitze schwellen die Zellen durch Protoplasmazunahme mächtig an. Durch Flächenwachstum des Epithels und Verdrängung des umliegenden Bindegewebes entstehen weitere Räume, in denen das Epithel zu Papillen wuchert. Diese entstehen rein epithelial, erst später wuchert gefäßführendes Bindegewebe in ihre Achse. Die zuerst rundlichen Papillen können blattförmige Gestalt annehmen, die einzelnen Blätter miteinander und mit der Wand des Läppchens verwachsen, die interpapillären Räume sich in drüsenähnliche Bildungen verwandeln.

Die einzelnen Epithelzellen sind in ihren Formen sehr wechselnd, ihr Protoplasma trübe, reichlich granuliert; die Zellen ähnelten den Zellen der kleinalveolären (postbronchialen) Struma. Aus der zuweilen beobachteten Lage der Kerne am freien Pol der Zelle, dicht unter dem Lumen, ebenso aus dem Vorkommen von zahlreichen lymphadenoiden Herden mit Keimzentren schließt L a n g h a n s , daß die Papillome auf einer embryonalen Mißbildung beruhen, vielleicht in Beziehung ständen zu den fötalen Epithelkörpern.

Der von mir mitgeteilte Fall zeigt e i n e erhebliche Abweichung von dem eben beschriebenen Bilde; oder besser, große Teile von ihm werden — außer den von L a n g h a n s beschriebenen Gewebstypen — von einer von L a n g h a n s nur in einem Falle gefundenen Gewebsart gebildet. Sie findet sich vor allem in den Lymphdrüsenmetastasen und in den Partien der Hauptgeschwulst, die der Luft- und Speiseröhre anliegen. Hier liegen die Zellen dichtgedrängt, zu völlig soliden Massen vereinigt, nebeneinander. Die Kerne haben deutliche Bläschenform, sind rund oder leicht oval, mit einem Kernkörperchen versehen. Zellgrenzen sind nirgends zu erkennen. Die Kerne liegen in einer leicht getrübten und gekörnten Protoplasmamasse, und zwar dicht nebeneinander, die Epithelstränge sind z. T. schlank, z. T. dick, bis 150 μ breit; im allgemeinen überwiegen unregelmäßige Formen die regelmäßigen. Sie sind voneinander getrennt durch Septen, die in einigen Fällen rein lakunärer Natur sind, zumeist jedoch eine Bindegewebsschicht aufgelagert haben. Die Epithelstränge sind zum kleinsten Teile ganz solide; die meisten sind zart gegittert, viele zeigen deutliche, runde oder schmale und lange Lumina. Wenn diese an Zahl und Größe zunehmen und mit Kolloid gefüllt sind, sieht man stellenweise ein

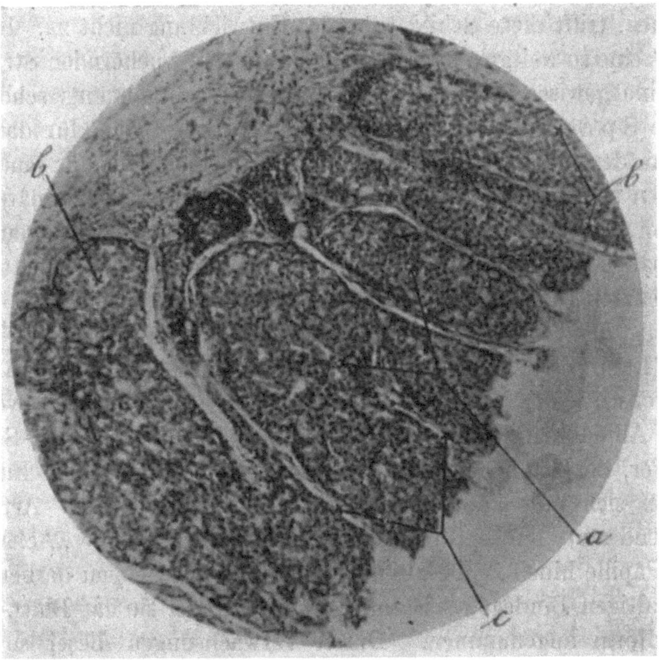

Fig. 5. Fall IX. Papillom. Lymphdrüsenmetastase. a solide Epithelzellbalken, b beginnende Lumenbildung, ohne Beteiligung des Bindegewebes, c Septen. Vergr. 100fach.

der gewöhnlichen Kolloidstruma gleichendes Bild. Wenn die Lumina größer sind, ist stets das Bindegewebe an der Abgrenzung der einzelnen gegeneinander beteiligt; im Gegensatz zu den kleinen Lumina, die inmitten des Epithels liegen.

In den größeren Lumina beginnt das Epithel an einer Stelle zu wuchern; es bildet Knospen, Papillen in der Weise, wie es Langhans schon beschrieben hat.

In dem von ihm mitgeteilten Falle Spaar beschreibt Langhans ebenfalls gegitterte Felder; er denkt sie sich so entstanden, daß ein ursprüngliches Lumen von Papillen durchsetzt worden ist; daß das Papillenepithel weitergewuchert sei und schließlich den ganzen ursprünglichen Hohlraum ausgefüllt, zu einem soliden Ballen umgewandelt habe. Die Gitterung erklärt er durch abermalige Umlagerung der Zellen, die kleine Lumina zwischen sich faßten.

Für meinen Fall, glaube ich mit Bestimmtheit erklären zu können, trifft diese Schilderung der Entwicklung nicht zu. Es besteht eine so weitgehende Ähnlichkeit mit den wuchernden Strumen — eine gewisse Ähnlichkeit konstatierte Langhans schon im Falle Spaar — daß ich glaube berechtigt zu sein, für das Papillom denselben Entwicklungsgang anzunehmen wie für jene. Es fanden sich hier wie dort neben ganz soliden, durch lakunäre, zuweilen erythrozytenführende Septen getrennten Zellsträngen und Zellballen, zahlreiche Gitterformen mit undeutlich oder schon scharf begrenzten Lumina, die rein epithelial entstanden sind. (S. auch Textfig. 5.) Später wachsen dann feine Septen zwischen die einzelnen Lumina hinein und tragen so zur Zerlegung des früheren Balkens bei, der jetzt zu einem lumenhaltigen Läppchen geworden ist. Allmählich werden die Lumina größer, die einzelnen Septen stärker, der Läppchencharakter geht verloren. In diesen Lumina finden sich nun Papillenbildungen der mannigfachsten Art, beginnend stets rein epithelial; erst sekundär wächst die „Achse" in die Papille hinein. Bei alten Papillen ist sie zu einem derben, gefäßhaltigen Bindegewebsstamm geworden; oder sie hat Blatt- oder Bandform angenommen. Durch Verwachsungen dieser so verschiedenartigen Papillen miteinander oder mit der Wand der Höhle entstehen zahllose Töchterhöhlen, die durch die oft enge und parallele Lagerung der schmalen Papillen wie gewellte Spalträume aussehen. (S. Fig. 2, Taf. VI.)

Diese Räume können schließlich sogar durch Wucherung der Zottenepithelien ganz ausgefüllt werden. Aber man sieht dann nie einen soliden einheitlichen Epithelbalken, sondern kann stets in diesem soliden Balken die Achsen der Papillen erkennen, und ebenso noch die palisadenartig diesen Achsen aufsitzenden untersten Epithelreihen. (S. Fig. 5. Taf. VI.)

Einer Eigentümlichkeit habe ich noch zu gedenken; sie könnte vielleicht gegen meine Entwicklungsanschauung dieser Geschwülste angeführt werden: Es ist das Vorkommen kleiner rundlicher Hohlräume mit epithelialer Wandbekleidung und zarter, oft ganz mangelnder Papillenbildung. Solche Höhlen hat auch L a n g h a n s gesehen und sie gerade als jüngste, d. i. am wenigsten entwickelte Stadien des Papilloms beschrieben. Nun habe ich neben solchen kleinen ganz große schmale Lumina, 3 bis 4 mm lang, bei schwacher Vergrößerung das ganze Gesichtsfeld ausfüllend, gesehen, die ebenfalls mit einer einfachen Epithelschicht bekleidet waren (Fig. 4, Taf. VI); diese saß — das Präparat stammte aus einer Lebermetastase — einem bindegewebigen Substrat auf, das einige wenige elastische Fasern enthielt. Das Epithel war sehr wechselnd; neben Strecken völlig normaler Endothelien lagen solche, die von typischen Geschwulstzellen innegehalten waren; die Epithelzellen waren zwar untereinander auch nicht gleich; es gab auch höhere und niedere Zellformen; aber stets unterschieden sie sich durch ihren bläschenförmigen Kern deutlich von dem homogenen dunklen Endothelkern. Das Lumen war mit Blut gefüllt; es stellte einen großen Pfortaderast dar, dessen Endothel von den Geschwulstzellen verdrängt war. Dasselbe ist in jenen kleinen, fast stets blutgefüllten Höhlen der Fall; auch hier handelt es sich um durch Stauung erweiterte kleine Gefäße, deren sich das Geschwulstgewebe bemächtigt hat; das wird bewiesen durch das Vorkommen normaler Endothelien neben den Geschwulstzellen. Später können sich dann diese vermehren und Papillen bilden, so daß das Bild eines primären zottenbildenden Bläschens entsteht (Fig. 4, Taf. VI).

Daß Ähnliches vorkommt, erwähnt auch L a n g h a n s selbst. In der Beschreibung des Falles Hoh—l erwähnt er lange, kanalartige Hohlräume mit kubischem oder zylinderförmigem Epithel ausgekleidet, das er für Geschwulstepithel hält. Er läßt die Frage offen, ob es sich hier um Blut- oder Lymphgefäße handelt; neigt aber dazu, sie für Blutgefäße zu halten.

Wegen der Ähnlichkeit also in der Entwicklung, die zwischen der wuchernden Struma und dem Papillom besteht — wir hatten ja auch bei der wuchernden Struma eine Papillenbildung, wenn auch in bescheideneren Grenzen, gesehen —, bin ich geneigt an eine nahe Verwandtschaft zwischen diesen Formen zu glauben. In dieser Überzeugung bestärkt mich das Verhalten der beiden Geschwülste in Hinsicht auf ihren Charakter: beide stehen, wie schon gesagt, an der Grenze zwischen gut- und bösartigen Geschwülsten; allerdings mit Neigung zur Bösartigkeit. Beide können, wie Fall 5 der wuchernden Struma und der mitgeteilte Papillomfall zeigen, gelegentlich äußerst bösartig auftreten und, außer der Zerstörung in der Umgebung, zu einer ausgedehnten Metastasierung auf dem Lymph- und Blutwege führen.

Was die Genese des Papilloms angeht, so glaube ich, aus demselben Grunde wie oben, daß es aus demselben Boden erwächst wie die wuchernde Struma, also aus fötalem Schilddrüsengewebe. Das Vorkommen lymphadenoider Herde, das Langhans erwähnt und das ich bestätigen kann, läßt sich bei den engen embryonalen Beziehungen zwischen den Organen auch für diese Anschauung heranziehen.

V. Die Parastrumen.

Als Parastrumen bezeichnet Langhans Geschwülste der Schilddrüse, die in ihrem Bau gewisse Eigentümlichkeiten der Epithelkörperchen oder Glandulae parathyreoideae wiederholen. Er teilt 4 Fälle dieser Art mit.

Vor ihm hatte schon Kocher 1899 fünf gleiche Fälle beschrieben und ihren Ursprung von den Epithelkörperchen als wahrscheinlich angenommen; er nannte seine Geschwülste zunächst nach einer auffallenden Eigenschaft glykogenhaltige Strumen.

Unter den mir zur Verfügung stehenden Fällen nun sind 4, die ich ebenfalls von der Parathyreoidea ableite; zwei davon entsprechen völlig den von Langhans und Kocher beschriebenen, während die beiden andern einen ganz anders beschaffenen Bau haben, den ich in der Literatur bisher nicht erwähnt gefunden habe.

Ich lasse zunächst die Beschreibung dieser beiden Strumen folgen. Sie entstammen zwei Patienten, die unter rasch zunehmender Schwellung der Schilddrüse und unter den Zeichen eines akuten Morbus Basedowii zum Exitus kamen.

Das Material, in große Scheiben zerschnitten, bekam ich in Formalin. Ich schicke das gleich voraus, um den negativen Ausfall der Glykogenreaktion zu erklären.

9. F a l l T. Die zur Untersuchung kommenden Scheiben entstammen einem Knoten von 5 cm Länge und 3 ½ cm Tiefe. Die Breite läßt sich nicht bestimmen.

Die Geschwulst ist von einer lockeren Bindegewebsschicht überzogen. Auf der Schnittfläche hat sie ein ziemlich gleichmäßig gelapptes Aussehen; die Lappen und Läppchen sind getrennt durch graue Streifen, die von der Peripherie in den Knoten einstrahlen (Fig. 7, Taf. VII).

Mikroskopisch fällt sofort der große Zellreichtum der Geschwulst auf, der in der Peripherie noch größer erscheint als im Zentrum; denn jene macht einen fast völlig soliden Eindruck, während sich im Zentrum zahllose Lumina finden. Aber diese Lumina sind ganz schmal, zum großen Teil durch Papillenbildung wieder ausgefüllt; Inhalt findet sich meist nicht; nur wenige Lumina enthalten Kolloid oder eine helle, feinkörnige, ungefärbte Masse, die sich an einer Stelle der Lumenwand zusammengezogen hat.

Dies so beschaffene Parenchym wird durch bindegewebige, gefäßreiche Septen in größere Läppchen zerlegt. Von deren Wand dringen wieder feinere Septen in das Innere des Läppchens und zerlegen es abermals in Töchterabteilungen; diese Septen sind vaskulärer Natur; sie bestehen aus zwei Reihen paralleler Lamellen, denen in regelmäßigen Abständen Spindelkerne eingelagert sind. Zwischen den Lamellen ist ein spaltförmiges Lumen, das zuweilen rote Blutkörperchen enthält. Übrigens ist auch diesen feinen Septen häufig eine ganz dünne Bindegewebsschicht aufgelagert, die sich bei G i e s o n fuchsinrot färbt.

Dem so beschaffenen Stützgerüst ist also in verschiedener Verteilung das eigentliche Geschwulstparenchym eingelagert. Es bildet ziemlich zahlreiche, kleine, rundliche oder große und dann vielgestaltige und schmale Lumina. Die Vielgestaltigkeit, die sich oft in zierlichen, sternförmigen oder strahligen Bildern äußert, wird durch zahlreiche Papillen bewirkt, die aber fast durchweg in ziemlich einfachen Formen, ohne große Verästelungen, auftreten. In den kleineren Lumina hat das Epithel vielfach eine ziemlich plumpe, rein epitheliale Knospe, oder eine kleine, das Lumen halbierende Papille gebildet. Oder, in andern Bläschen, wachsen sich zwei Papillen entgegen; nicht selten kann man auch sehen, daß eine Papille an die gegenüberliegende Wand herangewachsen und nur noch durch einen feinen Spalt von ihr getrennt ist. In größeren Lumina treten mehrfache Auswüchse auf, zunächst auch in den kleineren Formen rein epithelial; die größeren Papillen dagegen führen fast alle eine in der Hauptsache vaskuläre Achse. Öfter sieht man in einem längeren Schlauch mehrere Paare von Papillen von den gegenüberliegenden Wänden symmetrisch einander zustreben. Dadurch können Bilder von dem strahligen Aussehen des Uretherquerschnittes entstehen. Wenn die gegenüberstehenden Papillen miteinander verwachsen, ist der ursprüngliche Schlauch in mehrere Unterabteilungen zerlegt, deren Scheidewände, je nach der Art der Papillen, entweder rein epithelial, oder, was meist der Fall ist, mit bindegewebiger und gefäßführender Achse versehen ist. Durch die auch in den kleinsten Bläschen sich findenden Knospungen werden immer neue Teilungen eingeleitet, bis so schließlich ein Gewebe entstanden ist, das bei schwacher Vergrößerung solide erscheint. Stärkere Vergrößerung zeigt jedoch, daß es aus zahllosen kleinsten Bläschen besteht, die deutlich, meist durch feine Bindegewebssepten, gegeneinander abgegrenzt sind, und deren Lumen durch Epithelknospung zuweilen zu einem feinen Spalt obliteriert ist.

Neben diesen scheinbar soliden gibt es auch völlig solide Herde in ziemlich großer Zahl. Sie bestehen in ihrer Mehrzahl aus Zellen, die sich von den die Lumina bildenden Epithelzellen scharf unterscheiden.

Letztere zeichnen sich, wenn man sie bei schwacher Vergrößerung in ihrer Gesamtheit betrachtet, durch ihre blaue Färbung aus. Diese rührt davon her, daß die Zellen ganz eng zusammenliegen, so daß ihre dunkelblau gefärbten Kerne einander fast berühren. Die Zelleiber sind klein, Grenzen nirgends erkennbar. Nur an losgelösten Zellen kann man ihre kubische Gestalt erkennen; hin und wieder finden sich Lumina, deren Zellen eine mehr zylindrische Gestalt haben. Hier kann man eine deutliche Körnelung des vom Eosin nur schwach gefärbten Protoplasmas erkennen; sie ist am stärksten in dem dem Lumen zugewandten Teil der Zelle.

Von diesen blauen Partien scharf unterschieden, ihnen in großer Zahl eingesprengt, finden sich Ansammlungen von großen Zellen, die durch ihre leuchtend eosinrote Farbe schon bei schwacher Vergrößerung auffallen. Ein Teil von ihnen, der durch kolossale Größe der Zellen oder ihrer Kerne auffällt, bildet die erwähnten soliden Haufen, die sich teils subkapsulär, aber auch inmitten der Geschwulst finden. Die Haufen nehmen den Raum eines kleinen Läppchens ein und sind dann durch Bindegewebe scharf begrenzt. Häufiger aber überschreiten die Zellen die Grenzen des Läppchens und liegen einzeln oder zu mehreren zwischen den kleinen Zellen der Umgebung. Vielfach findet man auch einzelne oder ganz kleine Häufchen dieser Zellen weit verstreut liegen, stets schon an ihrer leuchtend roten Farbe erkennbar. Die Zellen sind zum Teil sehr groß, 40 bis 50 μ, mit einem entsprechend großen, tiefblau gefärbten Kern versehen; oder man hat große Kerne vor sich, von einer Größe bis 30 μ, um die ein ganz schmaler eosinroter Mantel herum gelagert ist. Die Zelleiber sind scharf begrenzt, und zwar durch feine wasserhelle Spalten, oder durch etwas dunklere rote Linien; das Protoplasma ist auffällig stark gekörnt.

Außer diesen gibt es Herde, in denen diesen ganz ähnliche Zellen zusammenliegen; die Herde sind ebenfalls zum Teil scharf begrenzt, zum andern Teil gehen sie allmählich in das umgebende Gewebe über. Sie sind ebenfalls sehr groß, 30 bis 40 μ. haben einen ganz kleinen, 6 bis 8 μ großen, tiefblauen, oder etwas größeren (8 bis 10 μ) und dann etwas heller gefärbten Kern, der oft exzentrisch liegt. Ihre Grenzlinien sind sehr scharf, meist durch feine wasserhelle Spalten oder dunklere rote Linien gegeben. Der Zelleib ist lebhaft eosinrot gefärbt, sehr stark gekörnt, was bei Eosin —, ebenso bei der Gieson färbung schön hervortritt. An Stellen, wo die Grenzen dieser Herde nicht scharf sind, finden sich auch scharf begrenzte und oxyphile Zellen, die aber viel kleiner sind als jene und allmählich zu den Zellen der Umgebung überleiten (s. Fig. 8, Taf. VII).

Im einzelnen dieser Herde finden sich Lumina, die oft mit Kolloid gefüllt sind. Auffällig ist hierbei zuweilen die Stellung der Kerne: Während die Kerne sonst an der Basis der Sterne liegen, gibt es Lumina, an denen die Kerne direkt am Lumen liegen, von ihm nur durch eine schmalste Protoplasmaschicht getrennt. Nicht immer zeigen in solchem Falle sämtliche Zellen das gleiche Verhalten; vielmehr liegt manchmal zwischen zwei Zellen mit lumenständigem eine Zelle mit basal gelegenem Kern (Fig. 8, Taf. VII).

An kolloidgefüllten Lumina kann man nicht selten eine Abflachung des Epithels konstatieren.

Was die Frage nach dem Charakter der Struma angeht, so spricht, abgesehen von dem Zellreichtum und der Polymorphie der Zellen, das Einwuchern in die Gefäßwand für die Malignität: die Epithelzellen haben die Adventitia und Muskularis eines mittleren Gefäßes durchsetzt; nur die Intima wölbt sich intakt über sie hinweg. Diese Stelle ist ausgezeichnet durch besonders zahlreiches Vorkommen der oben beschriebenen oxyphilen riesenkernhaltigen Zellen.

10. Fall D. Die Kapsel besteht aus mehreren Schichten kernarmen Bindegewebes, die an einigen Stellen durch Geschwulstgewebe auseinandergereisert sind.

Der Bau der Struma ist mit dem der oben beschriebenen völlig identisch.

Auch hier findet sich der Gegensatz zwischen dem die Hauptmasse der Geschwulst ausmachenden blauen und den kleineren Partien roten Gewebes. Nachzutragen habe ich nur noch das häufige Vorkommen lymphadenoiden Gewebes in der direkten Nachbarschaft dieser Herde.

An einer Stelle haben sich die oxyphilen Zellen in großer Ausdehnung an der Geschwulstbildung beteiligt, und zwar unter Bildung eines ganz ähnlichen Gewebes, wie es sich in der Umgebung findet; kleine, zum Teil mit Kolloid gefüllte Lumina (Fig. 7, Taf. VII). Auch eine lumenständige Stellung von Kernen wird, aber nur in einigen seltenen Fällen, beobachtet.

Außer an dieser Stelle finden sich größere und kleinere Herde, umschrieben oder allmählich in die Umgebung übergehend, in sämtlichen Präparaten, so daß der ganze Tumor sich als völlig von ihnen durchsetzt erweist. Besonders zahlreich ist das Vorkommen der riesenkernhaltigen Zellen.

Mehrfach kann man eine Veränderung in diesen Zellen beobachten. Sie enthalten runde, weiße Flecken, die zuweilen sich wie ein Ring um den Kern legen. Die Größe dieser weißen Flecken ist verschieden; ebenso ihre Zahl. Zuweilen füllen sie die Hälfte des Zelleibes aus. An einer Stelle erscheinen mehrere Zellen ganz hell, nur an der Grenze zeigen sich rote Linien.

Die Malignität dieses Falles wird gesichert durch das Einwuchern in die Kapsel, und durch das Vorkommen von Geschwulstthromben in einigen Gefäßen. Die Einbruchsstelle konnte nicht gefunden werden.

11. Fall M. Chirurgisches Material; ein hühnereigroßer Knoten, in Scheiben zerschnitten, in dünnem Alkohol liegend. Auch hier bleibt infolgedessen die Glykogenreaktion aus.

Der Knoten ist von einer bindegewebigen Kapsel umgeben, mit dem er verwachsen ist. Sein Durchschnitt entbehrt fast jeder Felderung; er hat weiße Farbe, markige Beschaffenheit. Am Rande des Knotens liegt an einer Stelle, zwischen ihm und der Kapsel eingelagert, ein etwas dunkleres Gewebe, das sich deutlich von dem markartigen Geschwulstgewebe abhebt.

Mikroskopisch besteht es aus zahllosen kleinen, runden ovalen oder länglichen Bläschen, deren Wand eine einfache Epithelschicht, gestützt auf Bindegewebe, bildet. Nirgends ist eine Wahrscheinlichkeit oder sonst eine Wucherung des Epithels zu sehen. Als Inhalt findet sich oft Kolloid. Die Zellen sind kubisch, klein, mit unscharfen Grenzen. Der Kern ist 7 bis 8 μ groß, dunkelblau.

Dies Gewebe liegt, wie gesagt, dem Tumorgewebe auf. Aber die Begrenzung ist keine scharfe; vielmehr greifen häufig Herde oder mehr vereinzelte Geschwulstzellen auf das geschilderte Adenomgewebe über.

Das Geschwulstgewebe besteht aus eigenartigen Zellen, die in der Peripherie auf großen Flächen nebeneinander liegen, ohne daß eine deutliche Felderung durch ein Stützgerüst gefunden wurde. Nur ab und zu wird dieses Geschwulstlager durchzogen von ganz feinen Septen, die vielfach lakunärer Natur sind; ihr Lumen enthält vielfach rote Blutkörperchen; oft ist ihnen eine dünne Bindegewebsschicht aufgelagert. Zuweilen sieht man einen Übergang dieser Septen in größere Gefäße.

Nach dem Zentrum zu ändert sich das Bild etwas, indem die Septen näher zusammenrücken und unregelmäßig anastomosieren. Dadurch werden die ihnen zwischengelagerten Epithelmassen in unregelmäßige polyedrische Ballen zerlegt.

Am Geschwulstparenchym selbst kann man zwei, nicht scharf getrennte Arten unterscheiden; die eine, die die Hauptmasse ausmacht, fällt schon bei schwächerer Vergrößerung durch ihre helle Farbe auf; die andere, die sich nur in ziemlich bescheidenem Maße findet, hat eine dunklere, mehr blaue Farbe. Die beiden Arten gehen ineinander über; auch in topographischer Hinsicht kann man nicht sagen, daß die eine oder die andere Art mehr das Zentrum oder die Peripherie bevorzugt.

Die hellen Partien (Fig. 6, Taf. VII) werden gebildet von großen, polyedrischen Zellen, die durch einen ganz hellen Leib und scharfe, rote Grenzlinien auffallen. Die Gestalt der Zellen ist sehr unregelmäßig und wechselnd. Es gibt ganz lange, rechteckige, nur zylindrische Zellen; sie finden sich hauptsächlich an den Septen, denen sie oft rechtwinklig aufsitzen, wodurch ihre Gesamtheit ein palisadenartiges Aussehen bietet. Sie liegen aber auch mitten zwischen den regelmäßig oder unregelmäßig polyedrischen Zellen, die die Mehrzahl bilden. Die Zelleiber sind wasserhell; nur in den Winkeln, in denen die Grenzlinien aufeinanderstoßen, sind geringe Protoplasmamassen gefärbt. Die Zellen sind sehr verschieden groß; sie können 40, ja 45 μ lang sein. Die Kerne sind 8 bis 10 μ groß, deutlich bläschenförmig, vielfach exzentrisch gelegen. In den palisadenartigen Zellreihen liegen sie basal, und infolge der geringen Breite der Zellen dicht nebeneinander, wodurch sie schon bei geringer Vergrößerung auffallen.

Noch auffallender ist die Lagerung der Kerne in einigen der ziemlich geringen Drüsenlumina, die sich in diesem Tumor finden; hier liegen die Kerne der schlanken, zylinderähnlichen hellen Zellen direkt am Lumen, von dem sie nur durch einen dünnen Streif getrennt sind. Meist fand sich diese lumenständige Kernlagerung übrigens nicht durchweg im Lumen; sie war auf eine Seite beschränkt, oder von regelmäßig gebauten Kernen unterbrochen.

Neben diesen die Hauptmasse bildenden Kernen kommen große und chromatinreiche Kerne vor, die eine Größe bis zu 20 und 25 μ erreichen können. Sie liegen regellos innerhalb der andern; nur zuweilen erscheint ihre Zahl in der Nähe der Septen vergrößert.

Auffällig ist ferner das zahlreiche Vorkommen atypischer Kernteilungsfiguren; es ist dies unter sämtlichen untersuchten Strumen der einzige Fall, in dem solche gefunden wurden.

Nach den mehr blauen Partien zu werden die Zellen kleiner und dunkler, die Zellgrenzen verschwinden; schließlich sieht man eng nebeneinander die Kerne in einer von Eosin rötlich gefärbten, leicht gekörnten Protoplasmamasse liegen.

Daß die Geschwulst bösartig ist, wird außer durch das Einwuchern in das Adenomgewebe, und außer durch das Vorkommen der atypischen Kernteilungsfiguren durch die Arrosion der Kapsel bewiesen.

12. Fall Kr. Chirurgisches Material in Formalin. Scheiben aus einem hühnereigroßen Tumor.

Glykogenreaktion auch hier negativ, da das Glykogen nicht fixiert war.

Mikroskopische Untersuchung: Geschwulst von einer dicken bindegewebigen Kapsel umgeben, hat vielfach die größte Ähnlichkeit mit dem oben beschriebenen Tumor. Auch hier kann man hellere und dunklere Stellen unterscheiden, je nach der Größe des Zelleibes und der Distanz zwischen den einzelnen Kernen. Aber durch zwei Eigentümlichkeiten unterscheidet sich die Geschwulst doch erheblich von der vorigen: Einmal durch die Lumenbildung, die hier sehr ausgedehnt ist. Die Lumina sind vielfach leer; zum Teil sind sie ganz oder teilweise ausgefüllt von einer leicht gekörnten, mit Eosin rot, mit Gieson gelb gefärbten Masse.

Zweitens findet sich hier eine völlig durchgeführte Felderung der Geschwulst durch ein sehr maschenreiches Stromanetz. Es besteht aus Bindegewebe mit großen, mäßig zahlreichen Spindelkernen; oft sieht man Gefäße in ihm verlaufen. Die Dicke der Bindegewebszüge ist sehr verschieden; sie schwankt von feinsten, die Gefäße bekleidenden Lagen bis zu der Dicke von 60 bis 100 μ; das Stroma steht in diesem Falle dem Parenchym an Mächtigkeit gleich. Es entsteht dadurch ein Bild, das einem Alveolarkrebs ähnlich sieht. Die Epithelzellen erscheinen hierbei zusammengepreßt, verkleinert. Die Zellgrenzen schwinden, die Kerne liegen enger zusammen; die Farbe dieser Stellen ist blauer als in den andern Partien.

In den heller gefärbten Stellen sieht man wieder jene großen, meist wasserhellen Zonen von vieleckiger Gestalt, mit polymorphen Kernen und von eosinroten Grenzlinien umzogen. Die Größe der Zellen ist ebenso verschieden wie der Kerne. Doch sind im allgemeinen die den Septen aufsitzenden Zellen länger und schlanker als die zentral gelegenen. Eine deutliche Palisadenstellung findet sich jedoch nicht. Dagegen zeigen auch hier an einigen Lichtungen die Kerne die Tendenz, an das dem Lumen zugekehrte Zellende zu rücken.

Kernteilungsfiguren wurden nicht gefunden.

Anmerkung. Es sei hierbei erwähnt, daß Fall 12 (Parastruma Typ Langhans) der einzige ist, bei dem Kernteilungsfiguren, und zwar atypische, ziemlich zahlreich waren. In allen andern Fällen, unter denen doch mehrere äußerst maligne waren, gelang es mir trotz genauen Nachsuchens nicht, Mitosen zu entdecken. Da mir das auffällig war, revidierte ich die Langhanssche Arbeit auf diese Frage hin. Aber auch L. erwähnt nichts davon, weder bei der Besprechung des Epithels und der Zellkerne, noch der Malignitätsindizien. Auch in seinen Zeichnungen finden sich keine Mitosen.

Bei der peinlichsten Sorgfalt, mit der Langhans sonst alle Einzelheiten beschrieben hat, ist nicht anzunehmen, daß er die Mitosen außer acht gelassen hatte; um ganz sicher zu sein, untersuchte ich Langhanssche Originalpräparate, die mein Chef, Prof. Benda, mir zum Vergleich geliehen hatte; ebenfalls mit negativem Erfolg.

Diese Tatsache des Fehlens von Mitosen in bösartigen Strumen scheint mir in Widerspruch zu stehen mit der wohl allgemein üblichen Ansicht, daß man aus dem Vorhandensein von (atypischen) Kernteilungsfiguren auf Malignität, ja je nach ihrer Menge auf den Grad der Malignität schließen darf.

Ich glaubte für die besonders malignen Formen die Erklärung so suchen zu müssen, daß die Organe zu spät fixiert worden seien, daß also die Zellen noch Zeit gefunden hätten, den Teilungszyklus zu Ende zu führen. Daß das möglich ist, beweist die Geschichte der Kernteilungsfiguren im Hoden, die auch erst gefunden wurden, nachdem die lebenswarmen Organe mit stark fixierenden Flüssigkeiten behandelt wurden (Salpetersäure). Nach dieser Erklärung wäre das Fehlen von Kernteilungsfiguren in einer malignen Geschwulst gerade ein Beweis für das besonders schnelle Ablaufen des Teilungsvorganges, mithin für die Malignität.

Indes läßt diese Erklärung das Fehlen von Mitosen in den relativ gutartigen Formen der wuchernden Strumen unerklärt, ist also nicht ausreichend.

Vorläufig kann ich also die Tatsache konstatieren, daß in den Geschwülsten der Schilddrüse das Fehlen von Mitosen die Regel bildet, im Gegensatz zu den Geschwülsten des Darmes, der Haut u. a.

Um mit der Besprechung der zuletzt beschriebenen Fälle zu beginnen, so waren das Auffallendste an ihnen die einzelnen Epithelelemente; vor allem die großen, verschieden gestalteten Zellen mit wasserhellem, nur an einzelnen Stellen protoplasmahaltigem Leib, mit den eosinroten Grenzlinien und dem oft exzentrisch gelegenen bläschenförmigen Kern.

Auffällig war auch in manchen Punkten die Lagerung dieser Zellen sowie ihrer Kerne; an mehreren Stellen waren die schmalen, langen Zellen mit basalen Kernen den Septen aufgesessen; das Resultat davon war ein Bild, das Kohn palisadenähnlich nannte, und das auch Benjamins in den von ihm untersuchten Epithelkörperchen fand.

Ebenso eigenartig, wenn auch (namentlich im ersten Falle bei der geringen Neigung zur Lumenbildung überhaupt) selten vorkommend, ist die auffallende Lagerung der Kerne in manchem Lumen. Sie liegen in der schlanken, zylinderartigen Zelle nicht basal, sondern dicht unter dem Lumen, von ihm oft nur durch eine dünne Schicht getrennt. Kürsteiner beschreibt das Vorkommen gleicher Bildungen in der Umgebung der unteren Epithelkörperchen von jungen Embryonen. Langhans begründet auch diese Tatsache, wie auf dem eigenartigen Bau der Zellen und dem Vorkommen von Glykogen seine Anschauung, daß diese Tumoren von den Epithelkörperchen, und zwar wahrscheinlich von den unteren, abzuleiten seien. Als weitere, aber weniger wichtige Gründe für seine Anschauung führt er die palisadenartige Anordnung der Zellen an den Septen an und das Vorkommen großer chromatinreicher Zellen, die Schreiber auch in normalen Epithelkörperchen gefunden hat.

Unser Fall stimmt, wie gezeigt, in all diesen Einzelheiten mit den von Langhans beschriebenen überein; bis auf den mangelnden Nachweis von Glykogen, der aber auf die Aufbewahrung in 1proz. Spiritus zurückzuführen ist, in dem das Glykogen nicht fixiert wurde.

Ein ganz anderes Bild geben die beiden andern Strumen. Sie sind durch ein reich entwickeltes Stützgerüst, das in seinen feinsten Fäden sich als vaskulär erweist, in zahlreiche Läppchen zerlegt. Die Läppchen sind ganz verschiedenartig und unregelmäßig angeordnet; in der Peripherie öfter ganz solide, während sie im Zentrum zahlreiche, aber fast stets kleine Lumina enthalten. Dabei macht sich das Bestreben des Epithels geltend, die Lumina durch Papillenbildung zu verschließen. Durch Verwachsung einander gegenüberliegender Papillen zerfällt das primäre Lumen in mehrere kleinste Töchterlumina, die durch abermalige Epithelknospung zu ganz engen Spalträumen umgestaltet werden können. Es finden sich als Endprodukte dieser Vorgänge weite Partien kleinster, meist leerer Bläschen, die voneinander meist durch ein feines Bindegewebsgerüst oder nur durch ihre Epithelwände getrennt sind, und zwar liegen diese Partien, die bei schwacher Vergrößerung als ganz solide erscheinen, vielfach mehr nach der Peripherie zu.

Das Gewebe, in dem so neben ganz soliden Läppchen vor allem solche mit allen Stadien der Lumenbildung liegen, ist, wie im vorigen Falle, aus zwei verschiedenen Epithelarten zusammengesetzt. Den größten Teil bilden hier die blauen Partien, die auch hier ihre Farbe haben von der großen Menge der dicht liegenden, dunkel gefärbten, kleinen Kerne. Die Zelleiber sind klein, ohne jede erkennbare Grenzlinie, so daß die Kerne einer zusammenhängenden, aber durch die Stützsubstanz gegliederten und aus Lumina angeordneten Protoplasmamasse eingelagert zu sein scheinen. Das Protoplasma ist trübe, namentlich in dem dem Lumen zugekehrten Zellende deutlich gekörnt. Mit Eosin färbt es sich schwach rot.

Von dieser Zellart hebt sich die zweite durch ihre leuchtend eosinrote Färbung schon bei schwacher Vergrößerung, noch deutlicher bei stärkerer, scharf ab. Bei G i e s o n färbung sind die von ihnen gebildeten Partien goldgelb gefärbt, wodurch sie sich von dem andern Gewebe, das stumpf braungelb gefärbt ist, ebensoscharf unterscheiden. Die einzelnen Zellen sind ziemlich verschieden gestaltet. Sie zeichnen sich jedoch alle durch die Größe des Zelleibes aus, der einen Durchmesser bis 35 μ haben kann. Die Gestalt der Zellen ist verschieden; es gibt viereckige, runde, polygonale Formen, regelmäßige und unregelmäßige. Sie sind scharf voneinander getrennt, und zwar zumeist durch feine wasserhelle Spalten oder durch feine, etwas dunkler als der Zelleib gefärbte rote Linien. Der Zelleib ist leuchtend rot, auffallend stark gekörnt. Die Bemalung tritt am schönsten bei Eosinfärbung hervor, ist aber auch bei G i e s o n färbung ausgezeichnet sichtbar.

Die Kerne dieser Zellen sind, namentlich in größeren Herden, im Vergleich zum Zelleib sowohl wie wirklich, auffallend klein. 6 bis 7 μ, ganz dunkel gefärbt, homogen; oder etwas größer, 8 μ, und dann meist etwas heller gefärbt, mit feinen Granula. Vielfach aber finden sich, namentlich wenn die Zellen mehr diffus inmitten des blauen Gewebes liegen, wahre Riesenkerne, die bis zu 25 und 30 μ groß werden. Ihre Gestalt ist sehr verschieden; selten rund, viel öfter lang, mit abgerundeten Ecken, kegelförmig, oder ganz unregelmäßig. Sie sind entweder ganz dunkel gefärbt, homogen oder hell, bläschenförmig, dann aber ausgezeichnet durch große Mengen klumpiger Chromatinbündel. Sie liegen meist innerhalb besonders großer Zellen, oder aber es schlingt sich um sie nur ein dünner Protoplasmamantel herum. Zuweilen sieht man zwei solcher Kerne in einer Zelle liegen.

Diese so auffallend gestalteten und gefärbten Zellen bilden nun zum Teil größere Läppchen, zum Teil liegen sie mitten zwischen den „blauen" Zellen. In letzterem Falle finden sich meist Formen, die als Übergangsformen gedeutet werden müssen; sie enthalten ebenfalls den dunklen Kern, das eosinrote gekörnte Protoplasma, sind aber kleiner als jene Zellen, und weniger scharf begrenzt.

Die Läppchen sind meist an einzelnen Strecken ihrer Peripherie durch Bindegewebe gegen die Umgebung abgegrenzt, während sie an anderen Stellen durch jene Übergangsformen in das blaue Gewebe übergehen. Sie stellen entweder solide Läppchen dar oder bilden Lumina; in einigen dieser wurde deutlich lumenständige Lagerung der Kerne beobachtet (s. Fig. 8, Taf. VII). Vielfach sind die Zellen, die die Lumina bilden, etwas abgeplattet; das ist namentlich dann der Fall, wenn sich als Inhalt des Lumens Kolloid findet, was recht häufig der Fall ist. In der Umgebung dieser Läppchen findet sich häufig lymphadenoides Gewebe.

Aus der Beschreibung geht wohl hervor, daß jene großen, eosinroten, stark gekörnten und scharf begrenzten Zellen mit dem kleinen Kern identisch sind mit den in der Literatur als Welsh-sche oder oxyphile bekannten Zellen der Epithelkörperchen. Da sich ferner zahlreich große, chromatinreiche Kerne fanden, wie sie Schreiber in der Parathyreoidea gesehen hat, und da dem oxyphilen Gewebe fast regelmäßig lymphadenoides Gewebe angelagert war, wie dies bei intrathyreoidalen Versprengungen von Epithelkörperchen v. Verebely und Petersen beschrieben haben, dürfte wohl anzunehmen sein, daß die beschriebenen Formen von den Epithelkörperchen abzuleiten sind.

Anmerkung. Wichtig ist das Vorkommen dieser zweiten Art von Parastrumen in gewisser Beziehung auf die Lehre von den Epithelkörperchen. Bestand doch bisher stets eine Meinungsverschiedenheit der Autoren über die Frage, in welchem Verhältnis die verschiedenen Zellarten der Epithelkörperchen zueinander ständen. Petersen z. B. hält die großen oxyphilen Zellen für degenerative Formen schon deshalb, weil er sie stets nur bei älteren Personen, nie bei Kindern gefunden hat. Demgegenüber nennt Benjamins sie die „Blütezellen" der Parathyreoidea. Und auch Getzowa kommt zu dem Schluß, daß diese Zellen — entgegen Petersens Ansicht — gerade besonders funktionsfähige Bestandteile der Epithelkörperchen seien. Ebenso konnte ich mich schon früher von der Richtigkeit dieser letzten Anschauung dadurch überzeugen, daß ich unter anderem bei einem zweimonatigen Kinde ein erbsengroßes Knötchen fand, das nur aus den großen oxyphilen Zellen bestand; außer diesem fanden sich dann bei diesem Kinde noch drei andere kleinere Epithelkörperchen, die ebenfalls aus Welshschen Zellen, eingelagert in Fettgewebe, bestanden.

Die Wucherung dieser Zellen, wie sie oben beschrieben wurde, widerlegt wohl die Ansicht endgiltig, daß sie degenerative Formen seien. Man kann also sagen, daß beide Zellformen der Parathyreoidea, die oxyphilen wie die wasserhellen vollkräftige Elemente sind, von denen ein jedes für sich wuchern und zur Geschwulstbildung führen kann.

Zum Schlusse möchte ich noch bemerken, daß das oft beobachtete Vorkommen von Kolloid in Lumina, die von Welshschen Zellen gebildet waren, für die Angaben von Sandstroem, Schaster, Müller, Benjamins und Petersens spricht, die ebenfalls Kolloid in Epithelkörperchen beschrieben, im Gegensatz zu Kohn, der es niemals gesehen hat.

Zusammenfassung.

Als Resultate meiner Untersuchungen ergibt sich, kurz zusammengefaßt, Folgendes:

1. Die von Langhans vorgenommene Abtrennung der „wuchernden Struma" von dem bis dahin üblichen Allgemeinbegriff Karzinom der Schilddrüse ist gerechtfertigt, denn

2. die wuchernde Struma macht einen regelmäßigen, typischen Entwicklungsgang durch, der in gewisser Verzerrung den Entwicklungsmodus der fötalen Schilddrüse wiederholt; die Entwicklung erstreckt sich auf Parenchym wie auf Stützsubstanz. Diese, in den jüngsten Stadien lakunär, erhält durch Auflagerung von Bindegewebe und unter Rückbildung des vaskulären immer mehr gewöhnlichen Bindegewebscharakter. Dort sind die jüngsten Stadien solide Felder; diese erhalten Lumina („Gitterformen"), die später durch Beteiligung der Stützsubstanz selbständig werden;

es entstehen verschiedenartige Formen nebeneinander, die teils mit Kolloidknoten, teils mit Papillomen große Ähnlichkeit haben.

Durch Hypertrophie des Bindegewebes und relative Rückbildung des Parenchyms können karzinoide Bilder entstehen. Die Malignität dieser Geschwülste ist relativ gering; wenn Metastasierung besteht, so bevorzugt sie den Blutweg. Lymphdrüsenmetastasen sind selten. Demgegenüber

3. ist das Carcinoma gl. thyreoideae ausgezeichnet durch Metastasierung auf dem Lymphwege, wie durch die Unregelmäßigkeit seines Baues.

4. Mit der wuchernden Struma verwandt ist das Papillom; auch an ihm kann man eine Entwicklung von soliden Formen zu zystischen, papillentragenden, beobachten. Bezüglich der Malignität und der Metastasierung gleicht es der wuchernden Struma; Ausnahmen kommen hier wie dort vor.

5. Außer den von Langhans beschriebenen glykogenhaltigen Parastrumen mit den wasserhellen Zellen gibt es eine zweite Strumenform, die ebenfalls von den Epithelkörperchen abzuleiten ist. Sie ist ausgezeichnet durch das Vorkommen großer, eosinroter, stark gekörnter und scharf begrenzter Zellen mit kleinem Kerne (Welshsche = oxyphile Zellen der Parathyreoidea).

6. Auffällig war, daß von sämtlichen untersuchten Strumen trotz zum Teil ausgesprochenster Malignität nur in einem Falle (Parastruma Typ Langhans) Kernteilungsfiguren gefunden wurden.

Literaturverzeichnis.

Ein großer Teil der Literatur findet sich in der Langhansschen Arbeit (s. u.). Nur die dort nicht angeführten Autoren werden hier verzeichnet:

1. Barker, zit. bei Farner. — 2. Billroth, Müllers Arch. f. Anat. u. Physiol. 1856. — 3. Carrel, Du cancre thyréoidien. Gazette des hôpitaux 73 No. 71. — 4. Erdheim, Beiträge z. pathol. Anat. d. menschl. Epithelk. Ztschr. f. Heilk. Bd. 15 H. 1. — 5. Foosyth, The relation between the thyreoid and the parathyreoids glands. Brit. med. journ. Nov. 1907. — 6. Gutknecht, Virch. Arch. Bd. 99 S. 314 u. 419. — 7. Hansemann, Schilddrüse und Thymus bei Basedow. Berl. klin. Wschr. 1905, Nr. 44a. — 8. Jores, refer. D. med. Wschr. 1893, Nr. 43. — 9. Kohn, Ergebnisse d. Anat. u. Entwickl.-Gesch. 1899, Bd. 9; derselbe, Arch. f. mikrosk. Anat. 44. — 10. Kürsteiner, zit. bei Langhans. — 11. Langhans, Virch. Arch. 1907, S. 69; Virch. Arch. 1892 (Nr. 128), S. 400. — 12. Middeldorpf,

Arch. f. klin. Med. 47 S. 502. — 13. Plauth, Bruns Beitr. z. klin. Chir. 1897, Bd. 19 S. 335. — 14. Sandstroem, ref. in Schmidts Jahrbüchern 187 S. 114. — 15. Schaper, Arch. f. mikr. Anat. 46 S. 239. — 16. Schreiber, zit. bei Langhans. — 17. Virchow, Die krankhaften Geschwülste Bd. III Teil I S. 15. — 18. Welsh, zit. bei Erdheim. — 19. Wölffler, Entwickl. u. Bau d. Schilddrüse. Monographie Berlin 1880. — 20. Zahn, D. Ztsch. f. Chir. 1885, Bd. 22.

Erklärung der Abbildungen auf Taf. VI. u. VII.

Wuchernde Strumen.

Fig. 1. Fall 1. Wuchernde Struma. Anordnung der Lumina radiär um ein Gefäß. Papillomähnliches Bild; a längsgetroffenes gefäßhaltiges Septum, b Lumina, c Septen, noch erhaltene Grenzen des ehemaligen Zellbalkens. Vergr. 100fach.

Papillom.

Fig. 2. Ausfüllung einer Zyste durch bandförmige engliegende Zottenmassen; C W. Zystenwand, i. l interpapillomatöse Lumina, P Papillen, C. N zentrale Nekrose. Vergr. 30fach.

Fig. 3. Einwucherung in perivaskulären Lymphraum (Vortäuschung von Papillom durch Lumenbildung), C zentrales Gefäß, e Endothel, l Lumen innerhalb eines Zellbalkens, z zungenförmige Zellbalken mit Lumenbildung. Vergr. 100 fach.

Fig. 4. Lebermetastase. Einwachsen in kleinen Pfortaderast. Ersetzung des Gefäßendothels durch Geschwulstzellen. Proliferation der Zellen zu Zotten. a kleine Geschwulstherde in e Lebergewebe, b Wand eines Pfortaderastes, besetzt von Geschwulstzellen, c Blut, d Zotten im Pfortaderast, quer- und längsgetroffen. Vergr. 60fach.

Fig. 5. Papilloma malignum, aus Gegend des Durchbruches in Ösophagus. Sekundär solider Epithelbalken, entstanden durch Zusammenfluß von Papillen. a Zellbalken, s Septum, A Achsen von Papillen, Grenzepithelien noch deutlich ihnen aufsitzend. Vergr. 100fach.

Parastruma.

Fig. 6. Fall 10. Typ Langhans; „helle“ Stelle. P. z. Palisadenähnliche Stellung der hohen Zellen zu den Septen, l. S. Lakunäre Septen, M Mitosen, k. k. Lumenständige Kernlagerung (Kürsteiner), w. Z. Wasserhelle Zellen. Zeiss Okular 4, Obj. DD.

Fig. 7. Fall 11. Parastruma modus II. Übersichtsbild. Blaue und rote Gewebspartie. Letztere aus oxyphilen (Welshschen) Zellen bestehend. Darin zahlreiche Lumina mit Kolloid. Zeiss Okular 4, Obj. AA.

Fig. 8. Fall 10. Parastruma modus II. Herd aus oxyphilen Zellen. Diffuses Übergreifen in die („blaue“) Umgebung. k. k. Lumenständige Kernlagerung. Im Lumen abgestoßene Tumorzellen; deutliche Körnelung derselben. a Lymphozytärer Herd, b kleine Strumafollikel, v Gefäß, injiziert, o. Z. Oxyphile Zellen mit starker Körnelung, scharfer Abgrenzung. Zeiss Okular 4, Obj. DD.

XI.

Über die Herkunft der blasigen Zellen in Milzknötchen.

(Aus dem pathologischen Institut in Heidelberg.)

Von

Dr. S. Itami, Japan.

Bei einem $10^1/_2$ Monate alten Kinde 144 (144) 1907, welches an Dyspepsia chronica, Bronchitis und Bronchopneumonie gestorben war, fand sich eine Hyperplasie der Milzknötchen neben dem der klinischen Diagnose entsprechenden Befund. Mikroskopisch zeigten die hyperplastischen Knötchen vereinzelte helle Stellen, in denen ich bei stärkerer Vergrößerung große gequollene Zellen sah. Diese Beobachtung führte mich dazu, diese Zellen näher zu untersuchen und ihre Abstammung zu studieren.

Sie finden sich fast in allen Knötchen, manchmal zerstreut, manchmal gruppenweise (einige nebeneinander), häufig zentral, ohne aber direkt einen Zusammenhang mit den Blutgefäßen zu zeigen. In manchen Knötchen sind die Zellen ohne Mühe zu erkennen, doch übersieht man sie auch oft, wenn sie sich nur in geringer Zahl vorfinden. Vor allem fallen diese gequollenen Zellen durch ihre Größe auf, in der sie Lymphozyten um ein Drei-, Fünf- bis Zehnfaches übertreffen. Wenn diese Größenunterschiede auch in weiten Grenzen schwanken, so sind sie doch in jedem Falle größer als die Lymphozyten bzw. Retikulumzellen in den Milzknötchen. Auch die Form dieser blasigen Zellen zeigt durchaus kein einheitliches Bild. Im allgemeinen sind sie rundlich, oval oder mehr länglich, sehr häufig aber sind ihre Umrisse unregelmäßig, zackig und eckig; ihre Kontur ist meist distinkt, oft aber auch unscharf. Auch ihr Verhalten zu den umgebenden Gewebselementen läßt sich nicht einheitlich deuten. Meist scheinen sie frei in den Retikularmaschen zu liegen, ohne direkt mit dem retikulären Gewebe verbunden zu sein. Stellenweise aber hängen einige Zellen unverkennbar mit den Retikulumfasern zusammen, d. h. sie zeigen schmale oder dickere gequollene Fortsätze, welche in die Zwischenfasern (Retikulumfasern) übergehen. Der blasige Kern ist rundlich, oval oder unregelmäßig, zackig gebogen. Die

Chromatinkörner sind sehr spärlich, das Kerngerüst locker; sehr oft sind die chromatischen Substanzen an der Innenfläche der Kernmembran angeordnet (sogenannte Wandhyperchromatose). Die Größe des Kernes schwankt innerhalb gewisser Grenzen, meist ist er aber drei- bis fünfmal so groß wie der der Lymphozyten. Die Zellen haben nur einen Kern, der meist in der Mitte, manchmal auch exzentrisch liegt. Meist ist im Kern deutlich ein Kernkörperchen zu sehen, oft sind es auch zwei oder drei. Mitotische Kernteilungen sind nur spärlich zu finden, verlaufen aber in normaler Weise. Pyknotische Kerne, welche ab und zu das Knäuelstadium zeigen, wurden auch beobachtet; im allgemeinen sind solche Zellen äußerst selten. Der Protoplasmasaum ist meist sehr breit, gequollen, ungleichmäßig gefärbt, körnig und zeigt oft Vakuolisation. Die Vakuolen sind in Größe und Zahl unregelmäßig und ungleichmäßig. Baso-, azido- und neutrophile Granulationen ließen sich darin nicht nachweisen (Formol-Triazid-Präparat). Die Veränderungen des Kernes und des Protoplasmas gehen meist Hand in Hand, doch kann auch an ihnen der Kern überwiegend beteiligt sein. So sieht man vereinzelt blasse ovale Kerne mit schmalem Protoplasmasaum. Dabei zeigen die Lymphozyten, welche die Hauptbestandteile der Knötchen bilden, in der Nachbarschaft dieser blasigen Zellen meist die typische Struktur, also sogenannte nackte, intensiv färbbare Kerne. Doch kommen größere Lymphozyten mit leicht gequollenem Protoplasma und blassem Kerne auch vor, welche vielleicht als Übergangsstufen von Lymphozyten zu blasigen Zellen zu deuten sind. Diese Lymphozyten sind meist rundlich oder oval, aber die Ränder sind sehr oft zackig bzw. eckig. Die Blutgefäße zeigen keine besonderen Veränderungen, weder irgendeine Spur hyaliner Umwandlung ihrer Wand noch Stauungserscheinungen. Ebensowenig zeigt das Retikulum bedeutende Abweichungen vom normalen Bau. Einmal sind an der Stelle, wo die Adventitia der Gefäße in das Retikulum übergeht, die Bindegewebszüge bisweilen breiter; dabei färben sie sich nicht homogen; die Kerne scheinen größer und blasser; Kernteilungsfiguren fehlen; dann fallen am Retikulum vereinzelt auftretende gequollene Retikulumzellen auf.

Wie aus dieser Beschreibung hervorgeht, ist der Befund nicht ganz identisch mit den Keimzentren, welche in den Milzknötchen, besonders der Kinder, wie in den Knötchen der Lymphdrüsen gesehen werden, wenn ich auch mitotische Kernteilungsfiguren beobachtet habe.

Die großblasigen Zellen in den Milzknötchen wurden bekanntlich bei Diphtherie beobachtet.

1876 beschrieb Bizzozero[3], der die Milz bei Diphtherie untersuchte, in den Knötchen bis 30 μ große, runde, ovale oder polyedrische Zellen mit ovalem, hellem Kern, der ein deutliches Kernkörperchen führt. Das Protoplasma enthält zahlreiche Albuminkörnchen und daneben die Kerne bzw. Kernbröckel von Lymphozyten; es handelt sich also um Phagozyten. Im Zentrum der Herde fand er nur Kerndetritus.

Stilling[11] publizierte eine Arbeit über die progressive und regressive Metamorphose der Milzknötchen. Er beschreibt zuerst die Keimzentren: „Aber nicht allein Armut an Zellen bedingt den lichten Fleck, sondern auch der Umstand, daß die hier gelegenen Elemente diejenigen des peripherischen Abschnittes um das Doppelte und Dreifache an Größe übertreffen. Ihr Protoplasma ist granuliert, ihre Kerne sind rundlich, Farbstoffe nehmen sie nur schwierig an. Diese zuerst von Kölliker erwähnten Gebilde sind nicht immer zu Gruppen vereinigt; oft liegen sie regellos zerstreut zwischen den übrigen Lymphkörperchen." Dann beschreibt er noch eine Veränderung der Knötchen, welche eine gewisse Ähnlichkeit mit den Keimzentren hat. „Es sind ebenfalls hellere Stellen, meist im Zentrum der Follikel, von rundlicher Gestalt. Die großen Elemente welche sie zusammensetzen, haben einen epithelialen Charakter. Wir finden polymorphe Gebilde von wechselnder Größe; ihr Protoplasma ist meist homogen, nur an der Peripherie zeigt sich eine unregelmäßige Körnung. Manche enthalten Fettröpfchen, andere braunes Pigment usw. Die Kerne sind rund oder oval; bald in der Mitte der Zelle gelegen, bald gegen die peripherischen Teile hingerückt. Vereinzelte Zellen enthalten zwei Kerne, viele sind kernlos. Sie sind ferner dadurch ausgezeichnet, daß sie die Farbstoffe so gut wie nicht aufnehmen usw. Hier sticht das helle Zentrum des Follikels von der dunkleren peripherischen, aus intensiv gefärbten Lymphkörperchen bestehenden Zone besonders lebhaft ab. Vereinzelt treten die letzteren auch zwischen den größeren Elementen hervor. Nicht alle Follikel sind in gleicher Weise von dieser eigentümlichen Veränderung betroffen. In andern Fällen waren die Milzkörperchen mit bloßem Auge gar nicht zu erkennen, und bei der mikroskopischen Untersuchung stellen sie sich als sehr kleines Gebilde dar, welches lediglich aus den beschriebenen Zellen bestand. Diese zeigten große Vakuolen in ihrem Protoplasma, die Kerne waren sehr undeutlich, in manchen fehlten sie. Das Ganze machte durchaus den Eindruck eines degenerierten Prozesses." Solche Veränderungen sah er bei sehr abgezehrten Individuen, andeutungsweise auch oft bei Rachitis. Er sagt weiter: „Um das Auftreten dieser eigentümlichen Bildungen zu erklären, werden wir uns am besten auf die trotz aller Differenzen in dem Charakter der Zellen nicht zu leugnende Ähnlichkeit mit den Sekundärknötchen berufen müssen, und ich würde nicht widersprechen, wenn sie jemand als degenerierte Keimzentren bezeichnen wollte."

Oertel[9] beobachtete den Kernzerfall der Lymphozyten mit Auflösung von Protoplasma und so entstehende nekrobiotische Herde. Dabei sah er oft verschiedene Formen von Kernen, welche bisweilen eine kariokinetische Phase vortäuschen können, während sie nichts anderes bedeuten als den ersten Schritt zum weiteren Zerfall der chromatischen Substanz in Körnchen und Schollen von sehr verschiedenem Aussehen. Den großen Zellen an der Peripherie der Herde legt er die Bedeutung von phagozytischen Elementen bei.

Nach Müller[8] sollen die Lymphozyten in den Knötchen Fettröpfchen enthalten. Besonders in der Nähe von nekrotischen Herden sind die Fettröpfchen, frei oder in lymphoide Elemente eingeschlossen, zahlreich und groß. Auch die Endothelien und das Stützgewebe der Knötchen scheinen zum Teil fettig degeneriert.

Babes[1] sah bei Tierexperimenten die Hyperplasie des lymphatischen Apparates.

Welch and Flexner[13] fanden ebenfalls bei Tierexperimenten (mit Toxine) in der Milz, in den Lymphdrüsen und in andern Lymphorganen des Körpers Zerfall der Kerne.

Katzenstein[7] beobachtete die von einem fibrösen Netz umgebenen nekrotischen Herde, eine Schwellung des Bindegewebes und ein Aussehen wie Strukturmangel in den Gefäßwänden.

Barbacci[2] untersuchte auch die Milz bei Diphtherie. Nach ihm sind die Knötchen dicht mit Leukozyten erfüllt oder, wenn sie licht erscheinen, nicht selten mit den Zellen versehen, welche der Milzpulpa eigen sind. In andern Fällen bilden größere Elemente als Lymphozyten zentrale helle Herde. Die Umrisse der Zellen sind undeutlich, oft scheinen sie zu einer einzigen Protoplasmamasse zu verschmelzen, welche feinkörnig und mit Kernen von verschiedener Größe und Gestalt (rund, oval, stäbchenförmig) durchsetzt ist. Alle diese Kerne zeichnen sich durch ihre Chromatinarmut aus. In andern Fällen sieht man im Zentrum die Lymphozyten mit Gruppen von größeren helleren Zellen gemischt. Er konstatierte weiter Ödem des Knötchens. Es wurde auch Karyokinese von ihm beobachtet, welche normalen Verlauf nahm und mit Nekrobiose kombiniert auftrat. Phagozyten wurden auch nicht vermißt, aber nach seiner Beobachtung waren sie nicht zahlreich. Diese Veränderungen wurden auch bei Tierexperimenten konstatiert.

Watschkewitsch[12] beschäftigte sich speziell mit Studien über die Herkunft dieser Zellen. Nach ihr sollen sie unter verschiedenen, auch unter physiologischen Bedingungen auftreten. Sie können 100 μ groß werden. Karyolyse, Verlust des Kernsaftes, Ungleichmäßigkeit und Vakuolisierung des Protoplasmas, Trennung des Kernes vom Protoplasma und Zusammenfließen solcher Zellen sind die wichtigsten Veränderungen. Sie sah Übergänge von Lymphozyten zu diesen degenerierten Zellen, aber nicht solche von Retikulumzellen, und glaubte, daß das netzförmige Bild in den Milzknötchen bei Diphtherie durch das Zusammenfließen von degenerierten Lymphozyten entsteht.

Councilman, Mallory and Pearce[4] untersuchten in 181 Fällen von Diphtherie die Milz. Sie sahen in den Knötchen eine Kombination von Proliferation, Phagozytose und Degeneration. Die Retikulumzellen und wahrscheinlich auch die Gefäßendothelien wuchern und fressen die Lymphozyten, welche in Trümmer zerfallen. Die gewucherten Zellen haben epitheloiden Charakter und ähneln in Größe und im allgemeinen Charakter denen der Tuberkulose. Sie sind groß, ihre Kerne blasig, rund, oval oder unregelmäßig konturiert, das Protoplasma fein granuliert. Im kleinsten und jüngsten Herde kann man die einzelnen Zellen voneinander unterscheiden, sie sind dann oft durch Lücken getrennt. Am Rande können die einzelnen epitheloiden Zellen von den Lymphozyten unterschieden werden. Übergangsform, woraus man die Entstehung der epitheloiden Zellen aus Lymphozyten vermuten könnte, wurde von ihnen nicht beobachtet. Diese epitheloiden Zellen fallen schließlich der Degeneration anheim. In den späteren Stadien stellt sich die hyaline Degeneration der Gefäßwand ein.

Ribbert[10] sagt in seinem Lehrbuch der pathologischen Histologie: „Sie (die Lymphknötchen) bilden hier unter dem Mikroskop runde Knötchen, in deren Zentrum große rundliche und verästelte Zellen sichtbar sind, während die Lymphozyten zurücktreten. Es handelt sich um Zellen, die angeschwollenen Endothelien ähnlich sind, neben denen das spärliche Retikulum noch zu erkennen ist. Ihre Kerne färben sich schwächer als die der Rundzellen, und da diese fast ganz fehlen, so fallen die zentralen Teile der Follikel durch ihre hellere Beschaffenheit schon bei schwacher Vergrößerung ins Auge."

Grawitz[6] schreibt den angeschwollenen Endothelien, welche großzellige, blasige Herde bilden, phagozytöse Tätigkeit zu.

Heinecke[5] bestrahlte Mäuse, Meerschweinchen und Ratten mit Röntgenstrahlen und fand zuerst im Keimzentrum, dann im peripherischen Teil der Milzknötchen Kerntrümmer, die von den Phagozyten aufgenommen wurden. Kurze Zeit nach dem Kernzerfall erscheinen zuerst in der Mitte drei- bis viermal so große epitheloide Zellen; sie ordnen sich umeinander an wie die Schalen einer Zwiebel, verlieren dann allmählich ihren Charakter und werden zu Bindegewebszellen. Er hält die epitheloiden Zellen für junge Bindegewebszellen.

Nach Ziegler[14] zerfallen bei Diphtherie die Lymphozyten in den Milzknötchen, während sich zugleich das retikuläre Stützgewebe als ein Netzwerk von angeschwollenen Zellen mit blassen Kernen darstellt.

Wie aus der Beschreibung bisher ersichtlich, sind die blasigen Zellen, welche ich beobachtete, wenigstens teilweise mit denen identisch, welche man fast immer bei Diphtherie in den Milzknötchen sieht.

Die Ansichten üb die Herkunft dieser Zellen lassen sich kurz dahin zusammenstellen, es sind:

1. degenerierte Lymphozyten,
2. junge Bindegewebszellen,
3. angeschwollene Bindegewebszellen.

Um festzustellen, in welchen Fällen überhaupt solche blasigen Zellen vorkommen, habe ich die folgenden Fälle daraufhin untersucht. Dabei verstehe ich immer unter den typischen blasigen Zellen solche, welche einen enorm großen Protoplasmaleib und einen karyolytisch veränderten Kern aufweisen, und unter den jungen Zellen solche, welche man gewöhnlich in den Keimzentren sieht, d. h. Zellen mit blassem ovalem Kern und basophilem kleinerem Protoplasmaleib. Das Material wurde in Zenkerscher Flüssigkeit fixiert, in Paraffin eingebettet und 3 bis 5 μ dick geschnitten. Zur Färbung wurde Hämatoxylin- resp. Eisenhämatoxylin (nach Heidenhain) Eosin, Säurefuchsin-Pikrinsäure (nach van

Gieson) oder Mallorysche Lösung zur Darstellung der kollagenen Fasern, Triacidlösung von Ehrlich oder Giemsa (nach Schridde) benutzt.

Fall 1, 34 j. M., 71 (147) 07. Vom Schnellzug überfahren, an intraperitonäaler Blutung, Ruptur der Leber usw. gestorben. Milz normal groß, Kapsel schlaff faltig, Oberfläche glatt, weich. Schnittfläche rötlichbraun, Pulpa vorquellend morsch. Mikroskopisch: Lymphknötchen klein, nicht scharf begrenzt, typische blasige Zellen spärlich sichtbar. An einer Stelle ist eine an das Monasterstadium erinnernde Kernfigur zu sehen. Sonst sind weder Kernteilungsfiguren noch junge Zellen zu sehen.

Fall 2, 77 j. W., 110 (110) 07. Arteriosklerose, Embolie der A. fossae Sylvii dextra. Milz schlaff, Knötchen undeutlich. Mikroskopisch: Die Knötchen sind meist ganz klein; sie enthalten keine typischen blasigen Zellen, aber solche, welche vielleicht als eine Übergangsform betrachtet werden dürfen; sie sind drei- bis fünfmal so groß wie ein Lymphozyt und haben einen blassen, aber nicht hochgradig gequollenen Kern.

Fall 3, 30 j. M., 24 (152) 07. Delirium tremens, an Herzschwäche gestorben. Knötchen und Trabekel deutlich. Typische blasige Zellen sind spärlich sichtbar.

Fall 4, 19 j. M., 112 (112) 07. Suicidium durch Einnahme von Kaliumcyanid und Essig. Milz etwas groß, Kapsel gespannt, Oberfläche glatt. Knötchen deutlich, Pulpa blaurot, derb. Schnittfläche wie die Ränder ganz glatt. Mikroskopisch: Die Knötchen sehen nicht gleichmäßig aus, d. h. dunklere und hellere Kerne wechseln miteinander, typische blasige Zellen sind aber nur sehr wenig zu sehen. Zerstreut sind die jungen Lymphozyten vorhanden. Das Retikulum ist teilweise gequollen, besonders in der Mitte der Follikel. Keine Kernteilungsfiguren.

Fall 5, 41 j. M., 22 (50) 07. Progressive Paralyse. Tod an Pneumonie. Milz wenig vergrößert, weich, Kapsel gerunzelt. Bindegewebe reichlich. Knötchen mikroskopisch sehr klein; es wurden keine blasigen Zellen gefunden.

Fall 6, 57 j. W., 81 (157) 07. Karzinom des rechten Oberkiefers, Sepsis nach Tumorzerfall. Milz weich, geschwollen, Trabekel und Knötchen undeutlich. In den Knötchen sieht man hyaline Balken, keine Amyloidreaktion. Um diese hyalinen Balken sind wenige typische blasige Zellen zu sehen.

Fall 7, 54 j. M., 73 (149) 07. Carcinoma ventriculi, an wiederholter Blutung gestorben. Milz mittelgroß, Trabekel deutlich. Mikroskopisch sieht man spärliche, leicht gequollene, aber nicht typische blasige Zellen.

Fall 8, 54 j. M., 74 (150) 07. Carcinoma ventriculi, nach Gastroenterostomie Abszeß in der Wunde, an Pneumonie gestorben. Milz sehr weich, blaurot. Mikroskopisch sind vereinzelte typische blasige Zellen zu sehen.

Fall 9, 59 j. M., 78 (154) 07. Blasensteine, Cystitis suppurativa, Pyelonephritis, Leberzirrhose usw. Milz etwas groß, Kapsel gerunzelt, weich. Knötchen und Trabekel undeutlich. Mikroskopischer Befund wie oben.

Fall 10, 28 j. W., 68 (144) 07. Retroperitonäalphlegmone, operiert. Milz weich und groß. Mikroskopisch spärliche typische blasige Zellen, sonst die Zellen in den Knötchen im allgemeinen größer, ohne aber die typischen Keimzentren zu bilden.

Fall 11, 28 j. M., 122 (122) 07. Myelitis cervicalis et dorsalis luetica. Cystitis supprativa. Milz sehr weich, groß, Pulpa zerfließend. Mikroskopisch: Knötchen klein; einzelne, aber nicht so typische blasige Zellen zerstreut zu sehen. Keine besondere Veränderung des Retikulums.

Fall 12, 64 j. W., 113 (113) 07. Nephritis interstitialis chronica, allgemeine Arteriosklerose. Thrombose in A. cerebelli post. inf. Milz zeigt alte narbige Einziehungen. Mikroskopisch (nicht narbige Stelle untersucht) sind die Knötchen klein, blasige Zellen spärlich, Retikulum stellenweise wenig verdickt.

Fall 13, 34 j. M., 114 (114) 07. Nephritis interstitialis, Myodegeneratio cordis, erysipelatöse Phlegmone der Beine usw. Milz vergrößert, weich, Kapsel mit der Umgebung verwachsen. Schnittfläche graublaurot, Zeichnung verwischt. Mikroskopisch: Knötchen klein, spärliche typische blasige Zellen. Retikulum zeigt keine besondere Veränderung.

Fall 14, j. W., 120 (120) 07. Phthisis pulmonum, enterit. et periton. Milz derb, Kapsel verdickt, mit der Umgebung verwachsen. Knötchen nicht sichtbar. Trabekel deutlich. Blasige Zellen ganz spärlich.

Fall 15, 18 j. W., 121 (121) 07. Phthisis pulmon. et enterit. et laryngis. Keine noduläre Hyperplasie. Mikroskopischer Befund wie oben.

Fall 16, 38 j. M., 80 (114) 07. Oesophagitis, Perioesophagitis, Pyothorax nach Ösophagusverletzung durch Knochenstück. Milz etwas groß, dunkelrot. Wenige blasige Zellen in den Knötchen.

Fall 17, 41 j. W., 57 (115) 07. Wiederholte Operation wegen Menorrhagie, an Sepsis gestorben. Milz weich, wenig vergrößert, Trabekel und Knötchen undeutlich. Es sind spärliche gequollene Zellen zu sehen, sie sind aber nicht ganz typisch.

Fall 18, 60 j. W., 83 (159) 07. Multiple Knochentuberkulose, an Schwäche gestorben. Milz klein, Kapsel verdickt, Trabekel deutlich. Mikroskopisch: es konnten keine blasigen Zellen gesehen werden.

Fall 19, 4 M., 145 (145) 07. Enteritis acuta, Bronchitis. Milz nicht vergrößert, fest, Kapsel gespannt, dunkelbraun. Typische Zellen stellenweise zu sehen. Keine Kernteilungsfiguren.

Fall 20, 5 M., 165 (165) 07. Ernährungsstörung, Gastroenteritis, Bronchitis. Noduläre Hyperplasie der Milz. Im Zentrum der Knötchen sieht man junge Zellen, daneben aber auch vereinzelt typische blasige Zellen. Keine Kernteilungsfiguren. Die Retikulumfasern scheinen etwas gequollen zu sein.

Fall 21, 3 M., 157 (157) 07. Bronchitis, beginnende Bronchopneumonie, Pädatrophie. Milz derb, keine Hyperplasie der Knötchen. Typische blasige Zellen nur spärlich sichtbar, dagegen zahlreichere Übergangsformen.

Fall 22, 4 j., 152 (152) 07. Scarlatina, Angina necrotica. Milz geschwollen, weich. Mikroskopisch sind die Knötchen nicht scharf begrenzt, blasige Zellen spärlich. Keine Kernteilungsfiguren.

Fall 23, 2½ j., 154 (154) 07. Deszendierende Croup, Bronchitis. Milz fest, Knötchen vergrößert und deutlich. Im Zentrum der Follikel reichliche junge Zellen, dazwischen sind zerstreut typische blasige Zellen deutlich zu erkennen.

Fall 24, ³/₄ j., 156 (156) 07. Diphtheria faucium. Makroskopischer Befund wie oben. Mikroskopisch sieht man aus den blasigen Zellen bestehende netzartige Herde, dazwischen Lymphozyten, Kerntrümmer und Phagozyten.

Fall 25, 1½ j., 161 (161) 07. Septische Diphtherie des Larynx, Bronchopneumonie. Milz etwas geschwollen. Der größte Teil der Knötchen besteht aus homogenen oder etwas körnig aussehenden Massen. Der peripherische Teil zeigt die gewöhnliche Struktur, d. h. Lymphozyten in den Maschen des Retikulums; doch scheint dieses verdickt zu sein. In der inneren Partie bildet das Retikulum dicke, ziemlich homogene Balken, im Zentrum ist das Bild nicht scharf. Doch finden sich unregelmäßig gestaltete klumpige Massen, in welchen man die Spuren von Bindegewebskernen sieht. Lymphozytenkerne sind im Zentrum spärlich. Wenige blasige Zellen und Phagozyten sind um das Zentrum verteilt.

Fall 26, 7 j., 170 (170) 07. Diphtherie. Hier sind die verschiedenen Übergangsformen der Retikulumquellung vorhanden.

Fall 28, 1 j., 173 (173) 07. Diphtherie. Hier die verschiedenen Übergangsformen von Lymphozyten zu den typischen blasigen Zellen.

Fall 29, 2³/₄ j., 175 (175) 07. Diphtherie. Es finden sich nur ganz spärliche Kernteilungsfiguren neben dem nekrobiotischen Herde.

Fall 30, 3 j., 179 (179) 07. Diphtherie. Phagozyten in großer Anzahl in den Milzknötchen.

(Die Beschreibung ist möglichst kurz zusammengefaßt. In den Fällen von Diphtherie habe ich nur Auffallendes notiert, um eine Wiederholung zu vermeiden.)

Es wäre nun hier die Häufigkeit des Auftretens dieser Zellen zu erwähnen.

Waschkewitsch fand, wie die anderen Autoren, daß sie meist bei Diphtherie und zwar in herdförmiger Anordnung auftreten (21 mal in 24 Fällen), seltener bei anderen Krankheiten, so besonders bei eitrigen Peritonitiden usw. (11 mal in 170 Fällen). Sie ist aber geneigt, das Auftreten dieser Zellen fast als physiologischen Vorgang zu betrachten, indem sie sagt: „Dagegen habe ich die noch nicht bekannte, für unsere Frage sehr wichtige Tatsache anzuführen, daß solche großen Zellen zwar sehr vereinzelt, aber doch sehr häufig vorkommen.“ „Ich fand dieselben so häufig, daß ich fast geneigt bin, sie als normale Bestandteile der Follikel anzusehen. Es wäre möglich, daß das Auffinden dieser Zellen nur von der Zahl der untersuchten Schnitte und von der Zahl abhängig ist, die man auf diese Untersuchung verwenden kann..... Sie sind meist spärlich (1 bis 2 in einem Follikel) und nicht in allen Follikeln eines Schnittes. Sie haben den fast gleichen Charakter wie die Herdzellen, nur ist das Protoplasma etwas blaß." Ihre Beschreibung entspricht dem Ergebnisse meiner Untersuchung ganz genau. Während sie jedoch in mehreren Fällen das Auftreten von Herden typischer blasiger Zellen auch bei anderen Erkrankungen als bei Diphtherie konstatieren konnte, kann ich diesen Befund nicht bestätigen, was vielleicht in der geringeren Zahl der von mir untersuchten Fälle seinen Grund hat.

Um einen Einblick der Entstehung dieser Zellen zu erhalten, suchte ich sie auf experimentellem Weg hervorzurufen, was um so eher eine Vorstellung darüber geben konnte, als es dabei leichter möglich ist, einen Vergleich mit dem gesunden Gewebe sich zu verschaffen, als beim menschlichen Material, denn hier ist die Milz sehr häufig krankhaften Prozessen unterworfen, die nach dem Ablauf des Prozesses noch Spuren hinterlassen können.

Um die krankhaften Erscheinungen in den Knötchen hervorzurufen, habe ich das Diphtherietoxin angewendet, weil man gerade bei Diphtherie diese blasigen Zellen sehr zahlreich findet und die Veränderungen auch durch Dosierung des Toxins willkürlich abstufen kann. Dementsprechend wählte ich als Versuchstier das Meerschweinchen, welches ja auf Diphtherietoxin besonders empfindlich reagiert.

Tierexperiment.

1. Meerschweinchen, 267 g. 0,005 Toxin intraperitoneal injiziert. Nach 48 Stunden gestorben. Milz 1,8 : 0,7 : 0,3 cm, 0,20 g, diffus bläulichrot, Konsistenz nicht weich. Beim Schneiden quillt die Substanz nicht hervor. Noduläre Zeichnung sichtbar, aber nicht deutlich, Kapsel weder gespannt noch geschrumpft. Mikroskopisch keine Hyperämie, Bindegewebsapparat und Pulpa zeigen keine auffallende Veränderung. Knötchen: beim ersten Blick fällt die Ungleichmäßigkeit der Kernfärbung auf; es gibt blasse große, kleine intensiv gefärbte oder mittelgroße Kerne. Das Retikulum ist im allgemeinen geschwollen, d. h. dicker als normal. Es finden sich auch blasige große Zellen mit körnigem Protoplasma, aber in geringer Anzahl. Ab und zu sieht man wenige kolossal große rundliche Zellen mit Kernbröckeln. Die Wandung der zentralen Gefäße scheint geschwollen

zu sein. In den Knötchen der Bronchialdrüse ist der bröcklige Kernzerfall ausgeprägter, meist findet er sich interzellular und von den andern großen Zellen nicht aufgenommen. Degenerierte Kerne sind auch in der Pulpa der Milz wie im Mark der Lymphdrüse nicht deutlich zu bemerken, meist sind sie von den Phagozyten aufgenommen.

2. Meerschweinchen, 273 g. Zuerst C,0025, nach 24 Stunden 0,003 g Toxin intraperitoneal injiziert. 24 Stunden nach der letzten Injektion gestorben. Der Befund ist ganz gleich wie beim vorhergehenden Fall, nur ist die Milz makroskopisch etwas blaß und die Knötchen treten deutlicher hervor.

3. Meerschweinchen, 252 g. Toxindose: 0,0005, nach 9 Stunden 0,001, nach 15 Stunden 0,0015, nach 9 Stunden 0,002 g intraperitoneal injiziert, nach 4 Tagen durch Schlag getötet. Milz 2,0 : 0,9 : 0,2 cm, 0,24 g, blaßrot. Knötchen sehr deutlich. Mikroskopisch: Es finden sich wenige junge und blaß veränderte typische Zellen, keine Kernteilungsfigur.

4. Meerschweinchen, 247 g. Toxindose: 0,001, nach 9 Stunden 0,0015, nach 15 Stunden 0,0025, nach 6 Tagen 0,005 intraperitoneal injiziert, nach 2 Tagen gestorben. Milz 1,9 : 0,6 : 0,3 cm, 0,26 g. Makro- und mikroskopischer Befund wie Fall 2, nur ist die Kerndegeneration nicht auffallend.

5. Meerschweinchen, 262 g. Toxin 0,005 g subkutan injiziert. Nach 9 Tagen gestorben. Milz: 1,9 : 0,9 : 0,2 cm, 0,19 g. Makro- und mikroskopischer Befund wie oben, nur der Kernzerfall spärlicher, die gequollenen blasigen Zellen zahlreicher. Diese Zellen sind eckig, Protoplasma gekörnt oder vakuolisiert. Kern blasig, unregelmäßig gestaltet. Alles entspricht der Beschaffenheit der blasigen Zellen, welche ich bei der Diphtherie des Menschen beobachtete. Sie ordnen sich aber nicht herdförmig wie beim Menschen. Der Zusammenhang zwischen ihnen und Retikulum ist bei manchen sicher sichtbar, bei manchen aber nicht. Neben solchen Zellen oder zwischen den Lymphozyten sieht man blasige Zellen mit schmalem, stark basophilem Protoplasma (Lymphoblasten).

6. Meerschweinchen, 275 g. Toxindose: 0,0005, nach 1 Tage 0,001, nach 1 Tage 0,0015, nach 1 Tage 0,002, nach 1 Tage 0,0025 subkutan injiziert, nach 2 Tagen gestorben. Milz: 2.3 : 0,9 : 0,2 cm, 0,22 g. Makroskopischer Befund ist wie oben. In den Lymphdrüsenknötchen wie in den Milzknötchen sieht man typische gequollene Zellen, welche herdweise im Zentrum auftreten und ein netzförmiges Bild darbieten. In den Maschen der Netze sind die Spuren des zerfallenen Kerndetritus nachzuweisen.

7. Meerschweinchen, 197 g. Zuerst wurde 0,0005 Toxin, dann eine um 0,00005 steigende Dosis 4 Tage lang täglich subkutan injiziert. Am 5. Tage gestorben. Milz: 1,7 : 0,8 : 0,2 cm, 0,15 g. Makro- und mikroskopischer Befund wie oben.

8. Meerschweinchen, 348 g. Toxindosis: 0,005, nach 12 Tagen 0,0075 g subkutan injiziert, nach 4 Tagen gestorben. Milz: 2,3 : 1,5 : 0,25 cm, 0,31 g. Knötchen deutlich. Die blasigen Zellen sind nicht so zahlreich wie im Fall 6, sonst gleicht der Befund dem der vorigen Fälle.

Nach diesem Versuch kann man die blasigen Zellen, welche man in den Milzknötchen bei der menschlichen Diphtherie sieht, experimentell mit dem Diphtherietoxin hervorrufen. Diese Zellen sind aber, wie es auch bei der menschlichen Diphtherie der Fall ist, von verschiedener Beschaffenheit, d. h. es gibt solche gequollene Zellen, welche Waschkewitsch genau beschreibt, aber andererseits solche, welche man in den Keimzentren sieht, also Lymphoblasten. Hierbei ergab sich die Tatsache, daß man bei akuter (Fälle 1 und 2) Intoxikation mit Diphtherietoxin in den Milz- und Lymphdrüsenknötchen hauptsächlich Kerndegeneration, erst bei subakuter (Fälle 3 bis 8) Intoxikation Phagozyten und blasige Zellen in größerer Anzahl auftreten sieht.

Jetzt will ich zur Besprechung der von mir angeführten Fälle übergehen. Ich teile sie in 3 Gruppen ein.

I. Was für Zellen sind speziell in den Milzknötchen bei meinem Fall der Bronchopneumonie?

Weil ich, wenn auch spärlich, Kernteilungsfiguren in den Knötchen sehen konnte, und man anderseits in den Keimzentren junge Zellen mit gewöhnlichen kleineren Lymphozyten gemischt sehen kann, ist es sicher, daß die Knötchen hier eine gewisse Beziehung zu den Keimzentren haben. Wie oben erwähnt wurde, ist das Bild dieser Knötchen nicht mit den gewöhnlichen Keimzentren identisch. Es drängt sich nun die Frage auf: Haben die Knötchen progressiven Charakter, d. h. stellen sie ein Anfangsstadium der Keimzentrumbildung dar, oder regressiven Charakter, d. h. handelt es sich dann um den Zerfall der schon gebildeten Keimzentren oder kommt eine andere Deutung in Betracht?

Unter welchen Bedingungen kann man überhaupt die Keimzentren beobachten? Man glaubt allgemein, daß sie bei jugendlichen und gesunden Personen vorkommen und bei alten, an irgendwelcher Krankheit gestorbenen Personen vermißt werden. Im übrigen sind die Bedingungen für das Auftreten und Verschwinden der Keimzentren in den Milzknötchen wie in anderen Knötchen wenig bekannt. Es wird nun weiter unten über verschiedene Möglichkeiten in bezug auf die Knötchenveränderungen bei der Bronchopneumonie die Rede sein.

Hat das Gift, welches durch die bronchopneumonische Erkrankung im Körper gebildet wurde, auf die Milz, welcher die Keimzentren fehlten, reizend eingewirkt und Kernteilung hervorgerufen? Ich möchte hier hervorheben, daß ich in diesem Fall von Bronchopneumonie in den Knötchen junge Lymphozyten beobachtet habe, denn in der Einleitung ging ich nur allgemein auf den Charakter der blasigen Zellen ein. Der Kern dieser Zellen ist länglich oval und hell, der Protoplasmasaum ist breiter als bei den gewöhnlichen Lymphozyten, doch immerhin noch schmal. Daß diese Zellen und Kernteilungsfiguren vorkommen, entspricht der dargestellten Annahme; aber die meisten blasigen Zellen sind doch wesentlich anders beschaffen; die Kerne sind unregelmäßig geformt und gequollen; es finden sich grobe Chromatinkörner und zwar sind diese innerhalb der Kernmembran angeordnet, das Protoplasma ist vakuolisiert und enorm vergrößert, das Kernkörperchen abnorm deutlich — alles Eigenschaften, welche sich bei den meisten blasigen Zellen finden und diese mit großer Deutlichkeit als Degenerationsstadien charakterisieren. Das Überwiegen solcher degenerierten Zellen in den Milzknötchen beweist, daß sie nicht in progressiver, sondern regressiver Metamorphose begriffen sind. Auf die Frage also, zeigen die Knötchen Degenerationsstadien der Keimzentren? sei zunächst erwähnt, was v. Ebner in der „Gewebelehre von Kölliker“ sagt.

Obwohl tingible Körper ebenso wie Fett und Pigmentkörnchen in voll vegetierenden Keimzentren sich finden, so erscheint doch nicht ausgeschlossen, daß diese Vorkommnisse auf vorausgehende Degenerations- und Rückbildungsprozesse zu beziehen sind, da ja die Keimzentren keine unveränderlichen, ständigen Organe sind. In vielen Lymphknoten findet man nur vereinzelte Keimzentren und häufig solche, in welchen die Mitosen fehlen oder sehr spärlich sind und welche ferner dadurch auffallen, daß sie relativ dicke Stränge von fibrillärem Bindegewebe oder homogenen Klumpen und Schollen von hyalinen Substanzen enthalten. Daneben kommen die Lymphozyten mit mannigfaltigen Einschlüssen und auch Zellen vor, deren Kerne Degenerationserscheinungen zeigen, indem das Chromatin zu stark färbbaren Klümpchen sich an der Kernmembran ballt, ferner größere Phagozyten, ja selbst wirkliche Riesenzellen mit polymorphen oder mehrfachen Kernen. Solche Bilder dürfen wohl nur auf Rückbildung und Degenerationsvorgänge in den Keimzentren bezogen werden, und es scheint nicht unwahrscheinlich, daß die tingiblen Körper Flemmings von Kernen zerfallender Leukozyten oder anderer Zellen herrühren, welche karyolytisch zugrunde gegangen sind, und daß ebenso die andern Einschlüsse, welche man in den Zellen voll vegetierender Keimzentren findet, teilweise von vorausgegangenen Degenerationsvorgängen herrühren; das Pigment wohl auch von roten Blutzellen, welche so häufig als Einschlüsse von Phagozyten in Lymphknoten sich finden."

Diese Beschreibung entspricht meinem Befunde, nur habe ich die Phagozyten nicht gesehen, während die blasigen großen Zellen reichlicher vorhanden waren. Fig. 1324 in dem genannten Handbuch gibt die Abbildung von den eben beschriebenen Keimzentren. Bei diesem Bild ist der Unterschied zwischen dem peripherischen und dem hellen zentralen Teil deutlich, bei meinem Fall war er aber nicht zu konstatieren. Wenn es sich also um die Degeneration der wohl ausgebildeten Keimzentren handelt, bei denen normaliter die peripherische Partie dicht von kleinen Lymphozyten erfüllt ist und das helle Zentrum von den großen Lymphozyten gebildet wird, so muß sich diese Degeneration nach meiner Meinung in der Weise vollziehen, daß diese zentralen jungen Lymphozyten zuerst sich in die älteren, kleineren Lymphozyten umwandeln und erst dann in die degenerierten großen Zellen übergehen, oder daß die meisten jungen Lymphozyten dauernd in eine kleinere Form übergehen, während nur ein Teil von ihnen sich direkt in die degenerierten Zellen umwandelt.

So kommen also zwei Möglichkeiten für die Entstehung dieser Bilder in Betracht.

1. Die Knötchen enthielten früher die vollausgebildeten Keimzentren, doch wurden diese durch pathologische Prozesse im Körper (d. h. durch Ernährungsstörung, bronchitische resp. bronchopneumonische Erkrankung) veranlaßt, in den Ruhestand zurückzukehren. Dabei gingen gewisse junge Zellen in blasige Formen über.

2. Die Knötchen haben zuerst keine Keimzentren gezeigt, die Keimzentren hatten im Ruhezustande verharrt und das Gift, welches durch die Krankheiten erzeugt wurde, wirkte nur auf die Lymphozyten in den Milzknötchen teils positiv, teils negativ, je nach seinem Wirkungsgrade; die Lymphozyten zeigen daher Kernteilungsfiguren, oder fallen der Degeneration anheim. Diese doppelte Wirkung von Giftstoffen auf die Lymphozyten im entgegengesetzten Sinne ist wohl denkbar, weil die jungen Zellen besonders empfindlich sind.

Welche von beiden Möglichkeiten die wahrscheinlichere ist, ist nur sehr schwer zu entscheiden, weil die physiologischen Bedingungen, unter denen die Keimzentren vorkommen, sehr wenig bekannt sind. Wenn man aber berücksichtigt, daß eine Hyperplasie der Milzknötchen in diesem Falle aufgetreten war, und daß die Keimzentren physiologischerweise bei Kindern auftreten, so ist es nur wahrscheinlicher, daß die ursprünglich gut ausgebildeten Keimzentren sich zurückbildeten, d. h. in ihrer Tätigkeit gehemmt wurden.

Weil ich also wie Waschkewitsch verschiedene Übergangsformen von Lymphozyten zu den blasigen Zellen beobachten konnte, so halte ich es für sicher, daß sie von ihnen abstammen. Was für Schicksal haben nun die Retikulumzellen? Bleiben sie ganz unverändert oder werden sie ebenso durch Giftwirkung beeinträchtigt? Das Bindegewebe zeigte in dem beobachteten Falle nur wenig oder fast keine Veränderungen. Man sieht zwar breitere Bindegewebsstreifen mit großen Zellen, doch sollen diese nach v. Ebner auch unter physiologischen Bedingungen in den Keimzentren auftreten. Auffallend ist es aber, daß die Retikulumzellen in den Knotenpunkten der Retikulumfaser zwar nur wenig, aber doch deutlich gequollen erscheinen. Ihr Protoplasma ist vergrößert und enorm vakuolisiert, die Kerne sind blasig, an der Innenwand der Kernmembran beobachtet man Chromatinkörner. Dies allein genügt nicht, um entscheiden zu können, ob diese Degenerationsform von Lymphozyten oder Bindegewebszellen abstamme, namentlich wenn man die Bindegewebsfasern, welche manchmal gequollen sind, nicht erkennen kann. Die degenerierten Lymphozyten zeigen nämlich auch an der Peripherie Unregelmäßigkeiten und täuschen dadurch bei flüchtiger Beobachtung gequollene Bindegewebszellen vor.

Wenn ich nun zum Schluß meine Beobachtungen zusammenfasse, so habe ich in diesem Falle an helleren Stellen spärliche junge Lymphozyten, ebenso spärliche gequollene Retikulumzellen und viele degenerierte Lymphozyten gesehen; diese stehen in dem Vordergrund; in anderen Worten sind die blasigen Zellen hauptsächlich die degenerierten Lymphozyten.

In den anderen Fällen (außer der Diphtherie), wo die blasigen Zellen sehr spärlich, höchstens in wenigen Exemplaren in den Milzknötchen auftreten, scheinen sie von den Lymphozyten abzustammen, weil sie keinen direkten Zusammenhang mit dem Retikulum zeigen. Zu ihnen gehören, wie ich schon bemerkte, die jungen Zellen, welche an der Beschaffenheit ihres Protoplasmas zu erkennen sind.

Was die Fälle von Diphtherie betrifft, so sieht man typische blasige Zellen in Menge, ja sogar herdförmig in den Milzknötchen geordnet, wobei sie oft netzförmige Struktur zeigen. Über diese Struktur sagt Waschkewitsch: „Es liegt natürlich am nächsten, diese Zellen von dem Retikulum abzuleiten, und in der Tat sieht man am Rande des Herdes dieses körnige protoplasmatische Retikulum in die feinen eosinroten Balken des normalen Retikulums übergehen. Darnach ist in manchen, wenn auch seltenen Fällen in diesem großzelligen Herde das Retikulum auch verändert, aber noch als solches zu erkennen. Die polyedrischen Zellen aber kann ich nach dem, was ich gesehen habe, nicht auf das Retikulum zurückführen usw." Also glaubt sie, daß das netzförmige Bild durch das Zusammenfließen der polyedrisch veränderten Lymphozyten entsteht. Nach den Ergebnissen meiner Untersuchung ist die Entscheidung nicht so leicht, ob diese netzbildenden Zellen von Lymphozyten oder Retikulumzellen abstammen. Die Ähnlichkeit der Degenerationsformen beider Zellen, auf welche ich schon aufmerksam gemacht habe, fällt hier in noch stärkerem Grade auf als im früheren Falle. Nur an günstigen Stellen konnte ich feststellen, ob eine Zelle sicher mit dem Retikulum in Zusammenhang steht oder nicht, d. h. ob sie aufgequollene Endothelien oder degenerierte Lymphozyten sind. An anderen Stellen sieht man den starken körnigen Zerfall der Lymphozyten, während die Retikulumzellen zwar degeneriert und angeschwollen, doch noch als solche zu erkennen sind, was alles der Beschreibung von Ziegler entspricht. Hier möchte ich hervorheben, daß die spindelförmigen Bindegewebszellen auch an der Degeneration Anteil nehmen. Doch lassen sie sich meist nach ihrer Form als solche erkennen.

Über den Zusammenhang dieser Herde mit den Keimzentren äußert sich Waschkewitsch folgendermaßen: „Die Häufigkeit der großen Zellen in den Keimzentren legt den Gedanken nahe, daß die großzelligen Herde zum Teil wenigstens aus Keimzentren hervorgehen könnten. Indessen ist dieses sehr unwahrscheinlich, denn die Keimzentren sind erheblich größer als die Herde. Der blaue Randsaum des lymphoiden Gewebes ist an den Follikeln mit den Keimzentren schmal, an den Follikeln mit Herden breit. Der Durchmesser der Keimzentren ist größer, als der Durchmesser der Herde. Da nun an der Peripherie der Herde nie eine restierende Schicht des Keimzentrums sich findet, so müßte, bei etwaiger Entstehung der Herde aus den Keimzentren, nur das Zentrum desselben sich in dieser Weise verändern, ihre Peripherie dagegen in kleinzelliges lymphoides Gewebe sich umwandeln." Sie ist also nicht geneigt, direkt einen Zusammenhang zwischen den Keimzentren und den Herden der blasigen Zellen anzunehmen. Dieser Größenunterschied zwischen beiden ist bei meinen Diphtheriefällen auch meist zu konstatieren, während ich manchmal so große Herde wie die Keimzentren gesehen habe. Der Umstand aber, daß Kernteilungsfiguren auch neben den nekrobiotischen Veränderungen der Milzknötchen bei Diphtherie nach Barbacci vorkommen können, daß die Diphtherie hauptsächlich Kinder befällt, daß Waschkewitsch in den Keimzentren große epitheloide Zellen mit zahlreichen kleinen Vakuolen beobachtete, und daß ich in den Keimzentren des Kontrollmeerschweinchens (250 g) auch teilweise degenerierte blasige Zellen konstatierte, weist mich auf einen gewissen Zusammenhang zwischen den Veränderungen der Milzknötchen und den Keimzentren hin. Da die Zellherde oft kleiner sind als die Keimzentren, ist es wahrscheinlich, daß die Keimzentren bei Diphtherie zuerst wenigstens teilweise zurückgebildet werden, wie ich in meinem ersterwähnten Falle von Bronchopneumonie angenommen habe. Bei dem Fortschreiten der Krankheit kommt es dann zu einer Degeneration der Lymphozyten und Aufquellung der Retikulumzellen. Bei dieser Annahme ist es auch sehr gut zu erklären, warum Herde der blasigen Zellen resp. Nekrobiose in den zentralen Partien der Knötchen vorkommen, da eben die Zellen im Zentrum noch verhältnismäßig jung und wahrscheinlich gegen äußere Schädlichkeiten weniger widerstandsfähig sind. Dazu kommt noch ein Moment, daß nämlich die zentralen Partien, wo mehr Kernteilungsfiguren in den

Keimzentren auftreten, vielleicht schon physiologischerweise besonders gut ernährt, bei Vergiftung dagegen mehr vom Gift affiziert werden. Und es ist nur auch wahrscheinlich, daß das Vorhandensein der Keimzentren und der großen Knötchen bei den Kindern dazu beiträgt, daß man bei Diphtherie hyperplastische Knötchen sieht.

Die epitheloiden Zellen in den Milzfollikeln bei Diphtherie erklärt sich Waschkewitsch als regressive, wenigstens nicht progressive Zellen im Gegensatz zu der Meinung von Councilman, Mallory und Pearce. Sie sagt: „Sind die Kerne gut erhalten oder die Degenerationserscheinungen an ihnen nur schwach, so haben die Zellen entschieden einen epitheloiden Charakter.“ Ich konnte unter den verschiedenen Übergangsformen der degenerierten Lymphozyten solche Zellen finden, welche der Beschreibung von Waschkewitsch entsprechen, andererseits beobachtete ich sehr spärlich bei Kindern, häufiger bei Meerschweinchen junge Lymphozyten. Zwischen diesen beiden gibt es nun auch noch Übergangsformen, so daß es mir oft sehr schwer ist zu entscheiden, ob eine solche epitheloide Zelle eine junge oder degenerierende Form sei.

In den Knötchen der Lymphdrüse und des Darmes treten bei Diphtherie auch die blasigen Zellen auf, welche man in den Milzknötchen sieht (Bizzozero u. a.), was ich auch beim Tierexperiment konstatieren konnte. Bei meiner gemeinsamen mit Dr. Igersheimer angestellten Untersuchung über experimentelle Atoxylvergiftung (Arch. f. exp. Path. und Pharm. 1909) fanden sich ebenfalls typische blasige Zellen in den Milzknötchen.

Zusammenfassung.

1. Unter den blasigen Zellen in den Milzknötchen muß man erstens junge Lymphozyten (Lymphoblasten), zweitens degenerierte Lymphozyten und drittens angeschwollene Endothelzellen unterscheiden.

2. Die jungen Lymphozyten können in den Milzknötchen, welche keine Keimzentren zeigen, zerstreut vorkommen.

3. Die degenerierten Lymphozyten kommen auch in vielen Fällen in geringer Zahl in den Milzknötchen vor.

4. Zu welcher Kategorie die blasigen Zellen in den Milzknötchen bei der Diphtherie gehören, ist von dem Grade der Veränderung der Knötchen abhängig. Wenn sie geringfügig ist, treten die Lymphoblasten in den Vordergrund, während die degenerierten Lymphozyten und angeschwollene Endothelzellen bei stärkerer Veränderung überwiegen.

Literaturverzeichnis.

1. Babes, Virch. Arch. 119 S. 460. — 2. Barbacci, Ztbl. f. allg. Path. usw. 1896 S. 321. — 3. Bizzozero, Med. Jahrb. 1876 S. 205. — 4. Councilman, Mallory and Pearce, Diphtheria, Boston 1901. — 5. Heinecke, Mitteil. aus d. Grenzgeb. 1904 S. 85. — 6. Grawitz, Hdb. d. prakt. Med. (Ebstein-Schwalbe) 1905 1. Bd. S. 898. — 7. Katzenstein, Üb. sekund. Veränd. d. Organe bei Rachendiphtherie. Münch med. Abhdl. 1895. — 8. Müller, Beitr. z Kenntnis d. akut. Milzschwellung. Diss. Freiburg 1890. — 9. Oertel, Die Pathogen. d. epidem. Diphtherie. München 1887 S. 76. — 10. Ribbert, Lehrb. d. path. Histol. 1901 S. 250. — 11. Stilling, Virch. Arch. 103 S. 15. — 12. Waschkewitsch, Virch. Arch. 159 S. 137. — 13. Welch and Flexner, Bull. of John's Hopk. Hosp. 1892 S. 17. — 14. Ziegler, Lehrb. d. spez. Path. 1906 S. 127.

XII.

Über das Verhalten des Knochens gegenüber Kälteeinwirkung.

(Aus dem Pathologischen Institut zu Bonn.)

Von

Dr. Hans Kleinschmidt.

Im nachfolgenden möchte ich über experimentelle Untersuchungen berichten, die ich auf Anregung von Herrn Professor Dr. Ribbert anstellte, um das Verhalten des Knochens gegenüber Kälteeinwirkung kennen zu lernen. Freilich sind sie noch nicht als vollständig abgeschlossen anzusehen, aber da die Versuche aus äußeren Gründen vorzeitig abgebrochen werden mußten, halte ich es für berechtigt, schon jetzt die wichtigsten Beobachtungen, die sich dei meinen Experimenten ergaben, kurz zusammenzustellen.

1. Versuch. Einem Kaninchen wurden nacheinander die Unterschenkel aller Extremitäten zum Erfrieren gebracht, und zwar das linke Vorderbein mittels Äthylchlorid, die andern mit dem Kohlensäurestrom. Zuvor wurde

jedesmal die Extremität durch Umbinden eines Gummischlauches blutleer gemacht. Die kälteerzeugende Substanz wirkte immer mehrere Minuten ein so, daß auch nach dem Hartwerden der Extremitäten der Kälteeinfluß noch kurze Zeit fortdauerte. Nach dem Erfrieren war die Haut der Unterschenkel stark gerötet, an den Hinterbeinen und dem rechten Vorderbein trat nach einiger Zeit in geringem Umfang Hautnekrose ein. Irgendwelche Schwellung der Extremitäten wurde nicht beobachtet. Das Tier konnte sie nach wie vor scheinbar ohne jede Beeinträchtigung benutzen. Nach 40 Tagen wurde das Kaninchen getötet. Da nun die Erfrierung der Extremitäten nicht gleichzeitig, sondern in Zwischenräumen von mehreren Tagen erfolgt war, so standen jetzt verschiedene Stadien der Veränderungen nach der Kälteeinwirkung zur Verfügung.

1. Am linken Vorderbein (18 Tage nach der Einwirkung von Äthylchlorid) ließen sich keine Veränderungen nachweisen.

2. Am linken Hinterbein (29 Tage nach der Einwirkung des Kohlensäurestroms) ist die Tibia in einem Umfange von etwa einem Sechstel der Zirkumferenz des ganzen Knochens zugrunde gegangen: die Knochenhöhlen stellen helle Lücken dar, von einem Kern der Knochenzellen oder auch nur einem Rest derselben ist nichts mehr zu sehen. Die Haversschen Kanälchen enthalten in diesem Abschnitt gewöhnlich körnige Detritusmassen, öfters aber auch normal gebaute Blutgefäße. In diesem Falle ist an ihrem Rande nicht selten eine ring- oder halbringförmige Zone von neugebildetem Knochen zu sehen, erkennbar an dem Vorhandensein von Knochenkernen und einem mehr roten Farbton bei der van Giesonschen Färbung, während der tote Knochen eine gelblichere oder orangene Farbe annimmt. Wir haben hier den ersten Beginn einer Knochenneubildung vor uns, der junge Knochen stellt erst eine schmalste Schicht von Grundsubstanz mit einer einzigen Reihe von Knochenzellen dar. Eine Erweiterung der Haversschen Kanäle besteht dabei nicht. Auch der Außenfläche des nekrotischen Knochenbezirkes liegt eine kleine Zone lebenden Knochens an, wiederum kenntlich an der roten Farbe und dem Vorhandensein normaler Knochenzellen. Sie wird nach außen hin abgeschlossen durch einen schmalen Zug regelmäßig angeordneter länglicher Zellen, die wohl als Osteoblasten anzusprechen sind. Die Grenze zwischen altem und neuem Knochen wird stets durch eine scharfe Linie bezeichnet von vielbuchtiger Gestalt, indem die jungen Knochenschichten zapfenförmig gegen die nekrotischen Knochen vorgewölbt sind. Nicht in ganzer Ausdehnung des abgestorbenen Bezirkes findet sich jedoch diese Schicht neugebildeten Knochens, teilweise ist nur eine, freilich recht erhebliche Wucherung des Periosts eingetreten, die sich allmählich im umgebenden Bindegewebe verliert. Auch der an die Markhöhle grenzende Abschnitt des nekrotischen Knochens wird eingescheidet von einer schmalen Zone neugebildeten Knochens. Riesenzellen sind weder hier noch an der Außenseite aufgetreten. Das Knochenmark ist in der dem nekrotischen Teil des Knochens zugewandten Hälfte außerordentlich zellarm, im ganzen fällt auf, daß das Knochenmark im Vergleich zum normalen arm an Blutgefäßen ist.

3. Am rechten Vorderbein (32 Tage nach der Einwirkung des Kohlensäurestroms) ist der eine Knochen vollständig nekrotisch, das heißt der ganze Querschnitt, denn nicht der ganze Unterschenkel war der Kälteeinwirkung unterworfen. Soweit die Nekrose reicht, ist es überall im Umkreis des Knochens zu einer Wucherung des Periosts gekommen, die in der Regel auch zur Bildung junger Knochenlamellen geführt hat. Ist diese einmal nicht an der Außenfläche eingetreten, so weist die entsprechende Stelle der Innenseite eine Knochenneubildung auf. Gewöhnlich stellt der junge Knochen eine schmale kompakte Schicht dar, zuweilen liegt ihr jedoch nach außen zu noch ein weitverzweigtes Balkenwerk auf, das überall von einer einfachen, regelmäßigen Osteoblastenlage umschlossen wird. Diese ganze Wucherung wird zuletzt von einer stärkeren Osteoblastenschicht begrenzt, der derbes Bindegewebe angelagert ist. An der Stelle, wo die beiden Knochen des Vorderbeins einander am nächsten liegen, ist beiderseits eine besonders starke Periostwucherung zu bemerken, die allmählich in ein derbes Bindegewebe übergeht. Die etwas größeren Haversschen Kanäle weisen im allgemeinen ein blutgefäßreiches Gewebe auf mit deutlich gefärbten Kernen. Nach außen von den platt dem Rande der Kanälchen anliegenden Osteoblasten liegt hier vielfach eine zirkuläre Schicht jungen Knochens. Der andere Knochen ist nur partiell nekrotisch, und auch die Neubildung ist nicht in der ganzen Zirkumferenz des Knochens eingetreten. Auffallend ist, daß sie an den nekrotischen Stellen nur recht gering ausgesprochen ist, während an einer umschriebenen Stelle, wo der Knochen normal geblieben ist, eine ganz erhebliche Neubildung eingetreten ist, und zwar entspricht diese Stelle ihrer Lage nach gerade derjenigen, wo an dem andern Knochen die stärkste Wucherung zu beobachten war. Das Knochenmark ist in beiden Fällen sehr zellarm, in dem weniger zerstörten Knochen aber immerhin noch zellreicher als in dem andern. Die Muskulatur hat in der Umgebung des ersten Knochens weitgehende Veränderungen erlitten. Man sieht hier meist nur mehr kleine Muskelreste, umschlossen von Bindegewebe, oder rein fibröse Partien mit reichlichen polymorphkernigen Leukozyten infiltriert.

4. Am rechten Hinterbein (40 Tage nach der Einwirkung des Kohlensäurestroms) ist Tibia und Fibula vollständig zugrunde gegangen. Die Neubildung an der Innen- und Außenfläche ist schon recht erheblich, und zumal in den Randpartien ist der tote Knochen in großer Ausdehnung rings um die Haversschen Kanäle herum durch jungen substituiert. Die äußere Periostwucherungszone, welche die neugebildeten Knochenspangen bedeckt, geht ganz allmählich in das umgebende junge Bindegewebe über, das hier an Stelle untergegangenen Muskelgewebes getreten ist. An einer Stelle ist mitten in dem neugebildeten Knochen Knorpel zu sehen, aus großen, spitz-ovalen Zellen mit länglichem Kern und einer geringen rötlichen Interzellularsubstanz bestehend. Ganz allmählich geht dieser Knorpel in das ihn rings umschließende, dunkler rotgefärbte Knochengewebe über. Das Knochenmark ist etwas zellreicher und enthält auch mehr Blutgefäße als in den früheren Stadien.

Die Versuche wurden an Ratten fortgesetzt, und zwar wurde jedesmal die untere Hälfte des Schwanzes sowie ein Hinterbein mit dem Kohlensäurestrom zum Erfrieren gebracht in analoger Weise wie beim Kaninchen, abgesehen davon, daß das Abbinden mit dem Gummischlauch unterblieb.

2. Versuch. Am Tage nach der Einwirkung bieten die erfroren gewesenen Teile der ersten Ratte folgende Veränderungen dar: Das Bein ist ödematös geschwollen und stark gerötet. Die Zehen werden nicht bewegt, das Bein wird nachgeschleift. Der Schwanz ist etwas weniger gerötet und geschwollen. An den folgenden Tagen wird das Bein immer unbrauchbarer, es wird angezogen gehalten und bekommt ebenso wie der Schwanz eine blaurote Farbe. Schließlich tritt an beiden Gangrän ein, und 8 Tage nach der Kälteeinwirkung stirbt das Tier. Die mikroskopische Untersuchung erstreckte sich auf die Partien unmittelbar oberhalb der Demarkationslinie. Die Fußwurzelknochen sind nekrotisch, die Knochenhöhlen enthalten keine Kerne, in den Gefäßlücken liegen Detritusmassen, und im Knochenmark sind nur vereinzelte Kerne mehr sichtbar. Demgegenüber weist der Gelenkknorpel keine Abweichung von der Norm auf. Er zeigt die typische Struktur reihenförmig angeordneter Knorpelzellen auf, deren Kerne gut gefärbt sind und auch sonst keine Anzeichen einer Degeneration erkennen lassen. Ebenso ist die Zwischensubstanz des Knorpels unverändert, insbesondere sind keine Anzeichen einer Auffaserung vorhanden. Knochenneubildung ist weder am Bein noch Schwanz zu bemerken. Die Muskulatur ist gleich dem Knochen zugrunde gegangen und teilweise schon in Organisation begriffen.

3. Versuch. Am Tage nach dem Erfrieren ist Bein und Schwanz ödematös geschwollen und gerötet, das Bein wird angezogen gehalten und nicht benutzt. Nach etwa 8 Tagen stößt sich die Haut in großen Fetzen ab, das Bein wird zwar bewegt, ist aber noch nicht zum Gehen brauchbar; 8 Tage später ist die Regeneration der Haut in voller Entwicklung, das Tier tritt wieder mit dem Beine auf. Am 31. Tage nach der Kälteeinwirkung wird das Tier getötet. Am Fuß ist Muskulatur und Knochen nekrotisch, dagegen der Gelenkknorpel völlig intakt geblieben. Die Zwischenräume zwischen den Fußwurzelknochen, soweit sie nicht von Knorpel überzogen sind, werden teilweise von Periostwucherung oder jungem Knochengewebe ausgefüllt. An einem Knochen ist eine größere Knochenneubildung eingetreten, die gleich einer Exostose dem nekrotischen Knochen aufsitzt. Die Haversschen Kanäle enthalten vielfach junge Blutgefäße und sind von einem schmalen zirkulären Knochensaum umgeben. Der nekrotische Teil der Schwanzwirbel ist streckenweise eingescheidet von einer schmalen Zone neugebildeten Knochens sowohl an der Außen- als auch an der Innenfläche. Die Muskulatur und das sie umgebende Bindegewebe ist unverändert.

4. Versuch. Das Verhalten der gefrorenen Teile ist vollständig analog dem bei dem vorigen Tiere. Auch ist diese Ratte imstande, nach etwa 14 Tagen das Bein wieder zum Gehen zu benutzen. Sie wird nach 45 Tagen getötet. Die

mikroskopische Untersuchung ergibt eine Totalnekrose der Schwanzwirbel, nur der Epiphysenknorpel ist noch erhalten geblieben. An der Außenfläche ist auch hier wiederum eine kleine Schicht jungen Knochens zu sehen, die allmählich in das umgebende junge Bindegewebe übergeht, das an Stelle der untergegangenen Muskulatur getreten ist. Die Fußwurzelknochen sind zum Teil nekrotisch, ohne daß jedoch Neubildungsvorgänge zu beobachten wären. Die Knorpelfläche der Gelenke ist erhalten, ebenso ist die Muskulatur völlig intakt.

5. Versuch. Das Bein wird wie bei den andern Ratten anfangs angezogen gehalten, später aber ist es zum Gehen brauchbar, während Bewegungen der Zehen kaum beobachtet werden. Das Tier wird nach 52 Tagen getötet. Die Fußwurzelknochen sind partiell zugrunde gegangen, vereinzelt ist Periostwucherung eingetreten, außerdem jedoch auch Knochenneubildung um die Haversschen Kanälchen. Gelenkknorpel und Muskulatur ist erhalten. Die Veränderungen am Schwanze entsprechen denen beim vorigen Tier.

6. Versuch. Am Tage nach der Erfrierung wird das Bein bereits wieder benutzt; es tritt überhaupt auch weiterhin keine Funktionsunfähigkeit ein. Das Tier wird am 58. Tage getötet. Unterstes Ende der Tibia und ein Teil der Fußwurzelknochen sind nekrotisch, Gelenkknorpel intakt, ebenso die Muskulatur. Stellenweise findet sich eine Verdickung des Periosts, an der der Markhöhle zu gerichteten Fläche geringe Knochenneubildung. Am Schwanz ist nur die Hälfte der Wirbelzirkumferenz nekrotisch; an der Außenseite erhebliche Periostwucherungszone mit Knochenneubildung, an der Innenfläche ebenfalls eine schmale Zone jungen Knochens. Der Epiphysenknorpel ist erhalten.

Auf eine genauere Beschreibung der nekrotisierten Knochenteile und ihrer Substitution durch neugebildeten habe ich geglaubt verzichten zu können, da sie im allgemeinen durchaus mit den nach Transplantation toten Knochenmaterials eintretenden Erscheinungen übereinstimmen, wie sie Barth (Zieglers Beitr. z. path. Anat. Bd. XVIII 1895) und Marchand (Der Prozeß der Wundheilung, Deutsche Chirurgie 1901) u. a. ausführlich beschrieben haben. Auffallend ist nur die relativ langsame Substitution des abgestorbenen Knochens in meiner Versuchsreihe. Ein wenig langsamer vollzieht sich ja allerdings der Ersatz des abgetöteten Knochens stets gegenüber dem des lebend implantierten, wie schon Marchand hervorhebt; aber der Unterschied ist doch nur gering. Wenn an den Fußwurzelknochen in meinen Fällen eine nur unbedeutende Knochenneubildung eingetreten ist, so ist dies wohl dadurch zu erklären, daß diese Knochen fast allseitig von Gelenkflächen umgeben sind, die der Kälteeinwirkung standgehalten haben. Besonders starke Periostwucherung an einzelnen Stellen, auch an solchen, wo keine Knochennekrose bestand, glaube ich auf mechanische Verhältnisse zurückführen zu müssen.

Ohne hierauf näher einzugehen, sind die Ergebnisse meiner Versuche kurz folgendermaßen zusammenzufassen:

1. Der Knochen geht bei Kälteeinwirkung relativ leicht zugrunde. Muskulatur, Bindegewebe und vor allem Knorpel sind der Kälte gegenüber weit widerstandsfähiger. Denn in allen unsern Fällen blieb der Knorpel in vollständig normaler Struktur erhalten und auch Muskulatur und Bindegewebe zeigten oft genug keinerlei Veränderung. Das ist um so mehr bemerkenswert als wir im allgemeinen geneigt sind, Knorpel und Knochen in biologischer Hinsicht auf ungefähr die gleiche Stufe zu stellen. Welches der geringste Grad der Kälteeinwirkung ist, der genügt, um eine Schädigung des Knochens herbeizuführen, läßt sich aus den bisherigen Versuchen noch nicht schließen und muß weiteren Untersuchungen vorbehalten bleiben.

2. Toter Knochen kann noch seine mechanische Funktion ausüben. Alle Tiere konnten dauernd oder doch wenigstens einige Zeit nach dem partiellen Untergang der Knochen das Bein zum Gehen benutzen und auf den Hinterfüßen allein sich aufstellen. Die Tragfähigkeit war also vollständig erhalten. Insbesondere bei dem Kaninchenversuch blieb die Knochennekrose so vollständig symptomenlos, daß ihr Vorhandensein in keiner Weise vermutet werden konnte. Aus dieser Tatsache ergeben sich wiederum interessante Vergleiche mit der Transplantation toten Knochens, sie macht es uns verständlich, warum diese Methode schon so oft zu guten Resultaten geführt hat in Fällen, wo das kostbare lebende Knochenmaterial nicht zur Verfügung stand. Vor allem aber ist es allgemein biologisch von Interesse, daß der Knochen das einzige Organ darstellt, das auch nach seinem Tode noch seine spezifische Funktion — allerdings nur eine mechanische — auszuüben vermag. Freilich ist dies ja nicht von langer Dauer, da nach den Versuchen von Barth und Marchand der tote Knochen vollständig aufgelöst und zugleich durch neuen ersetzt wird, eine Folgeerscheinung, die allerdings in meinen Versuchen auffallend langsam eintritt, in ihren ersten Anfängen jedoch stets zu verzeichnen ist.

XIII.
Über die peripherische Ausbreitung der Entzündungen der Rückenmarkshäute[1]).

(Aus dem Pathologischen Institut des Städtischen Krankenhauses Moabit in Berlin.)

Von

Unterarzt Oskar Appelius (†).

Die nachstehend beschriebenen Untersuchungen wurden aus zwei Gründen vorgenommen, einmal, um das Verhalten der Rückenmarkshäute zu den abgehenden Nervenwurzeln und Spinalnerven bei der Meningitis festzustellen, und zweitens, um zu untersuchen, ob sich aus diesem Verhalten Anhaltspunkte gewinnen ließen zur Erklärung einiger klinischer Symptome, insbesondere der Nacken- und Rückensteifigkeiten und besonders des Kernigschen Symptoms.

Key und Retzius haben durch Injektionsversuche den Nachweis erbracht, daß die vom Rückenmark abgehenden Nervenwurzeln zwei von dessen Umhüllungen auf sie sich fortsetzende bindegewebige Scheiden erhalten, die sie auf ihrem Verlauf begleiten und an dem Spinalganglion in die peri- und epineurale Scheide der peripherischen Nerven übergehen. Sowohl v m Subduralraum wie vom Arachnoidealraum des Rückenmarks aus injizierte Massen breiten sich an den Spinalganglien vorbei auf die peripherischen Nerven aus, wobei die von beiden Räumen aus injizierten Massen an dem Spinalganglion zusammenfließen.

Ich stellte mir nun die Frage, wieweit sich eitrige Entzündungen der Rückenmarkshäute, seien sie nun tuberkulöser oder anderer Natur, auf die peripherischen Nerven ausbreiten, ob die Veränderungen sich etwa bis zum Ganglion spinale oder ob sie sich gelegent-

[1]) Der Verfasser dieser Arbeit starb am 5. Februar 1908 an den Folgen einer septischen Infektion, die er sich bei der Ausübung seines Dienstes in den Baracken der Charité zugezogen hatte. Die Arbeit, die unter meiner Leitung angefertigt wurde, sollte als Dissertation veröffentlicht werden.

Ein grausames Geschick hat den jungen Kollegen als ein Opfer seines Berufes dahingerafft, ehe es ihm vergönnt war, die mit dieser Arbeit erstrebte erste Sprosse der wissenschaftlichen Leiter zu ersteigen.

Ich erfülle die traurige Pflicht, die Arbeit nunmehr in abgekürzter und gedrängter Form an seiner Stelle der Öffentlichkeit zu übergeben.

Santiago (Chile), den 26. November 1908.

M. Westenhoeffer.

lich auch darüber hinaus erstrecken, was bei dem Zusammenhang der Lymphräume der peripherischen Nerven mit dem Subduralraum und Subarachnoidealraum des Rückenmarks wohl möglich wäre. Hierüber finden sich in der ganzen Literatur keinerlei genaue Angaben. Zum Beweise führe ich einige Stellen aus den wichtigsten diesen Gegenstand behandelnden Arbeiten auszugsweise an.

Flatau, Jacobsohn, Minor, Handbuch der pathologischen Anatomie des Nervensystems.

Leptomeningitis acuta: „Auch in das Innere der Nervenwurzeln dringt die Entzündung auf dem Wege der Blutgefäße und bindegewebigen Nervenscheiden ein, so daß sich zelliges Exsudat zwischen die Nervenfaserbündel, in das Nervenbindegewebe, manchmal auch zwischen die einzelnen Nervenfasern eines Bündels einlagert (akute Wurzelneuritis). Die Nervenfasern erleiden dabei zum Teil degenerativen Zerfall."

Leptomeningitis tuberculosa:

„In ganz analoger Weise pflegen die häufig in dicke Exsudatmassen eingebetteten Nervenwurzeln mitzuerkranken, indem die entzündlich-proliferativen Vorgänge vom pialen Überzug der Wurzeln auf die perineuralen Scheiden der Nervenfaserbündel übergreifen und schließlich in das Innere der Bündel selbst eindringen, so daß die Wurzeln von tuberkulöser Gewebswucherung durchsetzt werden und ihre Blutgefäße ebenfalls tuberkulös erkranken (Perineuritis und Neuritis tuberculosa). Quellung und Zerstörung der Nervenfasern in wechselndem Maße ist die Folge der tuberkulösen Wurzelerkrankung, bei welcher sich auch in den Wurzeln miliare Tuberkel entwickeln können."

Ziegler, Lehrbuch der pathologischen Anatomie:

„Es können ferner in den Nervenwurzeln entzündliche Infiltrationen und degenerative Veränderungen auftreten, so daß also eine Neuritis sich hinzugesellt."

„Die tuberkulöse Meningitis kann sich auch auf das Rückenmark und die Nervenwurzeln verbreiten, so daß der Prozeß nunmehr als eine tuberkulöse Meningomyelitis und Neuritis zu bezeichnen ist und zu mehr oder minder umfangreichen Degenerationen der nervösen Bestandteile der betroffenen Gebiete führt."

F. Schultze, Die Krankheiten der Hirnhäute und die Hydrozephalie (Nothnagels Handbuch).

Anatomischer Befund bei der eitrigen Meningitis:

„Die gleichen Veränderungen werden in den Rückenmarksnervenwurzeln beobachtet: Infiltration ihrer Gefäße, ihres Perineuriums und ihrer Septa mit Leukozyten und sonstigen Zellen, Aufquellung und Zerfallserscheinungen verschiedener Grade der Nervenfasern, besonders der Achsenzylinder, kleine Blutungen, alles hauptsächlich in den hinteren Nervenwurzeln."

Befunde bei tuberkulöser Zerebrospinalmeningitis:

„Auffallend ist, daß sich in den spinalen Meningen seltener deutliche umschriebene miliare Tuberkelherde finden lassen als an den Häuten des Gehirns; indessen können sie sich auch in ihnen in der ausgeprägtesten Form vorfinden. Sie sind dann am deutlichsten in der Arachnoidea und Pia, am seltensten auf der Innenfläche der Dura zu beobachten."

„Entsprechend der stärkeren Beteiligung der hinteren Abschnitte der Rückenmarkshäute sind die hinteren Wurzeln besonders stark und regelmäßig betroffen. Eigentümliche riesenzellenartige Plaques in ihnen hat Hoche beschrieben."

v. Leyden und Goldscheider, Die Erkrankungen des Rückenmarks und der Medulla oblongata (Nothnagels Handbuch).

Pathologische Anatomie der epidemischen Zerebrospinalmeningitis:

„Am Rückenmark ist gleichfalls die Pia Hauptsitz der Eiterinfiltration; jedoch ist auch die Dura an ihrer Innenfläche nicht selten mit fibrinösem Exsudat bedeckt. Die eitrige Infiltration nimmt hauptsächlich die dorsale Seite der Pia ein, während die ventrale Partie geringere Veränderungen darbietet Die austretenden Wurzeln sind oft in den Eiter eingebettet und zeigen interstitielle und parenchymatöse neuritische Veränderungen. Häufig sind die Eitermassen ungleich verteilt und bilden kleine, zerstreute, herdartige Höcker; sie sind oft auffallend zäh, stark fibrinhaltig. Auch im Zentralkanal des Rückenmarks ist eitrige Flüssigkeit gesehen worden (Zenker, Fronmüller). Das Ventrikelependym ist getrübt und gewuchert. Die Dura mater cerebralis und spinalis ist stark hyperämisch und injiziert."

Pathologische Anatomie der tuberkulösen Meningitis:

„Es pflegt besonders der obere und dorsale Abschnitt des Rückenmarks ergriffen zu sein, und mit Vorliebe lokalisiert sich der Prozeß an der hinteren Hälfte der Rückenmarksperipherie; gelegentlich ist aber auch eine Bevorzugung der vorderen Hälfte beobachtet worden."

„Die Pia ist stark vaskularisiert, trübe, verdickt, reichlich mit Rundzellen infiltriert, enthält submiliare und miliare Tuberkelknötchen, welche sich aber hier viel seltener finden als an der Pia des Gehirns. Die Gefäße zeigen eine zellige Infiltration der Adventitia, die Wände namentlich der Venen sind verdickt und können Tuberkel mit Riesenzellen enthalten."

„Die Arachnoidea ist trübe, von sulziger Beschaffenheit, die Fäden und Bälkchen derselben sind verdickt, ihre Maschenräume sind mit zelligem und fibrinösem Material sowie mit seröser Flüssigkeit erfüllt. Auch die arachnoidealen Gefäße zeigen verschiedene Grade der tuberkulösen Infiltration ihrer Wandungen. Die Arachnoidea ist hier und da an der Dura adhärent. Die Dura kann ganz frei sein oder sich auch durch eine entzündliche Infiltration, meist geringen Grades, beteiligen. Die Nervenwurzeln, namentlich die hinteren, zeigen regelmäßig in derselben Weise wie die weiche Haut eine zellige Infiltration im Peri- und Endoneurium. Das an der hinteren Rückenmarksfläche gelegene Exsudat kann die hinteren Wurzeln in der Nähe ihres Eintritts in das Rückenmark vollkommen umschließen. Kleinere Degenerationsherde in den Wurzeln hat Hoche beschrieben."

Bei der Myelitis, bei der es sich allerdings nicht um einen akuten eitrigen Prozeß handelt, findet nach E. v. Leyden eine ähnliche peripherische Ausbreitung der vom Rückenmark ausgehenden Entzündung statt.

Endlich verdient noch der von Henneberg beschriebene Fall von chronischer Meningomyelitis erwähnt zu werden, bei dem neben Erkrankung der Spinalganglien Degeneration einzelner hinterer Lumbalwurzeln und ihrer intramedullären Fortsetzungen beobachtet wurde.

„Der Entzündungsprozeß greift auch auf die Scheiden der aus dem Duralsack austretenden Wurzeln über. Die schon unter normalen Verhältnissen sehr derben, die Nervenquerschnitte umgebenden Bindegewebshüllen sind stark verdickt, durch neugebildetes Gewebe mit den Nervenbündeln fest verbunden und von kleineren und größeren Kernanhäufungen durchsetzt. Auch das außen anliegende Fettgewebe zeigt stellenweise einen großen Kernreichtum. Das Endoneurium der Wurzeln nimmt ebenfalls an der Erkrankung teil, die Septen sind verbreitert und weisen eine deutliche Kernwucherung auf. Bei Markscheidenfärbung macht sich jedoch mehr eine Auseinanderdrängung als ein Schwund der Nervenfasern geltend."

„Quer- und Längsschnitte durch die proximal aus dem Spinalganglion heraustretenden Lumbalwurzeln zeigen, daß der Entzündungsprozeß auf das Perineurium der Wurzeln übergegangen ist. In demselben finden sich, wie in den Kapseln der Spinalganglien, kleinzellige Herde, kleine Blutungen und Bindegewebswucherung. Auch das die Wurzeln umgebende Fettgewebe ist stellenweise stark mit kleinen, runden, sehr dunkel gefärbten Kernen durchsetzt. Bei Markscheidenfärbung erscheinen auf Längsschnitten die Nervenfasern durch gewuchertes Endoneurium auseinandergedrängt."

„Von Interesse ist, daß in unserem Fall das der Dura spinalis außen anliegende Fett- und lockere Bindegewebe stellenweise stark entzündliche Veränderungen zeigt (Pachymeningitis spinalis externa), auch in einer dem unteren Teil des Rückenmarks und der Cauda equina entsprechenden Höhe, in welcher sich innerhalb des Duralsackes nur geringfügige entzündliche Veränderungen vorfanden."

Um die Frage zu entscheiden, habe ich mikroskopische Untersuchungen vorgenommen an neun Fällen von Zerebrospinalmeningitis aus dem Material des Städtischen Krankenhauses Moabit, darunter sind vier Fälle von Meningitis tuberculosa, drei Fälle von Meningitis cerebrospinalis epidemica und zwei durch Otitis media purulenta entstandene.

Was nun zunächst die Technik anbetrifft, so wurden im allgemeinen zwei bis drei Wirbel, gewöhnlich an der Grenze von Hals- und Brustwirbelsäule aber auch aus der Lendenwirbelsäule, im Zusammenhang herausgenommen, darauf die Dornfortsätze beiderseits von der Mittellinie mit einer scharfen Knochenzange oder einer feinen Säge entfernt und durch vorsichtiges Abkneifen der restierenden Knochenteile des Wirbelbogens das Ganglion spinale freigelegt Die weitere Präparation, d. h. das Ablösen des mit seinen Hüllen hauptsächlich noch dem Wirbelkörper anhaftenden Rückenmarkes wurde erst vollzogen, nachdem das Präparat zur Fixierung in Formalinlösung, dann in 66- und 88-prozentigen Alkohol gebracht worden war. Hieraufwurden mit dem Rasiermesser derart durch das Rückenmark und die von ihm abgehenden Nerven Schnitte geführt, daß auf allen Stücken das Ganglion und ein möglichst großer Teil des Nerven in eine Ebene fielen. Die Stücke wurden dann in der allgemein üblichen Weise in Alkohol absolutus gehärtet und in Paraffin eingebettet. Die Schnitte, die zum größten Teil eine Dicke von 20 μ aufweisen, wurden mit Hämatoxylin-Alaun und nach van Gieson gefärbt. In einigen (normalen!) Fällen wurden übrigens nach Entkalkung mit Salpetersäure die Rückenmarksstücke mit dem Knochen im Zusammenhang eingebettet und geschnitten.

Ich lasse nun die Fälle mit den Ergebnissen der mikroskopischen Untersuchung unter verkürzter Wiedergabe der anatomischen Diagnosen folgen:

1. 1906, Nr. 1044. 5 Tage altes Kind, gest. 24. X. 1906, obd. 26. X. 1906.

Anatomische Diagnose: Leptomeningitis tuberculosa universalis gravis.

Mikroskopische Untersuchung: Die Lymphozyteninfiltration ist eine verhältnismäßig viel stärkere als die Leukozyteninfiltration bei eiteriger Meningitis. Das Cavum epidurale zeigt nur sehr geringe Hämorrhagien, während die Dura mater spinalis selbst gar nicht infiltriert ist. Um die Wurzeln herum ist die Lymphozyteninfiltration sehr erheblich und setzt sich auch in die Wurzeln hinein fort, teils diffus, teils den Septen entlang, hört aber am Ganglion auf.

2. 1906, Nr. 1045. 2 Jahre altes Kind, obd. am 26. X. 1906.

Anatomische Diagnose: Meningitis tuberculosa purulenta. — Konglomerattuberkel beider Parietallappen.

Mikroskopische Untersuchung: Die Lymphozyteninfiltration in den weichen Rückenmarkshäuten hauptsächlich um die Gefäße herum, aber auch diffus. Dura mater selbst ist frei, ebenso das Cavum epidurale, nur beim Übergang in das Foramen intervertebrale sind hier und da Rundzellen zu sehen, ganz vereinzelt. Desgleichen befindet sich an der hinteren Wurzel, dicht vor ihrem Eintritt in das Ganglion, ein kleiner, zentral verkäster Tuberkel mit einer Riesenzelle. Das Ganglion selbst ist, wie bisher immer, frei und der Nervus spinalis jenseits des Ganglions völlig frei von Veränderungen, desgleichen das lockere Binde- und Muskelgewebe um den Nerven herum.

3. 1906, Nr. 1112. 1¼ Jahre altes Kind, obd. am 14. XI. 1906.

Anatomische Diagnose: Meningitis tuberculosa praecipue basilaris.

Mikroskopische Untersuchung. a) Ungemein starke Infiltration mit Lymphozyten, zwischen denen hier und da auch epitheloide Kerne sichtbar sind, in beiden Wurzeln. Gelapptkernige sind auch vorhanden, aber erheblich in der Minderzahl. Im Cavum epidurale geringe Blutungen, untermischt mit spärlichen Lymphozyten. Die Dura mater spinalis selbst ist nicht infiltriert, doch zeigt das lockere extradurale Fettgewebe im Foramen intervertebrale geringe Hämorrhagien und Lymphozyteninfiltration. Blutgefäße daselbst strotzend mit Blut gefüllt. Die in das Ganglion eintretenden Nervenfasern sind zum Teil noch in geringer Weise infiltriert, eine Infiltration, die rasch aufhört und sich nirgends auf das eigentliche Ganglion fortsetzt.

b) Während am Rückenmark noch deutlich die Anordnung der Lymphozyten um die Gefäße, besonders die Arterien, herum stattgefunden hat neben der diffusen Infiltration, ist eine solche Anordnung um die Gefäße herum an den Wurzeln nicht mehr vorhanden, doch sieht man dafür an einer Stelle zwischen der hinteren Wurzel und ihrer Haut auf einer Strecke von noch nicht ½ cm inmitten der runden oder ovalen Leukozyteninfiltration ausgesprochene Nekrosen (Tuberkel). In der Mitte des einen Tuberkels ist noch deutlich das Lumen einer blutkörperchenhaltigen kleinsten Arterie sichtbar. In der Mitte eines andern, nicht verkästen Lymphozytenherdes ist eine Riesenzelle sichtbar.

4. 1907, Nr. 191. Erwachsener Mann.

Anatomische Diagnose: Meningitis tuberculosa basilaris.

Mikroskopische Untersuchung: Tuberkulöse Meningitis. Nekrosen nur sehr spärlich, desgleichen Tuberkelentwicklung; Riesenzellen ebenfalls spärlich. Exsudatzellen ausschließlich aus Lymphozyten bestehend, ungemein zahlreiche epitheloide Kerne. Stellenweise besteht das gewucherte Gewebe, und zwar an der vorderen Wurzel, ausschließlich aus epitheloiden Kernen, zwischen denen zahlreiche runde Kalkkörner liegen, so daß fast das Bild eines Psammosarkoms entsteht. Im übrigen ist die Substanz der vorderen Wurzel nahezu frei von Infiltration, während die hintere Wurzel reichlich zellig infiltriert ist, besonders um die Gefäße herum. Die Blutgefäße sind strotzend mit Blut gefüllt und enthalten reichlich Leukozyten. Auch im Exsudat der Pia mater sind Abschnitte vorhanden, wo neben den Lymphozyten reichlich Leukozyten liegen. An anderen Stellen, z. B. in Arterien, deren Lymphscheiden tuberkulös infiltriert sind, sieht man im Blut reichlich Lymphozyten, an einer Stelle z. B 16 Stück im Querschnitt. Die Innenwand der Dura mater spinalis selbst ist reichlich mit Lymphozyten besetzt und ihre obersten Schichten zum Teil infiltriert. Cavum epidurale ist frei. Nur in der Höhe des Abgangs der hinteren Wurzel zeigt auch die Dura mater eine geringe zellige Infiltration, die aber nicht ganz an das Cavum epidurale hinreicht. Das Ganglion und die durch dasselbe hindurchziehenden Nervenfasern sind frei. Jenseits des Ganglions sind die Nervenfasern ebenfalls frei. Die Media der kleinen, tuberkulös infiltrierten Arterien zeigt stellenweise eine Homogenisierung und vollständigen Kernverlust.

5. 1906, Nr. 517. ½ Jahr altes Kind.

Anatomische Diagnose: Meningitis cerebrospinalis epidemica, Pyocephalus internus, Haemorrhagia extraduralis spinalis posterior, trübe Schwellung des Herzmuskels, Anaemia pulmonum.

Mikroskopische Untersuchung. Um die Wurzeln herum erhebliche eitrige Infiltration. Ganglion völlig frei. Im Cavum epidurale geringe Blutungen und Leukozyteninfiltration. Um das Filum terminale herum intensive eitrige Infiltration. In dem lockeren Fettgewebe in der Umgebung des Spinalnerven und der großen Gefäße außerhalb der Wirbelsäule beim Übergang auf die Rückenmuskulatur geringe Blutungen und stärkere Leukozyteninfiltration. Muskulatur selbst ist frei.

Am Nervus ischiadicus ist keinerlei Veränderung.

6. 1906, Nr. 1061. 32 Jahre alte Frau, obd. 31. X. 06.

Kopf und Rückenmark: schwere eitrige Zerebrospinalmeningitis an Basis und Konvexität mit Fortsetzung der Eiterung längs der Nervenbahnen, besonders des Ramus I. Trigemini und um die Hypophysis herum.

Mikroskopische Untersuchung. Schnitt a. Im Cavum epidurale befinden sich ziemlich reichlich Leukozyten und freie rote Blutkörperchen, die besonders der Dura mater aufliegen, welche ihrerseits selbst ungemein reichlich von Leukozyten durchsetzt ist, und zwar am allerstärksten an ihrem Übergang auf die spinalen Nerven. Diese Leukozyteninfiltration der Dura mater setzt sich fort in abnehmender Weise auf die Scheide der hinteren und vorderen Wurzel im Foramen intervertebrale und ebenso in das lockere Gewebe zwischen der Dura mater der Wurzeln und dem Periost des Foramen intervertebrale. Bedeutend erheblicher aber ist sie in dem lockeren, gefäßhaltigen Gewebe des dreieckigen Raumes, der gebildet wird von der hinteren und vorderen Wurzel und dem proximalen Teil des Spinalganglions; besonders um die zarten Venen dieses Dreiecks sind ungemein starke Leukozytenanhäufungen. Weder die Wurzeln noch das Ganglion zeigen Leukozyteninfiltration oder sonstige Veränderungen.

Schnitt b (auf diesem Schnitt fehlt das Ganglion). Das Cavum epidurale wie vorhin, die Dura mater selbst dagegen herd- und streifenförmig durchsetzt von Leukozyten. Beim Übergang in das Foramen intervertebrale ist das Cavum epidurale auch von reichlichen Blutungen durchsetzt. Beide Wurzeln sind in ungemein starker Weise sowohl von Eiter umgeben als auch streifen- und herdförmig entsprechend den einzelnen Bündeln von Leukozyten durchsetzt, und zwar die vordere Wurzel verhältnismäßig mehr als die hintere. Das lockere Gewebe zwischen den beiden Wurzeln ist ungemein stark eitrig und hämorrhagisch durchsetzt. Die Umgebung des Spinalnerven zeigt noch geringe Leukozyteninfiltration, insbesondere der zwischen Periost und Scheide liegende Teil, vermischt mit spärlichen Blutungen, während man im Nerven selbst nur spärliche Leukozyten antrifft.

Am Nervus ischiadicus ist nichts Besonderes.

7. 1907, Nr. 120. 1 Jahr altes Kind, gest. 30. I. 07, obd. 1. II. 07.

Diagnose: Meningitis cerebrospinalis epidemica

Mikroskopische Untersuchung. Hämorrhagisch-eitrige Meningitis, auch im Cavum epidurale. Das Ganglion ist frei, dagegen befindet sich in der hinteren Wurzel selbst auch ein eitrig-hämorrhagischer Herd. Das Fettgewebe im Foramen intervertebrale ist, besonders um die Gefäße herum, zum Teil eitrig-hämorrhagisch infiltriert.

Das Fettgewebe um den Nervus ischiadicus herum ist von ausgedehnten Blutungen durchsetzt, desgleichen die Muskulatur von Blut umgeben und blutig imbibiert, wahrscheinlich durch die Zerrungen und Zerreißungen bei der Präparation. Im übrigen ist der Nervus ischiadicus selbst unverändert.

8. 1906, Nr. 1006. 40 Jahre alter Arbeiter, obd. 13. X. 06.

Anatomische Diagnose: Diffuse eitrige Meningitis, Otitis media sinistra (grampositive Diplokokken!), Gehirnabszeß in der rechten Hemisphäre, Pachymeningitis haemorrhagica productiva recens.

Mikroskopische Untersuchung. Um die Wurzeln herum ziemlich erhebliche Leuko- und Lymphozyteninfiltrationen, darunter solche mit großem, hellem Protoplasmaleib. Das Ganglion selbst ist frei. An sich ist die ganze Eiterung gering.

9. 1906, Nr. 1141. 8 Monate altes Kind, obd. am 26. XI. 06.

Anatomische Diagnose: Leptomeningitis purulenta convexitatis cerebralis et spinalis mit starker Beteiligung der Tiefen der Furchen. Frische Thromben des Sinus longitudinalis. Otitis media purulenta. Bronchitis.

Mikroskopische Untersuchung. Schnitt a. Die weichen Rückenmarkshäute sind nur sehr gering eitrig infiltriert, das Cavum epidurale aber sehr erheblich, und zwar an der hinteren Zirkumferenz des Wirbelkanals. Die Dura mater selbst ist nur mäßig durchsetzt von Lymphozyten und Leukozyten, wobei die Lymphozyten vorwiegen. Um die abgehenden Wurzeln, und zwar besonders um die vordere, und in der vorderen Wurzel, in deren Interstitien ist die Eiterung sehr erheblich. Sie setzt sich mit den Nervenfasern, die hier ganz diffus eitrig infiltriert sind, in das Spinalganglion hinein fort, bleibt aber dabei immer im Verlauf der Nervenfasern, ohne zwischen die Ganglienzellen selbst einzudringen. Jenseits des Ganglions ist der Spinalnerv frei von Eiterung. Nur die vordere Wurzel läßt auch noch jenseits des Ganglions hier und da teils Lympho-, teils Leukozyteninfiltration erkennen. An diesem Präparat sieht man auch sehr deutlich, wie die von dem Spinalnerven abgehenden Ästchen als Scheide eine der vielen Lamellen der Dura mater erhalten, während Pia und Arachnoidea in Gestalt des Endoneurium vom Rückenmark her sich in die Wurzeln und den Spinalnerven und seine Äste fortsetzen.

Schnitt b (van Gieson). In der Umgebung der einzelnen Äste des Spinalnerven sieht man außerhalb, aber auch innerhalb der Hüllen des Nerven mäßige Blutextravasation und Leukozyteninfiltration. Doch ist die eigentliche Nervensubstanz frei.

In allen neun Fällen also, bei denen Dura, Arachnoidea und Pia sowie die Nervenwurzeln sich deutlich als entzündet erwiesen, ließ sich an der hinteren Wurzel jenseits des Ganglion spinale keine Eiterung nachweisen, ebenso an der vorderen Wurzel nach ihrem Austritt aus dem Foramen intervertebrale. Dagegen zeigte die vordere Wurzel insofern eine weiterreichende Entzündung als die hintere, als sie in der Höhe des peripherischen Austritts der hinteren Wurzel aus dem Spinalganglion in einem Fall noch eitrig infiltriert war. Nach Vereinigung der beiden Wurzeln zum Spinalnerven war in keinem Fall noch eine entzündliche Affektion desselben zu beobachten. In den Fällen 4 und 9 setzt sich wohl die Eiterung mit den Nervenfasern eine kurze Strecke in das Ganglion hinein fort, bleibt aber dabei immer im Verlauf der Nervenfasern, ohne zwischen die Ganglienzellen selbst einzudringen.

In allen Fällen ließ sich mehr oder weniger auch im Cavum epidurale entzündliches zum Teil hämorrhagisches Exsudat nachweisen, es bestand also eine Pachymeningitis externa spinalis purulenta haemorrhagica, die, wie es auch R. Peters an 13 Fällen beobachtet hat (D. med. Woch. 1906 Nr. 27), durchaus nicht mit der Leptomeningitis spinalis purulenta Hand in Hand ging.

„Letztere konnte streckenweise ganz fehlen, während der entsprechende Teil der Außenfläche des Durasackes von einem großen Eiterherd bedeckt war; und umgekehrt: es konnte der Durasack von außen frei sein, dagegen im Innern an der entsprechenden Stelle starke leptomeningitische Eiterbeläge enthalten." Falls im Cavum epidurale eine ausgesprochene Eiterung besteht, findet sich regelmäßig auch an der Stelle eine eitrige Infiltration, wo das Cavum epidurale an die Rückenmuskulatur angrenzt.

Es begünstigt mithin die Eiterung im Cavum epidurale ein bedeutend weiteres Fortschreiten der Entzündung nach der Peripherie als dies die intradurale, an den Nerven fortschreitende Eiterung jemals hervorruft. Niemals trifft man in einer Höhe, wo die Rückenmuskulatur entzündlich infiltriert ist, eine entzündliche Affektion der Nerven. Freilich hört diese Infiltration der Muskulatur schon innerhalb der ersten an die Wirbelsäule sich anheftenden Muskelbündel auf. Man gewinnt den Eindruck, daß einerseits das Spinalganglion, andererseits die Muskulatur auf die entzündungserregende Ursache hemmend einwirken.

In den drei Fällen von Meningitis cerebrospinalis epidemica (Nr. 5 bis 7) wurde auch der Nervus ischiadicus nach seinem Austritt aus dem Wirbelkanal an Querschnitten untersucht. Es zeigte sich keinerlei entzündliche Infiltration des Nerven, wiewohl z. B.

in Fall 5 sich das Filum terminale bei mikroskopischer Untersuchung noch als intensiv eiterig infiltriert erwies.

Die in dem Fall 7 gefundene blutige Infiltration ist wohl zweifellos als ein Kunstprodukt zu betrachten, infolge der Zerreißungen und Blutdurchtränkungen des Fettgewebes bei der Präparation, wofür auch die blutige Imbibition der Muskulatur spricht.

Das Aufhören der Eiterung am Ganglion spinale ist so zu verstehen, daß entweder, wie oben gesagt, im Ganglion entzündungshemmende Kräfte oder aber keine Lymphbahnen vorhanden sind, etwa in Analogie zu dem Fehlen der intra-hypophysealen Eiterung, die nach Westenhoeffers Untersuchungen auch nur aus dem Fehlen von Lymphbahnen in der Hypophyse erklärt werden kann.

Vorläufig kann man die klinischen Erscheinungen bei Meningitis spinalis aus dem pathologisch-anatomischen Befund noch nicht in befriedigender Weise erklären. Am ehesten wäre es vielleicht noch möglich, die eine Steifigkeit der Wirbelsäule bedingenden Kontrakturen der Rückenmuskeln und die allgemeinen Hyperästhesien wenigstens zum größten Teil auf eine direkte Reizung der Nervenwurzeln durch das entzündliche Exsudat zu beziehen. Vielleicht ist der oben erwähnte Umstand, daß an der Stelle, wo das Cavum epidurale an die Rückenmuskulatur angrenzt, eine eiterige Infiltration besteht, auch mit zur Erklärung der Kontrakturen der Rückenmuskeln heranzuziehen. Für die Extensions- und Flexionskontrakturen, die sowohl doppelseitig wie einseitig, sowohl allgemein wie partiell auftreten können, bisweilen auch nur als Rigiditäten imponieren, dürften wohl toxische Reizungen der motorischen Zentren im Rückenmark verantwortlich zu machen sein. Das mag auch für das „Kernigsche Symptom" gelten, welches bekanntlich in einer Kontraktur der Flexoren des Unterschenkels besteht, die eintritt, wenn sich die Kranken im Bett aufsetzen oder, wenn man sie die Beine am Bettrande herunterhängen läßt und dann versucht, den Unterschenkel gegen den Oberschenkel zu strecken. Jedenfalls haben unsere Untersuchungen ergeben, daß die Symptome, wie sie besonders von seiten der Nacken- und Rückenmuskulatur sowie im Kernigschen Symptom bei der Meningitis sich darbieten, nicht auf einer peripherwärts in den Nervenbahnen vorwärtsschreitenden Entzündung zu suchen sind.

XIV.

Studien über Verbrühung.

(Aus der Universitäts-Unterrichtsanstalt für Staatsarzneikunde zu Berlin.)

Von

Dr. Otto Leers, Berlin, und Dr. R. Raysky, Tomsk (Sibirien).

Während der erste und der dritte Grad der Verbrennung der gerichtsärztlichen Beurteilung nur selten Schwierigkeiten bieten, ist der zweite Grad, die Blasenbildung, wiederholt Gegenstand der Kontroverse gewesen.

Vor allem ist die Frage, ob die Blasenbildung ein ausschließlich vitaler Vorgang ist oder ob sich auch an der Leiche stehende, serumgefüllte Brandblasen entwickeln können, noch nicht in allen Punkten geklärt.

Daß Kontakt mit heißen Körpern oder der Flamme unter gewissen Umständen auch an der Leiche Blasen erzeugen kann, hat Reuter durch seine Untersuchungen gezeigt; ob auch heiße Flüssigkeiten oder Dampf diese Wirkung haben können, steht noch offen.

Nach den Versuchen von Chambert, die allerdings in das Jahr 1859 fallen, ist dies sogar ausgeschlossen; nach ihm ist Blasenbildung sogar ein Beweis gegen Verbrühung durch Flüssigkeiten und Dampf. Zur Erzeugung von Brandblasen an der Leiche reiche die Temperatur des kochenden Wassers nicht aus, dazu bedürfe es einer höheren Hitze, über 100 °. Höchstens werde die Oberhaut beweglich und löse sich schon auf leichten Fingerdruck ab. Chambert schließt: Wenn bewiesen wäre, daß eine Leiche, die Blasen zeigt, nur mit kochendem Wasser in Berührung kommen konnte, so könne geschlossen werden, daß die Verbrennung entweder im Leben oder mit andern Mitteln als Wasser von 100 ° erzeugt worden sei.

Auch für einige ältere Autoren, Orfila, Devergie, Christison, galt es als ausgemachte Sache, daß (mit Serum gefüllte) Brandblasen nur durch eine während des Lebens erfolgte Verbrennung entstanden sein könnten.

Ob Leuret (1835) und Champouillon (1846), die dem widersprechen und Blasenbildung, wie Reuter, postmortal an wassersüchtigen Teilen erhielten, auch Verbrühung darin einbegreifen, ist aus ihren Abhandlungen nicht zu ersehen. Sie sprechen nur von Kontakt mit heißen Körpern.

Casper und Liman vertraten den Standpunkt, daß sich niemals, wenigstens nicht mit Serum gefüllte stehende Blasen durch Hitze an der Leiche bilden, während dies Maschka wohl mit der Flamme, nie aber durch Verbrühung gelang. Ebenso spricht sich v. Hofmann in seinem Lehrbuche aus.

Erst Dittrich scheint nach dieser Richtung hin positive Resultate erzielt zu haben. Er sagt in seinem Lehrbuche von 1897 S. 117: „Die Blasenbildung an und für sich schließt eine postmortal entstandene Verletzung nicht aus, denn es gelingt, wenn auch schwer und nur mit größter Vorsicht, mittels der Flamme, so doch leicht durch einige Zeit fortgesetztes Kochen von Leichenteilen in Wasser, an denselben mit Flüssigkeit gefüllte Brandblasen zu erzeugen."

Dieser Gegensatz, besonders zwischen der älteren Anschauung Chamberts und der neueren Dittrichs, bewog uns, Untersuchungen darüber anzustellen, ob und in welcher Weise Blasenbildung durch Verbrühung von Leichenteilen entstehen könne. Denn es ist klar, daß, wenn dieses der Fall ist, wenn sich stehende, mit Flüssigkeit gefüllte Blasen an der Leiche erzeugen lassen, ein wichtiges Kriterium der vitalen Verbrühung hinfällig wird und eine Unterscheidung vitaler und postmortaler Verbrühung — zunächst wenigstens makroskopisch — unter Umständen um so schwieriger werden kann, als die übrigen Kennzeichen der vitalen Verbrühung zweiten Grades, die Grundrötung und der Entzündungsring, beim Liegen der Leiche verschwinden oder durch Hypostase verdeckt werden können.

Klassische Untersuchungen über die Wirkung vitaler Verbrennung zweiten Grades auf die Haut lagen bereits von Biesiadecky, Touton und Unna vor und werden durchweg auch auf vitale Verbrühung bezogen. Wir haben indessen, um Vergleichsobjekte zu haben, auch selbst vital verbrühte Haut untersucht und verbinden in der folgenden Schilderung derselben die Mitteilungen der genannten Autoren mit unseren eigenen Erfahrungen an dem Material gerichtlicher Obduktionen.

Hiernach ist die nächste Wirkung der Hitze auf die Haut ein Ödem in der Kutis, besonders des Korium — wahrscheinlich infolge Erweiterung und Alteration der Gefäße und Austreten von Serum durch die gelockerte Kittsubstanz derselben. Die Bündel des Korium erscheinen gequollen und durch mit Flüssigkeit gefüllte Räume wie auseinandergeworfen. Die Papillen sind zunächst erhalten, höchstens etwas kolbig angeschwollen und auch die Epidermis beteiligt sich zunächst nicht an den Veränderungen, ihr Epithel ist nicht serös durchtränkt, dagegen beginnt die äußerste Hornschicht infolge von Hitzedehnung sich in Falten zu legen, was sich makroskopisch als Runzelung der Hautoberfläche bemerkbar macht.

Bei weiterer und intensiverer Einwirkung der Hitze kommt es zu einer direkten Schädigung der Epithelschicht des Rete Malpighi, der Stachelzellen. Diese quellen auf, ihre Kerne verlieren ihre Färbbarkeit, zerfallen, das Zellprotoplasma gerinnt und zeigt Vakuolen, die Stachelverbindung der Zellen wird gelockert, ja sie werden schließlich von dem sich bildenden Wasserdampf (aus dem Parenchymsaft der Stachelzellschicht und dem Ödem des Korium), der nach der Gegend des geringsten Widerstandes, also nach der Hautoberfläche, drängt, auseinandergetrieben. Es entstehen Lücken in der zarten Stachelzellschicht des Stratum germinativum, Höhlen, die umgrenzt sind von zusammengedrängten, spindelförmig ausgezogenen Stachelzellen, und in deren Lumen die faserigen Reste der ausgezogenen Zellen flottierend hineinhängen; es kommt unter weiterem Zerfall dieser Zellen und vermehrter Exsudation in die Höhlen zur Verschmelzung mehrerer derselben zu einer größeren, zur Blase.

Die blasige Abhebung findet also, wie Biesiadecky als Erster für die vitale Verbrennung nachwies, in der zarten Keimschicht des Rete Malpighi statt.

Die für den Wasserdampf und das Exsudat undurchdringliche Decke der Blase bildet die von der Hitze geschrumpfte, vielfach längsgespaltene Hornschicht der Epidermis, an deren Innenseite noch Reste mehr oder weniger zerstörter Stachelzellen hängen, während den Blasengrund entweder der übrige Teil der zerrissenen Keimzellen oder auch die völlig von Zellen entblößte Basalmembran des Papillarkörpers darstellt.

In der völlig entwickelten vitalen Brandblase fehlt nie das Exsudat, welches, in der Hauptsache serös, nur wenig körniges Fibrin enthält und in welchem Leukozytenhaufen als Ausdruck der vitalen entzündlichen Reaktion fast nie vermißt werden. Daneben schließt es häufig noch zerstreut liegende Reste deformierter, abgestorbener Stachelzellen ein.

Die Papillen sind, unter größeren Blasen, infolge des exsudativen Druckes abgeflacht. Der Papillarkörper zeigt reichliche Leukozytenanhäufung, besonders in der Umgebung der Gefäße, die erweitert und thrombosiert sind.

Die Gebilde der Haut werden bei der Blasenbildung in Mitleidenschaft gezogen. Die gewundenen Ausführungsgänge der

Drüsen erscheinen gestreckt, auseinandergerissen; ihre Epithelkerne sind blaß und destruiert. Die Haare sind aus ihrer Verbindung gelockert, die Zellen der äußeren Wurzelscheide ausgezogen und zerstört. Das Haar selbst ist gequollen und abgebrochen.

Eine postmortale Verbrühung wird gewöhnlich so vor sich gehen, daß Leichenteile in heiße Flüssigkeiten zu liegen kommen oder von heißen Flüssigkeiten oder Dampf überströmt werden. In dieser Weise wurden also von uns Versuche an Leichen angestellt, die dann im einzelnen bezüglich des Hitzegrades des verbrühenden Mediums, der Zeitdauer der Verbrühung u. a. mannigfach variiert wurden. Die Leichen waren als solche durchschnittlich drei Tage alt, aus dem Kühlraum kommend, noch völlig frisch, und die verbrühten Körperteile waren nicht ödematös.

Da die Ergebnisse dieser Versuche, wie theoretisch schon anzunehmen war, nur quantitative Unterschiede zeigen, werden wir sie im Zusammenhang besprechen. Im allgemeinen läßt sich sagen: je höher der Hitzegrad des Verbrühungsmediums ist, je länger und unmittelbarer es in Berührung mit dem Körperteil bleibt, je kürzer die nach dem Tode verstrichene Zeit ist, desto intensiver ist der Verbrühungseffekt.

Die erste Erscheinung ist ein Aufquellen der verbrühten Partie, wie bei der vitalen Verbrühung, als Folge des Kutisödems, und die Fältelung und Runzelung der Haut als Folge der Hitzedehnung. Die gequollene Hautpartie setzt sich scharf von der unversehrten Haut ab, am deutlichsten, wenn sie vorher hypostatisch war. Sie wird unter der Einwirkung der Hitze sofort blaß, und das verdrängte Blut sammelt sich an dem Übergang zum Normalen an, hier einen scharf abgesetzten roten Ring bildend.

Die verbrühte Hautstelle wird starr, derb, wie gesotten, die Haare kräuseln sich und brechen dicht über der Epidermis leicht ab. Auf geringen Fingerdruck läßt sich die Epidermis auf dem blassen, feuchten Korium verschieben und ablösen.

Makroskopisch sichtbare größere Blasen wurden nur durch Kochen der Haut während einiger Zeit erhalten. Wurde der Körperteil, etwa der Fuß eines Erwachsenen oder das Bein eines Neugeborenen, in kochendes Wasser gesteckt, so sprossen nach 4—5 Minuten erst kleinere, dann, sichtbar durch Vereinigung kleinerer, auch größere Blasen auf, von denen ein Teil, wenn die Extremität noch länger im kochenden Wasser blieb, platzte, während ein Teil, die kleineren Blasen an der Peripherie der Verbrühungsstelle meist, stehen blieb. Wurde der Körperteil sofort nach dem Aufsprießen größerer Blasen aus dem Kochgefäß genommen, so erhielten wir auch große stehende Blasen.

Wir können also die Beobachtung Dittrichs, daß sich durch Kochen von Leichenteilen stehende Blasen erzeugen lassen, und zwar auch an nicht ödematösen Körperteilen, durchaus bestätigen. Und wir können noch weiter gehen und sagen, daß sich auch durch minutenlanges Bespülen ein und derselben Hautstelle mit kochendem Wasser oder Beströmen mit dem Dampf kochenden Wassers (der etwa 70° hatte) schon kleine, aber doch erkennbare Bläschen erzeugen ließen, die sich im mikroskopischen Bild, wie wir gleich sehen werden, in nichts von dem Aufbau der größeren Blasen unterscheiden.

Die verbrühte Haut wurde in den verschiedenen Stadien der Verbrühung entnommen und mikroskopisch untersucht. Es ergab sich dabei folgendes:

Die Hornschicht der Epidermis ist vielfach längsgespalten, abgehoben, stellenweise geschrumpft und in Falten liegend. Bei schwächerer, kürzerer Hitzeeinwirkung zeigt das Stratum germinativum kleine Lücken. Diese Lücken sind leer und offenbar, wie bei der vitalen Verbrühung, die Wirkung des in dem Verbrühungsgebiet gebildeten Wasserdampfes. Diese zunächst vereinzelten Lücken vermehren sich und erweitern sich, genau wie bei vitaler Verbrühung, weiterhin zu größeren Fächern und Höhlen, durch Auseinanderdrängung und spindel- bis fadenförmige Ausziehung der Stachelzellen. Schließlich reißen die noch stehenden Zellbrücken, mehrere Fächer vereinigen sich zu einer größeren Höhle. Die Epidermis ist auf eine größere Strecke in der germinativen Schicht gesprengt; ein Teil der Keimschicht ist mit der Blasendecke nach oben gedrängt, ein Teil ist in kleineren Verbänden zusammenhängend oder auch als einzelne der Basalmembran palisadenartig aufsitzende Zellen, den Blasenboden bildend, zurückgeblieben; ein dritter Teil endlich liegt — in größeren Blasen — in regellosen Haufen und destruiert in dem Lumen der Blase. Die Zwischensubstanz dieser Zellen läßt sich nicht erkennen, ihre

Konturen sind undeutlich, sie sind geschrumpft, das Protoplasma ist körnig und von Vakuolen durchsetzt, der Kern ist deformiert, schwach färbbar, schattenhaft.

Die größeren Blasen enthalten immer, die kleineren und die Fächer, die Lücken, nicht selten serösen Inhalt, der keine Fibrinfärbung annahm.

Das Korium ist gequollen, ödematös, seine einzelnen Bünde sind durch seröse Flüssigkeit auseinandergedrängt.

Die Gebilde der Haut erleiden dieselben Veränderungen, wie sie oben für die vitale Verbrühung beschrieben wurden.

Soweit haben wir also bei der postmortalen Verbrühung ganz dieselben Erscheinungen wie bei der vitalen. Was vermißt wird, ist lediglich die vitale entzündliche Reaktion. Was wir bis jetzt gesehen haben, kann als die Wirkung rein physikalischer, mechanischer Vorgänge im Gewebe gedeutet werden; die Gerinnung, Schrumpfung und der schließliche Zerfall der Stachelzellschicht als Folge der direkten Hitzeeinwirkung, die Auseinanderdrängung, die spindelförmige, schopfartige Ausziehung dieser nachgiebigen Schicht als Folge der Dampfentwicklung im Gewebe. Die Bildung von Blasen ist nur ein höherer Grad dieser Fächerbildung, entsprechend der Menge des gebildeten Wasserdampfes und des ausgetretenen Serums. Das mechanische Ödem des Koriums unterscheidet sich als solches nicht von dem vitalen, es bewirkt ebenfalls Quellung der kollagenen Bündel und Erweiterung der Saftspalten.

Aber es fehlen natürlich die Entzündungserscheinungen: die Erweiterung und Thrombosierung der Gefäße, die Leukozytenauswanderung in der Umgebung der Gefäße, besonders der des Papillarkörpers und endlich die Leukozytenansammlung in der Brandblase.

Das unterscheidende Merkmal zwischen vitaler und postmortaler Verbrühung ist also auch mikroskopisch lediglich das, was auch makroskopisch — an nicht hypostatischen Stellen gefunden — den vitalen Charakter der Verletzung meist kenntlich macht: die entzündliche Rötung des Blasengrundes, das strotzende thrombosierte Kapillarnetz des Koriums, nicht aber die stehende, serumgefüllte Blase. Diese kann nicht als ein Kriterium vitaler Verbrühung angesehen werden. Erst ihr Leukozytengehalt beweist die vitale Reaktion.

Die Menge der leukozytären Infiltration kann natürlich sehr variieren. Sie ist nicht nur von der Stärke, der Intensität, sondern auch von der Dauer der Verbrühung und vor allem von der Dauer des Lebens nach der Verbrühung abhängig. Ein dichterer Leukozytenwall in und über dem Papillarkörper kann als Beginn von Regenerationsvorgängen angesehen werden, durch die sich das gesunde Gewebe von dem nekrotischen demarkiert. Er läßt andererseits — nach Unna — auf schon eingetretene sekundäre chemotaktische Einflüsse von seiten eingedrungener Eiterorganismen schließen, die sich bei länger bestehenden vitalen Brandblasen fast immer einstellen.

Die Leukozytose der Brandblase hat also in mehrfacher Hinsicht diagnostischen Wert, und es empfiehlt sich, in zweifelhaften Fällen stehende Blasen daraufhin zu untersuchen. Wir konnten auf diese Weise den vitalen Charakter der Blase mehrfach mit Sicherheit erweisen. Nach seitlicher Eröffnung der Blase wurde der Inhalt mit einer Kapillare angesaugt, auf einem Deckglas angetrocknet, fixiert und mit Hämatoxylin-Eosin nach Ehrlich gefärbt zum Nachweis der farblosen Blut- und Lymphzellen mit rundem und polymorphem Kern.

Wo dieser Nachweis im Stiche läßt, kann die mikroskopische Untersuchung eines exzidierten Hautstückes noch Aufschluß geben, die die Zellauswanderung entzündlicher Natur in der Umgebung der erweiterten Gefäße des Koriums erweist.

Die Gefahr, Fäulnisblasen für Brandblasen zu halten, ist zwar nicht sonderlich groß, wenn die übrigen Fäulniserscheinungen mit in Betracht gezogen werden. Immerhin sind solche Verwechselungen schon vorgekommen und so werden die Fäulnisblasen bei der Lehre von der Verbrennung in den Lehrbüchern differentialdiagnostisch noch erwähnt. Es wäre übrigens der Fall denkbar, daß beide Arten von Blasen an demselben Körper sich finden.

Wir haben daher auch diese Blasenbildung histologisch untersucht, und es hat sich dabei — abgesehen von dem zu erwartenden Mangel an entzündlichen Erscheinungen und dem Verlust der Färbbarkeit des mehr oder weniger abgestorbenen Gewebes — auch ein Unterschied im anatomisch-histologischen Aufbau der Blase ergeben.

Es scheint, daß mit der Fäulnis der Zusammenhang der einzelnen Gewebs a b s c h n i t t e mehr gelockert wird, so daß die zur Blasenbildung führende Trennung nicht i n der Keimschicht des Rete, sondern z w i s c h e n K e i m s c h i c h t u n d P a p i l l a r k ö r p e r stattfindet. Dazu kommt, wie anzunehmen ist, daß die Fäulnisgasentwicklnug allmählicher vor sich geht und niemals so stürmisch, wie die Dampfentwicklung bei der Verbrennung und Verbrühung; daß der Druck auf das Gewebe infolgedessen geringer ist und langsamer ansteigt und daß es daher nicht zu einer so erheblichen Zerstörung von Gewebsteilen kommt, wie bei der Verbrennung.

Während hier das weiche, lockere Keimgewebe des Rete gewaltsam auseinandergerissen wird, nachdem die Erhitzung diese Zellen materiell direkt geschädigt, abgetötet hat, wird bei der Fäulnisblasenentwicklung die gesamte Epidermis (Stratum corneum, lucidum, granulosum und germinativum) im Zusammenhang von dem Stratum papillare des Korium abgedrängt. Und diese emporgehobene Schicht, die die Blasendecke bildet, ist so wenig destruiert, daß sie an ihrem freien Rand deutlich die Konfiguration des Papillarkörpers erkennen läßt: Ausbuchtungen und Hohlräume wie Matrizen, in die die Papillen hineinpassen.

Zweifellos ist hier das Fäulnisgas, wie bei der Verbrennung der Wasserdampf, zunächst das treibende, blasenbildende Element. Es ist ja eine bekannte Erscheinung, daß der Blaseninhalt (SH_2) mit bläulicher Flamme brennt. Erst sekundär transsudiert dann in den geschaffenen Hohlraum eine eiweißarme, zellfreie, fibrinhaltige und mehr oder weniger blutfarbstoffreiche Flüssigkeit, die zuweilen ein deutliches Schwefelmethämoglobinspektrum zeigt.

Das histologische Bild und die Untersuchung des Blaseninhalts gibt also auch hier Auskunft über die Art der Blase.

Wir kommen zu folgenden Schlußsätzen:

1. Bei postmortaler Verbrühung kann es, wie bei der vitalen, zu stehenden, serumgefüllten Blasen kommen.

2. In beiden Fällen geht dem Stadium der Blasenbildung ein Stadium der Fächerbildung voraus, eine Auseinanderdrängung der Zellen der germinativen Schicht des Rete Malpighi durch den Wasserdampf.

3. Das Unterscheidende zwischen postmortaler und vitaler Verbrühung sind lediglich die entzündlichen Erscheinungen im Gewebe und die Leukozytenansammlung im Blaseninhalt bei der letzteren.

4. Die Fäulnisblase grenzt sich, abgesehen von den mangelnden Entzündungserscheinungen, durch ihren histologischen Aufbau von der Verbrühungsblase ab. Ihr fehlt die Fächerbildung und die Zerstörung der germinativen Schicht.

Reuter, Wien. klin. Wschr. 1905 Nr. 23. — Chambert, Annales d'hygiène publ. 1859 S. 391. — Orfila, Méd. lég. 1828. — Devergie, Méd. lég. 1836. — Christison, Annales d'hyg. publ. 1832 S. 148. — Leuret, Annales d'hyg. publ. 1835 S. 387. — Champouillon, Annales d'hyg. 1846 S. 412. — Casper, Lehrbuch der gerichtl. Med. 1860 Bd. II S. 341. — Caspar-Liman, Lehrbuch 1882 S. 295. — Maschka, Prager Vierteljahrsschr. 1852 S. 112. — v. Hofmann, Lehrbuch der gerichtl. Med. 1897. — Dittrich, Lehrbuch der gerichtl. Med. 1897 S. 117. — Biesiadecky, Sitzungsbericht der Kais. Akad. der Wissenschaft, Wien 1868 Bd. 57 II. — Unna, in Orths Lehrbuch der path. Anat. 1894 S. 81 ff. — Touton, ebenda zit.

XV.

Studien über Komplikationen der Lungentuberkulose und über die Verbreitung der Tuberkelbazillen in den Organen und im Blut der Phthisiker.

(Aus der Akademie für praktische Medizin in Köln a. Rh., Abteilung Hochhaus.)

Von

Dr. Gustav Liebermeister,

Sekundärarzt.

(Hierzu 6 Textfiguren.)

Einleitung.

Die vorliegenden Untersuchungen sind aus kleinen Anfängen herausgewachsen und haben im Laufe von 2 Jahren schrittweise an Umfang zugenommen. Damit möge die Ungleichmäßigkeit in der Bearbeitung der einzelnen Kapitel entschuldigt werden. Ursprünglich sollte nur die in Deutschland bisher wenig bekannte

Phlebitis bei Tuberkulose bearbeitet werden; diese ist daher ausführlich behandelt. Im weiteren Verlauf wurden eine Reihe von anderen Organen mit in die Untersuchungen hereingezogen und bakteriologische Blutuntersuchungen am lebenden Phthisiker angeschlossen.

Die allgemeinen Fragen der menschlichen Tuberkulosepathologie, die sich im Verlauf der Arbeit ergaben, und deren Lösung versucht wurde, sind in der Hauptsache folgende:

1. Welche Veränderungen findet man außer den echten tuberkulösen Metastasen bei mittelschweren und schweren Lungentuberkulosen in den übrigen Organen?

2. Treten bei Phthisikern häufiger Tuberkelbazillen in die Blutzirkulation über?

3. Welche Folgen hat für den Phthisiker der Übertritt von Tuberkelbazillen in die Blutbahn?

4. Ist die typische histologische Tuberkulose die einzige Erscheinungsform der tuberkulösen Erkrankung, oder stellt sie nur eine besonders häufige und besonders charakteristische Form der Reaktion auf die tuberkulöse Infektion dar?

Gibt es auch andere, „atypische", tuberkulöse Erkrankungsformen, besonders bei allerschwersten und allerleichtesten Graden der Infektion?

5. Wie sind die chronisch entzündlichen Veränderungen, die man in Phthisikerleichen in fast allen Organen findet, zu erklären?

Bei der Sektion mancher Fälle von Lungenphthise finden wir die Lungen in so weitgehendem Maße erkrankt und zerstört, daß es uns kaum begreiflich erscheint, wie der kleine Rest von Lungengewebe, der noch übrig geblieben ist, zur Aufrechterhaltung der Atmung genügt haben soll. Diesen Fällen stehen andere gegenüber, bei denen die makroskopisch erkennbaren Veränderungen so gering sind, daß wir uns wundern, warum die Patienten an ihnen gestorben sind. Diese letzteren Fälle erinnern uns unwillkürlich an die tödlich endenden Pneumonien mit kleinem Lungenherd oder an die nicht so seltenen schweren Typhen mit tödlichem Ausgang, bei deren Autopsie wir nur ganz geringe Veränderungen im Darm finden.

Ferner ist es auffallend, wie klein, im Verhältnis zur Häufigkeit der Lungentuberkulose überhaupt, die Zahl der Fälle ist, in denen die Lungentuberkulose zu den Erscheinungen der allgemeinen Miliartuberkulose führt. In der weitaus überwiegenden Mehrzahl der Fälle kommt es nicht zur Ausbildung einer richtigen Miliartuberkulose, sondern man findet bei der Autopsie neben der Lungen- und Lymphdrüsentuberkulose und den per contiguitatem entstandenen Tuberkuloseherden noch in einigen Organen — bald in der Niere, bald in der Leber, der Milz usw. — mehr oder weniger zahlreiche submiliare, miliare oder größere tuberkulöse Herde, deren Größe und histologisches Verhalten meist ein verschiedenes Alter anzeigt. Je genauer man bei solchen Phthisen ohne Miliartuberkulose den Körper durchsucht, desto mehr Organe findet man von tuberkulösen Veränderungen befallen. Neben dieser echten metastatischen histologischen Tuberkulose finden wir aber im ganzen Körper verstreut chronisch-entzündliche und degenerative Veränderungen, deren histologisches Bild nichts mit dem der Tuberkulose gemein zu haben scheint. Diese atypischen Veränderungen sind bei der Tuberkulose so häufig und so weit verbreitet, daß es der Mühe wert erscheint, sie etwas genauer zu studieren und zu untersuchen, ob sie in irgendeinem Zusammenhang mit der Tuberkulose stehen.

Von seiten der pathologischen Anatomen sind wir mit so klassischen Arbeiten über den Tuberkel beschenkt worden, daß wir uns daran gewöhnt haben, in dem Tuberkel nicht bloß eine für Tuberkulose typische histologische Veränderung, sondern die hauptsächlichste und fast einzige tuberkulöse Veränderung zu sehen, auf welche auch die weniger typischen Formen der Tuberkulose zurückzuführen sind. Auf der anderen Seite kennen wir z. B. bei der Syphilis, auf deren Ähnlichkeit mit der Tuberkulose schon Villemin, Klebs, Cohnheim, P. Baumgarten hingewiesen haben, doch außer den gummösen auch Veränderungen, die an sich nicht für Lues charakteristisch aussehen und mehr den einfachen chronisch-entzündlichen Veränderungen gleichen, so z. B. die nichtgummösen syphilitischen Veränderungen der Blutgefäße (P. Baumgarten, Oettinger, Ernst Neisser, Mendel u. a.), die nichtgummösen syphilitischen Nierenerkrankungen usw.

Da erhebt sich die Frage: Gibt es nicht auch tuberkulöse Erkrankungen, die unter anderen Bildern als denen der Tuberkel mit Riesenzellenbildung und Verkäsung oder Schwielenbildung verlaufen?

Es liegt auf der Hand, daß auch der klassische „Tuberkel" verschiedene Entwicklungstadien durchläuft, und daß er im allerersten Beginn und in den verschiedenen Stadien der Abheilung nicht das typische Bild des Tuberkels zu zeigen braucht.

Untersucht man mittels Tuberkelbazillenfärbung, so fällt es einem auf, wie häufig man in Schnitten von echten Tuberkeln, sowohl solchen, die ganz jung aussehen, als auch solchen, die offenbar schon längere Zeit bestanden haben und Riesenzellen und Verkäsungen erkennen lassen, vergeblich nach Tuberkelbazillen sucht. Ich habe diese Beobachtung, die direkt nach der Entdeckung des Tuberkelbazillus von vielen Seiten gemacht worden ist, in einer großen Zahl von Fällen bestätigen können. Zum Teil läßt sich dieser Befund vielleicht erklären durch die schon lange bekannte, von Much in letzter Zeit wieder betonte Tatsache, daß die Tuberkelbazillen im Gewebe ihre Färbbarkeit verlieren können. Es kommt aber auch vor, daß selbst die Meerschweinchenimpfung bei solchen echten Tuberkeln negativ ausfällt (vgl. Fall 17, Naumann, Niere s. u.). Trotz dieser nicht eben seltenen Beobachtungen zweifeln wir nicht daran, daß der Tuberkelbazillus die Tuberkel verursacht.

Während es auf der einen Seite Tuberkel gibt, in denen keine Bazillen mehr nachweisbar sind, kennen wir auf der andern Seite tuberkulöse Narben, die noch infektionsfähiges Material enthalten und sogar anscheinend gesunde Lymphdrüsen, in denen infektionsfähige Bazillen nachweisbar sind.

Besonders P. Baumgarten hat schon vor Jahren auf diese latenten Tuberkulosen hingewiesen. Kurlow fand bei Untersuchung von Narben in Lungenspitzen, daß einfache Verdichtungen und vollständige Verkalkungen Meerschweinchen nicht mehr tuberkulös zu machen vermögen, während dies bei abgegrenzten und nicht abgegrenzten käsig-kalkigen Knoten regelmäßig gelingt. In neuester Zeit konnte L. Rabinowitsch durch Verimpfung von vier vollständig verkreideten Lymphdrüsen Meerschweinchen tuberkulös machen. Daß in anscheinend gesunden Lymphdrüsen bei Kindern und auch bei Erwachsenen ohne sonstige Tuberkulose häufig infektionsfähige Tuberkelbazillen enthalten sind, haben in den letzten Jahren Macfadyen und Macconkey, Harbitz, Rosenberger, Calmette mit Guérin und Deléarde, Pizzini zeigen können.

Es gibt aber eine Reihe von Veränderungen, bei denen man zum Teil Tuberkelbazillen findet, die aber nicht unter dem Bild histologischer Tuberkulose verlaufen. Es seien nur kurz einige Beispiele aus der Literatur angeführt:

In den Nieren haben kürzlich unabhängig voneinander d'Arigo und Heyn disseminierte Herderkrankungen ohne Tuberkelbildung beschrieben, die zu lokalen Schrumpfungen führen und Tuberkelbazillen enthalten. Bei Versuchstieren mit Tuberkulose fanden Bernard und Salomon chronisch-interstitielle Veränderungen in den Nieren. Von den Hautaffektionen die nicht unter dem Bilde der typischen Tuberkel verlaufen, wissen wir durch die Arbeiten von Leichtenstern, Pautrier u. a., daß sie nicht selten Tuberkelbazillen enthalten. Bartel weist auf das häufige Auftreten von chronisch-entzündlichen Veränderungen in den verschiedensten Organen bei Experimentaltuberkulose hin. Genauer beschreibt Stoerk Meerschweinchenlebern mit experimenteller tuberkulöser Leberzirrhose. Beim Menschen wird die Leberzirrhose von vielen — besonders französischen — Forschern in einer Reihe von Fällen als durch Tuberkulose bedingt angesehen. Adenomähnliche Wucherungen der Tubenschleimhaut bei Tubentuberkulose beschreibt B. Wolff, endlich wurden tumorartige Wucherungen der Bronchialschleimhaut bei Lungentuberkulose nachgewiesen (Bartel). Die meisten Autoren, die sich mit diesen Affektionen beschäftigen, betonen den Zusammenhang mit der Tuberkulose und bringen wichtige Gründe für diesen Zusammenhang bei. Bei seinen Untersuchungen ist es Stock aufgefallen, wie oft die experimentell erzeugte hämatogene Tuberkulose am Auge ohne eigentliche Tuberkelbildung einhergeht. Auch hat er die tuberkulöse Natur mancher klinischer Augenerkrankungen, die nicht unter dem typischen Bilde verliefen, teils sichergestellt, teils wahrscheinlich gemacht [1]).

Nun kennen wir bei Phthisikern Veränderungen, die bisher zum Teil wenig beachtet wurden, und die man, wie früher auch die atypischen Hauterkrankungen, teils für zufällige Vorkommnisse bei der so häufigen Tuberkulose, teils für toxische Produkte, teils für die Folgen von Mischinfektionen gehalten hat: die Neuritis der Tuberkulösen, die diffuse Nephritis, die Myokarditis, die Thrombophlebitis der Phthisiker usw.

Man hat sich früher solche atypische Veränderungen besonders gerne so erklärt, daß man sie nicht den Bazillen, sondern deren Toxinen zur Last legte. Nun ist es aber bisher noch nicht

[1]) Ich verdanke Stock in dieser Richtung manche persönliche Anregung; auch hat er mir in liebenswürdigster Weise einen Teil seiner Präparate gezeigt und mir auch brieflich über seine interessanten Resultate, die mittlerweile veröffentlicht sind, Auskunft gegeben.

einwandfrei gelungen, ein spezifisches, von den Tuberkelbazillen ausgeschiedenes „Toxin" — etwa analog dem Diphtherie- oder Tetanustoxin — darzustellen. Dagegen sind aus den Tuberkelbazillenleibern von verschiedenen Seiten (besonders Maragliano) giftig wirkende Substanzen dargestellt worden, über deren chemische, biologische und pathogenetische Wirkung wir noch sehr wenig orientiert sind. In dem Kochschen Tuberkulin sind diese „Endotoxine", deren spezifische Natur sogar fraglich ist (Matthes u. a.), enthalten. Es müßten demnach die experimentellen „toxischen" Veränderungen durch diese Endotoxine erzeugt sein, die durch Auflösung der Bazillenleiber frei geworden sind. Jedenfalls dürfen wir uns den Vorgang nicht so einfach denken, daß die an irgendeiner Stelle des Körpers angesiedelten Tuberkelbazillen hier Gifte ausscheiden, die dann im Körper verbreitet werden und so an anderen Stellen toxische Veränderungen hervorrufen.

Übrigens hat Krehl schon vor Jahren mit Recht darauf hingewiesen, daß eine strenge Trennung zwischen von den Bakterien ausgeschiedenen und in ihrer Leibessubstanz enthaltenen Giftstoffen wohl schwer durchführbar ist. „In allen flüssigen Nährböden gehen Bakterien zugrunde; das, was von ihrer Leibessubstanz löslich ist, tritt in die Flüssigkeit über." Nachdem wir die autolytischen Vorgänge genauer kennen gelernt haben, müssen wir dem noch hinzufügen, daß in toten Bazillen sich lösliche Substanzen bilden, die von den lebenden Bazillen nicht abgegeben wurden, weil sie in ihnen in höheren, unlöslichen Verbindungen enthalten waren. Selbst für die Diphtheriebazillen, die bisher als der Typus der „Toxin" bildenden Bakterien galten, werden wir vielleicht derartige Vorgänge annehmen müssen. — Für den Typhus haben neuerdings Matthes und E. Gottstein festgestellt, daß man durch Behandlung der Bazillen mit Pepsin zwei verschieden wirkende Gifte aus den Bakterienleibern darstellen kann, während ein echtes „Typhustoxin" bisher nicht bekannt ist.

Wenn wir nun auch kein echtes Tuberkelbazillen-„Toxin" kennen, so ist es doch mit den Leibessubstanzen der Bazillen wie sie im Tuberkulin enthalten sind, z. B. gelungen, Nephritiden experimentell zu erzeugen, die den „toxischen" Nephritiden der Phthisiker sehr ähnlich waren, und man trug keine Bedenken diese Affektionen auch beim Menschen als durch im Körper kreisende

Toxine der Tuberkelbazillen verursacht anzusehen. Auf der anderen Seite gelang es auch durch Injektion sehr großer Mengen abgetöteter Tuberkelbazillen echte Tuberkelbildung hervorzurufen.

Es unterliegt also keinem Zweifel, daß zur Erzeugung von „toxischen" Veränderungen bei Tuberkulose nicht das Leben der Bazillen notwendig ist. Es ist nur die Frage, ob im menschlichen Körper soviel gelöste Gifte kreisen, daß man sich die Entstehung der beobachteten Veränderungen durch deren Wirkung erklären kann. Die experimentellen Resultate sagen nur aus, daß man künstlich bei kleineren Tieren durch Einspritzung enormer Dosen gelöster resp. suspendierter Bakteriengifte Veränderungen erzeugen kann, sie lassen sich aber nicht ohne weiteres auf die natürlichen Verhältnisse beim Menschen übertragen.

P. v. Baumgarten vertritt eine geistvolle Hypothese: Nach seiner Ansicht wird durch die Tuberkelbazillen nicht bloß eine histologische Neubildung — der Tuberkel — hervorgerufen, sondern die abnorm gelagerten und veränderten Körperzellen, die den Tuberkel zusammensetzen, sind in ihrem inneren Stoffumsatz gestört und liefern bei ihrem abnormen inneren Stoffwechsel Substanzen, die für den Körper giftig sind. Diese Hypothese ist sicher von großer Bedeutung für das Verständnis vieler Krankheitserscheinungen, nur erklärt sie nicht, wie lokalisierte „toxische" Veränderungen in weiter Ferne vom ursprünglichen Krankheitsherd, bald in diesem bald in jenem Organ ohne irgend welche Auswahl, durch gelöste Giftstoffe zustande kommen können. Wir haben es ja bei der Tuberkulose nicht etwa mit derartig elektiven Beziehungen zu tun wie z. B. bei dem Verhältnis des Tetanusgiftes zu den Elementen des Nervensystems. Die „toxischen" Veränderungen der Tuberkulose finden wir bald in diesem bald in jenem Organ ohne eine besondere erkennbare Auswahl, und bei genauer Beobachtung finden wir diese Veränderungen bei der Tuberkulose in ihren späteren Stadien, klinisch und anatomisch nachweisbar, so weit verbreitet, daß wir mit der Annahme der Wirkung von gelösten Giften allein nicht auskommen. Zudem sind bekanntlich die „Tuberkel" gefäßlos, d. h. die kleinsten Blutgefäße werden in ihnen sehr rasch undurchgängig, so daß eine Resorption größerer Mengen von Zytotoxinen oder Endotoxinen schwer von den gewöhnlichen Tuberkeln aus denkbar ist. Außerdem sind die menschlichen primären Tuberkuloseherde im Verhältnis zur gesamten Körpermasse doch relativ klein, und die Konzentration gelöster Gifte muß mit der Entfernung von den primären Krankheitsherden bedeutend abnehmen; es läßt sich für die menschliche Pathologie mit Sicherheit ausschließen, daß je so enorme Giftdosen im Körper kreisen, wie sie zu den Tierexperimenten benutzt wurden, und so ist es an sich schon schwierig, sich die Fernwirkung gelöster Gifte bei der Tuberkulose zu erklären.

Anders verhält es sich, wenn wir annehmen, daß aus zerfallenden tuberkulösen Herden Tuberkelbazillen oder deren Trümmer in die Blutbahn verschleppt und an verschiedenen Stellen des Körpers abgelagert werden. Cornet vertrat erst neuerdings wieder den Standpunkt, daß vollvirulente Tuberkelbazillen nicht in die Blutbahn gelangen, sondern höchstens tote oder sehr abgeschwächte Bazillen. Immerhin ließen sich durch Verschleppung toter oder abgeschwächter Bazillen die genannten Veränderungen eher erklären als mit gelösten Toxinen. Wenn diese toten oder abgeschwächten Bazillen dann an dem Ort der Verschleppung aufgelöst würden, so käme es zu einer lokalen Wirkung der Bazillengifte, die in Form von „toxischen" Veränderungen offenbar werden könnte. Wenn wir aber annehmen, daß aus zerfallenden tuberkulösen Primärherden und aus ganz akuten, ohne eigentliche Tuberkelbildung verlaufenden bazillenreichen Tuberkuloseherden, wie ich sie anderweitig beschreiben werde, tote oder abgeschwächte Bazillen verschleppt werden, so ist nicht einzusehen, warum nicht auch lebende, mehr oder weniger vollvirulente Bazillen in die Blutbahn gelangen können.

Ist diese letztere Annahme richtig — und für ihre Richtigkeit spricht ja die Häufigkeit von Metastasen in Form echter Tuberkel —, so müßten wir in der Blutbahn der Phthisiker zeitweilig Tuberkelbazillen nachweisen können. Auch müßte dieser Nachweis in den „toxisch" veränderten Organen der Phthisiker gelingen, wenn es sich bei diesen Veränderungen nicht bloß um toxische sondern um bazilläre Produkte handelt.

Die Arbeiten der letzten Jahre, in denen das Vorhandensein der Typhusbazillen in der Blutbahn beim Typhus, das Kreisen der Pneumokokken bei der Pneumonie, der Sepsiserreger im Blute bei den septischen Erkrankungen nachgewiesen wurde, legen uns nahe, bei der Tuberkulose, die ja früher als der Typus der lokalisierten Krankheitsprozesse galt, in den späteren Stadien ähnliche Vorgänge zu vermuten, um so mehr, da wir dabei zum Teil ganz ähnlich lokalisierte Metastasen finden wie die septischen Metastasen.

Diese Fragen sind noch wenig geklärt; sie sind, besonders in Deutschland, hinter der vieldiskutierten Frage nach der Eintrittspforte der tuberkulösen Infektion des Menschen fast ganz in den Hintergrund getreten, und sie sind, wo sie aufgeworfen wurden, durch die Hypothese der Mischinfektion kompliziert worden, indem man die Veränderungen, die man durch die Wirkung gelöster Toxine nicht erklären zu können glaubte, als durch sekundäre Infektion mit Eiterbakterien hervorgerufen ansehen wollte, und so ist bisher z. B. im Blute bei Tuberkulösen mehr nach Mischbakterien als nach dem Tuberkelbazillus selbst gesucht worden. —

Jedoch wurde schon von den verschiedensten Seiten darauf hingewiesen, daß es bei der Tuberkulose öfter zum Eindringen der Tuberkelbazillen in die Blutbahn kommen müsse. Wie häufig aber dieses Eindringen vorkommt, darüber konnte man sich bisher kein klares Bild machen.

Ich habe mich speziell mit dem Studium der Wirkung der Tuberkulose auf den Gesamtorganismus und mit den sogenannten toxischen Affektionen der Tuberkulösen beschäftigt. Ich fand vor allem, daß diese Affektionen viel häufiger sind, als man bisher glaubte, daß sie sehr oft auch schon klinisch nachweisbar sind, und daß ihr pathologisch-histologisches Bild — wenigstens bei den Affektionen des Herzens und der Nieren Übergänge zur echten histologischen Tuberkulose zeigen kann. Ich konnte ferner nachweisen, daß in diesen „toxischen“ Produkten vielfach Tuberkelbazillen durch das Tierexperiment nachweisbar sind, auch wenn das histologische Bild nichts für Tuberkulose Charakteristisches bietet, und wenn sogar akut-entzündliche Erscheinungen fehlen. Im Anschluß daran habe ich auch intra vitam den Nachweis der Tuberkelbazillen im Blut der Phthisiker zu führen versucht. Über einen Teil meiner Untersuchungen habe ich auf dem 24. Kongreß für innere Medizin in Wiesbaden (1907) und auf der 80. Naturforscherversammlung in Köln (1908) schon kurz berichtet. Seit meiner ersten Mitteilung habe ich noch eine ganze Reihe weiterer Resultate zu verzeichnen, die hier mit aufgeführt sind.

Die Technik der Tierimplantation wurde so gehandhabt, daß aus größeren Stücken von Leichenorganen mit sterilen Instrumenten kleine, längliche Stückchen herausgeschnitten wurden. Die Oberfläche dieser Stückchen wurde vor der Implantation allseitig mittels eines breiten, glühenden Spatels gründlich abgeglüht. Zur Implantation wurde in die rasierte Oberbauchgegend des Meerschweinchens mit der Scheere ein kleiner Einschnitt gemacht, die Scheere geschlossen durch die Öffnung im Unterhautzellgewebe nach dem Brustkorb zu geschoben und die Hauttasche dann durch Öffnung der Scheerenbranchen erweitert. In diese Hauttasche unter der Brusthaut wurde das Organstückchen eingepflanzt. Die äußere Wunde wurde mit einer oder zwei Seidennähten geschlossen. Die Instrumente waren selbstverständlich immer ausgekocht.

Bei der Sektion der Meerschweinchen wurden, wenn Abstrichpräparate gemacht wurden, immer frisch ausgeglühte Instrumente benutzt; zur weiteren Vermeidung von Fehlerquellen wurden zu den Abstrichen nur neue, nie gebrauchte Objektträger benutzt.

Als sicher positive Bazillenbefunde ließ ich nur solche gelten, bei denen die geimpften Meerschweinchen einen für Tuberkulose charakteristischen Sektionsbefund aufwiesen, und bei denen gleichzeitig in den Erkrankungsherden dieser Meerschweinchen sich Bazillen nachweisen ließen. (Vgl. 24. Kongreß f. inn. Med. 1907.)

Zur Kontrolle wurden aus der Umgebung des implantierten Materials Serienschnitte angelegt und an diesen im Verein mit Schnittproben aus anderen Stellen des verimpften Organs festgestellt, ob nicht doch irgendwelche für Tuberkulose charakteristische histologische Veränderungen sich nachweisen ließen.

1. Phlebitis bei Tuberkulose.

Vor den Untersuchungen von Marchand und besonders von Weigert hielt man das Gefäßsystem für immun gegen Tuberkulose. Wir wissen aber jetzt durch zahlreiche Untersuchungen, die sich an die Arbeiten jener Forscher anschlossen, daß eine solche Immunität nicht besteht, und daß echte Tuberkulose in Arterien und Venen vorkommt. Außer dieser echten Gefäßtuberkulose findet man aber, was besonders in Frankreich schon länger aufgefallen ist, Venenthrombosen und Thrombophlebitiden bei Lungentuberkulose nicht eben selten.

Venenthrombosen der unteren Extremitäten bei Lungenphthise werden schon bei Hoffmann (1740), Hunter, Breschet, Bouillaud, Bayer, Andral, Cruveilhier (zit. bei Olivier), Louis (zit. bei Pachot), Trousseau, Bucquoy (zit. bei Leloir), Bouchut (zit. bei Collard) erwähnt. Aus dem Jahre 1860 stammt eine Arbeit von Cursham: „Cases of obstruction of the veins of the lower extremities causing oedema of the corresponding limb, and occurring in phthisical patients."

Im Jahre 1867 beschreibt Locourtois einen Fall von schwerer Lungentuberkulose, bei dem in den letzten Lebenstagen eine Thrombose der großen Venen der unteren Extremitäten bis in die Vena cava inferior zustande gekommen war. Ähnlich ist der Fall von Monod. Nur nahm hier offenbar die Thrombophlebitis von tuberkulösen Veränderungen im kleinen Becken und am Genitalapparat per contiguitatem ihren Ausgangspunkt; auch läßt sich, da eine mikroskopische Untersuchung fehlt, eine echte Venentuberkulose in diesem Fall nicht sicher ausschließen. Im gleichen Jahre beobachtete Sesari einen Fall von Sinusthrombose bei Tuberkulose. Olivier nimmt bei einem unter 4 Fällen von Hemiplegie bei Tuberkulose als Ursache der Hirnerscheinungen eine „Thrombose capillaire" an. Zwei Fälle von Ödem der unteren Extremitäten, verursacht durch Venenthrombose bei Tuberkulose, finden sich in der Arbeit von Pachot. Bei dem ersten Fall mag eine 6 Wochen vorher durchgemachte Geburt die Entstehung der Thrombose begünstigt haben.

Werner beschreibt einen Fall von Thrombose der V. cruralis et iliaca interna sinistra, Lidell einen von Thrombose des rechten Herzens bei Tuberkulose, Leloir einen Fall von Thrombose der V. cava inferior, des rechten Herzens und der Art. pulmonalis. Im Jahre 1884 veröffentlichte De Brun 38 Fälle von Thrombophlebitis, von denen 9 — teils selbstbeobachtete, teils aus der Literatur zusammengestellte — bei Tuberkulose beobachtet wurden.

An neueren Arbeiten über das Zusammentreffen von Venenthrombose und Tuberkulose sind zu erwähnen die von Lemoine über einen Fall von ausgedehnter Sinusthrombose und die von Smith über einen Fall von Thrombose der V. innominata bei Lungentuberkulose. In dem Fall von Duguet fanden sich in der sonst anscheinend gesunden V. femoralis dextra Klappenthromben, von denen Stücke abgerissen waren und zu Lungenembolie geführt hatten.

Was die Häufigkeit der Thrombosen betrifft, so fand Dodwell unter 1300 Fällen von Lungentuberkulose 20 mal (etwas mehr als 1,5%) Venenthrombosen, fast immer an den unteren Extremitäten. Der primäre Herd sitzt nach seiner Ansicht meist in einer Poplitealvene oder in der V. tibialis postica. Er gibt an, in der Regel sei eine Phlebitis vorhanden, doch werden histologische Untersuchungen nicht erwähnt. Einmal war eine Armvene von der Thrombophlebitis mitbetroffen. Dodwell glaubt, man werde, wenn man speziell darauf achte, bei etwa 3% aller Phthisiker Venenthrombosen nachweisen können.

In der C. Gerhardtschen Klinik fanden Ruge und Hierokles unter 1778 Fällen 19mal Venenthrombosen in den Krankengeschichten erwähnt, (etwas mehr als 1%). Bei den Fällen von Ruge und Hierokles handelt es sich meist (9mal) um Thrombosen der unteren Extremitäten; einmal war der Sitz der Thrombose in der V. basilica dextra und sinistra, je einmal in der V. renalis sinistra, im Plexus prostaticus, im Sinus longitudinalis superior, 4mal im rechten Ventrikel und 2mal in der A. pulmonalis dextra. Es handelte sich um Endstadien der Tuberkulose, und die Thrombosen traten durchschnittlich 2 bis 3 Wochen vor dem Tode auf.

Bei allen bisher zitierten Fällen lagen Endstadien der Tuberkulose vor. Im Gegensatz dazu berichten andere Autoren gerade über Frühthrombosen. Während man bisher die Venenthrombosen in der Regel als kachektische Thrombosen, analog denen beim Karzinom aufgefaßt hatte, sagt z. B. Hirtz: „que les thromboses des tuberculeux ne sont pas toujours des thromboses cachectiques et qu'on peut les observer chez des sujets dont la santé est à peine altérée et chez qui elles sont souvent la première manifestation de l'infection tuberculeuse." Hirtz berichtet über 6 Fälle. Der erste Fall betraf eine Patientin, die zuerst das Bild einer Chlorose darbot. Es stellte sich eine Thrombose der V. saphena interna ein, die nach 3 Wochen abgeheilt war; ein halbes Jahr später litt die Kranke an einer akuten Lungentuberkulose, an der sie einen Monat später starb. Bei den andern von Hirtz veröffentlichten Fällen verlief nach der Phlebitis, die gewöhnlich innerhalb etwa 3 Wochen abgeheilt schien, die Lungentuberkulose zum Teil langsam. Zwei Kranke starben dagegen einige Wochen und einige Monate nach Auftreten der Phlebitis an Lungentuberkulose.

Hirtz spricht die Vermutung aus, daß unter den Beobachtungen von Trousseau, Hanot und Mathieu, Vivien, Giraudeau, Rendu, Mosny, Villard über Thrombose bei Chlorose einige sind, bei denen es sich um eine zunächst noch latente Tuberkulose gehandelt hat.

Unter den von Vaquez beschriebenen Fällen von Thrombose befinden sich 3 in frühen Stadien der Tuberkulose beobachtete.

Zwei Fälle von Venenthrombose als Frühsymptome der Lungentuberkulose beschreibt Dumont. Die erste Kranke erlag ihrer Lungenphthise dreiviertel Jahr nach Auftreten einer Thrombose der V. saphena. Bei dem zweiten Fall lagen Thrombophlebitiden beider Vv. saphenae vor. Daneben ließ sich eine Tuberkulose ersten Stadiums nachweisen. Seinen eigenen Fällen fügt Dumont noch solche aus der Literatur bei: je einen von Jaccoud und von Vaquez, die 6 Fälle von Hirtz, je einen von Callais und von de Brun und 3 Fälle von Proby.

Bei dem Fall von Jaccoud handelt es sich neben Thrombosen an den Beinen um Thrombophlebitis mit Verschluß der V. basilica und cephalica ohne Beteiligung der tieferen Venen und ohne Ödeme an den Armen. Jaccoud selber glaubt in seinem Fall nicht an den Zusammenhang der Phlebitis mit Tuberkulose, weil die Tuberkulose noch in einem zu frühen Stadium sei. Collard beschreibt 1904 einige hierhergehörige Fälle und zitiert mehrere früher beobachtete aus der Literatur.

Endlich beschreibt Singer einen Fall, bei dem der Befund über der linken Lungenspitze zuerst fraglich war. Der Patient bekam dann nach zwei Jahre dauernden Wohlbefindens einen Lungeninfarkt und Thrombophlebitis der linken V. saphena interna. Der Infarkt und die Phlebitis heilten anscheinend restlos aus. Wieder nach einem Jahre stellte sich blutiges Sputum ohne Lokalbefund und ohne Tuberkelbazillen ein. Nach einem weiteren halben Jahre erst fand sich eine deutliche Infiltration über der linken Lungenspitze und spärlich Tuberkelbazillen im Auswurf. Singer hält eine primäre Venentuberkulose für nicht unwahrscheinlich.

Über die Ursachen und das Zustandekommen dieser Thrombosen sind die Ansichten geteilt. Die in den Spätstadien der Phthise auftretenden Thrombosen wurden meist, so z. B. auch von Hayem, zu den sogenannten marantischen Thrombosen gerechnet. Bei den Thrombosen, die in den Frühstadien der Tuberkulose auftreten, dachte man zum kleineren Teil an echte Venentuberkulosen mit Thrombenbildung, zum Teil wurde ihre Entstehung ähnlich der der marantischen Thrombosen aufgefaßt. Dumont spricht sich dahin aus, daß es sich in einem Teil der Fälle wohl sicher um eine „banale" Phlebitis infektiösen Ursprungs handle, die zufällig bei tuberkulös Erkrankten auftritt, wie sie ebensogut auch einen sonst gesunden Menschen hätte befallen können. Bei andern Fällen hält er eine echt tuberkulöse Läsion für wahrscheinlich. Er zitiert Letulle, der eine adventitielle und mesophlebitische tuberkulöse Erkrankung mit Bazillen für die Regel hält, während weniger häufig eine „endophlébite végétante" mit einer käsigen Periphlebitis gemeinsam vorkommen kann. Doch gilt diese Beschreibung nur für Gefäße, die direkt von tuberkulösen Herden umgeben und per contiguitatem erkrankt sind (Dumont S. 29). Diese Fälle gehören aber nicht in das Gebiet, das Gegenstand meiner Untersuchungen ist. Ebenso sind von vornherein die Fälle auszuscheiden, bei denen sich echte Tuberkel in der Venenwand gebildet haben (Weigert u. a.). Bei diesen ist die Ätiologie und das histologische Bild ja bekannt.

Uns interesseiren vor allem gerade die Venenerkrankungen, die ohne direkten lokalen Zusammenhang mit tuberkulösen Herden und ohne Bildung echter Tuberkel vorkommen. Über deren Histologie und Ätiologie besitzen wir nur wenige Angaben aus der Literatur:

Haushalter und Etienne fanden in dem ersten von drei Fällen von Thrombose der V. cruralis und cava inferior eine Endophlebitis, die sich bei Züchtungsversuchen steril erwies, während bei dem zweiten Falle Streptokokken aus dem Thrombus gezüchtet wurden.

Vaquez fand in der Intima einer thrombosierten Vene und in den Randpartien des Thrombus in einem Fall im Schnitt Haufen von Tuberkelbazillen. Er hat Tierversuche nicht angestellt. In anderen Fällen fand er Kokken und Stäbchen, dagegen keine Tuberkelbazillen.

Sabrazès und Mongour fanden Tuberkelbazillen neben Mikrokokken in der Adventitia bei Phlegmasia alba dolens eines Tuberkulösen. Sie halten die Lymphbahnen für den Infektionsweg.

Ebenso gelang Chantemesse und Widal der Tuberkelbazillennachweis in einem Fall von Thrombophlebitis. Bei all diesen Fällen ist eine echte Tuberkelbildung nicht sicher ausgeschlossen.

Wichtig sind für unsere Frage die Untersuchungen von Lesné und Ravaut. Diese Autoren haben bei 3 Fällen von Endstadien der Tuberkulose Stücke von thrombosierten Venen der unteren Extremitäten Meerschweinchen implantiert und in allen 3 Fällen Impftuberkulose erzielt.

Die thrombosierten Venen boten histologisch das einfache Bild der Thrombophlebitis ohne Tuberkelbildung und ohne Riesenzellen. Lesné und Ravaut haben auch experimentell beim Meerschweinchen durch Injektion von Tuberkelbazillen in die abgebundene V. saphena interna eine richtige Thrombophlebitis erzeugt. In dem Thrombus waren zahlreiche Bazillen nachweisbar; trotzdem war es, auch nach vier Wochen, nicht zur Bildung von Tuberkeln oder tuberkelähnlichen Gebilden gekommen. Sonstige histologische und bakteriologische Untersuchungen der thrombosierten Gefäße wurden meines Wissens nicht veröffentlicht.

Über Venenerkrankungen, die nicht zur Thrombose zu führen brauchen und häufig ohne Thrombenbildung verlaufen, konnte ich in der Literatur nur eine Angabe finden.

Wohl erklärt Hirtz die „Forme non oblitérante“ bei der Phlebitis in Frühstadien der Tuberkulose für die häufigere. Aber seine Fälle machen den Eindruck, als hätte Verlegung der Gefäße bestanden; wenigstens kam es regelmäßig zu Ödem. Nur in den beiden von Schwarz beschriebenen Fällen scheinen Phlebitiden ohne Thrombose vorzuliegen. Diese Fälle von „Phlebitis migrans (non syphilitica)“ scheinen sich so ziemlich mit meinem Fall 1 (s. u.) zu decken. Die Veränderungen betrafen die Venen in der Gegend der Ellenbeuge. Bei beiden Fällen war klinisch die Venenentzündung aus dem Auftreten von spindelförmigen Verdickungen mit Schwellung, Rötung und Schmerzhaftigkeit der Haut im Verlauf der Venen zu erkennen. Zu gröberen Zirkulationstörungen in Form von stärkerer Zyanose oder Ödembildung im Gebiet der betroffenen Körperteile war es in beiden Fällen nicht gekommen. Die Entzündung schritt im Verlauf der betroffenen Gefäße fort, kam aber unter Zurücklassung derber Stränge in kurzer Zeit zum Stillstand. Bei der etwa 4 Wochen später ausgeführten Autopsie und bei der histologischen Untersuchung fanden sich keine Anzeichen frischer Entzündung, dagegen deutliche Residuen einer solchen in Form einer sehr starken Verdickung der Venenwandungen. Die Venenintima war intakt, Thromben fehlten; Media und Adventitia zeigten teils ödematöse Durchtränkung, teils Bindegewebswucherung und Vermehrung der kleinsten Gefäßchen, zum Teil geringe Infiltration in der Umgebung dieser kleinsten Gefäßchen. Mikroorganismen wurden in den Schnitten nicht nachgewiesen, Impfversuche nicht angestellt. Schwarz denkt sich das Zustandekommen der Phlebitis durch „Toxämie“ bedingt.

Das ist alles, was ich über die Phlebitis bei Tuberkulose in der Literatur finden konnte. Diese Phlebitis ist in Deutschland sehr wenig bekannt. In Nothnagels Handbuch z. B. erwähnt v. Schrötter die Tuberkulose unter den ätiologischen Momenten der Phlebitis nicht. Er beschreibt u. a. einen Fall von chronischer Phlebitis der Vena saphena magna mit Thrombosierung, hält aber den Umstand, daß diese Thrombophlebitis bei einem Phthisiker auftritt, offenbar für ein zufälliges Zusammentreffen. Die gleiche Ansicht haben heute noch wohl die meisten deutschen Autoren. Diese Anschauung wäre auch sicher richtig, wenn die Phlebitis bei Tuberkulose ein so seltenes Vorkommnis wäre, wie man bei uns bisher annahm. Nun sind aber die subakuten und chronischen Phlebitiden bei Tuberkulösen ein ziemlich häufiges Vorkommnis; sie werden nur leicht übersehen, weil sie selten zu Thrombosen führen und weil sie gewöhnlich nicht so akut auftreten wie die beiden Fälle von Schwarz und mein Fall 1, sondern einen schleichenden Verlauf aufweisen, so daß man klinisch oft nur noch ihre Residuen in Form von Wandverdickungen der Venen nachweisen kann, wenn man darauf achtet.

Ich verfüge über eine Reihe von Beobachtungen, bei denen der klinische und pathologisch-histologische Befund ausgedehnte Veränderungen besonders der mittelgroßen und kleineren peripherischen Venen nachweisen ließ. Bei einem Teil der Fälle konnte auch eine bakteriologische Untersuchung mittels Meerschweinchenimpfung vorgenommen werden.

Bei dem ersten der beobachteten Fälle konnte die Entstehung der Phlebitis unter entzündlichen Erscheinungen direkt klinisch beobachtet werden.

Fall 1. Kratzfeld, G., 20 J., Glasergeselle, in das Augusta-Hospital aufgenommen am 6. August 1906. Tuberculosis pulmonum. Phlebitis multiplex.

Anamnese: Patient will erst seit Juni 1905 krank sein. Die ersten Erscheinungen bestanden in Magendrücken, bald stellte sich auch Husten ein. Seither trockener Husten; seit 2 Monaten Auswurf, Nachtschweiße, keine Schmerzen. Seit Februar 1906 liegt Patient fast ganz zu Bett, hat 25 Pfd. abgenommen. Hier und da tritt etwas Kurzatmigkeit auf.

Vor etwa 6 Wochen bekam Patient Schmerzen an der Innenseite des rechten Oberschenkels. Die Schmerzen gingen nach etwa 3 Wochen zurück. Dann traten die gleichen Schmerzen im rechten Oberarm und Unterarm ein, später auch am linken Unterarm und in der linken Wade, ganz gering auch in der rechten Wade. Anschwellungen sollen nie vorhanden gewesen sein.

Befund: Großer, grazil gebauter, sehr blasser Patient mit starker Atrophie der Muskulatur und des Unterhautfettgewebes. Paralytischer Thorax. Über den Oberlappen beider Lungen Dämpfung, bei starker Perkussion tympanitisch, besonders vorn. Links vorn oben Wintrichscher Schallwechsel. Über dem linken Oberlappen auch die übrigen Kavernensymptome deutlich ausgesprochen, über dem Rest der linken Lunge starke Infiltration und Katarrh, desgleichen über dem rechten Oberlappen.

Herzaktion sehr frequent, Puls klein, regulär 128.

Abdomen eingesunken, nirgends druckempfindlich, weich. Leber und Milz nicht vergrößert. Im Urin kein Eiweiß.

Extremitäten (s. Textfigg. 1 u. 2): Im rechten Sulcus femoralis fühlt man einen stark stricknadeldicken derben Strang, der sich bis zum Adduktorenschlitz nach abwärts verfolgen läßt. Der Strang ist druckschmerzhaft, auf der Unterlage verschieblich, die Haut darüber nicht gerötet. Die linke Wade ist druckschmerzhaft, die rechte in geringerem Grade ebenfalls empfindlich. Auch an den Waden ist die Haut nicht gerötet. Keine Parästhesien, keine Paresen, keine Ödeme, weder an den unteren noch an den oberen Extremitäten. Am rechten Oberarm, etwa in dessen Mitte, im Sulcus bicipitalis lateralis ist die Haut in etwa 15 cm Längenausdehnung von oben nach unten und $\frac{3}{4}$ cm Breite entlang dem Verlauf einer Hautvene bläulich rot verfärbt, etwas infiltriert und auf Druck schmerzhaft. Auch hier fühlt man einen derben Strang wie am rechten Oberschenkel. An symmetrischer Stelle des linken Oberarms derselbe druckempfindliche Strang ohne Beteiligung der Haut. An beiden Vorderarmen sind einige kleinere ähnliche druckschmerzhafte, infiltrierte, leicht gerötete Hautpartien zu finden; sie scheinen in den Verlauf der Hautvenen eingeschaltet. Am übrigen Körper nirgends derartige Stränge.

13. August. An der Hinterseite des linken Vorderarms treten zwei Venen in ihrem ganzen Verlauf sehr deutlich hervor. Im oberen Teil ist die Haut darüber gerötet und die Vene als federkieldicker Strang zu fühlen. An der früher druckempfindlichen Stelle in der Mitte der linken Wade ist jetzt ebenfalls ein solcher Strang palpabel. An den Lymphdrüsen keine Schwellung.

15. August. Am linken Vorderarm sind die Venenstränge deutlich sichtbar, bläulich, noch etwas druckempfindlich. Nach mäßig starkem Druck wird die Haut darüber gerötet. An beiden Vorderarmen feinste, anscheinend neugebildete Venenstämmchen, welche das Blut rötlichblau durch die dünne blasse Haut durchschimmern lassen.

16. August. An der linken Thoraxseite in Höhe der 6. Rippe in der vorderen Axillarlinie ein 2 cm langer druckschmerzhafter Strang, der dem Verlauf einer Vene zu entsprechen scheint. Die übrigen Venenentzündungen sind zurückgegangen bis auf ein Knötchen am rechten Vorderarm.

23. August. Allmählicher Kräfteverfall. Am linken Schienbein eine verdickte Vene fühlbar. Andauernd hektisches Fieber. Viel Schweiß.

28. August. Am rechten Arm fühlt man die Hautvenen als verdickte resistente Stränge.

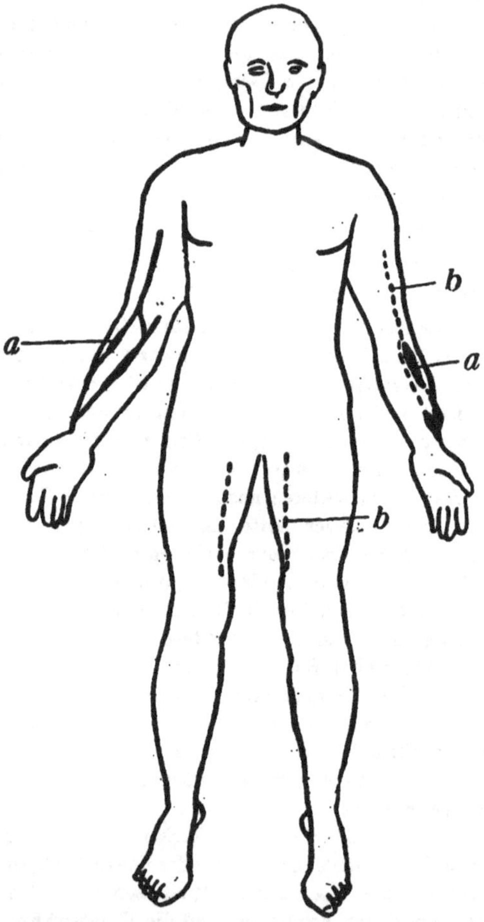

Fig. 1. a) Verdickung der Venen mit Schwellung, Rötung und Schmerzhaftigkeit der Haut. b) Als derbe Stränge fühlbare Venen ohne frische entzündliche Erscheinungen.

4. September. Die Venen fühlen sich weniger derb an, sind stark gefüllt, nicht druckempfindlich, von bläulicher Farbe. Allgemeinbefinden und Lungenbefund kaum verändert. Patient schläft viel.

28. September. Nachdem das Allgemeinbefinden sich in der letzten Zeit allmählich verschlechtert hatte, tritt der Exitus ein. Die verdickten Haut-

venen sind — besonders deutlich, wo sie über den Knochen ziehen —, zu fühlen, die Rötung der Haut ist verschwunden.

Bei der Sektion fand sich eine ausgedehnte doppelseitige Lungentuberkulose mit Kavernen, Tuberkulose des Darms, Schrumpfnieren, kleines, blasses Herz.

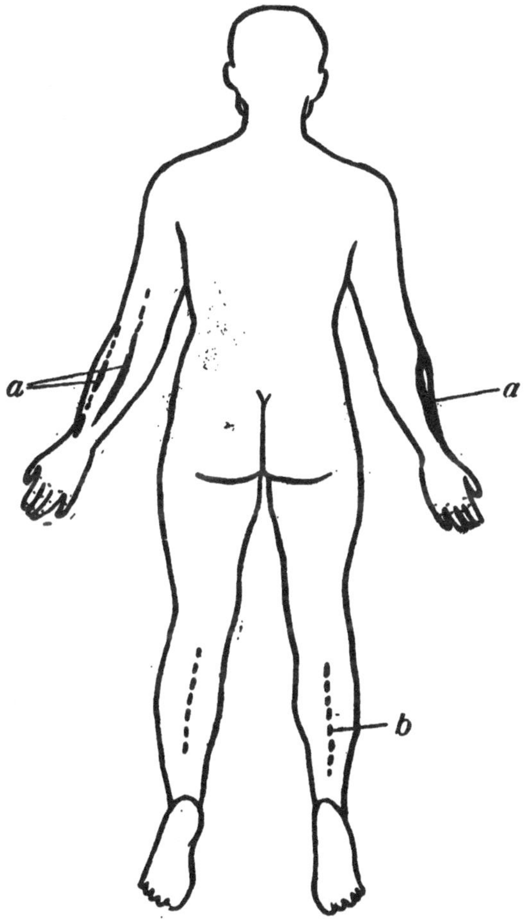

Fig. 2.

Die von mir vorgenommene histologische Unteruschung [1]) der größeren und kleineren Venen der Extremitäten hatte folgendes Ergebnis:

[1]) Ich möchte an dieser Stelle Herrn Prof. Dr. Jores für die überaus liebenswürdige Überlassung des gesamten zu meinen Untersuchungen notwendigen Leichenmaterials meinen verbindlichsten Dank sagen.

Das Lumen der rechten V. saphena ist, schon makroskopisch erkennbar, durch zwei vielfach gestaltete Membranen, die Klappen, in mehrere Abteilungen geteilt (s. Textfig. 3). Auf Querschnitten erkennt man, daß die Venenwand in mäßigem Grade verdickt ist. Die Verdickung ist keine gleichmäßige. An der Wandverdickung sind besonders die Adventitia und Media beteiligt, und zwar sowohl die b i n d e g e w e b i g e n als die m u s k u l ä r e n Elemente. Die kleinen Gefäße der Adventitia sind außerordentlich vermehrt, auch sieht man viele anscheinend noch nicht durchgängige Sprosse von kleinen Gefäßen. Auch in der Media finden sich sehr zahlreiche Gefäße und Gefäßsprosse. In der Media fällt besonders eine starke Vermehrung der glatten Muskelzellen auf. Diese Vermehrung ist eine ungleichmäßige und unregelmäßige. Besonders scheinen zahlreiche kleine und größere Bündel längsgerichteter Muskelfasern neugebildet

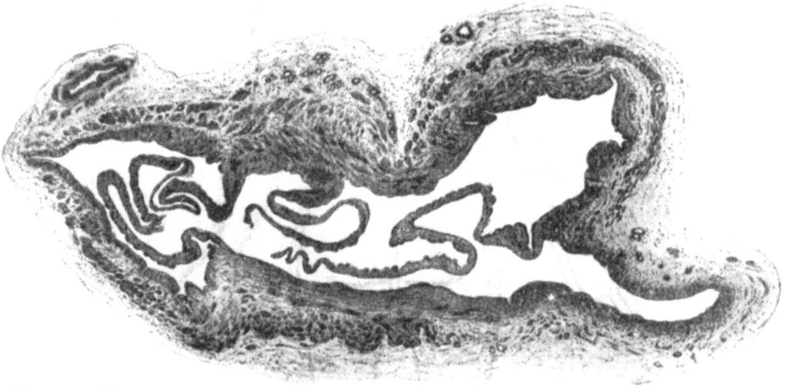

Fig. 3. Oberschenkelvene mit zahlreichen kleinen Wandinfiltraten. Gegend des Kappenansatzes.

zu sein. Die Intima selbst weist keine so sehr starken Wucherungen auf. Die Venenklappen sind in Form vielfach geschlängelter, stellenweise verdickter Bänder zu erkennen und teilen das Gefäßlumen in eine ganze Reihe von einzelnen Fächern. Ein solches geschlängeltes Band ist in sich wieder zusammengewachsen und bildet so inmitten des Lumens des Hauptgefäßes ein Gefäßlumen für sich, das eine gewucherte Endothelschicht aufweist. In der Umgebung der Gefäßchen der Adventitia und Media finden sich einige kleine unregelmäßige Infiltrate von Rundzellen, nirgends Tuberkel oder tuberkelähnliche Gebilde.

Eine kleinere Hautvene am rechten Oberschenkel ist durch die außerordentliche Verdickung ihrer Wand ausgezeichnet. Hier sind neben den längsverlaufenden besonders die zirkulären Muskelbündel stark gewuchert. Ähnliche Bilder geben die Venen der Achselhöhle. Größere Thromben fehlen vollständig, dagegen finden sich hier und da kleine, der Gefäßwand anhaftende flächenhafte Gerinnsel.

An den mittelgroßen und kleinen Venen der oberen Extremitäten sind die Veränderungen ähnliche (s. Fig. 4). Die Wandverdickung erreicht hier oft sehr hohe Grade. Das Lumen der Venen ist sehr stark verkleinert.

Die Innenseite der Venenwand ist durch starke ungleichmäßige Wucherungen der bindegewebigen und muskulären Elemente der Intima sehr unregelmäßig vorgewulstet, so daß das Lumen ein sternförmiges Aussehen bekommt. Die Venenwand ist im ganzen sehr stark verdickt, so daß sie stellenweise zwei- bis vier- bis achtmal so breit erscheint wie das Gefäßlumen. Die nach dem Gefäßlumen vorspringenden Zapfen der Wandung lassen meist eine einfache Endothelschicht erkennen. An einzelnen Stellen ist auch die Endothelschicht gewuchert und verdickt. Die Verdickung der übrigen Venenwand wird ebenfalls hauptsächlich durch Hyperplasie der bindegewebigen und muskulären Elemente gebildet. Dabei sind die einzelnen Bündel glatter Muskelzellen unregelmäßig längs, quer und schräg angeordnet, die Muskelkerne, besonders in der Media,

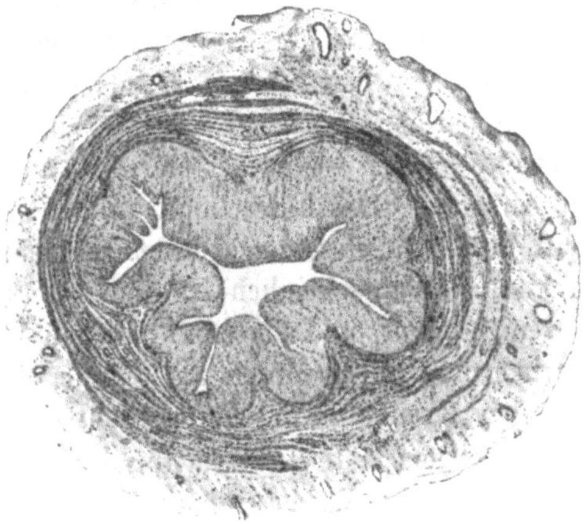

Fig. 4. Vorderarmvene mit Residuen der Phlebitis. Verdickung der Intima und Media. Geringe entzündliche Erscheinungen in Media und Adventitia.

sehr stark vermehrt. Die Vermehrung der adventitiellen kleinsten Gefäßchen ist, ebenso wie bei den größeren Gefäßen, eine außerordentlich starke. Auch bei den Venen mit stärkster Wandverdickung fehlen stärkere herdförmige Infiltrationen. Dagegen finden sich kleine Rundzelleninfiltrate. Das Lumen ist stellenweise nur noch ein ganz kleiner, gezackter spaltförmiger oder sternförmiger Raum. Trotzdem finden sich nirgends in diesen Gefäßen Thrombosen. In mehr als 150 Serienschnitten aus einer solchen stark veränderten Vene und in etwa 30 den verschiedensten Gefäßen entnommenen Schnittproben sind nirgends Tuberkel oder tuberkelähnliche Bildungen zu finden.

Zwei Meerschweinchen erhielten je ein ½ bis 1 cm langes etwa 2 bis 3 mm dickes Stückchen einer Hautvene des linken Vorderarmes unter die Brusthaut implantiert. Am 9. Januar 1907 ist das eine Meerschweinchen eingegangen, nachdem es einen über kastaniengroßen käsigen Abszeß am Hals bekommen hatte. Dieser Abszeß kommunizierte mit der Implantationsstelle, die ebenfalls einen Käseherd aufwies. In den käsigen Massen wurden Tuberkelbazillen nachgewiesen. Axillar- und Inguinaldrüsen waren stark angeschwollen und verkäst. Milz, Netz und Leber zeigten den typischen Befund der Tuberkulose. Etwa 3 Wochen später starb das zweite Meerschweinchen, ebenfalls an einer Impftuberkulose.

Ein derartig akutes Auftreten einer Phlebitis ohne Thrombose gehört zu den Seltenheiten. Dies läßt sich schon daraus schließen, daß außer den beiden Fällen von Schwarz noch keine Beobachtungen darüber veröffentlicht sind. Auch ich habe außer diesem Fall nur noch einen so ausgebildeten beobachten können. Es handelte sich um eine Frau, die an schwerer Phthise litt und bei der, ganz analog dem eben beschriebenen Fall, an beiden Vorderarmen und Beinen schmerzhafte entzündliche Verdickungen der Hautvenen auftraten und nach kürzester Zeit — etwa 10 Tagen — wieder verschwanden. Der Fall kam nicht zur Autopsie. Das klinische Krankheitsbild ist ein so prägnantes, daß diese akut einsetzende Phlebitis nicht leicht übersehen werden kann. Wahrscheinlich ist aber meist der Verlauf der Phlebitis weniger akut, und die entzündlichen Erscheinungen treten weniger hervor. Auch werden die Schmerzen in den Extremitäten von den Kranken wohl häufig übersehen.

Kurze Zeit nach dem ersten Fall hatte ich Gelegenheit, einen Fall von Phlebitis an beiden Vorderarmen mit mehr schleichendem Verlauf zu sehen.

Es handelt sich bei Fall 2, Engels, 43 Jahre alt, Oberpostschaffner, um einen Patienten, der in sehr dekrepidem Zustand am 7. September 1906 in das Augusta-Hospital aufgenommen wurde. Der Kranke klagte über Aufgetriebensein in der Oberbauchgegend und Schmerzen, besonders beim Husten. Die Beschwerden bestanden seit ½ Jahr. Seit 4 bis 5 Wochen morgens Erbrechen. Potus wird konzediert. Im Jahre 1881 hatte Patient eine Rippenfellentzündung, sonst war er immer gesund. Infektion negiert. Der Kranke war bei der Aufnahme etwas benommen, unruhig, hatte leichte Delirien. Die Hautfarbe war sehr blaß, zyanotisch, fahl graubraun. Die unteren Partien des Thorax waren erweitert, die unteren Lungengrenzen und das Herz etwas in die Höhe gedrängt. Über den Lungen eine leichte trockene diffuse Bronchitis. Die Herzdämpfung nicht verbreitert, die Töne rein, an der Spitze sehr laut, die Aktion regulär 112, der Puls klein, schlecht gefüllt und gespannt.

Das Abdomen war stark aufgetrieben und gespannt, am stärksten die Gegend oberhalb des Nabels. Die Leber überragte den Rippenbogen um über Handbreite, war sehr derb, ihr unterer Rand scharf. Unregelmäßigkeiten der Oberfläche waren nicht zu erkennen, Die Milz war nicht palpabel, ihre Dämpfung etwas groß, 12 : 7. Der Magen schien etwas ektasiert zu sein. In den unteren Teilen des Abdomens war Aszites nachweisbar. Einige erweiterte geschlängelte Venen in der Bauchhaut fanden sich von der Nabelgegend nach der unteren Thoraxapertur ziehend.

Am 1. Oktober war über der linken Lunge hinten unten eine handbreithohe Dämpfung zu konstatieren, über der das Atmungsgeräusch abgeschwächt war. Aus der Tiefe hörte man feinblasige klingende Rasselgeräusche. Da am 2. Oktober das Sputum frisches Blut beigemengt enthielt, wurde ein Infarkt im linken Unterlappen mit mäßiger Exsudatbildung angenommen.

Bis zum 10. Oktober stieg das Exsudat bis über die Mitte der Skapula.

Am 12. Oktober wurden aus der linken Pleurahöhle 800 ccm einer leicht blutig tingierten Flüssigkeit vom spezifischen Gewicht 1015 entleert. Mikroskopisch neben zahlreichen roten Blutkörperchen Lymphozyten.

Am 26. Oktober fand sich an beiden Vorderarmen je eine stark verdickte druckempfindliche Hautvene dem Radius entlang verlaufend. Die Haut über der Vene bläulichrot verfärbt. Ödeme waren nicht vorhanden.

1. November tritt nach rapidem Kräfteverfall und Kachexie der Tod ein.

Klinische Diagnose: Cirrhosis hepatis; Pleuritis exsudativa sinistra; Phlebitis.

Sektionsbericht.

„Anatomische Diagnose: Pleuritis tuberculosa exsudativa haemorrhagica. Atelektase der linken Lunge, Emphysem und Ödem der rechten. Gastritis Enteritis und interstitielle Hepatitis.“ (Prof. Jores).

Es kamen kleinere Hautvenen beider Vorderarme zur Untersuchung. Makroskopisch stellten sie etwa stricknadeldicke derbe Stränge mit einem kaum sichtbaren kleinen Lumen dar. Der mikroskopische Befund ist ein ähnlicher, wie er für die mittelgroßen und kleineren Venen der oberen Extremitäten bei Fall 1 geschildert ist. Die Intima ist vorgewulstet, so daß das Lumen nur einen kleinen stern- oder spaltförmigen Raum darstellt. In der Media stark gewucherte Längs- und Zirkulärmuskulatur. In der Adventitia sehr starke Wucherung der kleinsten Blutgefäße und des Bindegewebes. Die Elastica interna ist als einheitliches Band nicht zu erkennen, sie ist in kleine elastische Fäserchen aufgelöst. Die elastischen Fasern der Media stellen ganz kurze korkzieherartig gewundene dünne Fäserchen dar, während die Adventitia von mehreren derben zusammenhängenden elastischen Bändern durchzogen wird. Da die Meerschweinchen von Fall 1 sich anscheinend noch wohl befanden, so wurde eine Implantation der Venen von Fall 2 nicht vorgenommen.

Auch bei Fall 3 war der Verlauf der Venenentzündung ein schleichender Hannig, J., 20 Jahre, aufgenommen am 28. Dezember 1906.

Patient litt an einer schweren Lungenphthise mit Kavernenbildung im rechten Oberlappen und Infiltration und Katarrh der linken Lunge. Daneben bestand eine tuberkulöse Peritonitis. Der Kranke gab an, erst seit 20 Wochen krank zu sein und noch bis vor 8 Wochen gearbeitet zu haben. Aus der Krankengeschichte seien nur die Angaben über die Extremitäten angeführt:

Muskulatur der Oberarme und Oberschenkel atrophisch, ebenso diejenige des Schultergürtels. Muskulatur der Unterarme dürftig. Vom Sulcus bicipitalis medialis bis zum Handgelenk herunter läßt sich beiderseits eine verdickte Hautvene durch Palpation verfolgen. Die Vene ist nicht druckempfindlich. An den Armen keine Ödeme. Ebenso läßt sich am rechten Oberschenkel im Adduktorensulcus ein derber Venenstrang bis herunter zum Adduktorenschlitz verfolgen, ebenfalls ohne Ödeme, frei von Schmerzhaftigkeit. Der linke Oberschenkel ist etwas ödematös, ein Venenstrang ist hier nicht zu fühlen. An beiden Unterschenkeln ziemlich starke Ödeme. Nirgends ein fühlbarer Strang, nirgends Schmerzhaftigkeit. Die Extremitäten fühlen sich kalt an. Keine Störungen der Motilität und der Sensibilität. Mäßiger Grad von Peroneusstellung.

8. Januar 1907. Vene am rechten Vorderarm weniger derb fühlbar, aber stark gefüllt, bläulich schimmernd. Vene am linken Vorderarm ebenfalls weniger derb, aber stark gefüllt. Am linken Oberarm im Sulcus bicipitalis medialis ein derber nicht pulsierender gefäßähnlicher Strang, der kaum druckempfindlich ist. Ödem am linken Oberschenkel geringer. Im Sulcus adductorius fühlt man einen derben gefäßartigen Strang ohne Pulsation, der auf tiefen Druck wenig schmerzhaft ist. Am rechten Oberschenkel ist der derbe Strang deutlicher geworden.

12. Januar 1907 Exitus.

Klinische Diagnose: Tuberculosis pulmonum et peritonei. Phlebitis multiplex.

Anatomische Diagnose (Dr. Roth): „Tuberculosis pulmonum, peritonei, lienis et hepatis et intestini. Pleuritis tuberculosa exsudativa, Pleuropericarditis tuberculosa. Ascites. Milzschwellung."

„Herzbeutel enthält etwa 70 ccm klarer tiefgelber Flüssigkeit. Innenfläche ist glatt, während die äußere Fläche, das Pleuroperikard rauh, mit einer filzigen Membran bedeckt ist, in der man viele kleine grauweiße Knötchen sieht.

Das Herz ist nicht vergrößert, linker Ventrikel nicht kontrahiert; auf der vorderen Oberfläche ein Sehnenfleck. Der Klappenapparat ist zart und intakt, die Muskulatur mäßig kräftig von graugelblichem fahlem Aussehen, makroskopisch ohne Herderkrankung. Auch der rechte Ventrikel ist nicht vergrößert. Das Endokard der Vorhöfe ist etwas verdickt, Vorhöfe nicht besonders dilatiert. Anfangsteil der Aorta glatt."

„Nieren sind beiderseits sehr groß und haben lappigen Bau. Die Kapsel haftet fest und läßt sich nur unter Substanzverlust abziehen. Die Oberfläche ist im ganzen glatt, dunkelrot, von gleicher Farbe die feuchte Schnittfläche, die eine breite, wenig getrübte Rinde zeigt, deren Abgrenzung von der Marksubstanz nicht immer scharf ist. Nierenbecken blaß und glatt."

Die Venen der Vorderarme stellen stricknadeldicke derbe Stränge mit außerordentlich engem spaltförmigen Lumen dar. Die großen Venen, V. cava, iliaca, subclavia sind frei von makroskopischen Veränderungen. Die mikroskopische Untersuchung der Vorderarmvenen ergibt im ganzen das Gleiche wie bei Fall 1 und 2 (s. Fig. 5). Nur ist an einzelnen Präparaten eine ödematöse Durchtränkung der Venenwand, besonders der Intima, zu erkennen. Die ungleichmäßige, starke Vorwulstung, an der außer der Intima auch die Media teilnimmt, ist in einigen Präparaten außerordentlich groß. Die polypenartigen Wülste sind stellenweise an ihren freien Enden miteinander verklebt und verwachsen, so daß statt einer Gefäßlichtung drei und mehr Lumina sich gebildet haben. Die Verdickung der Venenwand ist zum Teil noch stärker als bei Fall 1 und 2. Im übrigen sind die Bilder ähnliche wie bei Fall 1 und 2. Außer an den verschiedenen Schnittproben wurde an 68 Serienschnitten die Abwesenheit jeder Andeutung einer histologischen Tuberkulose sichergestellt.

Am 11. Januar 1907 wurde einem Meerschweinchen ein kleines Stückchen einer Armvene in eine Hauttasche unter die Brusthaut implantiert. Das Meerschweinchen starb am 31. Januar 1907. An der Implantationstelle fand sich

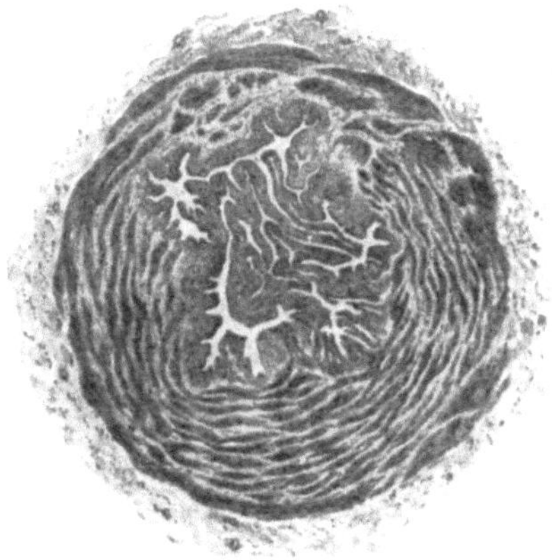

Fig 5. Vene vom Vorderarm mit starker Wandhypertrophie. Wucherungen und Verwachsungen der Klappen.

ein käsiger Abszeß, in dem reichlich Tuberkelbazillen nachweisbar waren. Achsel- und Inguinaldrüsen geschwollen, mit Käseherden durchsetzt; Netz verbacken, verdickt. Milz klein.

Häufiger als die akuten oder subakuten Stadien findet man bei Phthisikern die Residuen der Phlebitis.

Fall 4. Balser, 45 Jahre, Arbeiter, aufgenommen am 8. Januar 1907. Aus der von Herrn Dr. Ferdinand Vogel ausführlich geführten Krankengeschichte seien nur die wichtigsten Punkte auszugsweise angeführt. Es handelte sich um eine schwere Lungen- und Darmtuberkulose, kombiniert mit Nephritis. Patient hatte bis 3 Wochen vor seiner Aufnahme gearbeitet. In beiden Oberlappen und im Unterlappen der linken Lunge Kavernen.

24. Januar. An der Außenseite des linken Vorderarms eine stärker gefüllte, bläulich durch die Haut schimmernde, ziemlich große Vene, die sich etwas derb anfühlt. Am rechten Vorderarm findet sich an der Volarseite neben zahlreichen, großen und kleinen, blau durchschimmernden zarten Venen eine

sehr derbe, weiß aussehende, welche sich von der Beugeseite des Ellenbogengelenks bis zum vorderen Drittel des Vorderarms verfolgen läßt. Die Arterien und der Nervenstamm im Sulcus bicipitalis medialis sind sehr derb, ebenso die Venen. An beiden Oberschenkeln zahlreiche Venenanastomosen. In der Adductorenfurche beiderseits ein derber Strang, der sich bis zum Fußrücken herunter verfolgen läßt. Wadendruckschmerz, links stärker als rechts. In der unteren Hälfte beider Waden ein derber Strang zu fühlen. Die Venenverdickungen werden deutlicher fühlbar, nachdem der Kranke einige Zeit entblößt gelegen hat. Auch an der Vorderseite des Halses sind einige etwas derbe Venenstränge zu palpieren.

Am 25. Februar 1907 erlag der Kranke einer Perforationsperitonitis, die im Anschluß an die bestehende Darmtuberkulose aufgetreten war, aber bei dem schlechten Allgemeinbefinden des Kranken klinisch keine auffallenden Erscheinungen mehr gemacht hatte. Im Urin waren mäßige Eiweißmengen und vereinzelte granulierte Zylinder nachweisbar.

Klinische Diagnose: Tuberculosis pulmonum. Nephritis chronica.

Anatomische Diagnose (Dr. H o f m a n n): „Tuberkulose der Lungen und des Darmes. Perforationsperitonitis. Nephritis."

„Herzbeutel glatt und glänzend, enthält wenig klare Flüssigkeit.

Herz ist klein, Muskulatur schlaff. Auf dem Epikard des rechten und linken Ventrikels mehrere Sehnenflecke. In Vorhöfen und Ventrikeln reichlich Blut und Blutgerinnsel. Klappenapparat überall zart und unverändert. Muskulatur braun, vielfach getigert. Ursprung der Aorta zeigt mehrere weißlichgelbe Flecke. Koronararterien o. B."

„Nieren beiderseits vergrößert. Kapsel nicht ablösbar. Oberfläche, soweit sichtbar, feingekörnt, glänzend. Auf Durchschnitt Rindenschicht getrübt, in der linken Niere zwei stecknadelkopfgroße graue Knötchen. Nierenbecken o. B."

Mikroskopischer Befund: „Niere: Entzündliche Herde unter der Kapsel, reichlich Eiweiß in den Kanälchen. Einzelne verödete Glomeruli. Zylinderbildung."

In einer mittelgroßen Vene am rechten Vorderarm fand ich die schon bei Fall 1 bis 3 beschriebenen Veränderungen. Besonders deutlich war wieder die Verdickung der Venenwand im ganzen, die unregelmäßige Hyperplasie der muskulären Elemente, die starke Vermehrung der adventitiellen Blutgefäße und die unregelmäßige Wulstung der Intima. Nirgends Tuberkel (114 Serienschnitte). — Das am 26. Februar 1907 mit einem Venenstückchen vom rechten Arm geimpfte Meerschweinchen starb am 13. März 1907. An der Implantationsstelle ein kleiner Käseherd, in dem vereinzelt T u b e r k e l b a z i l l e n nachweisbar sind. Narbe noch nicht vollständig geschlossen. Axillar- und Inguinaldrüsen ziemlich stark geschwollen, zum Teil verkäst. Leberabszesse (wahrscheinlich Kokzidien).

F a l l 5. Bernards, 27 Jahre, Arbeiter. Aufgenommen am 13. Febr. 1907.

Schwere doppelseitige Lungenphthise anamnestisch seit 4 Jahren bestehend. Patient wird in desolatem Zustand in das Krankenhaus eingeliefert.

An beiden Ober- und Vorderarmen, Ober- und Unterschenkeln dicke, derbe Venen zu palpieren bis herab zum Hand- und Fußrücken. Am rechten Vorderarm ein mandelgroßer, festweicher, nicht druckschmerzhafter Knoten, der auf dem Knochen gut verschieblich ist. Über dem Knoten läßt sich die Haut leicht verschieben. Am linken Vorderarm eine erbsengroße verschorfte Wunde, die von einem ähnlichen Knoten, der aufgebrochen ist, herrühren soll.

Patient starb am Abend des Aufnahmetages.

Klinische Diagnose: Moribund eingeliefert. Tuberculosis pulmonum.

Anatomische Diagnose: (Dr. Roth) „Tuberculosis pulmonum. Tuberkelknötchen in beiden Nieren."

Die histologischen Veränderungen der Venen sind ähnlich wie bei Fall 1; jedoch erreicht die Dicke der Venenwand nicht die enorme Größe wie dort. Nirgends Tuberkel (über 100 Schnitte). Ein mit einem kleinen Venenstückchen am 13. Februar 1907 geimpftes Meerschweinchen starb am 22. März 1907. An der Implantationstelle ein zehnpfennigstückgroßes Geschwür mit Knötchen im Grund, in denen sich Tuberkelbazillen nachweisen lassen. Starke Schwellung und Verkäsung der beiderseitigen Inguinal- und der rechtsseitigen Achseldrüsen. In der Leber massenhaft tuberkulöse Herde, Netz verdickt, aufgerollt. Milz von zahlreichen Knoten durchsetzt.

Fall 6. Erbse, 28 Jahre, Kellner, aufgenommen am 21. Januar 1907. Schwere Tuberkulose beider Lungen, des Larynx und des Darms.

An beiden Vorderarmen sehr zahlreiche, Anastomosen bildende Hautvenen, die sich teilweise ziemlich derb anfühlen. Im Sulcus bicipitalis medialis Gefäße und Nerv sehr derb. Die Venen der Vorderarme werden noch besser fühlbar, nachdem Patient einige Zeit entblößt gelegen hat. In beiden Adduktorenfurchen drahtharte Stränge, die sich bis zum Metatarsale I. des Fußes verfolgen lassen. Diese Stränge sind eben so gut fühlbar, nachdem Patient längere Zeit warm zugedeckt gelegen hat. In beiden Waden ein deutlicher oberflächlich verlaufender derber Strang, der sich nach unten bis zum Metatarsale V verfolgen läßt. Bei tiefem Druck auf die Waden mäßig starker Schmerz, der durch Quetschen der Hautvenen für sich nicht erzeugt wird.

Unter rapidem Kräfteverfall, der zum Teil auch durch die Behinderung der Nahrungsaufnahme infolge der Kehlkopfphthise verursacht war, starb Patient am 22. Februar 1907.

Klinische Diagnose: Darmtuberkulose, Larynx- und Lungentuberkulose.

Anatomische Diagnose (Dr. Hofmann): „Pleuritis adhaesiva. Tuberculosis pulmonum. Bronchiektasen. Koronarsklerose; Tuberkulose des Larynx und Darmes. Stauungsorgane."

Die mikroskopische Untersuchung der Venen an den Extremitäten läßt sehr weitgehende Veränderungen erkennen. Im Vordergrund stehen wiederum die Verdickungen der ganzen Venenwand mit Hyperplasie der Muskulatur, die starke Wucherung der Intima. Nirgends Tuberkel (über 250 Schnitte). Ein am 22. Februar 1907 mit einem Venenstückchen geimpftes Meerschweinchen ging am 25. März 1907 ein. Die Autopsie ergab einen zahlreiche Tuberkelbazillen enthaltenden käsigen Abszeß an der Implantationsstelle. Inguinal-

und Axillardrüsen stark geschwollen, verkäst. Leber von kleinen gelblichen Knötchen durchsetzt. Milz sehr groß, von massenhaften Knötchen durchsetzt. Netz aufgerollt verdickt, zahlreiche Knötchen enthaltend. Lungen infiltriert, blaurot.

Fall 7 zeigt, zu welchen schweren Komplikationen eine Venenthrombose bei Tuberkulose führen kann. Der Fall wird im Zusammenhang mit einigen anderen Fällen von Hemiplegie bei Lungentuberkulose anderweitig veröffentlicht werden.

Donati, M., 19 Jahre, Fabrikarbeiterin. Aufgenommen am 19. Januar 1907. Schwere doppelseitige Lungentuberkulose, die seit etwa einem Jahr deutliche Symptome machte. Bei der Aufnahme waren Venenverdickungen nicht deutlich nachweisbar.

8. Februar. Patientin verfällt zusehends, bekommt ein blaß zyanotisches Aussehen, dabei ist die vorher gedrückte Stimmung auffallend euphorisch. Aus der V. basilica werden 20 ccm Blut entnommen, 10 ccm auf Agarplatten verarbeitet, 10 einem Meerschweinchen intraperitoneal verimpft. — Die Agarplatten sind steril geblieben. Das Meerschweinchen starb am 25. Februar. Bei der Sektion fand sich die Milz von blaßweißlichen Knötchen durchsetzt, das Netz verdickt aufgerollt. In der Leber zahlreiche kleine Knötchen. In der Bauchhöhle noch unresorbiertes Blut und Fibrin. Serös-fibrinöse Peritonitis. Im Ausstrich des peritonitischen Membranen Tuberkelbazillen in mäßiger Menge.

25. März 1907. Links ausgesprochener Wadendruckschmerz. An den Armen sind Venenverdickungen andeutungsweise vorhanden.

1. Mai. Ödeme beider Unterschenkel.

7. Mai. Lähmung der rechten Körperhälfte, am stärksten ausgebildet am rechten Unterarm, weniger stark am rechten Bein und an der rechten Gesichtshälfte. Die Lähmung hat sich allmählich im Lauf einiger Stunden eingestellt. Periost-, Sehnen- und Hautreflexe gesteigert. Keine Sprachstörungen. Starke Ödeme der Unterschenkel.

11. Mai. Unter zunehmender Benommenheit tritt der Tod ein.

Klinische Diagnose: Tuberculosis pulmonum, Hemiplegie.

Die Sektion ergab schwere Tuberkulose beider Lungen mit Kavernen und käsiger Pneumonie. Tuberkulöse Darmgeschwüre im Typhlon. Verkäste Bronchialdrüsen. Milzinfarkt, Fettleber.

In der rechten Kniekehle eine thrombosierte Vene. Andere Extremitätenvenen konnten aus äußeren Gründen nicht nachgesehen werden.

Am Gehirn, besonders in der Gegend der linken vorderen Zentralwindung, hämorrhagische Erweichungsherde, verursacht durch Thrombose der Venen der weichen Gehirnhäute. Keine tuberkulöse Meningitis. An den thrombosierten Meningealvenen nichts von Tuberkulose. Die Wand der Meningealvenen ist dünn und zart, frei von den Veränderungen, wie sie oben für die Extremitätenvenen beschrieben wurden. Die Venen sind ausgefüllt von Thromben, in denen stellenweise Anhäufungen von Leukozyten zu erkennen sind. An einzelnen Stellen beginnen die Thromben zu erweichen. In der Umgebung der thrombosierten Venen sind die weichen Hirnhäute durch teils hyaline teils fibrinöse Exsudate und durch Blutaustritte auseinandergetrieben. In der anliegenden Hirnsubstanz sind alle kleinsten Gefäße stark erweitert, teils mit Leukozyten, teils mit Blut prall angefüllt. Daneben finden sich zahlreiche Blutungen in die Hirnsubstanz. Die Hirnsubstanz selbst ist im Zustand der Erweichung und Nekrose; in der Rinde sind nur ganz vereinzelt Ganglienzellen mit färbbarem Kern zu erkennen.

Die Vene aus der rechten Kniekehle ist thrombosiert, der Thrombus im Zentrum erweicht, so daß das Venenlumen wieder durchgängig geworden ist. Die Venenwand ist kaum verdickt, mit dem Thrombus verwachsen. Die Venenintima ist nirgends mehr zu erkennen, auch die Elastica interna fehlt. Die Media ist durch flächenhafte Infiltrate stellenweise zerspalten und in einzelnen Blättern auseinandergedrängt. In der Umgebung dieser Infiltrate sind die Zellenkerne schlecht färbbar; auch die dem Thrombus direkt anliegenden Teile der Venenwand sind zum Teil nekrotisch. In 20 Serienschnitten, die auf Tuberkelbazillen gefärbt sind, finden sich keine Bazillen. — In 135 Serienschnitten keine Tuberkel. — Ein mit einem Stückchen Venenwand geimpftes Meerschweinchen wurde bei gutem Befinden am 27. November 1907 getötet. Bei der Sektion fand sich nichts von Tuberkulose.

Fall 8. Rose, 48 Jahre, Lagerarbeiter, aufgenommen am 6. März 1907. Chronische Pneumonie mit Lungentuberkulose. Nephritis. An beiden Vorderarmen die bekannten derben Stränge.

Patient starb am 16. März 1907.

Klinische Diagnose: Chronische Pneumonie. Tuberculosis pulmonum. Nephritis.

Anatomische Diagnose (Dr. Hofmann): „Pleuritis adhaesiva. Tuberculosis pulmonum mit Kavernen, Aszites, Stauungsatrophie mit Regeneration der Leber. Tuberkulose des Darmes."

Die mikroskopischen Veränderungen der Armvenen sind nur gering. Mäßige ödematöse Schwellung aller Schichten der Venenwand. Geringe Intimaverdickung und Wulstung, stärkere Hyperplasie der muskulären Elemente der Media und Adventitia. Keine erhebliche Vermehrung der adventitiellen kleinsten Gefäßchen. Nirgends Tuberkel (147 Schnitte). — Ein mit einem Venenstückchen geimpftes Meerschweinchen ist durch ein Versehen abhanden gekommen, ohne daß ein autoptischer Befund notiert wurde.

Fall 9. Ohlig, Elisabeth, 14 Jahre, aufgenommen am 8. November 1906. Schwere Phthise beider Lungen.

3. Dezember 1907. „Am linken Unterarm und am linken Unterschenkel findet man an den Streckseiten mehrere markstückgroße, wenig erhabene, auf ihrer Unterlage verschiebliche, auf Druck sehr schmerzhafte Stellen."

6. Dezember. „Der Befund ist insofern verändert, als sich knötchenförmige, etwas erhabene rote Stellen auch am rechten Arm und Unterschenkel zeigen." (Dr. Vogel.)

Nach weiteren 8 Tagen waren die Knötchen in der Haut verschwunden. Am 1. Januar 1907 übernahm ich die Kranke.

7. Januar 1907. Patientin klagt über Schmerzen in der linken Ellenbeuge. Die Schmerzen werden auf einem fühlbaren, etwa 3 cm langen Strang im Verlauf einer Hautvene lokalisiert. Die Schmerzhaftigkeit erstreckt sich den Sulcus bicipitalis lateralis entlang nach oben, ohne daß hier eine verdickte Vene palpabel wäre. Nirgends am Arm Ödeme. Die Hautvenen sind ziemlich stark gefüllt, besonders die schmerzhafte.

21. Januar. Beiderseits die in dem Sulcus bicipitalis lateralis verlaufende Vene etwas verdickt. Beiderseits Wadendruckschmerz und Schmerz bei Druck auf die Kniekehle. Venenverdickungen sind an den unteren Extremitäten nicht zu fühlen. Im Urin viel Eiweiß und hyaline und granulierte Zylinder.

4. März. Einem Meerschweinchen werden 4 ccm Venenblut in die Bauchhöhle injiziert. Das Meerschweinchen ist am 6. April gestorben. Es fand sich eine miliare Tuberkelaussaat in der Gegend der Leistendrüsen beiderseits, In den Tuberkeln Tuberkelbazillen. Netz verklumpt, verdickt. Milz etwas vergrößert. Leber frei. Etwas Exsudat im Peritoneum.

8. März. Patientin hat andauernd hohe Eiweißmengen (um 15‰) im Urin. Blutdruck (nach v. Recklinghausen) systolisch 154, diastolisch 124 bis 128 cm Wasser.

15. März. Zylinderhaltiges Sediment von 40 ccm Katheterurin wird in 1 ccm aq. dest. aufgeschwemmt und einem Meerschweinchen in die Bauchhöhle injiziert. Das Meerschweinchen ging am 30. März ein, ohne daß Tuberkulose bei ihm nachzuweisen war.

An den Armen der Patientin ist vom Sulcus bicipitalis lateralis bis zum Handrücken eine verdickte Hautvene zu palpieren. An beiden Vorderarmen reichliche Anastomosen und neugebildete zarte Venen. An beiden Unterschenkeln vor dem medialen Knöchel eine etwas verdickte kleine Hautvene.

28. März. Nach zunehmender Kachexie tritt der Tod ein.

Klinische Diagnose: Tuberculosis pulmonum. Amyloidnieren.

Sektionsbefund: Die ganze linke Lunge, besonders der Oberlappen von Kavernen durchsetzt, viele Bronchiektasen. Auf der rechten Lunge pleuritische Schwarte. Der rechte Ober- und Mittellappen sind stark infiltriert, enthalten alte und frische tuberkulöse Herde in großer Menge. Sagomilz. Amyloidnieren. Darmtuberkulose. Tuberkulöse Peritonitis.

An den Venen steht die von Intima und Media gebildete Vorwulstung der Wand nach dem Lumen zu im Vordergrund. Diese ist sehr unregelmäßig, stellenweise außerordentlich stark, das Lumen ist erheblich verengt. Die Wülste enthalten auch zahlreiche längsgestellte Muskelzellen. Die Media und Adventitia sind im ganzen nur wenig verdickt. Die adventitiellen Blutgefäße sehr stark vermehrt. Nirgends ein Tuberkel (66 Schnitte). — Ein Meerschweinchen, am 27. März mit einem Venenstückchen vom Vorderarm geimpft, starb am 8. April. Leicht hyperämische Lymphdrüsen. Starke Abmagerung. Implantationsstelle eitrig belegt, kleines Ulkus, in der Umgebung speckige Infiltration. Im Ausstrich des Eiters massenhaft Kokken und große Stäbchen, keine Tuberkelbazillen. Am 9. April wird ein Stück von der Impfstelle einem zweiten Meerschweinchen implantiert. Dieses starb am 18. April. An der Implantationsstelle käsiger Absceß. Lymphdrüsen geschwollen. Netz verdickt. Milz groß, mit Knötchen durchsetzt. In dem Käse der Implantationsstelle unzählige Mischbakterien, daneben vereinzelt Tuberkelbazillen.

Diesen Fällen, bei denen der klinische Befund durch die Autopsie gestützt werden konnte, seien noch drei andere angefügt, die nicht zur Sektion kamen.

Fall 10. Schnepf, Josef, 39 Jahre. Aufgenommen am 14. Februar 1907. Fieberhafte Tuberkulose des rechten Oberlappens. Verdickte Venen in beiden Sulci adductorii (Dr. Vogel).

Fall 11. Warmke, 30 Jahre, Arbeiter. Aufgenommen am 29. Januar 1907. Tuberkulose des rechten Oberlappens mit Infiltration und Katarrh. Fieber gering. Venenverdickungen an beiden Vorderarmen (Dr. Vogel).

Fall 12. Schmitz, Anton, 45 Jahre, Schneider. Aufgenommen am 26. März 1907. Venenverdickungen an beiden Ober- und Unterarmen, Ober- und Unterschenkeln, besonders deutlich auch an den Waden.

Als weiterer Fall sei ein Kranker angeführt, bei dem sich anamnestisch und auf Grund von noch jetzt vorhandenen Kollateralbahnen eine vor Jahren entstandene Venenthrombose nachweisen ließ.

Fall 13. Karnap, 38 Jahre, Fabrikarbeiter. Aufgenommen am 6. März 1907.

Die Frau des Patienten ist an Kehlkopfschwindsucht gestorben. Im Jahre 1896 hatte Patient einen „Gelenkrheumatismus". Dabei ist die rechte Hand und der rechte Arm plötzlich stark angeschwollen, ohne stärkere Schmerzen. Nach der Beschreibung des Patienten muß eine enorme Anschwellung, besonders des Vorderarmes und der Hand vorhanden gewesen sein. Im Laufe von 3 Tagen ging die Anschwellung wieder zurück und ist nicht wiedergekommen, trotzdem Patient mit der rechten Hand stark gearbeitet hat. Damals stellte sich ein Herzleiden und eine Lungenaffektion ein. Seither kränkelt Patient. Im Jahre 1905 war er in einer Lungenheilstätte. Jetzt kommt er wegen Bluthusten in das Hospital.

Status: Mittelgroßer, stark abgemagerter Patient von bleicher Haut- und Gesichtsfarbe. An sämtlichen Extremitäten drahthart verdickte, nicht schmerzhafte Venenstränge. An der rechten Brustseite finden sich stark dilatierte, geschlängelte Venen, die vom rechten Oberarm herkommen (vgl. Textfigur. 6).

Über dem ganzen Oberlappen der rechten Lunge die Erscheinungen von Katarrh und Infiltration. Über der linken Lunge geringer Katarrh. — Wadendruckschmerz. Im Urin wenig Eiweiß, keine Zylinder.

Im Auswurf, der in eitrigen Klumpen, teilweise münzenförmig, entleert wird, zahlreiche Tuberkelbazillen.

Am 8. März 1907 werden 10 ccm Blut aus der rechten V. cephalica entnommen und einem Meerschweinchen intraperitoneal injiziert. Das Meerschweinchen starb am 14. März 1907. Bei der Sektion fand sich eine adhäsive

Peritonitis. Auf der Leber hafteten einige mäßig leicht abziehbare Blutgerinnsel. Milz vergrößert, Netz aufgerollt. Inguinaldrüsen geschwollen. In den peritonitischen Membranen waren Tuberkelbazillen n i c h t nachweisbar.

Am 23. März 1907 erhielt ein zweites Meerschweinchen 8 ccm Blut intraperitoneal. Es starb am 4. April 1907. Es fand sich eine Pneumonie beider-

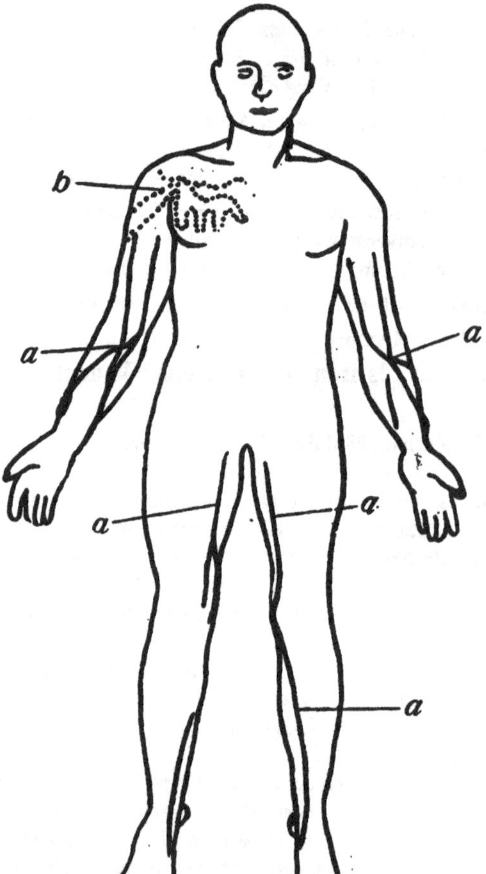

Fig. 6. a) derbe, strangförmige Venen. b) stark gefüllte kollaterale Venen.

seits. Perikarditis. Fibrinöse Beläge auf der Leber. Blutkoagula unter der Leber, ihr lose anhaftend. Milz groß, Netz verdickt, aufgerollt. Inguinal- und Axillardrüsen geschwollen und hyperämisch. K e i n e Tuberkelbazillen.

Der Kranke wurde später in ziemlich unverändertem Zustand nach der Lungenabteilung des Krankenhauses Lindenburg verlegt.

Außer den Thrombosen der Gehirnvenen, die an anderer Stelle beschrieben werden sollen, habe ich nur einen Fall von Venenthrombose in einem lebenswichtigen inneren Organ beobachtet.

Bei Fall 17, Naumann (s. unter „Herzveränderungen") fand sich bei der Autopsie im Herzmuskel eine kleinere Vene und Arterie thrombosiert. In einem Schnitt durch den Venenthrombus waren mehrere innerhalb des Thrombus gelegene Tuberkelbazillen zu finden. Die Venenwand war an der Stelle, durch die der Schnitt geführt wurde, nicht wesentlich verändert. In der Umgebung der Vene herrschte starke reaktive Entzündung, während die Muskelfasern des Herzens an dieser Stelle nekrotisch zu sein schienen. Nirgends Tuberkelbildung.

Die Phlebitis bei Tuberkulose kann demnach unter verschiedenen klinischen Bildern verlaufen. In manchen Fällen führt sie zu Thrombosen mit den durch diese bedingten funktionellen Störungen (Fälle aus der Literatur, Fall 7, Fall 13 und 17 eigener Beobachtung). Die Symptome sind die gleichen wie bei den Thrombosen überhaupt. Liegen die thrombosierten Venen in den Extremitäten, so stellen sich meist mehr oder weniger starke Ödeme ein (Fall7, Fall 13). Daneben treten starke Schmerzen im Verlauf des thrombosierten Gefäßes auf; diese Gegend wird auch besonders druckschmerzhaft. Lösen sich bei der Erweichung des Thrombus Stücke von diesem ab, so kommt es zu den Erscheinungen der Lungenembolie und des Lungeninfarkts (z. B. Fall von Duguet und von Singer). Nach Ablauf der ersten entzündlichen Erscheinungen organisiert sich der Thrombus. Die Ödeme verschwinden mit der Ausbildung eines genügenden Kollateralkreislaufs (Fall 13). An Stelle des thrombosierten Gefäßes bleibt ein derber Strang zurück, oder der Thrombus wird „kanalisiert" und das Gefäß ist nach einiger Zeit wieder durchgängig. Gangrän an Extremitäten infolge von Venenthrombose bei Tuberkulose ist bis jetzt meines Wissens nicht beobachtet. Im Gegenteil scheint die Tendenz zur Heilung bei diesen Thrombosen eine recht gute zu sein (vgl. auch Fall 13).

Werden durch die Thrombose die Venen lebenswichtiger Organe vollständig verlegt, so kommt es zu den Erscheinungen der gestörten Funktion von seiten der betroffenen Organe. Bei Fall 7 waren die Venen der zentralen Hirnwindungen verlegt, und es kam zu ausgesprochenen hemiplegischen Erscheinungen; das Gleiche war bei zwei anderen Kranken der Fall. Bei der öfter beobachteten

Verlegung der V. cava inferior (L e c o u r t o i s, H a u s h a l t e r und E t i e n n e) kommt es meist nicht zu deutlichen Erscheinungen, weil die Kollateralbahnen gewöhnlich ausreichen, um den Kreislauf wieder herzustellen. Die Venenthrombose im Herzen von Fall 17 hatte sich klinisch nicht bemerkbar gemacht.

In anderen Fällen — und das sind die häufigeren — führt die Phlebitis nicht zur Thrombose; sie verläuft akut unter dem Bilde lokaler Entzündung: leichte Rötung, spontaner Schmerz und Druckempfindlichkeit der Haut über der betroffenen Vene, Verdickung und Verhärtung der Vene (zwei Fälle von S c h w a r z, Fall 1 eigener Beobachtung). Die Entzündungserscheinungen sind nach 2 bis 3 Wochen zurückgegangen, und als einziges Residuum fühlt man die Vene als derben, nicht druckempfindlichen Strang. Daß die Vene im ganzen Verlauf der Entzündung durchgängig bleibt, gibt sich an dem Fehlen der Ödeme und an der Füllung der Vene distal und proximal von der erkrankten Partie zu erkennen. In wieder anderen Fällen ist der Verlauf der Phlebitis mehr subakut, die entzündlichen Erscheinungen weniger in die Augen springend. (Fall 2 und 3). In den meisten Fällen endlich ist der Verlauf ein derartig schleichender, daß die Phlebitis neben den übrigen Krankheitserscheinungen keine erkennbaren Symptome macht. Dann findet man nur die Residuen der Entzündung in Form der verdickten und verhärteten Venenwandungen als einziges klinisches Zeichen (Fall 4 bis 12).

Die Differentialdiagnose macht meist keine Schwierigkeiten Die derben Stränge in der Haut lassen sich fast immer als Fortsetzung oder Wurzeln sonst anscheinend normaler Venen erkennen. In der Tiefe kann die Diagnose größere Schwierigkeiten machen. Sklerotische Arterien (s. u.) lassen sich durch ihre Pulsation leicht von verhärteten Venen unterscheiden. Verdickte und verhärtete Nervenstämme (s. u.) sind meist viel stärker druckempfindlich als die Venen, wenn das akute Stadium vorüber ist. Schwieriger ist die Abgrenzung gegen andere Erkrankungen der Venen. Die Phlebosklerose macht gewöhnlich überhaupt keine klinisch erkennbaren Erscheinungen. Dagegen kommen Venenveränderungen, allerdings nur leichtester Art, ähnlich den bei Tuberkulose beobachteten, auch bei anderen Infektionskrankheiten vor, besonders bei Lues (Phlebitis migrans luetica, N e i s s e r), bei Pneumonie, Influenza usw. Die Unterscheidung von diesen Phlebitiden gibt nicht der Befund an den Venen, sondern der übrige Befund an den Kranken. Das Gleiche gilt von den Venenveränderungen bei Kachektischen, bei denen man leichteste Verdickungen der Venenwand ohne Thrombosen finden kann (s. u.). Doch sind diese Verdickungen und Verhärtungen der Venen viel weniger hochgradig als die bei Tuberkulose.

Noch weniger ausgebildet sind die einfachen Hypertrophien der Venen, wie man sie z. B. bei Reitern an den unteren, bei schwere Arbeit leistenden Menschen auch an den oberen Extremitäten finden kann. Hierbei wird die Unterscheidung dadurch etwas erschwert, daß auch bei den Venenveränderungen der Tuberkulösen eine starke Hypertrophie der muskulären Elemente der Venenwand vorhanden ist. Der Palpationsbefund der derben Venen kann deswegen je nach dem Kontraktionszustand wechseln. So treten die verhärteten Hautvenen z. B. bei Abkühlung der Haut deutlicher in Erscheinung als bei warmer Haut; dies kann sowohl bei der einfachen Hypertrophie als bei der Verdickung nach Phlebitis auftreten. Meist ist aber auch hier die Unterscheidung nicht schwer. Endlich ist noch zu beachten, daß fast bei jedem Menschen, besonders bei Männern, normalerweise die Hautvenen, wo sie direkt über Knochen verlaufen und äußeren Insulten ausgesetzt sind, z. B. an den Malleolen, sich derber anfühlen als die übrigen Venen.

Die Phlebitis ist eine häufige Komplikation der Tuberkulose. Man findet sie und ihre Residuen in jedem Lebensalter, im allgemeinen viel häufiger bei schwereren als bei leichten Fällen. Die Venenbefunde sind für die klinische Beurteilung in der Richtung vielleicht von einem gewissen Wert, als sie bei schon länger bestehenden und bei ziemlich rasch verlaufenden Tuberkulosen am häufigsten angetroffen werden.

Die Verbreitung der Erkrankung im Venensystem ist eine ziemlich ausgedehnte. Befallen sind besonders die mittelgroßen und kleineren Venen, während die großen Venenstämme meist frei bleiben oder weniger stark befallen sind. Klinisch sind die Venenveränderungen ohne Thrombose wegen der geringeren Dicke der Weichteile an den oberen Extremitäten leichter zu erkennen als an den unteren. Thrombosen stellen sich aus mechanischen Gründen an den unteren Extremitäten leichter ein als an den oberen; doch kommen auch Thrombosen der Hirnsinus und der Oberflächenvenen des Gehirns (vgl. Fall 7), ja sogar von Venen des Herzens (Fall 17) vor. Ein direkter lokaler Zusammenhang mit echten tuberkulösen Krankheitsherden kann vorhanden sein (Fall 13 wahrscheinlich), doch fehlt er meistens gänzlich.

Das histologische Bild ist, wo es zur Thrombose kommt, ähnlich dem, wie man es bei gewöhnlichen Thrombosen findet (Fall 7). Die Wand der thrombosierten Vene kann ganz normal erscheinen; doch ist nicht auszuschließen, daß nicht vielleicht an anderen Stellen, von denen die Thrombose ihren Ursprung nahm, die Venenwand verändert ist. Bei den Fällen, die ohne Thrombosen verlaufen, ist vor allem auffallend, daß die Erscheinungen frischer Entzündung im histologischen Bilde zurücktreten können, auch wenn man die Venen bald nach dem Abklingen der klinischen Entzündungserscheinungen zur Untersuchung bekommt (Textfigg. 3, 4, 5). Die Intima ist nach innen von einem einschichtigen Endothel bedeckt; sie weist mehr oder weniger starke Wucherungen und geringe Verfettungen auf. Die Klappen der Venen sind häufig ebenfalls gewuchert, verdickt, stellenweise untereinander verwachsen. Das Lumen selbst ist zu einem spalt- oder sternförmigen Raum eingeengt. Das Lumen ist wohl sicher intra vitam ein weiteres, als es im Präparat infolge der Kontraktion der hypertrophischen Muskulatur (Totenstarre?) erscheint. Da man aber an normalen Venen eine so hochgradige Vorwulstung der Wand nie findet, und da die vorspringenden Wülste von ganz ungleichmäßiger Dicke sind, ist mit großer Wahrscheinlichkeit anzunehmen, daß das Lumen auch intra vitam ein erheblich verkleinertes ist. Die Weite des Venenlumens ist übrigens auch am Lebenden eine wechselnde, je nach dem Kontraktionszustand der hypertrophischen Wandmuskulatur.

Die Media ist ebenfalls häufig stark verdickt. Diese Verdickung beruht auf einer Zunahme sowohl der bindegewebigen als der muskulären Elemente der Media. Dabei sind sowohl zirkuläre als längs verlaufende Muskelfasern der Media teils neugebildet, teils hypertrophiert.

Auch in der Adventitia zeigt sich eine starke Zunahme besonders der längsverlaufenden glatten Muskeln. Noch stärker ist aber hier die Wucherung des mehr oder weniger straffen Bindegewebes und die sehr erhebliche Vermehrung und Neubildung der adventitiellen Gefäße, die zum Teil auch wieder ähnliche Wandverdickungen aufweisen wie das Hauptgefäß, zum Teil noch undurchgängige neugebildete Sprosse zu bilden scheinen.

Auch die Venenklappen beteiligen sich an dem Prozeß. Sie können nur geringe Veränderungen zeigen (Textfig. 3); in anderen Fällen sind sie stark an dem Entzündungsprozeß beteiligt und tragen wesentlich zur Verengung des Gefäßlumens bei (Textfig. 5), oder sie führen durch Verklebungen und Verwachsung zu einer siebförmigen Aufteilung des Gefäßlumens.

Die elastischen Fasern sind — im Gegensatz zur Phlebosklerose — nicht vermehrt, scheinen eher vermindert und zum Teil aufgefasert zu sein.

Es handelt sich also bei diesen Venenveränderungen um eine echte „Phlebitis obliterans" mit Proliferation aller Teile der Venenwand, und wir sehen, daß diese Phlebitis nicht die Folge einer Venenthrombose zu sein braucht, sondern daß sie für sich bestehen kann, ohne daß eine Thrombose vorhergegangen ist, und ohne daß eine Thrombose sich anschließt. Es ist nun zunächst die Frage, ob diese Phlebitis obliterans, die bei der Tuberkulose recht häufig ist, irgendwelche für Tuberkulose charakteristischen Eigenschaften aufweist. Wir müssen diese Frage vorläufig offen lassen. Das histologische Bild weist keinen der bekannten, für Tuberkulose charakteristischen Züge auf. Außerdem findet man ähnliche Veränderungen, allerdings sehr viel weniger hochgradig, auch bei anderen Erkrankungen. Ein Beispiel sei angeführt:

Fall 14. Flöck, Joh., Schuhmacher, 48 Jahre, aufgenommen am 30. November 1906.

Es handelte sich um ein sehr großes, tief ulzeriertes Ösophaguskarzinom, das in einen größeren rechten Bronchus perforiert war und zu einer putriden Bronchitis geführt hatte. An den atrophischen Armen und Beinen waren die charakteristischen Venenstränge derb durch die Haut hindurch zu fühlen.

Der Kranke starb am 13. Februar 1907.

Klinische Diagnose: Carcinoma oesophagi (perforiert).

Anatomische Diagnose (Dr. Hofmann): „Pleuritis adhaesiva. Bronchitis putrida, Carcinoma oesophagi mit Metastasen in den Bronchialdrüsen und Perforation nach einem größeren r. Bronchus. Perisplenitis. Peritonitis fibrosa."

Die mikroskopische Untersuchung der Venen ergab die geschilderten Veränderungen in ganz geringem Grade, nicht so stark ausgebildet wie z. B. bei Fall 1, 2 und 3, aber in etwa der gleichen Stärke wie bei Fall 8. Besonders die Wucherung der Intima war ziemlich gut ausgebildet. Eine Tuberkulose ließ sich nirgends bei dem Kranken nachweisen, und bei dem Fehlen jeder sonstigen tuberkulösen Erkrankung ist es fraglich, ob die bei der Autopsie gefundene Pleuritis adhaesiva und Peritonitis fibrosa auf eine abgelaufene Tuberkulose zu beziehen ist.

Ähnliche Verhältnisse zeigte Fall 15, Böttcher, Otto, 32 Jahre alt, aufgenommen am 24. März 1907.

Der Kranke hatte vor Jahren eine Lues durchgemacht und kam wegen eines Aortenaneurysma in das Krankenhaus. Er erlag seiner Krankheit am 29. März 1907. Bei der Autopsie fanden sich in keinem Organ auf Tuberkulose verdächtige Veränderungen. Die Venenverdickungen waren in geringem Grade ausgebildet, auch im mikroskopischen Bilde.

Es sei hier nochmals kurz darauf hingewiesen, daß H. Mendel und neuerdings Rissom eine sekundäre „syphilitische Phlebitis" beschreiben, die klinisch ähnlich der Phlebitis bei Tuberkulose zu verlaufen scheint.

War demnach das histologische Bild der Phlebitis bei Tuberkulose kein spezifisches, so sind die Resultate der Venenimplantation bei Meerschweinchen um so auffallender. In 8 Fällen von Tuberkulose waren Venenstückchen implantiert. Bei einem Fall (Fall 8) ging das Meerschweinchen durch ein Versehen verloren, ein Meerschweinchen wurde nicht tuberkulös, in den übrigen 6 Fällen gelang ausnahmslos der Tuberkelbazillennachweis in den charakteristisch veränderten Organen der Meerschweinchen. Außerdem wurden bei einem Fall (17) in dem Thrombus einer Herzvene im Schnittpräparat Tuberkelbazillen nachgewiesen. Dabei ist durch Serienschnitte mit Sicherheit das Fehlen irgendwelcher für Tuberkulose charakteristischer histologischer Veränderungen an den verimpften Venen erwiesen. Nehmen wir diese 7 positiven Fälle mit denen von Vaquez (1 Fall), Sabrazès und Mongour (1 Fall), Chantemesse und Widal (1 Fall) und den 3 Fällen von Lesné und Ravaut zusammen und berücksichtigen wir die experimentellen Untersuchungen der beiden letzteren Autoren (s. o. S. 5), so müssen wir einen ursächlichen Zusammenhang zwischen der Tuberkulose und den Venenveränderungen mit größter Wahrscheinlichkeit annehmen.

Diese Wahrscheinlichkeit wird eine um so größere, wenn wir berücksichtigen, daß sich ähnliche Veränderungen an Venen finden, die innerhalb und in der Nähe von echten Tuberkuloseherden verlaufen.

Wie wir uns den Zusammenhang dieser atypischen Venenveränderungen mit der Tuberkulose zu denken haben, das soll im Zusammenhang mit den übrigen Untersuchungsresultaten am Ende dieser Arbeit besprochen werden. Kurz erwähnen möchte ich hier noch, daß Ribbert bei Hühnertuberkulose in Blutgefäßwandungen Verdickung und Quellung ohne Tuberkelbildung mit massenhaften Bazillen in Schnitten der Gefäßwandung nachgewiesen hat.

2. Arterienveränderungen bei Tuberkulose.

Seit den Arbeiten von Orth, Marchand und den sich an diese anschließenden weiteren Untersuchungen wissen wir, daß eine echte Tuberkulose der Arterien vorkommt. Wir wissen auch, daß an Arterien, die durch tuberkulöses Gewebe ziehen, Intimawucherungen beobachtet werden. Über andere, nicht-spezifische Veränderungen der Arterien bei Tuberkulose in weiter Entfernung von den Tuberkuloseherden sind unsere Kenntnisse äußerst spärlich. Speziell auch über das Vorkommen von Arteriosklerose (im weitesten Sinn) bei Tuberkulose sind die Ansichten sehr geteilt. Während Mehnert und Bregmann Arteriosklerose häufig bei Tuberkulose fanden, vertreten andere Autoren die wohl kaum durch objektive Untersuchungen gestützte Anschauung, daß wegen der geringen Blutfülle und des niedrigen Blutdrucks die Arteriosklerose bei Tuberkulösen seltener sei als bei anderen Menschen. In neuerer Zeit spricht sich Bäumler dahin aus: „Warum auch sollten nicht akute Infektionskrankheiten, namentlich der septischen Gruppe, oder chronische wie die Syphilis, die Tuberkulose, die Lepra, kleine Erkrankungsherde im Gewebe der Arterien setzen können, wie sie es im Bindegewebe, in der Haut, in den Nieren, im Gehirn und anderen Organen tun?"

Spezielle Untersuchungen über Arterienveränderungen bei Tuberkulose existieren meines Wissens nicht, während die durch Lues bedingten Arterienschädigungen längst bekannt sind. Auch meine Untersuchungen über Arterienveränderungen sind nur nebenbei angestellt und erlauben wegen der geringen Zahl der Beobachtungen kein abschließendes Urteil. Sie sollen nur die Aufmerksamkeit auf das relativ häufige Vorkommen sklerotischer Arterienveränderungen bei Tuberkulose lenken und seien hier kurz angeführt, ohne daß ich aus diesen Befunden bindende Schlüsse zu ziehen wage.

1. Bei Fall 1 (Kratzfeld) finden sich an den Arterien der Extremitäten nur ganz geringe Veränderungen. Die Media ist an einigen kleineren Arterien vielleicht etwas verdickt. In der Intima sind unbedeutende herdförmige kleine Zellwucherungen und Verdickungen zu erkennen. Die Elastica interna ist an einigen Stellen weniger gut färbbar, so daß sie für kurze Strecken unterbrochen scheint. Die elastischen Fasern der Elastica externa sind vielleicht etwas vermehrt. Verkalkungen sind nirgends zu finden.

2. Bei Fall 3 (Hannig) war schon intra vitam die für das jugendliche Alter des Patienten recht erhebliche Rigidität seiner Armarterien aufgefallen. Die mikroskopische Untersuchung ergab ziemlich normale Verhältnisse der Media und Adventitia. Die Intima ist stellenweise mäßig verdickt; die elastischen Fasern sind hier zerfasert und vermehrt, an einigen Stellen sind zwischen Elastica interna und Media kleine längsovale Verkalkungsherde nachzuweisen.

Es handelt sich um isolierte Verkalkung der Elastica interna, wie sie Jores in den Arterien der Strumen und auch nicht vergrößerter Schilddrüsen nachgewiesen hat, und wie sie nach ihm Matusewicz auch an anderen Arterien in einem Falle beschrieben hat. Wir haben kleine, der Außenseite der Elastica interna anliegende Kalkherdchen vor uns, an deren Struktur übrigens in unserem Fall ihr Hervorgehen aus verkalkten elastischen Fasern nicht mit der Deutlichkeit zu erkennen ist, wie bei dem folgenden Fall. Die Verkalkungen liegen meistens nicht an den Stellen, wo die Verdickung der Intima die stärkste ist. Die Verdickungen der Intima sind an den einzelnen Stellen verschieden stark. Zum Teil bilden sie etwas erhabene rundliche Platten, doch ist auch außerhalb dieser Platten die Intima, wenn auch in geringerem Maße, gewuchert. In 48 Serienschnitten nichts von Tuberkulose.

Ein am 11. Januar 1907 mit einem Stückchen der rechten Radialis geimpftes Meerschweinchen starb am 25. Februar 1907. An der Implantationsstelle ein Käseherd. Inguinal- und Achseldrüsen stark geschwollen, mit großen Käseherden durchsetzt, zum Teil ganz verkäst. Im Käse einer Drüse ziemlich zahlreiche Tuberkelbazillen. Netz verbacken, aufgerollt, stark verdickt. In der etwas vergrößerten Milz zahlreiche Tuberkelknoten von ziemlicher Größe, bis stecknadelkopfgroß. Auch in der Leber zahlreiche Knötchen. Lungen makroskopisch frei.

3. Bei Fall 4 (Balser) waren ebenfalls die Arterien auffallend rigide. Es fanden sich mikroskopisch leichte Intimawucherungen. Die Elastica interna war stellenweise aufgequollen, zerfasert und schloß die oben bei Fall 3 beschriebenen kleinen Verkalkungsherde ein, an anderen Stellen lagen diese ovalen und kreisrunden Kalkherdchen der Elastica interna außen an. Die Kalkeinlagerungen zeigten sich in einigen Präparaten auch als strichförmige Verkalkungen der elastischen Fasern selbst. Die Media und Adventitia waren nicht wesentlich verändert. — Ein mit einem Stück der ziemlich rigide erscheinenden Arteria brachialis geimpftes Meerschweinchen starb am 18. März 1907: Inguinaldrüsen beiderseits geschwollen. Implantationsstelle frei. Peritonealexsudat, in dem keine Tuberkelbazillen nachweisbar sind. Milz groß, Netz etwas verdickt, wenig aufgerollt. — Die Untersuchung an Serienschnitten ergab, daß gerade die verimpfte Arterie von Verkalkungen frei war, während diese sich in anderen Arterien reichlich fanden.

4. Fall 5 (Bernards) wies mäßige Verdickungen und leichte Verfettungen der Intima an einer Arterie aus der Kniekehle auf, während andere Arterien unverändert waren. Verkalkungen waren nicht nachweisbar.

5. Fall 6 weist stellenweise nur eine minimale Verdickung der Intima auf, dagegen finden sich in zahlreichen Schnitten einer kleineren Arterie aus der Ellenbeuge ähnliche kleine Verkalkungsherde, die der Elastica interna außen anliegen oder auch in sie eingelagert sind, wie bei Fall 3 und 4. In anderen Schnitten, die ebenfalls Verkalkungsherde enthalten, ist die Intimawucherung eine sehr erhebliche. — Außerdem fand sich bei dem 28 jährigen Mann eine ausgedehnte Koronarsklerose (s. o.).

6. Bei Fall 7 finden sich nur ganz geringe Intimawucherungen. In einer kleinen Arterie der Kniekehle steckt ein weißer Thrombus, der klinisch keine Symptome gemacht hatte. Auch in dieser Arterie sind die Intimaveränderungen nur sehr geringe.

Bei Fall 12 und 13 waren klinisch Verhärtungen der Radialis zu konstatieren. Die beiden Fälle kamen nicht zur Autopsie.

Wir sehen also, daß man, besonders in Anbetracht des jugendlichen Alters der meisten Patienten, doch verhältnismäßig häufig Veränderungen an den kleinen Extremitätenarterien findet. Bei genauerer, speziell darauf gerichteter Untersuchung würden sich solche wahrscheinlich noch viel häufiger nachweisen lassen. Die beiden mit Arterien geimpften Meerschweinchen gingen beide ein, das eine (Fall Hannig) an einer sicheren Tuberkulose, das andere (Fall Balser) mit zweifelhaftem Befund. Auch in dem Falle, dessen Meerschweinchen einer echten Tuberkulose erlag, ist durch Serienschnitte erwiesen, daß die verimpfte Arterie keine Tuberkel enthielt. Das eine positive Impfresultat erlaubt, für sich genommen, keine Schlüsse; immerhin ist das häufige Vorkommen solcher Verkalkungen der Elastica interna bei Phthisikern in jugendlichem Alter ein auffallender Befund.

3. Herzveränderungen.

Die Herzveränderungen, abgesehen von der Endokarditis und Perikarditis bei Tuberkulösen, sind noch ziemlich wenig bekannt. Durch die Untersuchungen von Étienne und anderen wissen wir, daß man bei Endokarditis, die histologisch ganz der gewöhnlichen Endokarditis gleicht, Tuberkelbazillen finden kann. Eine sehr gründliche Kritik der Bazillenbefunde bei solchen Endokarditiden findet sich in der Arbeit von Witte. Dieser rät mit Recht bei der Deutung der Bazillenbefunde zu großer Vorsicht, weil die gefundenen Bazillen aus den den veränderten Klappen aufgelagerten Blutgerinnseln stammen können.

Die echte Tuberkulose des Herzmuskels kann sich nach Crawfurd in dreierlei Form äußern: 1. als große Solitärtuberkel, 2. als Miliartuberkulose und 3. als diffuse interstitielle Myokarditis mit zahlreichen Riesenzellen, aber ohne zirkumskripte käsige Herde. Alle drei Formen sind nicht eben häufig.

Außer diesen eigentlich tuberkulösen Veränderungen gibt es noch Veränderungen anderer Art; sie sind öfter beschrieben und neuerdings wieder von Fiessinger genauer untersucht worden. Dieser fand leichte interstitielle Veränderungen in perifibrärer und perifaszikulärer Anordnung mit geringer Meso- und Periarteriitis. Alterationen der Muskelfibrillen sind nach ihm nur ausnahmsweise zugegen und dann in Form von fettiger Entartung, Kernauftreibungen und Hyperplasie. Experimentell ließen sich diese Veränderungen auch an künstlich tuberkulös gemachten Tieren nachweisen. Dagegen gelang es nicht, durch längere Zeit andauernde Tuberkulineinspritzungen solche Prozesse im Myokard zu erzeugen.

Meine Beobachtungen über Herzmuskelveränderungen sind folgende:

1. Klinische Erscheinungen von seiten des Herzens fehlten, abgesehen von starker Pulsbeschleunigung, bei Fall 3 (Hannig) vollständig. Bei der Autopsie erwies sich der Herzmuskel auffallend blaß. Am Epikard außer der oben erwähnten Schwiele makroskopisch nichts Abnormes. Mikroskopisch

sind die Muskelfasern zum Teil gut erhalten, besonders auch die Querstreifung deutlich sichtbar. An anderen Stellen finden sich Verfettungen in und zwischen den Muskelfasern. In der Nähe der kleinen Herzgefäße sind die Muskelkerne stark vermehrt, gut färbbar, daneben finden sich einige unregelmäßig streifige und strahlige Rundzelleninfiltrate mäßigen Grades, daneben Vermehrung des Bindegewebes. Das Epikard scheint sehr fettreich, etwas verdickt, ist aber ohne entzündliche Erscheinungen. Eine kleine epikardiale Vene weist Intimawucherungen geringen Grades auf. In einer Serie von 54 Schnitten und in verschiedenen Schnittproben aus dem Herzen sind nirgends Tuberkel zu finden.

Ein Meerschweinchen, dem am 11. Januar 1907 ein Stückchen Herzmuskel in eine Hauttasche der Oberbauchgegend implantiert war, starb am 26. Februar 1907: An der Implantationsstelle ein beinahe markstückgroßes Geschwür mit käsig belegtem, von Knötchen durchsetztem Grund. In den käsigen Massen sind Tuberkelbazillen in mäßiger Menge nachweisbar. Inguinal- und Axillardrüsen stark vergrößert, verkäst. Im Käse reichlich Bazillen. Netz aufgerollt, verbacken, verdickt, von feinsten Knötchen durchsetzt. Milz vergrößert, mit massenhaften Knoten durchsetzt. In der Leber zahlreiche kleine Knötchen.

2. Bei Patient 4 (Balser), der ebenfalls keine klinischen Symptome von seiten des Herzens aufwies, ist die Muskulatur des Herzens im ganzen ziemlich gut erhalten. In ihr finden sich nur ganz vereinzelt Verfettungen. Die Muskelbündel sind nur an einzelnen Stellen verschmälert und schlechter färbbar, zum Teil in scholligem Zerfall begriffen und verfettet. An diesen Stellen ist das interfibrilläre Bindegewebe verdickt und mäßig kernreich. Das Epikard ist etwas verdickt, fettreich, enthält zahlreiche kleinste Gefäße, keine Infiltrate. Die von dem Epikard aus in den Herzmuskel hineinziehenden bindegewebigen Stränge sind etwas verbreitert, zellreich und ziemlich reichlich vaskularisiert. An den Venen des Epikards leichteste Intimaverdickungen. In 84 Schnitten kein Tuberkel. Das am 22. Februar 1907 mit einem Stückchen der Herzwand geimpfte Meerschweinchen starb am 18. März 1907. An der Implantationsstelle nichts Abnormes. Inguinaldrüsen beiderseits geschwollen. Lungen ohne Besonderheiten. Milz groß, Netz etwas verdickt und aufgerollt. Peritonealexsudat, in dem sich Tuberkelbazillen nachweisen lassen.

3. Bei Fall 7 (Donati) ist der Herzmuskel großenteils gut färbbar die Fasern zum Teil gut erhalten. Zwischen den relativ gut erhaltenen Muskelfasern scheinen einzelne Fasern ausgefallen zu sein. An diesen Stellen findet man eine größere Anzahl Kerne ohne dazugehörige Muskelsubstanz. Einige Muskelbündel sind deutlich in scholligem Zerfall begriffen. Das interstitielle Gewebe weist diffuse Wucherungen und Zellvermehrung geringen Grades auf, die aber an einzelnen Stellen erheblicher ist, besonders da, wo die Muskeln im Zerfall begriffen sind. Das Epikard ist von normaler Dicke und Struktur, das epikardiale Fett gering. Infiltrate fehlen sowohl im Epikard als im Herzmuskel; nur an einer Stelle in der Wand des linken Ventrikels ist ein herdförmiges ovales nicht sehr zellreiches Infiltrat zu finden, das vielleicht eine entfernte Ähnlichkeit mit einem Tuberkel hat, obwohl jede Verkäsung oder

Riesenzellenbildung fehlt. Man erkennt, daß sich die Kerne, die den Herd bilden, sowohl aus Muskelkernen als aus lymphoiden Kernen zusammensetzen. Man kann noch die schlecht gefärbte Muskulatur als Substrat des Herdes erkennen. Der Herd ist nicht regelmäßig, sondern es gehen strahlenförmige Ausläufer von ihm in das umgebende Gewebe. Die Zellenhäufung ist nur eine mäßige, die Zellkerne alle gut gefärbt, sowohl im Zentrum als in der Peripherie. Nirgends Verkäsung, nirgends Riesenzellen. An einer anderen Stelle des Herzmuskels ist das interstitielle Gewebe mit seinen Gefäßen sehr verbreitert, ohne daß hier eine Zellvermehrung nachzuweisen ist. Einige kleine flächenhafte Zellenhäufungen finden sich unter dem Epikard. Nirgends Tuberkel in 124 Schnitten. — Ein am 11. Mai 1907 mit einem Stückchen Herzmuskel geimpftes Meerschweinchen starb am 19. Juli 1907 an einer typischen Impftuberkulose schweren Grades. An der Implantationsstelle ein käsiger Abzseß, Axillardrüsen beiderseits stark geschwollen, total verkäst. Eine Infraklavikulardrüse der linken Seite ist ebenfalls stark geschwollen und mit Käseknoten durchsetzt. In dem Käse einer Drüse massenhaft Tuberkelbazillen. Auch im Netz zahlreiche Käseknoten. Milz klein. Leber und Lungen makroskopisch ohne Veränderungen.

4. Der Herzmuskel von Fall 9 ist zum Teil ziemlich gut erhalten. Stellenweise sind aber die Muskelfasern nebst ihren Kernen sehr schlecht färbbar, auch sind sie an diesen Stellen hier und da der Länge nach aufgefasert und enthalten Fettröpfchen, doch steht die schlechte Färbbarkeit der Muskelkerne und des Protoplasma gegenüber der Verfettung entschieden im Vordergrund. An anderen Stellen — und diese sind in der Mehrzahl — färben sich Kerne und Muskelfasern sehr gut. Das interstitielle Bindegewebe ist fast überall etwas verbreitert, die Gefäße etwas verdickt, an Zahl vermehrt. Die Kernvermehrung ist nur eine geringe. Infiltrate und Tuberkel (96 Schnitte) fehlen vollständig. — Das am 27. März 1907 geimpfte Meerschweinchen starb schon am 1. April 1907 an einer Mischinfektion. In dem Abszeß an der Implantationsstelle fanden sich neben allerhand Bakterien — besonders Diplokokken — nach langem Suchen einige sichere Tuberkelbazillen.

5. Fall 16, Wülfrath, 33 Jahre alt, Arbeiter, wurde am 17. Mai 1907 mit einer doppelseitigen schweren Lungenphthise mit Kavernen moribund in das Krankenhaus eingeliefert. Das Herz reicht bis einen Querfinger außerhalb der linken Mamillarlinie, 10,5 cm von der Medianlinie. Spitzenstoß im fünften ICR. etwas außerhalb der Mamillarlinie. Herztöne kaum hörbar. Puls klein, ganz unregelmäßig. Der Kranke starb am gleichen Tage, ohne daß eine genauere klinische Beobachtung möglich war. Bei der Autopsie fand sich ein etwas blasser, streifiger Herzmuskel und getrübte Nieren (s. u.). Verfettungen fehlen im Herzmuskel vollständig (Hämatoxylin-Sudan), dagegen färben sich einige Muskelfasern mit ihren Kernen auffallend schlecht.

Im interstitiellen Gewebe, das überall verbreitert ist, stellenweise streifige Zellanhäufungen und kleine Blutungen, auch einige kleine thrombosierte Gefäßchen. Auch im Epikard eine kleine thrombosierte Vene. Sonst Epikard unverändert. In der Nähe der Thrombosen und Blutungen sind die Muskelfasern schlecht gefärbt, zum Teil zerklüftet und abgerissen. Die Querstreifung ist hier kaum zu erkennen. Das Endokard ist leicht schwielig verdickt, ohne frische Entzündungserscheinungen. Die Papillarmuskeln sind besonders stark bindegewebig durchwachsen. Nirgends finden sich Tuberkel (64 Schnitte). Das am 18. Mai 1907 geimpfte Meerschweinchen ging am 5. Juni 1907 ein. Inguinaldrüsen links geschwollen, zum Teil verkäst (?). An der Implantationsstelle Ulkus mit knotigem Grund. Netz sehr verdickt und aufgerollt, von Knötchen durchsetzt. Milz vergrößert. Rechte Lunge: Pneumonie; unter der Pleura einige kleine rundliche, weiße Knötchen. Linke Lunge ebenfalls infiltriert. In der Leber vereinzelte weißliche Knötchen. Im Drüsenausstrich einige Tuberkelbazillen.

6. Fall 17. Naumann, Wilh., 49 Jahre alt, Mützenmacher, aufgenommen am 15. April 1907. Schwere doppelseitige Lungenphthise. Relative Herzdämpfung: nach rechts von der Medianl. 4, nach links 8½ cm, absolute: Breite 7, Höhe 6 cm. Leises systolisches Geräusch an der Spitze, zweiter Pulmonalton nicht akzentuiert. Puls etwas weich, regelmäßig, zwischen 92 und 120, in der Frequenz wechselnd.

Ein Meerschweinchen, das am 23. April 1907 8 ccm Blut intraperitoneal injiziert bekam, starb am 23. Mai 1907. Lymphdrüsen stark geschwollen; in einer rechten Inguinaldrüse beginnende Verkäsung. Auf der Leber fibrinöser Belag. Milz groß, Netz stark verdickt, verklumpt, knotig. Ein großes Paket verkäster Mediastinaldrüsen. In den Nieren vereinzelt weiße Knötchen. Ein zweites Meerschweinchen, das zur gleichen Zeit 4 ccm Blut unter die Brusthaut injiziert bekam, starb am 25. Mai 1907: Fibrinös-serös-hämorrhagische Pleuritis mit kleinen Knötchen unter der Pleura. Große septische (?) Milz. Netz etwas aufgerollt. Am Lungenhilus ein erbsengroßer Abszeß. In dem Pleuraexsudat neben zahlreichen Diplokokken reichlich Tuberkelbazillen. An der Injektionsstelle liegt noch ein kleines Blutkoagulum, in der Umgebung sulziges Ödem. Lymphdrüsen geschwollen, hyperämisch.

Der Kranke starb am 20. Mai 1907. Es fand sich eine ausgedehnte doppelseitige Lungenphthise mit Kavernenbildung. Epikard und Endokard frei. Das Myokard strichweise etwas blaß, an einigen Stellen dunkelbraunrot verfärbt. Mikroskopisch strichweise mäßige Verfettung der Muskelfasern (Hämatoxylin-Sudan), Verdickung des interstitiellen Gewebes mit Kernvermehrung. Nirgends Tuberkel. In den Serienschnitten fallen weite, zum Teil mit einer einfachen Endothelschicht ausgekleidete im interstitiellen Bindegewebe liegende, zum anderen Teil innerhalb zertrümmerter Muskulatur frei eingelagerte Bluträume auf. Bei weiterem Suchen nach der Ursache dieser Hyperämien und Blutungen findet sich etwa 1½ cm von der zu den Serienschnitten benutzten Stelle des linken Ventrikels entfernt je eine thrombosierte Arterie und Vene, in deren Umgebung eine starke reaktive Entzündung mit reichlicher Leukozyteneinwanderung zu erkennen ist. In der Umgebung der thrombosierten Gefäße ist die Muskulatur teils schollig zerfallen und als solche kaum mehr neben der entzündlichen Infiltration zu erkennen, teils weist sie starke Verfettungen und Fehlen der Querstreifung auf; auch finden sich in und zwischen den Muskelfasern braune Schollen von amorphem Blutpigment. Nirgends Tuberkel

(50 Schnitte). — Von der mit Blutungen durchsetzten Stelle des Herzmuskels (ohne die Thrombosen) wurde ein Stückchen einem Meerschweinchen implantiert. Dieses starb nach 3 Wochen, am 10. Juni 1907: Lymphdrüsen leicht geschwollen. In der linken Lunge ein weißes Knötchen. Milz nicht geschwollen. Follikel sehr deutlich. Netz nicht verdickt. Im Lymphdrüsenausstrich keine Tuberkelbazillen. — In einem Schnitt durch die thrombosierte Herzvene sind mehrere Tuberkelbazillen innerhalb des Thrombus nachweisbar.

7. Fall 42. Elberding, 61 Jahre alt, Erdarbeiter, aufgenommen am 10. September 1907, gestorben am 24. September 1907. Schwere Lungentuberkulose, Leberzirrhose. Klinisch keine Herzsymptome. Arterien rigide, geschlängelt, Pulsfrequenz niedrig, 72.

Bei der Autopsie fand sich eine ausgedehnte, chronisch-ulzeröse Lungenphthise, daneben Leberzirrhose. Im Herzmuskel helle Streifen. Mikroskopisch sind die Muskelfasern noch relativ gut erhalten. Das interfibrilläre Bindegewebe ist stellenweise normal, an den meisten Stellen außerordentlich vermehrt, so daß streifenförmige Schwielen entstehen, in denen nur wenige Muskelfasern enthalten sind. In der Nähe dieser Schwielen sind die Muskelfasern vielfach verdünnt, schlecht färbbar, wie ausgelaugt, an einzelnen Stellen sind die Muskelkerne vermehrt, die Muskelfasern verschmälert. Im interfibrillären Gewebe einige Lymphozyten. Nirgends Tuberkel (mehr als 50 Schnitte). — Ein am 24. September 1907 geimpftes Meerschweinchen starb am 27. September 1907. Mit dem implantierten Stück wurde ein zweites Meerschweinchen geimpft, das am 2. Oktober 1907 verendete. Im Ausstrich aus dem implantierten Stück ziemlich zahlreiche Tuberkelbazillen.

Wir sehen, daß in den 7 untersuchten Fällen überall — abgesehen von Fall 17 — die gleichen Veränderungen gefunden wurden: Degenerationen und meistens auch leichte Verfettungen der Muskelfasern, Wucherungen und Kernvermehrungen im interstitiellen Gewebe, stellenweise kleine, strichförmige oder flächenhafte Infiltrate, Hyperämien und kleine Blutungen. Nur bei Fall 17 war es zu Thrombosierung von Gefäßen und zu kleinen Infarktbildungen in der Herzwand gekommen. Tuberkelbildung fehlte vollständig, nur bei Fall Donati fand sich ein kleiner Herd, bei dem der allererste Beginn eines ganz kleinen Tuberkels nicht mit absoluter Sicherheit ausgeschlossen werden kann, wenn auch in der übrigen Herzmuskulatur bei diesem Fall makroskopisch und mikroskopisch nirgends ein Tuberkel zu finden war. Unter den 7 darauf untersuchten Fällen war bei 6 Fällen das Impfresultat positiv, nur bei Fall 17 gelang der Bazillennachweis im Tierversuch nicht, dagegen waren in diesem Fall im Schnitt einer thrombosierten Herzvene Bazillen im Thrombus nachweisbar.

4. Nephritis bei Tuberkulose.

Es waren theoretische Erwägungen, die verhältnismäßig früh dazu führten, die Bazillen bei Phthisikern im Urin zu suchen. Man dachte sich, daß die Nieren als Ausscheidungsorgan für etwa in den Kreislauf gelangte Bazillen dienen. In der Tat wurde auch sehr bald der Nachweis säurefester Bazillen im Urin bei Phthisikern geführt. Die früheren Untersuchungen sind wegen der Verwechselung mit Smegmabazillen nicht brauchbar. Was wir jetzt über Bazillurie bei Tuberkulose wissen, ist, daß sie — zwar lange nicht so häufig, wie man zuerst annahm — vorkommen kann, auch ohne daß sich in den Nieren schwerere Veränderungen nachweisen lassen. So fand erst kürzlich Rolly unter 20 Phthisikern ohne Urogenitaltuberkulose einmal sichere Tuberkelbazillen im Urin. Jousset fand Bazillurie besonders bei akuten, aber auch bei subakuten und chronischen Phthisen. Wo Bazillurie vorhanden war, ließen sich auch Bazillen im Blut (s. u.) nachweisen. Meist bestand leichte Albuminurie in den Fällen, in denen Jousset Bazillen im Urin nachweisen konnte. Vor Jousset wollen u. a. Foulerton und Hillier in 9 von 18 Fällen Tuberkelbazillen im Urin gefunden haben.

Nachdem durch die Untersuchungen von v. Kahlden u. a. das häufige Vorkommen von Nephritis bei Phthisikern nachgewiesen war, fanden gleichzeitig und unabhängig voneinander d'Arrigo und Heyn in den Nieren bei Phthisikern Entzündungsherde, welche keine Tuberkel waren und ihren Ausgang nicht in Verkäsung nahmen, sondern durch bindegewebige Schrumpfung unter Bildung einer Narbe ausheilten. In solchen Herden konnten sie — d'Arrigo in 9, Heyn in 4 Fällen — Tuberkelbazillen im Schnitt nachweisen.

Die diffuse Nephritis der Tuberkulösen hat Fr. Müller neuerdings in großen Zügen skizziert.

Er betont, daß solche echte diffuse Nephritis bei Tuberkulose viel häufiger ist als die Amyloidniere. Nach seiner Ansicht sind die Nierenerkrankungen bei Tuberkulose „offenbar auf die Einwirkung der toxischen Substanzen des Tuberkelbazillus zurückzuführen.“ Müller beruft sich dabei auf die durch Tuberkulin erzeugten experimentellen Nephritiden. Wie ich schon oben ausführte, sind die Dosen Tuberkulin, die zu diesen Experimenten verwendet wurden, so enorme, daß wir die experimentellen Resultate nicht ohne weiteres auf die menschlichen Verhältnisse übertragen dürfen (s. Einleitung).

Jousset hat Untersuchungen über die Ätiologie der diffusen Nierenerkrankungen der Phthisiker angestellt. Von dem Gedanken ausgehend, daß die Niere als Ausscheidungsorgan für die etwa ins Blut gelangten Bazillen diene, untersuchte er die Nieren genauer und verimpfte Aufschwemmungen zerriebener Nierensubstanz an Meerschweinchen.

Er unterscheidet:

1. Invasion von Tuberkelbazillen in die Niere mit spezifischen pathologisch-anatomischen Veränderungen.

2. Invasion von Tuberkelbazillen mit nicht spezifischen pathologischen Veränderungen. Das sind die Fälle, die uns speziell interessieren.

3. Invasion von Bazillen ohne pathologische Veränderungen.

Die „Nephritis der Tuberkulösen" ist nach seiner Ansicht nicht durch Gifte, sondern durch bazilläre Invasion bedingt. Die frühere Literatur über diese Fragen ist in der Joussetschen Arbeit zitiert und besprochen. Schon vor ihm wurde die Ansicht von der bazillären Ursache der Nephritis u. a. von Johnson und von Coffin ausgesprochen (zitiert bei Jousset). Manchmal findet Jousset neben der diffusen Nephritis echte Tuberkel; in der Nähe der Tuberkel ist dann die Nephritis am stärksten ausgebildet. Das gleichzeitige Vorkommen von Nephritis und Tuberkeln bestärkt ihn in seiner Ansicht über die bazilläre Genese der diffusen Nephritis. Unter 6 Fällen von diffuser epithelialer Nephritis bei Phthise gelang ihm dreimal der Nachweis der Bazillen durch Meerschweinchenimpfung, zweimal direkt im Schnittpräparat. Auch bei einem Fall von interstitieller Nephritis fiel die Impfung positiv aus.

Meine eigenen Beobachtungen sind folgende:

1. Bei Fall 3 (Hannig) waren von seiten der Nieren klinisch, abgesehen von ganz leichter Albuminurie, keine krankhaften Erscheinungen aufgefallen. — Die mikroskopischen Veränderungen sind am stärksten an den geraden und gewundenen Harnkanälchen. Die Epithelien eines Teils der Harnkanälchen sind gequollen, zum Teil zerfallen, färben sich ungleichmäßig, zum Teil auch fast gar nicht mit Eosin, die Kerne färben sich stellenweise nur ganz schwach mit Hämatoxylin, fehlen vielfach ganz. Zwischen diesen kernarmen gequollenen und zerfallenen Harnkanälchen, die zum Teil Zylinder enthalten, verlaufen andere, die sich gerade durch besonders starke Kernanhäufung auszeichnen, aber überall einschichtig bleiben. Hier ist der Protoplasmaleib der Epithelzellen nur klein, die Epithelzellen niedrig, Mitosen sind nicht zu erkennen. Die Glomeruli sind im ganzen wenig verändert, ihre Kapsel nicht verdickt. Einige Epithelzellen sind gequollen und ihr Kern schlecht gefärbt. Im interstitiellen Gewebe zwischen den Harnkanälchen mäßig starke Wucherungen mit Kernvermehrung. Infiltrate und herdförmige Zellanhäufungen fehlen vollständig. Nirgends Tuberkel (über 150 Serienschnitte). Kein Amyloid. — Das am 11. Januar 1907 geimpfte Meerschweinchen starb am

4. Februar 1907: Implantationsstelle frei. Regionäre Lymphdrüsen ganz wenig geschwollen, nicht verkäst, hyperämisch. Im Lymphdrüsenausstrich spärlich Tuberkelbazillen. Netz aufgerollt, verbacken, keine Knötchen enthaltend. Milz etwas vergrößert, mit kleinen weißen Knötchen durchsetzt. In der Leber zahlreiche stecknadelkopfgroße weißliche Herde, in denen Bazillen nicht nachweisbar sind. (Kokzidiose?) Hämorrhagische Nephritis.

2. Fall 4 (Balser) hatte intra vitam eine mäßige Albuminurie (bis etwa 1 °/₀₀) und nicht sehr zahlreiche granulierte Zylinder bei nicht erhöhtem Blutdruck aufgewiesen. Die Nieren waren bei der Autopsie makroskopisch nur leicht getrübt.

Die histologische Untersuchung der rechten Niere ergab ähnliche Veränderungen wie bei Fall 3, nur waren diese im allgemeinen etwas hochgradiger, auch fanden sich stellenweise kleine Rundzelleninfiltrate. In einigen Harnkanälchen Zylinder. Nirgends Tuberkel, kein Amyloid (63 Schnitte). — Das am 26. Februar 1907 geimpfte Meerschweinchen starb schon am 13. März 1907 Die Impfstelle gut vernarbt, aber deutlich erkennbar; kein Abszeß. Lymphdrüsen hyperämisch und geschwollen. Milz kaum vergrößert, frei von makroskopischen Knötchen. Peritonealexsudat. Große hyperämische Nebennieren. Netz nicht aufgerollt. Im Lymphdrüsenausstrich spärliche Tuberkelbazillen.

3. Fall 7 (Donati) hatte nie Albuminurie gehabt. Bei der Autopsie fiel eine leichte Trübung und Verwaschenheit der Nierenzeichnung auf. Die mikroskopische Untersuchung ergab an einigen Stellen ziemlich normale Verhältnisse. An anderen Stellen waren die Tubulusepithelien zum Teil verfettet, zum Teil gequollen, mit ihren Kernen schlecht färbbar, einige Tubuli in Neubildung begriffen; hier war das interstitielle Gewebe auch gewuchert und von kleinen Blutungen durchsetzt; in einem Harnkanälchen ein hyaliner Zylinder. Einzelne Glomeruli weisen einige verödete und vernarbte Schlingen auf. Die Glomeruluskapsel ist nirgends verdickt. Die Veränderungen sind nicht gleichmäßig über die ganze Niere verbreitet, sondern an einigen Stellen stärker, an anderen weniger stark ausgebildet. An zwei Stellen in der Region der Tubuli contorti sind reichlichere Hyperämien und stärkere kapilläre Blutungen vorhanden. In der Umgebung der beiden Herde sind die Tubulusepithelien in starker Wucherung begriffen und man findet neugebildete epitheliale Sprosse, die noch kein Lumen aufzuweisen haben. Nirgends Tuberkel oder ähnliche Gebilde (90 Schnitte). — Das mit einem Nierenstückchen am 11. Mai 1907 geimpfte Meerschweinchen starb am 30. Mai 1907. Es fand sich leichte Schwellung der Inguinaldrüsen; geringes Peritonealexsudat; im Mesenterium einige kleine weiße Knötchen. Milz etwas vergrößert, Follikel sehr deutlich. Netz aufgerollt. Im Drüsenausstrich einige Tuberkelbazillen.

4. Bei Fall 9 (Ohlig) stellte sich in den letzten Wochen vor dem Tode eine sehr starke Albuminurie (bis über 20 °/₀₀) mit wechselnden Eiweißmengen und mit reichlicher Ausscheidung von Zylindern ein. Dabei war der Blutdruck etwas erniedrigt (systolisch 154, diastolisch 124 bis 128 cm Wasser nach v. Recklinghausen). — Am 15. März 1907 wurde einem Meerschweinchen

zylinderhaltiges Sediment aus 40 ccm Katheterurin, in 1 ccm Wasser aufgeschwemmt-intraperitoneal injiziert. Das Meerschweinchen ging am 31. März 1907 ein, ohne Tuberkulose. — An den Extremitäten der Patientin und im Gesicht waren starke Ödeme vorhanden. Bei der Autopsie fand sich, was auch klinisch angenommen war, eine ausgesprochene Amyloidniere. Die mikroskopische Untersuchung ergab typisches Amyloid, besonders ausgesprochen an den Glomerulusschlingen, daneben aber reichliche parenchymatöse Veränderungen in Form von tropfiger Entmischung der Epithelien der gewundenen und geraden Harnkanälchen; massenhafte Zylinderbildung. Im intertubulären Bindegewebe stellenweise ziemlich erhebliche zellige Infiltration. — Das am 27. März 1907 geimpfte Meerschweinchen starb am 17. April 1907. Es fand sich eine etwas große Milz, geschwollene hyperämische Lymphdrüsen, etwas Exsudat in der Bauchhöhle. In dem Exsudat zahlreiche Protozoen, daneben Stäbchen (die Sektion wurde mehr als 24 Stunden nach dem Tode gemacht). Irgendwelche für Tuberkulose charakteristischen Veränderungen fehlten. Bazillen wurden nicht gefunden.

5. Fall 16 (Wülfrath) starb so bald nach der Aufnahme ins Krankenhaus, daß eine Urinuntersuchung nicht mehr möglich war. Bei der Autopsie fiel eine leichte Trübung der Nieren auf. Der mikroskopische Befund war im ganzen gering, dem von Fall Balser am meisten ähnlich. An einigen Stellen standen die degenerativen, an anderen Stellen mehr die regenerativen Prozesse im Vordergrund. Verfettungen fehlten (Sudan), Zylinderbildung war vereinzelt vorhanden. Einige Glomeruli sind geschrumpft und verödet. Kein Amyloid. Nirgends Tuberkel (64 Schnitte). — Ein am 19. Mai 1907 geimpftes Meerschweinchen starb am 3. Juni 1907: Lymphdrüsen vergrößert, nicht verkäst. An der Implantationsstelle kleiner Käseherd und Ulkus mit Knötchen im Grund. Milz klein. Netz etwas dick. Lungen hyperämisch, enthalten keine Tuberkel. Tuberkelbazillen in mäßiger Menge nachgewiesen.

6. Fall 17 (Naumann) hatte keine für Nephritis sprechenden Symptome gehabt. Die mikroskopischen Veränderungen sind auch stellenweise außerordentlich geringe. Ganz leichte Degenerationen und Verfettungen besonders in den Epithelien der Tubuli recti und contorti, daneben sehr viel normale Tubuli, keine Zylinder. An den Glomeruli keine Veränderungen. Bei der Untersuchung an 76 Serienschnitten zeigte sich, daß die Veränderungen von wechselnder Intensität und an manchen Stellen doch recht erhebliche sind. Vor allem finden sich teils lokale Hyperämien, teils Blutungen im interstitiellen Gewebe; auch sind an vielen Stellen die Degenerations- und Regenerationserscheinungen an den Harnkanälchenepithelien recht starke. Richtige Tuberkel finden sich nirgends; dagegen sieht man einen streifenförmigen, die Rinde senkrecht durchziehenden Herd von eigentümlicher Struktur: hier sind die Harnkanälchenepithelien stark gewuchert, ohne mehr Lumina zu bilden. Zwischen diesen Epithelzellen, die ihre Form zum Teil mehr oder weniger verändert haben (Epitheloidzellen), aber ihrer Abstammung nach noch zu erkennen sind, sind vielfach kleine lymphoide Zellen mit intensiver gefärbtem kleinem, meist rundem Kern eingelagert; das bindegewebige Gerüst

ist vermehrt. Während die zelligen Elemente, die zur Bildung eines Tuberkels gehören, sich deutlich erkennen lassen, ist es nirgends zur charakteristischen Gruppierung dieser Elemente zu einem echten Tuberkel gekommen. Dagegen finden sich in dem Herde richtige Verkäsungen und massenhaft Riesenzellen. Es handelt sich hier also histologisch zweifellos um eine echte tuberkulöse Herderkrankung. Ein am 21. Mai 1907 geimpftes Meerschweinchen wurde am 27. November 1907 bei bestem Befinden mit negativem Befund getötet.

7. Fall 18. Burg, Wilhelm, 29 Jahre, aufgenommen am 19. April 1907. Schwere Lungenphthise. Im Verlauf der kurzen Krankenhausbeobachtung wurde Albuminurie und Zylindrurie beobachtet. Bei der am 21. April 1907 gemachten Sektion ergab sich eine schwere doppelseitige Lungentuberkulose. Tuberkel auch in Leber und Milz. Diffuse trübe Schwellung beider Nieren. Am einen Pol der linken Niere zwei kleine Tuberkelchen. Aus dem anderen Pol dieser Niere wurden Serienschnitte angelegt und ein Stückchen einem Meerschweinchen implantiert. Dieses starb nach 4 Tagen unter septischen Erscheinungen. Das implantierte Stück wurde einem zweiten Meerschweinchen eingepflanzt. Dieses starb zwei Monate später, am 24. Juni 1907: Verkäste Lymphdrüsen, in denen Tuberkelbazillen in mäßiger Menge nachweisbar sind. Milz groß, von Knötchen durchsetzt. Netz verdickt, aufgerollt. In der Leber zahlreiche kleine weiße Knötchen. Der mikroskopische Befund der implantierten Niere ist ähnlich dem des Falls Donati. Im Vordergrund stehen die Degenerationen der Epithelien; neben ihnen sind, wenn auch weniger ausgesprochen, regenerative Prozesse zu erkennen. An zahlreichen Stellen finden sich mehr oder weniger große Herde von interstitiellen Blutungen und Hyperämien. Die Glomeruli sind stellenweise sehr blutreich, einzelne Schlingen verödet, die Kapsel nicht verdickt. Nirgends Tuberkel (78 Schnitte).

Sehr starke Veränderungen wies endlich

8. Fall 19 auf: Schlatzke, Margarete, 53 Jahre, aufgenommen am 29. April 1907. Schwere Lungentuberkulose. Intra vitam war die Urinmenge gering gewesen, Eiweiß war nicht im Urin nachweisbar. Bei der mikroskopischen Untersuchung der Nieren zeigten sich sehr starke Degenerations- und Regenerationserscheinungen an den Harnkanälchenepithelien, daneben stellenweise kapillare Blutungen und Veränderungen im interstitiellen Gewebe. Eine Impfung wurde leider nicht vorgenommen.

Dem von Fr. Müller entworfenen histologischen Bilde von der Nephritis bei Tuberkulose habe ich nichts Neues hinzuzufügen. Nur fanden sich in meinen Fällen die geschilderten histologischen Veränderungen häufig, ohne daß intra vitam erheblichere Eiweißmengen ausgeschieden wurden. Auch Hämaturie fehlte in meinen Fällen, trotzdem bei den meisten in den Schnittpräparaten kleine Blutungen nachweisbar waren. Nephritische Ödeme kamen in einzelnen Fällen vor, in andern nicht. Der Blutdruck wurde nie erhöht gefunden. Urämische Symptome zeigte nur der Fall von Amyloidniere (Ohlig), der auch große Eiweißmengen ausschied.

Das Nebeneinandervorkommen von echten Tuberkeln und von diesen diffusen Nierenveränderungen konnte ich in einem Falle (Burg) nachweisen; in einem andern Falle (Naumann) fand fand sich neben der diffusen Erkrankung ein streifenförmiger Tuberkuloseherd in der Rinde mit zahlreichen Langhansschen Riesenzellen, Verkäsung und Schwielenbildung. Auffallenderweise erkrankte das mit dieser Niere geimpfte Meerschweinchen nicht, es wurde am 27. November bei bestem Befinden getötet; keine Tuberkulose.

Von 7 geimpften Meerschweinchen erkrankte eins gar nicht, eben dasjenige, welches mit der histologisch tuberkulös veränderten Niere geimpft war; das mit der Amyloidniere (Ohlig) geimpfte Meerschweinchen starb an einer Mischinfektion, ohne daß Tuberkelbazillen nachweisbar waren. Die übrigen 5 Impfungen sind positiv ausgefallen. Bei einem dieser 5 Fälle (Burg) ließen sich am entgegengesetzten Pol der verimpften Niere zwei kleine Tuberkel nachweisen, dagegen fehlten Tuberkel vollständig in der durch Serienschnitte kontrollierten Umgebung des verimpften Materials. In den übrigen 4 Fällen fehlten tuberkulöse Herderkrankungen in der verimpften Niere vollständig. Die Kontrolle wurde überall durch Serienschnitte geübt. Dabei ist übrigens zu bemerken, daß fast in allen Fällen sich kleine Infiltrate in den Nieren fanden, und es ist nicht auszuschließen, daß die durch den Tierversuch nachgewiesenen Bazillen aus diesen Infiltraten stammen, obwohl diese nicht den Bau von Tuberkeln aufwiesen.

5. Neuritis der Phthisiker.

Das häufige Vorkommen von Neuritis bei Tuberkulose ist auch in Deutschland ziemlich bekannt besonders durch die Arbeiten von Eisenlohr, Strümpell, Müller, Oppenheim und Siemerling, Vierordt, Sternberg, Steinert u. a. In Frankreich haben besonders Pitres und Vaillard die Aufmerksamkeit darauf gelenkt. Sie beschreiben 2 Fälle, die ohne klinische Symptome verlaufen waren, einen eigenen Fall und die Fälle von Vierordt, Eisenlohr, Strümpell, Müller, Oppenheim mit Muskellähmungen und 4 Fälle mit neuralgischen Symptomen. In allen Fällen waren Gehirn, Rückenmark und Nervenwurzeln frei von Veränderungen. Nach Pitres und Vaillard haben die nervösen Komplikationen der Tuberkulösen nichts Charakteristisches; sie unterscheiden sich nicht von anderen infektiösen und toxischen Neuritiden. Sie scheinen häufiger bei langsam als bei akut verlaufenden Phthisen vorzukommen. In neuerer Zeit hat besonders Sternberg die Neuritis der Phthisiker studiert.

Unter meinen Fällen wiesen einige die klinischen Symptome einer Neuritis auf. Andere verliefen ohne klinische Erscheinungen einer Neuritis, ließen aber mikroskopisch mehr oder weniger starke Veränderungen der peripherischen Nerven erkennen.

1. Bei Fall 1 waren nur ganz mäßige Druckempfindlichkeit der Nervenstämme, nirgends Lähmungen oder neuralgische Erscheinungen, auch keine Sensibilitätsstörungen vorhanden gewesen. Bei der Autopsie fiel eine gewisse Derbheit der Nervenstämme auf. Ein Nervenstamm aus der Axilla kam zur mikroskopischen Untersuchung. An Hämatoxylin-Eosinschnitten fiel vor allem eine sehr starke Verdickung und Wucherung der bindegewebigen Nervenscheiden auf. Von den Scheiden aus zogen reichlich kernhaltige Bindegewebszüge in die Nervenbündel hinein. An van Gieson-Präparaten ließ sich ein starker Schwund von Achsenzylindern feststellen, während die Weigert-Palsche Färbung auch einen mäßigen Zerfall der Markscheiden nachweisen ließ. Die kleinsten Gefäße waren vermehrt und zum Teil in Neubildung begriffen. Impfung wurde nicht vorgenommen.

2. Auch Fall 3 (Hannig) hatte klinisch fast keine Symptome von seiten der peripherischen Nerven. Wohl schienen etwa 14 Tage vor dem Tode beide Füße in Peroneusstellung im Bett zu liegen, doch ließen sich keine gröberen Störungen der Motilität und Sensibilität nachweisen. Bei der Sektion fiel auch bei diesem Fall eine geringe Derbheit der Nervenstämme auf. Bei mikroskopischer Untersuchung zeigten sich ähnliche Veränderungen wie bei Fall 1: Starke Vermehrung des peri- und epineuralen Bindegewebes, von dem aus stellenweise zahlreiche, zum Teil sehr kernreiche Faserzüge in die Nervenbündel hineinziehen. Das Peri- und Epineurium enthält an vielen Stellen sehr zahlreiche längsovale bis spindelförmige Kerne und reichlich feinste Blutgefäße. Achsenzylinder meist gut erhalten, zum Teil geschwunden, ebenso Markscheiden. Nirgends Tuberkel (über 80 Serienschnitte). — Ein am 11. Januar 1907 mit einem kleinen Nervenstückchen vom rechten Arm geimpftes Meerschweinchen starb am 4. Februar 1907: An der Implantationsstelle ein linsengroßes Ulkus, kein Käseherd. Im Grund des Ulkus tuberkelähnliche Knötchen. Inguinaldrüsen geschwollen, mit Käseherden durchsetzt. Im Ausstrich vereinzelte Tuberkelbazillen. Netz verbacken, verdickt. Milz wenig vergrößert, an der Oberfläche zahlreiche kleine grauweißliche Knötchen. Nieren getrübt. Eine haselnußgroße verkäste Retroperitonealdrüse.

3. Auch bei Fall 4 (Balser) waren Störungen von seiten der peripherischen Nerven, abgesehen von ziemlich starkem Wadendruckschmerz, klinisch

nicht beobachtet worden. Die histologischen Veränderungen decken sich mit denen von Fall 1 und 3 sind nur weniger hochgradig. Nirgends ein Tuberkel (82 Schnitte). — Ein mit einem Stückchen des rechten N. ulnaris infiziertes Meerschweinchen ging am 11. April 1907 ein: Starke Anämie. Lymphdrüsen etwas geschwollen, anämisch, nicht verkäst. In der Leber tuberkuloseverdächtige Herde. Milz groß; Netz nicht verdickt. Fibrinös-hämorrhagische Pleuritis, links stärker als rechts. Verkäsungen in beiden Lungen neben pneumonischen Herden. In den Pleuraauflagerungen lassen sich Tuberkelbazillen nachweisen.

Ähnliche, aber zum Teil recht geringfügige Veränderungen an den Nerven zeigten Fall 5 (Bernards) und Fall 6 (Erbse).

4. Fall 7 (Donati) klagte zeitweilig über sehr starke Wadendruckschmerzen; auch in der Kniekehle waren die Nerven druckempfindlich, ebenso die Nervenstämme der Oberarme. Zeitweilig traten, lange ehe die oben beschriebene Hemiplegie sich einstellte, bald an einem, bald an beiden Beinen geringe passagere Peroneuslähmungen auf, die allemal wieder rasch zurückgingen. Gröbere Sensibilitätstörungen fehlten. Im mikroskopischen Bild fiel vor allem eine außerordentlich starke Verdickung des peri- und epineuralen Bindegewebes auf. Stellenweise waren hier auch sehr erhebliche Anhäufungen von Bindegewebskernen zu finden, am stärksten in der den Nervenbündeln zunächst liegenden Schicht. Auch die kleinsten Gefäßchen sind stark vermehrt. In die Nervenbündel ziehen zahlreiche kernhaltige Bindegewebszüge hinein. Die Achsenzylinder sind großenteils nicht mehr färbbar, die Markscheiden vielfach zerfallen. Die Veränderungen sind ungleichmäßig über den Querschnitt verteilt. Nirgends Tuberkel (133 Schnitte). — Ein am 11. Mai 1907 geimpftes Meerschweinchen wurde am 27. November 1907 bei bestem Befinden getötet. Befund negativ.

5. Fall 8 (Rose) hatte starken Wadendruckschmerz aufgewiesen. Die Nervenveränderungen waren die gleichen wie bei dem vorhergehenden Fall. In 67 Schnitten keine Tuberkel. — Ein am 18. März 1907 mit einem Stück des r. N. cruralis geimpftes Meerschweinchen starb schon am 24. März 1907 an einer Pneumonie. An der Implantationsstelle ein über linsengroßer Abszeß, in dem einige Tuberkelbazillen nach langem Suchen nachweisbar waren. Ein zweites mit dem Abszeß dieses Meerschweinchens infiziertes Tier ging 4 Wochen später ein und wies einen für Tuberkulose charakteristischen Sektionsbefund auf.

6. Fall 9 (Ohlig) hatte klinisch zeitweilig mäßige Nervenschmerzen an Armen und Beinen mit schmerzhaften Druckpunkten aufgewiesen, keine motorischen oder sensiblen Störungen. Mikroskopisch an den Nerven die bei Fall 7 und 8 beschriebenen Veränderungen, jedoch in viel geringerem Grade ausgebildet. In 124 Schnitten keine Tuberkel. — Das mit einem Nervenstückchen am 27. März 1907 geimpfte Meerschweinchen starb am 14. April 1907: Implantationsstelle noch nicht ganz verheilt. Kein Abszeß. Lymphdrüsen der Axilla und der Inguines geschwollen. Geringes Exsudat im Peritonäum. Netz verdickt, verklumpt. Milz klein, von Knötchen (Follikel?) durchsetzt. Beiderseitige Pneumonie; links seröses Pleuraexsudat, in dem sich Protozoen nachweisen lassen. Keine Tuberkelbazillen.

Fig. 4. Vergr. 100.

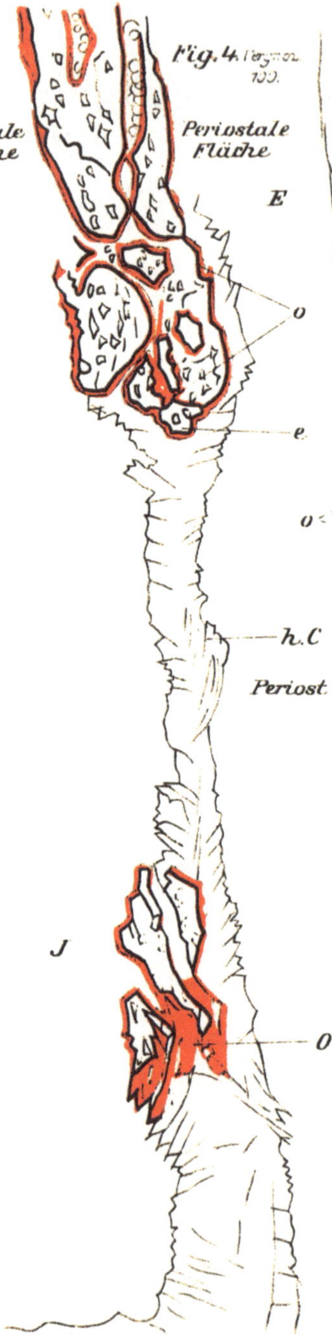

Fig. 5a. Vergr. 100.

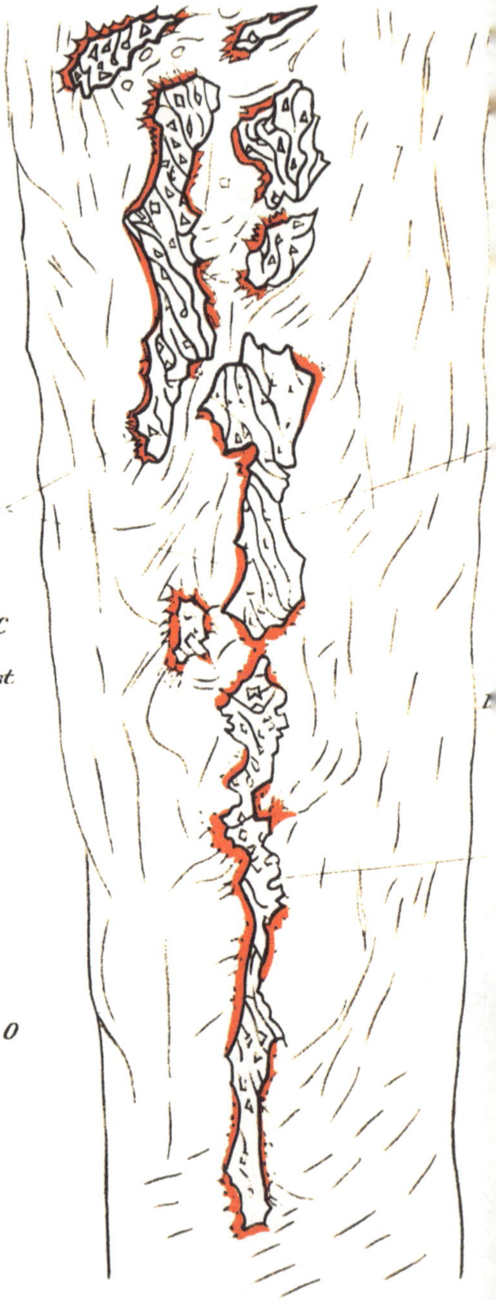

Fig. 5b. Vergr. ca. 150.

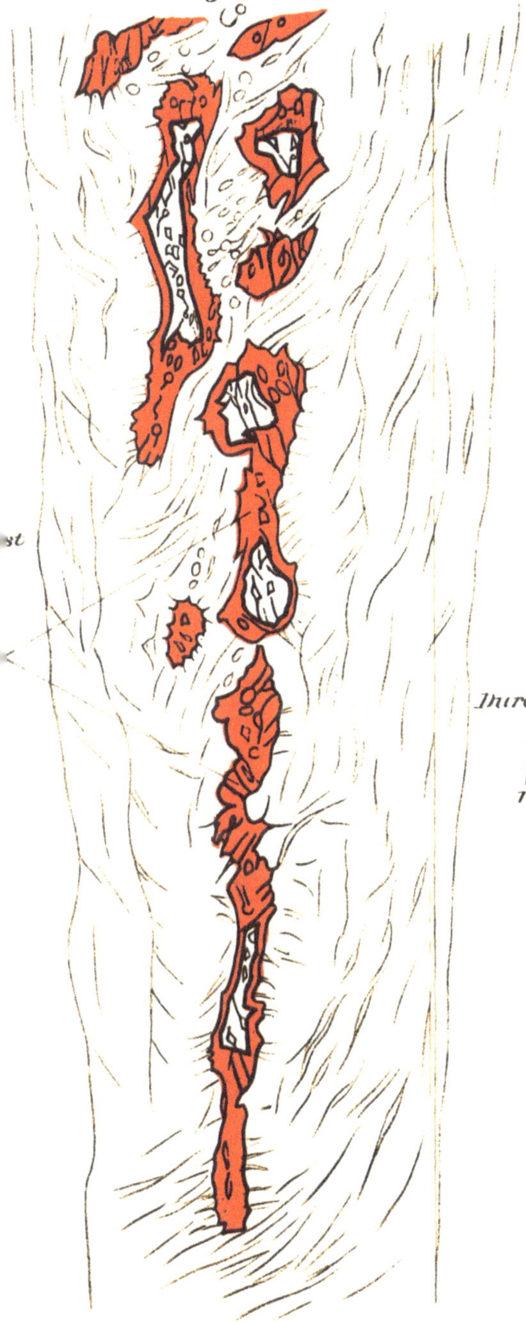

Fig. 7b.

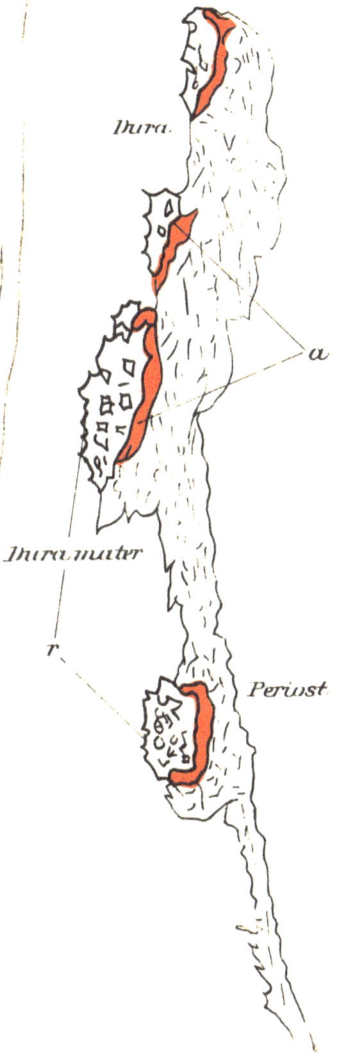

L. J. Thomas, Lith. Inst., Berlin, S. 53.

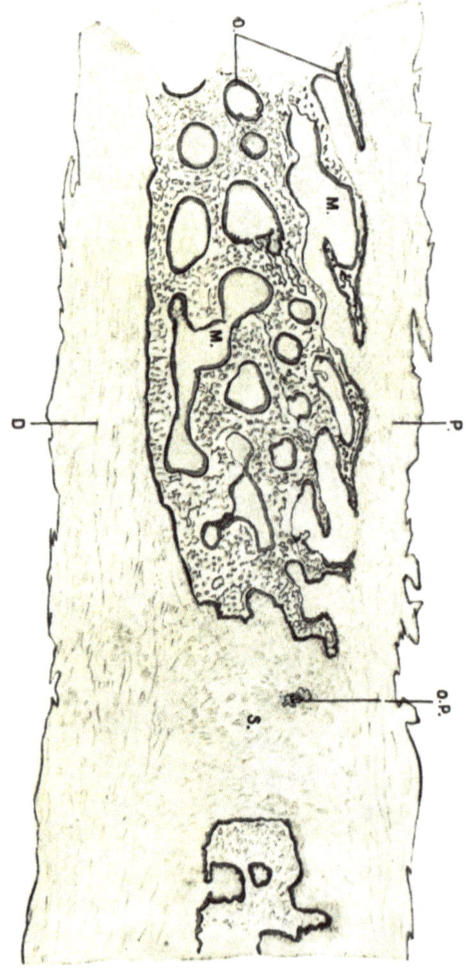

Fig. 6

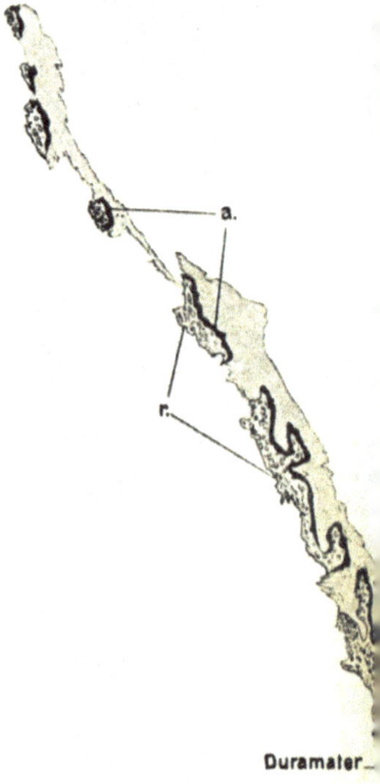

Fig. 7

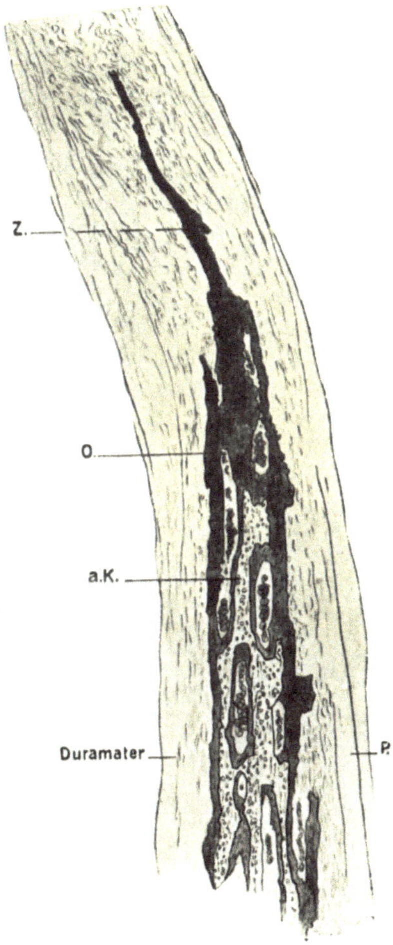

Fig. 8

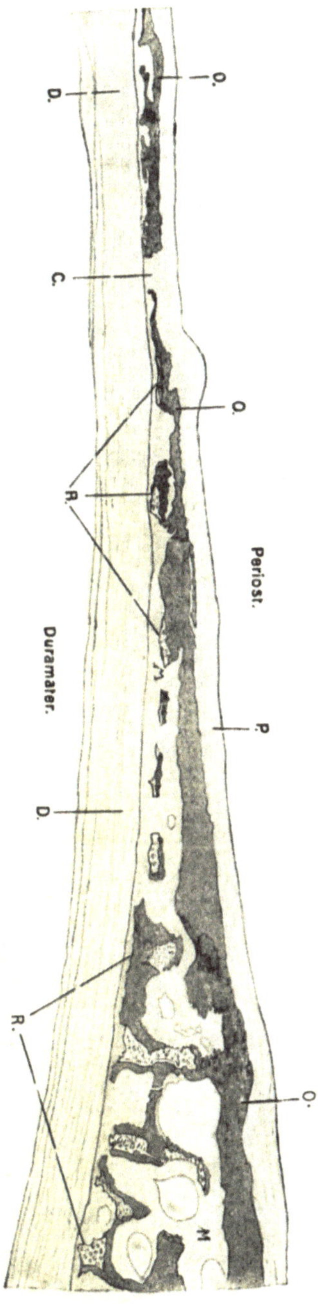

Fig. 9

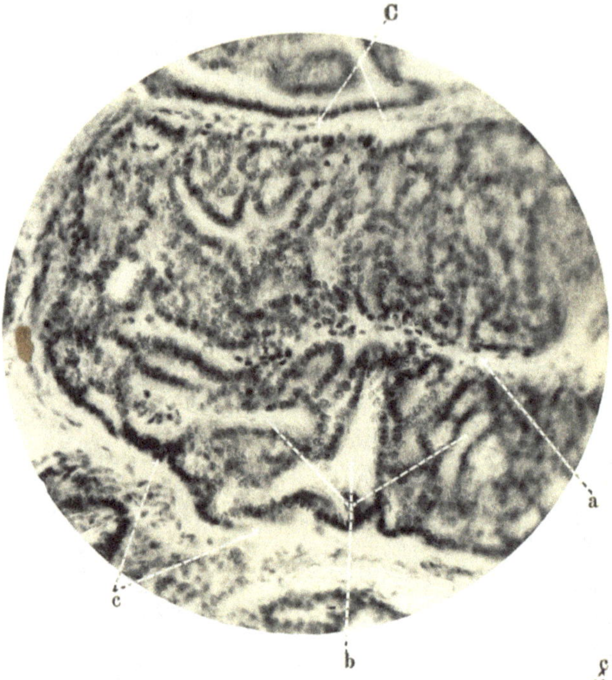

Fig. 1

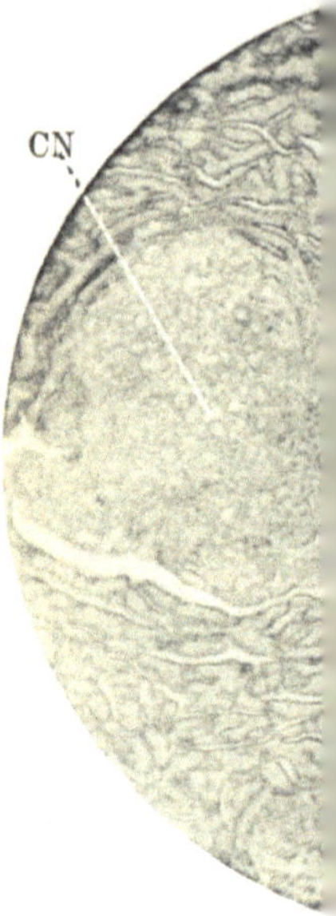

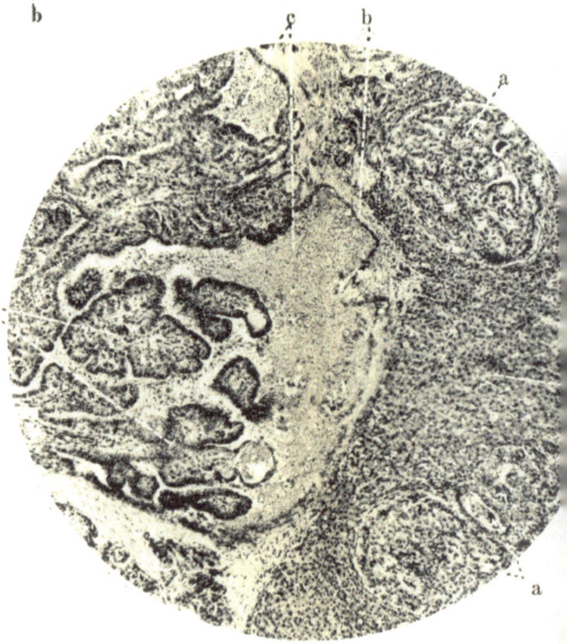

Fig. 4

2

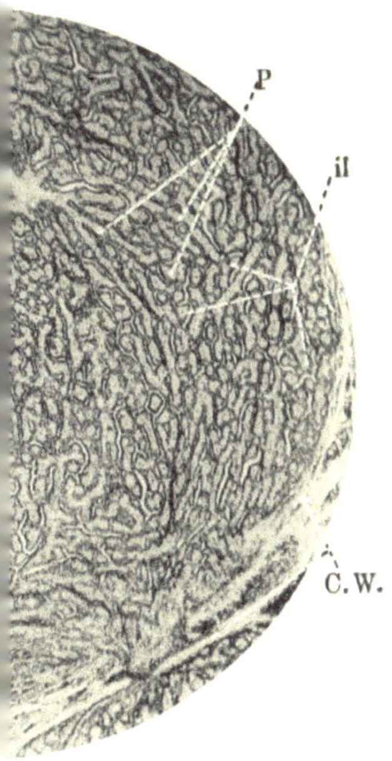

Fig. 3

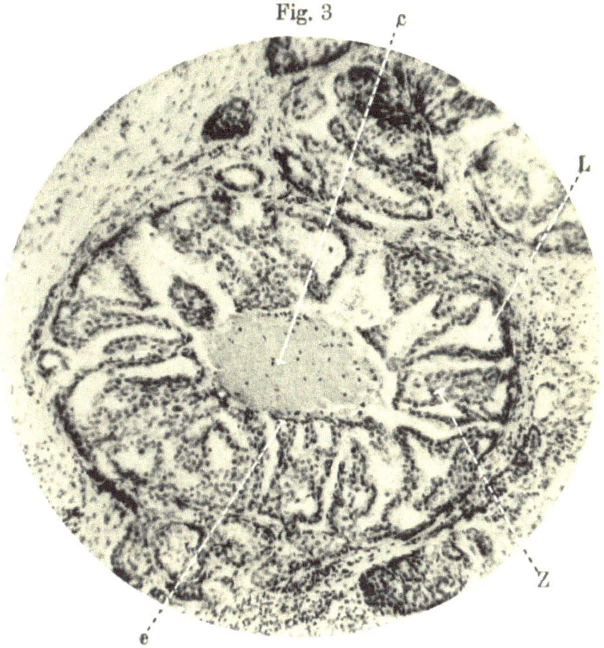

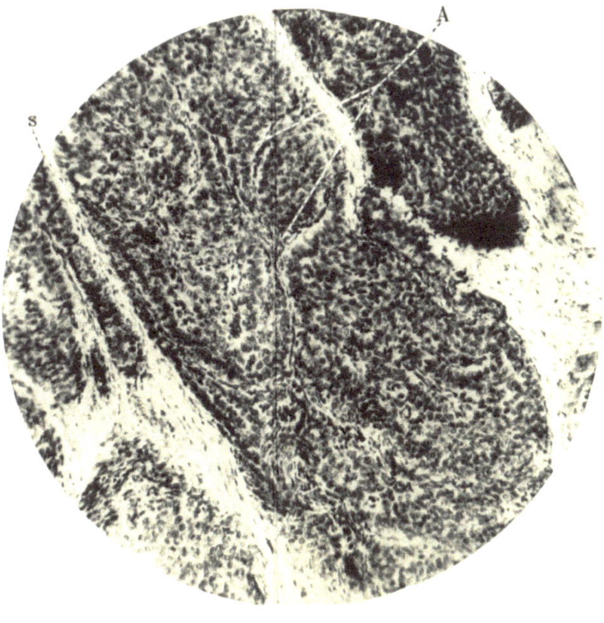

ig. 5

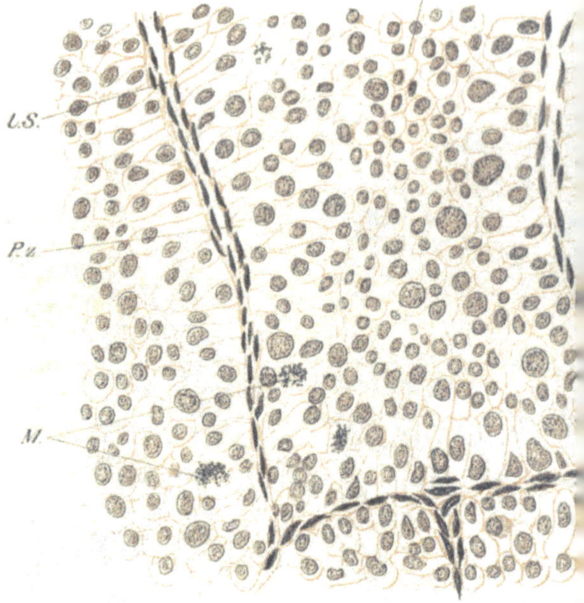

Fig. 8.

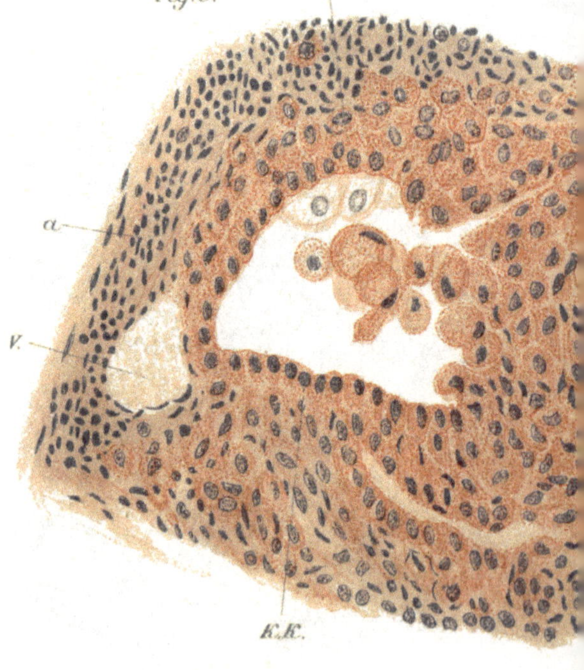

M. Queisser. del.

Taf. VII.

Fig. 6.

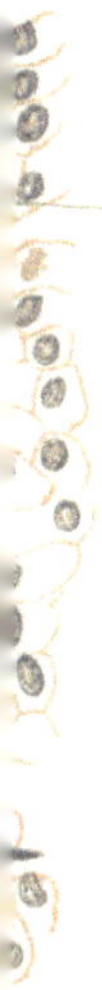

Fig. 7.

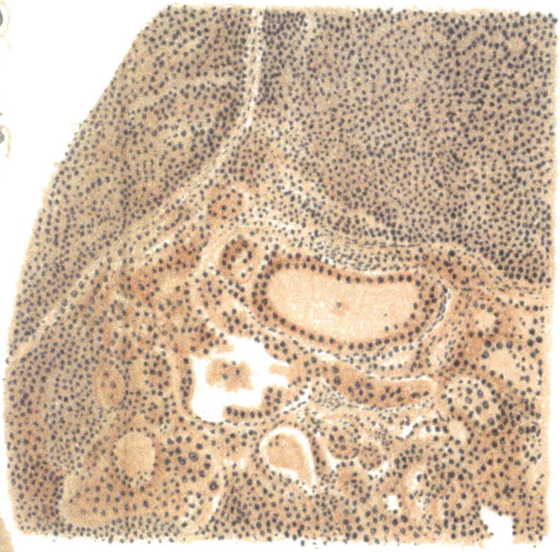

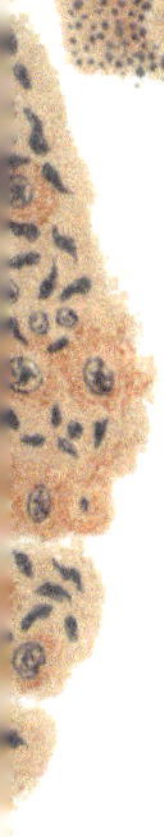

L. J. Thomas, lith. Inst., Berlin S. 53

Die Neuritis der Tuberkulösen ist außerordentlich häufig. Sie befällt meist eine ganze Anzahl von Nerven und verläuft unter verschiedenen klinischen Bildern: in einer Reihe von Fällen macht sie überhaupt keine klinischen Symptome; doch wird man in den meisten Fällen, die anscheinend symptomlos verlaufen, bei genauer Beobachtung eine vermehrte Druckempfindlichkeit der sich etwas derb anfühlenden Nervenstämme nachweisen können. In anderen Fällen treten neuralgische Symptome in den Vordergrund, in wieder anderen Fällen kommt es zu passageren oder zu dauernden Muskel- und Sensibilitätslähmungen, besonders im Gebiet des Peroneus.

Die klinischen Erscheinungen gehen bekanntlich häufig nicht parallel mit dem Grade der pathologisch-histologischen Veränderungen. Diese verlaufen unter dem Bilde der Perineuritis und der interstitiellen und parenchymatösen Neuritis. Diese verschiedenen Formen sind in allen Fällen miteinander kombiniert, wenn auch in einem Fall mehr die parenchymatösen, im andern mehr die perineuritischen und interstitiellen Veränderungen im Vordergrund stehen. Nirgends konnte ich Tuberkel oder tuberkelähnliche Gebilde an den Nerven oder in deren nächster Umgebung finden.

Das klinische und histologische Bild der Neuritis bei Tuberkulose unterscheidet sich demnach in nichts von dem anderer infektiöser und toxischer Neuritiden.

Bei 5 Fällen wurden Verimpfungen der Nerven vorgenommen. In einem dieser Fälle (Fall Ohlig) starb das Meerschweinchen an einer interkurrenten Pneumonie, ohne daß sich Tuberkulose nachweisen ließ; für die Entwicklung einer Tuberkulose war die Lebenszeit des Tieres zu kurz. Ein Meerschweinchen (Donati) blieb gesund. Bei den übrigen 3 Meerschweinchen war eine echte Impftuberkulose nachweisbar. Als mitwirkender ätiologischer Faktor für die Entstehung der Neuritis mag in zweien der untersuchten Fälle (Fall Balser und Rose) der Alkoholismus eine gewisse Rolle spielen, während diese Schädigung bei den übrigen Fällen mit großer Wahrscheinlichkeit auszuschließen ist. Ein weiterer Fall von Neuritis bei Tuberkulose (Fall 20, Hässy) kam nicht zur Autopsie. Bei dieser Kranken waren intra vitam Tuberkelbazillen im Blut nachweisbar (s. u.).

6. Veränderungen in anderen Organen.

In den Spätstadien der Tuberkulose bleibt eigentlich kein Organ unverändert. Um meine Arbeit nicht noch mehr zu komplizieren, habe ich von Impfungen anderer Organe im allgemeinen abgesehen, doch glaube ich, daß man auch hier durch systematische Untersuchungen manches positive Resultat erhalten würde.

In der Leber von verschiedenen unter meinen Fällen hatte Herr Prof. Jores eigenartige degenerative Prozesse, verbunden mit Regenerationsvorgängen und interstitiellen Wucherungen, gefunden. Er war zunächst geneigt, sie als Stauungserscheinungen zu deuten, hat sie dann aber später als toxische Veränderungen aufgefaßt. Besonders auffallend waren diese Veränderungen in der Leber bei Fall 19. Leider wurde von dieser Leber nicht verimpft. Ein mit der Leber von Fall 9 (Ohlig) geimpftes Meerschweinchen starb nach 4 Tagen an einer Mischinfektion, ohne daß Tuberkelbazillen nachweisbar waren, ein mit Leber von Fall 7 (Donati) geimpftes Meerschweinchen wurde bei bestem Befinden am 7. November 1907 getötet. Befund negativ.

Bei Fall 42 (Elberding) war intra vitam neben der Lungentuberkulose eine Leberzirrhose diagnostiziert worden. Diese Diagnose wurde durch die Autopsie bestätigt. Bei der mikroskopischen Untersuchung der Leber fiel vor allem auf, wie ungleichmäßig die Veränderungen durch das Organ verteilt waren. An den einen Stellen fanden sich starke Verfettungen der Leberzellen und außerordentlich starke Hyperämie ohne stärkere Vermehrung des Bindegewebes. An anderen Stellen stand die sehr erhebliche Vermehrung des interlobulären Bindegewebes mit seinen Kernen im Vordergrund. Die Erweiterung und Vermehrung der Gallengänge war stellenweise eine außerordentlich starke, während sie an anderen Stellen so gut wie ganz fehlte. Hier und da waren kleine Rundzelleninfiltrate zu finden, nirgends Tuberkel (70 Schnitte). In 10 Schnitten wurde vergeblich nach Tuberkelbazillen gesucht. Ein am 24. September 1907 mit einem Leberstückchen geimpftes Meerschweinchen ging am 24. Oktober 1907 an einer typischen Impftuberkulose mit positivem Tuberkelbazillenbefund ein.

Weitere Verimpfungen von Lebersubstanz habe ich nicht angestellt. Die Ähnlichkeit der histologischen Befunde in der Leber mit denen in andern Organen (Niere, Venen u. s. w.) legt aber nahe, auch für die Leber ähnliche Verhältnisse anzunehmen, wie sie für Nieren, Nerven, Venen, Herzmuskel nachgewiesen werden konnten. In neuester Zeit hat Belgardt Regenerationserscheinungen in der Leber des tuberkulösen Meerschweinchens gefunden, und S t o e r k erzeugte erst kürzlich eine experimentelle Leberzirrhose auf tuberkulöser Basis. In Frankreich haben u. a. T r i b o u l e t und J o u s s e t auf die Beziehungen der Leberzirrhose zur Tuberkulose hingewiesen. R o s e n b e r g e r hat kürzlich in 41% der von ihm untersuchten Phthisikerlebern Tuberkelbazillen nachgewiesen.

Der Bau der normalen M i l z erschwert es für den, der sich nicht ganz speziell mit den histologischen Veränderungen der Milz beschäftigt, so sehr, beginnende und nicht ganz typische Tuberkel mit Sicherheit auszuschließen, daß ich darauf verzichtet habe, die Milz in den Bereich meiner Untersuchungen zu ziehen. Eine Impfung ist bis jetzt negativ ausgefallen (Fall 9: Mischinfektion ohne Tuberkelbazillen). Dieser negative Ausfall mag aber, wie auch bei den Leberimpfungen in besonderen, unten zu besprechenden Verhältnissen seinen Grund haben. R o s e n b e r g e r fand in 54% der untersuchten Milzen von Phthisikern Tuberkelbazillen.

Bekannt ist der enorme M u s k e l s c h w u n d mancher, Phthisiker. In einem meiner Fälle (Fall 5, Bernards) fand ich zufällig ähnliche degenerative Vorgänge, wie sie E. G o t t s t e i n bei einem Fall von Polymyositis in Zusammenhang mit Gelenkrheumatismus beschrieben hat. Systematische Untersuchungen und Impfungen habe ich nicht vorgenommen.

Einen besonderen „R h e u m a t i s m u s t u b e r c u l o s u s“ beschreibt P o n c e t. Hier stößt der Nachweis des ätiologischen Zusammenhangs mit der Tuberkulose auf große Schwierigkeiten, weil die Fälle nicht eben häufig sind. P o n c e t hat uns diesen Nachweis nur in vereinzelten Fällen erbracht.

Auf der andern Seite ist es nicht sichergestellt, daß nicht in einem Teil seiner Fälle echte histologische Tuberkulose vorlag. Ich verfüge über keinen Autopsiebefund von Rheumatismus bei Tuberkulose, dagegen über eine klinische Beobachtung, die möglicherweise für einen solchen Zusammenhang spricht. Entgegen der P o n c e t schen Toxintheorie spricht K r ä m e r sich dafür aus, daß es sich bei diesen Gelenkaffektionen um eine bazilläre Infektion in besonderer Form handle. Denselben Standpunkt vertritt in neuester Zeit M e l c h i o r, der eine Reihe einschlägiger Fälle berichtet.

Die Befunde Heyns und d'Arriges von tuberkelbazillenhaltigen Veränderungen der Nieren ohne Tuberkelbildung habe ich schon oben erwähnt. Kürzlich fand Kimla bei mehreren Fällen von Malakoplakie der Harnblase Tuberkelbazillen.

Endlich sei noch kurz der „atypischen Hautaffektionen bei Tuberkulose" gedacht; ihre bazilläre Ätiologie scheint in einer Reihe von Fällen bewiesen zu sein.

Ich habe kürzlich bei einem Phthisiker mit Purpura haemorrhagica, der auf der Abteilung des Herrn Prof. Matthes zur Beobachtung kam, den Inhalt zweier Purpuraflecke ausgekratzt und zwei Meerschweinchen damit infiziert, ohne daß diese tuberkulös wurden.

Poncet will noch eine ganze Reihe anderer Veränderungen, die er häufiger bei Tuberkulösen fand, als entzündliche Tuberkulose auffassen. Wie weit seine Anschauung zu Recht besteht, das müßte erst noch durch exakte Untersuchungen bewiesen werden. In manchen Punkten verliert er sich zu sehr ins Hypothetische, so besonders, wenn er Lipome als entzündliche Tuberkulose aufgefaßt wissen will.

7. Nachweis der Tuberkelbazillen im Blut am lebenden Phthisiker.

Nach den in der Einleitung angestellten Erwägungen war zu erwarten, daß es auch gelingen werde, im Blute lebender Phthisiker Tuberkelbazillen nachzuweisen.

Weichselbaum ist der Erste, der im Leichenblut bei akuter Miliartuberkulose die Tuberkelbazillen im Ausstrichpräparat nachweisen konnte (zunächst bei 3 Fällen). Bei chronischer Allgemeintuberkulose gelang ihm der Nachweis der Bazillen im Blute nicht. Im Anschluß an die Untersuchungen Weichselbaums wies Meisels die Bazillen bei 8 Fällen von akuter Miliartuberkulose im Leichenblute, bei einem Fall auch intra vitam im Blute nach, ebenso Lustig im Blut am Lebenden nach langem mühsamem Suchen in einem Fall. Rütimeyer fand bei Miliartuberkulose in einem Fall intra vitam keine Bazillen in dem durch Punktion gewonnenen Milzsaft, dagegen post mortem einige Bazillen in Blut- und Milzsaftausstrichen. Bei einem zweiten Fall gelang der Bazillennachweis im Milzsaft intra vitam und post mortem, dagegen post mortem nicht im Blut.

Wie schwierig und mühsam der Nachweis der Bazillen im Blutausstrichpräparat ist, geht besonders aus den Untersuchungen von Sticker hervor.

Rei einem Fall von Miliartuberkulose fand Sticker 3 Tage ante mortem in einem Präparat einige Bazillen. Bei einem zweiten Fall suchte er zunächst in mehr als 20 Präparaten vergeblich; es gelang dann, 6 Bazillen in einem Präparat zu finden. Später fand Sticker bei dem gleichen Kranken in 12 Präparaten einen Bazillus, noch später, als bei dem Kranken eine wesentliche Besserung eintrat, in mehr als 80 Präparaten keine Bazillen mehr.

Diese Befunde bei der akuten Miliartuberkulose fanden in der Folgezeit noch hier und da ihre Bestätigung. Das Auffinden der Bazillen im Ausstrichpräparat des Blutes erwies sich schon bei der allgemeinen Miliartuberkulose, bei der man doch ein Kreisen zahlreicher Bazillen in der Blutbahn annehmen mußte, als außerordentlich schwierig und mühsam. Es ließ sich von dieser Methode für die Lungentuberkulose, bei der wir höchstens ein spärliches Auftreten von Bazillen in der Blutbahn annehmen können, nichts erwarten.

Jousset hat zuerst mittels seiner Methode der „Inoskopie" den Bazillennachweis erbracht, doch ist die Methode sehr mühsam und nicht einwandfrei. Jousset selbst hat dies eingesehen und später (s. u.) seine mittels der „Inoskopie" gewonnenen Resultate duich Tierimpfungen gestützt und bestätigt. Bezançon, Griffon und Philibert gelang in einem Fall der Bazillennachweis mit einem dem Biedertschen ähnlichen Verfahren im Blut. Das durch Blutegel in der Gerinnung verhinderte Blut hat Lesieur direkt auf Bazillen untersucht; er hatte unter 30 Fällen 5 positive Befunde. Ob diese Methoden wirklich einwandfrei sind, erscheint mir recht fraglich (s. auch Touchard l. c.).

Daß Kaninchen, die an allgemeiner Impftuberkulose leiden, Bazillen in ihrer Blutbahn beherbergen, hat als Erster P. Baumgarten durch Impfung in die Vorderkammer am Kaninchenauge erwiesen. Diese Befunde wurden in der Folgezeit bestätigt. In neuester Zeit hat Marmorek Untersuchungen darüber angestellt, wann bei tuberkulös infizierten Meerschweinchen die Bazillen in die Blutbahn eintreten. Bei subkutaner Infektion mit geringen Bazillenmengen ließen sich die Bazillen im Blute durch Verimpfung erst etwa um den 30. bis 35. Tag im kleinen Kreislauf und noch später erst im großen Kreislauf nachweisen. Bei Impfung in die Vorderkammer treten die Bazillen nach Marmoreks Untersuchungen etwas früher in die Blutbahn, noch früher bei intraperitonäaler Infektion. Bei arterieller Infektion verschwinden die Bazillen im Laufe von 1 bis 2 Tagen aus dem Blute, um nach 5 Tagen bis 2 Wochen wieder im Kreislauf aufzutreten. Ebenso verschwinden sie bei intravenöser Infektion zunächst aus dem Blut, um nach 4 bis 6 Wochen dort wieder zu erscheinen. Marmorek schließt aus seinen Versuchen, daß es in der Regel bei Tuberkulose der Meerschweinchen zu einer „tuberkulösen Septikämie" kommt. Aus dem Umstand, daß das gleiche Material hier und da bei subkutaner Einverleibung Tuberkulose erzeugt, dagegen bei intraperitonäaler nicht, schließt Marmorek, daß eine absolute Empfänglichkeit der Meerschweinchen für Tuberkulose, wie sie bisher vielfach angenommen wurde, nicht bestehe.

Daß man durch das Blut eines Phthisikers Kaninchen tuberkulös machen kann, hat schon lange vor der Entdeckung des Tuberkelbazillus Villemin (1866 zitiert bei Jousset), nachgewiesen.

Nachdem Weigert den lokalen Charakter der tuberkulösen Erkrankungen betont hatte, glaubte man vielfach, daß bei Phthisikern, die nicht an Miliartuberkulose litten, höchstens in der Agone Tuberkelbazillen in das Blut gelangen.

So vertritt vor allem z. B. Cornet den Standpunkt, daß bei der Lungentuberkulose Tuberkelbazillen nicht im Blute kreisen; er sagt: „Ferner ist es eine lediglich spekulative Annahme, daß im lebenden Phthisiker häufig Bazillen im Blut kreisen, denn gefunden hat man sie bis jetzt in einwandsfreier Weise im Blute niemals, außer bei akuter Miliartuberkulose und ausnahmsweise bei Phthisikern in extremis; letzterer Befund bedeutet aber nicht ein harmloses Zirkulieren, sondern ist der Vorläufer und die Ursache des Todes." (Miliartuberkulose, Wien 1900, S. 8.) Diese Ansicht wurde bisher von manchen Autoren geteilt.

Aber noch ein anderes Hindernis stand dem Nachweis der Tuberkelbazillen im Blute entgegen: Die Lehre von der Bedeutung der Mischinfektion bei der Tuberkulose. Diese Lehre hatte zur Folge, daß man im Blute der Phthisiker in einer großen Zahl von Arbeiten nach Mischbakterien suchte, während der Nachweis der Tuberkelbazillen selbst im Blute nur recht selten versucht wurde, in Deutschland außer den 3 Fällen von Lüdke (s. u.) und dem einen von Hildebrandt (s. u.) meines Wissens überhaupt nicht.

Jousset stieß zunächst auf allseitigen Widerspruch, als er in der Société médicale des hôpitaux am 8. Mai 1903 berichtete, er habe mittels der Inoskopie und der Inokulation bei akuten und chronischen Tuberkulosen in einer Reihe von Fällen den Tuberkelbazillus im Blut nachweisen können. Es wurde ihm vor allem auch entgegengehalten, daß bei der Methode der Inoskopie möglicherweise säurefeste Bazillen aus der Luft in das verarbeitete Material gelangt wären und so Tuberkelbazillen vorgetäuscht hätten. Tatsächlich sind Joussets Untersuchungen von ihm selber durch das Tierexperiment gestützt. Er berichtet 1904 genauer über seine Untersuchungen. Unter 35 auf Bazillämie untersuchten Kranken hat er bei 11 Fällen (= 31 %) positive Resultate gehabt. Es handelt sich im ganzen um schwerere Fälle, und Jousset glaubt, daß ein niedrigerer Prozentsatz von Bazillämien gefunden wird, wenn man bei Tuberkulösen ohne Wahl auf Bazillen fahndet. Joussets Fälle verteilen sich folgendermaßen: Unter 15 Fällen chronisch ulzeröser Phthise mit oder ohne Fieber 3, unter 20 Fällen von akuter oder subakuter Phthise 8 positive Befunde. Außer diesen Fällen von Lungenphthsie hat Jousset noch 3 Fälle, von primärer tuberkulöser Bazillämie beobachtet, von denen 2 in Heilung ausgingen (ähnlich verlief zunächst der oben zitierte, von Sticker beschriebene Fall von akuter Miliartuberkulose).

Weitere Untersuchungen des Blutes auf Bazillen wurden bei Phthise nur ganz vereinzelt angestellt. Erwähnt sei ein von W. Hildebrandt beschriebener Fall von Lungentuberkulose, kompliziert mit Erythema nodosum, bei dem durch Tierimpfung Tuberkelbazillen im Blut nachweisbar waren.

Die frühere Literatur findet sich in den Dissertationen von Bergeron und von Gary ausführlich zitiert. Bergeron selbst fand nur einmal unter 26 Fällen Tuberkelbazillen im Blut, Gary mittels Meerschweinchenimpfung fünfmal unter 35 Fällen. Der Befund von v. Jaksch stellt ein Unikum dar, das bisher von keiner Seite Bestätigung gefunden hat und auf einem besonderen Zufall beruhen mag. In neuester Zeit hat Lüdke bei 3 Fällen von schwerer Phthise durch das Tierexperiment Tuberkelbazillen im Blut nachgewiesen. Die Joussetschen Untersuchungen scheinen ihm nicht bekannt gewesen zu sein.

Von klinischer Seite sind besonders König (1884) und Löwenstein (1905) dafür eingetreten, daß es bei der Tuberkulose zu Bazillämie kommen müsse; doch haben diese Autoren den Bazillennachweis im Blut nicht erbracht.

Bei der Impfung der Meerschweinchen ging ich von der Annahme aus, daß im Blut gewöhnlich nur wenig Bazillen vorhanden sind. Ich verwandte daher zur Injektion größere Blutmengen (etwa 3 bis 10 ccm), die mit steriler Spritze der Armvene der Kranken entnommen waren. Bei der meist vorgenommenen intraperitonealen Injektion fiel von vornherein auf, daß die Versuchstiere durch größere Dosen Blut (6 bis 10 ccm) anfangs erheblich geschädigt wurden, wie dies ja schon Maragliano u. A. beobachtet haben. Mehrere Tiere gingen innerhalb der ersten Tage nach der Injektion in akutem Kollaps ein. Diese akut tödliche Wirkung sah ich nie bei Einspritzung gleicher Dosen normalen Blutes. Bei Dosen von etwa 3 bis 6 ccm ließen sich diese akuten Todesfälle vermeiden, und so habe ich bei den späteren Versuchen diese nicht so sehr hohen Dosen injiziert. In einem Teil der Fälle wurde neben der intraperitonealen auch die subkutane Injektion angewandt.

Die untersuchten Fälle sind folgende:

1. Fall 7, Donati (s. Phlebitis). Bazillenbefund im Blut positiv mehr als drei Monate vor dem Tode.

2. Fall 9, Ohlig (s. Phlebitis) Bazillenbefund im Blut positiv 24 Tage vor dem Tode.

3. Fall 13, Karnap (s. Phlebitis). Chronische Phthise besonders im Oberlappen der rechten Lunge. Bei zweimaliger Blutentnahme negativer Befund.

4. Fall 17, Naumann (s. Herzveränderungen). Bazillenbefund im Blut positiv 4 Wochen vor dem Tode.

5. Fall 20, Hässy, Anna, 26 J. alt, aufgenommen am 11. Januar 1907.

Seit einigen Monaten Husten und Auswurf, seit November 1906 Durchfall; vor 3 Wochen sind die Beine angeschwollen. Über beiden Lungenspitzen die Erscheinungen von starker Infiltration und Katarrh. Abdomen diffus druckempfindlich, aufgetrieben. Stuhl diarrhoisch. Extremitätenvenen stark gefüllt, nicht deutlich verdickt. An beiden Vorderarmen, besonders in der Nähe des Handgelenks, feinste neugebildete Hautvenenästchen. Nervus ulnaris erscheint etwas derb. Starker Schmerz bei Druck auf die Waden und auf die Kniekehle. Im Sputum sehr zahlreiche Bazillen. Auf der Zunge ein oberflächliches, blattartig verzweigtes tuberkulöses Geschwür, in dessen Grund und Rand kleine grauweiße Knötchen zu erkennen sind. Im Geschwürsausstrich mäßig zahlreich Tuberkelbazillen. Andauernd remittierendes Fieber, andauernd Durchfall.

Am 23. Januar 1907 wird ein Meerschweinchen mit 10 ccm Venenblut intraperitoneal geimpft. Das Meerschweinchen erlag am 25. Februar 1907. Es fand sich eine serös-fibrinöse Peritonitis. Milz nicht wesentlich vergrößert. Keine Drüsenverkäsungen. In der Leber einige weißlich-gelbe Knötchen. Auf der Leber sulzige Auflagerungen. Im Ausstrichpräparat dieser Auflagerungen ziemlich zahlreich Tuberkelbazillen. — Die Kranke starb zu Hause am 10. Februar 1907.

6. Fall 21. Schulz, Elisabeth, 47 Jahre, aufgenommen am 8. Februar 1907. Seit einigen Jahren Husten, Auswurf, Nachtschweiße, Gewichtsabnahme. Patientin hat 5 gesunde Kinder. Über den Lungen beiderseits oben Dämpfung, H. L. intensiver als rechts, vorn rechts intensiver als links. Über der Dämpfung Giemen, in- und expiratorisches Rasseln, am stärksten im rechten dritten Interkostalraum. Die Temperatur schwankte in den ersten $4\frac{1}{2}$ Wochen zwischen 37,0 und 38,5 °. In dieser Zeit nahm das Körpergewicht um ein Pfund ab. Vom 12. März 1907 ab war die Temperatur fast immer unter 37,0, nie über 37,5 ° (Achselhöhle), und das Körpergewicht nahm wieder um 6 Pfd. zu, so daß Patientin am 26. März 1907 gebessert nach Hause entlassen wurde.

Am 4. März 1907 wurden einem Meerschweinchen 10 ccm Venenblut intraperitonäal eingespritzt. Das Tier ging am 15. März 1907 ein: Adhäsive Peritonitis. Auflagerungen von Fibrinmembranen besonders auf der Leber, auch am Mesenterialansatz einer Darmschlinge. Kein frisches Blut mehr in der Bauchhöhle. Darmgefäße stark gefüllt. Darmserosa gerötet. Schwellung der Inguinaldrüsen. Netz etwas verdickt. Milz nicht wesentlich vergrößert. Im Ausstrich der Fibrinmembranen 3 Tuberkelbazillen.

7. Fall 22. Müller, 31 Jahre alt, aufgenommen am 27. Januar 1907.

Patientin ist Gravida im 4. bis 5. Monat. Leichte Affektion der linken Spitze, die schon vor 3 Jahren konstatiert wurde und schon verschiedene Male zu Hämoptoe geführt hat. Keine Bazillen im Auswurf. Kein Fieber.

Am 4. März 1907 werden einem Meerschweinchen 10 ccm Blut intraperitonäal injiziert. Das Meerschweinchen starb am 1. April 1907 an einer linksseitigen Pneumonie: Axillar- und Inguinaldrüsen geschwollen und hyperämisch. In der Bauchhöhle kein Blut, keine freie Flüssigkeit. Auf der Leber dünner fibrinöser Belag. Milz etwas geschwollen. Netz verdickt, aufgerollt, keine Tuberkelbazillen. — Die Patientin wurde am 8. März 1907 mit einer Gewichtszunahme von 5½ kg entlassen.

8. Fall 23. Schmitz, Jakob, 22 Jahre alt, Installateur, aufgenommen am 21. Januar 1907.

Der Kranke kam wegen Kopfschmerzen, allgemeiner Mattigkeit und Brustschmerzen in das Hospital. Er litt an einer Nephritis mit mäßig starker Albuminurie mit hyalinen und granulierten Zylindern im Urin. Blutdruck 125 mmHg. (Sahlischer Apparat, mittelbreite Manschette). Auf der Rücken- und Brusthaut ein ganz blasses makulo-papulöses Exanthem, das auf Lues verdächtig ist, besonders da am ganzen Körper ziemlich starke Lymphdrüsenschwellungen vorhanden sind. Das fragliche Exanthem verschwand sehr rasch wieder. Schmierkur und Jodkali hatten auf die Drüsenschwellungen gar keinen Einfluß. Die Nephritis nahm eher noch etwas zu. An den Lungen war nichts Abnormes nachweisbar. Die Temperatur war im allgemeinen normal, doch traten zeitweise leichte ein- und mehrtägige Temperaturerhöhungen bis über 38,0° auf. Da eine sichere Diagnose nicht zu stellen war und eine tuberkulöse Erkrankung der Lymphdrüsen nicht auszuschließen war, wurden am 8. März 1907 10 ccm Blut entnommen und einem Meerschweinchen intraperitoneal eingespritzt. Das Meerschweinchen wurde am 15. März 1907 getötet, weil es tags zuvor ein anderes verendetes Meerschweinchen[1]) angefressen hatte. Es fand sich Atelektase des Oberlappens der rechten Lunge; Milz vergrößert; auf der Leber Fibrinbeläge; Inguinaldrüsen rechts geschwollen. Keine Tuberkelbazillen.

9. Fall 24. Bolle, Alwine, 30 Jahre alt, aufgenommen am 8. März 1907. Doppelseitige Spitzentuberkulose mit leichter Infiltration und mäßigem Katarrh, zeitweise geringen Temperatursteigerungen. Im Sputum Tuberkelbazillen in mäßiger Menge. Patientin wurde am 20. März 1907 auf Wunsch etwas gebessert entlassen. Am 9. März wurden 10 ccm Venenblut einem Meerschweinchen intraperitoneal und subkutan injiziert. Das Meerschweinchen wurde aus dem gleichen Grund wie das vorige am 15. März getötet: An der Injektionstelle ein markstückgroßer Gangränherd, der sich gut gereinigt hat; in seiner Umgebung mehrere käsige Herde. An der Peritonealseite der Injektionsstelle ein

[1]) Bei diesem Meerschweinchen (Karnap) stellte sich übrigens nachher keine Tuberkulose heraus.

angeklebtes Fibringerinnsel. Auf der Leber Fibrinbeläge und ein Nekroseherd. Milz groß, keine makroskopischen Knoten. In den Fibrinbelägen einige Tuberkelbazillen.

10. Fall 25. Schnitzler, Maria, 36 Jahre alt, aufgenommen am 16. März 1907. Patientin ist bei der Aufnahme ziemlich benommen. Sie ist nach Angabe ihres Mannes vor etwa einem halben Jahr an Husten und Auswurf erkrankt. Vor 3 Monaten Bluthusten, Fieber, Nachtschweiße. In letzter Zeit hat sich das psychische Verhalten der Patientin wesentlich geändert; sie geriet in einen traumartigen Zustand, erkannte ihre Angehörigen nicht mehr usw. — Bei der Patientin fällt vor allem die starke Zyanose auf. Beiderseitige Lungentuberkulose mit Kavernenbildung links oben. Mäßige Nackenstarre. Hyperästhesie. Psychisches Verhalten sehr wechselnd, manchmal anscheinend ziemlich klar, zu anderen Zeiten vollständig somnolent. Euphorie, Echolalie. In dem mit Tupfer aus dem Kehlkopf entnommenen Schleim — es wurde nichts expektoriert — sind Tuberkelbazillen nachzuweisen. Fieber zwischen 37,6 und 39,0°. Durchfälle.

Am 18. März 1907 11 Uhr vormittags wird ein Meerschweinchen mit 10 ccm Venenblut intraperitoneal infiziert. Dieses Meerschweinchen stirbt am gleichen Tag 4 Uhr nachmittags im Kollaps. In dem in der Bauchhöhle enthaltenen Blut wurden später Tuberkelbazillen im Ausstrich nachgewiesen. Ein zweites Meerschweinchen erhält 0,75 ccm blutige Flüssigkeit aus der Bauchhöhle des ersten intraperitoneal. Dieses stirbt am 2. April 1907: Multiple Lymphdrüsenschwellung, zum Teil mit Verkäsung. Milz groß; Follikel sehr deutlich (Tuberkel?), Leber, Lungen, Peritoneum makroskopisch ohne Besonderheiten. Netz etwas verdickt. In einem Lymphdrüsenausstrich Tuberkelbazillen. — Am 21. März 1907 hat bei der Patientin die Benommenheit stark zugenommen. Lumbalpunktion: Hoher Druck, Punktat klar, mikroskopisch vereinzelte Lymphozyten. Von dem Lumbalpunktat werden 3 ccm einem Meerschweinchen intraperitoneal injiziert. Dieses stirbt am 3. April 1907. Bei der Sektion nichts für Tuberkulose Charakteristisches. Große hyperämische Nebennieren. — Die Patientin starb am 22. März 1907. Die Sektion ergab eine schwere doppelseitige Lungentuberkulose mit Kavernen und Käseherden; tuberkulöse Basilarmeningitis, keine Miliartuberkulose.

11. Fall 26. Hanotte, Anna, 28 Jahre alt, aufgenommen am 12. März 1907. Rechtsseitige Pleuritis mit Schwartenbildung, seit etwa 7 Wochen bestehend. Andauerndes hektisches Fieber. Beide Lungenspitzen suspekt. Im Sputum nie Tuberkelbazillen. Patientin wurde am 27. April 1907 gebessert entlassen. — Ein Meerschweinchen, das am 22. März 1907 8 ccm Blut intraperitoneal erhalten hat, stirbt am 29. März 1907: An der Einstichstelle ein fünfpfennigstück-großes Ulkus mit eitrigem Belag, in dem Tuberkelbazillen nicht nachgewiesen werden. Fibrinöse Beläge auf Leber und Milz. Nebennieren groß. Netz aufgerollt, verdickt. Inguinal- und Axillardrüsen etwas geschwollen. Im Ausstrich keine Tuberkelbazillen.

Ein zweites Meerschweinchen erhält am 29. März eine Inguinaldrüse und ein Stückchen Milz des ersten subkutan implantiert; es starb am 11. April 1907:

großer Absceß mit granuliertem Grund und unterminierten Rändern; am Rand kleine Knötchen. Regionäre Lymphdrüsen sehr stark geschwollen, von gelblicher Farbe, nicht hyperämisch. Milz sehr groß, mit einzelnen Knötchen (?). Netz verdickt, aufgerollt, anämisch. Leber makroskopisch ohne Besonderheiten, ebenso Lungen und Herz. Weder im Lymphdrüsen- noch im Milzknötchenausstrich sind Tuberkelbazillen nachweisbar.

12. Fall 27. Esser, Gertrud, 42 Jahre alt, aufgenommen am 21. März 1907. Tuberkulose beider Lungenspitzen mit mäßigen katarrhalischen Erscheinungen und nur ganz geringen Temperatursteigerungen. Im Auswurf Tuberkelbazillen. Neuralgische Schmerzen im ersten und zweiten Ast des Trigeminus. Patientin wurde am 17. Juni 1907 gebessert entlassen. — Am 22. März 1907 wurden 4 ccm Blut einem Meerschweinchen intraperitoneal und subkutan injiziert. Dieses starb schon am 26. März. Einem zweiten Meerschweinchen wurde eine geschwollene Inguinaldrüse des ersten unter die Haut implantiert. Das zweite Meerschweinchen starb am 24. April 1907: Geschwollene hyperämische Lymphdrüsen. Milz etwas groß. Netz aufgerollt, verdickt. Bronchopneumonien. Fibrinöse Pleuritis mit zahlreichen feinsten Knötchen, in deren Ausstrich Tuberkelbazillen nicht nachweisbar sind.

13. Fall 28. Janza, Artist, 46 Jahre alt, aufgenommen am 14. März 1907. Dieser Fall wird anderweitig ausführlich veröffentlicht werden. Es handelte sich um eine schwere Lungenphthise, besonders im rechten Oberlappen. Am 23. März 1907 wurden einem Meerschweinchen 6 ccm Blut intraperitoneal eingespritzt. Dieses erlag am 23. Mai 1907: Lymphdrüsen etwas geschwollen, anämisch. Leber atrophisch. Netz verbacken, verdickt, Knötchen (?) enthaltend. Milz klein. Pneumonie links. Im Lymphdrüsenausstrich keine Tuberkelbazillen. — Der Kranke starb am 26. Mai 1907, nachdem zu seiner Lungenphthise eine tuberkulöse Meningitis hinzugekommen war.

14. Fall 29. Wütherich, 31 Jahre alt, Kellner, aufgenommen am 16. Februar 1907. Schwere ulzeröse Lungenphthise mit hektischem Fieber bis 39,5°. Am 25. März 1907 werden einem Meerschweinchen 8 ccm Venenblut intraperitoneal injiziert. Dieses starb an einer Protozoeninfektion am 27. März. Mit 4 ccm aus der Bauchhöhle dieses Meerschweinchens wird ein zweites Meerschweinchen infiziert. Dieses erlag am 13. Mai 1907: Geschwollene Inguinaldrüsen. Sehr große, mit Knötchen durchsetzte Leber; große, knötchenhaltige Milz; verdicktes, aufgerolltes Netz. Pleuritis beiderseits. Käsige Pneumonie beiderseits. Seröse Perikarditis. Nach langem Suchen wurden an einer Stelle der Ausstrichpräparate aus der Lunge Unmengen von Tuberkelbazillen gefunden. — Der Kranke starb am 3. April 1907.

15. Fall 30. Frau Wicks, 30 Jahre alt, aufgenommen am 12. Februar 1907. Mittelschwere Lungentuberkulose. Ein am 25. März 1907 mit 10 ccm Blut intraperitoneal injiziertes Meerschweinchen ging nach 4 Wochen an einer typischen Tuberkulose mit positivem Bazillenbefund ein. — Die Kranke wurde gebessert entlassen.

16. Fall 31. Hüllen, Josefine, 33 Jahre alt, aufgenommen am 12. März 1907. Chronische schrumpfende Tuberkulose beider Spitzen mit Bazillen im

Auswurf. Temperatur normal. Tuberkelbazillennachweis im Blut positiv. — Die Kranke wurde mit einer Gewichtszunahme von 3 Pfd. am 4. April 1907 nach der Lungenabteilung des Krankenhauses Lindenthal verlegt.

17. Fall 32. Justus, Otto, 20 Jahre alt, aufgenommen am 19. April 1907. Lungentuberkulose zweiten bis dritten Grades mit reichlichen Bazillen im Auswurf und zeitweiligen Temperatursteigerungen. Ein mit 6 ccm Blut intraperitoneal geimpftes Meerschweinchen starb 10 Wochen nach der Impfung mit positivem Tuberbazillenbefund. Ein zweites Meerschweinchen, das 4 ccm Blut unter die Haut injiziert erhielt, wird am 27. November 1907 bei gutem Befinden getötet. Keine Tuberkulose. — Der Kranke wurde am 31. Mai gebessert mit 6 Pfd. Gewichtszunahme nach dem Krankenhaus Lindenthal verlegt.

18. Fall 33. Steingräber, Gustav, 46 Jahre alt, aufgenommen am 30. März 1907. Schwere Lungen-, Larynx- und Darmtuberkulose. Am 24. April 1907 Blutentnahme. Ein Meerschweinchen erhält 8 ccm Blut unter die Brusthaut; es geht am 10. Mai 1907 ein: An der Implantationsstelle ein zehnpfennigstück großes Ulkus mit Knötchen im Grund. Lymphdrüsen geschwollen. Serösfibrinös-hämorrhagische Pleuritis. Perikarditis. Käsige Pneumonie im rechten Unterlappen. In dem Belag des Ulkus spärliche Tuberkelbazillen. Meerschweinchen 2, das 8 ccm intraperitoneal erhalten hatte, starb schon am 7. Mai 1907: Fibrinös-eitrige Peritonitis. Netz aufgerollt. Milz sehr groß. Im Peritoneum parietale feinste weißliche Knötchen, die massenhaft Tuberkelbazillen enthalten. Därme stark fibrinös-eiterig verklebt; Peritoneum parietale hämorrhagisch entzündet, Inguinaldrüsen hämorrhagisch, stark geschwollen, Lymphgefäße der Umgebung stark hämorrhagisch injiziert. Lungen makroskopisch frei. Im Peritonealeiter Diplokokken von der Form des Diplococcus lanceolatus. — Der Kranke starb am 13. Mai 1907.

19. Fall 34. Stöcker, Margarethe, 12 Jahre alt, aufgenommen am 13. April 1907. Es handelte sich um eine Tuberkulose beider Lungen, insbesondere der linken. Dabei bestand eine chronische Entzündung der serösen Häute, des Peritoneum, der Pleuren und des Perikard, und eine starke Anämie.

Am 24. April werden zwei Meerschweinchen mit Blut geimpft. Das eine mit 8 ccm intraperitoneal geimpfte starb am 24. Juli 1907: doppelseitige Pneumonie. Pleuritis. Milz etwas vergrößert, von Knötchen (Follikel?) durchsetzt. Netz leicht verdickt. Tuberkelbazillen nicht nachgewiesen. Das andere, das 6 ccm Blut unter die Brusthaut injiziert bekommen hatte, wurde am 27. November 1907 bei gutem Befinden getötet: keine Tuberkulose. Die Patientin wurde am 30. April 1907 ohne wesentliche Änderung des Befundes entlassen. Die Temperatur war immer normal geblieben. Im Sputum keine Tuberkelbazillen.

20. Fall 35. Pies, Elisabeth, 32 Jahre alt, aufgenommen am 15. April 1907. Ganz akut verlaufende, mit reichlicher Kavernenbildung einhergehende Lungenphthise. Andauernd Temperaturen in Höhe von 39,0°. Starke Zyanose und Dyspnoe. Am 16. Mai 1907 erhielt ein Meerschweinchen etwa 6 ccm Blut

intraperitoneal injiziert. Es starb am 5. September 1907. Außer einigen submiliaren weißen rundlichen Knötchen in der Leber nichts auf Tuberkulose Verdächtiges. Bazillen n i c h t nachweisbar.

Die Patientin starb am 5. Juni 1907. Neben der Lungenphthise fand sich bei der Autopsie ein Milztumor und tuberkulöse Darmgeschwüre.

21. F a l l 3 6. Hofmann, 24 Jahre alt, Fabrikarbeiter, aufgenommen am 10. Juni 1907. Doppelseitige Lungentuberkulose mit starker Hämoptoe. Anfangs Temperatursteigerungen bis beinahe 39,0°, später kein Fieber mehr. Albuminurie leichten Grades. Am 14. Juni 1907 werden einem Meerschweinchen 8 ccm Venenblut unter die Brusthaut injiziert. Das Meerschweinchen wurde am 27. November 1907 bei gutem Befinden getötet: Keine Tuberkulose.

Der Kranke wurde etwas gebessert am 13. August 1907 entlassen. Bei einer zweiten Aufnahme wurden wieder zwei Meerschweinchen mit 5 und 3 ccm Blut in die Bauchhöhle infiziert. Beide gingen ein, ohne daß Tuberkulose nachweisbar war.

22. F a l l 3 7. Dahlmann, 19 Jahre alt, Zinnbläser, aufgenommen am 2. Juni 1907. Schwere Lungenphthise mit linkseitiger Pleuritis exsudativa. Der Kranke starb am 6. September 1907. — Am 14. Juni erhielt ein Meerschweinchen 6 ccm Venenblut unter die Brusthaut. Es starb am 3. Juli 1907: An der Injektionsstelle großes, 3 cm langes ½ bis 1 cm breites Ulkus mit körnigem Grund, zum Teil mit Borken bedeckt. Netz hyperämisch geschwollen, aufgerollt, zahlreiche Knötchen enthaltend. Milz klein. Leber hyperämisch. Pneumonie rechts. In der rechten Lunge ein kleines weißes Knötchen unter der Pleura. Starke Abmagerung. Tuberkelbazillen konnten n i c h t nachgewiesen werden.

23. F a l l 3 8. Beutler, 38 Jahre alt, Mechaniker, aufgenommen am 6. Juni 1907. Schwere doppelseitige Lungenphthise im Endstadium, Larynxphthise. Der Kranke starb am 4. September 1907. Ein am 14. Juni 1907 mit 3 bis 4 ccm Venenblut unter die Brusthaut geimpftes Meerschweinchen erlag am 31. Juli 1907: Coccidien im Netz und in der Leber. Milz klein, Knötchen (?) enthaltend. Pneumonie rechts und im linken Unterlappen. In der Leber einige gelbliche Herde. Lymphdrüsen hyperämisch. Tuberkelbazillen in geringer Menge nachgewiesen.

24. F a l l 3 9. Ecker, Katharina, 26 Jahre alt, aufgenommen am 3. Juni 1907. Schwere Lungenphthise, andauernd hohes, hektisches Fieber. 3 Wochen vor dem Tode Hemiplegie. Am 4. Juli 1907 werden einem Meerschweinchen etwa 5 ccm Venenblut unter die Brusthaut injiziert. Das Meerschweinchen wurde bei gutem Befinden am 27. November 1907 getötet: keine Tuberkulose. Die Patientin starb am 10. Juli 1907. Es fand sich bei der Autopsie eine schwere ulzeröse Lungenphthise mit Kavernenbildung und eine tuberkulöse Meningitis.

25. F a l l 4 0. Basseng, Gertrud, 58 Jahre alt, aufgenommen am 2. Juli 1907. Tuberkulose im rechten Oberlappen mit Infiltration und Kavernenbildung. Im Sputum Tuberkelbazillen; intermittierendes Fieber, abends bis 38,0° ansteigend. Rechts starker Wadendruckschmerz. — Ein am 4. Juli 1907 mit 8 ccm Venenblut unter die Brusthaut geimpftes Meerschweinchen starb

am 17. Juli 1907: Netz wenig verdickt. Milz klein. In der Leber Nekrosen. Randpneumonie. Eine verkäste Lymphdrüse. Zystitis. Tuberkelbazillen nicht gefunden. — Die Kranke wurde im Allgemeinbefinden etwas gebessert entlassen.

26. Fall 41. Bleistein, Ursula, 23 Jahre alt, aufgenommen am 10. Juni 1907. Schwere doppelseitige Lungenphthise. Residuen spinaler Kinderlähmung. Im Sputum reichlich Tuberkelbazillen. Remittierendes Fieber in der Höhe von 39,0°. — Ein am 4. Juli 1907 mit 3 bis 4 ccm Venenblut unter die Haut der Leistengegend infiziertes Meerschweinchen stirbt am 30. Juli 1907: An der Injektionstelle käsiges Ulkus mit käsig-knotigem Grund. Milz etwas vergrößert. Netz sehr verdickt, verklumpt, aufgerollt, zum Teil mit der Bauchwand verklebt. Peritonitis sero-fibrinosa. Tuberkelbazillen nicht nachgewiesen. — Die Kranke starb am 11. Juli 1907.

27. Fall 19. Schlatzke, Margarethe, 53 Jahre alt, aufgenommen am 19. April 1907: Tuberculosis pulmonum, Cirrhosis hepatis, Nephritis. Am 16. Mai 1907 werden einem Merrschweinchen etwa 6 ccm Blut intraperitoneal injiziert. Das Meerschweinchen starb am 29. Mai 1907: Schwere eiterige Peritonitis. Akute Milzschwellung. Oberlappenpneumonie links. Inguinaldrüsenschwellung, in der Umgebung der Inguinaldrüsen einzelne submiliare Knötchen, in denen Tuberkelbazillen nachgewiesen werden. — Die Kranke starb am 26. Mai 1907. Es fand sich eine ziemlich frische Tuberkulose beider Oberlappen mit Bronchiektasen. In der Leber zirrhoseähnliche Veränderungen der unter Abschnitt 6 beschriebenen Art. In der Niere die oben beschriebenen Veränderungen.

28. Fall 63. Sauter, Wilhelm, 53 Jahre alt, aufgenommen am 11. November 1907, gebessert entlassen am 14. Januar 1908. Tuberkulose ersten Grades, kompliziert mit hämorrhagischer Nephritis. Im Sputum Tuberkelbazillen.

Ein Meerschweinchen, dem am 26. November 1907 5 ccm Blut in die Leistengegend injiziert worden, wurde am 11. Dezember 1908 bei bestem Befinden getötet: Nichts von Tuberkulose.

29. Fall 43. Stiegmann, Wilhelm, aufgenommen am 14. Oktober 1907, gebessert entlassen am 2. Januar 1908. Tuberkulose ersten Grades mit Hämoptoe und Bazillen im Auswurf.

Ein Meerschweinchen, das am 26. November 1907 5 ccm Blut subkutan in die Leistengegend erhalten hatte, starb am 8. Februar 1908 an Pneumonie: Nirgends tuberkulöse Veränderungen. Ein zweites Meerschweinchen, dem gleichzeitig 5 ccm Blut in die Bauchhöhle injiziert worden waren, wurde bei bestem Befinden am 11. Dezember 1908 getötet: Verwachsungen der rechten Pleurahöhle, eine kleine Narbe in der Leber. Nichts von Tuberkulose.

30. Fall 44. Koch, Oskar, 24 Jahre alt, Tuberkulose dritten Grades, mit Purpura verbunden; aufgenommen am 8. November 1907, ungebessert entlassen am 28. März 1908.

Ein Meerschweinchen, das am 17. März 1908 8 ccm Blut intraperitoneal erhalten hatte, starb am 23. März 1908: Am Netz reichliche Blutgerinnsel, in denen Tuberkelbazillen nicht nachgewiesen werden können. Ein zweites Meerschweinchen, dem der Inhalt eines Purpurafleckes unter die Brusthaut verimpft worden ist, wurde bei gutem Befinden am 11. Dezember 1908 getötet: Außer einer kleinen linksseitigen Pleuraadhäsion nichts Abnormes.

31. Fall 45. Gosewisch, Ferdinand, 63 Jahre alt, aufgenommen am 24. Juni 1908; gestorben am 18. August 1908. Doppelseitige Phthise im dritten Stadium mit remittierendem Fieber.

Zwei Meerschweinchen werden am 18. Juli 1908 mit Blut geimpft; das eine, das 2 ccm Blut intraperitoneal erhalten hatte, ging am 19. Juli 1908 ein: Perforationsperitonitis. In dem geronnenen Blut in der Bauchhöhle massenhaft Streptokokken. Das andere, das 4 ccm Blut in die Bauchhöhle erhalten hatte, wurde bei gutem Befinden am 11. Dezember 1908 getötet: Netz etwas dick. Nichts von Tuberkulose.

32. Fall 46. Horz, Karl, 28 Jahre alt, aufgenommen am 12. Juni 1908, ungebessert entlassen am 21. Juli 1908. Progrediente Tuberkulose im zweiten Stadium. Trotzdem im Krankenhaus eine Gewichtszunahme von 14 Pfd. erzielt wurde, nahmen die Lungenerscheinungen zu.

Ein am 15. Juli 1908 mit 2 ccm Blut in die Leistengegend geimpftes Meerschweinchen starb am 19. Oktober 1908: Lymphdrüsen frei. Leber groß, Milz groß, nirgends Knötchen. Doppelseitige Pneumonie; hämorrhagisch-fibrinöse Perikarditis und doppelseitige Pleuritis. Pneumokokken. — Ein zweites Tier, das am 15. Juli 1908 2 ccm Blut intraperitoneal erhalten hatte, wurde bei bestem Befinden am 11. Dezember 1908 getötet: Follikelzeichnung der Milz auffallend deutlich. In den Knötchen keine Tuberkelbazillen. In der Leber eine kleine streifenförmige Narbe. Nirgends Tuberkel.

33. Fall 47. Münster, Anna, 20 Jahre alt, Erythema nodosum. Verdacht auf Spitzenaffektion. Aufgenommen am 28. März 1908, geheilt entlassen am 5. April 1908.

Ein Meerschweinchen wird mit 5 ccm Blut intraperitoneal am 30. März 1908 geimpft. Es wird bei bestem Befinden am 11. Dezember 1908 getötet: Nichts von Tuberkulose. — Ein zweites Tier, das am gleichen Tag 5 ccm intraperitoneal erhalten hatte, ging am 31. März 1908 ein: In der Bauchhöhle sehr viel frisches Blut. Aus der Bauchhöhle dieses Tieres werden etwa 2 ccm Blut einem weiteren Meerschweinchen intraperitoneal verimpft. Dieses wird am 11. Dezember 1908 bei gutem Befinden getötet: nichts von Tuberkulose.

34. Fall 48. Eichmeyer, Hermann, 58 Jahre alt, aufgenommen am 8. Juli 1908, gebessert entlassen am 29. Juli 1908. Mäßig progrediente Tuberkulose des zweiten Stadiums ohne Fieber.

Ein Meerschweinchen, dem am 19. Juli 1908 3 ccm Blut in die Bauchhöhle injiziert worden waren, wurde am 11. Dezember 1908 getötet: Keine Tuberkulose. Desgleichen ein zweites Meerschweinchen, das 3 ccm in die Bauchhöhle erhalten hatte. — Ein drittes Tier, das 3 ccm Blut in die Leistengegend und Bauchhöhle erhalten hatte, ging vorzeitig ein. Es fand sich Leistendrüsenschwellung, fibrinöse Beläge auf Milz und Leber. Netz verdickt, enthält Eiterherde. Tuberkelbazillen konnten nicht gefunden werden.

35. F a l l 4 9. Dehmel, August, 43 Jahre alt, aufgenommen am 6. Juni 1908, entlassen am 4. August 1908. Mäßig progredienter Fall des zweiten Stadiums. Patient ist jetzt wieder in Behandlung.

Ein Meerschweinchen, das am 19. Juli 1908 mit 3 ccm Blut intraperitoneal geimpft war, starb am 23. Juli 1908. Keine Tuberkulose. Ein zweites, das am 19. Juli 1908 mit 1 ccm Blut in die Bauchhöhle geimpft war, wurde am 11. Dezember 1908 getötet: keine Tuberkulose.

36. F a l l 5 0. Kalb, Leo, 40 Jahre alt, aufgenommen am 10. Juli 1908, gestorben am 13. August 1908. Sehr progrediente, hochfiebernde Lungen- und Kehlkopfphthise mit starken Zerfallserscheinungen.

Ein Meerschweinchen, dem 3 ccm Blut in die Leistengegend am 16. Juli 1908 eingespritzt wurden, starb am 18. Juli 1908. Todesursache nicht zu finden. Blut an der Injektionsstelle geronnen, enthält m a s s e n h a f t T u b e r k e l b a z i l l e n. Ein zweites, das mit 4 ccm Blut des Patienten intraperitoneal geimpft war, wurde am 11. Dezember 1908 getötet: Auf der Leber eine linsengroße fibröse Auflagerung. Netz etwas verdickt. Nirgends Tuberkel. — Ein drittes Meerschweinchen, das 3 ccm am 29. Juli 1908 in die Bauchhöhle erhalten hatte, wird am 11. Dezember 1908 getötet: Befund negativ.

37. F a l l 5 1. Nelles, Wilhelm, 44 Jahre alt, aufgenommen am 6. Juli 1908, ungebessert entlassen am 18. Juli 1908. Fieberhafte Lungen- und Kehlkopftuberkulose, dritten Stadiums, seit 1 Jahr bestehend.

Zwei Meerschweinchen, denen am 16. Juli 1908 je 2 ccm Blut in die Bauchhöhle (1) und subkutan (2) verimpft wurden, leben am 11. Dezember 1908 noch. Bei dem einen (2) fand sich eine auf Erbsengröße verdickte, nicht verkäste Inguinaldrüse links. Netz deutlich verdickt, ohne Tuberkel. Follikelzeichnung der Milz sehr deutlich. Im Lymphdrüsenausstrich r e i c h l i c h T u b e r k e l b a z i l l e n. Das andere Meerschweinchen (1) ohne pathologischen Befund.

38. F a l l 5 2. Gumpertz, Josef, 22 Jahre alt, aufgenommen am 27. Mai 1908, entlassen am 20. August 1908. Wenig progrediente Tuberkulose dritten Stadiums mit subfebrilen Temperaturen.

Ein am 16. Juli 1908 mit 3 ccm Blut subkutan geimpftes Meerschweinchen starb am 28. September 1908: Peritonitis. Tuberkelbazillen nicht nachweisbar. Das zweite, mit 3 ccm Blut intraperitoneal geimpfte Meerschweinchen wurde am 11. Dezember 1908 getötet: Inguinaldrüsen nur leicht vergrößert, nicht verkäst. Die Milz ist mit ihrer ganzen Hinterfläche fest mit der Bauchwand verwachsen, enthält Knötchen (Follikel?). An den übrigen Organen nichts von Tuberkulose. Im Milzknötchenausstrich keine Tuberkelbazillen.

39. F a l l 5 3. Eidam, Bernhard, 25 Jahre alt, aufgenommen am 22. Juli 1908, entlassen am 3. August 1908. Fieberlose Tuberkulose ersten Stadiums mit Pleuritis exsudativa.

Ein am 29. Juli 1908 mit 3 ccm Blut intraperitoneal geimpftes Meerschweinchen wird am 11. Dezember 1908 getötet: nichts von Tuberkulose. Ein zweites, das 3 ccm in die Leistengegend erhalten hatte, desgleichen.

40. F a l l 5 4. Rosenberg, Max, 24 Jahre alt, aufgenommen am 29. Juli 1908, gebessert entlassen am 8. August 1908. Mäßig schwere Tuberkulose zweiten Grades.

Ein am 5. August 1908 mit 3 ccm Blut in die Bauchhöhle geimpftes Meerschweinchen wird am 11. Dezember 1908 getötet: im Abdomen frisches geronnenes Blut. Nirgends Tuberkel. Netz verdickt. Eine linkseitige Inguinaldrüse etwas geschwollen. Im Ausstrich keine Tuberkelbazillen. — Ein zweites ebenso geimpftes Tier wird gleichfalls am 11. Dezember 1908 getötet: keine Tuberkulose.

41. F a l l 5 5. Dickerscheidt, Barbara, 27 Jahre alt, aufgenommen am 25. Mai 1908, gestorben am 28. August 1908. Schwere, progrediente Lungen- und Darmtuberkulose; Peritonitis; remittierendes Fieber.

Ein am 5. August 1908 mit 4 ccm Blut in die Bauchhöhle geimpftes Meerschweinchen verendete am 14. August 1908: Stark abgemagert. Leistendrüsen beiderseits etwas geschwollen. Von der Bauchhöhle aus ist die Injektionstelle als kleiner nekrotischer Herd zu erkennen. Geringes Exsudat. Auf der Unterseite der Leber teils feinere, teils dickere fibrinöse Auflagerungen, in die zahlreiche kleinere und größere weiße Knötchen eingelagert sind. Leber mit dem Zwerchfell durch leichtlösliche Fibrinmembranen verbacken, die ebenfalls weiße Knötchen enthalten. Netz etwas verdickt, enthält blutige Gerinnsel, die ebenfalls mit weißen Knötchen durchsetzt sind. In den Knötchen r e i c h l i c h T u b e r k e l b a z i l l e n. — Das zweite Meerschweinchen, das ebenfalls 4 ccm Blut intraperitoneal erhalten hatte, wird am 11. Dezember 1908 getötet: kein pathologischer Befund.

42. F a l l 5 6. Kaletzky, Bertha, 17 Jahre alt, aufgenommen am 6. Juli 1908, gebessert entlassen am 19. September 1908. Leichte Tuberkulose des zweiten Stadiums ohne Fieber. Gewichtszunahme von 9 Pfund.

Ein am 31. Juli 1908 mit 3 ccm Blut in die Bauchhöhle geimpftes Meerschweinchen ging am 24. Oktober 1908 ein: Bauchhöhle frei. Milz groß. In der Gegend der Leber einige fibrinöse Stränge. Im Oberlappen der linken Lunge eine Kaverne mit Übergreifen der Verkäsung auf den Herzbeutel. Pericarditis hämorrhagica. Im Käse 2 T u b e r k e l b a z i l l e n. Ein mit Käse geimpftes Tier starb nach wenigen Tagen ohne charakteristischen Befund. Das zweite am 31. Juli 1908 mit 3 ccm Blut in die Bauchhöhle geimpfte Tier wurde am 11. Dezember 1908 getötet: Normale Organe.

43. F a l l 5 7. Napoli, Katharina, 31 Jahre alt, aufgenommen am 3. August 1908, gestorben am 17. August 1908. Schwere ulzeröse Lungenphthise mit hohem Fieber. Kavernen.

Ein am 5. August 1908 mit 3 ccm Blut in die Leistengegend geimpftes Meerschweinchen starb am 26. August 1908. Der Sektionsbefund war auf Tuberkulose verdächtig, doch konnten Bazillen n i c h t nachgewiesen werden. — Ein zweites Meerschweinchen, das 3 ccm in die Bauchhöhle bekommen hatte, starb am 14. August. Es fand sich eiterige Peritonitis, fibrinös-eitrige Auflagerungen auf der Leber und der Milz. In der Lebersubstanz unter dem Belag zahlreiche weiße Knötchen. Es wurden m ä ß i g z a h l r e i c h e T u b e rkelbazillen gefunden. — Ein drittes, das 3 ccm Blut in die Bauchhöhle erhalten hatte, wurde am 11. Dezember 1908 getötet: normaler Befund.

44. Fall 58. Keil, Heinrich, 25 Jahre alt, aufgenommen am 13. April 1908, entlassen am 4. Mai 1908. Suspekte linke Spitze. Narben von überstandener Folliclis.

Ein Meerschweinchen, das 5 ccm Blut am 25. April 1908 in die Bauchhöhle erhalten hatte, ging am 17. Mai 1908 ein. Befund negativ. Ein zweites, dem 5 ccm Blut subkutan eingespritzt wurden, wurde am 11. Dezember 1908 getötet. Befund negativ.

45. Fall 59. Koch, Theodor, 28 Jahre alt, aufgenommen am 12. Juli 1908, ungeheilt entlassen am 17. September 1908. Fieberhaft verlaufende Tuberkulose zweiten bis dritten Grades.

Ein am 18. Juli 1908 mit 1,5 ccm Blut in die Leistengegend geimpftes Meerschweinchen wird am 11. Dezember 1908 getötet. Keine Tuberkulose.

46. Fall 60. Lau, Fritz, 30 Jahre alt, aufgenommen am 27. Juli 1908, gestorben am 1. August 1908. Phthisis florida mit hohem Fieber.

Ein Meerschweinchen, das 3 ccm Blut am 31. Juli 1908 intraperitoneal erhalten hat, wird am 11. Dezember 1908 getötet: Netz mit dem unteren Leberrand ausdedehnt verwachsen, Milz mit der Bauchwand verwachsen. Keine Tuberkel. — Ein zweites Tier, das am gleichen Tag 3 ccm Blut in die Leistengegend erhalten hatte, wird ebenfalls am 11. Dezember 1908 getötet: normale Organe.

47. Fall 61. Treu, Anna, 22 Jahre alt, aufgenommen am 27. Februar 1908, gebessert entlassen am 4. August 1908. Spitzenaffektion ersten Stadiums; Später akute Verschlimmerung.

Ein Meerschweinchen, dem 3 ccm Blut am 30. Juli 1908 subkutan injiziert wurden, wird am 11. Dezember 1908 getötet: In der r. Lunge ein verdächtiges Knötchen. Sonst Organe normal. Ein zweites Tier, das am gleichen Tag 3 ccm Blut in die Bauchhöhle erhalten hat, wird ebenfalls am 11. Dezember 1908 getötet: negativer Befund.

48. Fall 62. Regh, Maria, 15 Jahre alt, aufgenommen am 14. März 1908, gestorben am 6. September 1908. Schwere, progrediente ulzeröse Lungenphthise.

Ein Meerschweinchen, dem 3 ccm Blut am 30. Juli 1908 in die Bauchhöhle injiziert wurden, starb am 5. August 1908: An der Impfstelle jauchiger Abszeß, der Diplokokken und Stäbchen enthält, keine Tuberkelbazillen. — Ein zweites Tier, dem 3 ccm Blut subkutan injiziert worden waren, wird am 11. Dezember 1908 getötet: In beiden Lungen narbige Einziehungen, sonst nichts Abnormes. — Ein drittes Tier, ebenfalls mit 3 ccm Blut intraperitoneal geimpft, wird am 11. Dezember 1908 getötet: auf der Leber fibröse Auflagerungen mit Schrumpfung. Keine Tuberkel.

49. Fall 64. Liebertz, Helene, 30 Jahre alt, aufgenommen am 22. Juli 1908, entlassen am 25. August 1908. Mäßig progrediente Tuberkulose zweiten bis dritten Stadiums mit leichten Temperatursteigerungen.

Am 1. August 1908 erhielten zwei Meerschweinchen je 3 ccm Blut in die Bauchhöhle (1) und in die Leistengegend (2). Das eine ging am 4. Dezember

1908 an einer Diplokokkeninfektion ein, das andere (2) am 17. September 1908. Der Sektionsbefund (2) war sehr auf Tuberkulose verdächtig, doch konnten keine Bazillen gefunden werden.

50. Fall 65. Kupfer, Ida, 24 Jahre alt, aufgenommen am 2. Juli 1908, entlassen am 5. September 1908. Tuberkulose beider Spitzen im ersten Stadium. Trotz wesentlicher Besserung des Allgemeinbefindens — Gewichtszunahme um 10 Pfund — nimmt die Ausdehnung der Lungenerkrankung zu.

Ein Meerschweinchen, das am 31. Juli 1908 mit 3 ccm Blut subkutan infiziert wurde, starb am 13. August 1908. An der Injektionsstelle dünnflüssiger Abszeß mit granuliertem Grund. In der Tiefe abgekapselt ein kleines Blutgerinnsel. Im Ausstrich massenhaft Stäbchen, an einer Stelle sehr zahlreiche Tuberkelbazillen. In der Leber ein weißes Knötchen. Milz und Leistendrüsen beiderseits stark geschwollen. — Ein zweites Meerschweinchen, das 3 ccm Blut in die Bauchhöhle erhalten hatte, ging gleichfalls am 13. August 1908 ein: an der Einstichstelle Ulkus mit granuliertem Grund. In der Bauchhöhle etwas hämorrhagische freie Flüssigkeit, auf der Unterseite der Leber zahlreiche feine Fibrinauflagerungen. Auf der ganzen Leberoberfläche feinste weiße Knötchen. Milz klein, ebenfalls mit fibrinösen Auflagerungen bedeckt. In der Umgebung der Injektionsstelle einige Knötchen.

Zusammenfassung.

Es hat sich gezeigt, daß man bei Phthisikern in einer Reihe von Organen, die keine für Tuberkulose typischen histologischen Veränderungen, wohl aber chronisch entzündliche Prozesse aufweisen, Tuberkelbazillen durch das Tierexperiment nachweisen kann. Ebenso gelang der Bazillennachweis in einer Anzahl von Fällen intra vitam im Blut.

Die folgenden Tabellen geben eine Übersicht über die Resultate der Organverimpfungen.

Meine Bazillenbefunde ergänzen sich sehr schön mit denen von Rosenberger, welcher kürzlich bei Phthisikerleichen in der Leber bei 41%, der Milz bei 54%, dem Appendix bei 25%, der Aorta bei 0%, dem Inhalt des Ductus thoracicus bei 72% der untersuchten Fälle Tuberkelbazillen nachweisen konnte.

Ich habe geglaubt, nur solche Befunde als positiv gelten lassen zu dürfen, bei denen mir der Nachweis der Tuberkelbazillen selbst in den erkrankten Organen der Impftiere gelang. Nur so konnte ich irgendwelche andere Infektionen bei den Tieren auch bei anscheinend typischem Autopsiebefund mit voller Sicherheit ausschließen. Es liegt auf der Hand, daß ich durch das strenge Einhalten dieser Forderung bei einigen meiner Impfversuche zu einem negativen Resultat gekommen sein kann, bei denen doch eine richtige Impftuberkulose entstanden war, und bei denen mir nur der Bazillennachweis nicht gelang. Tatsächlich sind unter meinen Fällen einige, bei denen ich nach

Impf. + = Tuberkelbazillen durch Meerschweinchenimpfung nachgewiesen.

Fall	Vene	Arterie	Herz	Nieren	Nerv	Andere Organe	Blut
Kratzfell	Impf. +	—	—	—	—	—	—
Hannig	Impf. +	Impf. +	Impf. +	Impf. +	Impf. +	—	—
Balser	Impf. +	Impf. 0	Impf. +	Impf. +	Impf. +	— •	—
Bernards	Impf. +	—	—	—	—	—	—
Erbse	Impf. +	—	—	—	—	—	—
Donati	Schnitt 0 Impf. 0	—	Impf. +	Impf. +	Impf. 0	Leber: Impf. 0	Impf. +
Rose	Impf. 0	—	—	—	Impf. +	—	—
Ohlig	Impf. + Mischinf.	—	Impf. + Mischinf.	Impf. 0 Mischinf.	Impf. 0 Mischinf.	Leber } Impf. 0 Milz } Mischinf.	Impf. +
Naumann	Schnitt +	—	Schnitt + Impf. 0	Histol. Tuberkel. Impf. 0	—	—	Impf. +
Wülfrath	—	—	Impf. +	Impf. +	—	—	—
Elberding	—	—	Impf. +	—	—	Leber: Impf. + Schnitt 0	—
Burg	—	—	—	Impf. +	—	—	—

Tabelle 2.

	Im ganzen beobachtet	Klinisch beobachtet	Histol. unters.	Verimpft	Tbz. +	Tbz. 0	Im Schnitt auf Tbz. unters.	Tbz. +	Tbz. 0	Im ganzen unters.	Tbz. +	Tbz. 0
Phlebitis	15	14	10	8	6	2	3	1	2	9	7	2
Arterienveränderungen	8	8	6	2	1	1	—	—	—	2	1	1
Herzveränderungen	7	—	7	7	6	1	1	1	—	7	7	—
Nieren	8	7	8	7	4	3 *)	1	—	1 Histol. Tubkl.	7	4	3 *)
Nerven	8	8	8	5	3	2	—	—	—	5	3	2
Leber	4	4	4	3	1	2	1	—	1	3	1	2
Milz	1	—	1	1	—	1	—	—	—	1	—	1

*) darunter 1 Amyloid und 1 histologische Tuberkulose.

dem Autopsiebefund an den geimpften Tieren eine Tuberkulose mit größter Wahrscheinlichkeit annehmen mußte, bei denen mir der Bazillennachweis aber nicht gelungen ist. Da es mir bei meinen Untersuchungen nicht darauf ankam, möglichst viele positive Resultate aufweisen zu können, sondern darauf, daß die positiven Resultate, über die ich berichte, auch sicher positiv sind, so habe ich an der strengen Forderung des Bazillennachweises voll und ganz festgehalten und alle Fälle, bei denen der Nachweis der Bazillen nicht gelang, als negativ bezeichnet.

Auf den Nachweis der Bazillen in Schnittpräparaten der untersuchten menschlichen Leichenorgane habe ich nach einzelnen sehr mühsamen und zeitraubenden negativen Versuchen zunächst verzichtet. Wenn es schon in manchen Fällen große Mühe machen kann, die Bazillen in typischen tuberkulösen Veränderungen nachzuweisen, so ist die Wahrscheinlichkeit, sie in den von mir untersuchten atypischen Prozessen im Schnittpräparat zu finden, sehr gering. Desgleichen habe ich — einige wenige Fälle mit negativem Erfolg ausgenommen — darauf verzichtet, direkt im Blutausstrichpräparat Bazillen zu suchen.

In letzter Zeit habe ich die Versuche, die Bazillen in Schnittpräparaten nachzuweisen, wieder aufgenommen. Die Untersuchungen führten bei den atypischen Veränderungen immer zu negativen Resultaten (bei Untersuchung von 19 Organen verschiedener Fälle von tuberkulöser Meningitis). Aber auch in Organen, die typische tuberkulöse Veränderungen aufwiesen, gelang der Nachweis der Bazillen im Schnitt mehrfach nicht (4 mal unter mehr als 30 Organen), unter anderem bei einem Fall von ulzeröser Nierentuberkulose, bei der die Bazillen reichlich im Urin nachgewiesen worden waren. Daß auch die Impfversuche bei sicherer histologischer Tuberkulose negativ ausfallen können, habe ich außer bei Fall Naumann (Niere) noch in zwei Fällen beobachten können.

Es kommen zur Bewertung der negativen Resultate der Verimpfungen verschiedene Umstände in Betracht: Wir müssen wohl annehmen, daß die Zahl der zur Verimpfung kommenden Bazillen in vielen Fällen eine geringe ist. Nun ist die Empfänglichkeit der Meerschweinchen für Tuberkulose wohl eine sehr große, aber sicher keine absolute, wie sich dies u. a. auch aus Stocks (s. o.) und Marmoreks Untersuchungen ergibt, und es ist nicht auszuschließen, daß ein Teil der Impftiere der eingebrachten wenigen Bazillen Herr geworden ist, so daß es nicht zur Entwicklung einer Impftuberkulose kam. Die Unschädlichmachung solcher geringer Mengen von Bazillen mag auch noch, besonders bei den Blutimpfungen, durch mit dem verimpften Material etwa eingebrachte Antikörper, wie sie ja das Blutserum vieler Phthisiker enthält (vgl. die Untersuchungen von Lüdke), unterstützt worden sein.

Ferner sind mir eine Reihe von Versuchstieren an anderweitigen Erkrankungen (Pneumonien, Mischinfektionen usw.) eingegangen, wodurch der Bazillennachweis natürlich auch erschwert wurde.

Unter Berücksichtigung dieser Faktoren ist die Zahl der sicher negativen Fälle keine so sehr hohe. Sicher negativ sind die Fälle Donati (Vene, Phlebitis), Naumann (Niere mit histologischer Tuberkulose!), Donati (Nerv), Donati (Leber), Müller, Treu, Lau, Koch, Keil, Rosenberg, Eidam, Münster, Gosewisch, Stiegmann, Sauter, Karnap, Schmitz, Pies, Janza, Stöcker, Hofmann, Ecker, Basseng, Bleistein (Blut).

Endlich ist zur Beurteilung der negativen Fälle zu berücksichtigen, daß die Bazillen in den verimpften Organen durch die reaktive Entzündung geschwächt oder abgetötet sein konnten, zur Zeit, als die Organe verimpft wurden. Bei den Blutimpfungen müssen wir noch in Betracht ziehen, daß die Bazillen wohl nicht jederzeit in der Blutbahn vorhanden sind und daß es hier bis zu einem gewissen Grade Glückssache ist, ob zur Zeit der Impfung gerade Bazillen im Blut kreisen.

Die „fraglichen“ und „wahrscheinlich positiven“ Fälle habe ich nach keiner Richtung irgendwie verwertet, da sich eben nichts Sicheres darüber aussagen läßt, wieviele von diesen Fällen als wirklich negativ und wieviele als positiv anzusehen sind.

Um so wichtiger sind die positiven Fälle. Unter diesen positiven Fällen sind einige, bei denen die Tiere sehr rasch der Infektion erlagen, einige andere, bei denen die Tiere an einer anderweitigen Erkrankung oder an einer Mischinfektion eingingen. In diesen Fällen waren zum Teil die Sektionsbefunde nicht so sehr charakteristisch, weil entweder die Zeit, die bis zum Tode des Tieres verging, eine zu kurze war, oder weil durch die anderweitige Erkrankung die Tuberkulose verdeckt wurde. Ich habe diese Fälle, wenn Bazillen gefunden wurden, als positiv gerechnet. Da wir aber durch Straus' und Gamalaias, Kelbers, Sternbergs u. a. Untersuchungen wissen, daß nach Injektion großer Mengen abgetöteter Tuberkelbazillen sich die Bazillen noch nach Wochen im Tierkörper nachweisen lassen, so habe ich, trotzdem es sich ja bei meinen Untersuchungen wohl immer nur um wenige verimpfte Bazillen handelte, in den meisten solchen Fällen noch durch Weiterimpfung auf ein zweites Tier den sicheren Nachweis der lebenden Bazillen erbracht (vgl. z. B. Fall 25, Schnitzler, Blut, Fall 8, Rose, Nerv). Bei einer Reihe von Fällen, bei denen Blut verimpft wurde, habe ich nebeneinander die intraperitoneale und subkutane Impfung geübt. Einen deutlichen Vorzug der einen Methode gegenüber der andern konnte ich nicht finden.[1])

Endlich sei zur Bewertung der positiven Resultate noch angeführt, daß Spontan-Tuberkulose bei den Meerschweinchen, die in unserem Hospital in großer Anzahl auch zu andern Versuchen verwendet werden, in keinem einzigen Fall beobachtet wurde, obwohl wir immer speziell darauf geachtet haben.

Noch einen Einwand, der den positiven Bazillenbefunden in Leichenorganen gemacht werden könnte, möchte ich kurz besprechen: die Frage der agonalen Verschleppung und der postmortalen Einwanderung der Bazillen. Die letztere ist bei dem Fehlen jeder Eigenbewegung des Tuberkelbazillus ausgeschlossen. Eine agonale Verschleppung der Bazillen kann ich im Einzelfall nicht mit Sicherheit ausschließen, da meine Impfresultate keinen Schluß darüber zulassen, wie lange in den verimpften Organen schon Bazillen sich befunden haben. Doch ist die Wahrscheinlichkeit einer früheren Verschleppung bei den positiven Blutbefunden am Lebenden eine recht große, und die Annahme, daß schon längere Zeit Bazillen in den untersuchten Organen gelagert haben, wird dadurch gestützt, daß diese Organe meist auch histologische Veränderungen aufweisen.

[1]) Bei weiter fortgesetzten Untersuchungen bevorzuge ich jetzt doch die subkutane Impfung, weil bei ihr der Bazillennachweis in den regionären Lymphdrüsen leichter gelingt. Seit Abschluß dieser Arbeit (Dezember 1908) habe ich weiter noch eine Reihe teils positiver teils negativer Resultate gehabt.

Meine Untersuchungen haben nun ergeben, daß in einer Reihe von Tuberkulosefällen Tuberkelbazillen in der Blutbahn kreisen. Sie lassen sich schon Wochen und Monate vor dem Tode der Patienten im Blut nachweisen, und es läßt sich im allgemeinen sagen, daß der Bazillennachweis um so leichter gelingt, je schwerer die zugrunde liegende Tuberkulose ist, und je mehr diese zu Zerfall neigt. So finden wir die Bazillen fast immer in den letzten Lebenstagen, und wenn wir in einzelnen Fällen auch bei einer schweren Tuberkulose kurz vor dem Tode keine Bazillen in der Blutbahn nachweisen können, so liegt das meiner Ansicht nach nicht daran, daß keine Bazillen im Blut vorhanden sind, sondern daran, daß unsere Methoden des Bazillennachweises noch ungenügend sind. In je früheren Stadien der Erkrankung wir das Blut auf Bazillen untersuchen, um so häufiger werden wir im allgemeinen negative Resultate haben. Hochfiebernde Kranke mit akutem Krankheitsverlauf geben die günstigsten Aussichten für den Bazillennachweis, aber auch bei den wenig oder gar nicht fieberhaft verlaufenden sogenannten torpiden Fällen gelingt es hie und da, die Bazillen im Blut nachzuweisen.

Im ganzen gelang der Nachweis der Bazillen im Blut unter 50 Fällen 20 mal (40%). Bei den Fällen, bei denen innerhalb der letzten 20 Lebenstage Blut verimpft wurde, erhielt ich unter 9 Impfungen 6 positive Resultate; der Tuberkelbazillennachweis gelang mithin in zwei Dritteln der untersuchten Fälle. Bei den Fällen, deren Blut 21 bis 80 Tage vor dem Tode untersucht wurde, waren unter 9 Impfungen 4 positive Resultate, also in annähernd der Hälfte der untersuchten Fälle. Unter den Fällen, deren Blut mehr als 80 Tage vor dem Tode untersucht wurde, waren bei 32 Impfungen 10 positive Resultate (= 31%). Je schwerer im allgemeinen der Fall verläuft, um so eher können wir erwarten, Bazillen im Blut zu finden. Wir werden einen positiven Bazillenbefund besonders in den Fällen erwarten, wo wir Metastasen oder die bisher als toxisch bezeichneten Veränderungen finden; besonders auch bei komplizierender Larynx-, Darm- und Nierentuberkulose, aber auch bei begleitender Phlebitis, Neuritis, Nephritis und Myokarditis werden die Bazillen im Blut leicht nachweisbar sein. Auffallenderweise fand ich die Bazillen bei einer

Reihe von schweren Tuberkulosen, die mit Pleuritis, Peritonitis oder Meningitis verbunden waren, nicht im Blut. (Hanotte, Dahlhausen: Pleuritis; Janza, Ecker: Meningitis; Stöcker: Perikarditis, Peritonitis). Auch wenige Tage vor dem Tode kann der Blutbefund negativ sein (Lau 1 Tag, Ecker 7 Tage, Pies 20 Tage, Bleistein 32 Tage vor dem Tode).

Auf der andern Seite findet man Bazillen im Blut bei fieberfreien Patienten mit guter Gewichtszunahme und gutem Allgemeinbefinden (Kupfer: 5 kg Gewichtszunahme, sehr gutes Allgemeinbefinden; Schulz 2½ kg Gewichtszunahme, Besserung; Hüllen: dauernd fieberfrei).

Teile ich die untersuchten Fälle nach Stadien ein, so fand ich bei 9 Fällen des ersten Stadiums einmal Bazillen im Blut, unter 14 Fällen des zweiten Stadiums 5 mal Bazillen im Blut = 36%, unter 27 Fällen des dritten Stadiums 14 mal Bazillen im Blut = 52%. Auch aus dieser Zusammenstellung sieht man deutlich, daß die Bazillen um so eher im Blut zu finden sind, je fortgeschrittener die Lungentuberkulose ist.

Jousset will die „tuberkulöse Septikämie" von der gewöhnlichen Phthise als etwas Besonderes trennen, und er hat versucht, auch klinische Zeichen für die tuberkulöse Septikämie aufzustellen. Ich halte es nicht für richtig, eine besondere „tuberkulöse Septikämie" abzutrennen. Die Verhältnisse liegen anders: Im Beginn kann die Tuberkulose eine streng lokale Erkrankung sein. Die Gelegenheit, daß Bazillen in die Blutbahn gelangen und die Tuberkulose somit zu einer Allgemeininfektion wird, ist aber gegeben, sobald Herde zerfallen, und so ist die Möglichkeit, Bazillen im Blut zu finden, schon vorhanden, wenn das Auftreten von Bazillen im Auswurf uns den Zerfall von tuberkulösem Gewebe anzeigt, auch wenn der primäre Herd sehr klein ist. Zunächst werden aber nur wenige Bazillen und nur zeitweise in die Blutbahn verschleppt. Treffen wir bei unserer Blutentnahme gerade zufällig einen solchen Bazillenschub, so würden wir eine „tuberkulöse Septikämie" diagnostizieren, finden wir zufällig keine Bazillen, so wäre die Tuberkulose nach Joussets Ansicht eine lokale. Das würde zu einer recht unrichtigen Auffassung der Erkrankung führen.

Aus eben diesen Gründen hat sich auch — wenigstens vorläufig — meine Hoffnung, daß der Bazillennachweis im Blut praktisch verwertbar gemacht werden könne, nicht verwirklicht. Die Untersuchungsresultate im Verein mit den pathologisch-anatomischen Befunden drängen zu der Annahme, daß in jedem Fall zeitweilig Bazillen in die Blutbahn eingeschwemmt werden. Wir werden daher bei einem sehr vorgeschrittenen Fall mit großen, zerfallenden tuberkulösen Herden vielleicht schon bei einer einmaligen Blutentnahme in der verarbeiteten Blutprobe Bazillen nachweisen können; bei einem weniger vorgeschrittenen Fall werden wir vielleicht unter zwei verschiedenen Blutentnahmen einmal ein positives Resultat erzielen, in wieder einem andern Fall liegen vielleicht die Chancen so, daß unter zehn verschiedenen Blutproben nur eine Bazillen enthält.

Wenn demnach auch der Bazillennachweis im Blut um so leichter gelingt, je schwerer die Tuberkulose ist, so dürfen wir doch im einzelnen Fall aus dem positiven oder negativen Ausfall einer Blutentnahme keine bindenden Schlüsse ziehen, besonders auch nicht in bezug auf die Schwere des vorliegenden Falles. Denn das Kreisen von Bazillen im Blut braucht bei dem Kranken nicht zu richtigen Metastasen zu führen, wie wir weiter unten sehen werden. Am ehesten kämen wir mittels der Blutuntersuchung zu einem exakten Resultat, wenn wir bei jedem Kranken eine bestimmte Anzahl von Blutentnahmen machten und untersuchten, wie oft in der Zahl der verarbeiteten Blutproben sich Bazillen nachweisen lassen. Das gäbe uns ein ungefähres Bild davon, ob wir es mit einer dauernden oder vorübergehenden Bazillämie zu tun haben. Doch läßt sich das im Interesse der Kranken nicht durchführen; auch gibt uns die genaue klinische Beobachtung ein besseres Bild über die Schwere des Einzelfalles und über die Widerstandsfähigkeit des Kranken als die Blutuntersuchung.

In anderer Richtung wird die Blutuntersuchung auf Bazillen uns hie und da nützlich sein. Es gibt Fälle von Tuberkulose, bei denen es uns unmöglich ist, den lokalen Herd mit Sicherheit nachzuweisen, besonders wenn er in der Tiefe der Lungen gelegen ist oder wenn es sich um eine Tuberkulose innerer Lymphdrüsen handelt. Solche Kranke fiebern dann häufig, ohne daß eine Ursache nachweisbar ist, sie nehmen an Körpergewicht ab, werden marantisch, und wir können keine Diagnose stellen. Mancher derartige Fall wird vielleicht durch die Blutuntersuchung auf Tuberkelbazillen klargestellt werden können. Ich habe zwei Fälle von Tuberkulose innerer Lymphdrüsen beobachtet, bei denen erst die sub finem vitae einsetzende Meningitis das Krankheitsbild klärte. Hier hätte die Blutimpfung vielleicht früher eine Diagnose ermöglicht.[1])

Wichtiger als die direkte praktische Verwertung der Blutuntersuchung auf Bazillen ist die Bedeutung des häufigen positiven Bazillenbefundes für unsere Anschauung von der tuberkulösen Infektion.

Vor allem ist durch eine Reihe von Autopsien sichergestellt worden, daß Tuberkelbazillen häufig im Blute kreisen, ohne daß es zur Entwicklung einer Miliartuberkulose kommt. In keinem unserer Fälle mit positivem Blutbefund fand sich bei der Autopsie eine Miliartuberkulose.

Die Frage, wie die Bazillen in die Blutbahn gelangen, ist leicht zu beantworten. Man hat früher an ein Eingeschwemmtwerden der Bazillen in die Blutbahn nicht glauben wollen, weil der Tuberkel ein gefäßloses Gebilde sei. Seit wir die Intimatuberkel der Lungengefäße bei der Lungentuberkulose kennen, wäre es eher merkwürdig, wenn keine Tuberkelbazillen in die Blutbahn gelangten. Man kann sich an Schnitten leicht überzeugen, daß in tuberkulösem Gewebe häufig noch Gefäße durchgängig gefunden werden und daß die Bazillen nicht immer vor der Gefäßwand Halt machen, während in andern Fällen allerdings die Gefäßwand eine sichere Abgrenzung zu bilden scheint. Besonders bei den Formen akutester Tuberkulose, bei denen das proliferative Moment gegenüber dem exsudativen sehr zurücktritt, sind die Gefäße noch sehr gut durchgängig, und es gelingt auch hie und da, im Lumen der Gefäße Bazillen nachzuweisen. Auch gelingt es an Schnitten mit Bazillenfärbung sehr schön, zu beobachten, wie aus Lungenvenentuberkeln Bazillen in die Blutbahn verstreut werden. Möglicherweise werden auch von Ulzerationsflächen des Kehlkopfs und des Darmes Bazillen resorbiert,

[1]) Einen hierher gehörigen Fall habe ich kürzlich beobachtet: Bei einem Kranken, der fieberte, ohne daß zunächst klinische Anhaltspunkte zu finden waren, wurden durch Impfung von 3 Meerschweinchen Tbz. im Blut nachgewiesen. Im weiteren Verlauf bekam der Kranke einen zweifellos tuberkulösen Prostataabsceß, der in das Rectum perforierte.

auch ist es nicht ganz ausgeschlossen, daß aus verschlucktem Sputum Bazillen vom Darm aus aufgenommen werden.

Schwieriger zu beantworten ist die Frage, welche Folgen das Eindringen der Bazillen in die Blutbahn hat. Wir sahen oben, daß die Bazillämie an sich nicht zu Miliartuberkulose zu führen braucht. Sie führt häufig zu tuberkulösen Metastasen, die meist recht gutartig verlaufen. Die Bazillen machen aber nicht immer echte Metastasen. Das beweisen die Befunde von Bazillen in Organen, welche frei von histologischer Tuberkulose sind.

Aus dem Nachweis des häufigen Vorkommens von Tuberkelbazillen in der Blutbahn ergibt sich, daß wir in der Bewertung der positiven Bazillenbefunde in Organstückchen große Vorsicht walten lassen müssen. Die in den Organstückchen nachgewiesenen Bazillen könnten im einzelnen Fall in den Blutkapillaren gelegen sein und hätten dann eventuell mit den gefundenen histologischen Veränderungen nichts zu tun. Ich kann diese Auffassung nicht exakt widerlegen, weil mir der Bazillennachweis im Schnittpräparat nur einmal geglückt ist (Thrombus einer Herzvene). Es ist aber zu bedenken, daß der Nachweis der Bazillen im Blut erst gelingt, wenn man größere Mengen Blut, 2 bis 10 ccm, verimpft, und daß die mit den verimpften Organstückchen zur Wirkung kommenden Blutmengen nur äußerst gering sind. Auch sei hier die bisher gültige, allerdings nur wenig exakt bewiesene Anschauung angeführt, daß in die Blutbahn verschleppte Bazillen rasch aus der Blutbahn austreten. Wie dem auch sei, ich halte es für recht wohl möglich, daß in einzelnen Fällen auch in den Kapillaren befindliche Bazillen einmal die Impftuberkulose verursacht haben können, und so messe ich z. B. dem einmaligen Nachweis der Bazillen in einem Arterienstückchen keine weitere Bedeutung bei.

Auf der andern Seite sind aber die positiven Impfresultate bei Verimpfung mancher Organe (Vene, Herz, Niere, Nerv) zo zahlreiche, daß es außerordentlich unwahrscheinlich ist, daß die Bazillen in allen Fällen nur aus der minimalen Menge mitverimpften Blutes stammen sollten. Außerdem finden wir in diesen Organen konstant eigentümliche chronisch-entzündliche Veränderungen in einer Häufigkeit, wie wir sie bei kaum einer andern Infektionskrankheit — vielleicht der Lues — antreffen.

Wie haben wir uns nun das Zustandekommen der oben geschilderten chronisch-entzündlichen Veränderungen in den verschiedenen Körperorganen zu denken?

Wir sahen, daß die beobachteten chronisch-entzündlichen Prozesse sich zum Teil in nichts von denen unterscheiden, die bei manchen andern — nicht tuberkulösen — Infektionen und Intoxikationen gefunden werden. Es schien uns, wie oben ausgeführt wurde, wenig wahrscheinlich, daß so viel gelöste Toxine im menschlichen Körper kreisen sollten, daß diese Prozesse durch die gelösten Toxine hervorgerufen werden könnten. Auf der andern Seite konnten wir in einer erheblichen Anzahl von Untersuchungen Bazillen in derart veränderten Organen nachweisen. Der nächstliegende Schluß ist der, daß diese Veränderungen mit den gefundenen Bazillen in Zusammenhang zu bringen sind.

Warum aber ist es in diesen Organen dann nicht zur Bildung echter tuberkulöser Metastasen gekommen?

Wir müssen doch wohl annehmen, daß zur Erzeugung eines Tuberkels eine gewisse Anzahl von Bazillen nötig ist. Wie eine gewisse Anzahl von Schwingungen nötig ist, damit wir einen Schallreiz als Ton von bestimmter Höhe wahrnehmen, ebenso ist eine gewisse Menge an Bazillen gebundener tuberkulöser Gifte nötig, um eine spezifische tuberkulöse Veränderung hervorzurufen. Ist die Zahl der Bazillen zu gering, so wirken die tuberkulösen Gifte nicht mehr spezifisch, sondern wie andere Gifte in größerer Verdünnung auch, als ein nicht spezifischer Reiz, der degenerative und proliferierende Prozesse zur Folge hat.

Neben der Zahl ist der Virulenzgrad der auf dem Blutwege verschleppten Tuberkelbazillen von Wichtigkeit. Ich habe schon am Anfang dieser Arbeit den Standpunkt Cornets berührt, der den ins Blut verschleppten Bazillen die Virulenz abspricht. Über eine sichere Methode der Virulenzbestimmung der Tuberkelbazillen gegenüber dem Menschen verfügen wir aus begreiflichen Gründen nicht. Daß die von mir gefundenen Bazillen für Meerschweinchen virulent sind, ergibt sich aus meiner Versuchsanordnung, die eben nur die Tuberkelbazillen nachweist, welche Meerschweinchen tuberkulös machen.

Es handelt sich aber hier auch nicht um „virulent" und „avirulent", sondern die Verhältnisse liegen komplizierter: Daß die Bazillen, ehe sie in die Blutbahn verschleppt wurden, virulent waren, ergibt sich mit Sicherheit daraus, daß diese Bazillen ja aus zerfallenden tuberkulösen Herden stammen. Daß ein Teil der Bazillen auch bei der Verschleppung auf dem Blutwege „virulent" bleibt, das zeigen uns die echten tuberkulösen Metastasen, die man ja wohl bei jeder Sektion von Phthisikern findet, wenn man darauf achtet. Die Befunde von Zieler scheinen mir dafür zu sprechen, daß die Tuberkelbazillen auch im Gewebe ihre Virulenz lange Zeit behalten können. Es ist ein Glück für die Tuberkulosekranken, daß sie den Kampf mit den Bazillen, in dem sie ja an dem Hauptherd unterliegen, in ihrem übrigen Körper relativ lange Zeit aushalten, und daß nicht jeder verschleppte Bazillus zu einer ulzerösen Tuberkulose an dem Ort der Verschleppung führt. Und an dieser Erfahrungstatsache, die uns unser gewöhnliches Sektionsmaterial und die klinische Beobachtung immer und immer wieder vor Augen führt, ändert sich ja nichts, auch wenn wir nachweisen, daß in dem ganzen Körper der Phthisiker Bazillen zu finden sind.

Neben der Zahl und der Virulenz der verschleppten Bazillen kommt als weiterer Faktor der Grad von Resistenz und von Immunität der Kranken in Betracht. Wir kommen ohne einen modifizierten Begriff der Disposition nach allen klinischen und experimentellen Erfahrungen nicht aus. Wir werden aber auch bei der Tuberkulose gut tun, zwischen der nicht-spezifischen Komponente — Resistenz — und der spezifischen — Immunität — zu unterscheiden.

Wie wir bei zwei gleich großen Meerschweinchen mit der gleichen Dosis Tuberkelbazillen von ein und derselben Kultur bei gleichem Infektionsmodus im einen Fall eine rasch verlaufende, im andern eine schleichende Tuberkulose erzielen können, so müssen wir auch beim Menschen eine verschiedene Resistenz der Körpergewebe im allgemeinen und damit auch gegenüber dem Tuberkelbazillus annehmen. Dann wird eine Anzahl Tuberkelbazillen, die bei dem einen Menschen eben genügt, um eine echte Tuberkulose zu erzeugen, bei einem andern nur zu chronisch entzündlichen Prozessen führen.

Noch wichtiger sind die Immunisierungsvorgänge im Körper der Tuberkulosekranken. Diese Vorgänge sind im einzelnen noch lange nicht geklärt. Soviel wissen wir aber, daß gerade die Tuberkulosekranken außerordentlich verschieden auf die Tuberkulosegifte reagieren. Das zeigt uns u. a. schon die Tuberkulinreaktion in ihren verschiedenen Anwendungsarten, die bei den meisten Fällen von Tuberkulose positiv ist und eine Überempfindlichkeit anzeigt, während merkwürdigerweise gerade ganz fortgeschrittene Fälle oft keine Reaktion aufweisen.

Nehmen wir alle diese Faktoren zusammen, so ist leicht zu verstehen, daß Dosen von Tuberkelbazillen, die eben auf der Grenze der Tuberkel erzeugenden Minimaldosis stehen, das eine Mal echte Tuberkulose, das andere Mal nur einen nichtspezifischen Reiz erzeugen, der sich in chronisch-entzündlichen Veränderungen äußert.

Vergegenwärtigen wir uns nochmals die gemeinsamen Merkmale der Veränderungen in den verschiedenen Organen, so kennzeichnen sich diese folgendermaßen: An den Parenchymzellen sind degenerative und proliferierende Prozesse nebeneinander zu erkennen. Die Stärke der Degeneration und der Proliferation ist an den einzelnen Organen verschieden. An Leber und Niere sind beide Prozesse nebeneinander zu erkennen, jedoch stehen im Einzelfall und an einzelnen Stellen der Organe bald mehr die degenerativen Prozesse, bald mehr die Proliferation im Vordergrund. An den kleineren Venen ist die Wucherung der muskulären Elemente eine sehr hochgradige, während ich am Herzmuskel nur Degenerationsvorgänge erkennen konnte. Am peripherischen Nerven war ebenfalls die Degeneration der Fasern sehr deutlich, dagegen wies der klinische Verlauf auf das Vorhandensein auch von Regenerationen hin, trotzdem diese im histologischen Bilde nicht deutlich zu erkennen waren.

Die bindegewebigen Elemente weisen zum Teil recht starke Wucherungsvorgänge auf; diese sind in allen untersuchten Organen nachweisbar gewesen, so besonders in den Nerven, den Venen, dem Herzmuskel, der Leber, aber auch in den Nieren. Dabei sind die Zellkerne des Bindegewebes vermehrt. An den einen Stellen ist das neugebildete Bindegewebe von sehr lockerem Bau — ähnlich dem Gallertgewebe des embryonalen Nabelstrangs —, an andern ist das gewucherte Bindegewebe geschrumpft, derb, so besonders an den Venen und Nerven.

Außer den Veränderungen an den fixen Gewebszellen findet man häufig noch Rundzelleninfiltrate von kleinerer oder größerer Ausdehnung. Endlich lassen sich nicht eben selten Thrombosen kleiner Gefäße und als deren Folge lokale Hyperämien, Blutungen und Nekrosen nachweisen (u. a. z. B. bei Fall Naumann im Herzen, bei Fall Donati im Gehirn).

Diese chronisch-entzündlichen Veränderungen, wie sie bei andern Infektionen und Intoxikationen auch vorkommen, sind an den Venen, Arterien, am Herzen, den Nerven sehr leicht von echter Tuberkulose zu unterscheiden. Schwierig kann die Abgrenzung gegen echte histologische Tuberkulose in den Nieren und in der Leber werden. Tatsächlich finden sich auch in diesen Organen Übergänge zur mehr oder weniger typischen histologischen Tuberkulose. Besonders in der Niere sind diese leicht zu finden: die gewucherten Epithelzellen haben stellenweise nicht mehr ihre typische Anordnung, auch ihre Form ist etwas verändert, sie sind aber noch deutlich als Abkömmlinge der Nierenepithelien zu erkennen. Zwischen diese Epithel- und Epithelioidzellen sind Rundzellen eingewandert, und zu dem echten Tuberkel fehlt bloß die charakteristische Anordnung der zelligen Elemente, die ja auch beim gewöhnlichen Tuberkel verschieden deutlich ist. Noch deutlicher kennzeichnen sich die Veränderungen als tuberkulös, wenn Riesenzellen vom Langhansschen Typus auftreten (Fall Naumann, Niere), oder wenn Verkäsungen das Bild der Tuberkulose vervollständigen.

Ich halte es nicht für ganz ausgeschlossen, daß es noch bei speziellerer histologischer Untersuchung doch gelingen könnte, auch in den chronisch entzündlichen Prozessen für Tuberkulose charakteristische Züge zu entdecken. Vielleicht geben uns die Wucherungs- und Regenerationsprozesse der Organzellen, die ja auch bei der echten Tuberkulose im Beginn im Vordergrund stehen (vgl. Baumgarten), bei genauerem Studium Anhaltspunkte in dieser Richtung, vielleicht auch die Indurationsprozesse oder die Infiltrate.

Wenn wir somit sehen, daß alle Übergänge von den einfachen chronisch-entzündlichen Veränderungen zu echt tuberkulösen histologischen Bildern vorkommen, so wird es immer wahrscheinlicher, daß auch die nicht charakteristischen Prozesse als direkte Folge der Tuberkulose anzusehen sind. Je nachdem im Kampf des Organismus mit den Tuberkelbazillen die Kräfte verteilt sind, erhalten wir verschiedene Produkte: das eine Mal schwere ulzeröse Phthise, das andere Mal einen Tuberkel mit Verkäsung, Bindegewebsneubildung, Resorption und Vernarbung oder Verkreidung, wieder ein anderes Mal nur chronisch-entzündliche Veränderungen.

Welche Veränderungen im Einzelfall die Tuberkelbazillen zur Folge haben, das hängt von einer außerordentlich großen Menge von Faktoren ab. Neben der schon oben erwähnten Menge und Virulenz der Bazillen und neben dem Grad der relativen Resistenz und Immunität des einzelnen Gesamtorganismus kommt hier auch noch die Art des betroffenen Organs in Betracht: In der Lunge und den Lymphdrüsen finden wir häufig ulzeröse Tuberkulosen, in den Nieren auch nicht eben selten. Dagegen ist eine ulzeröse Tuberkulose in der Leber, der Milz, dem Herzmuskel so gut wie unbekannt. In den Nieren, der Leber, der Milz sind kleine Tuberkel ein sehr häufiger Befund, weniger häufig sind sie im Herzmuskel. Neben den Tuberkeln findet man in diesen Organen häufig entzündliche Veränderungen. In den Extremitätenvenen sind Tuberkel im Verhältnis zu den oben beschriebenen mehr diffusen, chronisch-entzündlichen Veränderungen recht selten, in den peripherischen Nerven sind hämatogene Tuberkel wohl noch nicht beobachtet, während die neuritischen Prozesse bei Tuberkulose außerordentlich häufig sind.

Die verschiedene Reaktion der einzelnen Organe auf die tuberkulöse Infektion wird wiederum durch eine Reihe von Umständen bedingt: einesteils kommen hier mechanische Verhältnisse (Ribbert) in Betracht, vor allem die verschiedene Art der Blutversorgung, die Strömungsgeschwindigkeit des Blutes und besonders auch die Weite der Kapillaren (Axenfeld), andernteils die verschiedene Menge der in den Organen gebildeten und enthaltenen nichtspezifischen und spezifischen Schutzstoffe, endlich eine Menge von Zuständen, die wir nur zum geringsten Teil kennen, und die wir in ihrer Wirkung im einzelnen noch gar nicht übersehen können.

Wir kommen nun noch zur Beantwortung der weiteren in der Einleitung gestellten Fragen.

Unsere Impfversuche, zusammengenommen mit den histologischen Untersuchungen, haben uns gelehrt, daß die tuberkulöse Infektion nicht immer zu dem typischen Bilde der histologischen Tuberkulose zu führen braucht. Hier ist noch die Frage zu beantworten, ob nicht die oben geschilderten atypischen histologischen Veränderungen als Anfangs- oder Endstadium echter histologischer Tuberkulose anzusehen sind, wie letzteres z. B. Stoerk bei seiner experimentellen tuberkulösen Leberzirrhose annimmt. Bei den Veränderungen in der Leber und in den Nieren ist dies, wenigstens für einen Teil der Veränderungen, recht wahrscheinlich, wie auch die oben geschilderten Übergänge beweisen. Dagegen glaube ich diesen Entstehungsmodus bei den Venen- und Nervenveränderungen in Abrede stellen zu müssen; ich glaube vielmehr, daß es an den Venen und den Nerven der Extremitäten meist nicht zu echter histologischer Tuberkulose kommt, sondern daß von vornherein die beschriebenen chronisch-entzündlichen Prozesse auftreten, sonst hätte ich in den vielen Hunderten von Serienschnitten doch irgendwo einmal auch eine echte tuberkulöse Veränderung finden müssen.

Ferner läßt sich die Tatsache, daß die gewöhnliche Lungentuberkulose relativ selten zu akuter Miliartuberkulose führt, nicht mehr damit erklären, daß etwa bei der Lungentuberkulose keine Tuberkelbazillen in die Blutbahn verschleppt würden. Sie hat andere Ursachen. Die akute Miliartuberkulose entsteht meist, wenn in einem sonst von Tuberkulose freien Organismus rasch von einem oder mehreren ursprünglich lokalen Herden aus große Mengen von Tuberkelbazillen in die Blutbahn gelangen. Der Körper des an Lungentuberkulose Leidenden wird durch häufige kleinere Schübe an die Gegenwart der Bazillen gewöhnt und zur Bildung von Schutzstoffen veranlaßt, so daß er später auch auf größere Mengen verschleppter Bazillen nicht mit einer Miliartuberkulose reagiert.

Was wird nun aber bei der Lungentuberkulose aus den Bazillen, die in die Blutbahn gelangen? Sie werden, wenn sie einzeln länger in der Blutbahn kreisen, wahrscheinlich durch die Schutzstoffe des Blutes abgeschwächt oder abgetötet. Wenn sie in größeren mikroskopischen Konglomeraten, besonders mit weißen Blutzellen zusammen, verschleppt werden, führen sie zu Embolie in irgendeinem Organ mit nachfolgender Entwicklung von Tuberkuloseherden, die aber meist ziemlich gutartig verlaufen. Wo die Bazillen einzeln abgelagert werden, da erhebt sich ein Kampf zwischen den Zellen des Organismus und den Bazillen. Daß dieser Kampf auch da, wo es nicht zur Bildung echter histologischer Tuberkulose kommt, nicht zum Untergang der Bazillen zu führen braucht, das zeigen unsere Impfresultate.

Endlich machen unsere Versuchsresultate es außerordentlich wahrscheinlich, daß, wie wir schon in der Einleitung andeuteten, die sogenannten toxischen Veränderungen bei Tuberkulose nicht durch in der Blutbahn kreisende gelöste Gifte, sondern durch die Bazillen selbst erzeugt werden. Durch viele negative Befunde der Bazillenfärbung in Schnitten der atypischen Veränderungen scheint mir bewiesen, daß sich in diesen Veränderungen die Bazillen nicht vermehren, und daß diese Veränderungen „durch Bakterien bedingte toxische Veränderungen" sind. Einen ähnlichen Standpunkt vertritt bezüglich der Tuberkulide Zieler, wenn er sagt, daß „sich eine scharfe Grenze zwischen bazillärer und toxischer Tuberkulose nicht ziehen" läßt. Für diese Anschauung spricht außer dem positiven Bazillenbefund und dem Nebeneinandervorkommen von echt tuberkulösen und von „toxischen" Veränderungen die ungleichmäßige Verteilung und ungleiche Stärke dieser „toxischen" Veränderungen in dem einzelnen Organ.

Die Frage der Mischinfektion sei nur kurz gestreift. Man hat früher zur Erklärung von Veränderungen, die nicht in das Bild der Tuberkulose zu passen schienen, die Hypothese der Mischinfektion aufgestellt. Wir wissen heute, daß man Bakterien, die aus dem Sputum gezüchtet sind, nur mit größter Vorsicht als Krankheitserreger ansehen darf. Daß der Befund von Mischbakterien im Blut bei Phthise ein recht seltener ist, das haben Jochmanns Untersuchungen gezeigt. Im übrigen braucht man nur die Käsebrocken tuberkulöser Lungen kurz nach dem Tode zu untersuchen, und man findet darin meist Reinkulturen von Tuberkelbazillen. Durch meine Untersuchungen ist erwiesen, daß sich in Gewebsveränderungen, die bisher von manchen Autoren der Mischinfektion zur Last gelegt worden, Tuberkelbazillen nachweisbar sind, daß in vielen Fällen auch Tuberkelbazillen im Blut zu finden sind. Wir werden in Zukunft die spekulativ aufgestellte Mischinfektion nicht gelten lassen und als Mischinfektion nur die Fälle ansehen, bei denen wirklich die krankmachende Einwirkung anderer Bakterien neben den Tuberkelbazillen auch exakt nachgewiesen ist. Die genaue klinische und anatomische Untersuchung lehrt uns, daß Tuberkulosefälle nur relativ selten „septisch" werden. Vor allem kommt es so gut wie nie zu eitrigen Metastasen. Auch findet man nicht eben selten bei andern Infektionskrankheiten (Pneumonie, Typhus; eigene Beobachtung) Mischbakterien im Blut, ohne daß der Verlauf der Grundkrankheit wesentlich dadurch modifiziert zu werden braucht. Vielleicht haben wir in Fall 9, bei dem es zu Amyloid gekommen ist und bei dem sämtliche, mit verschiedenen Organstücken geimpfte Meerschweinchen an eitrigen Affektionen eingegangen sind, eine echte Mischinfektion vor uns. Ein Vergleich der Jochmannschen Untersuchungen mit den meinigen zeigt deutlich, wie selten Mischbakterien und wie häufig Tuberkelbazillen im Blut der Phthisiker kreisen.

Ich fasse die wichtigsten Ergebnisse meiner Untersuchungen dahin zusammen:

1. Bei Lungentuberkulose kreisen sehr häufig Tuberkelbazillen in der Blutbahn. Der Nachweis dieser Bazillen gelingt im allgemeinen um so leichter, je schwerer die zugrunde liegende Tuberkulose ist. Doch findet man nicht selten auch Bazillen im Blut bei Fällen, die klinisch den Eindruck einer leichteren Erkrankung machen.

2. Das Kreisen von Tuberkelbazillen im Blut führt meist nicht zu allgemeiner Miliartuberkulose.

3. Man findet bei der Autopsie von Phthisikern fast in allen Organen histologische Veränderungen.

4. Diese histologischen Veränderungen zeigen zum Teil den Bau der echten Tuberkulose, zum andern Teil verlaufen sie unter dem Bilde chronisch entzündlicher Vorgänge, bei denen bald mehr die Wucherung epithelialer, muskulärer und bindegewebiger Elemente, bald mehr Degenerations- und Regenerationsprozesse, bald mehr kleinste atypische Rundzelleninfiltrate im Vordergrund der Erscheinungen stehen. Diese chronisch entzünd-

lichen Veränderungen sind nicht gleichmäßig diffus im Körper oder in den Organen verbreitet, sondern sie fehlen an einzelnen Stellen ganz, sind an andern Stellen von geringer Stärke, wieder an andern Stellen sehr hochgradig.

5. In manchen Organen findet man häufig die echt tuberkulösen und die chronisch-entzündlichen Vorgänge nebeneinander, so z. B. in den Lungen, den Nieren, der Leber, seltener im Herzen und in den Venen. In andern Organen kommt es nur zur Bildung der chronisch-entzündlichen Veränderungen, so z. B. in den Nerven, meist auch in den Venen, häufig im Herzen und in den Nieren.

6. Trotzdem das Bild der chronisch-entzündlichen Veränderungen sich nicht wesentlich von dem bei andern Infektionen zu unterscheiden scheint, lassen sich in derart atypisch veränderten Organen der Phthisiker sehr häufig Tuberkelbazillen durch Tierimpfung nachweisen.

7. Während der Beweis, daß es echte toxische Veränderungen bei Tuberkulose gibt, noch nicht erbracht ist, erscheint es außerordentlich wahrscheinlich, daß die Giftstoffe, die diese Veränderungen verursachen, häufig von den verschleppten Bazillen selbst an den Ort der Einwirkung getragen werden. Daß diese bei „toxischen" Veränderungen gefundenen Tuberkelbazillen nicht abgestorben zu sein brauchen, das beweisen meine Meerschweinchenimpfungen. Die in den atypischen Veränderungen nachgewiesenen Tuberkelbazillen können unter gewissen Umständen aktiv werden und zu echter histologischer Tuberkulose führen (vgl. Zielers Befunde und meine Resultate).

8. Die Infektion mit Tuberkelbazillen führt daher nicht immer zur Bildung typischer histologischer Tuberkulose, sie kann auch bloß chronisch-entzündliche Veränderungen ohne eigentliche histologische Tuberkulose zur Folge haben. Zu dieser Anschauung stimmen sehr gut die experimentellen Befunde der Wiener Schule (Bartel).

9. Solche atypische Prozesse finden sich bei Lungentuberkulose besonders häufig in den mittelgroßen und kleinen Venen (Phlebitis obliterans ohne und mit Thrombose), an den Nervenstämmen (Neuritis parenchymatosa et

interstitialis, Perineuritis), an den Nieren (Nephritis der Tuberkulösen), am Herzen (Myodegeneratio cordis, Myocarditis interstitialis, Thrombose kleiner Herzvenen), in der Leber (Leberzirrhose, „Gewebsatrophien und -hyperplasien" bei Tuberkulösen), in der Haut (atypische Hautveränderungen der Phthisiker), vielleicht auch in den Arterien (isolierte Verkalkung der Elastica interna und eventuell manche Formen von Arteriosklerose). Wieweit der „tuberkulöse Rheumatismus" (Poncet) zu den typischen oder atypischen Veränderungen bei Tuberkulose gehört, läßt sich zurzeit noch nicht im einzelnen entscheiden.

10. Während Mischbakterien bei der Tuberkulose sich meist erst in der Agone und post mortem im Blut nachweisen lassen, finden sich Tuberkelbazillen im Blut schon Wochen, Monate, wahrscheinlich sogar Jahre vor dem Tod der Kranken. Die Lungentuberkulose ist in diesem Sinne schon in ziemlich frühen Stadien eine Allgemeinerkrankung. Die außerordentliche Verbreitung der Tuberkelbazillen im Körper der Phthisiker erklärt uns auch am besten die Wirkung der tuberkulösen Erkrankung auf den Gesamtorganismus.

Literatur.

Abel, Guy, Ref. Ztschr. f. Tuberk. 1907 Bd. 11 S. 161. — Aschoff, Ztschr. f. klin. Med. Bd. 29 S. 440. — Astié, Névrite amyotrophique des tuberculeux. Thèse de Paris 1898, zit. bei Steinert a. a. O. — Aufrecht, Path. u. Ther. der Lungenschwinds. Wien 1905.— Berl. klin. Wschr. 1900 Nr. 27. — Bäumler, Berl. klin. Wschr. 1905 Nr. 44 a. — Banti, Ztlbl. f. allg. Path. 1892. — Barbier, Sem. méd. 1903 Nr. 27. — Bartel, Wien. klin. Wschr. 1907 S. 850. — Baumgarten, P., Ztlbl. f. d. med. Wissensch. 1881. — D. med. Wschr. 1883 S. 198 ff. — Berl. klin. Wschr. 1886, ebenda 1901 S 1101 ff. — Verh. d. D. Path. Ges. 4. Tagung, Hamburg 1901 S. 2 ff., ebenda 9. Tagung, Meran 1905. — Über latente Tuberkulose. Volkmanns Samml. klin. Vortr. 1882 Nr. 218 S. 1965. — Baumgarten und Tangls Jahresbericht. — Belgardt, Über Regenerationserschein. in der Leber des tub. Meerschweinchens. Diss. Leipzig 1905. Ref. in Internat. Ztlbl. f. d. ges. Tub.-Lit. 1906 S. 5. — Benda, C., Berl. klin. Wschr. 1899 S. 566 ff. — Bergeron, Thèse de Paris 1904. — Bernard u. Salomon, Rev. de méd. 1905 S. 49 ff. — Bezançon, Griffon et Philibert, Compt. rend. t. 55, 1903 p. 35. — Braillou, Sem. méd. 1903 Nr. 27. — Bregmann, Ein Beitrag zur Kenntnis der Angiosklerose. Diss. Dorpat 1890, zit. bei v. Schrötter a. a. O. — Calmette. Guérin et Delcarde, zit. bei Rabinowitsch a. a. O. — Chantemesse u. Widal, zit. bei Lesné u. Ravaut a. a. O. — Colela, R., Stud. della polinevrite tub. Ann. della clin. delle mal. mental. e nervos. di Palermo 1903 No. 2, ref. Neurolog. Ztbll. 1904 S. 123 u. Baumgartens Jahresber. 1905. — Collard, Contrib. à l'étude des phlébites des membres chez les tub. Thèse de Paris 1904. — Cornet, Die ak. allg. Miliartub., Nothnagels Hdbch., Wien 1900. — Die Tuberkulose, ebenda 1899, 2. Aufl. 1907. — Verh. d. 24. Kongr. f. inn. Med. Wiesbaden 1907 S. 190. — Crawfurd, Edinburgh med. journ. Bd. III 1901 S. 244. Zit. b. Pertik a. a. O. — Dodwell, Amer. journ. of the med. sc. 1893, June. — Duguet, L'union méd. 1882 No. 128 129. — Dumont, Phlébite prétub. et phlébite précoce des tub. Thèse de Paris 1900. — Eisenlohr, Ztlbl. f. Nervenheilk. 1879 S. 100. Zit. bei Pitres u. Vaillard a. a. O. — Etienne, Arch. de méd. expér., janv. 1898. Zit. bei Lesné u. Ravaut a. a. O. — Ferrand, Sem. méd. 1903 No. 7. — Fiessinger, N., Arch. de méd. expér. 1906 p. 791. Ref. Ztlbl. f. inn. Med. 1907 S. 785. — Fonsagrives, Tub. inflamm., iritis d'origine tub. Thèse de Lyon, 1904. — Foulerton and Hillier, Brit. med. journ. Sept. 21 1901. — Fränkel, A., Mischinfektion bei Tub. Berl. klin. Wschr. 1898 Nr. 16. — Gary, Bac. de Koch dans le sang. Thèse de Lyon 1905. — Gottstein, Ernst, D. Arch. f. klin. Med. Bd. 91 S. 198. — Gottstein u. Matthes, 24. Kongr. f. inn. Med. 1907 S. 195. — Hammer, D. Ztschr. f. Nervenheilk. Bd. 12 S. 215 1898. — Harbitz, Lymphdrüsentub. im Kindesalter. Kristiania 1905. Zit. bei Rabinowitsch a. a. O. und Sem. méd. 1905 Nr. 33. — Haushalter et Etienne, Gaz. hébd. de méd. et chir. 1896 Nr. 69. — Hayem, Bull. soc. anat. de Paris 1867 S. 376. — Heller, Naturforschervers. Freiburg 1883. Zit. bei Löwenstein a. a. O. — Heyn, A., Virch. Arch. Bd. 165 1901. — Hildebrandt, Münch. med. Wschr. 1906. — Hirschlaff, D. med. Wschr. 1897 S. 766 ff. — Hirtz, Bull. et mém. de la soc. méd. des hôpit. 8 juin 1894. — Sem. méd. 1894 S. 274. — Le mercredi méd. 1894 No. 24. — Jagić, Wien. klin. Wschr. 1907 S. 849. — v. Jaksch, Klin. Diagnostik, 6. Aufl. Wien 1907 S. 67. — Jochmann, D. Arch. f. klin. Med. Bd. 83 S. 558. — Jores, Zieglers Beitr. Bd. 21. — Med. Klin. 1908 Nr. 38. — Jousset A., Des septicémies tub. Sem. méd. 1903 p. 153. — La bacillémie tub. Sem. méd. 1904 p. 289. — Sem. méd. 1903 p. 146 (Leberzirrhose). — Rein et bacille de Koch. Arch. de méd. expér. 1904. — v. Kahlden, Path. Ztlbl. Bd. II 1891 Nr. 3. — Kelber Arb. aus d. Path.-anat. Inst. zu Tübingen (Baumgarten) Bd. II S. 387. — Kimla, Virch. Arch. Bd. 184 1906 S. 469. — König, F., Berl. klin. Wschr. 1896 S. 485. — Körmöczi u. Jassniger, D. med. Wschr. 1904 S. 342. — Kovács, J., Zieglers Beitr. Bd. 40 S. 281 1906. — Kraemer, Baumgartens Jahresber. 1902 S. 497 Fußnote [1]. — Krehl, Arch. f. exper. Path. u. Pharmak. Bd. 35 S. 223. — Kurlow, D. Arch. f. klin. Med. Bd. 44 S. 437. — Lasker, A., D. Ärzte-Ztg. 1901 S. 27. — Laube, Tuberkulöser Rheumatismus. Ztschr. f. Tuberk. 1905 H. 5. — Lecourtois, Phthisic pulm., thromb. vein. et artér. Bull. soc. anat. de Paris 1867 p. 376 ff. — Leichtenstern, Münch. med. Wschr. 1897 S. 1. — Leloir. H., Bull. soc. anat. de Paris 1880 p. 363 — Lemoine, Lyon méd. 1880 p. 413 et 460. — Lesicur, Journ. de phys. et pathol. génér. Sept. 1904. — Lesné et Ravaut, Sem. méd. 1900 p. 340. — Letulle, Anat. pathol. Zit. bei Dumont a. a. O. — Lidell, J. A., On thrombosis and embolism. Case III. Chronic tuberculosis etc. Am. journ. med. scienc. Philadelphia 1872 u. ser. 59 S. 325—365 (nicht im Original zugänglich). — Liebermeister, G., Verh. d. 24. Kongr. f. inn. Med. 1907 S. 180. — Baumgarten-Festschr. Leipzig 1908. — Münch. med. Wschr. 1908. — Verh. der 80. Naturforschervers., Köln 1908, 15. Abt. — D. med. Wschr. 1909. — Löwenstein, Ztschr. f. Tuberk. Bd. 7 1905 S. 491. —

Lubarsch-Ostertag, Ergebnisse. — Lüdke, Wien. klin. Wschr. 1906 S. 949. — Lustig, Wien. med. Wschr. 1884 S. 1429. — Macfadyen u. Macconkey, Brit. med. journ. 1903 II p. 129. — Maragliano, Berl. klin. Wschr. 1895, 1896, 1899. — Ztschr. f. Tub. Bel. 1, 1900. — Marmorek, A., Berl. klin. Wschr. 1907 Nr. 1. — Matthes, D. Arch. f. klin. Med. Bd. 53, 54 S. 39. — Matusewicz, Zieglers Beitr. Bd. 31 1902. — Mehnert, E., Üb. d. topograph. Verbreit. d. Angiosklerose. Diss. Dorpat 1888. Zit. bei v. Schrötter a. a. O. — Meisels, Wien. med. Wschr. 1884 S. 1159. — Melchior, Ther. der Gegenw. 1908 S. 444 (Tuberk. Gelenkrheum.). — Mendel, H., Sem. méd. 1894 S. 144. — M. Michaelis und Meyer, Charité-Ann. 1897 S. 150. — Michelazzi. Baumgartens Jahresber. 1905 S. 487. — Monod, Bull. soc. anat. de Paris 1867 S. 681. — Much. s. Weiß, Münch. med. Wschr. 1908. — Müller, C., Arch. f. Psychiatr. u. Nervenkrankheiten 1883 Bd. 14 S. 669. — Müller, Fr., Verh. d. D. Path. Ges. in Meran 1905 S. 95 u. 96. — Neisser, Ernst, D. med. Wschr. 1903 Nr. 37 (Luetische Phlebitis). — Oettinger Sem. méd. 1902 S. 49. — Olivier, H., Thromb. et embol. cérébr. dans la phthisie pulm. Thèse Paris 1870. — Oppenheim, Lehrb. d. Nervenkrankh. 4. Aufl. Berlin 1905. — Neurol. Ztlbl. 1885 S. 544. — Oppenheim u. Siemerling, Arch. f. Psychiatr. Bd. 18 S. 98 ff. — Orth, Verh. d. D. path. Ges., 4. Tagung, Hamburg 1901 S. 30. — Berl. klin. Wschr. 1906 S. 645. — Pachot, L. C., Thèse de Paris 1878. — Pautrier, Les tuberculoses cutanées atypiques (Tuberculides). Thèse de Paris 1903. — Perrin, Des polynévrites. Paris 1901 (Literatur). Zit. bei Steinert a. a. O. — Pertik, Lubarsch-Ostertag Bd. 8 II. — Pitres et Vaillard, Rev. de méd. 1886 No. 3. — — Pizzini, Ztschr. f. klin. Med. 1892 Bd. 21 S. 329. — Poncet, Gaz. hébdom. No. 59. 1901. — Ref. Baumgartens Jahresb. 1901. — Sem. méd. 1905 No. 22, vgl. auch Melchior l. c. — Ponfick, Berl. klin. Wschr. 1877. — Rabinowitsch, Berl. klin. Wschr. 1907 Nr. 2. — Ribbert, D. med. Wschr. 1883 S. 413; 1885; 1906 S. 5; 1902 S. 301; 1897 S. 841; 1904 S. 1017. — Rissom, Charité-Ann. 32. Jahrg. 1908 S. 476. — Rolly, Münch. med. Wschr. 1907 Nr. 31. — Rosenberger. Proceed. path. soc. of Philadelphia vol. IX p. 206; Waldeyer-Posners Jahresb. 1907 I S. 640. — Amer. journ. of the med. scienc. July 1905. Zit. bei Rabinowitsch a. a. O. — Ruge, H., u. Hierokles, Berl. klin. Wschr. 1899 Nr. 4. — Rütimeyer, L., Ztlbl. f. inn. Med. 1885 Bd. VI Nr. 21. — Sabrazès et Mongour, zit. bei Collard. — Sawada, D. Arch. f. klin. Med. Bd. 76. — Schabad, Ztschr. f. klin. Med. Bd. 33, 1897. — Schmorl, Ztlbl. f. allg. Path. 1904 Bd. 15 S. 538. — Schmorl u. Geipel, Münch. med. Wschr. 1904 S. 1676. — v. Schrötter, Erkrank. d. Gefäße. Nothnagels Hdb. Wien 1901 S. 428. — Schwarz, Gottfr., Virch. Arch. Bd. 182. S. 178. — Sesary, Gaz. méd. de Lyon 1867 No. 17, Ref. Virchow-Hirschs Jahresber. 1867 I S. 100. — Singer, Wien. med. Wschr. 1903. Nr. 13. — Smith, Brit. med. journ. 1881 June 29. Zit. bei Ruge u. Hierokles a. a. O. — Sorgo, Ztschr. f. klin. Med. 1907 Bd. 61 S. 250. — Steinert, Zur Kenntnis der Polyneuritis der Tuberkulösen. Brauers Beitr. Bd. II 1904 S. 347. — Sternberg, Wien. klin. Wschr. 1901 S. 377 (Neuritis). — Path. Ztlbl. 1902 Bd. 13 S. 753 (Tote Tuberkelbazillen). — Sticker, G., Ztlbl. f. inn. Med. 1885 Bd. VI S. 443. — Stock, W., v. Graefes Arch. f. Ophthalm. Bd. 56 H. 1 1907. — Stoerk, Wien. klin. Wschr. 1907 S. 847 und 1011. — Straus u. Gamalaia, zit. bei Kelber a. a. O. — Strümpell, Arch. f. Psych. u. Nervenk. 1883 Bd. 14 S. 339. — Touchard, Exposé et critique de la méthode inoscopique. Rev. de la tuberculose t. 10 1903 p. 356. — Triboulet, Sem. méd. 1903 S. 138. — Tripier, Arch. de méd. exp. 1890 p. 361, zit. bei Witte u. Benda a. a. O. — Vaquez, Sem. méd. 1903 No. 27. — Vierordt, Arch. f. Psych. u. Nervenk. 1885 Bd. 14 S. 678. — Villemin, Leçons sur la tuberculose, 1868, zit. bei Bergeron a. a. O. — Weichselbaum, Wien. med. Wschr. 1884 S. 334. — Weigert, D. med. Wschr.

1883 S. 349; 1897 S. 761. — Werner, H., Tub. pulm.; Thromb. venae crur. et iliac. int. sin.; Tod. Ber. des k. k. Krankenh. Wieden 1871, Wien 1873 S. 93. — Widal, Phlegmatia cachectique et bacille de Koch. Thèse de Paris 1889, zit. bei Collard a. a. O. — Witte, Zieglers Beitr. Bd. 36 S. 192. — Wolff, B., Monatsschr. f. Geb. u. Gyn. Bd. VI 1897 H. 5. — Wolff, P.. (Reiboldsgrün), Münch. med. Wschr. 1904 S. 1506. — Zieler, Münch. med. Wschr. 1908 Nr. 32. — Ztschr. f. ärztl. Fortbild. 1908 Nr. 18.

XVI.

Über tuberkelähnliche Knötchenbildung verursacht durch Eier von Schistosomum japonicum.

Von

Dr. T. Tsunoda, Kyoto (Japan).

(Hierzu Taf. VIII.)

Über tuberkelähnliche Knötchenbildung durch Fremdkörper im allgemeinen, im besonderen über die der Lunge, Leber, Lymphdrüsen und des Bauchfells ist bisher nur in wenigen Fällen berichtet worden, weshalb ich in der Literatur darüber nicht viel finden konnte. Die Fälle von Fremdkörperchentuberkulose, ausschließlich am Bauchfell lokalisiert und durch Parasiteneier verursacht, sind bisher ebenso selten beobachtet worden. Vor einiger Zeit haben befreundete Ärzte von mir, Dr. Fujinami und Kawamura in Japan dieselbe je einmal in der Lunge, Darmwandung und Leber bei Schistosomiasis japonica vorgefunden und in japanischer Sprache Mitteilung darüber gemacht.

Nach der älteren Literatur ist im Jahre 1881 von Laulani eine interessante Beobachtung mitgeteilt worden; diesem Bericht zufolge werden tuberkelähnliche Knötchen hervorgerufen durch den Reiz der Eier eines Nematoden, Stron gylus vasorum, der seine Entwicklung im rechten Ventrikel und der Pulmonalarterie von Hunden durchmacht. Die kleinsten Arterien bilden die Matrix für die Rundzellenwucherung, die auch darin den Tuberkeln gleichen, daß zentral, d. h. um das Parasitenei herum gewöhnlich eine Riesenzelle zu finden ist.

Mein verehrter Lehrer Professor Miura beschrieb bei einem 26 Jahre alten Landmanne Pseudotuberkel an der serösen Oberfläche der Leber, des Diaphragma, des Omentum, Zökum, der Douglashöhle usw. von miliarer und submiliarer Größe, welche von Parasiteneiern, wahrscheinlich den Eiern des Distoma hepaticum verursacht worden waren.

Herbing erwähnt einen, an die Mitteilung von Miura erinnernden Fall; in der unmittelbaren Umgebung eines perityphlitischen Abszesses waren an dem Bauchfelle durch Täniaeier hervorgerufene miliare Knoten in mäßig großer Zahl zu finden.

Sonst kann man aus der Literatur nur kurz folgende Fälle von Pseudo-Tuberkelbildung auf Grund tierischer Parasiten erwähnen.

Schröder und Westphalen beschreiben einen Fall von resorbiertem Zystizerkus in einem tuberkulös erkrankten Auge, wo sie um die Reste des Parasiten herum riesenzellenhaltiges Granulationsgewebe fanden. Wagenmann hat bei Gelegenheit der Darstellung eines selbst beobachteten Falles (Riesenzellenbildung um einen intraokularen Zystizerkus) die Richtigkeit der Schröderschen Diagnose bezweifelt und es für wahrscheinlich erklärt, daß es sich hier um Fremdkörpertuberkulose handele. Er deutete mit Recht die Riesenzellenbildung als eine Fremdkörperwirkung, ebenso wie dies Dolina in einem Fall von intraokularem Zystizerkus getan hatte. Hirschberg hält sogar das Vorkommen von Riesenzellen in der Organkapsel um den Zystizerkus herum für ein regelmäßiges Vorkommen. Sonst sind ähnliche Beobachtungen in solchen Fällen von Stied, Krückmann und Orth gemacht worden.

Ich bin in der günstigen Lage, zwei Fälle von ausgedehnter Fremdkörperpseudotuberkulose, verursacht durch die Eier von Schistosomum japonicum, zu publizieren. Meine Fälle sind folgende:

Fall 1. Ein 20 jähriger Bauer aus dem Dorfe Nakatsuhara in der Provinz Bingo, wo die große Endemie der Schistosomiasis japonica herrscht. Der Patient hatte seit 5 Jahren an Bauchauftreibung, unregelmäßigem oder blutigem Stuhlgang, Digestionsstörung, allgemeiner Ernährungsstörung gelitten und starb schließlich an allgemeiner Körperschwäche.

Klinisch boten sich keine Symptome in den Brustorganen, dagegen war die Bauchdecke mäßig aufgetrieben, resistent und auf Druck schmerzhaft, ferner die Venen in der Bauchdecke etwas dilatiert. Die Milz war deutlich vergrößert und als Körper von Konsistenz fühlbar. Die Leber war unter dem Rippenbogen als knorriger und elastischer Körper zu palpieren. Im Stuhl sah man zeitweise große Schwärme von Schistosomumeiern, besonders im Frühling und Sommer. Die Bauchhöhle enthielt geringen Aszites. Der allgemeine Ernährungszustand war sehr schlecht, auch war starke Anämie vorhanden.

Sektionsbefund. Die Lunge war etwas aufgebläht und elastisch. Die Pleura leicht getrübt. Die Schnittfläche zeigte überall unzählige mohnkorngroße graufarbige Knötchen, deren Aussehen ganz identisch mit den gewöhnlichen bazillenhaltigen Miliartuberkeln war, indessen war makroskopisch keine Verkäsung derselben nachweisbar. Die Bronchiallymphdrüsen waren schiefrig gefärbt und es war hier von Knötchen und Verkäsung nichts zu sehen.

Die Leber war leicht geschrumpft und von derber Konsistenz, ihre Oberfläche grob höckerig oder knorrig verändert, die Kapsel verdickt und adhärent mit dem Diaphragma. In der Schnittfläche der Leber sah man mehr oder weniger faserige Gewebswucherungen in dem periportalen Bindegewebe, doch keine Bindegewebswucherung des interazinösen Bindegewebes. Natürlich war die Glissonsche Kapsel im ganzen deutlich gewuchert, und es ließen sich darin nur spärliche miliare Knötchen nachweisen.

An den mit Peritonäum überzogenen serösen Häuten des ganzen Darmes, des Magens und des Mesenteriums fand man in großer Anzahl mohn-, hirse-, reiskorn- bis erbsengroße Knötchen, welche ziemlich stark verdickt und mit dem Peritonäum verwachsen waren. Die Schleimhaut des Darmes und Magens hatte nichts Abnormes; bisweilen war sie knotig hervorgehoben, wenn die Knötchen sich in der Submukosa befanden. Die Schnittfläche der Knötchen war meist grau und durchsichtig, aber bisweilen matt gelblich gefärbt.

Die Mesenterial- und Retroperitonäallymphdrüsen waren erbsen-, bis bohnengroß geschwollen und von derber Konsistenz. Die Schnittfläche war meist von grauen oder gelblichen miliaren Knötchen durchsetzt oder bisweilen faserig umgewandelt.

Die Milz war deutlich angeschwollen und zyanotisch, tuberkelähnliche Knötchen jedoch nicht nachweisbar. Die Lymphknötchen waren leicht geschwollen. Sonst waren Niere, Gehirn, Herz, Nebenniere, Pankreas sowie Urogenitalorgane ganz intakt.

Die Würmer hatten zum größten Teil ihren Sitz in den kleinen Ästchen der Vena mesenterica in der Nähe der Ansatzstelle des Mesenterium, jedoch waren sie auch in geringer Anzahl im Pfortaderstamme in der Vena cava inferior, der rechten Herzkammer sowie im rechten Vorhof nachzuweisen. Aszites war nur in geringer Menge in der freien Bauchhöhle vorhanden. Die Vena mesenterica, Vena lienalis und Portae waren sämtlich dilatiert.

Anatomische Diagnose: Schistosomiasis japonica, Pseudo-Miliartuberkulose der Lunge, des Peritonaeum viscerale, des Mesenterium und der Mesenterial- und Retroperitonäallymphdrüsen. Typische parasitäre interstitielle Hepatitis mit Milztumor.

Mikroskopische Untersuchung. Im Lungengewebe sah man viele kleine Zellanhäufungen, welche stark an die gewöhnliche bakterielle Miliartuberkulose erinnerten. In der Mitte derselben fanden sich meist ein bis zwei oder noch mehr dunkelbraun gefärbte ovale Körper, seltener dagegen konnte man ein teilweise homogenes Aussehen oder bisweilen mehrkernige Riesenzellen im Zentrum nachweisen. Die dazwischenliegende Alveolarwandung war hyperämisch kollabiert und enthielt oft einen mehr oder minder serösen oder epithelialen Inhalt im Alveolarraum. Die Lungenarterienäste waren meist erweitert und hyperämisch. Sonst trat eine leichte faserige Verdickung der Pleura und geringe Kohlestaubablagerung in der Umgebung der Blutgefäße und Bronchien zutage.

Bei starker Vergrößerung des Lungengewebes konnte man eine junge und alte Form von Pseudotuberkulose und Eiern unterscheiden. Die Jugendform der Pseudotuberkulose zeigte eine kleine Zellanhäufung in der Alveolarwandung, welche aus den Eiern und mehr oder weniger von Epitheloidzellen sowie Kleinzellen gebildet wurde. In der Umgebung der Knötchen konnte man ein zirkulär geschichtetes Bindegewebe mit kleinzelliger Infiltration und spindelförmigen Kernen nachweisen. Die Schistosomumeier hatten ovale Gestalt, eine bräunliche, dünne Schale, dunkelblau färbbaren körnigen Inhalt oder verschiedenes Mirazidium. Die Epitheloidzellen waren meist einkernig, aber auch zweikernig, und ihr Zellkern war immer oval und chromatinarm, mit wenigen Kernkörperchen. Ihr Zelleib war plasmareich und vielgestaltig, und bisweilen gingen von ihm sternförmige Fortsätze aus. Auf den Eiern unmittelbar aufgelagerte Epitheloidzellen waren häufig miteinander verschmolzen und ließen keine deutlichen Konturen mehr erkennen. Ferner zeigten sie Neigung, in die Form der Riesenzellen überzugehen. Bisweilen waren die Kerne dieser Epitheloidzellen in der Umgebung der Eier radial angeordnet. Die dazwischenliegenden Kleinzellen waren meist Lymphoidzellen und Leukozyten mit gelapptem Kern sowie azidophilen Granulis (Eosinophilzellen).

Bei der älteren Form der Pseudotuberkel zeigte sich auch meistens eine Anzahl von Parasiteneiern in der Mitte, und daneben einige große mehrkernige Riesenzellen, welche häufig die Eier umgaben. Weiter befanden sich in den Knötchen zahlreiche Epitheloidzellen und Lymphoidzellen, eine geringere Anzahl von Leukozyten und eine wechselnde Anzahl von Spindelzellen, insbesondere in der Peripherie von Knötchen. Meistens waren die Pseudotuberkel scharf abgegrenzt, jedoch war ihre Grenze nicht immer deutlich zu sehen, weil oft die Umgebung der Knötchen reichlich mit verschiedenen Arten von Zellen infiltriert war. Die Eier waren dabei meist zertrümmert oder geschrumpft und bisweilen verkalkt, seltener auch schon resorbiert worden. In den angegriffenen Eiern sah man oft eine reichliche Einwanderung von Epitheloidzellen oder Lymphoidzellen, und zwar war dann der Inhalt derselben zuerst resorbiert und erst zuletzt die Schale allmählich aufgelöst. Jetzt erst waren die Knötchen eierfrei geworden, d. h. die Eier wurden von den Riesenzellen gefressen. Die Kerne der Riesenzellen befanden sich dabei bisweilen in der Peripherie oder auch im Zentrum des Zellenleibes, mit mannigfaltiger Gestalt und Größe. Der Zelleib der Riesenzellen war meistens durchsichtig, strukturlos, aber bisweilen vakuolisiert oder pigmentiert, auch enthielt er öfters Eischalen- oder Kalkpartikelchen. In seltenen Fällen konnte man eine leichte Verkäsung im Zentrum der Pseudotuberkel nachweisen, mit Kernzertrümmerung und Kernschwund. Sonst fand man auch eine fibröse Umwandlung der Knötchen, wobei das Zentrum oder das ganze Knötchen konzentrisch geschichtet war.

Das Resultat der Untersuchung auf Tuberkelbazillen und sonstige Bakterien war gänzlich negativ. Die Kapillargefäßbildung in den Knötchen trat nur in der Peripherie und gar nicht im Zentrum zutage. Außerdem konnte man auch häufig Bindegewebswucherung in der Umgebung der Knötchen nachweisen. Das Elastikagewebe ist auch nicht verschwunden.

In der Leber sah man eine starke Bindegewebswucherung im periportalen Bindegewebe, eine Gallengangswucherung im neugebildeten Bindegewebe sowie auch eierhaltige Pseudotuberkel. Die Struktur der Knötchen war ganz gleichartig wie die in der Lunge, doch fand hier keine käsige Nekrose statt. Das Leberparenchym war teilweise atrophisch, anderenteils aber auch hypertrophisch.

Magen, Dünndarm und Dickdarm waren überall von verschieden großen Miliarknötchen durchsetzt, besonders deutlich in der serösen Haut, aber auch in der Muskularis und Submukosa. Hier traten die Knötchen sehr häufig ganz dicht aneinander, und ihr Zentrum war in den meisten Fällen faserig, käsig oder hyalinartig umgewandelt. Die histologische Struktur war ganz dieselbe wie oben und eierhaltig.

In den Mesenterial- und Retroperitonäallymphdrüsen konnte man auch zahlreich jüngere oder ältere eierhaltige Pseudotuberkel, und zwar besonders in der Rindensubstanz, nachweisen. Die feinere Struktur derselben war nicht anders als bei den anderen Organen.

Fall 2. Ein 38jähriger Bauer, der aus demselben Dorfe der Provinz Bingo stammte, litt seit 7 Jahren an Bauchauftreibung mit unbestimmten Schmerzen, Dyspepsie, periodischer Darmblutung (besonders im Sommer), verbunden mit Diarrhoe, Ödem an den Unterschenkeln sowie auffallender Entkräftung. Zwei Jahre nachher kam plötzlich ein epileptischer Anfall hinzu, und diese Anfälle verschlimmerten sich mehr und mehr, bis schließlich eine rechtsseitige spastische Hemiplegie zustande kam. Eine exakte Mitteilung hierüber ist schon in der Wiener med. Wochenschr. (1906) durch mich publiziert worden.

Auch bei diesem Falle konnte man Gehirn- und Bauchorganerscheinungen, aber keine Brustorgansymptome wahrnehmen.

Anatomisch: Die Lunge war elastisch und etwas derber als gewöhnlich, die Pleura war leicht verdickt, die Bronchiallymphdrüsen schiefrig und von derber Konsistenz. Auf der Schnittfläche der Lunge zeigten sich viele mohn- bis hirsekorngroße graufarbige, durchsichtige Knötchen, sonst keine auffallenden Veränderungen, natürlich auch keine käsigen Herde. Die Leber zeigte eine derbere Konsistenz, eine knorrige oder höckerige Oberfläche und eine verdickte Kapsel. Die Schnittfläche zeigte ausgedehnte, unregelmäßige Bindegewebswucherungen, besonders an den Pfortaderästen. Die Azinuszeichnung war deutlich, teils waren sie atrophisch, dagegen teils hypertrophisch, makroskopisch waren keine Knötchen nachweisbar. Die Wandung des Dünn- und Dickdarmes zeigte hie und da Verdickungen und zahlreiche Miliarknötchen, welche sich meist dicht beieinander befanden, eine meistens grauweißliche oder seltener mattgelbliche Farbe zeigten und in der serösen Haut wie in der Muskelschicht, Submukosa und Mukosa vorkamen. Die Mesenterial- oder Retroperitonäallymphdrüsen zeigten keine Anschwellung. Die Milz war etwas geschwollen und zyanotisch, die Kapsel oder Balken etwas verdickt. Niere, Pankreas, Herz und Urogenitalorgane usw. waren ganz intakt, die Vena portae und mesenterica überall deutlich dilatiert und blutreich.

Im Gehirn befand sich eine bemerkenswerte multiple chronische Entzündung in der linksseitigen Hirnhemisphäre. Die exakten Mitteilungen hierüber siehe Wiener med. Wochenschr. Würmer konnten nicht entdeckt werden.

Mikroskopisch fand man in ungeheuerer Anzahl Miliarknötchen in der Lunge, welche meist die ältere Form der Pseudotuberkel darstellten, stellenweise jedoch in geringerer Anzahl in der jungen Form vertreten waren. Bei der älteren Form der Pseudotuberkel fand man fast immer hyaline Knoten oder geschichtete faserige rundliche Gebilde und in ihrem Zentrum häufig verkalkte Schistosomumeier oder gar keine Eier. Dagegen wies man bei verhältnismäßig junger Fo m auch Parasit neier, Epitheloid-, Riesen- und Spindelzellen nach. Alle Knötchen wurden stets von neugebildetem Bindegewebe scharf begrenzt. Die Knötchen in der Leber zeigten die gleiche Beschaffenheit wie die in der Lunge, doch fanden sie sich nur in geringer Anzahl in dem neugebildeten Bindegewebe zerstreut und waren fast überall zu hyalinartigen homogenen rundlichen Gebilden umgewandelt. Sonst konnte man in gewuchertem Bindegewebe zahlreiche Parasiteneier in den Gewebsspalten nachweisen. In der Darmwandung habe ich gleichartige Verhältnisse wie beim 1. Falle wahrgenommen. Auch waren hier manche Knötchen hyalinartiger, fibröser oder käsiger Degeneration anheimgefallen. Die Schistosomumeier fanden sich in großer Anzahl im neugebildeten Bindegewebe. Die Pseudotuberkel waren fast überall in der älteren Form vertreten. Tuberkelbazillen und sonstige Mikroorganismen waren hier ebenfalls gar nicht nachweisbar.

Es ist bereits bekannt, daß das Schistosomum japonicum sich immer im Blut (hauptsächlich Venen) und Lymphgefäßsystem ansiedelt und darin große Schwärme von Eiern ablegt. Solche Eier werden dann durch den Saftstrom nach den feinsten Gefäßästen oder Kapillarblutgefäßen verschleppt und verstopfen hier das Gefäßlumen wie ein Embolus. Dadurch üben im Lumen steckende Eier einen Reiz auf die Gefäßwandung aus und rufen eine Reaktionsentzündung auf der Gefäßwandung hervor. Zu dieser Entzündung tritt häufig tuberkelähnliche Granulationsentzündung oder Granulom hinzu, deren Beschaffenheit und Struktur der wahren Tuberkulose sehr verwandt zu sein scheint.

Wie wird solche Pseudotuberkulose hervorgerufen? Daß die Eier einen Reiz als Fremdkörper auf die Gefäßwandung ausüben, ist von großem Interesse. Es kommt infolge des Reizes zuerst zur Proliferation der Endothelien unter Karyokinese. Diese Endothelien umwachsen die Eier unter steter eigner Vermehrung, und es kommt dadurch, daß die Endothelien hie und da sich einander verschmelzen, zur Bildung von Fremdkörperriesenzellen. Daneben findet man außerdem auch eine erhebliche Lymphoidzellen- oder Leukozyteninfiltration und Bindegewebswucherung in der Peripherie. In anderen Worten, die Epitheloidzellen dieser Fremdkörperpseudotuberkel gehen aus der Proliferation der Endothelzellen hervor, es sind die Riesenzellen also ein Produkt der Zusammenschmelzung der Endothelzellen. Die Spindelzellen dagegen stammen meistens aus dem Bindegewebe. Man kann somit aus den Beziehungen der Schistosomumeier zur Pseudotuberkulose interessante Schlüsse ziehen und man muß als Folgeerscheinung des Reizes, den die steckengebliebenen Eier auf die Gefäßwandung ausüben, wahrscheinlich keine chemische Schädigung, sondern vielleicht mehr eine mechanische annehmen. Warum könnte sonst diese Fremdkörperpseudotuberkulose so häufig zur käsigen Nekrose übergehen, während andere Knötchen dagegen die Neigung zur fibrösen Entartung zeigen? In meinen Fällen muß ich die Mitwirkung von Tuberkel- oder sonstigen Bakterien gänzlich ausschließen, weil der Nachweis der Mikroorganismen vollkommen negativ war. Doch diese Knötchenbildung und Verkäsung bei meinem Falle scheint mir morphologisch den bazillenhaltigen Tuberkeln sehr zu ähneln. Man kann auch hieraus folgern, daß die Fremdkörperpseudotuberkelbildung und Verkäsung ohne Mikroorganismen entstehen kann. Bei dieser Knötchenbildung handelt es sich um eine Reaktionsentzündung zum Schutz des Organismus gegen den Fremdkörper.

Die Riesenzellen gehen aus der Zusammenschmelzung der Epitheloidzellen hervor. Sie scheinen die Parasiteneier zu fressen (sog. phagozytäre Wirkung), da sie zuerst in der Umgebung der Parasiteneier sich bilden und diese dann ganz umwachsen, worauf die Eischale allmählich aufgelöst und schließlich ganz resorbiert wird. Hier sehen sie bisweilen wie eine Langhanssche Riesenzelle aus.

Wodurch wird die Verkäsung der Fremdkörperpseudotuberkel hervorgerufen? Ich bin der Ansicht, daß diese Verkäsung wahrscheinlich auf der Ernährungsstörung infolge der Blutgefäßarmut beruht; es kann sich deshalb natürlich um keine bakteriologisch-chemische Wirkung handeln. Außerdem noch spielt ein Hilfsmoment eine Rolle, daß nämlich die neugebildeten Kapillargefäße in den Knötchen auch nachträglich von den Eiern verstopft werden (ischämische Nekrose).

In den Knoten findet man häufig in der Mitte Riesenzellen in sehr großer Menge. Je nach den Lageverhältnissen der Eier zu den Riesenzellen zeigen die Knoten verschiedene Struktur: wenn die Riesenzelle das Ei rings umgibt, so finden sich die Kerne in der

Peripherie des Zellkörpers; wenn die Riesenzelle nur mit der einen Seite das Parasitenei berührt, so sammeln sich die Zellkerne meistens am entgegengesetzten Pole des Zelleibs. Und wenn die Schistosomumeier in der Riesenzelle sich befinden, so sind die Kerne möglichst weit von ihnen, am Rande des Zellkörpers zu sehen. Wenn die Eier infolge der Umwachsung der Riesenzellen zerbrechen, so kommen die Kerne fast immer in das Innere des Eis herein; und wenn das Parasitenei in den Riesenzellen aufgelöst oder resorbiert worden ist, so befinden sich die Zellkerne bisweilen in der Mitte, bisweilen auch in der Peripherie des Zelleibes.

Ich halte indessen auch im Gegensatze zu Meyer den kernfreien Fall der Riesenzellen nicht für einen solchen von herabgesetzter Vitalität, weil es sehr augenfällig ist, daß dieser Teil der Riesenzelle bei der Resorption des Fremdkörpers eine lebhafte Rolle spielt.

Epikrise. Dieser Prozeß hat dem Patienten starke Beschwerden bereitet, wobei die Symptome der Tuberkulose selbst aber auszuschließen sind, und nur die dargebotenen Symptome, z. B. Unterleibsauftreibung, Milzschwellung, höckrige Induration der Leber, blutiger Stuhlgang mit Parasiteneiern, allgemeine Ernährungsstörung usw., auf dieses Leiden bezogen werden können.

Nach dem Sektionsprotokolle zeigte die Lokalisation der Knötcheneruptionen mit großer Sicherheit, daß die Reize, nämlich die Schistosomumeier, aus bestimmten, von mir sichergestellten Herden in das Venen- oder Lymphsystem gerieten und große Verbreitung im Pfortadergebiet und dem Venensystem des großen Kreislaufes oder Lymphsystem fanden, und z. B. Eruptionen in der Leber, in den Lungen, in den Mesenterial- oder Retroperitonäallymphdrüsen, im Mesenterium und in der Darm- oder Magenwandung usw. hervorriefen. Diejenigen Eruptionen, welche in den Lungen, der Leber, den Lymphdrüsen und in der Darm- oder Magenwandung vorkommen, deuten ebenfalls mit großer Sicherheit darauf hin, daß die Schistosomumeier natürlich durch den Blut- oder Lymphstrom weiter transportiert, dann in kleinen Gefäßen aufgehalten und hier vom neugebildeten Granulationsgewebe eingeschlossen wurden.

Bei der Fremdkörperpseudotuberkelbildung als Folge der Schistosomiasis japonica entspricht somit diese Theorie der Riesenzellenbildung sehr der Ansicht von Klebs, Köster und anderen. Sie scheinen von gewucherten Endothelzellen der Blut- und Lymphgefäße auszugehen. Denn man kann in meinen beiden Fällen von Pseudotuberkulose fast immer in dem Zentrum der Knötchen die Schistosomumeier nachweisen. Bei jüngeren Knötchen sieht man noch mehr oder weniger die Struktur der Gefäßwandung in der Umgebung der Pseudotuberkel, sowie die Proliferation der Endothelien (sog. Epitheloidzellen) und die Übergangsformen von den Endothelien zu den Riesenzellen. Ich glaube, die oben erwähnte Fremdkörperpseudotuberkelbildung kann man als Beweis dafür anführen, daß die Knötchenbildung und Verkäsung auch ohne Teilnahme der Mikroorganismen entstehen kann. Die Eier werden zwar langsam, doch stetig resorbiert, so daß nach einer gewissen Zeit auch die geringste Spur derselben verschwindet. Bei dieser Resorption spielen die Hauptrolle die Riesenzellen, deren Zellkörper nicht von verminderter Lebenskraft ist, sondern gerade eine lebhaftere Funktion zeigt.

Literatur.

Laulani, Jahresbericht von Virchow, Bd. 1, 1882. — Miura, M., Virch. Arch. Bd. 110, 1889. — Helbing, D. med. Woch. Nr. 5, Vereinsbeilage, 1900. — Meyer, C., Zieglers Beitr. Bd. 13, 1893. — Krückmann, Virch. Arch. Bd. 138, 1898, Suppl. — Gyergyai, Zieglers Beitr. Bd. 42, 1907. — Tsunoda, Wiener med. Wschr. 1906. — Tsuchiya, Virch. Arch. Bd. 193, 1907.

XVII.

Der Einfluß der Erkrankungen der Koronararterien auf die Herzmuskulatur mit besonderer Berücksichtigung der chronischen Aortitis.

Aus dem Pathologischen Institut in München

Von

Erich Freiherrn von Redwitz,

Med. Praktikant

(Hierzu eine Textfigur.)

Unter den Faktoren, welche den verschiedenen Ablauf an sich gleichartiger pathologischer Prozesse in den einzelnen Organen bedingen, spielt neben der spezifischen Eigenart des befallenen Gewebes die Art der Blutversorgung die größte Rolle. Nicht nur einfache Zirkulationsstörungen zeitigen in den verschiedenen Organen verschiedene Bilder sondern auch Prozesse entzündlicher Art werden durch die Gefäßverteilung wesentlich beeinflußt. Umgekehrt ist aber auch der Einfluß, welchen eine primäre Erkrankung eines Gefäßsystems auf das von ihm versorgte Gebiet ausübt, ein ungemein wechselnder, je nach der Art seiner Verteilung, seines Kapillarnetzes, der Beschaffenheit seiner Gefäßwände und nicht zum mindesten seines Kollateralkreislaufes. Nicht bei allen Organen sind diese Verhältnisse genügend klargestellt. So ist vor allem am Herzen die Beziehung zwischen Erkrankung des Koronarkreislaufes und Schädigung des Herzmuskels trotz wiederholter Erörterungen in der Literatur noch nicht hinreichend dargetan. Die Frage ist ja in diesem Falle um so schwerer zu beantworten, als noch nicht alle Autoren zu einer übereinstimmenden Ansicht über die histologische Struktur des Herzmuskels gelangt sind. Doch neigt die Mehrzahl derselben vor allem nach den neueren Arbeiten von v. Ebner[12] und M. Heidenhain[21], welche die sogenannten Kittlinien der Herzmuskelzellen als Kontraktionsphänomen auffassen, und die Unzulänglichkeit, dieselben als Zellgrenzen zu betrachten, dartun, zur Annahme einer synzytialen Beschaffenheit des Herzmuskels wie sie der alten Lehre von Kölliker und Weissmann[1]) entspricht. Aber auch der zweite maßgebende Faktor, die Art der Blutversorgung, ist nicht von allen Autoren übereinstimmend beschrieben worden. Vor allem war das Bestehen eines Kollateralkreislaufes zwischen den beiden Kranzarterien einerseits und zwischen den Kranzgefäßen und den Vasa vasorum der großen Körpergefäße andererseits keine allgemein anerkannte Tatsache. Denn trotz einer genauen Beschreibung desselben durch Langer[31] im Jahre 1880 finden sich in späteren Publikationen immer wieder Angaben, nach denen die Kranzgefäße als Endarterien im Cohnheimschen Sinne betrachtet werden. Die Frage nach der Möglichkeit eines Kollateralkreislaufes am Herzen ist aber gerade für die Fälle von großer Wichtigkeit, in denen eine primäre Erkrankung der Kranzgefäße schädigend auf den Herzmuskel einwirkt, zumal

[1]) Zit. nach v. Ebner.

dieselben oft von großer klinischer Bedeutung sind. Hat man doch seit Heberdens[1]) Vorgang (1768) und Leydens und Huchards genauen Untersuchungen eine primäre Erkrankung der Kranzgefäße als Grundlage für den als Angina pectoris beschriebenen Symptomenkomplex angenommen. Sind also schon die Angaben über die beiden Grundfaktoren, welche pathologische Prozesse am Herzen beeinflussen, keine übereinstimmenden, so ist die Frage nach der Abhängigkeit pathologischer Prozesse im Herzmuskel von einer primären Erkrankung der zuführenden Gefäße noch viel weniger in einem Sinne von den verschiedenen Autoren beantwortet worden. Dieselbe zu erörtern, soll auch diese Arbeit ein Kleines beitragen und vor allem die Fälle berücksichtigen, in denen die Erkrankung der Kranzgefäße fortgeleitet erscheint von einer bestehenden chronischen Aortitis, oder die Fälle, in denen die Veränderungen in der Aorta selbst den Abgang der Kranzgefäße so geschädigt oder verengt haben, daß ein Studium der Ernährungs- und Zirkulationsverhältnisse in solchen Herzen von großem Interesse erscheint.

Als Basis unserer Untersuchungen möge uns ein genaueres Studium der Gefäßversorgung des normalen Herzens dienen.

Bekanntlich wird das Herz von zwei größeren Gefäßen, welche an der Wurzel der Aorta, gewöhnlich noch im Bereiche der Taschen, entspringen, den sogenannten Kranzgefäßen, versorgt. Während die Arteria coronaria dextra[2]) im Sulcus coronarius unter dem rechten Herzohr verlaufend, als Ramus descendens posterior im Sulcus longitudinalis posterior endet und nur an der Vorderfläche des Herzens einige kleine Seitenzweige entsendet, teilt sich die Arteria coronaria sinistra bald nach ihrem Austritt aus der Aorta. Ein Stamm zieht als Ramus descendens anterior im Sulcus longitudinalis anterior auf der Vorderfläche des Herzens zur Herzspitze herab, der andere wendet sich als Ramus circumflexus unter dem linken Herzohr im Sulcus coronarius um die dorsale Seite (facies diaphragmatica) der linken Kammer, um meist in zwei größeren und mehreren kleinen Ästen zu enden. Es scheint nach diesem groben Schema das linke Herz hauptsächlich durch die linke, das rechte durch die rechte Kranzarterie versorgt zu werden; doch ist die Blutversorgung der einzelnen Herzabschnitte durch die verschiedenen

[1]) Transact. of the College of Physiciens. London 1772. Zit. nach Leyden.
[2]) Nomenklatur nach Langer-Toldt[32] und Spalteholz[45].

Äste eine recht unregelmäßige. Langer[31] hat vor allem darauf hingewiesen, daß in der Blutversorgung des Herzens keinerlei Regelmäßigkeit besteht und die Blutgefäße ganz regellos die Muskelschichten der verschiedenen Herzabschnitte durchziehen. Ehrenfried Albrecht[1] hat dagegen einzelne Ernährungsbezirke im Herzen abgegrenzt. Er gibt an, daß der suprapapilläre Raum des linken Ventrikels in seinem vorderen Teil wesentlich vom Ramus circumflexus art. coron. sinistrae sowie einzelnen Teilen des Ramus descend. ant., hinten von einem Ast des Ramus circumflexus dexter. (Ramus descend. post. nach Langer-Toldt[32]) versorgt würde. Die Grenzscheide zwischen den beiden Ästen liegt nach ihm auf der Rückseite des Herzens gleich hinter dem linken Herzrande. Der Spitzenteil des linken Ventrikels gehört vorne zum Verbreitungsgebiet des Ramus descend. ant. der linken Kranzarterie, hinten zu den Endverästelungen des Ramus circumflexus (Ramus descend. post. nach Langer-Toldt) der rechten Kranzarterie. Rechts soll alles von der rechten Kranzarterie mit Ausnahme eines dem Septum angrenzenden Streifens der Vorderwand versorgt werden. Aber selbst diese Angaben weisen darauf hin, daß die Abgrenzung der Verbreitungsgebiete der einzelnen Kranzgefäße eine äußerst schwierige, im einzelnen Falle wohl nicht durchführbare sein muß.

Von großem Interesse ist die Frage nach den Reservekräften, nach einem Kollateralkreislauf, sowohl der Kranzgefäße unter sich als auch mit anderen Gefäßen. Vom entwicklungsgeschichtlichen Standpunkte aus wäre eigentlich kein Grund einzusehen, warum die Kranzarterien, welche doch eben weiter nichts anderes als Vasa vasorum darstellen, keine Verbindung unter sich oder mit den Vasa vasorum der großen Körpergefäße besitzen sollten. Trotzdem wurden die Kranzarterien lange Zeit für Endarterien gehalten und Anastomosen in ihrem Bereiche geleugnet, ein Umstand, der um so verwunderlicher erscheint, als bereits Haller¹) von mit dem Messer präparierbaren Kollateralen der Kranzgefäße berichtet, die über die Wurzel der Arteria pulmonalis im Sulcus longitudinalis posterior auf dem rechten Ventrikel, in der Gegend der Herzspitze, auf den Vorhöfen und schließlich vermittelst der Vasa vasorum der großen Gefäße in die Umgebung verlaufen sollten. Krause[29] hat dann zuerst gegenüber den Angaben von Henle[22] und Hyrtl[25] festgestellt, daß die Kranzgefäße durch größere vorkapilläre Gefäße miteinander in Verbindung stehen. Diese Angaben wurden vor allem durch Langer an der Hand einer großen Anzahl von Injektionen erhärtet. Langer konstatierte nicht nur einige kleine Verbindungsäste zwischen rechter und linker Kranzarterie, welche dicht unterhalb des Endokards an der Vorderfläche des Herzens verlaufen, als besonders auch Anastomosen mit den Gefäßen der das Herz umgebenden Organe, sowohl im Bereiche des venösen wie arteriellen Gebietes, und zwar mit den Gefäßen des Herzbeutels, den Bronchialgefäßen und den Gefäßen des Zwerchfells. Als Vermittler dienen die großen Gefäße, welche aus dem Herzen entspringen. Langer

¹) Albrecht von Haller[20]: Elementa physiologiae corporis humani Lausanae 1757 p. 371.

hat bei Injektion der Kranzgefäße mitunter die Blutgefäßnetze des Perikardiums und der Bronchialschleimhaut auf weite Strecken hin injiziert gefunden. Als nicht sehr häufige Varietät und zur Illustration der von ihm dargestellten Anastomosen berichtet er noch von einem Vas vasis, welches ungefähr 3 cm oberhalb der Semilunarklappen entspringt und durch das sich nicht nur beide Hauptstämme der Kranzarterien und ein großer Teil ihrer Ramifikationen im Herzen, sondern auch die Gefäße der Bronchien und des Herzbeutels injizieren lassen. Auf anderem Wege ist Samuel West[53] kurze Zeit später und in Unkenntnis der Langerschen Publikation zur logischen Forderung eines Kollateralkreislaufes am Herzen gekommen. Er veröffentlichte zwei Fälle mit vollkommenem Verschluß der Mündung der rechten Kranzarterie und zitiert im Anschluß daran 12 weitere Fälle mit ein- oder beiderseitiger Obliteration der Kranzgefäßmündungen aus der ihm bekannten Literatur. Sieben derselben waren durch Atheromatose veranlaßt. Die Ernährung dieser Herzen glaubt West nicht anders als durch Annahme eines Kollateralkreislaufes mit den Vasa vasorum der großen Körpergefäße erklären zu können. Daß zwischen den beiden Kranzarterien vorkapilläre gröbere Verbindungen bestehen, hat er durch Injektion festgestellt. Chiari[8], welcher einen Fall von thrombotischer Verstopfung der rechten und embolischer Verstopfung der linken Koronararterie des Herzens bei einem 32 jährigen Manne beobachtet hat, spricht sich ganz in demselben Sinne aus. Aber auch sonst finden sich von seiten der Pathologen ähnliche Angaben. So hat Huchard[24b] in einem Falle von Angina pectoris bei der Sektion gröbere Anastomosen im Epikard der großen Gefäße gesehen und weist darauf hin, daß die mehr oder minder rasche Entwicklung eines Kollateralkreislaufes bei Angina pectoris von wesentlichem Einfluß auf den Verlauf der Krankheit sein müsse. Auch Huber[23] rechnet, aus einer Bemerkung in seiner Arbeit zu schließen, mit der Möglichkeit eines Kollateralkreislaufes. A. Vogt[52] injizierte Tierherzen von der linken Arteria carotis aus mittelst eines Metallkatheters, der bis zum Sinus Valsalvae führte, feinen Samen verschiedener Pflanzen, in steriler Flüssigkeit suspendiert, und erzielte auf diese Weise Embolien der Kranzgefäße. Auch er berichtet von einem sich rasch entwickelnden Kollateralkreislauf. Galli[18] hat in einem Fall eine quer über den Conus arteriosus der Arteria pulmonalis verlaufende gröbere Anastomose zwischen den beiden Kranzarterien beobachtet. Aber es fehlt auch unter den neueren Autoren nicht an Stimmen, welche das Vorhandensein eines Kollateralkreislaufes in Abrede stellen, wie Dragneff[11], Zimmerl[57] und Banchi[4], die den Kollateralkreislauf beim Menschen und einigen Tieren in eingehender Weise studiert haben.

In jüngster Zeit ist man an die Lösung dieser Frage mit neuen Hilfsmitteln und Untersuchungsmethoden herangetreten und durch die letzten Arbeiten ist das Bestehen eines Kollateralkreislaufes endgültig bewiesen worden.

So hat Merkel[34] auf dem Naturforschertag zu Stuttgart 1906 Herzen demonstriert, die er mit einer Mennigemasse injiziert und dann mit Röntgenstrahlen aufgenommen hatte. Es gelang ihm dabei sehr schön, Anastomosen zwischen beiden Kranzgefäßen, hauptsächlich im Septum, sowohl in normalen als auch in pathologisch veränderten Herzen darzustellen. Gemeinsam mit Jamin[26] hat er diese Aufnahmen jetzt in Form eines stereoskopischen Altas erscheinen lassen. Allerdings machen beide Autoren darauf aufmerksam, daß in dem Vorkommen von Verbindungen zwischen den beiden Hauptarterien erhebliche individuelle Schwankungen bestehen.

Noch beweiskräftiger als diese Befunde sind die Beobachtungen von Spalteholz und Hirsch[46]. Spalteholz hat Hunde- und Menschenherzen mit Chromgelb injiziert und sie dann mit Benzol und Schwefelkohlenstoff aufgehellt. Diese Untersuchungen sind deshalb wertvoller, weil eine Fehlerquelle, welche bei den Röntgenaufnahmen sicher vorhanden ist, wegfällt; denn im Röntgenbild können auch sich in verschiedenen Ebenen überkreuzende Arterien den Anschein erwecken, als ob sie ineinander übergingen und so Kollateralen vortäuschen. Spalteholz' Resultate sind höchst überraschend. Ich lasse im kurzen seine eigene Zusammenfassung über seine Befunde folgen:

1. Die Koronararterien sind keine Endarterien im Cohnheimschen Sinne.

2. Sie anastomosieren nahe der Oberfläche in allen Abschnitten miteinander; an den großen Gefäßen auch mit den Vasa vasorum.

3. Die Anordnung dieser oberflächlichen Anastomosen ähnelt außerordentlich derjenigen der flachen Stammuskeln.

4. An den Teilen, wo das Myokard dick ist, sieht man von dem oberflächlichen Netz Äste annähernd senkrecht in die Tiefe ziehen, die innerhalb der Muskulatur und besonders unter dem Endokard zahlreiche Anastomosen eingehen. Jeder Papillarmuskel erhält mehrere zuführende Gefäße, die miteinander anastomosieren.

5. Beim Hund und Menschen ist die feinere Verteilung der Koronararterien sehr ähnlich.

6. Mit dem Wachstum scheint sich auch das Lageverhältnis des oberflächlichen Netzes in typischer Form zu ändern.

Diese Beschreibung gleicht eigentlich in allem den Angaben des alten Haller. Vom Verfasser dieser Arbeit wurden am menschlichen Herzen Unterbindungen der Kranzgefäße und dann Injektionen mit Karmin-Gelatine nach der Spalteholzschen Methode[1])

[1]) Die Herzen wurden vorsichtig von den Lungen unter Schonung des Herzbeutels entfernt. Der Herzbeutel wurde in der Mitte angeschnitten, der Ramus descendens ant. d. arteria coronaria sinistra vorsichtig aufgesucht und mit der Nadel durch Umstechung unterbunden. Die Kranzgefäße wurden dann von der Aorta aus mit Karmingelatine injiziert. Das Herz kam dann ½—1 Stunde lang in kaltes fließendes Wasser, dann in 96% Alkohol, in dem es 14 Tage lang verblieb, wobei der Alkohol fleißig gewechselt wurde, dann drei Wochen in häufig gewechselten absoluten Akohol, dem zuletzt zur vollständigen Entwässerung noch Kupfersulfatkristalle zugesetzt wurden. Dann erst kamen die Herzen in chemischreines Benzol.

vorgenommen. Diese Versuche bestätigten die Spalteholzschen Angaben in jeder Richtung, wie auch aus dem der Arbeit beigegebenen Bilde hervorgeht. Die einfachen Unterbindungen

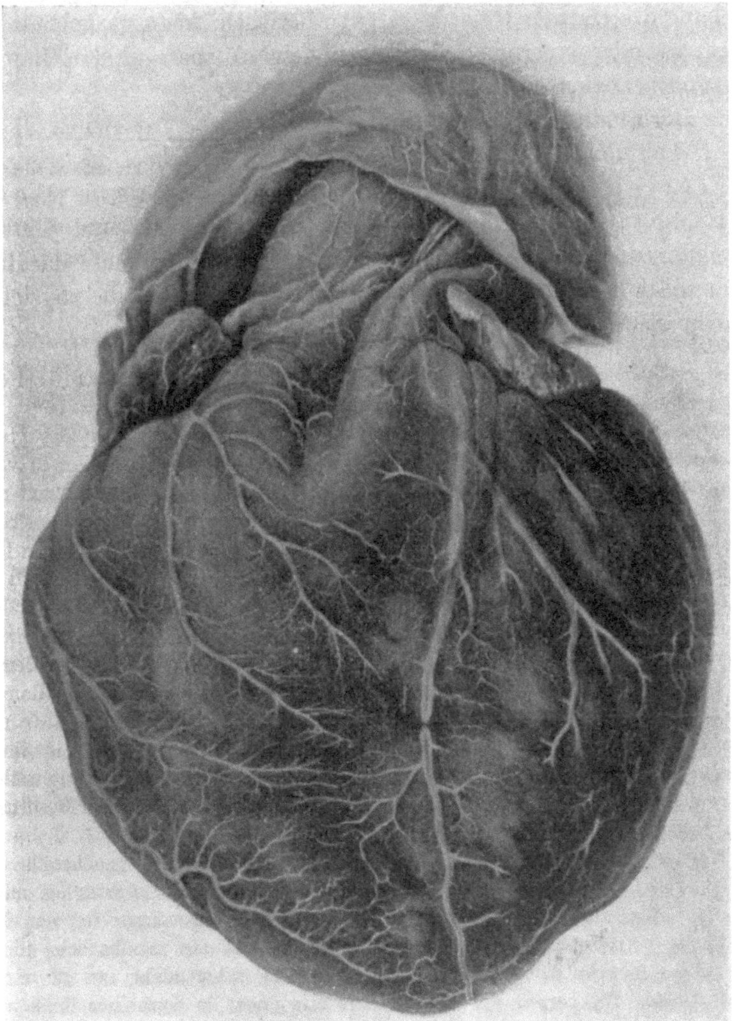

hatten in keinem Falle genügt, um irgendein Gebiet des Koronarkreislaufes von der Injektion auszuschließen, ein Umstand, auf den wir noch später zurückkommen wollen.

So spricht alles dafür, daß die beiden Kranzarterien keineswegs in sich abgeschlossene Gefäßbezirke darstellen, sondern imstande sind, sowohl sich selbst gegenseitig zu unterstützen, als auch von der Umgebung des Herzens Reservekräfte zu beziehen, wenn pathologische Prozesse oder experimentelle Eingriffe eine Absperrung der Hauptstämme erzielen.

Der Einfluß, den eine derartige Absperrung oder Behinderung des Blutstromes in den Kranzarterien auf das von ihnen versorgte Herz ausübt, war Gegenstand vieler Beobachtungen und Untersuchungen. Vor allem liegen zahlreiche Tierexperimente darüber vor; doch hat die Mehrzahl der Autoren sich begnügt, die physiologische Seite der Frage zu beleuchten.

So haben v. Bezold[6], Erichsen[14], Fenoglio[15] und Droguel[15], Samuelson[44] in verschiedenen Arbeiten, Cohnheim[9] und von Schultess-Rechberg[9], Porter[37], Tigerstedt[50], v. Frey[16], Michaelis[35] und Bettelheim[3] Kranzarterien in verschiedenen Tierherzen unterbunden und den Einfluß dieses Eingriffes auf die Herzaktion studiert zum Teil mit widersprechenden Resultaten. Nur Porter berichtet bei seinen Versuchen von Infarktbildungen im Herzen. Dagegen hat Rudolf Kolster[28] in einer Reihe von experimentellen Versuchen die anatomischen Veränderungen im Herzmuskel, welche durch Abbindung des zuführenden Gefäßes entstehen, einer genaueren Untersuchung unterzogen. Es gelang ihm, Hunde, an denen er einen kleinen Seitenast der Arteria coronaria sinistra und zwar des Ramus descendens unterbunden hatte, beliebig lang am Leben zu erhalten und so die durch diesen Eingriff entstandenen anatomischen Veränderungen in ihrer zeitlichen Aufeinanderfolge zu studieren. Die verschiedenen Zeitintervalle, nach denen er die einzelnen Versuchstiere tötete und die anatomischen Resultate des Experiments beschrieb, waren 24 Stunden, 2 und 4 Tage, 1, 2, 3, 4, 5 und 7 Wochen, 2 und 17 Monate. Auf Grund dieser stattlichen Versuchsreihe ist Kolster zu folgenden Schlußfolgerungen gelangt: Schon 24 Stunden nach der Unterbindung hat sich eine vollständige Koagulationsnekrose der von der Ischämie betroffenen Partien eingestellt, welche auf das nachbarliche nicht betroffene Gewebe einen Reiz ausübt. Derselbe führt nicht nur zu einer bedeutenden Wucherung der Muskelkerne und einem in demselben Maße vor sich gehenden Untergang des Muskelparenchyms, sondern auch zu einer Wucherung des Bindegewebes und der kleinen Gefäße. Im Laufe der zweiten Woche beginnen die zahlreichen Muskelkerne wieder zu verschwinden, in der dritten Woche beginnt das aus Gefäß- und Bindegewebe entstandene junge Keimgewebe zu schrumpfen und die Natur von gewöhnlichem fibrillärem Bindegewebe anzunehmen. Gleichzeitig treten auch Rundzellenanhäufungen auf. Diese Schrumpfung führt zu einer Abgrenzung der Nekrosen von dem nicht alterierten Muskelgewebe, gleichzeitig aber auch zu einer Verdünnung der Herzwand, welche sich durch die Resorption der nekrotischen Partien, in denen von der vierten Woche an Rundzellen auftreten, noch gesteigert wird. Zwei Monate alte Herde bestehen bereits aus derb fibrösem Gewebe, in welchem sich einzelne erhaltene Muskelfasern noch vorfinden. In älteren Schwielen sind auch diese verschwunden. Eine deutliche Fettreaktion hat Kolster innerhalb dieses Prozesses nicht beobachtet, so daß er zur Annahme einer Resorption ohne vorherige Fettwandlung neigt. Lagen die myomalazischen Herde in der Nähe des Endokards, so hat er eine Beteiligung desselben an dem Prozesse beobachtet, wie es aus der Bildung von Thromben an der Schwiele und dem schließlichen Verschmelzen mit derselben hervorging.

Auch diese Versuche haben in neuester Zeit eine Wiederholung erfahren, und zwar durch Hirsch[46] in Verbindung mit Spalteholz, der an 8 Hunden und 2 Affen den Ramus descendens der art. coron. sinistra in verschiedener Höhe unterband und dabei regelmäßig Infarktbildung beobachtete. Er hat jedoch nicht so sehr die histologischen Verhältnisse als die Beziehung des Infarkts zur unterbundenen Stelle und den von beiden letzten Autoren angenommenen Kollateralkreislauf studiert. Diesen experimentellen Resultaten sind die im Anschluß an eine Kranzgefäßerkrankung beobachteten Veränderungen im Herzmuskel vielfach analog.

Schon frühzeitig haben die pathologischen Anatomen ihr Augenmerk auf die Sklerose der Kranzarterien, welche hier hauptsächlich in Betracht kommt, gelenkt.

Nach Leyden[33], bei dem sich eine genauere Übersicht über die Geschichte der Angina pectoris und der Erkrankung der Kranzgefäße findet, rühren die ersten Angaben über Arteriosklerose der Kranzgefäße von Morgagni her. Über Beziehungen zwischen Sklerose der Kranzarterien und Herzerkrankungen berichten französische Autoren zuerst. So hat Cruveilhier[10] einer Verengung der Kranzarterien großen Einfluß auf die Ernährung und Funktion des Herzens zugeschrieben und die Meinung ausgesprochen, daß die Atrophie des Herzens oft mit einer Verminderung der zugeführten Blutmenge Hand in Hand gehe, da er die Kranzarterien für vollkommen isoliert und einen Kollateralkreislauf deshalb für unmöglich hält. Tautain[49] bespricht unter den Veränderungen, welche bei Atheromatose und Verschluß der Kranzarterien auftreten, Vorgänge, welche im großen und ganzen an die von Kolster beschriebenen erinnern, nur daß er von einer fettigen Umwandlung des Infarktes vor der Resorption berichtet. Frühzeitig hat auch Virchow[51] die Folgen der Obliteration der Kranzgefäße für das Herz erkannt. Er spricht von einer Art gelben Erweichung des Herzmuskels und stellt dieselbe der nach Verstopfung der Hirnarterien beobachteten gelben Erweichung an die Seite. Ziegler[54-56] hat diesen von Virchow aufgestellten Vergleich noch erweitert, indem er auf die progressiven Vorgänge mit

Ausgang in Bindegewebsentwicklung aufmerksam macht. Er hat für den Prozeß den Namen der Myomalacia cordis eingeführt, wie er ausdrücklich hervorhebt, weil es sich um einen Vorgang handelt, der in seiner Genese der Encephalomalacie gleichzusetzen ist. Als unmittelbare Ursache glaubt er eine durch den Gefäßverschluß oder die Gefäßverengung entstandene Ischämie annehmen zu müssen. Huber[23] hat dann 17 Fälle von Arteriosklerose mit konsekutiver chronischer Myokarditis beobachtet. Die Veränderungen hatten hauptsächlich den linken Ventrikel befallen. In fünf Fällen waren vollkommene Infarkte im Anschluß an eine vollständige arteriosklerotische oder thrombotische Verstopfung der Kranzarterien vorhanden, die anderen boten mehr das Bild diffuser Schwielenbildung. Schon Huber macht in dieser Arbeit darauf aufmerksam, daß die Bezeichnung Myokarditis für diese pathologischen Veränderungen keine korrekte sei, da ja die degenerativen Vorgänge in den Vordergrund träten und der Prozeß mehr Ähnlichkeit mit Infarktbildung habe. Spätere Autoren, so vor allem Romberg[42], führen wiederholt Klage, daß die beiden Prozesse in der Literatur nicht auseinandergehalten wurden und plädieren für eine scharfe Trennung der Myokarditis von den durch Erkrankung der Gefäße verursachten anatomischen Veränderungen mit Ausgang in Schwielenbildung. Leyden[33] macht in seiner großen Arbeit über Angina pectoris den Versuch, die pathologische Anatomie der durch Erkrankung der Kranzarterien entstandenen Folgezustände in vier Abteilungen einzuteilen:

1. Sklerose oder Verknöcherung der Kranzarterien ohne sonstige Veränderungen (Sklerose der Kranzarterien, zufälliger Befund bei der Autopsie).

2. Akute thrombotische Erweichung oder hämorrhagische Infarktbildung im Herzfleisch infolge von sklerotischer Thrombose der Kranzarterien, am häufigsten der linken.

3. Die chronische Form, die fibröse Degeneration des Herzfleisches: Myokarditis fibrosa.

4. Kombinierte Übergangsform.

Robin und Juhel Renoy[40] beschreiben zwei Fälle, in denen durch Sklerose der Kranzarterien Schwielen entstanden sind, welche dann verkalkten. Ausführlich hat auch Huchard[24]*a* diese Frage behandelt. Hat er doch mit Leyden die größten Verdienste um das Verständnis der Angina pectoris erworben. Auch er und Weber scheiden die durch Ernährungsstörungen im Herzmuskel entstandenen Prozesse streng von denen, welche als Ergebnis einer Entzündung zu betrachten sind, und treffen dabei folgende Einteilung:

1. Sclerose dystrophique („Loin d'avoir son point de départ dans le voisinage immédiat de l'artère malade, elle délute dans chaque territoire vasculaire le plus loin possible de l'artère et le processus marche ensuite de la périphérie au centre de telle sorte que les fibres musculaires, les raprochées du vaisseau obliteré sont les dernières atteintes. La lésion retentit donc au loin à l'extrémité du territoire vasculaire. Le processus de dégenerescence

est la conséquence d'un simple trouble nutrifit et non d'une inflammation venue des tuniques artérielles").

2. Sclerose inflammatoire (Myocardite scléreuse hypertrophique von Rigal et Juhel Renoy[39]) als Folge der Periarteritis. („Si les lésions se propagent le long des vaisseaux malades elles sont inflammatoires et progressent en marchant du centre à la peripherie du peri-artère au myocarde.")

3. Sclerose mixte, in der die beiden erstgenannten Formen kombiniert vorkommen sollen.

Doch es liegen auch noch andere Angaben über Veränderungen infolge Verengung oder Verschluß der Kranzarterien in der Literatur vor. So hat Quain[38] in seinen Untersuchungen über Fettmetamorphose des Herzens unter 33 Fällen 13 mal die Verknöcherung der Kranzarterien als Ursache gefunden. Auch Rokitansky[41] macht eine derartige Angabe, während er die Ursache der Entstehung der Herzschwielen in vorhergegangenen Entzündungen sieht. Auch Affektionen der kleinsten Gefäße werden von manchen Autoren für das Zustandekommen von Schwielen im Herzmuskel verantwortlich gemacht. So sehen Gull und Sutton[19] in diesem Prozeß das eigentliche Wesen der chronischen Myokarditis. Ehrlich[13] nimmt in seiner Publikation über syphilitische Herzinfarkte eine Endarteriitis obliterans der kleinen Gefäße als Ursache der vorgefundenen Veränderungen an. Im gegenteiligen Sinne äußert sich Köster[27], der die Gefäßsperre als Ursache der herdweise, in gelben Flecken auftretenden Degeneration des Myokards leugnet, da die Thromben in diesem Gebiet meist frisch, die Herde alt seien. Die Gefäße fand er noch injizierbar, während die Nekrose bereits eingetreten war. Auch Nicolle[36] huldigt dieser Anschauung, wenn er sagt: „Il est impossible en effet d'établir un rapport mathématique entre l'endartérite et la sclerose, celui-ci fût-il demontré qu'on en saurait conclure ni à une relation de cause à effet ni à l'absence de cette relation."[1])

Von großem Interesse jedoch ist, daß die zwei neuesten Arbeiten über dieses Thema, welche beide ein stattliches Material verwendet haben, zu keinem übereinstimmenden Resultat gekommen sind. In Straßburg hat A. Fujinami[17] 52 Fälle gesammelt, in denen eine Erkrankung der Kranzarterien vorlag, und die Beziehungen derselben zur Myokarditis untersucht. Er ist an der Hand dieses Materials, welches er in drei Kategorien einteilte; 1. deutlich ausgeprägte Myokarditis, 2. nur mikroskopisch nachweisbare Myokarditis und 3. Fälle von parenchymatöser Myokarditis, zu folgenden Hauptschlüssen gelangt:

1. In der Lokalität treffen die akuten umschriebenen, myokarditischen Herde mit den Stellen starker Verengung bzw. Verschluß der zuführenden Kranzarterien immer zusammen.

[1]) Im Jahre 1892 habe ich 18 Herzen mit Infarkten, Ruptur oder Schwielenbildung auf ihren Zusammenhang mit Veränderungen der Koronararterien untersuchen lassen; das Resultat war, daß nur in 4 Fällen solche Beziehungen nicht nachzuweisen waren. Siehe W. Thiele, Über den Zusammenhang von Herzschwielen mit Veränderungen der Koronararterien, Dissert. Göttingen 1892. Orth.

2. Die fibröse Myokarditis und die Arteriosklerose sind die häufigste Kombination.

Aus seinen weiteren Schlußfolgerungen ist hervorzuheben, daß es nur in seltenen Fällen gelingt, die Verengung der Kranzarterien als unmittelbare Ursache für die fibröse Myokarditis anzunehmen. Mittelbar kann die Verengung der Kranzarterien öfter als Ursache der fibrösen Myokarditis betrachtet werden, wenn sie sich zwar ganz unabhängig von dem entfernten Herde lokalisiert, für einen gewissen Herzabschnitt jedoch eine so starke Zirkulationsstörung veranlaßte, daß diese den Muskelverfall und die sich daran anschließende Myokarditis nach sich zog. Der Sitz dieser stärkeren Veränderungen der Blutgefäße kann sowohl an den großen Kranzarterienästen als auch außerhalb des Herzens in der Aortenwurzel oder an der Abgangsstelle der Kranzarterien aufgefunden werden. Gegenüber diesem Befund weist die Arbeit von Strauch[48] auffallende Widersprüche auf. Strauch hat 55 Fälle von Aneurysma cordis beobachtet; unter diesen 55 Fällen waren 40, in denen trotz myomalazischer Schwielen die Koronargefäße, welche stets genau präpariert wurden, durchaus zart waren. In den 15 Fällen von Arteriosklerose der Kranzgefäße konnte aber Strauch keinen Zusammenhang beider Erscheinungen beobachten. Denn gerade die zu den schwieligen Partien der Herzwand führenden Kranzgefäße waren meist von Veränderungen frei. In 10 Fällen waren Veränderungen der Aortenwurzel vorhanden. Aber auch hier war kein Zusammenhang erkennbar.

So sind die in dieser Frage gemachten Beobachtungen nicht zu einer übereinstimmenden Beantwortung gelangt. Es ist daher vielleicht nicht ohne Interesse zu sehen, in welcher Richtung das von uns gesammelte Material bestätigend zu wirken vermag. In der nun folgenden Reihe von 18 Herzen, deren Träger meist mit chronischer Aortitis behaftet waren, wurden die Kranzgefäße in jedem Fall bis in ihre feinen Verzweigungen aufs genauste präpariert, die kleinen und kleinsten Gefäße in je verschiedenen Präparaten, an welchen Weigerts Elastinfärbung vorgenommen worden war, mikroskopisch untersucht. Ebenso wurde der Herzmuskel nicht nur makroskopisch sondern auch in regelmäßig entnommenen gleichen Partien (linker Ventrikel: Herzspitze, Vorderwand, Hinterwand. Rechter Ventrikel: Herzspitze und Vorderwand) mikroskopisch untersucht, und zwar wurde eine einfache Hämatoxylin-Eosin Färbung vorgenommen. Frische Stücke wurden mit Sudan auf Fett gefärbt.

Fall 1. A. Anton, 41 Jahre, Tagelöhner, gest. am 8. Juli 1906.

Notizen aus der Krankengeschichte. Der Pat. dessen Familienanamnese nichts Bemerkenswertes ergab, und der angibt nie krank gewesen zu sein, klagte bei seinem Eintritte ins Krankenhaus am 6. Juli 1908 über Seitenstechen, Herzklopfen und üblen Geschmack im Munde. Er hatte keine Ödeme, die Herzdämpfung war kaum verbreitert, die Herztöne waren rein, wenn auch etwas leise, der Puls beschleunigt. Wiederholt traten Angstgefühle in der Sternalgegend auf. Am 8. Juli erfolgte der plötzliche Tod.

Klinische Diagnose. Hypertrophie und Myodegeneratio cordis.

Anatomische Diagnose (Sektionsjourn. Nr. 543)[1]. Chronische Endaortitis mit hochgradiger Stenose der Ostien der Kranzarterien.

Herzbefund. Körpergröße 1,68 m. Körpergewicht 61 kg. Herzgewicht nicht festgestellt. Herz schlaff, im Breiten-Durchmesser etwas vergrößert. Epikard glatt, stark injiziert, besonders an den Vorhöfen, wo vom Stamme der Aorta und der Arteria pulmonalis gegen die Koronargefäße herabziehend ein stark injiziertes Netz feinster Gefäße auffällt. Fettauflagerungen nicht vermehrt. Am rechten Ventrikel befindet sich eine Schwiele. Rechter Ventrikel ziemlich dickwandig, Klappen leicht beweglich. Linker Ventrikel mit ziemlich dicker Wand und großem Lumen. Die innere Muskelwand ist von unregelmäßig höckerigen Stellen durchsetzt. Blutflecken nicht eingesprengt. Beim Einschneiden zeigt sich der Papillarmuskel von vielen Schwielen durchsetzt, mit vielen Blutungen. Dieselben Flecken finden sich auch auf Flachschnitten vor, teils sehnig, teils blutig. Endokard glatt. Aortenklappen an den Rändern etwas wulstig verdickt und etwas verkürzt. Beweglichkeit vermindert. Aorteninnenfläche von prominierenden Wülsten durchsetzt mit vielen parallelen Fältchen, keine Substanzverluste, keine Kalkeinlagerungen. Die fibrösen Einlagerungen reichen bis zur Höhe der Nierenarterien. Intima der Bauchaorta glatt und fleckenlos.

Zustand der Kranzgefäße. Die Ostien der Kranzgefäße, besonders der linken, sind durch wulstige Exkreszenzen stark überlagert und sehr verengt aber noch sondierbar. Die Intima der beiden Hauptstämme wie sämtlicher größerer Nebenäste ist durchaus glatt und fleckenlos. Von dem Anfangsteile der Arteria coronaria dextra aus ließen sich gößere Gefäße isolieren, welche sich in das oben beschriebene Gefäßnetz ver folgen ließen.

Mikroskopische Untersuchung. Material von beiden Ventrikeln zeigt schwielige Einlagerungen in die Muskulatur. Die Schwielen bestehen zum Teil aus nekrotischem Gewebe, zum Teil bereits aus derbfibrösem Gewebe. In beiden Fällen sind zahlreiche Zellen sowohl Rundzellen, als auch spindelförmige Fibroblasten eingelagert. Links scheint der Prozeß etwas heftiger wie rechts. Die kleinen und kleinsten Gefäße sind durchaus ohne Veränderungen.

Epikrise. Das hypertrophische und dilatierte Herz zeigt somit bei hochgradiger Verengerung der Krangefäßeingänge das Bild multipler Schwielen im Myokard. Der Koronarkreislauf als solcher ist vollkommen intakt. So verlockend es erscheinen möchte,

[1]) Wenn nicht besonders bemerkt, handelt es sich um die Sektions-Journale des Münchener pathologischen Institutes 1906 u. 1907.

in diesem Falle einen Zusammenhang zwischen beiden Prozessen zu konstatieren, zumal links Gefäß- und Muskelaffektion stärker erscheint, so glaube ich doch, daß dies nicht in völlig einwandfreier Weise geschehen kann, da vor allem auch die Herde in der Muskulatur mit ihrem großen Reichtum an Rundzellen mehr an das Bild eines entzündlichen Vorgangs erinnern und höchstens dem Anfangsstadium des von Kolster beschriebenen Prozesses (Reiz auf die Umgebung, Wucherung von Muskel und Bindegewebe) entsprechen könnten. Das epikardiale Gefäßnetz auf Aorta und Arteria pulmonalis sowie die größeren Gefäße, welche sich hier haben isolieren lassen, können wohl im Sinne eines Kollateralkreislaufes gedeutet werden.

Fall 2. R. Theresia, 81 Jahre, Näherin, gest. am 9. Juli 1906.

Notizen aus der Krankengeschichte. Die Pat., welche im September 1905 mit gürtelartigen Schmerzen um den Leib und den Symptomen des Ikterus erkrankt war, ist seit dieser Zeit sehr stark abgemagert, ihr Unterleib aufgeschwollen, die Beine ödematös. Die trotz des hohen Alters anfangs noch vorhandene geistige Frische ließ nach, der Puls wurde unregelmäßig und Erbrechen trat auf. Die Pat. starb zuletzt infolge eintretenden Lungenödems in zunehmender Somnolenz. Durch Kampfer war die Herztätigkeit nicht mehr zu beheben. Stenokardische Anfälle hat sie nie gehabt.

Klinische Diagnose. Karzinom der Gallenwege, Ikterus.

Anatomische Diagnose (S. J. Nr. 545). Skirrhöses Karzinom des Pankreaskopfes mit multiplen Metastasen in der Leber und Druck auf den Ductus choledochus, schwerer Ikterus der Leber und allgemeiner Ikterus. Atheromatose der Aorta und der Kranzarterien. Myofibromatose des Herzens mit Bildung sehr starker Schwielen. Adipositas cordis besonders rechts. Obsolete Tuberkulose der beiden Lungenspitzen.

Herzbefund. Körpergröße 1,53 m, Körpergewicht 49 kg. Herzgew. 340 gr. Herz von entsprechender Größe. Fettauflagerungen vermehrt. Epikard glatt, gelblich injiziert. Wand des rechten Ventrikels fast vollkommen von Fett durchwuchert, Muskel fast ganz von Fett verdrängt. Lumen des rechten Ventrikels sehr eng, unter dem Epikard Fettgewebseinlagerungen. Vorhof mit Endokard und Klappen sehr stark ikterisch imbibiert. Linker Ventrikel sehr klein. Endokard gegen die Spitze sehr stark schwartig verdickt, Muskel an der Spitze von dunkelgrünlichen Flecken durchsetzt. Aortenklappen mit rigiden Ansatzlinien und Noduli. Mitralis am Schließungsrande kalkige Auflagerungen, ebenso im Annulus.

Zustand der Kranzgefäße. Die Arteria coronaria sinistra ist in ihrem vorderen, absteigenden Ast im ersten Drittel stark verdickt und durch kalkige Einlagerungen zu einer starren Röhre mit sehr verengtem Lumen verwandelt. In den zwei unteren Dritteln ist sie wohl durchgängig, die Intima glatt und fleckenlos. Vom Bulbus der Aorta ging ein zartes epikardiales Gefäßnetz über den Sinus der Arteria pulmonalis herab. Einige kleinere Gefäße lassen sich zu dem intakten unteren Teil des absteigenden Astes verfolgen. Der Ramus circumflexus der linken Kranzarterie ist bis zu seiner Gabelung unterhalb des linken Vorhofs durch starke Kalkeinlagerung in seinen Wandungen fast ganz verengt, die Seitenäste haben eine glatte und fleckenlose Intima. Die Wandungen der Coronaria dextra sind bis zu ihrer endgültigen Teilung in gleicher Weise alteriert, Seitenäste alle intakt. Auch hier lassen sich kleine Gefäße, im Epikard vom Bulbus aortae und den großen anderen Gefäßen herabziehend, an die freien Seitenäste hin verfolgen.

Mikroskopische Untersuchung. Beiden Herzabschnitten entnommenes Material zeigt die Bilder myokarditischer Schwielen zum Teil mit starker Rundzellenanhäufung. Namentlich an der Spitze des linken Ventrikels sitzt eine aus derbfibrösem Gewebe bestehende Schwiele, in welche zum Teil schon Einlagerung von Kalksalzen stattgefunden hat. Kleine und kleinste Gefäße sind ohne Veränderungen.

Epikrise. Im Vergleich zu dem vorhergehenden Falle zeigen sich hier die Kranzgefäße stärker befallen wie die Aorta, da die ersteren in ihrem ersten Drittel schwer geschädigt und für die Blutversorgung fast unbrauchbar erscheinen. Die schwieligen Einlagerungen müssen in diesem Falle wohl auf Rechnung der Gefäßaffektion gesetzt werden, denn wenn auch der in diesem Falle durch das feine Netz auf dem Epikard und sogar gröbere Äste angedeutete Kollateralkreislauf scheinbar imstande war, das Herz noch längere Zeit wenigstens funktionsfähig zu erhalten, so müssen doch die Zirkulationsstörungen in verschiedenen Herzabschnitten derartig schwere gewesen sein, daß sich die Entstehung dieser multiplen Schwielen in ähnlicher Weise wie in den Kolsterschen Experimenten unschwer erklären lassen. Vor allem scheint mir die Genese der großen Schwiele an der Herzspitze in diesem Sinne festzustehen. Zugleich würde dieselbe ein treffendes Beispiel darstellen für Huchards Behauptung, daß diese „Sclérose dystrophique" ihren Weg von der Peripherie zum Zentrum nimmt.

Fall 3. W., Thekla, 41 Jahre, Taglöhnersfrau, gest. am 17. Juli 1906.

Notizen aus der Krankengeschichte. Die Pat., welche ungefähr seit 20 Jahren angeblich infolge Überanstrengung herzleidend ist, erlitt im Jahre 1903 einen Schlaganfall, der eine Lähmung der linken Seite zur Folge hatte. Sie mußte deshalb öfters das Krankenhaus aufsuchen. Dort hatte sie anfallsweise Beklemmungserscheinungen. Der Puls war dann beschleunigt. Der Tod erfolgte schließlich infolge von Herzschwäche.

Klinische Diagnose (Sekt. Journ. Nr. 570). Aortitis chronica fibrosa (postluetica) übergreifend auf die Aortenklappen mit bedeutender Insuffizienz der letzteren. Bedeutende Hypertrophie und Dilatation des ganzen Herzens. Starke Verengerung der Ostien der Kranzarterien. Gravid. mensis VII. Großer Erweichungsherd in der rechten Hirnbasis. Chronisches Ödem der Lungen. Stauungsinduration der Milz und Leber, leichte Zyanose der Nieren, hochgradiger Hydrocephalus externus.

Herzbefund. Körpergröße 1,54 m, Körpergewicht 50 kg, Herzgewicht 520 g. Herz sehr groß. Endokard zart und glänzend. Subepikardiales Fett mäßig entwickelt, Muskulatur sehr blaß, graugelb, an einzelnen Stellen weißlich-gelb gesprenkelt (Tigerfellzeichnung). Klappen intakt. L. Ventrikel mit blasser, brüchiger Muskulatur. Klappen der Aorta sämtlich verdickt, verkürzt und in ihrer Beweglichkeit stark behindert. Intima der Aorta stark verdickt mit gelblichen, plattenartigen Auflagerungen bedeckt, die narbige Einziehungen und leicht beginnende Substanzverluste aufweisen. Mitralis zeigt an ihrem freien Rande leichte fibröse Verkürzungen. Sehnenfäden der Papillarmuskeln verdickt, namentlich die des Mitralsegels stark verkürzt. Ein Flächenschnitt an der Wand des l. Ventrikels läßt braunrote scharf begrenzte Einlagerungen in die Muskulatur erkennen, die Kuppe der Papillarmuskel ist stark degeneriert.

Zustand der Kranzgefäße. Die Mündungen der Kranzgefäße sind stark verengt, aber für eine kleine Sonde noch durchgängig; die Intima der Kranzgefäße ist sowohl in ihren Hauptstämmen als in ihren Ästen durchaus glatt, zart und fleckenlos. Der Bulbus aortae ist mit zartem, injizierte Gefäße führenden netzartigen Gewebe bedeckt. Größere Gefäßstämme sind nicht isolierbar.

Mikroskopische Untersuchung. Material von der Spitze des l. Ventrikels zeigt schwielige Einlagerungen aus derbfibrösem Gewebe. In dem sonst untersuchten Material ist nur eine ziemlich starke Fettdurchwachsung der Muskulatur zu erkennen. Frische Präparate zeigen fettige Degeneration des Herzmuskels. Die kleinen und kleinsten Gefäße sind ohne Veränderungen.

Epikrise. Während die Mündungen der Kranzgefäße in diesem Falle stark verengt erscheinen, ist ihre Intima durchwegs glatt und fleckenlos. Ein unmittelbarer Zusammenhang zwischen den Schwielen an der Herzspitze und der Affektion des Koronareingangs läßt sich wohl kaum annehmen. Eher könnte man geneigt sein, die fettige Degeneration als Folge dieser Verengung der Koronarostien aufzufassen. Es ist jedoch anzunehmen, daß die Schädigang an den Gefäßen viel älter ist als der degenerative Prozeß im Herzmuskel. Es ist deshalb ein definitives Urteil über den ursächlichen Zusammenhang beider Prozesse nicht möglich, was jedoch nicht hindern soll, das Nebeneinanderbestehen derselben zu konstatieren.

Fall 4. M., Johann, 32 Jahre, Taglöhner, gest. am 9. Juni 1906.

Notizen aus der Krankengeschichte. Der Pat. wurde wegen Bronchitis und Nephritis behandelt. Psychische Störungen machten jedoch seine Überführung in die psychiatrische Klinik nötig. Er war kein starker Trinker. Über geschlechtliche Infektion liegen keine Angaben vor. Von seiten des Herzens waren nie Beschwerden vorhanden.

Klinische Diagnose. Progressive Paralyse. Bronchitis und Nephritis.

Anatomische Diagnose (Sekt. Journ. Nr. 576). Perakute Miliartuberkulose beider Lungen; adhäsive Pleuritis links. Anämie der Lungen. Aortitis fibrosa. Sklerose der Brustaorta. Chronische interstitielle Nephritis. Atrophie des Gehirns. (Progressive Paralyse.) Starke Stenose des Ostiums der rechten Kranzarterie.

Herzbefund. Körpergr. 1,66 m, Körpergew. 68 kg, Herzgew. 450 g. Rechter sowie linker Vorhof und l. Ventrikel etwas erweitert. Aortenklappen etwas verkürzt, Endokard im linken Vorhof leicht getrübt, sonst ohne bemerkenswerten Befund. Aortenintima trüb, gelblich, verdickt und höckerig.

Zustand der Kranzgefäße. Eingang der Arteria coronaria sinistra gut durchgängig und weich, Eingang der Arteria coronaria dextra sehr stark verengt, nur noch für eine feine Sonde durchgängig. In ihrem weiteren Verlaufe zeigen beide Gefäße eine glatte, fleckenlose Intima. Ein auffallender Befund am Epikard der großen Gefäße konnte nicht erhoben werden.

Mikroskopische Untersuchung. Weder Material vom rechten noch vom linken Ventrikel zeigt irgendwelche Schwielenbildung oder Rundzellenanhäufung. Dagegen bietet der Herzmuskel das Bild der braunen Atrophie dar. Kleine und kleinste Gefäße sind ohne Veränderung.

Epikrise. Die Erkrankung der Aorta hat sich auf die Kranzgefäße nicht fortgesetzt. Die immerhin beträchtliche Verengung des rechten Kranzarterieneingangs hat im Herzen keine nachweisbare Schädigung hervorgerufen.

Fall 5. v. L., Franz, 67 Jahre, Verlagsbuchhändler, gest. am 30. Juli 1906.

Notizen aus der Krankengeschichte. Der Pat., welcher sich im Dezember 1905 ein Lipom des linken Unterschenkels hatte entfernen lassen, im Anschluß an die Operation jedoch infolge zu frühen Aufstehens ein starkes Hämatom in dem Operationsgebiet erworben hatte, unterzog sich in der chirurgischen Klinik einer Nachbehandlung, welche so günstig verlief, daß er dieselbe im Oktober nach 3 wöchentlichem Aufenthalt wieder verlassen und sich in Privatbehandlung begeben konnte. Im Mai 1906 sah er sich jedoch durch starke Schmerzen in der Kniegegend veranlaßt, die Klinik wieder aufzusuchen. Es wurde ein Empyem des Kniegelenkes konstatiert, das Gelenk gespalten und eine Menge Eiter entleert. Obwohl die Affektion gut heilte und die Operation guten Erfolg versprach, verfielen die Kräfte des Patienten immer mehr, eine Hypostase beider Unterlappen trat ein, der Puls wurde sehr schwach. Der Pat. verfiel zuletzt in tiefes Koma und starb am 30. Juli 1906.

Klinische Diagnose. Empyem des linken Kniegelenks. Myodegeneratio cordis. Cystitis. Hypostase der Unterlappen. Arteriosklerose.

Anatomische Diagnose (S. J. Nr. 610). Chronische fibröse, kalkulöse Endokarditis, übergreifend auf die Aortenklappen und die Koronargefäße des Herzens. Dilatation und Hypertrophie sämtlicher Herzabschnitte. Chronische interstitielle Nephritis beider Nieren mit Hypertrophie der linken. Cystitis mit geschwürigem Defekt an der vorderen Wand. Aszendierende Pyelonephritis der linken Niere. Leichter, weicher Milztumor. Leberzirrhose. Chronische Arthritis des linken Kniegelenks. Ödem der Ober- und Unterlappen.

Herzbefund. Körpergr. 1,63 m, Körpergew. 54 kg, Herzgew. nicht festgestellt.

Herz ziemlich groß, etwas schlaff, Fett ziemlich reichlich. Epikard stellenweise etwas getrübt. Koronargefäße geschlängelt, Klappenapparat intakt, Aorta zeigt in ihrem Bogen und absteigenden Teilen kleine, buckelförmige, gelblichweiße Verdickungen, daneben gekörnte, netzförmig konfluierende Streifen.

Zustand der Kranzgefäße. Der Eingang der Kranzgefäße ist nicht überlagert und wohl durchgängig; der Bulbus aortae und der Anfangsteil der Arteria pulmonalis ist mit stark injizierten Gefäßnetzen überlagert, welche bis zur Umschlagstelle des Perikards verfolgbar sind. Nach Unterbindung der Arteria coronaria dextra wurde in die Arteria coronaria sinistra eine Injektion mit rotem Karminleim vorgenommen und dadurch eine Füllung des ganzen Koronarkreislaufes erzielt. Auch die Vasa vasorum der Aorta zeigten sich injiziert.

Mikroskopische Untersuchung. Schnitte, welche durch die injizierten Kranzgefäße angelegt wurden, lassen alle Zeichen der Arteriosklerose, sowie Wucherung der Intima, teilweise Aufsplitterung der Elastica interna, hyaline Entartung und Nekrose des fibrillären Gewebes in mäßigem Grade erkennen. Die Präparate des Herzmuskels zeigen überall die Injektion des Kapillarnetzes. In dem aus dem linken Ventrikel stammenden Material sind Schwielen nachweisbar. Material vom rechten Ventrikel zeigt keine Veränderung. Die kleinen und kleinsten Gefäße sind intakt.

Epikrise. Die Injektion weist auf die Tatsache eines zwischen beiden Kranzarterien bestehenden Kollateralkreislaufes hin. Über die Abhängigkeit der Krankheitsherde in der Muskulatur von der Erkrankung der Gefäße ist in diesem Falle kein Aufschluß zu gewinnen. Denn die Erkrankung der beiden Hauptstämme ist eine gleichmäßige. Schwielige Prozesse sind jedoch nur an der linken Herzspitze vorhanden. Aorta und Kranzgefäße sind ziemlich in gleichem Maße alteriert.

Fall 6. H., Markus, gest. am 15. August 1906.

Notizen aus der Krankengeschichte. Der Pat. war im Jahre 1905 bei einem Eisenbahnunfall stark gegen eine eiserne Barre geschleudert worden; seither befand er sich in ärztlicher Behandlung, wenn er auch zeitweise arbeitete. Im Frühjahr 1906 wurden seine Beschwerden so stark, daß er das Krankenhaus aufsuchen mußte. Potatorium: 6 Glas Bier im Tage. Gonorrhoe zugestanden, Lues geleugnet. Es wurde eine Aorteninsuffizienz festgestellt. Der Patient, welcher viel hustete und dabei ein blutiges Sputum entleerte, blieb bis 14. August im Krankenhaus. Dann fühlte er sich wohler und verließ dasselbe gegen ärztlichen Rat. Schon am nächsten Tage mußte er das Krankenhaus jedoch wieder aufsuchen und verschied am Abend des gleichen Tages.

Klinische Diagnose. Aorteninsuffizienz. Hämorrhagischer Infarkt des rechten Unterlappens. Transsudat r. h. u.

Anatomische Diagnose (S. J. Nr. 660). Ausgedehnte Atheromatose der Aorta, diffuse Ektasie der Aorta ascendens. Hypertrophie und Dilatation des Herzens. Endokarditis der Aortenklappen, braune Induration der Lungen und Infarktbildung in der rechten Lunge. Stauungsorgane. Hydrothorax rechts. Stauungskatarrh des Magens.

Herzbefund. Körpergr. — Körpergew. — Herzgew. 590 g. Große subepikardiale Fettansammlungen. Epikard überall zart und durchscheinend. Myokard mäßig entwickelt von blaß braunroter Farbe, Aortenklappen teilweise verwachsen. Die rechte vordere Semilunarklappe zeigt eine tiefe Narbe. Mitralis am Ansatzrande leicht fibrös verdickt. Pulmonalisklappen leicht beweglich, Trikuspidalis ohne Besonderheiten. Aorta über und über mit beetartigen Exkreszenzen bedeckt.

Zustand der Kranzgefäße. Die Mündung der linken Kranzarterie ist frei durchgängig und wohl sondierbar, die der rechten schlitzförmig verengt und leicht überlagert. Die linke Kranzarterie ist auf eine Strecke von 2—3 cm noch mit einzelnen gelblich gefärbten Prominenzen bedeckt. Von da ab zeigt sie ebenso wie die rechte in ihrem ganzen Verlaufe eine glatte, fleckenlose Intima. Ein auffallender Befund am Epikard der großen Gefäße ist in diesem Falle nicht zu erheben, doch ist zu bemerken, daß das Herz längere Zeit bereits in Formalin gelegen hatte als es in meine Hände gelangte.

Mikroskopische Untersuchung. Während Material, welches von der Spitze des linken Ventrikels stammt, keine Veränderungen aufweist, zeigen Stücke von der Vorderwand des linken und rechten Ventrikels kleine, schwielige, aus derbfibrösem Gewebe bestehende, in die Muskulatur eingelagerte Herde. Die kleinen und kleinsten Gefäße sind an allen Präparaten ohne Veränderung.

Epikrise. Auch dieser Fall zeigt ein stärkeres Befallensein der Aorta im Vergleiche zu den Kranzgefäßen. Aus der Lage der Veränderungen in der Muskulatur und an den Gefäßen ist kein Schluß über die Abhängigkeit der beiden Prozesse voneinander zu ziehen.

Fall 7. M., Max, 37 Jahre, Kaufmann, gest. am 17. August 1906.

Notizen aus der Krankengeschichte. Der Pat., aus dessen Familienanamnese nichts Bemerkenswertes zu entnehmen ist, gibt an, eine Gonorrhöe durchgemacht zu haben, leugnet jedoch eine luetische Infektion. Vor

5 Jahren wurde er plötzlich herzkrank. Vom April bis Mai 1906 war er im Krankenhause, wo er mit Tinctura Strophanthi, Theocin und Digitalis behandelt worden war. Im August hatte er dasselbe wieder aufsuchen müssen, nachdem er sich in der Zwischenzeit leidlich wohl gefühlt hatte, die obenerwähnten Mittel aber unter ärztlicher Aufsicht weiter gebraucht hatte. Seit Juli war eine Verschlechterung seines Zustandes eingetreten, Beine und Leib waren stärker angeschwollen, Schlaflosigkeit und Kongestionen hatten sich eingestellt. Es wurde eine Insuffizienz und Stenose der Aorta festgestellt und die alte Therapie fortgesetzt. Am 17. August verschied der Pat. unter den Zeichen eines Herzschlages.

Klinische Diagnose. Insuffizienz und Stenose der Aorta.

Anatomische Diagnose (S.-J. Nr. 666). Hypertrophie und Dilatation des Herzens. Alte fibröse retrahierende Endokarditis der Aortenklappen. Beetförmige Mesarteriitis der Aorta. Atheromatose. Stauungsorgane. Hydrothorax. Hydroperikard. Aszites. Ödeme an den unteren Extremitäten.

Herzbefund. Körpergr. —, Körpergew. —, Herzgew. 600 g. Herz groß, subepikardiales Fett reich. Epikard, soweit sichtbar, durchscheinend. Herzfleisch kräftig, braunrot. Endokard zart durchscheinend. Trikuspidalis und Mitralis ohne Besonderheiten. Aortenklappen verdickt, runzelig, klein und verkürzt. Pulmonalsegel zart und freibeweglich. Die Intima der Aorta, von deren Abgang an, bietet eine wulstige, grauweiße, zum Teil mit gelblichen, prominierenden Stellen durchsetzte Fläche dar.

Zustand der Kranzgefäße. Linke Kranzarterie wohl durchgängig, Mündung nicht überlagert. Ostium der rechten vollkommen obliteriert. Intima beider Kranzgefäße sowohl in den Hauptstämmen wie den Ästen vollkommen glatt und fleckenlos.

Mikroskopische Untersuchung. Sämtliche Präparate von allen Stellen zeigen in die Muskulatur eingelagerte Schwielen aus derbfibrösem Gewebe. Keine zellige Infiltration in den Schwielen oder deren Umgebung. Kleine und kleinste Gefäße überall ohne Veränderung.

Epikrise. Der Fall zeigt bei starken Veränderungen in der Aorta selbst eine vollkommene Verschonung der Kranzgefäße. Dagegen ist die Mündung der rechten Koronararterie in die Aorta vollkommen verschlossen. Ein näherer Zusammenhang zwischen dieser Schädigung und den Veränderungen im Muskel läßt sich aber auch hier nicht konstatieren. Denn die Schwielen sind durch das ganze Herz verbreitet, links ebenso stark wie rechts, obwohl die Ernährung des größten Abschnittes des linken Ventrikels in keiner Weise gestört sein konnte. Ein auffallender Befund am Epikard der großen Gefäße konnte auch in diesem Falle aus demselben Grunde wie im vorhergehenden nicht konstatiert werden.

Fall 8. Sch., Georg, 46 Jahre, gest. am 21. August 1906.

Klinische Angaben liegen nicht vor.

Anatomische Diagnose (S.-J. Nr. 685). Endaortitis und luetische Mesarteritis der Aorta mit Verengung der Kranzgefäßmündungen. Stauungshyperämie von Lungen und Nieren, Stauungsinduration der Leber. Tod durch Herzlähmung.

Herzbefund. Körpergr. —, Körpergew. —, Herzgew. 440 g. Der rechte Ventrikel ist ziemlich weit, Muskulatur kräftig, Pulmonalklappen zart. Grenze zwischen Fett und Muskulatur deutlich. Rechter Vorhof ebenfalls erweitert. Trikuspidalis zart, der linke Ventrikel ziemlich weit. Muskulatur kräftig, Endokard leicht getrübt, Aortenklappen verdickt und verkürzt. Intima der Aorta mit streifen- und fleckenförmigen, zum Teil verkalkten Einlagerungen versehen. Ostium atrioventriculare für einen Daumen durchgängig. Linker Vorhof mit glattem Endokard. Mitralis an ihrem Ansatz verdickt, ebenso der Papillarmuskel. Sehnenfäden leicht verdickt und verkürzt. Die Spitzen der Papillarmuskeln auf Einschnitten mit kleinen weißlichen Einlagerungen versehen.

Zustand der Kranzgefäße. Während die Mündung der linken Kranzarterie etwas überlagert ist, ist die der rechten bis auf einen schmalen Spalt obliteriert. Die Intima beider Kranzgefäße in den Hauptstämmen und sämtlichen Ästen vollkommen glatt und fleckenlos.

Mikroskopische Untersuchung. Nur Material vom linken Ventrikel läßt schwielige Einlagerungen aus derbfibrösem Gewebe erkennen. Präparate von den übrigen Herzabschnitten zeigen eine starke Fettdurchwachsung der Muskulatur, aber keine Schwielenbildung oder Infiltrationen. Die kleinen und kleinsten Gefäße sind durchaus intakt.

Epikrise. Der Fall liegt analog den Fällen 3, 4, 5, 6, 7. Auch hier war ein Befund am Epikard der großen Gefäße infolge der schon vorher erfolgten Formalinfixierung nicht zu erheben.

Fall 9. H., Franz, 72 Jahre, Schlosser, gest. am 30. August 1906.

Klinische Diagnose. Pleuritis exsudativa — haemorrhagica. Tuberculosis pulmonum, Myodegeneratio cordis. Nephritis.

Anatomische Diagnose (Krankenhaus r. d. I. S.-J. Nr. 307). Dilatation des Herzens mit Fibromyokarditis. Sklerose der Kranzgefäße, hochgradige Atheromatose der abdom. Aorta. Sackförmiges Aneurysma. — Subchronische, knotige, bronchopneumonische Tuberkulose der linken Lunge, subakute Tuberkulose der linken Lunge, subakute Tuberkulose des oberen Teiles des rechten Unterlappens, käsige Herde in beiden Hilusteilen. Hämorrhagische Pleuritis rechts. Struma cystica haemorrhagica. Granulierte, atrophische Leberzirrhose. Cholelithiasis. Stauungsinduration der Milz.

Herzbefund. Körpergr. 1,27 m, Körpergew. 55 kg, Herzgew. + Aorta 450. Herz in beiden Teilen leicht vergrößert. Das Epikard etwas verdickt. Koronargefäße gelblich durchscheinend, etwas geschlängelt. Linker Vorhof über hühnereigroß mit etwas verdicktem Endokard. Foramen ovale geschlossen. Rechter Ventrikel von mittlerer Größe, brüchig, graubraun. Klappen intakt. Linker Vorhof, besonders die Mitralis am freien Rande leicht verdickt und verkalkt. Linker Ventrikel etwas erweitert, auf Flachschnitten in der Muskulatur weißliche Einlagerungen. Aortenklappen etwas verdickt, stark geschrumpft. Aorta ascendens etwas erweitert, nur wenig gefleckt. Aorta descendens mit zahlreichen fleckigen, vorspringenden, größtenteils verkalkten zum Teil ulzerierten Exkreszenzen und mit frischen Thromben versehen.

Zustand der Kranzgefäße. Die Eingänge sind nicht überlagert, freidurchgängig, nicht verengt. Die Wandungen der Kranzgefäße in ihren Hauptstämmen und größeren Ästen etwas stark, schneiden sich hart. Intima zeigt allenthalben braune Flecken. Das Lumen ist nirgends merklich verändert. Auf dem Epikard über Bulbus aortae und Arteria pulmonalis ist ein feines injiziertes Netz kleinster Gefäße bemerkbar, in dem sich bei genauerer Präparation auch größere Gefäße bis zum Umschlagsrand des Perikards verfolgen lassen.

Mikroskopische Untersuchung. Material von beiden Herzabschnitten zeigt allenthalben aus derbfibrösem Gewebe bestehende schwielige Einlagerungen. Die kleinen und kleinsten Gefäße sind ohne Veränderungen.

Epikrise. Die Affektion der Gefäße ist eine ziemlich gleichmäßige, hat jedoch nirgends eine stärkere Verengung gezeitigt. Es ist daher ein engerer Zusammenhang zwischen Gefäß und Muskelschädigung nicht erkennbar.

Fall 10. St., Marie, 69 Jahre, Witwe, gest. am 5. September 1906.

Notizen aus der Krankengeschichte. Die Pat., deren Familienanamnese nichts Bemerkenswertes enthält, die eine geschlechtliche Infektion leugnet und angibt, drei Kinder geboren zu haben, von denen jedoch zwei bei der schweren Geburt gestorben sind, Zeit ihres Lebens wenig getrunken und keine schwere Arbeit verrichtet hat, leidet seit 30 Jahren an starker Atemnot. Im Herbst 1905 waren ihre Beine stark geschwollen. Im August 1906 bekam sie wieder Schwellung der Beine und des Rumpfes, so daß sie ärztliche Hilfe aufsuchen mußte. Die Pat, deren Puls kräftig, aber deren Herzaktion sehr unregelmäßig war, wurde mit Koffeininjektionen und Digitalis behandelt. Sie starb nach einem 14tägigen Krankenhausaufenthalt unter den Zeichen der Herzschwäche.

Klinische Diagnose. Herzleiden.

Anatomische Diagnose (S.-J. Nr. 719). Chronische verkalkende, stenosierende Endokarditis der Aortenklappen. Chronische, fibröse Endokarditis der Valvula mitralis. Hypertrophie und Dilatation des Herzens, fettige Degeneration des Herzens (fleckige Fettmetamorphose). Atheromatose der Kranzarterien. Chronische Stauungsorgane. Hydrothorax. Hydropericard. Kompensationsatelektase der Lunge. Thrombosierung der Rekto-Uteringefäße. Sanduhrmagen.

Herzbefund. Herz groß, über dem rechten Herzabschnitt ein markstückgroßer Sehnenfleck. Epikard durchscheinend. Herzfleisch kräftig, blaßbraun-gelb, Endokard zart, im rechten Vorhof Tigerfellzeichnung. Trikuspidalis am freien Rand mäßig verdickt. Aortenklappen ganz starr. Das Lumen stark verengt. Mitralis am Ansatzrand in eine derbfibröse Masse verwandelt. Papillarsehnenfäden verdickt, Intima der Aorta zeigt nur wenige beetartige Stellen.

Zustand der Kranzgefäße. Die Intima der Kranzgefäße zeigt in den ersten zwei Dritteln ihres Verlaufes beetartige, sich hart anfühlende Plaques eingelagert. In den letzten Teil ihres Verlaufes und in den Ästen ist die Intima glatt und fleckenlos. Am Epikard des Bulbus aortae und der Arteria pulmonalis ist ein feines, bis zum Umschlagsrand des Perikard verfolgbares Gefäßnetz verfolgbar.

Mikroskopische Untersuchung. Material vom linken wie rechten Ventrikel läßt eine rechts merklich stärkere, fettige Degeneration des Herzmuskels erkennen. An Präparaten vom rechten Ventrikel zeigt sich eine kleinzellige Infiltration im Perikard. Nirgends sind schwielige Einlagerungen oder sonstige Veränderungen erkennbar. Die kleinen und kleinsten Gefäße sind durchaus intakt.

Epikrise. Die Kranzgefäße sind ziemlich stark und in großer Ausdehnung befallen. Für die rechts stärkere fettige Degeneration des Herzmuskels läßt sich aus den Veränderungen in den Gefäßen kein Anhaltspunkt gewinnen.

Fall 11. H., Josepha, 69 Jahre, Privatiere, gest. am 5. Dezember 1906.

Notizen aus der Krankengeschichte. Die Pat. hatte auf der offenen Straße Lärm gemacht und war stark nach Alkohol riechend in die psychiatrische Klinik gebracht worden. Auf ihren Wunsch sofort wieder entlassen, wurde sie am Abend des gleichen Tages unter gleichen Umständen abermals in die Klinik eingeliefert. Am anderen Tage lag sie im tiefen Koma, die Reflexe waren erloschen, der Puls war weich und frequent und verschlechterte sich trotz Coffeineinspritzung. Am Abend erfolgte der Exitus letalis. Vor zehn Jahren hatte die Pat. einen Schlaganfall mit kurz dauernder Lähmung, Sprachstörung und Facialisparese erlitten.

Klinische Diagnose. Alkoholismus, Arteriosklerose.

Anatomische Diagnose. (S. J. Nr. 718.) Diffuse Leptomeningitis. Hydrozephalus, starke Atrophie der ganzen Hirnrinde. Hochgradige Arteriosklerose der Hirngefäße. Alter Erweichungsherd in der rechten Capsula interna, chronische, verkalkende Endokarditis fibrosa der Mitralis. Atheromatose der Kranzgefäße. Chronische Stauungsorgane. Allgemeine Arteriosklerose, Gastroektasie, geringe fettige Degeneration beider Nieren. Uterusmyom.

Herzbefund. Körpergr. —, Körpergew. —, Herzgew. 387 g. Herz groß, in sämtlichen Höhlen reichliches Speckgerinnsel, an der Herzspitze sehnig verdickt, sonst zart durchscheinend. Myokard im linken Ventrikel kräftig entwickelt, Farbe braunrot, Konsistenz wenig derb. Endokard zart und durchscheinend. Trikuspidalis und Mitralis, sowie Pulmonalisklappen zart und frei beweglich. Aortenklappen am Rande etwas derb, in der Tiefe kalkige Einlagerungen, die Sehnen der Papillarmuskeln verdickt, in den Sehnenansatzklappen verdickte Einlagerungen. Intima der Aorta im Bogen intakt.

Die Intima der Brust- und Bauchaorta ist teilweise mit ausgedehnten beetartigen Prominenzen durchsetzt, die das Gefäß in ein starres, von Kalkplatten durchsetztes Rohr verwandeln.

Zustand der Kranzgefäße. Arteria coronaria sinistra ungefähr ½ cm weit ohne Einlagerungen, dann jedoch mit kalkigen Einlagerungen durchsetzt, so daß das Lumen fast vollständig verschwunden ist. Im weiteren Verlaufe zeigt das Gefäß wieder eine glatte und fleckenlose Intima. Der Ramus circumflexus der Arteria coronaria sinistra zeigt in seinen ersten zwei Dritteln beetförmige, zum Teil scherbige Einlagerungen, die Intima des weiteren Verlaufes sowie sämtlicher Äste ist glatt und fleckenlos. Die Arteria coronaria dextra ist in gleicher Weise und gleicher Ausdehnung befallen. Im Epikard auf dem Bulbus aortae und den Anfangsteilen der Arteria pulmonalis ist ein feines Netz stark injizierter Gefäßchen erkennbar, größere Äste sind nicht nachweisbar.

Mikroskopische Untersuchung. Material sowohl vom rechten wie linken Ventrikel zeigen das Bild des normalen Herzmuskels ohne pathologische Veränderung. Kleine und kleinste Gefäße sind intakt.

Epikrise. Die Veränderungen in den Kranzarterien sind im Vergleiche zu denen der Aorta bedeutend. Der negative Befund in der Muskulatur trotz der starken Verengerung im Beginne des absteigenden Astes im Beginne der linken Kranzarterie ist auffallend und weist auf die Leistung des Kollateralkreislaufes hin, der auch in diesem Falle durch ein feines Gefäßnetz auf dem Epikard der großen Gefäße angedeutet erscheint. Größere Äste waren freilich nicht isolierbar.

Fall 12. Sch., Philipp, 44 Jahre alt, Bräugehilfe, gest. am 16. September 1906.

Notizen aus der Krankengeschichte. Der Pat., welcher seit Februar 1906 wegen eines Herzleidens in ärztlicher Behandlung stand, litt wiederholt an Anfällen von Angina pectoris, die mit der Zeit immer öfter auftreten. Infolge seiner vorher schon vorhandenen psychischen Störungen suchte er am 27. August 1906 auf Wunsch seiner Angehörigen die psychiatrische Klinik auf. Auch hier traten wiederholt starke Anfälle von Asthma cardiale auf. Später bekam Pat. auch heftiges Blutspucken. Am 16. September verstarb er unter den Erscheinungen der Dyspnöe und des Kollapses.

Klinische Diagnose. Dementia paralytica. Herzhypertrophie.

Anatomische Diagnose. (S. J. Nr. 754.) Hypertrophie und Dilatation des Herzens (Cor bovinum). Luetische Endaortitis. Fettdegeneration des Herzens. Starke Atheromatose der Brust- und Bauchaorta. Chronische fibröse Endokarditis der Aortenklappen, Stauungsorgane, Hydrothorax, Aszites. Pachymeningitis externa fibrosa. Chronische Leptomeningitis.

Herzbefund. Körpergr. 1,68 m, Körpergew. 69 kg, Herzgew. 850 g. Herzoberfläche vielfach schwielig verdickt, sonst glatt. Herz in allen Durchmessern vergrößert. Muskel blaß braunrot. Endokard leicht getrübt, vielfach Flecken. Trikuspidalis ohne Befund. Pulmonalklappen klein und zart, frei beweglich, Aortenklappen verkürzt und verdickt. Mitralis ohne Befund. Aorta in ein starres Rohr verwandelt mit gelblich weißen, zum Teil grützebreiähnlich zerfallenen Einlagerungen.

Zustand der Kranzgefäße. Während die Mündung der rechten Kranzarterie vollkommen obliteriert ist, ist die der linken zwar stark verengt, aber für eine kleine Sonde doch noch durchgängig. Die Intima beider Kranzgefäße, wie ihrer Äste, ist vollkommen glatt und fleckenlos. Die rechte Kranzarterie von der Peripherie her präpariert, endigt stumpf an der Aortenwand. Das Epikard am Bulbus aortae und der Anfangsteil der Arteria pulmonalis läßt ein feines, stark injiziertes Gefäßnetz erkennen, in dem sich bei genauerem Präparieren aber auch größere Gefäße isolieren lassen. Eines derselben, fast vom Volumen einer gewöhnlichen Kranzarterie, läßt sich in den Winkel zwischen Aorta und Arteria pulmonalis hinauf verfolgen. bis zur Schnittfläche, an der das Herz von den großen Gefäßen bei der Sektion abgetrennt wurde. Nach abwärts ist dasselbe zu einer ampullenartigen Auftreibung erweitert, aus der einzelne kleine Gefäße in die Muskulatur austreten. Beim Aufschneiden zeigen sich Sack und Gefäße von atheromartigen Massen erfüllt.

Mikroskopische Untersuchung. Material vom linken Ventrikel zeigt in die sonst gut erhaltene Muskulatur Schwielen aus derbfibrösem Gewebe eingelagert. Material vom rechten Ventrikel zeigt keine Veränderungen. Die kleinen und kleinsten Gefäße sind intakt.

Epikrise. Auch hier ist der Koronarkreislauf auffallend verschont. Das Verhältnis der anatomischen Veränderungen der Muskulatur zu den Affektionen der Kranzgefäße läßt sich nicht im Sinne einer Abhängigkeit deuten. Denn trotz der vollkommenen Obliteration der rechten Kranzarterie ist die Schwielenbildung im linken Ventrikel zu finden. Der Kollateralkreislauf ist auch in diesem Falle angedeutet. Das starke Gefäß ist wohl als Varietät im Langerschen Sinne aufzufassen. Leider war die Mündung in die Aorta nicht mehr festzustellen. Auffallend ist das Auftreten atheromatöser Massen in denselben bei völliger Intaktheit der Kranzgefäße.

Fall 13. K., Anton, 46 Jahre, Schuhmacher, gest. am 3. Oktober 1906.

Klinische Diagnose. Vitium cordis (Aorteninsuffizienz). Nephritis chronica interstitialis. Stauungserscheinungen. Urämia.

Anatomische Diagnose. (Krankenhaus r. I. S. J. Nr. 366.) Hochgradige Hypertrophie und Dilatation des ganzen Herzens. Chronische schwielige luetische Aortitis thoracica. Marantische Thrombose im rechten Herzen. Embolie der rechten Lungenarterie und multiple hämorrhagische Infarkte rechts. Braune Induration beider Lungen mit beginnender Pneumonie der rechten. Stauungsleber. Zyanotische Induration beider Nieren, urämischer Katarrh des Dünndarms mit beginnender Nekrose. Rechts Doppelniere.

Herzbefund Körpergr. 1,85 m, Körpergew. 84 kg, Herzgew. 860 g. Herz zweifaustgroß, Epikard verdickt; Koronargefäße stark verdickt, zum Teil weißlich gefärbt. Rechter Vorhof wie rechter Ventrikel gänseeigroß. Muskulatur hypertrophisch von blaß braunroter Farbe. Klappen intakt. An der Herzspitze ein haselnußgroßer, grauroter, gemischter Thrombus, im rechten Herzohr ein kirschkerngroßer von gelber Farbe. Linker Vorhof etwas verdickt; Cordae bindfadenähnlich, linker Ventrikel gänseeigroß mit starker Muskulatur. Aortenklappen verdickt. Die ganze Aorta thoracica erweitert, mit schwieligen glatten Längsstreifen durchsetzt, die dicht beieinanderstehen und der ganzen Intima ein narbenähnliches Aussehen verleihen. In der Aorta descendens vereinzelte Kalkablagerungen und oberflächliche Ulzerationen der Wand.

Zustand der Kranzgefäße. Mündungen groß und durchgängig. Die Gefäße zeigen eine Strecke von ungefähr 3 cm weit kleine weißliche Verdickungen, welche das Lumen jedoch nicht erheblich verengern. Im weiteren Verlaufe ist die Intima glatt und fleckenlos.

Mikroskopische Untersuchungen. Material vom rechten wie linken Ventrikel läßt nirgends Einlagerungen erkennen und zeigt ein ganz normales Bild. Kleine und kleinste Gefäße sind vollkommen intakt.

Epikrise. Die Erkrankung hat sich hauptsächlich auf die Aorta beschränkt. Die Kranzgefäße sind fast verschont geblieben. Die Muskulatur ist intakt.

Fall 14. F., Magda, 49 Jahre, Zimmermannswitwe, gest. am 24. September 1906.

Klinische Diagnose. Myodegeneratio cordis. Stauungsniere. Moribunda recepta.

Anatomische Diagnose. (Krankenhaus r. I. S. J. Nr. 395.) Luetische Endaortitis thoracica, Dilatation des gesamten Herzens, besonders links. Hochgradige Sklerose der Koronararterien, Endocarditis calculosa veli aortae. Zyanotische Induration beider Nieren mit Schrumpfung. Stauungsleber mit mäßiger Zirrhose. Stauungsmilztumor. Geringer Stauungskatarrh des Dickdarms, Stauungslunge mit beiderseitigem Hydrothorax und Kompressionsatelektase des rechten Unterlappens. Aszites. Ödem und Anasarka, Varizen des Ösophagus und der Genitalgegend.

Herzbefund. Körpergr. 1,75 m, Körpergew. 75 kg, Herzgew. nicht festgestellt. Herz stark hypertrophisch, Spitze vom linken Ventrikel gebildet. Epikard verdickt, rechts: Muskulatur kräftig, braunrot, mit vom Ventrikel stark abgesetzten Trabekeln und Papillarmuskeln. Muskulatur 1 cm dick, Aortenklappen schwer beweglich, Endokard im Vorhof und Ventrikel stark verdickt. Aorta starkwandig mit atheromatösen Veränderungen bis zum Abgang der Arteria renalis.

Zustand der Kranzgefäße. Während das Ostium der linken Kranzarterien noch erhalten ist, ist das der rechten vollkommen obliteriert. Die Intima beider Kranzgefäße zeigt auf eine Strecke von 2—3 cm hin ebenfalls beetförmige gelbliche Einlagerungen, welche jedoch das Lumen nicht merklich verengen. Das Epikard am Bulbus aortae und dem Anfangsteile der Arteria pulmonalis zeigt wieder den Befund eines feinen Gefäßnetzes. Die Intima der Kranzgefäße ist in ihrem weiteren Verlaufe vollkommen glatt und fleckenlos.

Mikroskopische Untersuchung. Da das Herz bereits in sehr faulem und brüchigen Zustande in meine Hände gelangte, wurde auf dieselbe verzichtet.

Epikrise. Der Fall liegt analog den Fällen 1, 3, 4, 6, 7, 8, 12 und 13. Grobe Schädigungen sind durch die Verengung und teilweise Obliteration der Kranzgefäßeingänge jedenfalls nicht gesetzt worden.

Fall 15. Fr., Karoline, 46 Jahre, Prostituierte, gest. am 12. Oktober 1906.

Notizen aus der Krankengeschichte. Die Pat. stand von Anfang August 1906 bis Anfang September 1906 wegen starker Kurzatmigkeit in poliklinischer Behandlung. Am 17. September mußte sie jedoch das Krankenhaus aufsuchen. Es wurde ein Aneurysma der Aorta thoracica und Dilatation sowie Myodegeneratio cordis konstatiert. Infolge des Aneurysmas war eine linksseitige Rekurrenslähmung eingetreten. An dem linken Lungenunterlappen fand sich eine Infiltration vor. Die Pat., welche im Krankenhaus verschiedene Erstickungsanfälle durchmachte, und zeitweise sehr geringe Mengen Urin ausschied, wurde mit Diuretizis und Herzmitteln behandelt, verschied aber am 12. Oktober 1906. Über geschlechtliche Infektion lagen keine Angaben vor.

Klinische Diagnose. Aneurysma aortae, Rekurrenslähmung, Myodegeneratio cordis.

Anatomische Diagnose. (S. J. Nr. 797.) Hochgradige Aortitis thoracica. Aneurysmabildung im Arcus mit Perforation in den Ösophagus. Dilatation des Herzens mit fettiger Degeneration. Stauung. Beiderseitiger Hydrothorax. Indurative Stauungsmilz. Anämische Stauungsfettleber. Sekundäre Schrumpfnieren. Atelektase und Splenisation der linken Lunge. Ödem und Hypostase der rechten Lunge.

Herzbefund. Körpergr. 1,56 m, Körpergew. 75 kg, Herzgew. nicht festgestellt. Herz im ganzen vergrößert und schlaff. Fettgewebe reichlich. Rechter Vorhof hühnereigroß und erweitert. Foramen ovale für einen dicken Bleistift durchgängig. Epikard im Vorhof etwas verdickt. Der rechte Ventrikel leicht vergrößert, Muskulatur schlaff, braun, in den Trabekeln Tigerfellzeichnung. Pulmonalklappen ohne Befund. Mitralis ohne Besonderheiten. Der linke Ventrikel kleinkinderfaustgroß. Aortenklappen leicht verdickt, der linke Ventrikel leicht verdickt, aber ohne Auflagerungen. Aorta ascendens enorm erweitert, Intima verdickt. Über den Klappen einige gelbliche Kalkeinlagerungen, gestreift und gefaltet. Im Arcus befindet sich eine kleinfaustgroße, sackartige Ausstülpung, oben und nach links mit geschichteten Thromben massen ausgefüllt. In der Tiefe des Sackes liegt die Trachea von Thromben be deckt. Aorta bis zum Abgang der Nierenarterien schwielig verdickt.

Zustand der Kranzgefäße. Die Mündung der linken Kranzarterie ist wohl durchgängig, gut sondierbar und nicht überlagert, die der rechten vollkommen obliteriert. Eine Untersuchung der Intima der Gefäße wurde nicht vorgenommen, da eine Injektion des Koronarkreislaufes mit einer Gipsmasse versucht wurde, welche jedoch infolge der Brüchigkeit der Gefäße zu multiplen Extravasaten führte und daher als mißlungen betrachtet werden mußte. Am Epikard der großen Gefäße war wieder ein fein injiziertes Gefäßnetz zu beobachten.

Mikroskopische Untersuchung. Material von beiden Ventrikeln zeigt ziemlich starke fettige Degeneration, nirgends Schwielen oder Infiltrationen. Die kleinen und kleinsten Gefäße sind ohne Veränderung.

Epikrise. Die Intaktheit der Intima der Gefäße vorausgesetzt, liegt der Fall analog den Fällen 1, 3, 4, 6, 7, 8, 12, 13, 14, was das Verhältnis der Erkrankung der Aorta zu den Affektionen der Kranzgefäße anbetrifft. Die fettige Degeneration war in beiden Ventrikeln gleich stark, so daß ein merklicher Einfluß durch die Obliteration des rechten Kranzgefäßeinganges nicht zu bemerken war.

Fall 16. L., Anna, 63 Jahre, Schuhmacherswitwe, gest. am 7. Dezember 1906.

Notizen aus der Krankengeschichte. Die Pat., welche sich nur erinnert, einmal Blinddarmentzündung durchgemacht zu haben, wurde Ende November 1906 moribund ins Krankenhaus gebracht. In Anbetracht dieses Zustandes wurde auf eine genaue Untersuchung verzichtet. Es wurde nur eine Aorteninsuffizienz konstatiert. Nach 8 Tagen, welche die Pat. ziemlich teilnahmslos dalag, erfolgte der Exitus letalis.

Klinische Diagnose. Unkompensierter Herzfehler.

Anatomische Diagnose. (S. J. Nr. 942.) Diffuse fibröse und kalkulöse Endaortitis mit Übergreifen auf die Aortenklappen. Stenose und Insuffizienz derselben. Fibröse und kalkige Einlagerungen in die Mitralis. Hypertrophie und Dilatation beider Herzabschnitte, namentlich des linken Ventrikels, hochgradige fettige Degeneration des Myokards. Fibröse Herde im linken Papillarmuskel. Maranthische Thrombose in der Spitze des linken Ventrikels. Atelektase beider Unterlappen, Altersemphysem der Oberlappen, fibröse Adhäsivpleuritus beiderseits. Muskatnußleber.

Herzbefund. Körpergr. 1,50 m, Körpergew. 49 kg, Herzgew. und Aorta 740 g. Herz sehr groß, sehr schwer, namentlich im linken Ventrikel, der die Spitze bildet, vergrößert. Subepikardiales Fett über beiden Ventrikeln gering. Auf Vorder- und Rückenfläche Sehnenflecken. Im rechten Ventrikel reichlich Cruor- und Speckgerinnsel. Muskulatur sehr dick und von eigenartiger Tigerfellzeichnung. Klappenapparat der Trikuspidalis und Pulmonalis überall intakt. Der linke Ventrikel ist sehr groß mit starker Muskulatur, von blaßbraungrauer Farbe und etwas verminderter Konsistenz. Auf Flachschnitten erscheint die Muskulatur von homogener Konsistenz. In den Papillarmuskeln aber zeigen sich besonders an der Spitze fibröse Herde. An der Spitze des linken Ventrikels, in die Muskulatur eingefilzt, sitzen fast rein weiß thrombotische Niederschläge und auch Cruor- und Fibringerinnsel. Die Aortenklappen sind verdickt, sehr stark gespannt und miteinander stellenweise verwachsen. Die ganze Aorta ist äußerlich in ein starres, beim Anfassen krachendes Rohr verwandelt. Intima mit blaß bläulichem Schimmer diffus verdickt. Eingelagert in dieselben finden sich sehr zahlreiche, kalkige Platten, die an einigen Stellen sehr glatt, an anderen zerrissen erscheinen und mit thrombotischen Massen reichlich bedeckt sind.

Zustand der Kranzgefäße. Die Mündung der Arteria coronaria sinistra zeigt sich durchgängig und überlagert. Ungefähr 1½ cm vom Eingang entfernt, bemerkt man aber in dem Gefäße eine ringförmige Einlagerung, welche das Lumen bis auf Stecknadeldicke verengt. Im weiteren Verlaufe des Gefäßes finden sich noch stellenweise Einlagerungen, jedoch ohne merkliche Verengung des Lumens. Die Endpartien des Gefäßes sowie die gröberen Äste zeigen eine glatte und fleckenlose Intima. Das Ostium der Arteria coronaria dextra zeigt sich vollkommen obliteriert. An seiner Stelle findet sich eine muldenförmige Einziehung. Die Arteria selbst zeigt in ihrem Verlaufe bis zur Kante des Herzens vereinzelte krümelige Einlagerungen, ohne merkliche Verengung des Lumens. Die Endpartie und die größeren Äste weisen eine glatte, fleckenlose Intima auf. Das epikardiale Gefäßnetz auf den großen Gefäßen ist auch in diesem Falle vorhanden. Ungefähr 2 cm von der obliterierten Mündungsstelle der rechten Kranzarterie entfernt, läßt sich ein größeres Gefäß aus derselben entspringend, nach oben über den rechten Vorhof zur Cava superior hin verfolgen, in deren Adventitia es in die Höhe zieht. Größere Gefäße sind sonst nicht nachweisbar.

Mikroskopische Untersuchung. Material vom rechten Ventrikel zeigt stärkere fettige Degeneration wie solches vom linken. Dagegen sind links schwielige Einlagerungen in der Muskulatur vorhanden. Dieselben bestehen aus derbfibrösem Gewebe, indem sich jedoch noch Reste von Muskelzellen finden, die teils korkzieherartig gewunden erscheinen und kernlos sind. Zum Teil sind in diesem fibrösen Gewebe auch viele Rundzellen zu bemerken. Auch Fibroblasten und jugendliches Bindegewebe sind namentlich am Rande der Schwiele vorhanden. An einigen Stellen, welche nahe an dem Endokard liegen, haben sich thrombotische Massen angelagert. Die Organisation derselben von der bindegewebigen Schwiele aus unter Neubildung zahlreicher dickwandiger Gefäße ist schön zu verfolgen. Präparate vom rechten Ventrikel zeigen weder Schwielen, noch zellige Infiltration. Die kleinen und kleinsten Gefäße sind auf allen Präparaten ohne Veränderung.

Epikrise. Der Fall ist äußerst lehrreich. Während rechts eine Obliteration der Mündung vorliegt, befinden sich links schwere

Veränderungen im Laufe der Kranzarterien. Die Schwielen im linken Ventrikel, welche auch histologisch ungemein an die von Kolster beschriebenen Bilder erinnern, sind wohl mit Sicherheit auf Rechnung dieser Veränderungen zu setzen. Wenigstens können sie der Lokalisation nach mit diesen in Beziehung gebracht werden. Die fettige Degeneration rechts möchte ich mich nicht getrauen in ursächlichen Zusammenhang mit dem Verschlusse der Mündung zu bringen, da der letztere Prozeß immer älter ist. Der Kollateralkreislauf war auch in diesem Falle wieder angedeutet.

Fall 17. St., Georg, 49 Jahre, gest. am 3. Januar 1907.

Notizen aus der Krankengeschichte. Der Mann, der sich früher stets wohl gefühlt hatte, erkrankte an Schmerzen in Waden und Oberschenkelmuskulatur und an Schwindelanfällen. Im April 1905 hatte er zum ersten Male deshalb das Krankenhaus aufsuchen müssen. Seither war er öfters in dasselbe gekommen, so Januar und Juli 1906 und zuletzt August 1906. Schon bei seinem letzten Aufenthalt war die Diagnose auf Aorteninsuffizienz und Tabes gestellt worden. Anfangs hatte er in der Zwischenzeit noch Arbeit verrichten können. Vor seinem letzten Krankenhausaufenthalt war dies indes nur mehr stundenweise möglich gewesen. Der Herzbefund war auch diesmal der gleiche. Der Pat. schied aber nur geringe Harnmengen aus und hatte geschwollene Beine. Im Bereich beider Unterlappen war Dämpfung und Rasseln konstatierbar. Die angewandte Therapie bestand in Aderlaß und Darreichung von Kalomel und Diureticis. Es traten jedoch trotzdem Ende Dezember Hydrothorax, stärkere Ödeme und Aszites ein. Zuletzt starb er in zunehmender Somnolenz am 3. Januar 1907.

Klinische Diagnose. Tabes dorsalis, Aorteninsuffizienz, hypostatische Pneumonie beider Unterlappen.

Anatomische Diagnose. (S. J. Nr. 13.) Schlaffe pneumonische Herde in beiden Unterlappen, Hypertrophie und Dilatation des Herzens, Endokarditis der Aortenklappen. Atheromathose der Aorta. Braune Induration der Lungen, alte beiderseitige Adhäsivpleuritis. Frische fibrinöse Pleuritis beider Unterlappen. Stauungsinduration der Leber, alter Milzinfarkt, glatte Schrumpfnieren.

Herzbefund. Körpergr. 1,58 m Körpergew. 61 kg, Herzgew. 570 g. Herz sehr groß, Oberfläche mit Sehnenflecken, sonst Epikard zart und durchscheinend. In den Herzhöhlen ziemlich viel Speck- und Blutgerinnsel. Herzfleisch überall kräftig. Linker Ventrikel stark erweitert. Herzfleisch blaß braunrot. Endokard zart durchscheinend, Trikuspidalis zart, ebenso Pulmonalis, aber mit warzigen Auflagerungen versehen. Sehnenfäden etwas verdickt, Mitralis ohne Besonderheiten. Aorta zeigt eine teilweis runzlige, teilweise mit Kalkplatten versehene Intima. Nach abwärts nehmen diese Einlagerungen ab und machen gelblichen, beetförmigen Erhebungen Platz.

Zustand der Kranzgefäße. Während der Abgang der rechten Kranzarterie vollkommen verkalkt und obliteriert ist, zeigt sich der der linken wohl durchgängig und leicht sondierbar. Die Intima beider Koronararterien wie ihrer sämtlichen Äste ist vollkommen glatt und fleckenlos. Auf den großen Gefäßen ist ein feines im Epikard verlaufendes Gefäßnetz erkennbar.

Mikroskopische Untersuchung. Material vom rechten wie linken Ventrikel, vor allem von der Gegend der Herzspitze zeigt schwielige Einlagerungen aus derbfibrösem Gewebe. Im Perikard findet sich starke Hyperämie und kleinzellige Infiltration. Die kleinen und kleinsten Gefäße sind überall ohne Veränderung.

Epikrise. Auch in diesem Falle ist ein unmittelbarer Zusammenhang zwischen den Schwielen, die linken und rechten Ventrikel in gleichem Maße befallen haben, und dem Verschlusse der rechten Kranzarterienmündung nicht zu erkennen.

Fall 18. St., 68 Jahre, Katasterbeamter, gest. am 16. Januar 1907.

Notizen aus der Krankengeschichte. Der Pat. hat im Jahre 1903 einen Schlaganfall erlitten, welcher eine Lähmung seines linken Beines und geringe Sprachstörungen zur Folge hatte. Im Jahre 1906 trat dann Lähmung des rechten Beines und stärkere Sprachstörung auf, von welcher er sich aber wieder erholte, während die Störungen der Extremitäten blieben. Er war bis 12. Dezember 1906 im Krankenhaus. Während dieses Aufenthaltes hatte sich sein Zustand bald gebessert und bald verschlechtert. Er begab sich dann in häusliche Pflege, mußte aber bereits am 3. Januar 1907 das Krankenhaus wieder bedeutend verschlechtert aufsuchen. Diese Verschlechterung nahm zu, er wurde ganz teilnahmslos, hatte Anfälle von Bewußtlosigkeit, starke Temperatursteigerung und starb am 16. Januar 1907.

Klinische Diagnose. Hemiplegie.

Anatomische Diagnose. (S. J. Nr. 51.) Alter gelber Erweichungsherd des linken Linsenkerns. Starker Hydrocephalus externus und internus. Ependymitis, Hypertrophie und Dilatation des Herzens. Myokarditis, Thrombose der linken Herzspitze, Fettdurchwachsung des rechten Ventrikels, Emphysem und Bronchitis, chronische Nephritis, zahlreiche Pleuraschwielen mit Käseknötchen, Fibrochondron des rechten Unterlappens, linksseitige Hodenschwiele. Chronische Pharyngitis. Frischer anämischer Erweichungsherd im rechten Großhirnbrückenschenkel und in der linken vorderen Hälfte der Brücke.

Herzbefund. Körpergr. 1,62 m, Körpergew. 51 kg, Herzgew. 460 g. Herz erheblich vergrößert, von reichlichem Fettgewebe bedeckt. Pulmonalis und Trikuspidalis intakt, rechter Ventrikel etwas erweitert, linker jedoch beträchtlicher. An der Spitze des linken Ventrikels größere schwielige Einlagerungen. Aortensegel der Mitralis deutlich verdickt, Sehnenfäden verkürzt und verdickt. Das äußere Segel ist zart. Aortenklappen sind dick, die Ansatzstellen hart. Aufsteigende Aorta gleichmäßig erweitert, der die Erweiterung betreffende Teil in Form einer flachen Platte stark verhärtet. Es finden sich innen und außen kleine deutliche Narben. Im Arcus sind leicht verhärtete Stellen, in der absteigenden Aorta kleine flache verhärtete Beete.

Zustand der Kranzgefäße. Die Mündungen beider Kranzgefäße sind leicht verengt, die Intima sämtlicher Kranzgefäße ist mit scholligen, krümeligen Exkreszenzen bedeckt, welche das Lumen bald mehr, bald weniger verengen. Die beiden Äste der linken Kranzarterie sind durchschnittlich stärker verengt, als die der rechten. Der Ramus descendens anterior art. coronar. sinistr. ist erst in seinem untersten Drittel wieder durchgängig und zeigt eine glatte fleckenlose Intima. Die ersten zwei Drittel erscheinen schwer betroffen. Das Lumen ist oft bis auf Schweinsborstendicke verengt. Der Ramus circumflexus arteriae sinistrae zeigt bis zur Herzkante den gleichen Befund, dann aber eine glatte, fleckenlose Intima. Die Äste der Coronaria dextra sind zwar ebenfalls verengt, aber sondierbar. Die Ausdehnung der Prozesse ist hier die gleiche wie links. Am Epikard der großen Gefäße ist wieder das feine Gefäßnetz erkennbar. Größere Äste sind nicht isolierbar.

Mikroskopische Untersuchung. Nur Material von der Spitze und der hinteren Wand des rechten Ventrikels zeigt keine Schwielenbildung. Sonst ist in allen Präparaten starke Schwielenbildung erkennbar, namentlich ist an der Spitze des linken Ventrikels die Muskulatur auf weite Strecken hin von schwieligen Narben aus derbfibrösem Gewebe durchsetzt. In dasselbe eingelagert finden sich noch Reste von Muskelfasern, teils mit, teils ohne Kern, oft als kommaförmige, oft als korkzieherartige Gebilde.

Epikrise. In diesem Falle sprechen Lokalisation der Schwielen und histologische Beschaffenheit derselben für eine Abhängigkeit der Schwielenbildung von der Kranzgefäßerkrankung. Der Kollateralkreislauf erscheint auch in diesem Falle durch das epikardiale Gefäßnetz auf den großen Gefäßen angedeutet, war aber anscheinend nicht imstande, die starken Veränderungen im Verlaufe der Kranzgefäße auszugleichen.

Fassen wir die Beobachtungen über das hier gesammelte Material zusammen, so wird man unwillkürlich zur Scheidung desselben in zwei Gruppen gedrängt. In der einen lokalisiert sich die Erkrankung vor allem auf die Kranzgefäße selbst (Fall 2, 5, 9, 10, 11, 18). In den anderen Fällen ist es hauptsächlich die Aorta, welche befallen erscheint, während die Kranzgefäße ganz verschont oder nur minimal ergriffen sind (Fall 1, 3, 4, 7, 8, 12, 13, 14, 15, 17). In zwei Fällen (Fall 6, 16) ist eine derartige Unterscheidung nicht möglich; sie zeigen Aorta und Kranzgefäße in gleicher Weise ergriffen. Die beiden Gruppen entsprechen aber auch verschiedenen pathologischen Prozessen. Während die Fälle der ersten Gruppe der Arteriosklerose oder, wie sie von Marchand[1]) treffend bezeichnet worden ist, der Atherosklerose zuzurechnen sind, entsprechen die der zweiten der postluetischen Aortitis und betreffen ausschließlich jüngere Patienten im Durchschnittsalter von 43 Jahren, unter denen die Männer überwiegen (8 Männer, 3 Weiber). Die Fälle 6 und 16 stellen anscheinend kombinierte Formen der beiden Prozesse dar.

Während sich die senile Arteriosklerose mehr in Brust- und Bauchaorta lokalisiert und den Anfangsteil der Aorta und den Bogen eher verschont, sind diese beiden Teile eben hauptsächlich bei der postluetischen Aortitis befallen. Meist hört diese Affektion in der Höhe der Nierenarterien mit scharfer Grenze auf. Straub[47] hat vor allem auf diesen Umstand, ebenso wie darauf hingewiesen, daß die Intimaverdickung bei luetischer Aortitis sich nur selten auf die Seitenäste fortsetzt. Dagegen hat diese Form der Aortitis die ausgesprochene Eigenschaft, die Mündung der Seitenäste durch Intimawucherungen zu verengern und zu verschließen. Hat doch Straub nicht nur in manchen Fällen die Ostien der Koronararterien oder der Interkostalarterien obliteriert gefunden, sondern in einem Falle auch das Ostium der Arteria carotis sinistra.

Was nun die Abhängigkeit der pathologisch anatomischen Veränderungen des Herzmuskels von der Erkrankung der Gefäße anbelangt, so war nur in drei Fällen (Fall 2, 16, 18) ein Zusammenhang mit Sicherheit zu erkennen. In diesen wies nicht nur die Lokalisation der beiden Prozesse auf eine gegenseitige Beziehung hin, sondern auch die histologische Struktur der Schwielen deutete auf ihre Entstehung im Kolsterschen Sinne; doch sei bemerkt, daß in den 3 Fällen die Schädigungen bereits makroskopisch sichtbar waren und auffielen. In 2 Fällen (Fall 3 und 16) ging eine stärkere fettige Degeneration des rechten Ventrikels mit einer starken Verengerung bzw. vollständigen Obliteration der rechten Kranzarterie einher. Doch erschwert das verschiedene Alter der Prozesse entschieden die Annahme der unmittelbaren Abhängigkeit der Fettdegeneration von der Arterienerkrankung. Es muß jedoch immerhin der Überlegung Raum gegeben werden, daß eine allgemeine, fettige Degene-

[1]) Zitiert nach Ziegler.

ration am Herzmuskel hervorrufende Schädlichkeit an den schlechter ernährten Partien sich stärker geltend machen könnte. In allen anderen Fällen war ein unmittelbarer Zusammenhang zwischen den Schwielen im Herzmuskel und der Affektion der Gefäße nicht erkennbar. Im Gegenteil, meist sind bei einseitigen Schädigungen einer Kranzarterie Schwielen im rechten und linken Ventrikel zu finden, in einem Falle (Fall 12) sind sie sogar auf den linken Ventrikel beschränkt, während eine vollständige Obliteration der rechten Kranzarterie vorliegt. Eine Beziehung kann somit nicht festgestellt werden. Viel eher scheint mir der Sitz der Schwielen den von Köster[43] und Ehrenfried Albrecht[1] angegebenen Lieblingssitzen der myokarditischen Schwielen zu entsprechen, wenn auch eine solche Behauptung nur auf Grund von Serienschnitten würde erhärtet werden können. Besonders lehrreich scheint vielleicht der Fall 16, der eine Kombination beider Gefäßerkrankungen darstellt. Im Gebiete der rechten Kranzarterie, deren Ostium vollkommen obliteriert ist, sind keine pathologischen Veränderungen im Herzmuskel zu finden, im Gebiet der linken, die in ihrem Verlauf starke arteriosklerotische Prozesse aufweist und deren Lumen an einer Stelle bis auf Stecknadelkopfgröße verengt erscheint, lassen sich Schwielen nachweisen, die der Lokalisation nach mit der Gefäßaffektion wohl in Zusammenhang gebracht werden können. In den Fällen, 4, 11, 13 hat keine Schädigung der Muskulatur stattgefunden. Allerdings waren die Veränderungen an den Gefäßen hier minimal. In allen Fällen konnte an den kleinen und kleinsten Gefäßen kein pathologischer Befund erhoben werden. In 13 Fällen fiel ein feines Netz stark injizierter kleiner Gefäße im Epikard der großen Gefäße auf, welches im Sinne eines stärker als normal entwickelten Kollateralkreislaufes gedeutet wurde. In drei Fällen konnte dieser Befund nicht mehr erhoben werden, da die betreffenden Herzen vor der Untersuchung längere Zeit in Formalin gelegen hatten. In den zwei bleibenden Fällen (4 und 13) war die Schädigung der Koronargefäße eine derartig geringe, daß eine übermäßige Inanspruchnahme des Kollateralkreislaufes wohl nicht eingetreten ist. Eine immerhin auffallende Erscheinung ist der Mangel von Angaben über stenokardische Symptome in den meisten einschlägigen Krankengeschichten. Nur in drei Fällen (Fall 1, 3, 12) wird von solchen berichtet. Auch dieser Umstand kann vielleicht dahin ausgelegt werden, daß ein ausgiebiger Kollateralkreislauf die doch oft recht beträchtlichen Gefäßverengerungen auszugleichen imstande ist.

Versucht man eine allgemeinere Deutung dieser Befunde, natürlich nur insoweit als es ein derartig geringes Material erlaubt, so fällt vor allem auf, daß die drei Fälle, in denen eine direkte Abhängigkeit der pathologischen Veränderungen im Herzmuskel von der Erkrankung der Kranzgefäße anzunehmen ist, der ersten Gruppe der Arteriosklerose zuzurechnen sind, während die die Mehrzahl bildenden Fälle, in denen eine derartige Abhängigkeit nicht konstatiert werden konnte, fast ausschließlich der zweiten Gruppe der chronischen Aortitis angehört. Freilich waren in der überaus größeren Anzahl dieser Fälle Schwielen in der Muskulatur neben der Gefäßaffektion vorhanden, ein Befund, der für Fujinamis [17] Ansicht, daß fibröse Myokarditis und Arteriosklerose die häufigste Kombination seien, spricht. Aber es lag in keinem Falle ein zwingender Grund vor, die eine Erkrankung als Ursache der anderen auffassen zu müssen, im Gegenteil in einigen Fällen erweckte die Lokalisation der Prozesse den deutlichen Eindruck, daß es sich zwar um ein Nebeneinanderbestehen, aber ganz und gar nicht um ein Abhängigkeitsverhältnis handelt. Es boten sich auch in allen diesen Fällen reichliche Anhaltspunkte, um die Schwielenbildung anders als durch Ernährungsstörungen infolge einer Gefäßsperre zu erklären. Einmal kommt hier schon die Ausdehnung der Schwielen in Betracht; denn während wir es in den drei oben erwähnten Fällen mit bereits makroskopisch sichtbaren, lokalisierten Schwielen zum Teil mit Einlagerung von Kalksalzen zu tun haben, handelt es sich in allen Fällen der zweiten Gruppe um mehr diffuse kleinste, erst mikroskopisch nachweisbare, bindegewebige Herde, für deren Entstehung auch andere Momente verantwortlich gemacht werden können; denn es handelt sich in der Mehrzahl der Fälle um Herzen, die starke Klappenfehler aufwiesen (Fall 3, 5, 6, 7, 10, 11, 12, 14, 17) oder Individuen angehörten, welche ein Aneurysma der Aorta besaßen (Fall 9, 15), an Nephritis litten (Fall 13, 15, 18) oder sonst allgemein starke Arteriosklerose aufwiesen, kurz um Herzen, denen während des Lebens ein Übermaß von Arbeit zugemutet worden war oder deren Träger ein rheumatisches Leiden durchgemacht hatten. Das beweist ja schon der Umstand, daß fast alle diese Herzen dilatiert und hypertrophiert sind. Wenn nun auch aber, nach Bollinger[7] und den neuesten Untersuchungen von Aschoff und Tawara[2], die anatomischen Schädigungen des Herzmuskels nicht ausreichen, um alle Fälle von Herzschwäche bei hypertrophischen Herzen zu erklären, sondern die Annahme einer funktionellen Schädigung der Herzmuskelzellen beigezogen werden muß, so muß doch wieder umgekehrt betont werden, daß derartig durch äußere Ursachen geschädigte Herzen meist anatomische Veränderungen in ihrer Muskulatur darbieten. Hat doch vor allem Krehl[30] hervorgehoben, daß bei Klappenfehlern stets die Beteiligung der Muskulatur mit in Rechnung gezogen werden muß. Es würden also auch in diesen Fällen andere ätiologische Faktoren als die Veränderung der Kranzgefäße oder deren Abgang in der Aorta in Betracht kommen können, wie ja auch der Befund Strauchs[48], der bei 40 Herzen myomalazische Schwielen ohne begleitende Koronarsklerose fand, auf die Möglichkeit einer anderen Entstehung hinweist.

Im großen und ganzen würden ja diese Befunde auch mit der nun wohl unstreitig feststehenden Tatsache des Kollateralkreislaufes am Herzen übereinstimmen. Immerhin zeigt eine kleine Zahl von Fällen, daß sich die Kranzgefäße unter Umständen als Endarterien zu verhalten scheinen. Nun hat aber schon Kolster bei seinen Tierexperimenten und neuerdings Hirsch[46] bei seinen Unterbindungen des Ramus descend. ant. art. coronar. sinistr. an Hunde- und Affenherzen, trotz der an diesem Herzen von ihm und Spalteholz[46] nachgewiesenen Kollateralen, Infarktbildungen beobachtet. Hirsch hat diese Tatsache damit zu erklären versucht, daß er annimmt, der Kollateralkreislauf sei nur imstande, die peripheren Teile des durch die Unterbindung betroffenen Gebietes zu retten, nicht aber das Zentrum. Aber es handelt sich hier um Vorgänge, die in ihrem Ablauf wohl außerordentlich schwer zu beurteilen sind, wie vor allem aus der großen Arbeit Biers[6] über die Entstehung des Kollateralkreislaufes hervorgeht. Kommen doch auch bei Unterbindungen in Gefäßgebieten, die überaus reich an Kollateralen sind, wie z. B. der Arteria mesaraica, Nekrosen- und Infarktbildung vor.

An toten Herzen gelang es ja auch dem Verf., selbst nach Unterbindung des Ramus descend. ant. art. coronar. sinistr. vollkommene Injektion des ganzen Gefäßgebietes zu erzielen. Das beigegebene Bild veranschaulicht diese Tatsachen, als auch besonders das reichliche Vorhandensein von Kollateralen im Gebiet der Kranzarterien. Man wird vielleicht deshalb nicht fehlgehen, wenn man annimmt, daß das plötzliche Eintreten einer Gefäßsperre im Experiment die Ursache für das unzureichende Verhalten des Kollateralkreislaufes ist.

Versucht man von diesem Gesichtspunkte aus die Abhängigkeit der pathologischen Veränderung im Herzmuskel von der Erkrankung der Kranzgefäße zu betrachten, wenigstens soweit es die vorliegenden Fälle erlauben, so ergeben sich nicht uninteressante Vergleichspunkte. In den Fällen von Aortitis fibrosa, in denen es sich um langsam fortschreitende Wucherungsvorgänge handelt, die zur hochgradigen Verengerung, ja zum Teil zu einem vollständigen Verschluß der Kranzgefäßostien geführt haben, konnten größere Ernährungsstörungen im Herzmuskel nicht nachgewiesen werden. Der Kollateralkreislauf war bei dem langsamen Entstehen der Gefäßsperre imstande, seine Funktion vollkommen zu erfüllen. Anders bei der Arteriosklerose, auch hier handelt es sich ja wohl um chronische Prozesse und ein langsames Entstehen, aber verschiedene Momente scheinen mir hier imstande, plötzliche Katastrophen im Kranzgefäßgebiete zu verursachen. Einmal kommt dabei die Lokalisation der Prozesse im Verlaufe der Gefäße selbst in Betracht, die Verengerung der Gefäße bis auf kleinste Durchmesser, dann aber auch das Vorwiegen der degenerativen Vorgänge mit Bildung atheromatöser Massen; denn nicht nur diese Massen selbst stellen schon günstiges Material für Embolien dar, die Verengerung der Lumina, die Rauhigkeit der Wandungen bieten andererseits wieder reichliche Gelegenheit zur Bildung von Thromben und auch ganz besonders zur Festsetzung von Embolien irgendwelcher Art. Dadurch kann es aber leicht zu plötzlich eintretenden Gefäßsperren in größeren oder kleineren Gefäßen des Kranzgefäßgebietes kommen, die der Kollateralkreislauf ebenso wie im Tierexperiment nicht auszugleichen vermag. So würden also plötzlich eintretende Katastrophen im erkrankten Gefäßgebiete größeren oder kleineren Umfangs als letzter Grund für die

Schwielenbildung im Herzmuskel verantwortlich gemacht werden müssen; nicht aber eine sich langsam infolge der Verengerung der Kranzgefäße ausbildende Ischämie. Es kommen ja auch Fälle vor, in denen ganz große Strecken der Kranzgefäße in starre dickwandige Röhren mit teilweisem oder vollkommenem Verschluß des Lumens umgewandelt werden. (Fall 2 in nicht ganz typischer Weise.) Gerade solch vorgeschrittene Fälle legen aber vielleicht Zeugnis ab von der Leistungsfähigkeit des Kollateralkreislaufes; denn es wäre sonst unerklärlich, wie ein derartig geschädigtes Gefäßsystem seine Funktion in doch noch immer ausreichendem Maße erfüllen könnte.

So scheinen daher alles in allem vielleicht folgende Schlußfolgerungen gerechtfertigt:

1. Bei der Beurteilung des Einflußes der Erkrankung der Kranzgefäße auf die Herzmuskulatur ist ein Unterschied zu machen zwischen den Fällen von Aortitis fibrosa (post-luetica), welche in der Mehrzahl vor allem zu Verengerung und Obliteration der Kranzgefäßostien führt und die Kranzgefäße selbst nur selten befällt und den Fällen von Arteriosklerose der Kranzgefäße, welche vor allem sich im Verlaufe der Kranzgefäße lokalisiert.

2. Während das vorliegende Material für die Fälle der ersten Gruppe keine Anhaltspunkte für die Annahme einer direkten Abhängigkeit der Prozesse im Herzmuskel von den Erkrankungen der Gefäße gab, konnte bei drei Fällen der zweiten Gruppe ein solcher Zusammenhang der Lokalisation nachkonstatiert werden. Die dabei im Herzmuskel beobachteten Schädigungen waren jedoch schon makroskopisch nachweisbar. Für die bei der Mehrzahl der Fälle der ersten Gruppe gefundenen mikroskopischen Schwielen können auch andere Entstehungsursachen verantwortlich gemacht werden.

3. Der Umstand, daß die Kranzgefäße, die anatomisch sicher keine Endarterien sind, sich funktionell in manchen Fällen als solche zu verhalten scheinen, entspricht den bei Tierexperimenten gemachten Beobachtungen und ist durch den plötzlichen Eintritt von Gefäßsperren im Kranzgefäßgebiet zu erklären, nicht aber durch eine sich langsam ausbildende Ischämie.

4. Für diese plötzlich entstehenden Gefäßsperren sind thrombotische und embolische Prozesse verantwortlich zu machen, für deren Entwicklung und Zustandekommen im erkrankten Gefäßgebiet reichliche Gelegenheit geboten ist.

Literatur.

1. Ehrenfried, Albrecht, D. Herzmuskel u. s. Bedeutung für Physiol., Pathol. u. Klinik d. Herzens. Berlin 1903. — 2. Aschoff u. Tawara, Die heutige Lehre v. d. pathol.-anat. Grundlage d. Herzschwäche. Jena 1906. — 3. Bettelheim, Üb. Störungen d. Herzmechanik n. Kompression d. Art. coron. sin. Ztschr. f. klin. Med. Bd. XX. — 4. Banchi, Morfolog. delle art. coron. cordis. Arch. ital. di Anat. e di Embriol. vol. 3, 1904. — 5a. v. Bezold, Untersuch. üb. Herzgefäße u. Nerven d. Säuget. Würzburg 1867. — 5b. v. Bezold, Untersuch. aus d. physiolog. Laborat. in Würzburg. 1897. — 6. Bier, D. Entstehung d. Kollateralkreisl. Virch. Arch. Bd. 147 u. 155. — 7. Bauer u. Bollinger, Üb. idiopath. Herzvergrößerung. Festschr. f. Pettenkofer, München 1893. — 8. Chiari, Thrombotische Verstopf. d. recht. u. embol. Verst. d. Hauptstammes d. link. Koronararterie d. Herzens. Prag. med. Wschr. 1897. — 9. Cohnheim und von Schultess-Rechberg, Üb. d. Folgen d. Kranzart.-Verschließ. auf d. Herz. Virch. Arch. Bd. 85, 1881. — 10. Cruveilhier, Traité d'anat. pathol. gén. 1852, zit. nach Kolster. — 11. Dragneff, Rech. anat. sur les artères coron. du cœur chez l'homme. Thèse Nancy 1897. — 12. v. Ebner, Üb. d. Kittlinien d. Herzmuskelfas. Sitzungsb. d. Wien. Akad. Math.-naturw. kl. Bd. 109, Wien 1900. — 13. Ehrlich, Üb. syphilit. Herzinfarkte. Ztschr. f. klin. Med. Bd. 1, 1880. — 14. Erichsen, London, Med. gaz. 1842. Zit. nach Kolster. — 15. Fenoglio u. Droguel, Arch. ital. de biol. Bd. 9, 1888. — 16. v. Frey, D. Verschließung d. Kranzart. Ztschr. f. klin. Med. Bd. 25, 1894. — 17. Fujinami, Üb. d. Beziehungen d. Myocarditis zu d. Erkrank. d. Arterienwand. Virch. Arch. Bd. 159, 190. — 18. Galli, Anastomot. Zirkulation d. Herzens. Münch. med. Wchr. 1903. — 19. Gull u. Sutton, Med.-chir. Transact. Bd. 30. — 20. Haller, Elem. physiolog. corp. hum. Lausanae 1757. — 21. Heidenhain, Üb. d. Struktur d. menschl. Herzmusk. Anat. Anz. Bd. 20, 1902. — 22. Henle, Hdb. d. systemat. Anat. d. Menschen. Braunschweig 1876. — 23. Huber, Üb. d. Einfluß d. Koronarart.-Erkrank. auf d. Herz u. d. chron. Myokarditis. Virch. Arch. Bd. 89. — 24a. Huchard u. Weber, Contribut. à l'étude anat.-path. de la sclerose du myocarde consécut. à la sclerose des coron. Gaz. hebd. t. 24, 1887. — 24b. Huchard, Angine de poitrine à forme pseudogastral. Gaz. hebd. t. 24, 1887. — 25. Hyrtl, Lehrb. d. Anat. d. Menschen. 1878. Zit. nach Langer. — 26. Jamin u. Merkel, D. Koronarart. d. menschl. Herzens unter norm. u. pathol. Verhältn., dargestellt in stereoskop. Röntgenbild. Jena 1907. — 27. Köster, Ber. üb. d. Verhandl. d. pathol.-anat. Sektion auf d. 10. internat. mediz. Kongr. zu Berlin 1890. Ztlbl. f. Path. u. path. Anat. Bd. 1. — 28. Kolster, Exp. Beitr. z. Kenntnis d. Myomalacia cordis. Skand. Arch. 4. Bd., 1892. — 29. Krause, Hdb. d. menschl. Anat. 1879. Zit. nach Langer. — 30. Krehl, D. Erkrank. d. Herzmusk. u. d. nerv. Herzkrankh. Wien 1901. — 31. Langer, D. Anastomosen d. Koronarart. d. Herzens. Sitzgsber. der Wien. Akad. Math.-naturw. Kl. Bd. 81, Wien 1880. — 32. Langer-Toldt, Lehrb. d. systemat. u. topograph. Anat. Wien u. Leipzig 1902. — 33. Leyden, Sklerose d. Kranzart. u. d. davon abhäng. Krank-

heitszustände. Ztschr. f. klin. Med. Bd. 7, 1884. — 34. Merkel, Verhandl. d. D. Path. Ges. 10. Tag zu Stuttgart, 1906. Jena 1907. — 35. Michaelis, Üb. einige Ergebn. d. Ligat. d. Kranzart. d. Herzens. Ztschr. f. klin. Med. Bd. 24, 1897. — 36. Nicolle, Contrib. à l'ét. des affections du myocarde. Paris 1890. Zit. nach Fujinami. — 37. Porter, Üb. d. Frage ein. Koordinationszentrums im Herzmuskel. Pflügers Arch. Bd. 55. — 38. Quain, Ref. Schmidts Jahrb. Bd. 68. Zit. nach Kolster. — 39. Rigal et Juhel Renoy, De la myocardite scler. hypertroph. Arch. gén. de med. 1881, vol. 2. — 40. Robin et Juhel Renoy, De la dégenerescence calcaire du cœur. Arch. gén. de med. 1885, vol. 1. — 41. Rokitansky, Lehrb. d. path. Anat., 1856. Zit. nach Kolster. — 42. Romberg, Lehrb. d. Krankh. d. Herzens u. d. Blutgef. Stuttgart 1906. — 43. Rühle (Köster), Zur Diagnose d. Myokarditis. D. Arch. f. klin. Med. Bd. 22. Leipzig 1878. — 44 a. Samuelson, Üb. d. Einfluß d. Kranzart.-Verschließ. auf d. Herztät. Ztlbl. f. med. Wiss. 1880. — 44 b. Samuelson, Ztschr. f. klin. Med. Bd. 2. — 44 c. Samuelson, Folgen d. Kranzart.-Verschließ. f. d. Herz. Virch. Arch. Bd. 86, 1881. — 45. Spalteholz, Handatl. d. Anat. d. Mensch. Bd. II. Leipzig 1898. — 46. Spalteholz, D. Koronarart. d. Herzens. Verh. d. anat. Ges. auf d. 21. Vers. in Würzburg. Jena 1907. — 47. Straub, Üb. d. Veränd. d. Aortenwand bei progress. Paralyse. Verh. d. D. Path. Ges., 2. Tag, München 1899. Berlin 1900. — 48. Strauch, Aneurysma cordis. Ztschr. f. klin. Med. Bd. 41. Berlin 1900. — 49. Tautain, De quelques lés. des artères coron. comme canse d'altér. du myocarde. 1878. Zit. nach Kolster. — 50. Tigerstedt, Skand. Arch. f. Physiol. 1890. — 51. Virchow, Handb. der spez. Pathol. u. Ther. Bd. 1, 1854. — 52. Vogt, Exp. Untersuch. üb. anat. und funktionelle Veränd. d. Herz. bei Entzünd. d. Herzbeutels u. Verschließ. d. Kranzart. Moskau 1901. Ref. Berl. klin. Wschr. 1903. — 53. Samuel West, Cases of complete oblit. of one coron. art. with remarks upon the coron. circul. Transact. of Path. Soc. of London vol. 35, 1884. — 54. Ziegler, Lehrb. der spez. path. Anat. Jena 1906. — 55. — Ziegler, Üb. Myomalacia cordis. Virch. Arch. Bd. 90, 1882. — 56. Ziegler, Üb. d. Ursachen der Nierenschrumpfung nebst Bemerkungen üb. d. Unterscheid. d. verschied. Formen d. Nephritis. D. Arch. f. klin. Med. Bd. 25. — 57. Zimmerl, Ricerche anat.-compar. sui vasi cardiaci degli animali domestici. Parma 1900.

XVIII.

Zur Kenntnis der sog. Mischgeschwülste der Parotisgegend und zur Endotheliomfrage.

Von

Dr. Johannes Fick

Wien.

(Hierzu Taf. IX.)

Obgleich über die sog. Mischgeschwülste der Speicheldrüsen zahlreiche und zum Teil sehr umfangreiche Arbeiten vorliegen, stellen uns diese Tumoren doch noch eine Reihe von Fragen zur Beantwortung. Die Ansichten der Autoren differieren nämlich nicht nur diametral insofern, als die einen die sog. Mischgeschwülste im wesentlichen als Epitheliome auffassen, während die andern diese Tumoren als „Endotheliome“ deuten, sondern auch in zahlreichen Detailfragen bestehen mehr oder weniger bedeutungsvolle Meinungsverschiedenheiten. Ja, es ist vielleicht nicht zu viel gesagt, wenn ich behaupte, daß kaum zwei Autoren bei der Beurteilung der Mischgeschwülste in allen Punkten miteinander übereinstimmen. Von den zahlreichen Detailfragen ist es nun besonders eine, die dadurch von großer Wichtigkeit ist, daß sie zu der Beurteilung der Histogenese der in Rede stehenden Geschwülste in bedeutsamer Beziehung steht. Diese Frage lautet: Kommt in den sog. Mischgeschwülsten der Parotis Plattenepithel überhaupt vor oder nicht?

Als erster machte Hinsberg die Angabe, er habe in Mischgeschwülsten der Speicheldrüsen Plattenepithel von epidermoidalem Bau gefunden. Diese Angabe bestätigten nach eigenen Befunden Ribbert, Wilms, Grawitz, Landsteiner und zuletzt Ehrich. Alle diese Autoren weisen darauf hin, daß man in den Mischgeschwülsten der Parotis manchmal, und zwar nicht einmal sehr selten konzentrisch geschichtete Zellkomplexe finden kann, welche einen durchaus epidermoidalen Bau aufweisen.

Demgegenüber sind nun von anderer Seite mancherlei Einwände erhoben worden. Die einen (z. B. Steinhaus) geben zwar zu, daß die betreffenden konzentrisch geschichteten Zellkomplexe aus Plattenepithel von epidermoidalem Bau bestehen, meinen aber, daß es sich in diesen Fällen gar nicht um echte sog. Mischgeschwülste gehandelt habe, sondern um Karzinome. Die andern (z. B. Borst) geben zwar zu, daß gelegentlich auch in echten Mischgeschwülsten Plattenepithel zur Beobachtung käme, stellen aber dann diese Tumoren als besonders komplizierte Bildungen in einen gewissen Gegensatz zu den gewöhnlichen Mischgeschwülsten, halten es somit auch nicht für erlaubt, aus den Fällen, wo Plattenepithel nachgewiesen werden konnte, Schlüsse von allgemeiner Gültigkeit zu ziehen. Die dritten endlich stellen das Vorkommen von Plattenepithel in den sogenannten Mischgeschwülsten überhaupt in Abrede, insofern als sie annehmen, daß die von manchen Autoren als aus Plattenepithel bestehend gedeuteten konzentrisch geschichteten Zellkomplexe aus geschichteten Endothelien bestehen. Noch in allerjüngster Zeit tut dies Martini (1907) bei Besprechung der Befunde Ehrichs und faßt die Mischgeschwülste als „Endotheliome“ auf. Die bedeutungsvolle Frage, ob in den Mischgeschwülsten der Parotis Plattenepithel von epidermoidalem Bau vorkommt oder nicht, muß demnach auch heute noch als nicht endgültig erledigt betrachtet werden.

Vor kurzem hatte ich nun Gelegenheit, zwei Mischtumoren der Parotis zu untersuchen, von denen der eine sehr eindeutige Bilder für die Beantwortung der uns hier interessierenden Frage lieferte, während der zweite dadurch, daß er in seinem Aufbau im allgemeinen mit dem ersten übereinstimmt, auf solche Fälle ein Licht wirft, wo die Beurteilung der Histogenese des Tumors zunächst auf Schwierigkeiten stößt. Deswegen gestatte mir über die beiden Tumoren an dieser Stelle kurz zu berichten.

Es liegen so zahlreiche vortreffliche Beschreibungen der Mischtumoren vor, daß ich füglich davon absehen kann, meine Fälle in allen Einzelheiten systematisch zu beschreiben. Ich hebe daher in der nachfolgenden Schilderung nur diejenigen Momente hervor, die erwähnt werden müssen, um darzutun, daß die mir vorliegenden Tumoren wirklich als sog. Mischgeschwülste aufzufassen sind, sowie ferner solche Details, welche mir aus dem einen oder dem andern Grunde für die Beurteilung kontroverser Fragen von Bedeutung erscheinen.

Bei dem ersten Fall[1]) ist aus dem klinischen Befunde als wichtig hervorzuheben, daß die Patientin — eine Dame von einigen dreißig Jahren — den Tumor schon mehrere Jahre getragen hatte und sich erst zur Operation entschloß, als ihr derselbe beim Öffnen des Mundes anfing Beschwerden zu machen. Nach der Operation trat bald ein Rezidiv ein, doch wuchs auch dieser Tumor so langsam, daß sich die Patientin erst nach 1½ Jahren wieder zur Operation vorstellte. Nach der nun vorgenommenen Exstirpation ist die Patientin bisher, d. h. etwa 2 Jahre rezidivfrei. Mir liegt zur Untersuchung der Rezidivtumor vor. Der in Alkohol fixierte und gehärtete Tumor hat die Größe einer kleinen Walnuß und ist im allgemeinen von eiförmiger Gestalt. Der Tumor wird in der Ebene der Längsachse halbiert, jedes Stück in Paraffin eingebettet. Die Untersuchung der Schnitte (Schnittdicke 2 bis 8 μ; Färbung nach verschiedenen Methoden) zeigt zunächst, daß der Tumor von einer K a p s e l aus konzentrisch angeordneten Bindegewebslamellen umgeben ist. Teile normaler Parotis sind mitexstirpiert und finden sich außerhalb der Kapsel, von dieser durch eine mehr oder weniger breite Zone von normalem oder stellenweise auch etwas infiltriertem Bindegewebe getrennt. An manchen Stellen liegen aber auch Teile der Drüse unmittelbar der Kapsel an, und an mehreren Stellen findet man Drüsengänge, welche durchaus den Bau der Speichelgänge zeigen, zwischen den Lamellen der Kapsel also i n der Kapsel und endlich ebensolche Gänge i n n e r h a l b der Kapsel, also in den peripherischen Teilen des eigentlichen Tumors. Die Tumorkapsel hängt somit mit dem interlobulären Bindegewebe der Speicheldrüse kontinuierlich zusammen. Von der Kapsel senken sich miteinander stellenweise anastomosierende Bindegewebssepten in den Tumor und verleihen diesem dadurch einen gelappten Bau. Die Zusammensetzung der Tumormasse ist in den verschiedenen derart voneinander mehr oder weniger abgegrenzten Be-

[1]) Ich verdanke denselben dem freundlichen Entgegenkommen meines Bruders des Herrn Dr. med. W. F i c k , Vorstandes der chirurgischen Abteilung des deutschen Alexander-Hospitals für Männer in St. Petersburg.

zirken eine verschiedene. Berücksichtigt man in erster Linie das Verhältnis zwischen Stroma und Parenchym, so kann man parenchymreiche und parenchymarme Partien voneinander unterscheiden, ferner einerseits solche, wo Parenchym und Stroma scharf voneinander getrennt sind, und andererseits solche, wo Parenchym- und Stromabestandteile so durcheinandergewürfelt sind, daß eine Bestimmung der Grenze auf Schwierigkeiten stößt, ja stellenweise unmöglich wird. An den Stellen, wo Parenchym und Stroma deutlich differenzierbar sind, findet man, daß das Parenchym aus Zellen besteht, die unzweifelhaft den Charakter von Epithelzellen tragen, am ehesten mit den Zellen, welche die Ausführungsgänge der Speicheldrüse bekleiden, zu vergleichen sind und sich bei einer gewissen Anordnung (s. unten) von solchen Zellen gar nicht unterscheiden. Die Tumorzellen sind hier von kubischer oder zylindrischer Gestalt, haben einen bläschenförmigen Kern in einem feingranulierten Protoplasma. Sie formieren Stränge und Haufen, wobei Zelle an Zelle in epithelialer Anordnung gefügt ist. In ersteren ist an vielen Stellen ein Lumen zu bemerken, an welches die Zellen genau so wie beim Ausführungsgang der Drüse angeordnet sind, und in diesem Lumen findet sich stellenweise eine homogene, mit Eosin sich rot, nach van Gieson sich gelb färbende Substanz, die tinktoriell und morphologisch nicht zu unterscheiden ist von einer ebensolchen, die stellenweise in den Ausführungsgängen der dem Tumor anhängenden normalen Parotis zu sehen ist. Außerdem findet man — und das ist ein sehr wichtiger Befund — Zellstränge, welche durchaus nach Art eines konzentrisch geschichteten Plattenepithels gebaut sind. Hier sind die einzelnen Zellen größer, an eine peripherische Schicht zylindrischer oder kubischer Zellen reihen sich zentralwärts polygonale Zellen, der Kern färbt sich schwächer, im Protoplasma finden sich typische Epithelfasern. Bei Betrachtung mit schwacher Vergrößerung erscheinen diese letzterwähnten Zellstränge (denn um solche handelt es sich, sie erscheinen nur im Querschnitt manchmal als Zellinseln) bei Hämatoxylin-Eosinfärbung in toto mehr rot, bei van Gieson-Färbung mehr gelb, bei Methylblaufärbung hellblau mit einem Stich ins Grüne, bei Kresylechtviolettfärbung blauviolett. Sehr scharfe Begrenzung der Zellstränge gegen das Stroma ist hier die Regel und die einzelnen Zellen zeigen alle typischen Merkmale von Plattenepithelien. An einzelnen dieser Zellstränge läßt sich ein „Abtropfen" der Zellen ins Stroma beobachten. Man findet nämlich Zellen, die noch deutliche Epithelfasern besitzen, welche aber nur noch spärlich vorhanden sind und die Verbindung dieser Zellen mit dem typischen Plattenepithelstrang herstellen. Diese Zellen hängen gewissermaßen nur noch mit einigen Fasern mit dem ganzen Komplexe zusammen. Die Epithelfasern treten schon bei gewöhnlicher Kernfärbung (Karmin, Hämatoxylin) hervor, viel deutlicher lassen sie sich aber mit Hilfe der Färbung nach Kromayer, welche auch Landsteiner schon ad hoc anwandte, zur Darstellung bringen. Ich benutzte die Kromayersche Färbung sowohl genau nach der Originalvorschrift als auch nach der Vorschrift R. Fischels (Differenzieren mit warmem Anilin-Xylolgemisch), welch letztere auch an etwas dickeren Schnitten (8 μ) noch sehr gute Resultate gibt. Ferner verwendete ich die neue Methode von Unna (vgl. Dreuw in „Arbeiten aus Dr. Unnas

Klinik usw., 1908 S. 50), welche zwar etwas kompliziert, im übrigen aber ganz vortrefflich ist. Eine Verwechslung nun der auf solche Weise dargestellten Epithelfasern mit Fasern anderer Art ist ganz ausgeschlossen, und speziell die Fasern, die Kolossow an Endothelien mit gewissen Methoden darstellte, kommen vergleichsweise gar nicht in Betracht, vielmehr entsprechen die Fasern, die ich in den letzterwähnten Zellsträngen der Mischgeschwulst darstellen konnte, genau den bei jedem spitzen Kondylom und in der normalen Epidermis vorhandenen. Im Zentrum dieser Zellstränge findet man ferner verhornte Zellen welche von mehr oder weniger Keratohyalin enthaltenden Zellen umgeben sind. Auf diesen ebenfalls wichtigen und kontroverses Gebiet berührenden Befund komme ich weiter unten noch zurück.

Diese zuletzt besprochenen Zellstränge von typisch epidermoidalem Bau sind gegenüber anderen aus zylindrischen Zellen ohne Protoplasmafasern zusammengesetzten sehr in der Minderzahl in dem mir vorliegenden Tumor vorhanden, aber immerhin findet man sie in der einen Hälfte des Tumors bei genauem Zusehen in jedem Schnitt. Aus zylindrischen nicht verhornenden Zellen zusammengesetzte Stränge überwiegen bedeutend auch an denjenigen Stellen des Tumors wo Parenchym und Stroma scharf voneinander geschieden sind. Hier erhalten wir, alles zusammengenommen, Bilder, welche die größte Ähnlichkeit mit den bekannten Bildern des sog. Basalzellenkrebses haben, bei welchem ja auch hie und da konzentrische Schichtung der Zellen, Auftreten von Epithelfasern und Verhornung zu beobachten ist. Die epitheliale Natur der Tumorzellen ist also auch hier kaum anzuzweifeln. Doch folgt eine nähere Begründung weiter unten. Das Stroma ist an diesen Stellen relativ zellarm und zeigt schon hier Erscheinungen einer muzinösen und hyalinen Degeneration, es erscheint homogen, färbt sich stellenweise mit po'ychromem Methylenblau und Kresylechtviolett metachromatisch rotviolett (Muzin) stellenweise wiederum mit denselben Farben lichtblau bzw. blau mit einem Stich ins Grüne und mit van Gieson rosenrot (hyaline Degeneration). Zwischen den muzinös und den hyalin degenerierten Partien finden sich vielfach unmerkliche Übergänge. Das Stroma schillert in verschiedenen metachromatischen Farbennuancen bei Färbung mit entsprechenden Anilinfarben. Die bisher geschilderten Bilder erhält man vorzugsweise bei Betrachtung der peripheren Partien des Tumors.

Während nun in den bisher besprochenen Gebieten des Tumors eine scharfe Trennung zwischen Parenchym und Stroma vorhanden war, fehlt eine solche in andern Teilen des Tumors gänzlich und es ist stellenweise sehr schwer, ja unmöglich, bei jedem einzelnen Zellindividuum anzugeben, ob es dem Parenchym oder dem Stroma angehört. Nur vereinzelte Plasmazellen und Mastzellen lassen sich als zum Stroma gehörend bestimmt definieren, im übrigen liegt ein Gemisch von Zellen vor, die teils von zylindrischer, teils mehr spindelförmiger oder rundlicher Gestalt, ohne ganz charakteristische morphologische Merkmale sind und denen gegenüber das fibrilläre Gewebe sehr zurücktritt. Beim Betrachten solcher Bilder könnte man an Sarkom denken, es finden sich nun aber weiter solche Stellen im Tumor, wo die in Rede stehenden sarkomartigen Partien kontinuierlich in die epithelialen Zellstränge übergehen. Man findet nämlich Stellen, wo das Stroma zwar schon sehr zellreich ist, aber eine scharfe Grenze gegen das Parenchym noch deutlich ist, an einer weiteren Stelle ist die Unterscheidung von Parenchym und Stroma schon schwieriger und schließlich fließen Parenchym und Stroma ineinander. Die Bilder werden außerdem kompliziert durch die hochgradige regressive Metamorphose, die stellenweise so weit geht, daß man in einer homogenen oder feinkörnigen sich metachromatisch färbenden Grundsubstanz nur relativ wenige Zellen findet, die sternförmig, verästelt aussehen, so daß das Bild des Myxoms entsteht. Solche Stellen finden sich namentlich im Zentrum des Tumors, während die von sarkomatösem Bau, ebenso wie diejenigen, wo der Epitheliomcharakter zweifellos ist, mehr an der Peripherie, der Kapsel anliegend zu finden sind.

Mit den bisher geschilderten Bildern ist aber der Aufbau des Tumors noch nicht erschöpft, man findet nämlich außerdem noch Stellen, wo zwar Parenchym und Stroma scharf voneinander geschieden sind, wo aber die Parenchymzellen in schmalen Bändern angeordnet sind, komprimiert erscheinen und dunkler tingierte Kerne zeigen, als an den zweifellos epitheliomatösen Stellen. Hier wird einem verständlich, daß man daran denken kann, die Parenchymzellen als Endothelien aufzufassen. Wenn man dann aber im Verfolg der Serie sieht, daß diese schmalen Zellbänder zu breiteren zusammentreten, dickere Stränge formieren, wobei die einzelnen Zellen den Charakter der oben beschriebenen die epithelialen Stränge formierenden Zellen allmählich annehmen, so kommt man auch hier zum Schluß, daß es sich nicht um Endothelien, sondern um anaplastisches Epithel handelt. Der organische kontinuierliche Zusammenhang von typischem Plattenepithel mit zunächst fraglichen Zellen läßt diese letzteren auch nur als Epithel auffassen.

Aus dem bisher Gesagten dürfte wohl mit Sicherheit hervorgehen, daß ich tatsächlich eine sog. Mischgeschwulst vor mir gehabt habe, ich stelle die Befunde kurz zusammen. Ich finde:

I. Im ganzen zellarme Partien.
   a) Parenchym und Stroma scharf getrennt. Bilder des „Endothelioms“.
   b) Homogene oder feinkörnige oder fädige Grundsubstanz, die sich metachromatisch färbt mit wenig Zellen. Bild des Myxoms.

II. Im ganzen zellreiche Partien.
   a) Parenchym und Stroma scharf getrennt. Bild des Basalzellenkrebses, stellenweise des verhornenden Karzinoms.
   b) Parenchym und Stroma durcheinander gewürfelt. Bild des Sarkoms.

Zwischen diesen Bildern vielfach Übergänge. Daß das Fehlen der Bilder des Chondroms nicht mehr gegen die Diagnose „Mischgeschwulst“ ins Feld geführt werden kann, geht aus den auf ein großes Material gestützten Arbeiten der neueren Autoren hervor.

Bevor ich nun auf die wichtigen bisher nur kurz gestreiften Punkte der Provenienz des Tumorparenchyms näher eingehe, möchte ich mich mit den elastischen Fasern im Tumor etwas genauer befassen. Die elastischen Fasern sind dort, wo kompakte Zellmassen vorliegen, geschwunden oder aber zu Klumpen und Schollen, die sich mit den bekannten Elastinfarben relativ schwach färben, zusammengeflossen, so daß die Schnitte bei Betrachtung mit bloßem Auge scheinbar sehr viel Elastin enthalten. Eine Neubildung von elastischen Fasern anzunehmen, wie Fischer und auch Ehrich dies tun, liegt meiner Ansicht nach ein zwingender Grund nicht vor, obgleich meine Befunde durchaus mit den der genannten Autoren übereinstimmen. Meiner Ansicht nach sind die elastischen Fasern gequollen und haben mit dem ebenfalls in Degeneration begriffenen kollagenen Gewebe durch teilweises Zusammenfließen mit diesem eine Form angenommen, die man nach Unna als Kollastin bezeichnet. Man kann höchstens sagen, die Substanz, welche sich mit den Elastinfarben färbt, nehme ein auffallend großes Volumen ein, aber von einer Neubildung von Fasern ist man wohl noch nicht berechtigt zu sprechen, da typische junge Fasern fehlen und man die zahlreichen feinen Fasern, die stellenweise vorhanden sind, viel zwangloser als präexistierende Fasern auffaßt, wie sie in dem normalen Bindegewebe, in welches die Parotis eingebettet ist, sehr zahlreich vorhanden sind. Stellt man sich vor, daß diese de norma so zahlreich vorhandenen Fasern bei Entwicklung des Tumors zum Teil aufquellen, verflüssigt werden, das Kollagen imprägnieren, so resultieren bei Färbung der Schnitte auf Elastin Bilder, wie sie Fischer, Ehrich und auch mir vorgelegen haben. Der exakte Nachweis, daß eine Nachbildung von elastischen Fasern d. h. von Fasern, welche tinktoriell und strukturell den normalen elastischen Fasern entsprechen, stattgefunden habe, scheint mir bisher nicht erbracht und dürfte mit unseren heutigen Methoden auch schwer zu erbringen sein, da wir eindeutige Unterscheidungsmerkmale zwischen neugebildeten und feinen präexistierenden elastischen Fasern nicht besitzen und nur in gewissen Fällen (z. B. bei der Narbe) mit Bestimmtheit sagen können, die vorliegenden elastischen Fasern seien neugebildete. Fischer schließt im wesentlichen deshalb auf eine Neubildung von elastischen Fasern in den Mischgeschwülsten, weil die die Elastinfarbe annehmende Substanz einen so großen Raum einnimmt, das Kollastin berücksichtigt er gar nicht. Ich habe mich bei dieser Abweichung von meinem eigentlichen Thema etwas aufgehalten, weil Ehrich sich Fischer anschließt und vor Fischer schon Lubarsch und von Hansemann in bezug auf Mammatumoren sich in ähnlichem Sinne geäußert haben und neuerdings von Saar auf Grund der Untersuchung von Mammatumoren bezüglich des Verhaltens der elastischen Fasern in diesen Tumoren ebenfalls mit Fischer übereinstimmt. Die sehr instruktiven Abbildungen, welche von Saar gibt, lassen durchaus eine Deutung in dem Sinne zu, daß nicht etwa eine Neubildung von Elastin, sondern die Bildung von Kollastin, also ein degenerativer nicht ein regenerativer Prozeß vorliegt. Auch das Bindegewebe der Mamma ist de norma sehr reich an feinsten elastischen Fasern, die aber nur bei sehr distinkter Färbung und bei Betrachtung der Schnitte mit nicht zu schwachen Systemen recht anschaulich hervortreten. Auch in der Mamma genügt die de norma vorhandene Elastinmenge durchaus zur Erklärung der Bilder von Saars in meinem Sinne. Gegen die Annahme, daß in den in Rede stehenden Tumoren eine Neubildung von Elastin stattgefunden habe, spricht auch der Umstand, daß eine Neubildung von Kollagen nicht zur Beobachtung gelangt, die doch der Neubildung von Elastin vorausgeht wie in der Narbe und bei Skirrhus der Mamma zu beobachten ist, bei welch letzterem Tumor die Neubildung von Elastin auch als nachgewiesen angesehen werden kann. Auch Krompecher und Herxheimer nehmen eine Degeneration des elastischen Gewebes in den Parotistumoren an.

Nun kehre ich zu der uns bei Beurteilung unseres Tumors zunächst interessierenden Frage zurück, zur Frage nach der Histogenese des Tumors. Wie aus dem weiter oben Gesagten hervorgeht, fanden sich in dem Tumor Stellen, welche über die Genese des Parenchyms eigentlich keine Zweifel aufkommen lassen sollten. Die Anordnung der Zellen in Alveolen von genau derselben Struktur, wie wir sie in gewöhnlichen Plattenepithelkarzinomen finden, der Nachweis von Epithelfasern an den Zellen, der Nachweis von Verhornung der Zellen — alles das sind Momente, die eine Auffassung der Zellstränge als endotheliale Bildungen mit Sicherheit und Leichtigkeit von der Hand weisen lassen. Man könnte auf eine ausführlichere Beweisführung, daß diese Zellnester aus konzentrisch geschichtetem Plattenepithel bestehen, überhaupt verzichten, wenn nicht noch in letzter Zeit von Martini die Befunde Ehrichs, die sich mit den meinigen vollkommen decken, als nicht überzeugend angefochten worden wären. Martini faßt diese Alveolen, trotzdem nach Ehrich Keratin, Keratohyalin und Protoplasmafasern in den Zellen nachweisbar sind, als aus Endothelien zusammengesetzt auf. Ehrich hat leider weder für die Protoplasmafasern noch für Keratin und Keratohyalin Spezialfärbungen benutzt und sagt, ein spezieller Nachweis mit solchen sei nicht notwendig, so eindeutig seien die Bilder. Das ist wohl richtig, aber doch wie man sieht nicht geeignet, die Gegner zu überzeugen. Ich habe nun, wie erwähnt, ebenso wie Landsteiner, mit Hilfe der Färbung Kromayers die Epithelfasern in den erwähnten Zellsträngen darstellen können. Jeder, der diese Färbemethode kennt, wird zugeben, daß mit ihrer Hilfe eine absolut sichere Identifizierung des Epithels möglich ist. Nicht alle Epithelzellen haben einen Stachelpanzer, aber wo sich ein solcher findet, da handelt es sich um Epithel. Dasselbe gilt bei der Anwendung der Methode von Unna. Die regelmäßige Anordnung der Fasern, ihr typischer Verlauf von einer Zelle zur andern mit Umkreisen des Kernes, die Ranvierschen Knötchen, alles das sind Momente, die die Epithelfasern bei deutlicher Darstellung mit Hilfe der erwähnten Methoden von wie immer gearteten Faserbildungen anderer Natur unterscheiden lassen. Das Vorkommen von Keratin in den Zellsträngen läßt sich mit Hilfe der Van Giesonfärbung nachweisen. Daß tatsächlich eine Verhornung stattfindet, verdient gegenüber den von Martini erhobenen Einwänden etwas genauer erörtert zu werden. Die konzentrisch angeordneten mit Epithelfasern versehenen Zellen gruppieren sich um einen zentralen homogenen Körper; dieser Körper färbt sich nach Van Gieson rein gelb, bei Kresylechtviolettfärbung ausgesprochen blau. Es kann sich also nicht etwa um Hyalin handeln, denn dieses färbt sich nach Van Gieson rosenrot oder allenfalls orangefarben, aber niemals exquisit rein gelb. Außerdem gelingt es, und das ist recht wichtig in den Zellen, welche den besagten zentral gelegenen Körper unmittelbar umgeben, Keratohyalin nachzuweisen. Zum tinktoriellen Nachweis des Keratohyalins eignet sich besonders, wie ich vor mehreren Jahren angegeben habe (vgl. J. Fick Zentralbl. f. allg. Pathol. 1902), das Kresylechtviolett. Bei Behandlung von Schnitten durch die Haut färbt sich bei Kresylechtvioletttinktion das Keratohyalin metachromatisch r o t violett und ist dadurch auch tinktoriell sowohl vom Chromatin der Kerne resp. Kernzerfallsprodukten als auch von der Hornsubstanz leicht zu unterscheiden. In unserem Tumor nun konnte ich in den Zellsträngen, von welchen soeben die Rede ist, mit Hilfe der Kresylechtviolettfärbung das Keratohyalin in Gestalt rotvioletter Körnchen und Kügelchen, die bei Anwendung dieser Methode mit nichts anderem zu verwechseln sind, nachweisen. Daher glaube ich, daß die Forderungen, die B o r s t für den Nachweis der epithelialen Natur eines Zellkomplexes stellt (Epithelfasern, Keratin, Keratohyalin), bei unserem Tumor erfüllt sind. Es fragt sich nun, ob auf die Genese des ganzen Tumors ein Schluß berechtigt ist in dem Sinne, daß man das ganze Parenchym als epithelialen Zellen entstammend ansehen kann. Die aus verhornenden und mit Stachelpanzer versehenen Zellen bestehenden Stränge gehen nun kontinuierlich über in zum Teil mit einem Lumen versehene Stränge, welche aus Zellen bestehen, die den Charakter der Wandbekleidungszellen eines Parotisganges haben, wo also die Epithelfasern fehlen. Wenn ich von einem „Übergehen" spreche, so ist das nicht das Resultat eines kombinierenden Gedankenganges, sondern die verhornenden Zellkomplexe hängen mit den Zellsträngen, in welchen die Zellen keine Epithelfasern zeigen, ebenso kontinuierlich zusammen, wie etwa die Basalzellenschicht der Epidermis mit der Stachelzellenschicht oder wie das Drüsenepithel des Schweißdrüsenknäuels mit dem Epithel des Ausführungsganges. Gerade so wie aus der zylindrischen Basalzelle der Epidermis die Stachelzelle wird, so entwickelt sich an manchen Stellen im Tumor aus der zylindrischen Zelle ohne Stachelpanzer eine Stachelzelle. Eine andere Deutung ist mit Rücksicht auf den leicht beobachtbaren kontinuierlichen organischen Zusammenhang garnicht möglich. Die Stachelzelle ist sicher epithelialer Natur, folglich ist dies also auch ihre Matrixzelle. Diese Matrixzellen nun hängen andrerseits mit unzweifelhaften Drüsengängen der Parotis i n den Lamellen der Tumorkapsel wiederum organisch zusammen. Eine Verwechslung dieser Drüsengänge mit Gefäßen mit gewuchertem Endothel ist ausgeschlossen, denn die Gefäße finden sich zum Vergleich daneben und sind auf den ersten Blick von den mit Epithel bekleideten

Drüsengängen zu unterscheiden. Es ist schwer verständlich, wie an solchen Befunden noch gedeutelt werden konnte und nur damit zu erklären, daß so eindeutige Tumorpartien nicht allzu häufig zu sein scheinen und daher manchen Untersuchern entgangen sind, die zufälligerweise Teile eines Tumors von sarkomartigem Bau oder von zunächst ganz undefinierbarer Zusammensetzung unter das Mikroskop bekamen. Die eindeutigen Stellen fanden sich in meinem Tumor nur in der einen Hälfte und auch hier wiederum beschränkt auf ein einziges Läppchen; hätte ich nicht den ganzen Tumor durchgearbeitet, wären sie mir möglicherweise entgangen. Ehrich fand typisches Plattenepithel in 14 von 26 Fällen. Landsteiner konnte auch nur in einem Teil der von ihm ad.hoc untersuchten Mischtumoren Plattenepithel nachweisen und in meinem zweiten Tumor fehlt dasselbe ebenfalls. Es kommt eben nur unter gewissen noch nicht bekannten Umständen zu einer Entwicklung konzentrisch geschichteten Plattenepithels, ähnlich wie beim sog. Basalzellenkrebs der Haut, bei welchem die Zellen in der Regel ja die Form der Basalzellen behalten, stellenweise aber auch konzentrische Schichtung, Auftreten von Protoplasmafasern, Keratohyalin und Perlkugelbildung sich einstellen. Findet man nun, daß die Parenchymzellen einer Mischgeschwulst der Parotis unter Umständen denselben Lebenslauf darbieten wie die Epidermiszellen, die Zellen des Basalzellenkrebses, so muß man doch wohl annehmen, daß diese Zellen epithelialer Natur sind und die übrigens, wie Ribbert treffend hervorhebt, nur per exclusionem gestellte Diagnose „Endotheliom" wenigstens für solche Parotistumoren fallen lassen, in denen sich typisches Plattenepithel findet. Kann man dann weiter nachweisen, daß diejenigen Mischgeschwülste, in welchen der Nachweis von typischem Plattenepithel nicht gelingt, im übrigen durchaus ebenso gebaut sind wie die Tumoren, die Plattenepithel enthalten, so ergibt sich die Schlußfolgerung, daß alle Mischgeschwülste der Parotis als Epitheliome im weitesten Sinne des Wortes aufzufassen sind.

Die formale Genese des mir vorliegenden Tumors stelle ich mir in folgender Weise vor: Der Tumor geht aus von präexistierendem Epithel. Ob der Ausgangspunkt in einem embryonal versprengten Keime zu sehen ist oder im Epithel eines mangelhaft entwickelten

Drüsenausführungsganges oder eines normalen Ausführungsganges, das sind Fragen, die kontroverses Gebiet der allgemeinen Geschwulstlehre darstellen, auf welche mein Tumor kein Licht wirft, ich glaube nur annehmen zu können, daß die Matrix des Tumors in dem interlobulären Bindegewebe der Parotis situiert war. Das schließe ich daraus, daß in der Kapsel des Tumors Teile der Drüse enthalten sind und solche auch innerhalb der Kapsel sich finden. Von der Stelle ausgehend nun wo die Bedingungen für eine Anaplasie oder einer Ausschaltung des Epithels aus seinem normalen Verbande gegeben waren, wuchert nun das Epithel, wobei es zum Teil drüsenähnlich sich formiert, zum Teil dieselben Stadien durchläuft wie die Epidermiszellen d. h. die Entwicklung einer Filarmasse des Protoplasmas und endlich Verhornung zeigt, zum Teil endlich — und zwar ist das am häufigsten der Fall — ohne drüsenähnliche Gänge zu formieren und auch ohne andrerseits zu verhornen, Stränge und Bänder formiert, wobei die Zellen den Charakter der Matrixzellen immer undeutlicher erkennen lassen und schließlich von Zellen des Stromas nicht mehr zu unterscheiden sind. Eine Metaplasie in Bindegewebszellen nehme ich deshalb nicht an, wie ich ausdrücklich hervorheben möchte. Im bindegewebigen Stroma spielen sich gleichzeitig Proliferationsvorgänge ab, zu denen sich stellenweise bald mehr bald weniger regressive Vorgänge am kollagenen und elastischen Gewebe hinzugesellen, so daß Bilder entstehen, wie sie dem Myxom, Chondrom und Sarkom entsprechen. Das myxomatöse Gewebe sehe ich wenigstens im wesentlichen als ein Endprodukt der regressiven Vorgänge im Stroma an. Daß auch die Parenchymzellen hierbei eine Rolle spielen und die muzinöse Grundmasse sekretorisch liefern, ist wohl möglich, stellenweise wohl auch mit großer Wahrscheinlichkeit anzunehmen, aber Ehrich geht doch wohl zu weit, wenn er die ganze zwischen den Parenchymzellen befindliche Zwischensubstanz — abgesehen von den groben Septen — als ein Produkt einer Tätigkeit der Parenchymzellen deutet. Wenn es auch nicht immer möglich ist, im speziellen Fall bestimmt anzugeben, ob eine in hyaliner oder muzinöser Grundsubstanz liegende Zelle vom Parenchym oder vom Stroma abstammt, so ist man doch meist in der Lage, die einzelnen Zellen zu definieren, und wenn man nun zwischen den Strängen der Parenchymzellen in der zum Teil auch noch deutlich Faserstruktur zeigenden Zwischensubstanz typische Bindegewebszellen, Plasmazellen und endlich die tinktoriell so ganz unverkennbaren Mastzellen, sowie auch elastische Fasern findet, so muß man doch wohl annehmen, daß hier ein kollagenes Gewebe vorhanden war, welches hyalin und muzinös degenerierte. Wo wäre denn das ursprüngliche vorhandene bindegewebige Stroma geblieben? Um die mir vorliegenden Bilder mit Ehrichs Anschauung in Einklang zu bringen, müßte man annehmen, daß das bindegewebige Stroma zunächst spurlos verschwindet, um durch ein Produkt der Parenchymzellen, welches sich teils als Muzin, teils als hyaline Masse, teils als Kollastin präsentiert, ersetzt zu werden. Eine Annahme, die nicht plausibel ist, weil sich in dem Stroma typische Bestandteile des präexistierenden Bindegewebes (Mastzellen usw.) finden.

II.

Der zweite mir vorliegende Tumor[1]) gehört zu denjenigen Exemplaren von Mischgeschwülsten der Parotis, welche für die Auffassung dieser Tumoren als „Endotheliome“ die Grundlage geliefert haben und noch liefern. Mit der Beschreibung kann ich mich sehr kurz fassen.

Es handelt sich um einen etwa taubeneigroßen Tumor, der in seinen zentralen Partien total erweicht war, so daß er eine dickwandige Zyste darstellte. Die dem, nach dem Ausfallen des schleimigen Inhalts resultierenden Raum zugekehrte Fläche der Wand ist drüsig uneben, stellenweise von papillärem Aussehen; die Begrenzungsfläche des Tumors gegen die Umgebung, also die Außenfläche der Wand, ist fast überall glatt, es handelt sich demnach um einen gegen die Umgebung scharf abgegrenzten Tumor. Der in Alkohol fixierte und gehärtete Tumor wird in sechs kleine Stücke geschnitten und jedes Stück einzeln in Paraffin eingebettet. Tinktorielle Behandlung wie bei Fall I. Anamnestische Daten fehlten mir in diesem Fall vollkommen und die Beurteilung der ersten mit Hämatoxylin-Eosin und polychromem Methylenblau gefärbten Schnitte bereitete einige Schwierigkeit. Es fanden sich Zellstränge und feine nur aus zwei Reihen von Zellen bestehende Bänder in einem in ausgedehntem Maße Degenerationserscheinungen zeigenden Stroma. Die Zellen epithelähnlich, aber stellenweise mit anderen zunächst nicht präzis zu definierenden regellos zusammengewürfelt. Eine bestimmte Diagnose war mir nicht möglich (ich betone, daß mir das exzidierte Gewebsstück ohne jegliche klinische Angabe übermittelt wurde), als die Färbung eines Schnittes auf elastische Fasern

[1]) Ich verdanke denselben dem liebenswürdigen Entgegenkommen des Herrn Dr. J. Frey-Wien.

mir einen bedeutsamen Fingerzeig lieferte. Der Schnitt färbte sich nämlich fast total braun mit Orcein, ich wurde dadurch an den sub I beschriebenen Tumor erinnert und schließlich gelang es denn auch, in den anderen Partien des Tumors nicht nur der Kapsel anhängende Teile der Parotis nachzuweisen, sondern auch einen in allen wichtigen Punkten übereinstimmenden Bau des Tumors II mit Tumor I zu konstatieren, nur der Nachweis von geschichtetem Plattenepithel gelang trotz sorgfältigen Suchens nicht. Das Fehlen von Plattenepithel in konzentrisch geschichteten Inseln war schließlich das einzige und nur für die Beurteilung der Histogenese bedeutsame Moment. Die andern auf den ersten Blick nicht so geringen Differenzen schrumpften immer mehr zusammen, je mehr ich die parenchymarmen Partien des Tumor I zum Vergleich heranzog und je mehr ich andrerseits im Tumor II nach Stellen suchte, wo Parenchym und Stroma scharf begrenzt war und relativ viel Parenchym vorhanden war. Dann ergaben sich so vollkommen identische Bilder, daß sich nicht mehr unterscheiden ließ, ob der Schnitt von Tumor I oder Tumor II stammte. Die Unterschiede entstehen also dadurch, daß es im Tumor I stellenweise zur Bildung von Plattenepithel gekommen ist, im Fall II dagegen nicht, und daß beim Tumor II die muzinöse Degeneration des Stromas eine viel ausgedehntere ist wie beim Tumor I.

Diese Differenzen finden auch durch die klinische Anamnese wenigstens teilweise eine Erklärung. Nachdem meine Untersuchung schon abgeschlossen war, erfuhr ich über den Tumor II, es habe sich um eine Geschwulst gehandelt, die vor dem Ohr situiert war und schon jahrelang bestanden und sich nur sehr langsam vergrößert hatte. Im Falle I dagegen lag mir, wie erwähnt, ein Rezidivtumor von etwa 1½jährigem Bestande vor, so daß es ja verständlich ist, daß hier die degenerativen Vorgänge im Stroma noch nicht so hochgradig, namentlich quantitativ weniger ausgesprochen waren wie beim Fall II. Aus diesen Angaben dürfte die Wesensgleichheit beider Tumoren wohl zur Genüge hervorgehen, um so mehr als ja auch Tumor II nur Bilder bot, wie sie bei den Mischgeschwülsten der Parotis längst bekannt sind. Wenn ich nun den Tumor II allein betrachte, so wird es mir verständlich, daß man an eine endotheliale Herkunft der Tumorparenchymzellen denken konnte. Ich finde Spalten und Hohlräume im Gewebe, die mit Zellen ausgekleidet sind, die durchaus als Endothelzellen angesprochen werden können und an vielen Stellen sieht man diese Zellen in mehreren Lagen aufeinandergeschichtet, also es besteht ein direktes Übergehen der Tumorzellen in die Zellen, welche Spalten und Hohlräume auskleiden, diese Zellen hat man als Endothel der Lymphspalten gedeutet und das „Endotheliom" ist fertig. Wenn man dann aber findet, daß an andern Stellen eben diese Zellen sich durchaus epithelial anordnen in Guirlanden, in festgefügten Strängen, in Figuren, die einem Spitzengewebe vergleichbar sind, und wenn man dann ferner in einem andern Fall dieselben Bilder und außerdem geschichtetes Plattenepithel mitten im Tumorparenchym findet, so muß man doch wohl die hypothetische endotheliale Genese der Tumorzellen fallen lassen und folgern, daß auch in solchen Tumoren, wie mein Tumor II, das Parenchym epithelialer Natur ist; nur blieben in diesem Falle die Bedingungen aus, die beim Tumor I die Differenzierung der undifferenzierten oder entdifferenzierten Epithelzellen zu charakteristischen mit Epithelfasern versehenen Plattenepithelien stellenweise veranlaßten. Einen direkten Zusammenhang des Tumorparenchyms mit Speichelgängen konnte ich im Tumor II nicht nachweisen wie beim ersten Fall, woher also die wuchernden Epithelzellen stammen, kann ich nicht angeben, daß es sich aber in beiden Fällen um Epithel und nicht um Endothel gehandelt hat, das behaupte ich auf Grund des Vergleichs beider Fälle mit aller Bestimmtheit.

Mit wenigen Worten möchte ich jetzt noch zu meinem wesentlichen Ausgangspunkt, zu den „Schichtungskugeln" der Autoren, zurückkehren und darauf aufmerksam machen, daß sich im Laufe der Zeit eine sehr eigentümliche Wandlung bei der Beurteilung und Bewertung dieses Befundes vollzogen hat und wie es scheint ganz unmerklich. Bei Volkmann finden wir auf einer Tafel eine solche Schichtungskugel abgebildet und der Autor sucht im Text eingehend nachzuweisen, daß diese Schichtungskugel trotz des epithelialen Aussehens als aus Endothelzellen bestehend gedeutet werden müßte. Die Autoren nach Volkmann bemühen sich ebenfalls, soweit sie mit Volkmann übereinstimmen, die epitheliale Natur der Schichtungskugeln zu widerlegen und deren endotheliale nachzuweisen. Also summa summarum „der Tumor ist ein Endotheliom, trotzdem er Schichtungskugeln enthält, welche konzentrisch geschichtetem Plattenepithel zum Verwechseln ähnlich sehen". Allmählich verlieren die Schichtungskugeln ihren Schrecken für die Anhänger der Endotheliome und 1902 lesen wir bei Borst, die Schichtungskugeln seien mit ein Charakteristikum der Endotheliome. Aus dem „trotzdem" wird ein „weil". Aus dem Stein des Anstoßes ist ein Stützpfeiler geworden. Daß man den Endothelzellen manche Eigenschaften imputiert hat, die sie wahrscheinlich gar nicht besitzen, indem man die Tumorzellen der Parotismischgeschwülste und anderer sog. Endotheliome als Endothelzellen auffaßte, möchte ich nur andeuten. Zweifellos erscheint es mir, daß manche nur dem Epithel zukommende Eigenschaften, gerade mit Rücksicht auf die an den Parotistumoren gemachten Beobachtungen nun auch dem Endothel zugeschrieben werden und es erscheint notwendig, diese Eigenschaften einer neuerlichen Prüfung zu unterziehen. Ich will nicht näher auf diesen Punkt eingehen, aber nur das eine möchte ich noch betonen, daß man doch endlich aufhören sollte, einen Tumor als „Endotheliom aufzufassen, weil sich in demselben Schichtungskugeln finden, weil sich also die Zellen konzentrisch anordnen, weil man Sekretionsprodukte der Zellen findet, weil das Stroma eine hochgradige Tendenz zu muzinöser und hyaliner Degeneration zeigt, weil die Zellen Spalten und Hohlräume stellenweise in einfacher Lage auskleiden usw. usw. Kurz jeder Fall von „Endotheliom", der sich nur auf die Identität mit den bisher beschriebenen „Endotheliomen" der Parotis stützt, entbehrt des Beweises der endothelialen Genese, denn die Beobachtungen, die angeblich an Endothelzellen gemacht wurden, wurden tatsächlich an Epithelzellen gemacht. Epitheliome und Epithelzellen sind an den Parotistumoren studiert worden, nicht Endothelzellen, somit sind auch alle Eigenschaften der Endothelzellen, sofern sie auf Grund des Studiums der Endotheliome stipuliert wurden, zunächst als unbewiesen zu betrachten. So selbstverständlich das ist, so notwendig erscheint es mir, das zu betonen, denn ich halte es gar nicht für ausgeschlossen, daß die „Endotheliome" zwar verschwinden, aber die aus diesen „Endotheliomen" gefolgerten Eigenschaften der Endothelien als bewiesene Tatsachen bestehen bleiben werden. Es hat sich schon manchmal ereignet, daß man eine Hypothese hat fallen lassen und auch die an die falsche Prämisse zunächst angeknüpften Folgerungen sofort aufgegeben hat, dagegen die Folgerungen, die sich erst in zweiter Linie ergeben und die auf Nachbardisziplinen übergreifen, nicht.

Wenn ich auf Grund der Untersuchung von nur zwei sog. Mischtumoren der Parotis eine so energische Sprache schließlich gegen die „Endotheliome" im allgemeinen führe, so halte ich mich dazu deswegen für berechtigt, weil sich meine beiden Fälle ohne weiteres zwanglos als identisch anschließen dem großen Material, das von anderen Autoren von Hinsberg bis Ehrich zusammengetragen wurde. Ein einwandsfreier Fall eines Endothelioms existiert bisher nicht, wenigstens kein einwandsfreier Fall eines Endothelioms der Parotisgegend.

Literatur.

Fischer, B., Über Neubildung von Elastin in Geschwülsten. Virch. Arch. Bd. 176 S. 169, 1907. — Scheel, Neubildung des elastischen Gewebes in Karzinom besonders der Mamma. Zieglers Beitr. Bd. 39 S. 187, 1906. — v. Saar, Ein sehr junger maligner Mammatumor. Beitr. z. klin. Chir. Bd. 57 S. 231, 1908.

Die Literatur über die sogenannten Mischtumoren der Parotis ergibt sich aus folgenden Arbeiten:

Ehrich, Zur Kenntnis der Speicheldrüsentumoren. Beitr. z. klin. Chir. Bd. 51, 1906. — Martini, Über Mischtumoren endothelialen Ursprungs der Speicheldrüsen. Virch. Arch. Bd. 189 S. 1907. — Küttner, Die Geschwülste der Submaxillaris-Speicheldrüse. Beitr. z. klin. Chir. Bd. 16, 1896.

Nachtrag.

Die vorliegende Mitteilung war bereits im Sommer 1908 im Manuskript fertig. Eine nochmalige Durchsicht der neueren Literatur führte mich zu der Frage: Kann man denn an dem Epitheliomcharakter der sog. Mischgeschwülste der Parotis noch zweifeln? Diese Frage glaubte ich verneinen zu können und ließ das Manuskript liegen. Nun brachten im Herbst 1908 Zieglers Beiträge im 44. Bande S. 51 und 88 zwei wundervoll ausgestattete umfangreiche Arbeiten von Krompecher, welche sich mit den Mischgeschwülsten der Parotis beschäftigen. Da ich nun in manchem wesentlichen Punkt von Krompechers Anschauungen abweiche, namentlich eine Umwandlung epithelialer Elemente in bindegewebige zunächst noch ablehne, so glaube ich, daß meine bescheidene Arbeit auch nach den neuesten Arbeiten Krompechers verwendbar ist, um so mehr, als ich in der Auffassung der Mischgeschwülste als Basalzellenkarzinome Krompechers Standpunkt durchaus teilen und die Befunde, auf die Krompecher seine Ansicht stützt, bestätigen kann. Dann veranlaßt mich ferner eine Arbeit von K. Donath (Beitrag zur Kenntnis der sarkomatösen Geschwülste der Speiseröhre. Virch. Arch. Bd. 194, S. 446, 1908) meine Mitteilung für nicht ganz überflüssig zu halten. Donath beschreibt zwei Tumoren des Ösophagus, den zweiten unter der Überschrift „Knotiges, überwiegend alveoläres Endothelsarkom des Ösophagus mit örtlichen Epithelablagerungen". Es handelt sich nach der Beschreibung um einen Tumor, der in seinem Aufbau durchaus mit den undifferenzierten Karzinomen Krompechers und somit auch mit meinen Fällen übereinstimmt. Donath findet nun mitten im Tumorparenchym auch Inseln von Plattenepithel, weist ausführlich nach, daß die diese Inseln zusammensetzenden Zellen Epithelzellen, nicht etwa Endothelzellen seien, deutet aber trotzdem den Tumor als Endothelsarkom und faßt die im Parenchym liegenden Epithelinseln als verlagerte Epithelien auf. Zur Stütze seiner Deutung zitiert Donath die Arbeiten von Braun, Borst, Volkmann. — Die Endotheliome sind also immer noch nicht abgetan und es muß weiter gegen sie angekämpft werden. Diese Erwägung veranlaßt mich, die vorliegende Arbeit nun doch zu veröffentlichen, denn gerade die sog. Mischgeschwülste der Parotis haben als ein stützender Pfeiler der Endotheliomlehre fungiert und erst wenn einmal die epitheliale Natur der Parotistumoren zur allgemeinen Anerkennung gelangt sein wird, kann man hoffen, daß auch die andern „Endotheliome" verschwinden werden. Mit den Endotheliomen der Haut, die auch noch, wie man sieht, als Stütze der Diagnose „Endotheliom" herangezogen werden (Donath zitiert Braun), will ich mich an anderer Stelle demnächst eingehend beschäftigen. [1])

Erklärung der Abbildungen auf Taf. IX.

Fig. 1. Partie aus dem Tumor I. Vergr. $\frac{60}{1}$. Färbung mit Methylenblau. S. Schichtungskugeln aus polygonalen Zellen bestehend, welche Epithelfasern zeigen (bei Betrachtung mit stärkerer Vergrößerung). Die Schichtungskugeln hängen kontinuierlich zusammen mit Strängen, die aus zylindrischen und kubischen, stellenweise spindelförmigen Zellen ohne Epithelfaserung bestehen. Die Zellstränge sind teils

[1]) Der betreffende Aufsatz ist mittlerweile in den Monatsheft. für prakt. Derm. Bd. 48 erschienen.

gegen das Stroma scharf begrenzt, teils lassen sie sich gegen das zellreiche Stroma nicht scharf differenzieren (z. B. bei a).

Fig. 2. Aus Tumor I. Vergr. $\frac{350}{1}$ bei homog. Immersion durchgezeichnet. Färbung nach Kromayer. Zellkomplex aus vorwiegend polygonalen Zellen mit Epithelfasern, welcher zusammenhängt mit kubischen Zellen, die auch noch eine Andeutung einer Epithelfaserung zeigen und allmählich (in der Fig. nicht mehr gezeichnet) in Zellen übergehen wie sie Fig. 3 zeigt.

Fig. 3. Aus Tumor I. Vergr. $\frac{21}{1}$. Färbung mit Kresylechtviolett. Drüsengangähnliche Anordnung d r Tumorzellen. Die Zellen umgeben ein mit homogenem Inhalt gefülltes Lumen.

Fig. 4. Aus Tumor II. Vergr. $\frac{60}{1}$. Färbung mit polychr. Methylenblau. F. Fett, welches in den der Drüse anliegenden Randpartien ziemlich reichlich stellenweise vorhanden ist. Die Tumorzellen begrenzen stellenweise Spalten (z. B. bei S). Anordnung der Zellen zu zierlichen Figuren, an vielen Stellen mit homogenem Inhalt gefüllte Lumina zu sehen (z. B. bei h). Form der Tumorzellen kubisch, zylindrisch, stellenweise z. B. bei sp. spindelförmig. Das zellarme Stroma färbt sich mit saurem Orcein oder Weigerts Elastinfarbe fast in toto braun resp. graublau. — Man vergleiche Fig. 4 mit Fig. 1 und namentlich mit Fig. 3.

XIX.

Über totale hämangiomatöse Obliteration des Pfortaderstammes und über hepatopetale Kollateralbahnen[1]).

(Aus der Pathologisch-anatomischen Anstalt des Krankenhauses im Friedrichshain, Berlin.)

Von

Prof. Dr. Ludwig Pick.

(Hierzu Taf. X.)

Im Kapitel vom Verschluß der Pfortader finden sich seit der berühmten Darstellung der Pfortaderkrankheiten durch Frerichs[2]) wesentlich drei Fragen ausgiebig erörtert: die ver-

[1]) Nach einem Vortrage vom 23. November 1908 im Verein für innere Medizin in Berlin; vgl. D. med. Wschr. 1908, V. Beil., S. 2289.

[2]) Frerichs, Klinik der Leberkrankheiten, Beil. 2, 1861, S. 363 ff.

schiedenen Arten der eigentlich ätiologischen und der anatomischen Genese des Verschlusses, sodann die hämodynamischen Folgen der Pfortaderverlegung und drittens das anatomische Verhalten und die Funktion der Leber in diesen Fällen. Dazu gesellen sich in neuerer Zeit Arbeiten über die bei chronischen Verschlüssen der Portalvene gesetzmäßige starke Milzvergrößerung; hier wird die Frage nach der Relation von Pfortaderverschluß und Splenomegalie zu lösen versucht.

Wie bekannt, ist die Genese des Verschlusses der Portalvene eine außerordentlich mannigfaltige. Sie erschöpft sich rein anatomisch keineswegs in dem Begriff der Thrombose; Verschluß und obturierende Thrombose sind nicht unbedingt identisch. Die Verlegung kann auch durch Geschwulstmassen ohne besondere Beteiligung eigentlich thrombotischer Produkte oder durch die Blasen eines Echinokokkus oder gar durch Pfröpfe von Schistosoma haematobium bewirkt sein, ganz abgesehen davon, daß in chronischen Fällen nicht allzu selten überhaupt keine Thromben, sondern alte, weit zurückliegende fibröse Obliterationen unbestimmbarer Ätiologie getroffen werden oder auch bei frischeren echten Thrombosen die besondere Ätiologie unerkannt bleiben muß. Fr. Saxer[1]) hält sogar die „Ursachen der Pfortaderthrombose nur in einem verhältnismäßig kleinen Teil der Fälle für vollkommen klar". Ch. Thorel[2]) hat die bisher bekannten ätiologischen Momente sehr übersichtlich zusammengestellt und Ludwig Lissauer[3]) sich kürzlich der Mühe unterzogen, die unter 26687 Sektionen des Breslauer Pathologischen Institutes gefundenen 68 Fälle von Pfortaderthrombose ihren Ursachen nach zu analysieren. An der Spitze standen dabei die Gallensteine mit 13%.

Die hämodynamischen Folgen, vor allem die Anatomie der sich bahnenden Kollateralabflüsse haben unter den deutschen

[1]) Saxer, Fr., Beiträge zur Pathologie des Pfortaderkreislaufs. Ztlbl. f. allg. Path. u. path. Anat., Bd. XIII, 1902, Nr. 15.

[2]) Thorel, Ch., Pathologie der Kreislaufsorgane in Lubarsch-Ostertags Ergebnissen der allgemeinen Pathologie usw., IX. Jahrg., I. Abt., 1903. Thrombose der Pfortader S. 1093 ff. und XI. Jahrg., II. Abt., 1907, S. 478 f. und S. 473.

[3]) Lissauer, Ludwig, Beitrag zur Frage der Entstehung der Pfortaderthrombose. Virch. Arch. Bd. 192, 1908, S. 278 ff.

Autoren in erster Linie Thomas[1]) und Saxer (a. a. O.) bearbeitet. Saxer schließt seine höchst lehrreichen Erläuterungen an einen — ätiologisch übrigens unaufgeklärten — Fall von Thrombose der Pfortader und ihrer sämtlichen Zweige und Wurzeln, der in der Ausdehnung der Thrombose „das Extrem des überhaupt Möglichen erreicht", und lehnt dabei in erster Reihe an die Anatomie der von ihm vorher eingehendst besprochenen Kollateralwege bei der atrophischen Leberzirrhose. Die Fülle von Verbindungen der Portalvenenäste mit den Systemen der beiden Hohlvenen, denen Saxer noch eine neue konstante zwischen Magen- oder Ösophagusvenen und linker Nebennierenvene hinzufügt, und andererseits die unberechenbare Variabilität, mit der bald diese, bald jene Anastomosen für den Ausgleich der Leberpassage benutzt werden, schaffen hier anatomisch fast unbegrenzte Möglichkeiten. Das beweist die Durchsicht des von Saxer reproduzierten Thomasschen Schemas der Kollateralbahnen bei Behinderung der Pfortaderzirkulation (speziell bei der Leberzirrhose) und ein Blick auf die Zusammenstellung Charpys über die normalen und die inkonstanten (sog. Schmiedelschen) Anastomosen zwischen Pfortader- und Hohlvenensystem in Poiriers Traité d'anatomie humaine[2]).

Was die Rückwirkung des Pfortaderverschlusses auf die Leber anlangt, so ist diese natürlich allein schon nach der Art des Verschlusses notwendig verschieden. Wie die verschiedene Ätiologie des Verschlusses an sich verschiedene Verschlußprodukte bedingt (einfache, eitrige Thromben, krebsige Pfröpfe), so ist die Folge für die Leber bei einer obturierenden Thrombopylephlebitis etwa durch eine fortgeleitete eitrige Epityphlitis zweifellos eine andere als bei einer einfachen Kompressionsthrombose. Doch hat sich für die unkomplizierten, reinen Fälle von Pfortaderverschluß ganz sicher ergeben, daß auch bei hoher Chronizität des Prozesses und totaler Absperrung des Pfortaderblutes irgendeine nennenswerte Veränderung der Leber keineswegs notwendig eintreten muß, und Saxer (a. a. O. S. 593) schließt, daß „eine bestimmte charak-

[1]) Thomas, Beitrag zur Differentialdiagnose zwischen Verschluß der Pfortader und der unteren Hohlvene. Bibl. medica 1895, D. 1, H. 2.

[2]) Charpy, Veines. Traité d'anatomie humaine de Poirier. Angéologie. Vol. II, H. 1. Paris 1898, Masson & Cie., S. 1006—1020.

teristische Veränderung der Leber, welche durch den Verschluß des Pfortaderstammes allein bedingt ist, nicht bekannt ist".

Für die Beziehungen von Pfortaderthrombose und Splenomegalie endlich sei hier auf die neueren Arbeiten von Edens[1]), von Rommelaëre[2]), von Dévé[3]) und seinem Schüler Cauchois[4]) verwiesen. Dévé und Cauchois beschreiben — in Übereinstimmung mit vorgängigen Ausführungen von Rommelaëre — die „Splénomegalie chronique avec anémie d'origine pyléthrombosique" als ein besonderes Krankheitsbild. Auf eine primäre Pfortaderthrombose folgt eine sekundäre Thrombose der Milzvene und von Magenvenen. Erstere führt zu chronischer Splenomegalie, die letztere zu unaufhörlich rezidivierender Hämatemesis und damit zu schwerer Anämie. Damit würde aus der großen, in der Tat genügend verschwommenen Gruppe der Anaemia splenica (Splenomegalie mit Anämie) ein wenigstens anatomisch umrissener Komplex zu isolieren sein.

Die Literatur zu den erstgenannten drei Punkten ist eine sehr ausgedehnte. Das gilt zumal für die kasuistischen Mitteilungen, deren eine hervorragende Fülle besteht. Ich würde darum auch den Bericht über die folgende Beobachtung nicht unternehmen, wenn hier nicht einige sehr auffällige, wie mir scheint, neue tatsächliche Feststellungen sich erheben ließen, die sowohl für die anatomische Ätiologie des Pfortaderverschlusses wie für die Form der kollateralen Kompensation von Bedeutung sind. Und auch das dritte der erwähnten Hauptmomente — die anatomische Integrität der Leber selbst bei äußerst chronischen Verschlüssen, die in unserer Beobachtung sich vollkommen bestätigt — erscheint durch unsere Befunde in einem besonderen Licht, das über den Grund der guten Konservierung des vom Pfortaderstamm vollkommen abgeschnittenen Organs wenigstens für den vorliegenden Fall Klarheit zu verbreiten vermag.

[1]) Edens, Über Milzvenenthrombose, Pfortaderthrombose und Bantische Krankheit. Mitt. aus d. Grenzg. d. Med. u. Chir. Bd. 18, 1907, S. 59.

[2]) Rommelaëre, De la splénophlébite. Bull. de l'Acad. royale de méd. de Belge, 1903' S. 587.

[3]) Dévé, F., Splénomegalie avec anémie d'origine pyléthrombosique. Normandie médicale, 1er Mars 1908.

[4]) Cauchois, André, Splénomegalie chronique d'origine pyléthrombosique. Thèse de Paris 1908, Juli.

Die 57 jährige Witwe Christine Sch. wurde am 3. April 1908 in das Krankenhaus im Friedrichshain-Berlin aufgenommen.

Frau Sch. hat, wie sie selbst angibt, seit etwa 20 Jahren in der linken Oberbauchgegend eine harte Geschwulst gefühlt, die ihr aber niemals Beschwerden verursacht hat. Auch die Tochter und Schwiegertochter der Frau Sch. geben mit aller Bestimmtheit an, daß das Bestehen der Geschwulst schon seit 20 Jahren bekannt war. Von der Entstehung dieser Geschwulst oder von Krankheitszuständen früherer Jahre weiß Frau Sch. nichts auszusagen. (Wie durch liebenswürdige nachträgliche Ermittlung seitens des Herrn Kollegen Dr. Martin Behr festgestellt wird, ist der harte knollige Tumor im Leibe auch ärztlicherseits vor Jahren festgestellt worden.) Vor 6 Wochen ging sie wegen „Krampfaderbeschwerden" zum Arzt; vor 4 Tagen wurde sie als „geheilt" aus der Behandlung entlassen. Auf dem Rückwege vom Arzt traten auf der Straße plötzlich sehr heftige Leibschmerzen in der oberen Bauchgegend auf. Sie kam nur mit Mühe nach Hause, lag seitdem im Bett und hatte mehrfach Erbrechen. Stuhl und Urinentleerung in diesen Tagen waren nach ihrer Aussage „in Ordnung", insbesondere weiß sie von besonderer Eigentümlichkeit des Stuhles nichts anzugeben. Da sich der Zustand erheblich verschlimmert, wird sie in das Krankenhaus im Friedrichshain (zweite chirurgische Abteilung, dirig. Arzt Dr. Braun[1])) eingeliefert.

Der bei der Aufnahme erhobene Befund zeigt eine mittelgroße, mäßig genährte Frau, die einen schwerkranken Eindruck macht. Leichter Ikterus. An den Brustorganen werden keine besonderen Abweichungen gefunden.

Der Leib ist überall weich, gut eindrückbar, aber oberhalb des Nabels von teigiger Konsistenz und hier sehr schmerzhaft. Keine Hernien, keine Darmsteifung.

Unter dem linken Rippenbogen ragt bis einen Querfinger breit links von der Mittellinie ein derber, platter, am Rande gelappter Tumor hervor, der aus der Milzgegend kommt und auf Druck nicht schmerzhaft ist. Die Milzgrenzen nach hinten oben und seitlich lassen sich nicht deutlich feststellen.

Der Urin enthält etwas Eiweiß, im Sediment einzelne granulierte und hyaline Zylinder. Temperatur 38,5 °. Puls 88, klein, labil. Nachmittags heftiger Schüttelfrost. Ansteigen der Temperatur auf 39,8 °.

Es wird an eine intraabdominale Eiterung in der oberen bzw. linken oberen Bauchgegend gedacht, vor allem an eine linksseitige Pyonephrose (vielleicht alte Hydronephrose in akuter Vereiterung) mit sekundärer Dislokation der Milz. Da der Status so elend ist, daß die Pat. ohne Operation bei der offenkundigen Sepsis verloren erscheint, immerhin aber die Möglichkeit besteht, durch den Bauchschnitt einen Eiterherd aufzudecken, wird die sofortige explorative Laparotomie beschlossen.

Operation: Schnitt in der linken Flanke vom linken Rippenbogen abwärts zur Freilegung des Tumors. Dieser liegt nach Durchtrennung der Bauchdecken vor: es ist die mächtig vergrößerte Milz. Die linke Niere wird abgetastet und

[1]) Der Liebenswürdigkeit von Herrn Kollegen Braun verdanke ich die klinischen Daten des Falles.

unverändert gefunden. Die Operation wird abgebrochen. Bauchdeckennaht in drei Etagen.

Exitus in der Nacht vom 3. zum 4. April, 6 Stunden post operationem. — Die Sektion konnte ich etwa 8 Stunden post mortem vornehmen.

Mittelgroße Frau von mäßigem Ernährungszustand, mit sehr blassen, deutlich ikterisch verfärbten Hautdecken und gelblichen Schleimhäuten. Keine Livores. Leichenstarre an den Extremitäten noch nicht ausgesprochen. Keine Lymphdrüsenschwellungen, keine Ödeme. Nirgends Phlebektasien, auch an den Unterextremitäten sind kaum Krampfadern sichtbar.

In der linken Bauchseite von der 12. Rippe bis zur Crista ossis ilei hinunterziehend ein mit Seidennähten in drei Etagen verschlossener, ganz frischer Operationsschnitt. Nach der Entfernung der Ligaturen gelangt man in die freie Bauchhöhle und auf einen sehr festen harten Körper, der auch leicht von außen unter dem linken Rippenpfeilerrand durchzutasten ist.

Das Fettpolster ist stark reduziert, die Muskulatur blaßrot, feucht. Im Epigastrium der linke Leberlappen, der durch breite flächenhafte Verwachsungen an die vordere Bauchwand fixiert ist. Die ganze linke Seite der Bauchhöhle wird eingenommen von der weit unter dem Rippenpfeilerrand vortretenden sehr harten, blauschwärzlich aussehenden und gleichfalls an der vorderen Bauchwand verschiedentlich adhärenten Milz; sie entspricht dem von außen getasteten und durch den Operationsschnitt freigelegten harten Kpörer. Der r. Leberlappen überragt mit seinem freien Rande den r. Rippenpfeiler nur um ein weniges, an diesem durch reichliche Verwachsungen fixiert. Dann folgt nach abwärts Querkolon (und Netz) mit den Dünndarmschlingen. Alle diese im mitteren Füllungszustand befindlichen Darmteile schimmern blaugrau bis blauschwärzlich. Der Magen ist nicht sichtbar, der Wurmfortsatz frei; das Bauchfell im übrigen spiegelnd und glänzend, enthält keine aszitische Flüssigkeit. Keinerlei Lymphdrüsenschwellung im Mesenterium.

Die Oberfläche der Leber ist in ausgedehnter Weise sowohl links wie rechts mit dem Zwerchfell durch derbe Adhäsionen verbunden, die sich nur schwer lösen lassen. Zwerchfellstand rechts 4., links 5. Rippe.

Beide Venae mammariae internae sind stark gefüllt, wenn auch nicht irgendwie auffällig erweitert. Die Lungen sinken gut zurück. An der r. Spitze und am oberen Teil des r. Unterlappens einige Fixationen.

Herzbeutel frei. Das H e r z übersteigt ein wenig die Größe der r. Faust der Leiche und ist etwas verbreitert. L. Ventrikel leicht dilatiert. Der Klappenapparat ist außer einigen gelblichen Fleckungen im großen Mitralsegel frei; desgleichen die Kranzarterien. Myokard schlaff, graubraunrot. Oberhalb der Sinus Valsalvae streifenförmige gelbliche Fleckchen in der Aorta.

L. L u n g e von gewöhnlicher Größe, allerwärts lufthaltig. Auf dem Durchschnitt mäßig blutreich, auf Druck überall schaumiges Blut entleerend. Bronchialschleimhaut leicht injiziert. Bronchialdrüsen klein und anthrakotisch.

R. L u n g e wie links. Der Mittellappen von geringem Blutgehalt.

Die M i l z wird allseitig aus derben Verwachsungen gelöst. Ihre Form im ganzen ist erhalten, aber sie ist sehr erheblich vergrößert. Sie mißt 23 : 15,5 :

10 cm und wiegt 1600 g. Die Kapsel ist stark verdickt, graulich und weist zahlreiche Verwachsungsspuren auf. Die Konsistenz ist sehr derb. Die Milzvene ist sehr weit. Der Durchschnitt ist dunkelrot, feucht und glatt, mit sehr stark vortretender Trabekelzeichnung. Die zwischen dem Netz der fibrösen Züge etwas vorspringenden Pulpateilchen verleihen der Schnittfläche förmlich ein granuläres Aussehen.

L. Nebenniere ist frei, desgleichen linke Nierenvene, Nierenarterie und Ureter.

L. Niere zeigt schwer abziehbare fibröse Kapsel, ist von gewöhnlicher Größe und derb. Oberfläche leicht granuliert, dunkelrot, Auf dem Durchschnitt von nämlicher Farbe, Rinde etwas verschmälert, Zeichnung erhalten. Nierenbecken frei. Ebenso der r. Ureter (r. Nebenniere und Niere s. u.).

Beckenorgane: Harnblase weit, mit blasser glatter Schleimhaut, Scheide im oberen Teil mit einigen kleinen alten Narben. Uterus etwas vergrößert, derb und dick, mit glattem atrophischen Endometrium. Beide Tuben ein wenig erweitert, keulenförmig verschlossen, über 12 cm lang, ohne besonderen Inhalt, mit leicht geröteter Mukosa. Eierstöcke klein und derb. Massige strang- und flächenförmige Adhäsionen umhüllen beide Uterusanhänge und überkleiden den Douglasschen Raum.

Mastdarm: Schleimhaut graubräunlich verfärbt, enthält geronnenes Blut von teerartiger Farbe. Keinerlei Venenerweiterungen.

Darm: In allen Abschnitten mit teils flüssigem, teils geronnenem Blut von schwärzlicher Farbe gefüllt. Schleimhaut des Dünndarms mit vergrößerten Zotten, durchweg diffus gerötet. Dickdarmschleimhaut grauschwärzlich, schiefrig. Eine besondere Weite der Venen ist am ganzen Darmtraktus ebenso wie an den Beckenorganen nicht auffallend.

Nunmehr werden die Halsorgane in Verbindung mit Magen, Duodenum, Zwerchfell, Leber, Pankreas, Mesenterium, r. Niere und Nebenniere herausgenommen.

Gaumen, Tonsillen, Kehlkopf, Trachea, Zunge, Schilddrüse, Aortenbogen frei.

Im Ösophagus reichliche Mengen geronnenen, übelriechenden Blutes, zum Teil in wurstförmiger Konfiguration. Die Venen des Ösophagus sind vor allem in seinem unteren Teil sehr weit, außerordentlich stark geschlängelt, einige überbleistiftdick. Etwas unter der Mitte der Speiseröhre in einer weiten Vene eine etwa 4 mm lange und 2 mm breite, entsprechend der Venenrichtung längsgestellte Perforation, eine zweite kleinere in einer zweiten mächtigen Vene. Von den Perforationsstellen aus läßt sich eine Sonde leicht in die Venen einschieben. Die Schleimhaut ist verdickt, im ganzen blutig imbibiert.

Der Magen ist durch dicke, gleichfalls übelriechende Kruormassen in mäßigem Grade gefüllt, die Schleimhaut ziemlich dünn, diffus dunkelrot imbibiert, ohne besondere Herde. Desgleichen Schwellung, diffuse Imbibition und Rötung der Duodenumschleimhaut. Ductus choledochus und pancreaticus ohne Schwierigkeit sondierbar.

Der Zugang zum Winslowschen Loch ist durch zahlreiche derbe Adhäsionen geschlossen, die stumpf durchtrennt werden. Das Vestibulum und die Recessus der Bursa omentalis sind frei. Das gesamte Ligamentum hepato-duodenale (vgl. Taf. X ha) ist in eine mächtige fleischige, sehr derb sich anfühlende Masse verwandelt, die fast zwei Querfinger dick, im ganzen Umfang fast gänseeigroß ist. Sie erscheint zwischen die beiden Blätter des Ligamentes eingelagert und geht zwischen diesen beiden Bauchfelllamellen bis an das Ligamentum hepato-gastricum heran, wobei sich dieses gegen die Tumormasse scharf absetzt. Das gesamte Ligamentum hepato-gastricum, das ziemlich fettreich ist, ist durchzogen (lv) von über einem halben Dutzend mächtiger, zum Teil federkieldicker, geschlängelter untereinander plexusartig breit anastomosierender Venen, die als weite Gefäße über die vordere und hintere Oberfläche des Magens und die kleine Kurvatur hinweg in das Band hineintreten und, wie leicht zu zeigen, längs der physiologischen Insertion des Bandes in die Leber eintreten, so hier eine neue Leberpforte für sich bilden. Dabei hängt das Ligament längs der Grenze gegen die Tumormasse des Ligamentum hepato-duodenale hin in einer fast fingerbreiten Duplikatur nach vorn hinunter (vgl. die Abbildung), und in dieser Duplikatur ist die Ausbildung der weiten, geschlängelten Venen eine besonders mächtige, förmlich variköse. Einzelne der letzteren treten links oben direkt in die Ecke der fleischigen Tumormasse ein. Eine eigentliche kontinuierliche Vena coronaria längs der kleinen Kurvatur ist nicht zu identifizieren. Sie scheint in einzelne Äste der mächtigen Venen des Ligamentum hepato-gastricum aufgelöst und weiter durch einige Äste repräsentiert, die nach oben gegen den Ösophagus ziehen.

Wie verschiedene Durchschnitte durch die Tumormasse im Ligamentum hepato-duodenale lehren, besteht sie durchweg aus einem bräunlichen oder braungelblichen fibrösen, ganz feinmaschigen, wie gestichelt aussehenden Gewebe. Auf Druck quillt etwas blutige Flüssigkeit heraus. Dieses feinporige Gewebe erstreckt sich bis an die Leber, ohne in sie einzudringen, und besetzt hier die ganze Area portae. Nach rechts hin hat es im Bereich der Porta zwischen den Bauchfellblättern den Ductus cysticus umwachsen und ist bis an den Hals der Gallenblase (g) vorgedrungen. Nach links ist es bis an das Ligamentum teres (tr) heran zur Leberpforte hin gewachsen; auf dem Durchschnitt ist dieses Band lumenlos. Das Ligamentum falciforme zeigt keine erweiterten Gefäße. Endlich ist die Masse nach unten hin dicht an und hinter das Duodenum (d) gerückt und infiltriert den Pankreaskopf von oben her; sie ist hier in die Pankreassubstanz diffus hineingewachsen.

Von den großen Gebilden des Ligamentum hepato-duodenale ist der Ductus choledochus leicht aufzufinden und (vgl. o.) bequem sondierbar. Er ist gegen die Norm eher etwas erweitert und entleert braune Galle. Der Ductus cysticus, von Geschwulstmasse umgeben, ist an sich vollkommen frei und durchgängig. Auch die Arteria hepatica nebst ihren Hauptästen ist unschwer zu verfolgen und kräftig entwickelt. Dagegen gelingt es nirgends, irgendeine Andeutung des Pfortaderstammes auch nur in Spuren aufzufinden: er fehlt in seiner ganzen Länge vom Pankreaskopf bis an die Leberpforte. Es sind ausschließlich kleine, unbedeutende Gefäßlichtungen, die da und dort in der feinmaschigen derben Tumormasse auftauchen.

Erst unmittelbar in der Tiefe der Leberpforte stößt man auf die Pfortadergabelung: hier ist der rechte und der linke Ast wohlausgebildet nachweisbar, jederseits ein wenig enger als gewöhnlich, aber leicht weiter in die Leber zu verfolgen. Die Gabelung selbst ist gegen die Tumormasse glatt abgeschlossen. Einige der großen Venen aus dem Ligamentum hepato-gastricum, die von links oben her in die Tumorsubstanz eintreten, erscheinen in diesem Abschnitt der Geschwulst auf dem Durchschnitt. Sie treten um so mehr hervor, als neben der Arteria hepatica und dem Ductus choledochus sonst irgend größere Lumina in der Neubildungssubstanz nicht vorhanden sind. Eine Kompression dieser Venen durch die Geschwulstmasse besteht nicht; vielmehr sind ihre zarten Wandungen gegen diese hin stets scharf abgesetzt. Sie sind einerseits weit in das Ligamentum hepato-gastricum hinein, andererseits durch die Tumorsubstanz hindurch auf 5 bis 10 mm weit in die Leber hinein mit der Sonde glatt zu verfolgen; und ebenso ist das letztere auch für die übrigen mächtigen Venen des Ligamentum hepato-gastricum leicht zu erweisen.

Die weitere Präparation der Stelle des physiologischen Pfortaderbeginnes, d. h. der Stelle des Zusammenflusses der Vena lienalis und der Vena mesenterica superior hinter dem Pankreaskopf ergibt, daß sowohl die weite Milzvene wie die Äste der oberen Mesenterialvene, ohne für diese einen eigentlichen Hauptstamm zu bilden, sich in kleinere Venen aufspalten, die die Richtung gegen die Kardia des Magens und die Ösophagusvenen nehmen. Ein Teil dieser nach aufwärts um den oberen Magenabschnitt entwickelten weiten Venen hängt aber wiederum mit denen zusammen, die über die vordere und hintere Magenwand und die kleine Kurvatur hinweg in die mächtigen venösen Plexus des Ligamentum hepato-gastricum sich entleeren. Die auf den Durchschnitten zu Gesicht kommenden entsprechenden Arterien des Gekröses, Pankreas usw. sind frei.

Die Leber selbst ist von gewöhnlicher Größe (28 cm breit, 22 bzw. über 13 cm hoch im r. bzw. l. Lappen, 7,5 cm größte Dicke)[1]), ziemlich schlaff, mit überaus reichlichen Adhäsionsresten auf der verdickten Serosa der Oberfläche. Auf dem Durchschnitt gelblichbraune Färbung, deutliche Läppchenzeichnung; nirgends Gefäßerweiterungen oder Vermehrung der Glissonschen Kapsel; keinerlei Tumorbildung. Die dichte Geschwulstmasse des Ligamentum hepato-duodenale schneidet mit dem Grunde der Porta hepatis, wie schon hervorgehoben, gegen das Leberparenchym ab.

In der Gallenblase ein kleinpflaumengroßer Solitärstein, das Organ fast ganz erfüllend. Die Schleimhaut ist dunkelbraun, etwas verdickt.

Das Pankreas ist ziemlich klein, derb, bis auf die Tumorinfiltration des oberen Kopfabschnittes frei.

[1]) Das Gewicht der Leber habe ich, da das Organ im natürlichen Zusammenhang mit Magen, Duodenum, Pankreas, Omentum minus und der unteren Hohlvene in der Sammlung unserer Anstalt konserviert ist, nicht besonders bestimmt.

R. Nebenniere und Niere wie 1. R. Nierenvene und Nierenarterie frei.

Aorta mit sehr geringfügigen atherosklerotischen Veränderungen. Vena cava inferior frei, ebenso die Venae hepaticae frei, von gewöhnlicher Weite. Im r. Oberschenkel normales Fettmark. (Keine Hirnsektion.)

Bouillonkulturen, aus dem Herzblut, ergeben Streptokokken in Reinkultur.

Anatomische Diagnose: Tumor haemangio-cavernomatosus ligamenti hepato-duodenalis et obliteratio totalis venae portarum.

Tumor lienis chronicus permagnus.

Phlebectasiae permagnae ligamenti hepato-gastrici et oesophagi cum ruptura duplici in oesophagum.

Haemorrhagia permagna in oesophagum et ventriculum et intestinum.

Adhaesiones peritonaeales circumsplenicae et circumhepaticae.

Catarrhus chronicus ventriculi et intestini.

Degeneratio parenchymatosa cordis. Dilatatio levis ventriculi sinistri.

Adhaesiones pleurales dextrae leves.

Bronchitis.

Nephritis interstitialis chronica.

Atherosklerosis aortae levis.

Atresia ostii abdominalis tubae Fallopii utriusque, Perimetritis, Perisalpingitis, Perioophoritis chronica adhaesiva. Cicatrices vaginae. —

Die mikroskopische Untersuchung der derben, fleischigen Geschwulstmasse (Formalin, Paraffin, Färbung mit Hämalaun-Eosin, van Gieson, Orcein nach Unna-Taenzer und Weigerts Elasticatinktion) lehrt, daß die feinen Poren und Stichelungen kleinen, teils rundlichen, teils stark verzogenen vielgestaltigen Hohlräumen entsprechen, die durch fibröse Septen getrennt sind. Benachbarte Hohlräume können auch durch die Septen hindurch miteinander anastomosieren. Die Räume sind teils leer, teils schließen sie feinkörnige zerfallende Massen, in denen Schatten von Erythrozyten öfters deutlich sind, ein, teils sind sie prall mit frischem Blut gefüllt. An manchen Stellen sind auch größere oder kleinere Blutgerinnungen, da und dort mit Verkalkungen, zu treffen. Eine einfache Lage zarten Endothels, meist wohlerhalten, bekleidet die Innenfläche.

Das Bindegewebe der Septen besteht aus zarteren, welligen, fibrillären oder mehr sklerosierten homogenen, in verschiedenen Richtungen durchflochtenen Bündeln mit ziemlich spärlichen, längsgestellten Bindegewebskörperchen. Namentlich bei der van Gieson-Färbung erscheinen zwischen den kollagenen roten Bündeln äußerst reichlich bräunlichgelb gefärbte, mehr granuläre oder wie gequollene hyalinschollige Massen. Wie die Orcein- und Resorcin-Fuchsinfärbung lehrt, sind dieses höchst bedeutende Quantitäten elastischer Substanz. Sie umgibt in breiteren oder schmäleren derben krausen Bändern die einzelnen Lumina des Tumors und durchsetzt in Form meist feinerer lockiger paralleler Fasern die Septen. Sodann aber treten in den letzteren sehr häufig geschlossene elastische Ringe verschiedenster Form auf, die mit kernarmem fibrösen Gewebe gefüllt sind und offensichtlich obliterierten Lichtungen der Neubildung entsprechen.

In einzelnen der freien Lumina liegt nach innen von der elastischen Begrenzung zwischen dieser und dem Endothel eine dünne, einfach fibröse, parallelfaserige, von elastischen Elementen freie Lage mit wenig Kernen, die an anderen von bedeutender, öfters ungleichmäßiger Dicke unter entsprechender Einengung der Lichtung sich darstellt. Augenscheinlich erfolgt die völlige Atresie unter Zunahme dieser „Intima". Wenigstens ist es nicht schwer, in fortlaufender Folge die zusammengehörigen Bilder zu erhalten.

Andere Male werden die Lumina durch Verdickung der Septen komprimiert. Auch können beide Vorgänge der Obliteration sich kombinieren.

Kleine Arterien oder Venen sind in unbedeutender Ausbildung und Anzahl in den Septen zu treffen. Außerdem finden sich hier gelegentlich Fetträubchen, wohlerhaltene Nervenstämmchen des Plexus hepaticus und gegen den unteren Abschnitt der Tumormasse hin kleine Inselchen von Pankreasgewebe, in das die kavernösen Bluträume dissezierend vordringen. Manchmal sind so diese Drüsentubuli über weite Strecken hin in kleinen Gruppen auseinandergedrängt, stark atrophisch, nur kümmerlich ausgebildet; oft sind sie untereinander noch wieder weit durch vermehrtes Interstitialgewebe auseinandergezerrt.

Vom Stamm bzw. der Wand der P f o r t a d e r lassen sich a u c h m i k r o s k o p i s c h n i r g e n d s S p u r e n entdecken. —

Sehr stark ist das M i l z g e w e b e verändert. Die Kapsel ist sehr erheblich fibrös verdickt; ebenso sind es auch die Trabekel. Besonders betroffen ist aber das eigentliche Milzparenchym, das allerwärts von meist sehr reichlichen fibrösen Zügen durchsetzt ist, die netzförmig in engen Maschen zusammenhängen. So ist die Pulpa auf oft sehr geringe Reste reduziert, und die M a l p i g h i schen Körperchen sind zusammengedrückt, höchst dürftig und atrophisch unter Schwund der Keimzentren. Da und dort kleine fleckförmige Blutungen.

An der Wand des M a g e n s fällt dem makroskopischen Befund entsprechend die mächtige Venendilatation ins Auge. Die Muscularis mucosae ist erheblich verdickt, die Mukosa, die wie die Muscularis mucosae in ihrer Kerntinktion zu wünschen übrig läßt, ist in ihrer Dicke ziemlich reduziert. Das betrifft insbesondere auch die Zahl der Drüsen. Diese sind oft mehr oder minder dilatiert, ihr Epithel nach der Oberfläche hin — ebenso wie das Oberflächenepithel selbst — vielfach verloren, in der Tiefe verquollen, abgestoßen, das Drüsenlumen füllend. Im Stroma der Mukosa und Submukosa sind nicht selten große rundliche oder längliche, oft eckige, einzeln gelagerte Zellen zu treffen, die mit bräunlichen Pigmentkörnchen vollgestopft sind. Andere Male sieht man ziemlich große, einfach scheibenförmige oder maulbeerartig zusammengesetzte hyaline Körperchen.

Ganz besonders auffallend ist die starke bakterielle Durchsetzung der Mukosa. Bakterien aller möglichen Formen häufen sich besonders an der Schleimhautoberfläche und an der freien Oberfläche der epithelentblößten Drüsen oder der Blutgefäßchen, überschwemmen aber auch diffus das Interstitium bis in die Muscularis mucosae hinein. Das Gewebe unterhalb dieser ist bakterienfrei; dem entspricht zugleich die vollkommen erhaltene Kernfärbung.

Im Dünndarm plumpe reichlich vaskularisierte Zotten. Verdünnung der Mukosa im ganzen und Reduktion der Drüsenzahl. Auch hier ist die Kernfärbung der Mukosa mangelhaft, das Zotten- und sonstige Oberflächenepithel fehlt. Gleichfalls reichliche bakterielle Wucherung im Schleimhautbindegewebe.

Die Muscularis mucosae ist schlecht gefärbt, unterhalb dieser ist die Kernfärbung intakt.

Der Dickdarm zeigt prinzipiell das gleiche Verhalten: verdünnte Schleimhaut mit schlechter Kernfärbung bis in die Muscularis mucosae; nur sind hier die Drüsen noch mehr geschwunden, die Drüsenepithelien fast total zerfallen, während andererseits die Bakterienbefunde mehr zurücktreten. Die Darmwand unterhalb der Muscularis mucosae ist frei.

Die Leber zeigt als wesentlichste Veränderung innerhalb der Läppchen eine ziemlich merkliche Vermehrung des Gitterfasersystems. Das ist schon bei van Gieson-Färbung zu demonstrieren. Die Läppchenstruktur ist — dem grobanatomischen Eindruck entsprechend — gut erhalten, ebenso wie es die Leberzellen selbst sind.

Das zirkumportale Bindegewebe bietet keine nennenswerten Abweichungen. Nirgends eine Spur von Zirrhose. Jede Erweiterung der intrahepatischen Pfortaderverzweigungen oder der interlobulären Äste der Leberarterie fehlt. —

Die Frau hat sich nach innen verblutet, aus einer frischen, doppelten Perforation der mächtig ektasierten Venen der Speiseröhre in den Magendarmkanal hinein. Da das offenbar langsam sickernde Blut nicht durch Erbrechen entleert wurde, kam es zu fauliger Zersetzung im Ösophagus, Magen und Darm und — wie die Blutkultur bewies — zu allgemeiner Streptokokkensepsis. Der Eintritt der Streptokokken in die Zirkulation konnte bei dieser intestinalen Sepsis an den Berstungsstellen der Venen leicht erfolgen. Der Zersetzungsvorgang des stagnierenden Blutes findet seinen Ausdruck auch in der reichlichen bakteriellen Invasion in die Schleimhaut des Magens und Darmes, namentlich des Dünndarms, die hier wie dort die Muscularis mucosae nicht überschreitet.

Die auffallend starken Phlebektasien in der Speiseröhre erweisen sich als Kollateralwege für die vollkommen verlegte Bahn der Portalvene: der Stamm der Pfortader ist von der Stelle seines physiologischen Beginnes hinter dem Pankreaskopf bis zur Gabelung in die beiden Pfortaderäste, also in seiner ganzen Länge spurlos verschwunden und substituiert durch eine fast gänseeigroße derbfleischige Geschwulsteinlagerung im Ligamentum hepatoduodenale, die weit über das Gebiet des Pfortaderstammes hinaus bis an den Hals der Gallenblase, das Ligamentum teres und die Leber herangewachsen ist. Diese selbst ist frei geblieben, während die Neubildung nach unten hin in den Pankreaskopf diffus infiltrierend vordringt. Daneben fällt die besondere, plexusartige Häufung von Phlebektasien in dem sonst ganz zarten und unbeteiligten Ligamentum hepatogastricum und der enorme harte Milztumor auf. Die Milzvene ist sehr weit, aber nicht thrombosiert. Diese Dilatation und der fibröse Milztumor imponieren ohne weiteres als eine Folge des Pfortaderschwundes; ebenso zeigen sich Magen- und Darmschleimhaut im atrophischen Stadium eines Stauungskatarrhs.

Besonders interessiert, daß die Riesenmilz seit sicherlich zwei Jahrzehnten bestand. Es wäre danach auf die gleiche Dauer der Pfortaderverlegung zu schließen. Und doch hat die Patientin niemals irgendwelche Krankheitserscheinungen gezeigt. Wenn man von den vagen „Krampfaderbeschwerden“ absieht, die sechs Wochen vor dem Tode sich einstellten und unter der ärztlichen Behandlung „heilten“, so fühlte sich die Frau überhaupt nicht mehr als 4 Tage krank. Die plötzlichen Schmerzen in der oberen Bauchgegend dürften mit der Venenruptur in der Speiseröhre zusammentreffen. Der schnelle Verfall und die Katastrophe sind durch die Verblutung nach innen und die allgemeine Sepsis begründet.

Auch die Natur der Geschwulstmasse im Ligamentum hepatoduodenale wird durch das Mikroskop unschwer bestimmt. Sie stellt sich in durchaus eindeutiger typischer Form als ein Haemangioma cavernosum dar, das seine fleischig-fibröse Konsistenz und seine bräunliche oder braungelbliche Farbe sehr verbreiteten bindegewebigen Obliterationsvorgängen in den Bluträumen verdankt.

Fr. Merkel[1]) und K. Kasai[2]) haben sich neuerdings mit den feineren Vorgängen des Ausganges der Leberkavernome

[1]) Fr. Merkel, Über die Umwandlung der Leberkavernome in fibromähnliche Knoten. Zieglers Beitr. z. patholog. Anatom. u. allgem. Patholog., Bd. 36, 1904, S. 574 ff.

[2]) K. Kasai, Leberangiome mit Ausgang in Fibrombildung. Münch. med. Wschr., Nr. 40, 1907, S. 1983 ff.

in „fibromähnliche Knoten" oder „Fibrombildung" eingehender beschäftigt und wie schon zuvor Brüchanow[1]) und Schmieden[2]) auf den Nutzen der Elastin-Färbung für diese Untersuchungen übereinstimmend — mit vollem Recht — verwiesen.

Wie Fr. Merkel gefunden hat, kommt für die Verödung der Lumina des Kavernoms neben der Organisation von obturierenden Thromben und der Dickenzunahme der Septen zwischen den Einzelräumen auch die primäre direkte Einengung durch die Anbildung einer subendothelialen streifigen Bindegewebslage in Betracht. In manchen Fällen sind nur die beiden letzteren Momente wirksam, während die thrombotische Obliteration durchaus zurücktritt (vgl. Fall 1 und 2 bei Merkel a. a. O.). Ganz so verhält es sich in dem vorliegenden Hämangio-Kavernom. Wenn auch da und dort einige frischere Thromben, zuweilen mit leichten Kalkeinlagerungen, zu treffen waren, habe ich wenigstens im jetzigen Stadium der Geschwulst Organisationsvorgänge an diesen nicht beobachten können. Andrerseits waren auf den Schnitten, an denen die Elastin-Färbung neben einem enormen Gehalt an elastischen Fasern das „Skelett" der ehemaligen Kavernomräume aufgedeckt hatte, leicht und reichlich Bilder zu finden, die den Verschluß durch Septenverdickung oder durch konzentrisch einengende subendotheliale Bindegewebslagen oder durch Kombination beider Prozesse bewiesen. Für die Anbildung der subendothelialen Bindegewebslage erinnert Merkel an die Ähnlichkeit mit „arteriosklerotischen Intimawucherungen". Noch mehr müssen hier zu Vergleich und Erklärung die bekannten Bilder herangezogen werden, wie sie bei der Obliteration aus der Zirkulation ausgeschalteter Gefäße erhalten werden.

Natürlich macht es keinen Unterschied, daß das Kavernom hier außerhalb der Leber liegt. Es schneidet am Boden der Area portae scharf gegen die Lebermasse ab, und die Leber selbst ist vollkommen frei von Kavernom. Gerade weil der Tumor zum Leberparenchym keine Beziehung besitzt, illustrieren unsere

[1]) Brüchanow, Über die Natur und Genese der kavernösen Hämangiome der Leber. Ztschr. f. Heilk., Bd. 22, 1899, S. 131.

[2]) Schmieden, Über den Bau und die Genese der Leberkavernome. Dieses Archiv, Bd. 161, 1900, S. 373.

Befunde die allgemeine Gültigkeit der von Merkel und Kasai berichteten Vorgänge für die „fibromähnliche“ Umwandlung des Kavernoms überhaupt. —

Wie ist nun die besondere Genese dieses großen Hämangio-Kavernoms im Ligamentum hepatoduodenale zu denken?

Am nächsten liegt die Annahme, daß die Neubildung primär im Gewebe des Ligamentes entstanden ist, eine Kompressionsthrombose der Pfortader bewirkt und danach das thrombosierte Gefäß, die Wand samt dem Thrombus durchwachsen und vernichtet hat; die infiltrativ-destruierende Kraft des Kavernoms wird durch die Aufsplitterung gewisser Bezirke des Pankreaskopfes anscheinend bestätigt. Es ließe sich weiter darauf verweisen, daß Lymphangiome — wenn auch vorwiegend zystischen Charakters — primär am Bauchfell und sogar primär im Ligamentum hepatogastricum[1]) vorkommen und daß Hans Stöber[2]) neuerdings ein (etwa walnußgroßes) primäres kavernöses Hämangiom im lockeren retropleuralen Bindegewebe an der Seite des Anfangs der Aorta descendens bei sonst normalen Gefäßverhältnissen beschrieben hat. Man kann aber diese Erklärung sehr bestimmt ausschließen. Denn es bliebe unverständlich, warum das Hämangiom im Ligamentum hepato-duodenale gerade allein den Pfortaderstamm durchwuchert haben sollte, während nicht nur der Ductus cysticus, der Ductus choledochus[3]), die Nervenstämmchen des Plexus hepaticus und die Leberarterie, sondern vor allem auch die zarten Wände derjenigen Venen ganz unbeteiligt geblieben sind, die aus den mächtigen Konvoluten

[1]) A. Tilger, Über einen Fall von Lymphzyste innerhalb des Ligamentum hepato-gastricum. (Beitrag zur Ätiologie und Histogenese der mesenterialen Lymphzysten.) Dieses Archiv, Bd. 139, 1895, S. 288. Vgl. auch ferner bei Penkert, Vier seltene Fälle von abdominalen Zysten. D. Ztschr. f. Chir., Bd. 64, 1907, S. 431. Bei einem Kinde ein außerordentlich ausgedehntes Lymphangiom („im engeren Sinne Haematolymphangioma mixtum“ a. a. O. S. 441) im subkutanen Gewebe der seitlichen Bauchwand, durch die Muskulatur hindurch mit gleichartigen Tumoren am Bauchfell verbunden. Dieselben Geschwülste waren auch am Lungenhilus und in der Nähe des Pankreaskopfes entwickelt.

[2]) Hans Stöber, Ein Haemangioma cavernosum neben der Aorta. Ztbl. f. allgem. Patholog. und patholog. Anatom., Bd. 19, 1908, Nr. 10.

[3]) Der leichte terminale Ikterus ist zweifellos septischen Ursprungs.

des Ligamentum hepato-gastricum von links oben her in die Neubildung eintreten und intakt durch die Geschwulst hindurch zur Leber ziehen. Schon dieser Umstand weist mit Sicherheit darauf, daß die Genese der Geschwulst in irgendeiner Art an das anatomische Substrat der Pfortader selbst geknüpft ist, und es wird, wie man die Betrachtung auch anfängt, erklärt werden müssen, warum gerade der Pfortaderstamm allein zerstört und vernichtet ist.

Da unsere neueren Anschauungen für die Gefäßgeschwülste ganz allgemein auf kongenitale Anlagen zurückgehen, so könnte man zunächst sich etwa vorstellen, daß der Pfortaderstamm von vornherein nicht oder nur mangelhaft angelegt und aus dem unverbrauchten Bildungsmaterial das Hämangiom angelegt sei. Es könnte, mit anderen Worten, der ganze Zustand, das komplette Fehlen des Pfortaderstammes und der Ersatz durch ein Hämangiom im groben von der Trägerin mit auf die Welt gebracht sein.

Auch hier könnte auf eine Art Paradigma verwiesen werden. Ghon hat noch jüngst einen eigenartigen Fall bei einem 4½ Monate alten Mädchen mitgeteilt und abgebildet, in dem sich allerlei kongenitale Verbildungen der Gefäßstämme, der arteriellen wie der venösen (Vena anonyma sinistra und Vena hemiazygos) mit multiplen kavernösen Hämangiomen kombinierten. Einige der Kavernome waren teilweise den verbildeten Gefäßstämmen dicht benachbart; so waren die Anomalien der Vena anonyma sinistra und hemiazygos begleitet von einem mächtigen blutschwammähnlichen gelappten Gebilde jederseits im Brustraum neben der Wirbelsäule (vgl. a. a. O. Fig. 1). Dann könnte herangezogen werden, daß auch für den gewöhnlichen unkomplizierten chronischen Verschluß der Pfortader gelegentlich eine fötale Genese erwogen wird (vgl. v. Recklinghausen bei Umber[1]), und schließlich auch die Tatsache, daß auch an anderen großen Venen der Leber schwere, als kongenital aufgefaßte Verschlüsse beobachtet sind. So in dem gleichfalls von v. Recklinghausen sezierten Fall Rosenblatts[2]):

[1]) F. Umber, Beitrag zur Pfortaderthrombose. Mitteil. aus d. Grenzgebiet d. Medizin u. Chirurgie, Bd. 7, 1901, S. 487.

[2]) Rosenblatt, Über einen Fall von abnormem Verlauf der Lebervenen in Verbindung mit Zirrhose und Karzinom der Leber usw. I.-Diss., Würzburg 1868. Vgl. ferner auch über kongenitale Anomalien in der

eine Ausmündung der Lebervenen in die Vena cava superior fehlte, und ein größerer Stamm, der in der Nähe der Porta aus der Leber trat, leitete das Blut in die Bauchwand ab.

Aber es wäre, wollte man eine primäre Mißbildung am Pfortaderstamm in der genannten Form „im groben" annehmen, schwer verständlich, warum die harte Milzgeschwulst, die zweifellos eine Folge der Pfortaderverlegung ist, erst im dritten Lebensjahrzehnt der Frau entstand, und vor allem bleibt unerklärt, wie bei primärem Defekt des Pfortaderstammes die beiden Hauptäste in der Porta hepatis sich hätten ausbilden können. Dieser Befund zwingt zu der Annahme, daß auch der Stamm der Portalvene zunächst vorhanden war und erst sekundärer Vernichtung anheimfiel.

Es bleiben dann nur noch zwei Möglichkeiten. Entweder kam es zu einer schleichenden und darum klinisch nicht manifesten Thrombose, zu späterer sinuöser Metamorphose des Thrombus [1]) und zum geschwulstmäßigen Wachstum der rekanalisierenden Blutgefäße in Form eines Kavernoms. Oder aber das Hämangiom saß primär in der Wand des Pfortaderstammes und mußte darum bei seinem weiteren Wachstum zunächst und in erster Reihe diesen selbst zerstören.

Ich glaube, man muß sich zugunsten dieser letzteren Annahme entscheiden. Daß bisher über neoplastische Wucherungen, sozusagen per excessum, in angiomatöser oder kavernomatöser Form bei der Thrombenrekanalisation nichts berichtet ist, fiele füglich nicht allzu schwer ins Gewicht. Aber wenn das Neoplasma intravaskulär entstanden wäre, müßte es auch in erster Linie —

Ausbildung der Pfortader bei lebensfähigen Individuen (Einmündung in die Vena cava inferior ohne jede Beziehung zur Leber [Fall Abernethys bei 10 Monate altem Mädchen] oder in die dilatierte Azygos) in Paul Poiriers Traité d'anatomie humaine. Tome II, 3e Fascicule. 1898. Système veineux. A. Charpy S. 1008 u. S. 1019.

[1]) Vgl. z. B. die Fälle von R. Köbrich (Ein Fall von kavernöser Umwandlung der Pfortader. I.-Diss., Kiel 1903) oder von Dévé-Cauchois (a. a. O.); bei Dévé betrifft die kavernöse Umwandlung die beiden thrombosierten Hauptäste der Portalvene (vgl. auch u.). Anm. bei der Korrektur. Versé hat neuerdings einen Fall demonstriert „von 2¾ Jahre alter Thombose der Milzvene und der Pfortader mit kavernöser Umwandlung des ganzen Gewebes an der Porta hepatis und kolossaler Milzvergrößerung"; vgl. Ztbl. f. allgem. Patholog. und patholog. Anatom. Bd. 20. 1909. Nr. 11, S. 508.

zumal in der ursprünglichen Richtung des Blutstroms — intravaskulär weitergewachsen sein, und es wäre höchst auffallend, daß die beiden Hauptäste der Pfortader ganz unbeteiligt geblieben sind und mit ihrer intakten Gabelung sich gegen die Tumormasse glatt absetzen.

Auf der andern Seite sind bereits seit Virchow[1]) und v. Esmarch[2]) echte kavernöse Hämangiome der Venenwand, „phlebogene" Angiome in der Benennung Virchows, bekannt. Sie nehmen ihren Ausgang von den Vasa vasorum der Venenwand und erhalten ihr Blut durch eigene Arterien. Wenn diese „phlebogenen" Angiome auch aus den modernen Darstellungen der Geschwulstlehre (Borst, Ribbert)[3]) verschwunden sind, mögen sie vielleicht doch so, wie es Virchow angibt (a. a. O: am ehesten an den Extremitäten, namentlich Vorderarm und Hand), häufiger sein und bleiben in ihrer genetischen Beziehung nur deswegen unerkannt, weil sie entweder nicht notwendig zum Verschluß der Muttervene führen oder im andern Fall an diesen kleineren venösen Gefäßen Kollateralen für einen schnellen und vollkommenen Ausgleich sorgen.

Wir kommen also durch diese Überlegungen zu dem Schluß auf ein primäres kavernöses Hämangiom der Wand des Pfortaderstammes. Es hat — in dieser oder jener Form embryonal angelegt — bei weiterem Wachstum den Pfortaderstamm ganz substituiert, die Gefäßlichtung konzentrisch eingeengt und aufgehoben und schließlich beim Wachstum „aus

[1]) R. Virchow, Die krankhaften Geschwülste. Bd. 3, 1. Hälfte, S. 356/357 und S. 326.

[2]) v. Esmarch, Dieses Archiv, Bd. 6, 1854, S. 53. v. Esmarch hat die phlebogenen Angiome zuerst unterschieden. Vgl. auch v. Recklinghausen, Multiple Enchondrome der Knochen in Verbindung mit multiplen phlebogenen kavernösen Angiomen der bedeckenden Weichteile. Dieses Archiv, Bd. 118, 1889, S. 4; insbesondere S. 7—11.

[3]) Doch tut E. Kaufmann in den verschiedenen Auflagen seines bekannten Lehrbuchs der speziellen pathologischen Anatomie (vgl. z. B. IV. Aufl. 1907, S. 101) ihrer ausdrücklich Erwähnung. — Bei Ribbert habe ich sie nicht gefunden. Borst sagt (Die Lehre von den Geschwülsten Bd. I, S. 182) nur anmerkungsweise: v. Recklingshausen, Esmarch und Hansen sind der Meinung, daß die kavernösen Geschwülste (kavernösen Hämangiome) sich von den Venen entwickeln, denen sie anliegen.

sich heraus" das Ligamentum hepato-duodenale ganz erfüllt. Gegen den übrigen Teil des kleinen Netzes, gegen das Ligamentum hepatogastricum mit seinen mächtigen Venenzügen hin, schneidet es scharf ab, ebenso gegen die Lebersubstanz. Nur in das lockere Interstitialgewebe des Bauchspeicheldrüsen-Kopfes dringt es hinein, weniger zerstörend als einfach dissezierend; die Nervenstämmchen, die arteriellen und venösen Gefäße und die großen Gallenwege des Geschwulstbereiches hat es intakt gelassen. Ich erwähne diese Tatsachen nochmals, weil sie genau der relativen Destruktionskraft der kavernösen Hämangiome z. B. an der Haut entsprechen, die zwar die Fettläppchen auseinanderdrängen, die Schweißdrüsen umwachsen und separieren, ja, selbst in die Interstitien der Muskeln vorwachsen, aber andrerseits niemals arterielle oder venöse Gefäße der Haut vernichten.

Danach wird also die Annahme eines phlebogenen Hämangioms des Pfortaderstammes allen Befunden in ausreichendster Weise gerecht.

Unter den Neubildungen der Venenwand aus der Literatur werden sich, wenn man von den alten schon genannten Mitteilungen Virchows absieht, kaum völlige Analoga für dieses kavernöse Hämangiom heranziehen lassen. Überhaupt sind sonstige primäre Venengeschwülste so selten, wie die sekundären Affektionen durch Geschwulsteinbruch häufig sind. Unter den von Thorel[1]) gegebenen Zusammenstellungen seien von sicheren Primärgeschwülsten der Venenwand hier genannt: Cernezzis Fibroleiomyom einer Vene des Plexus spermaticus, Brohls Sarcom der Vena femoralis, Borchards Angiosarkom mit dem Ausgang von Varizen, Oberndorfers zystisches Endotheliom der Vena umbilicalis bei einer 24 jährigen Frau, Unruhs Endotheliom der Vena cava inferior mit Thrombose bei einem einjährigen Kind und vor allem noch Martens[2]) auch diagnostisch be-

[1]) a. a. O. S. 1115/1116 bzw. 588/589. — Bei der von Thorel a. a. O. II. Abteilung, 1907 sub 11 angeführten Mitteilung Pollacks (Berlin. klin. Wschr., 1904, S. 1055) über ein „verkalktes riesenzellhaltiges Spindelzellsarkom des Sinus frontalis" ist übrigens Th. ein Lapsus untergelaufen. Die Geschwulst betrifft nicht einen venösen Sinus der Dura mater, sondern den Sinus frontalis als Nebenhöhle der Nase.

[2]) Martens, Über eine diagnostisch interessante Blutgefäßgeschwulst an der oberen Brustapertur. D. Ztschr. f. Chir., Bd. 54, 1900.

merkenswertes kavernöses Hämangiom des oberen Brustapertur, dessen Hohlräume mit einer größeren Vene, wahrscheinlich der Subclavia, in Verbindung standen[1]).

In der nämlichen Art nimmt unser Kavernom der Portalvenenwand auch eine Sonderstellung unter den bisher gekannten vielfältigen Ursachen des Pfortaderverschlusses ein. Es gibt, wie wir sehen, auch primäre Neubildungen der Vena portae, die zum Verschluß führen, und zwar gliedert sich dieser Verschluß — die totale kavernomatöse (oder hämangiomatöse) Obliteration des Pfortaderstammes — an diejenigen eingangs charakterisierten Formen, für die die eigentliche Thrombose keine nennenswerte und nachweisbare Rolle spielt[2]). —

Wir kommen zur Besprechung der höchst eigentümlichen Kollateralwege, die hier zur Ausbildung gelangt sind.

Wie schon oben bemerkt, hat Saxer die Frage der Kollateralen allgemeiner für den Pfortaderverschluß erörtert und betont — mit Recht —, daß sich hier vielfach die Verhältnisse wiederholen werden, wie sie bei der atrophischen Leberzirrhose zu finden sind. Natürlich kommen für die Untersuchung ausschießlich reine Fälle von Pfortaderverschluß in Betracht, nicht „Kombinationen" mit atrophischer Leberzirrhose, bei denen überdies die primäre oder sekundäre Rolle der zirrhotischen Veränderungen noch unentschieden bliebe.[3]) Auch ist für die anatomische Form der Pfortaderthrombose, die hier zur Diskussion steht, daran festzuhalten, daß hier nur die Folgen des Verschlusses des Stammes selbst oder seiner beiden Hauptäste, gleichzeitig des rechten und des linken, in Frage kommen.

[1]) Vgl. auch bei Virchow a. a. O.

[2]) Die „kavernöse" Umwandlung der Pfortader ist zum Unterschied von der „kavernomatösen" das Produkt einer einfachen Thrombenrekanalisation. Ob die „kavernöse" Umwandlung ein anatomisches Vorstadium der „kavernomatösen" abzugeben vermag, ist fraglich, für den vorliegenden Fall, wie oben ausgeführt, nicht wahrscheinlich.

[3]) Es genüge hier dieser allgemeine Hinweis. Bereits Saxer hebt hervor, daß Komplikationen der Fälle von Pfortaderthrombose „durch verschiedene Formen von Leberzirrhose" schon zahlreich mitgeteilt seien (a. a. O. S. 595). Für die Kombination von richtiger atrophischer Zirrhose mit Pfortaderthrombose möchte ich mit Saxer, Lissauer u. a. die Zirrhose als den vorgängigen Prozeß annehmen.

Saxer zählt verschiedene Angaben über Ektasien und Varikositäten von Ösophagusvenen bei Pfortaderverschluß auf, über Varix anastomoticus zwischen Vena lienalis und azygos (Virchow), über Magenvarizen (Umber). Bei Frerichs finde ich in seinem „Anatomischen Atlas zur Klinik der Leberkrankheiten" [1]) auf Taf. XII, Fig. 2a vier Varizen der Magenschleimhaut bei Pfortaderobliteration durch derbe Thrombusmassen abgebildet. Solche beschreiben auch Dévé-Cauchois (a. a. O.), während in unserem Fall — bei varizenfreiem Magendarmtraktus — die für die Leberzirrhose häufigste Kollateralbahn leicht festzustellen war: Aufteilung der Vena lienalis und der großen Mesenterialvene in einer Anzahl weiter Stämme zu den Venae oesophageae; Abfluß des Blutes von hier in die Interkostalvenen, die Azygos und die obere Hohlader. Der Exitus erfolgte, wie nicht allzu selten bei der atrophischen Leberzirrhose, infolge Ruptur der ektatischen Ösophagusvenen.

Sappey [2]) betont für den Pfortaderverschluß die Abflußmöglichkeit durch die Vena iliaca interna (ev. auch die externa) auf dem Umweg über die Hämorrhoidalvenen, eine Kollateralbahn, die auch bei der Leberzirrhose beansprucht werden kann.

Aber gerade nach den Ausführungen Sappeys darf die Gleichstellung der Verhältnisse für die Kollateralbildung bei Leberzirrhose und bei Verschluß der Pfortader doch nicht ohne besondere, keineswegs unwichtige Einschränkungen geschehen.

Ist der Pfortaderstamm verlegt, so wird die Verlegung sich auch meist auf diejenigen „akzessorischen Pfortadervenen" Sappeys [3]) erstrecken, die den Pfortaderstamm mit den Venae epigastricae (profundae) verbinden. Ferner kommen natürlich

[1]) Frerichs, Anatomischer Altas zur Klinik der Leberkrankheiten. Braunschweig 1861, 2. Heft.

[2]) Sappey, Recherches sur un point d'anatomie pathologique rélatif à l'histoire de la cirrhose. Mémoires de l'académie de médecine, t. XXIII, p. 269 et Bull. de l'académie des sciences médical. t. XXIV, 1859, p. 947; auch Journ. de l'anatomie et de la physiolog. norm. et patholog. 1883, p. 517 (vgl. auch bei Saxer a. a. O. 89 auf S. 603).

[3]) Eine eingehende, zusammenfassende Darstellung dieser Verhältnisse gibt Charpy (Anastomoses ombilicales und Veines portes accessoires) a. a. O. S. 1007 und S. 1015—1018. Weiteres s. u.

unter diesen Umständen auch die durch v. Baumgarten[1]) aufgedeckten Abflußwege des linken Pfortaderastes durch die persistierende Umbilikalvene und ihre gleichfalls mit den (tiefen) epigastrischen Venen verbundenen paraumbilikalen Äste (Burowsche Vene bzw. „Schaltvenen") nicht in Betracht. Alle diese Bahnen spielen im Gegensatz dazu bei der atrophischen Leberzirrhose eine viel studierte und besprochene Rolle.

Immerhin kann, wenn nur eine Strecke des Pfortaderstammes verlegt ist, ein Kollateralabfluß durch Sappeysche paraumbilikale Äste vermittelt werden, die etwa oberhalb der verlegten Stelle sich in den Stamm einsenken[2]), oder es kann, wie in Umbers Fall[3]), durch neugebildete Verwachsungen des großen Netzes mit der Milz oder den Därmen einerseits, der vorderen Bauchwand andererseits den Gebieten der Bauchwandvenennetze (Venae epigastricae superiores in die Venae mammariae internae und Venae epigastricae inferiores in die Venae iliacae externae) Blut zugeführt werden.

In Umbers Fall läuft eine kollaterale Vene zu einer Bauchwandvene vom Pfortaderstamm vor (d. h. oberhalb) dem totalen Verschluß in dem Bindegewebe, welches die Verwachsungen der Unterfläche der Leber mit dem Netz darstellt. Ferner läuft von dem zentralen Abschnitt der Milzvene, die in ihrer Mitte vollkommen verschlossen ist, eine große Kollaterale nach den Bauchhautvenen.

In Fällen der letzten Art kann natürlich ein Caput Medusae auch in Andeutungen nicht entstehen, da weder die Vena umbilicalis noch die paraumbilikalen Äste, sei es im Sinne Sappeys oder v. Baumgartens, zum kollateralen Ersatz herangezogen sind.

Doch werden so jedenfalls die Angaben von Frerichs und Schüppel[4]) über die Netze ektatischer Bauchvenen bei Pfortaderobstruktion verständlich (13 mal unter 28 Fällen bei Frerichs).

[1]) v. Baumgarten, Über die Nabelvene des Menschen. Arbeiten aus dem Path. Inst. zu Tübingen, 1891.

[2]) Betr. der direkt in die Lebersubstanz eintretenden kleinen Sappeyschen paraumbilikalen Ästchen vgl. unten.

[3]) a. a. O.; vgl. auch die Skizze auf S. 492, 2 a, b und Näheres über den Fall u.

[4]) Schüppel, Krankheiten der Pfortader. Ziemssens Handbuch Bd. VIII, Anhang 1, S. 209.

Es ist nun aber noch ein zweiter Gesichtspunkt, der einen sehr wichtigen Unterschied in der Kollateralenbildung bei der Leberzirrhose einerseits, der Pfortaderverstopfung andererseits ausmacht, ja, der den Zweck und Erfolg des Kollateralkreislaufs für gewisse Fälle von Pfortaderobstruktion notwendig in grundsätzlichen Gegensatz zu dem zirkulatorischen Ausgleich bei der Leberzirrhose bringt. Dieser Gesichtspunkt ist es, den die Befunde in unserem Fall zwingend begründen.

Für die Leberzirrhose liegt das Hindernis der Portalvenenzirkulation im letzten Teil oder im Endteil der Strombahn [1]), für die Pfortaderobstruktion am Anfang. Was jenseits des Stromhindernisses bei der Leberzirrhose von Leberparenchym gelegen ist, ist gleichfalls mehr oder minder in den Krankheitsprozeß einbezogen, in der Funktion gestört; was hinter der verschlossenen Pfortader liegt — ich spreche nur von den Fällen mit reinem unkomplizierten Verschluß —, ist die als Ganzes normale Leber. Ihre Funktion ist gestört, weil ihr das Material zur Verarbeitung abgeschnitten ist, sie ist aber keineswegs funktionsunfähig. Wenn bei der Leberzirrhose die Ableitung des Blutes durch ausreichende Kollateralen zur unteren und oberen Hohlvene die für den Organismus so empfindliche Aufstauung im Pfortadergebiet behebt und gleichzeitig die weitere direkte Zufuhr des Magendarmblutes — das hier die Noxen für das Leberparenchym enthält — aus dem Intestinaltraktus zur Leber abstellt, so erscheint dieser letzte Zweck für die Pfortaderthrombose überflüssig, ja irrationell. Im Gegenteil, die rationelle Kollateralbahn wäre beim Verschluß der Pfortader diejenige, die den gesamten portalen Zustrom unter Umgehung des Hindernisses in die Leber zu bringen und das leere Bett der Pfortader wieder zu füllen vermöchte. Anders ausgedrückt: die zweckmäßige Kollateralbahn für die Leberzirrhose ist die hepatofugale, für den Pfortaderverschluß die hepatopetale [2]).

Es ist eigentlich auffallend, daß diese naheliegende Erwägung nicht in die Auffassung der zirkulatorischen Kompensation

[1]) Ähnliche Erwägungen gelten für die seltenen Fälle von Verengerung oder Verschluß der Venae hepaticae; vgl. oben den Fall Rosenblatts und bei Saxer a. a. O. S. 589 o.

[2]) „hepatofugal" und „hepatopetal" ist als Vox hybrida ein Barbarismus, aber durch „jecurifugal" und „jecuripetal" wohl kaum zu ersetzen.

bei Pfortaderthrombose eingeführt ist und in der Analyse der einzelnen Fälle die neugebildeten Ausgleichswege nicht auch stets nach diesem Gesichtspunkt ihrer Bedeutung für die Leberfunktion untersucht sind.

Um so auffallender, als die Pfortader selbst keineswegs der einzige Stamm ist, der von den Viscera physiologisch Blut in die Leber hineinführt und somit noch andere hepatopetale, „akzessorische" Pfortadern gegeben sind, die da, wo der Portalvenenstamm verlegt ist, als Kollateralen eintreten können.

Saxer, der den eingehenden Darstellungen Charpys[1]) über die ösophagealen, rektalen und peritonäalen Anastomosen der Pfortader in ziemlicher Ausführlichkeit folgt, tut die umbilikalen Anastomosen und die Sappeyschen akzessorischen Pfortadern als für seine Zwecke unerheblich nur mit wenigen Worten ab und führt die besondere Schilderung Charpys der „Veines portes accessoires" (S. 1008) überhaupt nicht an. Gerade diese ist es aber, die für uns hier von besonderer Bedeutung ist.

Die Leber erhält, wie Charpy ausführt, nicht nur das Blut der Verdauungsorgane, das die Pfortader heranbringt; aus einzelnen Organen der unmittelbaren Nachbarschaft treten auch unmittelbar kleine Venen in die Leber ein: les „veines portes accessoires" [2]). Als solche nennt Charpy:

1. die Venae cysticae profundae, 12 bis 15 an Zahl. Sie sammeln sich vom Fundus und der der Leber anliegenden bauchfellfreien Fläche der Gallenblase und treten im Bereich der Fossa vesicae felleae in die Leber ein (Sappey);

2. die Venae epiploicae des Omentum minus („du petit épiploon ou épiploon gastro-hépatique"), des Ligamentum hepato-colicum und Ligamentum hepato-renale. Die akzessorischen Pfortadern des Omentum minus (épiploon gastro-hépatique) sind zuerst von Weber 1842 beschrieben;

3. die Venae hili hepatis, d. h. die Vasa vasorum der Venae portae und der Arteria hepatica, die Venen des Ductus hepaticus und der Hilus-Lymphknoten (Sappey);

4. die Venae diaphragmaticae, die durch das Ligamentum coronarium hepatis an die hintere bauchfellfreie Fläche der Leber herantreten; sie wurden von Hyrtl gefunden und von Mariau weiter untersucht;

[1]) a. a. O. S. 1006—1007 und S. 1018—1019.

[2]) Vgl. auch Rauber-Kopsch, Lehrb. d. Anat. d. Menschen Abt. 3, 1906, S. 894: Außer dem Pfortaderstamm gelangt in die Leber noch eine Anzahl kleiner Venen, welche das Blut aus benachbarten Gebilden aufnehmen und daher Vv. portae accessoriae genannt werden. Weitere Angaben fehlen.

5. die Venen des Ligamentum suspensorium hepatis;

6. die mit der Vena umbilicalis (im Ligamentum rotundum) laufenden Venae paraumbilicales.

Alle diese Venen („ces veines portes constantes et normales“) treten, wie Charpy betont, für sich in die Lebersubstanz, so daß auch bei Verschluß des Pfortaderstammes der Zustrom durch diese Venen nicht beeinträchtigt wird („toutes ces veines se déversent dans la foie, en sorte que l'oblitération du tronc laisserait encore arriver au foie une certaine quantité de sang“).

Wieweit dieses für die akzessorischen Pfortadern im Sinne Sappeys und v. Baumgartens zutrifft, habe ich bereits vorher erörtert: sie werden bei Verlegung der Pfortader entweder mitverlegt oder doch ausgeschaltet, oder sie werden im andern Fall für die hepatofugale Kollateralbahn zu den Venen der vorderen Bauchwand hin herangezogen bis auf diejenigen wenigen kleinen paraumbilikalen Äste Sappeys, die direkt in die Queroder Längsfurche der Leber, nach Braune in den Lobus quadratus oder den Lobus sinister eintreten und damit unter den Begriff der „akzessorischen Pfortadern“ Charpys fallen. (a. a. O. S. 1016/1017).

Bei diesen Ästen ebenso wie bei den akzessorischen Pfortadern der übrigen Charpyschen Gruppen kann die hepatopetale Zuführung durch einen Verschluß der Pfortader der Regel nach nicht beeinträchtigt werden und bleibt für sich in der Tat auch da bestehen, wo die Obstruktion der Venae portae eine vollkommene ist.

Allerdings ist ohne weiteres klar, daß weder die wenigen unbedeutenden akzessorischen Venen Sappeys, die unmittelbar in die Leber sich einsenken, noch die Hilusvenen, noch die akzessorischen Pfortadern im Ligamentum coronarium oder suspensorium hepatis, noch die Venae cysticae profundae in diesen Fällen für den hepatopetalen funktionellen Kollateralausgleich eine besondere Bedeutung zu erlangen vermögen, und das Nämliche gilt wohl auch für die Venen des Ligamentum hepato-renale und des Ligamentum hepato-colicum. Würden diese oder jene bei Pfortaderverschluß erweitert gefunden, so würden sie doch immer nur wesentlich dem rein mechanischen Ausgleich — der Minderung der Stauung im Wurzelgebiet oder der Füllung des leeren Pfortadergebietes — und nur diesem mechanischen Zweck nützen.

Anders die Venae epiploicae des Omentum minus! Da diese mit den Venen der Magenwand und des Zwölffingerdarmes, wie die Untersuchung leicht ergibt, an der Oberfläche dieser Organe Anastomosen besitzen, so eröffnet sich hier die Möglichkeit einer hepatopetalen Kollateralbahn, die auf direktem Wege — unter der Benutzung des physiologisch präformierten Stromes — Blut des Magens und Duodenums unmittelbar in die Leber überzuleiten vermag und damit auch in funktioneller Richtung zum Ausgleich beiträgt. Und da ferner beim Verschluß des Pfortaderstammes, wie bei der Leberzirrhose, für gewöhnlich auch Portalvenenblut der übrigen Abschnitte des Darmes den Weg nach oben über die Venen des Magens und der Speiseröhre einschlägt, so eröffnet sich diese hepatopetale Kollateralbahn durch die Venen des Omentum minus nicht nur für Magen und Duodenum, sondern für den Gastro-Intestinaltraktus überhaupt.

Es kann keinen passenderen Beleg für das Zutreffende dieser Folgerung geben als unsere Befunde.

Die Ableitung des Pfortaderblutes durch die Speiseröhrenvenen ist nicht die einzige Kollateralbahn, die wir hier antreffen. Vielmehr — ich verweise auf das Protokoll und die Abbildung — begegnen wir einem mächtigen Konvolut ektatischer Venen auch im Ligamentum hepato-gastricum. Es sind über ein halbes Dutzend teilweise federkieldicker variköser Venenstränge, die durch breite, dicke Anastomosen plexusartig verbunden sind und durch ihr Gewicht das sonst zarte Ligament längs der Grenze gegen die Tumormasse in einer Duplikatur von fast Fingerbreite nach unten gezogen haben. Die Abbildung läßt diese Verhältnisse sehr klar übersehen. Sie zeigt auch die besondere variköse Ausbildung der Venen in der Duplikatur. Wie bedeutend diese Phlebektasien sind, erkennt man leicht, wenn man sie mit den überaus zarten venösen Gefäßchen des Bandes in der Norm vergleicht und noch weiter berücksichtigt, daß ihre jetzige relativ mächtige Weite und Füllung einem Zustande tötlicher Anämie entspricht.

Diese mächtigen Venen sammeln sich aus weiten Gefäßen, die über die vordere und hintere Magenwand zur kleinen Kurvatur hinüberziehen und anastomosieren zugleich mit denjenigen Stämmen, die aus dem Gebiet der Vena lienalis und der großen Mesenterialvene in der Magenwand nach oben zu den Ösophagusvenen ziehen. So läßt es sich bei der ganz erheblichen Ausdehnung dieser Bahnen sicher sagen, daß sie eine beträchtliche Menge des Darm-Milzblutes abzuleiten imstande waren. Da auch das Blut des Koronarvenenbereiches zu einem Teile in sie abströmte und weiter durch Präparation und Sondierung ihr Eintritt in die Lebersubstanz ohne weiteres demonstrabel ist, so sehen wir durch diese eigenartige Kollateralbahn einen sicherlich bedeutenden Teil des Pfortaderblutes der Leber zugeführt. Neben der hepatofugalen kollateralen Ableitung zur Vena cava superior besteht also hier in einer sehr durchsichtigen anatomischen Form eine hepatopetale Kollateralbahn, die den unwegsam gewordenen Stamm der Pfortader umgeht und das Blut der Eingeweide dem sonst brachliegenden Parenchym der Leber zubringt.

Von andern Kollateralwegen habe ich nichts gefunden, im besonderen war von Beanspruchung der Bahnen der Hämorrhoidalvenen zur Iliaca interna keine Rede. Was in die beiden erhaltenen ein wenig verengten Äste der Pfortader direkt hineingelangte, könnte nur winzigen kleinen venösen Zuflüßchen der unmittelbaren Umgebung entstammen.

Bemerkenswerterweise treten die hepatopetalen Ersatzgefäße der Pfortader nicht im Bereich der Pforte in die Leber. Vielleicht gelangen noch diejenigen der großen Venen, die die linke obere Ecke der Geschwulstmasse durchdringen, im äußersten linken Winkel der Area portae zum Leberparenchym. Aber der überwiegende Teil der weiten Kollateralen des Ligamentum hepatogastrium senkt sich in die Leber längs des physiologischen Ansatzes dieses Ligamentes, d. i. in der Fossa ductus venosi und formiert so längs dieser Richtungslinie für den Zufluß des Blutes aus den Wurzeln der Pfortader eine neue Leberpforte.

Natürlich war zu beachten, ob etwa auch im Bereich des Ligamentum hepato-duodenale, d. h. also hier im Gebiet des kavernösen Angioms, hepatopetale Zuleitungen in Betracht kämen, sei es in Form erhaltener und nach Art der Venen des Ligamentum hepato-gastricum aufgeweiteter Epiploonvenen, sei es vielleicht auch durch gewisse Bahnen des Kavernoms selbst hindurch. Indessen war in diesem ganzen Gebiet außer den wenigen oben ge nannten hindurchziehenden Venen aus dem Ligamentum hepatogastricum nichts von irgendwie erheblicheren Gefäßlichtungen vorhanden und ein großer Teil der unbedeutenden Räumchen überhaupt obliteriert.

Jedenfalls würde nach unseren Befunden darauf zu sehen sein, wieweit auch sonst bei chronischem Pfortaderverschluß diese wichtige anatomisch präformierte hepatopetale Kollateralbahn durch die Venen des Epiploon minus in Aktion tritt und neben dem hämodynamischen Ausgleich den funktionellen besorgt.

Es kommt aber in dieser Richtung noch ein anderes Hilfsmoment für die kollaterale Zuleitung zur Leber hin in Frage, das, wenn es auch für unsern Fall keine erweisliche Bedeutung besitzt, diese doch zweifellos ein anderes Mal leicht erlangt. Es sind dieses — im Gegensatz zu den anatomisch vorgebildeten Wegen — neugebildete bindegewebige Verbindungen, Adhäsionen ausgedehnter Art zwischen der Leber und den Baucheingeweiden, deren Wichtigkeit für die kollaterale Strömung des Blutes bei chronischer Obstruktion der Pfortader wohl in der großartigsten Form der schon oben gestreifte Fall Umbers lehrt.

47 jähriger Potator, bis 2 Monate vor dem Tode in guter Gesundheit. Im Anschluß an einen alkoholischen Exzeß abundante Blutungen aus dem Magendarmkanal. Allmählich Stauung im Pfortadergebiet unter Vorwiegen des Aszites. Unter Auftreten neuer Blutungen Kollaps und Exitus.

Bei der Obduktion fand v. Recklinghausen eine der zeitlichen Entstehung nach 20 bis 30 Jahre zurückliegende, vielleicht angeborene totale Obliteration des Pfortaderstammes sowie der Milzvene bei normaler Leber. Frischere Thrombosen im Gebiet der Vena mesaraica superior (nicht inferior, wie Umber S. 493 irrigerweise referiert), der Vena lienalis, der Vena gastrica (geplatzter Varix!) und kleinerer Mesenterialvenen. Verwachsungen (vgl. a. a. O. Skizze) des großen Netzes mit der Leber, dem Fundus des Magens, der Niere, der Milz, den Därmen und der vorderen Bauchwand; ferner des Zwerchfells mit dem Magen und der Leber, der Därme untereinander sowie mit dem Pankreas und der Gallenblase. Ziemlich feste Adhäsionen zwischen der linken Lungenbasis und dem Zwerchfell; in diesen Adhäsionen sind ziemlich starke Gefäße entwickelt.

Hier ist, wie Umber ausführt, eine vollkommene Kompensation durch Entwicklung von Kollateralbahnen zustande gekommen, die das Blut aus den gestauten Gebieten des Pfortaderkreislaufes in das Gebiet der großen Hohlvenen übergeleitet haben. Auf die Kollateralen zu den Venen der Bauchwand habe ich schon oben verwiesen. Daneben waren aber die tiefgelegenen Kollateralbahnen sehr reichlich herangezogen und ihre Funktion „in erster Linie vermittelt durch die ausgedehnten Verwachsungen des Netzes mit den Bauchorganen (Leber, Milz, Magen, Niere) und dieser untereinander". Umber nennt die Venae diaphragmaticae, renales, oesophageae. Warum nicht auch gleichzeitig das portale Stromgebiet der Leber? Da die Därme mit der Gallenblase verwachsen waren, konnte die Vena cystica, die in den offengebliebenen Abschnitt der Pfortader — normalerweise am Ende des Stammes dicht vor dem Sinus venae portae, in diesen oder in den Ramus dexter — mündete, sicherlich Darmblut der Leber zuführen; nicht minder konnten es die Venae cysticae profundae, die im Bereich der Fossa vesicae felleae sich unmittelbar in die Leber eröffnen. Und da ferner die Leber mit dem Fundus des Magens und dem großen Netz, das Netz aber mit der Milz und den Därmen innig verbunden war, so waren die anatomischen Bedingungen der hepatopetalen Zuleitung sehr günstig. Nach Umber waren in den zahlreichen alten Adhäsionen, in denen die Kollateralvenen verliefen, die Bahnen der einzelnen Venen meist nur schwer zu verfolgen. So besteht durchaus die Möglichkeit, daß selbst größere Äste, die in die Leber hineinführten, übersehen werden mußten.

Ich möchte aber hier noch eine weitere interessante Beobachtung R. Oestreichs[1]) anführen, die keinen Zweifel läßt, daß bei Verwachsungen des Netzes mit der Leber im Falle von Pfortaderstauung auf dem Wege der neugebildeten Blutgefäße in der Tat eine Zirkulation in die Leber hinein sich auszubilden vermag.

Bei einem 43 jährigen Manne, bei dem der klinische Befund zu der Annahme einer beginnenden Leberzirrhose geführt hatte, fand Oestreich bei der Obduktion mäßigen Aszites, das Netz war nach oben zurückgeschlagen und mit der Leberkapsel verwachsen, „kleinere Blutgefäße treten aus dem Netz in die Leber über".

Das Pankreas war induriert, mit der Umgebung verwachsen, frei von Nekrosen, enthält nahe dem Kopf eine größere schwielige Stelle.

[1]) Oestreich, R., Fettgewebsnekrose am Pankreas mit gleichartigen Lebernekrosen. Ztlbl. f. allg. Path. u. path. Anat. Bd. XIX 1908 Nr. 4 S. 145—147.

Milz wenig vergrößert, weich, Pulpa auf der Schnittfläche vorquellend. Im Fettgewebe der Bauchwand, des Netzes, des Mesenteriums, des Mediastinum anticum zahlreiche, im Mittel etwa linsengroße, makro- und mikroskopisch typische Fettgewebsnekrosen.

Leber groß, etwas derb, teigig, graugelb, Oberfläche glatt. Auf der Oberfläche der Leber, im Gebiet der Verwachsung des Netzes und der nächsten Umgebung kleine unregelmäßige auffallende gelbweiße Flecke, die sich nur sehr wenig tief in die Substanz hineinerstrecken: es sind ebenfalls typische Fettgewebsnekrosen unmittelbar unter der Kapsel, die hier ebenfalls nekrotisch ist, meist zur Tiefe hin verjüngt. Die tieferen Teile der Leber sind von diesen Herden frei. Mikroskopisch zeigt das Lebergewebe neben geringem Ikterus mäßige Vermehrung des interstitiellen Gewebes, vielfach kleinzellige Infiltration mit Fibroplasten, reichliche Fettinfiltration der Leberzellen.

Die Fettgewebsnekrosen sind in der interstitiellen Pankreatitis begründet, die in bekannter Art einen Austritt von Pankreassaft in die Umgebung und das peritonäale Kavum hinein veranlaßt hat.

Dagegen sind die Fettgewebsnekrosen im Mediastinum und in der Leber nur als Folge einer Fortleitung des Saftes „durch die Zirkulation" zu erklären; sie sind insbesondere in der Leber genau auf den Bereich beschränkt, in dem das Netz der Leberoberfläche adhäriert und (vgl. oben) Blutgefäße aus dem Netz in die Leber übertreten.

Oestreich unterstreicht es als auffallend, daß „trotz der vorhandenen Leberzirrhose, trotz zweifelloser Pfortaderstauung sich nach eingetretener Verwachsung des Netzes mit der Leber und nach erfolgter Gefäßneubildung eine Zirkulation in die Leber hinein entwickelt hat". Mir scheint, daß die Störung im Pfortaderkreislauf, die der Aszites signalisiert, hier weit mehr auf eine direkte Einengung der Pfortaderpassage durch die „größere" Schwiele in der Gegend des Pankreaskopfes als durch die relativ wenig bedeutenden Veränderungen der Leber bedingt ist, und daß daher die Blutströmung in die Leber hinein „trotz" der Pfortaderstauung in unserem Sinne nur natürlich ist. Immerhin mag es aber auch sein, daß hier für die Ursache der Stauung kein reiner Fall vorliegt, daß die beginnende Leberzirrhose und die Kompression des Portalvenenstammes sich in die Ätiologie der Pfortaderstauung teilen, wie überhaupt der Zustrom von Blut zur Leber aus dem adhärenten Netz sich gewiß in sehr mäßigen Grenzen hielt.

Worauf es ankommt, ist lediglich das, daß hier auf einem wesentlich andern Wege die objektive Feststellung gemacht ist, daß bei Störung im Pfortaderkreislauf in Adhäsionsanastomosen ein hepatopetaler Zustrom erfolgen kann.

Ich will damit natürlich nicht sagen, daß nun alle schweren Verwachsungen um die Leber, die Milz usw. bei Pfortaderstauung oder auch bei der Leberzirrhose [1]) stets in gleicher Weise dem Zweck des kollateralen Ausgleichs nutzbar sind. So sind die perihepatitischen sehr reichlichen Verwachsungen mit dem Zwerchfell in unserem Fall für den Ausgleich sicherlich bedeutungslos, ebensowohl auch die Adhäsionen des großen Milztumors. An diesem mögen sie, wie oft, eine Folge der Vergrößerung des Organs sein, an der Leber durch die Geschwulst im Ligamentum hepatoduodenale ausgelöst sein.

Auf eine Revision der Literaturfälle von chronischer Pfortaderobstruktion zum Nachweis ähnlicher hepatopetaler Kompensationen, sei es in den anatomisch präformierten Gefäßen, sei es durch die Brücke von Adhäsionsanastomosen, möchte ich verzichten. Ich begnüge mich, allgemein festzustellen, daß man für die Betrachtung der kollateralen Wege nach Pfortaderverschluß stets zu stark die Gleichheit mit den Verhältnissen bei der Leberzirrhose und damit in zu ausschließlicher Form die Umgehungswege für das Pfortaderblut betont hat.

Für die Ausbildung der hepatopetalen Kollateralzirkulation als Tendenz des natürlichen Heilbestrebens ist überdies ein sehr sprechendes Beispiel gegeben durch die schon oben gestreiften Fälle von Rekanalisation des Thrombus beim Pfortaderverschluß. Da das portale Strombett der Leber frei ist, strebt die Vis medicatrix ihm durch Bahnung neuer Wege — hier freilich innerhalb der Grenze des ursprünglichen Zustroms — das adäquate Blut wieder zuzuleiten. Ich zitiere hier besonders den Fall Dévés, der zugleich zeigt, daß die kavernöse Metamorphose des Thrombus auch innerhalb der beiden Hauptäste erfolgen kann und daß die großen Wurzelgefäße den Weg an das kavernöse Gebiet heranfinden, hierher selbst als isolierte Stämme vordringen, wenn der portale Hauptstamm als solcher zugrunde gegangen ist [2]).

[1]) Vgl. z. B. Ehret, Zur Kenntnis der Prognose der atrophischen Leberzirrhose (Münchn. med. Wschr. 1903 Nr.8). E. betont die Ableitung durch neugebildete Milzadhäsionen.

[2]) Nach der Angabe Charpys (a. a. O. S. 1008) kommt allerdings zuweilen abnormerweise eine isolierte direkte Einmündung in die Leber

Bei einem 25 jährigen Dienstmädchen ist vor 5 Jahren nach einer Geburt von einem Arzt eine Geschwulst in der linken Seite des Leibes festgestellt; nach Aussage der Kranken bestand sie schon früher. Vor 4 Jahren zuerst Schmerzen im linken Hypochondrium, dyspeptische Beschwerden, vor 2 Jahren erste Hämatemesis, die alle 3 bis 4 Monate rezidiviert. Schwere Anämie („Splenomegalie mit Anämie"). Pat. erliegt einer Hämatemesis.

Sektion (Dévé): Aszites in geringer Quantität. Milz 28 : 16 : 8 cm. Der Pfortaderstamm nach dem Zusammentritt der Hauptäste ist nicht auffindbar. Statt dessen (vgl. Cauchois a. a. O. Figg. 2, 3, 4) 4 bis 5 derbe, mehr oder weniger thrombosierte Venen, ziemlich parallel, mit einigen seitlichen Anastomosen — gegen den Leberhilus ziehend. Eine davon ist die kleinfingerdicke Vena cystica; sie dringt im Niveau der Fossa vesicae felleae in die Leber, eine andere ist die „Vena pylorica", eine dritte eine „akzessorische Koronarvene". Die andern sind ohne Zweifel Venae nutrientes („veines nourricières [veines portes accessoires; 3me groupe de Sappey] "). An die unmittelbare Verästelung dieser Venen im Hilus schließt sich an Stelle der beiden Hauptäste eine große Menge kleiner, gehäufter Venenlumina „constituant un véritable système caverneux "(„néocavités vasculaires" bei Cauchois a. a. O. S. 73 u. Fig. 5). Überdies zeigt das Mikroskop in diesem Bereich Wandreste eines alten Pfortaderhauptastes.

Auch die Vena mesenterica superior und inferior, die Vena lienalis und Vena coronaria ventriculi sind thrombosiert. Im Magen bedeutende submuköse Varizen mit einer Ulzeration.

D. nimmt eine lange zurückliegende primäre Obliteration des Pfortaderstammes an („au dessus de l'abouchement des veines cystiques"; als Folge einer abgeschwächten lokalen oder allgemeinen Infektion; vielleicht als Folge eines Wochenbettes oder einer alten doppelseitigen Salpingitis) mit späteren sekundären retrograden Thrombosen der großen und kleinen Mesenterialvene, der Vena lienalis und coronaria ventriculi. Die großen Milz-, Pankreas- und Koronarvenen des Magens, die thrombosiert sind, bieten sehr deutliche Zeichen alter Endophlebitis.

Die Leber erhielt hier also durch die weite Vena pylorica und eine akzessorische Koronarvene trotz des Unterganges des Pfortaderstammes und die ursprüngliche Verlegung der beiden Haupt-

seitens der Vena pylorica oder der Vena coronaria ventriculi vor, die damit im System an die akzessorischen Portalvenen in Charpy's Sinne heranrücken. Daß hier nicht zugleich an der Leberarterie, den großen Gallenwegen und der Leber selbst Mißbildungen bestanden, würde entgegen Dévé nicht unbedingt gegen eine kongenitale Anomalie für die Einmündung dieser Venen sprechen. Aber der sehr klare Befund der Rekanalisation in der Porta hepatis mit nachweisbarem Überrest eines alten Pfortaderastes und der direkte Eintritt der Magenvenen in dieses zweifellose Gebiet der Pfortader sprechen sicherlich zugunsten der Ausbildung aller dieser Verhältnisse im postfötalen Leben.

äste wenigstens einen Teil des Portalvenenblutes. Ob außerdem noch Anastomosen dieser venösen Magengefäße mit andern Venen aus dem Wurzelgebiet der Pfortader bestanden, ist nicht ersichtlich, da über die Kollateralbahnen überhaupt keine Angaben gemacht werden. Von einem „bouleversement du régime circulatoire hépatique" kann jedenfalls nur insofern gesprochen werden, als eine partielle Ableitung des Pfortaderblutes bestand, der Leber also für ihre spezifische Funktion das Material keineswegs abgeschnitten war.

Damit kommen wir zu einem weiteren prinzipiellen Punkt: zu der Bedeutung des Pfortaderverschlusses für die Leber. Wie schon eingangs hervorgehoben, spielt hier die Art des Verschlusses und seine Ätiologie eine ausschlaggebende Rolle, von Bedeutung ist auch der spezielle Sitz des Verschlusses und seine Ausdehnung im Pfortadergebiet [1]) — im Wurzelgebiet, wie innerhalb der Leber, oder die vielfach experimentell geprüfte Beschränkung auf einzelne intrahepatische Äste.

Diese Faktoren interessieren hier weniger als die Rückwirkung des reinen unkomplizierten Totalverschlusses des Pfortaderstammes auf die Leber. Selbst bei hervorragender Dauer der kompletten Verlegung der Passage braucht, das stellt Saxer nachdrücklich fest, keine nennenswerte Atrophie des Organs einzutreten. Auch darauf habe ich schon oben verwiesen. Wie Kaufmann [2]) erklärt, ist die Verstopfung des Pfortaderstammes, welche durch Thrombose oder Geschwülste gelegentlich zustandekommt, für das Lebergewebe selbst ohne Folgen. Nur die Gallensekretion ist vorübergehend (scil. in der Zeit alsbald nach dem völligen Verschluß) herabgesetzt. Die Leberarterie tritt, entsprechend der Annahme von Cohnheim und Litten [3]), vikariierend ein, und zwar,

[1]) Bis zu bestimmtem Grade auch der Sitz im Pfortaderstamm selbst (eventuelles Freibleiben der Einmündung der Vena cysticà, die nach Verwachsung von Gallenblase und Darm als hepatopetale Kollaterale benutzt werden kann), und ferner die langsame Progression der Thrombose. Rommelaëre (a. a. O.) u. a. gruppieren die Pfortaderthrombosen „d'après le siège"; man vergleiche das von Cauchois a. a. O. S. 19 reproduzierte Schema.

[2]) a. a. O. S. 545.

[3]) Cohnheim und Litten, Virch. Arch. Bd. 67.

was Saxer ausdrücklich hervorhebt, nutritiv und funktionell. Es müßte also hier die Arterie diejenigen Stoffe an das Leberparenchym heranbringen, die sonst direkt das Portalvenenblut heranführt; sie würden hier zunächst durch die Kollateralen — vielleicht auch durch lymphatische Resorption — der allgemeinen Zirkulation zugeführt und dann durch die Leberarterie, natürlich nur pro rata des ihr zufallenden Blutes, an das Leberparenchym abgegeben werden.

Freilich verhalten sich andere Autoren (Quincke, Hoppe-Seyler) gegenüber dieser Vorstellung ablehnend und nehmen an, daß bei längerem Bestand der Pfortaderverlegung höhere Grade von Atrophie oder selbst Zirrhose folgen [1]). Oder es wird die Cohnheim-Littensche Begründung für unzureichend erklärt. So von Ponfick [2]), der betont, daß die Querschnittszunahme der Arteria hepatica keineswegs ausreichen könne, um ein so mächtiges Gefäß wie die Pfortader zu ersetzen. Thorel [3]) schließt kurzerhand: Wie wir uns dieses Verhalten der Leber (d. h. ihre gute Konservierung bei chronischem Verschluß der Pfortader) erklären sollen, ist noch nicht bekannt.

Daß die Tatsachen zugunsten der Saxerschen Feststellung sprechen, ist ganz unleugbar. Die Leber z. B. im Fall Umber von mindestens 20- bis 30jähriger Dauer des kompletten Pfortaderverschlusses war etwas klein, aber sonst makroskopisch und mikroskopisch ohne besondere Befunde. Auch in unserem Fall von mindestens 20jähriger Dauer der kompletten Verlegung war die Leber von gewöhnlicher Größe, von guter Läppchenzeichnung und histologisch außer einer Verstärkung des Gitterfasergerüstes in den Läppchen vollkommen intakt. Bei Dévé, wo die Obliteration mindestens 5 Jahre zurückliegt, besteht an der sonst normalen, nur ausgebluteten Leber eine Hypertrophie des Spigelschen Lappens, die natürlich schon vor der Obliteration der Pfortader vorhanden gewesen sein kann. Sonst nichts Pathologisches, auch mikroskopisch nur relativ unwichtige Parenchymveränderungen [4]), „keine Spur von Zirrhose“.

[1]) betr. atrophischer Zirrhose und Pfortaderthrombose vgl. oben.

[2]) Ponfick, Verh. d. D. Ges. f. Path., Bd. V, 1903, S. 149.

[3]) a. a. O. S. 1097.

[4]) Sie bestehen nach D. wesentlich in „systematisierter“ fettiger Degeneration hauptsächlich im Zentrum der Läppchen (also etwa nach Art der fettigen

Nun hat zwar in diesem letzten Falle, wie ich oben ausgeführt habe, die Leber trotz des Totalschwundes des Pfortaderstammes doch Portalvenenblut in bestimmter Quantität erhalten. Aber gerade dieser Umstand leitet auf einen Weg, der für eine einleuchtende Erklärung auch in denjenigen Fällen beschritten werden muß, in denen bei gut erhaltener Leber weder aus dem Pfortaderstamm noch aus den Ästen auf direktem Wege Blut in die Leber gelangen kann. Mit Rücksicht auf die Befunde im Falle Umber und vor allem in dem unsrigen muß angenommen werden, daß hier die gute Konservierung der Leber auch über Dezennien hinaus nicht nur von der Leberarterie, sondern von dem hepatopetalen kollateralen Zustrom von Portalvenenblut abhängig ist, der den intrahepatischen Kollateralen von der Leberarterie das leere Strombett füllen hilft.

Die Frage für diese und ähnliche Fälle ist nicht so zu stellen, ob die Leberarterie imstande ist, die Pfortader zu substituieren, sondern ob sie dazu allein, ohne jede Beihilfe von Pfortaderblut, imstande ist. Nicht bloß von dem rein anatomisch-mechanischen Gesichtspunkt des kollateralen Ausgleichs, sondern auch unter dem anatomisch-physiologischen der Tätigkeit der Leber ist für jeden einzelnen dieser Fälle zu untersuchen, wieweit aus dem Pfortadergebiet hepatopetale Kollateralbahnen sich öffnen. Umgekehrt bleibt in den Fällen von stärkerer diffuser Leberatrophie bei Pfortaderverschluß aufzuklären, nicht nur, ob hier Störungen in der Zufuhr des arteriellen Blutes vorliegen, sondern auch, ob etwa gerade hier in diesen Fällen hepatopetale Kollateralbahnen fehlen [1].

Metamorphose der Leberlobuli bei perniziöser Anämie). Doch läßt die Abbildung, die Cauchois einer genauen Beschreibung der histologischen Details hinzufügt, die „zentrolobuläre" Lokalisation nicht einwandsfrei erkennen; C. spricht selbst (S. 910) von der mittleren Zone der Läppchen und von Fettanhäufung „par dégénerescence ou surcharge".

[1]) Für die Atrophie, die sich manchmal im Anschluß an den Verschluß eines Pfortaderastes in dem entsprechenden Bereich der Leber einstellt, nimmt Lissauer (a. a. O.) an, daß die Thromben hier bis in die „inneren Wurzeln" der Pfortader sich hinein erstrecken, so daß der kollaterale Zustrom aus den Arterienästen verlegt ist. Diese Erklärung würde auch für die eventuelle Atrophie der Leber als Ganzes nach Pfortaderobstruktion herangezogen werden können, zumal unter solchen Um-

Es ist durchaus möglich, vielleicht sogar wahrscheinlich, daß bei der kollateralen Versorgung des Strombettes der Pfortader in bestimmten Fällen gut erhaltener Leber dem hepatopetalen Kollateralzufluß von Pfortaderblut der Löwenanteil zufällt gegenüber dem Blut der Leberarterie. Denn es wäre sonst schwer verständlich, weshalb z. B. bei Umber oder in unserem Fall nirgends — in diesem letzteren nicht einmal mit dem Mikroskop — etwas von kollateralen Erweiterungen der intrahepatischen Äste der Leberarterie zu bemerken ist, die bei dem Ersatz der Portalvene durch die Leberarterie bei der Leberzirrhose so ausgeprägt in Erscheinung treten. Und es ist wohl gerade die direkte hepatopetale Kollateralversorgung der Leber mit Pfortaderblut, die in erster Linie oder auch ausschließlich den Eintritt der „Ahepatie" verhindert. An und für sich könnten dafür bei sonst intaktem Organ schon sehr mäßige Quantitäten genügen, wie aus den auch von Saxer (a. a. O. S. 587) herangezogenen Tierversuchen (Bielka u. a.) sicher hervorgeht.

Danach zeigt sich auch die Prognose des chronischen Pfortaderverschlusses in einer besonderen Beleuchtung. Nach Saxer scheint „die Ausbildung eines ausreichenden Kollateralkreislaufs bei der Pfortaderverstopfung auf noch größere Schwierigkeiten zu stoßen, als bei der Leberzirrhose", und die Kliniker,

ständen auch ein hepatopetaler kollateraler Zufluß von Pfortaderblut nicht in die interlobulären Pfortaderäste zu gelangen vermöchte. Jedenfalls aber wäre in den Fällen ausgesprochener konsekutiver Atrophie, wie gesagt, in erster Linie auf das prinzipielle Fehlen der hepatopetalen kollateralen Bahnen zu achten.

Intrahepatische kollaterale Verbindungen zwischen Pfortader und Lebervenen — um auch schließlich diesen Punkt hier zu erwähnen — kommen für den Ausgleich der Zirkulation nach Pfortaderverschluß nicht in Betracht, da sie in der menschlichen Leber nicht zu erweisen sind. Kaufmann erwähnt diese Communications porto-sushépatiques Sabourins (Progrès médical 1883) noch in der neuesten Auflage seines Lehrbuches (S. 565: „zwischen großen Pfortader- und Lebervenenästen"), und auch Ehret (a. a. O.) erachtet sie als wichtig für den Ausgleich bei Leberzirrhose. Doch haben Rattone und Mondino (zit. bei Saxer S. 583 u. 602) die tatsächliche Feststellung Sabourins betreffs der Existenz dieser Bahnen überhaupt in Abrede gestellt. Auch Charpy (a. a. O. S. 1014) hat diese „Vaisseaux dérivatifs de la veine porte" wie Sappey und Calori vergeblich in der Leber des Menschen gesucht.

die auf diesen Punkt eingehen, erklären die dauernde Obstruktion der Pfortader „immer für ein Ereignis allerungünstigster Prognose quoad vitam".

Es kann nun nach den klinischen Erfahrungen für die Leberzirrhose nicht bezweifelt werden, daß bei dieser ein zirkulatorischer kollateraler Ausgleich in vollkommenster Form erreicht werden kann, und da auf dem Wege der Kollateralbahn um die Leber herum auch alle toxischen Substanzen des Blutes aus dem Portalvenengebiet von dem unmittelbaren Konnex mit dem Organ ferngehalten werden, dauernde „funktionelle" Heilungen (Kretz) erreicht werden [1]).

Daß aber auch für die totale Pfortaderverlegung der zirkulatorische Ausgleich durch Kollateralen — sofern diese nur genügend Zeit zu ihrer Ausbildung haben — in vollkommenster Form an sich möglich ist, beweisen die Fälle von Umber und uns, in denen die Patienten für zwei und mehr Dezennien trotz der Pfortaderobstruktion ohne alle Beschwerden waren. Ich glaube, daß nach dem Gesagten auch dabei dem hepatopetalen Abzweig der Kollateralbahn und seiner günstigen Einwirkung auf die Leberfunktion eine nicht unerhebliche Rolle zufällt.

Kann dieser nützlichen Bildung ausgiebiger hepatopetaler Kollateralen bei der Pfortaderthrombose nicht künstlich, d. h. auf chirurgischem Wege, nachgeholfen werden? Es würde hierfür die ausgiebige Fixation von großem Netz, Milz, Magen und Darm an die Leber — eine Omento-, Lieno- usw. -Hepatopexie — in Frage kommen, gleichsam eine — statt an die Bauchwand — an die Leber applizierte Talmasche Operation. Da die günstige Wirkung der Omentopexie im Sinne Talmas bei Pfortaderobstruktion nicht nur im Experiment, sondern auch für den Menschen durch eine gelungene Operation bereits gesichert ist [2]) und C. A. F. Koch [3]) erst letzthin noch für die Omen-

[1]) vgl. z. B. den Fall Naunyns und anderer bei Umber (a. a. O.) oder den Fall Ehrets (a. a. O.).

[2]) Meyer, H., Ein Fall von Aszites infolge von Pfortaderkompression, geheilt durch die Talmasche Operation (Kompression durch ausgebreitete schwielige Pericholecystitis bei Cholecystitis retrahens und Cholelithiasis. Verf.). Beiträge zur klin. Chirurgie Bd. 50, 1906, S. 576.

[3]) Koch, C. A. F., Die chirurgische Behandlung der Leberzirrhose. Verhandlungen d. internat. Chirurgenkongresses in Brüssel, 1908.

topexie nach Talma auch bei Pfortaderverschluß (und Verengerung) eintritt, so würde die Talmasche Operation in diesen Fällen zweckmäßigerweise etwa dahin zu erweitern sein, daß neben der Omentopexie an die vordere Bauchwand Milz, Magen usw. an die Leberoberfläche genäht würden. Es ließe sich so neben der hepatofugalen Ableitung eine höchst zweckmäßige hepatopetale Zuleitung schaffen, neben der Behebung der Stauung durch Umgehen der Leber eine Wiederbelebung der Funktion durch Wiedereinschaltung des Organs.

R. Östreich, der, wie oben ausgeführt, bei Pfortaderstauung als Folge beginnender Leberzirrhose und Schwielenbildung in der Gegend des Pankreaskopfes zur Leberoberfläche von dem adhärenten Netz aus einen hepatopetalen Zustrom sah, zweifelt, ob die operativ hergestellten Verwachsungen der Leber mit ihrer Umgebung ihren Zweck, eine Entlastung des Pfortaderkreislaufs herbeizuführen, wirklich erfüllen. Die praktischen Erfahrungen sprechen füglich dafür, daß dieses wenigstens für bestimmte Fälle, sei es von Leberzirrhose, sei es von Pfortaderthrombose, sicherlich zutrifft. Ob sich hier neben den hepatofugalen auch hepatopetale Bahnen entwickeln, wird sich in letzter Linie gemäß den gegebenen Zirkulationsverhältnissen innerhalb der Leber nach den gewöhnlichen hämodynamischen Gesetzen ganz von selbst regulieren.

Bei der Leberzirrhose, wo in den intrahepatischen Verzweigungen der Portalvene der nämliche hohe Druck wie in dem ganzen extrahepatischen Wurzelgebiet herrscht, besteht, meine ich, keine Gefahr eines vermehrten hepatopetalen Zuflusses. Vielmehr wird das Blut in die Gebiete geringeren Druckes, die sich ihm neu eröffnen, abströmen müssen. Umgekehrt sind bei der Pfortaderthrombose nach Omento- oder Gastro-Hepatopexie solche Gebiete niedrigeren Druckes in der leeren Pfortaderbahn der Leber selbst gegeben. —

Schließlich noch einige Worte über das Verhalten der Milz. Ich fand das Organ enorm vergrößert, 1600 g schwer, sehr derb und hart, mit chronischer Kapselverdickung, in zahlreiche Verwachsungen gebettet. Die ganze Veränderung charakterisiert sich makro- und mikroskopisch als eine sehr ausgesprochene Fibrosis. Die Pulpa wird in den Maschen eines neugebildeten fibrösen Netzes erdrückt, auch die Malpighischen Körperchen erscheinen in dürftigster Atrophie als Folge der Kompression. Anders wie als einen extremen Grad von Stauungsinduration möchte ich diesen Zustand nicht auffassen, obschon z. B. Kaufmann[1]) gewiß mit Recht darauf verweist, daß die durch Verlegung der Passage in Pfortader oder Milzvene entstehende Stauungsmilz gewöhnlich eher eine weichere Konsistenz besitzt und (wegen der Collateralen) „Stauungsinduration dabei nicht zur Ausbildung kommt".

Gerade diese Vergrößerung und strukturelle Beschaffenheit der Milz aber veranlaßt, unsern Fall in Parallele zu bringen mit der von Rommelaëre und Dévé-Cauchois umschriebenen Gruppe der „Splénomegalie chronique avec anémie d'origine pyléthrombosique". Cauchois hat zu Dévés Beobachtung, die oben genauer referiert ist, neun weitere Fälle gesammelt und in Übereinstimmung mit den beiden anderen Autoren die Trias des Pfortaderverschlusses, der Anämie und der Splenomegalie in die von mir eingangs angegebene ätiologische Beziehung gebracht: primäre Pfortaderthrombose mit sekundärer Milzvenenthrombose plus Splenomegalie und sekundärer Magenvenenthrombose plus Hämorrhagie und Anämie. In gewisser Beziehung könnte unser Fall als ein besonders sprechender Beweis für diese Ableitung beansprucht werden. Denn er läßt das nämliche Abhängigkeitsverhältnis auch da erkennen, wo Thrombosen als solche weder in der Pfortader noch in der Milzvene eine Rolle spielen und eine primäre Milzveränderung überhaupt außer Diskussion liegt. Daß die Patientin in unserem Falle der akuten erstmaligen Anämie erlag, macht für diese Frage gewiß keinen Unterschied. Im Femur fand sich hier exquisites Fettmark; ein klinischer Blutbefund wurde bei der sterbend eingelieferten Frau, wie begreiflich, nicht erhoben.

Der Milztumor unseres Falles ist im Vergleich zu den zehn Fällen der Dévé-Cauchoisschen Gruppe[2]) ein sehr bedeutender: sein Gewicht von 1600 g wird nur in einem Falle (Delatour)[3]) überboten. Hier wog das Organ 2240 g.

Diese — wenigstens im grobanatomischen Sinne — ausgesprochene „progressiv indurierte Banti-Milz" unseres Falles

[1]) a. a. O. S. 130.

[2]) Vgl. Cauchois (a. a. O. S. 50/51) Lésions de la rate.

[3]) Bei Umber und Edens fehlt eine Gewichtsangabe.

ist schließlich auch ein Argument, das gegen irgendeine Beziehung der Fälle Dévé-Cauchois zum Bantischen Komplex spricht. Mit gutem Recht haben Dévé und Cauchois selbst eine solche Beziehung schon aus dem Grunde abgelehnt, weil in keinem der Fälle eine irgend als Zirrhose zu deutende Veränderung der Leber zu finden war.

Natürlich liegt in der Ausbildung dieser zum Teil ganz bedeutenden Stauungsmilzen, die bei reiner unkomplizierter chronischer Thrombose der Pfortader hier regelmäßig wiederkehren, ein sehr erheblicher und bedeutsamer Unterschied gegenüber dem Verhalten der vergrößerten weicheren Milz bei der Leberzirrhose. Was die Genese und Struktur des Milztumors bei dieser Affektion beeinflußt, ist, wie bekannt, noch nicht endgültig entschieden. Ich möchte mich darum darauf beschränken, die Differenz als solche hier hervorzuheben. —

Die wesentlichen Ergebnisse der vorstehenden Ausführungen möchte ich hier in kurzer Zusammenfassung anschließen:

1. Ein chronischer Totalverschluß des Pfortaderstammes kann durch ein Kavernom der Venenwand bewirkt werden: Obliteratio totalis (haemangio-)cavernomatosa. Diese Geschwulstform entspricht den phlebogenen Hämangiomen Virchows.

2. Bei der atrophischen Leberzirrhose liegt der Verlegungsbereich in der Strombahn der Portalvene an ihrem Ende, bei dem Pfortaderverschluß am Anfang, vor dem funktionsfähigen Parenchym. Die rationelle Kollateralbildung meidet und umgeht daher im ersten Fall die Leber, im zweiten Fall lediglich das Hindernis im Pfortaderstamm: der kollaterale Strom nimmt im ersten Fall eine hepatofugale, im zweiten Fall eine hepatopetale Richtung.

So wesentlich auch bei der Pfortaderthrombose für den rein hämodynamischen Ausgleich die gewöhnliche hepatofugale kollaterale Ableitung ist, so wichtig ist für die Funktion der Leber ihre Ergänzung durch den hepatopetalen Abzweig.

3. Für den hepatopetalen kollateralen Zustrom von den Viszeralorganen zur Leber können als anatomisch-präformierte Bahnen die Venen des Omentum minus herangezogen werden: die Venen des Ligamentum hepato-gastricum in unserem Fall. Oder es können als neugebildete hepatopetale Bahnen Adhäsionsanastomosen zwischen der Leber (und Gallenblase) und den

übrigen Baucheingeweiden (Magen, Darm, Milz, großes Netz) diesem Zweck dienen.

4. Die gute anatomische Konservierung und im besonderen die ausreichende physiologische Funktion der Leber bei chronischen, über Dezennien verlaufenden totalen Pfortaderverschlüssen ist für bestimmte Fälle durch einen günstigen hepatopetalen Kollateralkreislauf zu erklären.

5. In den Fällen von atrophischer Leberzirrhose und den Fällen von sehr chronischem, reinem — auch nicht thrombotischem (unser Fall) — Verschluß der Pfortader besteht eine merkliche Verschiedenheit im Verhalten der Milz. In den letzteren Fällen entstehen große, manchmal sehr voluminöse bindegewebsreiche Stauungsmilzen mit atrophischer Pulpa und verkümmerndem Follikelapparat.

Erklärung der Abbildungen auf Taf. X.

Die im Ligamentum hepato-duodenale eingeschlossene Geschwulstmasse (ha) ist durchtrennt; sie erscheint als ein feinporiges, wie gesticheltes Gewebe (Kavernom). Der Pfortaderstamm ist verschwunden. Man erkennt den quer durchschnittenen Ductus choledochus (eckiger Kontur) und den längs eröffneten Ductus cysticus, oben einen durchschnittenen Hauptast der Leberarterie. Außerdem werden mehrere Lumina kleinerer Gefäße im Kavernom sichtbar.

Mächtige Phlebektasien im Ligamentum hepato-gastricum (lv): diese hepatopetal verlaufenden Venen treten längs der Insertion des Ligamentum hepato-gastricum (Fossa ductus venosi) in die Leber.

oe Oesophagus; fm Magenfundus; d Duodenum; g Gallenblase; l Leber; lr Ligamentum teres; weiteres im Text.

XX.

Über Rückbildung an Talgdrüsen.

(Aus dem Pathologischen Institut der Universität Bonn)

Von

Dr. J. Misumi.

(Hierzu eine Textfigur.)

In seinen Mitteilungen über Veränderungen transplantierter Gewebe hat Ribbert[1]) u. a. auch das Verhalten der großen

[1]) Arch. f. Entwicklungsmechanik, Bd. 6.

analen Talgdrüsen des Kaninchens nach Übertragung in eine Lymphdrüse geschildert. Er sah, daß die sonst aus hellen, polygonal abgeplatteten Zellen bestehenden Alveolen eine Scheidung erfahren in eine peripherische Zone, die sich aus geschichteten, nach innen zu abgeplatteten und konzentrisch angeordneten Epithelien zusammensetzt und in dieser Form gewöhnlichem Plattenepithel durchaus gleicht, während den inneren Raum zu Talg zerfallende Zellen einnehmen. Das geschichtete Epithel bestand seltener nur aus zwei, meist aus vielen, bis zu zehn Lagen und auch wohl darüber. Ribbert bezeichnete die Umwandlung der transplantierten Talgdrüse als eine Rückbildung. Das Epithel kehrt unter den veränderten Bedingungen zu dem Zustand zurück, den sein Ausgangsgewebe, die Epidermis, dauernd beibehält.

Da der Vorgang ein nicht geringes Interesse, auch für die menschliche Pathologie, hat, so folgte ich gern der Aufforderung des Herrn Prof. Ribbert, das Verhalten jener Talgdrüsen auch unter anderen Bedingungen zu prüfen und festzustellen, ob jene Metamorphose auch außer bei der Transplantation zustande kommt. Ich wählte die an anderen Geweben mehrfach erprobte Kälteeinwirkung durch Gefrieren mittels des Äthersprays, dem die an ihrer Basis zunächst abgeklemmten Drüsen einige Minuten ausgesetzt wurden. Diese Prozedur nahm ich in einigen Fällen nur einmal, in anderen mehrere Male, und zwar in Zwischenräumen von einigen Tagen, vor. Die Exstirpation des Organes erfolgte frühestens drei Tage und spätestens zwölf Tage nach dem einmaligen bzw. nach dem letzten Gefrieren.

Nach einmaliger Kälteeinwirkung fand ich drei Tage später folgendes Bild:

Die hellen talgbildenden Drüsenzellen sind sämtlich nekrotisch geworden und bilden einen die Mitte jeder Alveole oder die Achse der Gänge einnehmenden, bei Anwendung der van Gieson schen Mischung deutlich gelb gefärbten Pfropf. Dieser setzte sich überall scharf von einer rings herumgehenden geschichteten Epithellage ab, die teils um zwei, meist aber mehr- und vielschichtig ist und sich fast wie Plattenepithel verhält. Auch darin prägt sich diese Übereinstimmung aus, daß die Epithelien nach innen gegen jenen Pfropf hin sich ähnlich wie in den verhornenden oberen Schichten der Epidermis stark abplatten und in dieser Form an das durch die nekrotischen Massen ausgefüllte Lumen anstoßen, das sie konzentrisch umgeben. In den Zellen finden sich hier und da Mitosen.

Die Begrenzung der Alveolen gegen das Bindegewebe ist nicht überall mehr rundlich wie in der Norm, sondern manchmal durch kurze Epithelsprossen vorgebuchtet. Das Bindegewebe ist überall etwas verbreitert, aber mehr durch eine stärkere Durchtränkung mit Flüssigkeit, durch eine Art von Ödem, das die Fasern auseinanderdrängt, als durch Neubildung. In ihm finden sich zerstreute Leukozyten, die hier und da reichlicher angehäuft sind.

Alle diese und die weiterhin zu beschreibenden Veränderungen können die Drüsen durchweg in allen ihren Teilen betreffen oder nur partiell vorhanden sein. Im letzteren Falle sind die der Epidermis zugewendeten und daher der Kälte stärker ausgesetzten Abschnitte am meisten betroffen. Auch die Intensität der Folgezustände wechselt, weil offenbar das Gefrieren nicht immer ganz gleichmäßig, bald stärker bald schwächer ausfällt. In einem Falle von einmaligem Gefrieren war nach drei Tagen die Nekrose ausgedehnter, das Epithel um die Pfröpfe fast überall nur einschichtig und noch dazu abgeplattet, also zweifellos mehr geschädigt als in den anderen Versuchen.

Die durch das Gefrieren hervorgerufene charakteristische Veränderung besteht nun in folgendem:

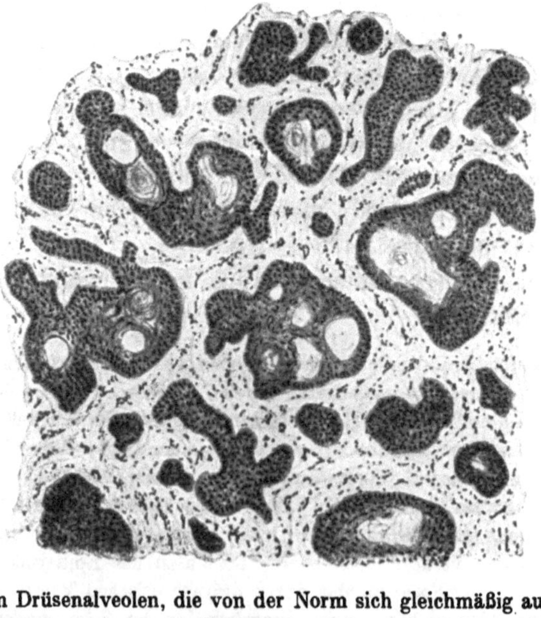

In den Drüsenalveolen, die von der Norm sich gleichmäßig aus den polygonal begrenzten, wegen der Auflösung des Talges sehr hell aussehenden Epithelien aufbauen, ist eine Scheidung in zwei Lagen eingetreten. Die der Zahl nach weit überwiegenden inneren Zellen, die wegen der weiter vorgeschrittenen Talgbildung heller aussehen als die peripherischen, sind zugrunde gegangen und setzen sich als kompakte nekrotische Masse deutlich ab von der basalen, äußeren Zellage, die ihre helle Beschaffenheit eingebüßt hat und sich nur noch aus talgfreien und deshalb dunkel tingierten abgeplatteten oder kubischen und geschichteten Epithelien aufbaut. Die Schichtung ist teils dadurch bedingt, daß zwei oder drei peripherische Zellreihen die Metamorphose erfahren haben, teils dadurch, daß die zunächst allein umgewandelte äußere Zellage durch Vermehrung ihrer Elemente dicker und nach und nach mehrschichtig wurde. Dabei ist dann vor allem bemerkenswert, daß die sich neu bildenden Zellen nicht das helle polygonale Aussehen gewinnen, wie es bei dem normalen Fortschreiten zur Talgbildung der Fall sein würde, sondern daß sie sich nicht differenzieren und sich deshalb wie Plattenepithelien der Epidermis verhalten.

Nach zwei- und mehrmaligem Gefrieren ist der Befund noch charakteristischer.

Zunächst wird der nekrotische Inhalt allmählich größtenteils, aus manchen Alveolen ganz ausgestoßen. Er findet sich dann zunächst noch in großer Menge in dem entsprechend erweiterten Hauptausführungsgang, um später auch aus ihm zu verschwinden. Das Plattenepithel nimmt in allen Alveolen an Dicke zu und füllt manchmal den Raum nach Entfernung der Talgmassen ganz aus. Voll ausgebildet war dieses Verhalten z. B. drei Tage nach viermaligem Gefrieren. Die Figur gibt davon eine gute Vorstellung. Auf den ersten Blick hat das Bild Ähnlichkeit mit dem eines verhornenden Plattenepithelkrebses. Aber die hellen Stellen in den Alveolen entsprechen nicht verhornten Massen, sondern den Resten des Talges, gegen die sich das Epithel scharf absetzt. Alle Alveolen sind in ihrer Form verändert. Sie sind nicht mehr rundlich, sondern durch Bildung mannigfacher Sprossen, die nur aus Plattenepithel bestehen, unregelmäßig gestaltet. Quer- und Schrägschnitte solcher Sprossen erscheinen wie kleine rundliche oder längliche Alveolen. Das Bindegewebe ist nicht unbeträchtlich, und zwar überall ziemlich gleichmäßig verbreitert, während die Alveolen der normalen Drüse sich gelegentlich fast berühren.

Damit ist der höchste Grad der Umwandlung erreicht, den ich durch das Gefrieren erzielen konnte. Es fragt sich nun, ob der Zustand von Dauer ist, wenn die schädigende Einwirkung der Kälte fortfällt. Ich habe, um das zu entscheiden, bis zu zwölf Tagen nach dem letzten Gefrieren gewartet und dann erst untersucht. Dann fand ich die in der Figur wiedergegebene Veränderung nur noch hier und da oder gar nicht mehr ausgeprägt. Die Alveolen waren jetzt durchschnittlich deutlich kleiner als die normalen, meist wieder rundlich und nach Art der gewöhnlichen Befunde größtenteils mit polygonalen Zellen versehen, die, wenn auch nicht ganz so ausgesprochen wie in der Norm, doch offenbar wieder in gewissem Umfange funktionell tätig waren. Nun konnte allerdings die Frage aufgeworfen werden, ob denn in diesen Fällen die charakteristische Veränderung durch das Gefrieren wirklich hervorgegangen und nicht etwa, vielleicht wegen ungenügender Kälte ausgeblieben war. Aber abgesehen davon, daß ich die Versuche stets genau in der gleichen Weise anstellte, daß ich bei frühzeitiger Untersuchung die Veränderung stets vorfand, und daß man nicht annehmen konnte, es sei bei mehrmaligem Gefrieren jede einzelne dieser Prozeduren ungenügend ausgefallen, zeigte auch die Beschaffenheit des Bindegewebes, daß die Drüse wie in jenem anderen Versuche getroffen gewesen sein mußte. Denn das Interstitium hatte erheblich zugenommen und die Alveolen dementsprechend weit auseinandergedrängt. Dabei war es dichter und faserreicher als in der Norm.

In völlig typische Verhältnisse kehrt also die Drüse nach Aufhören des Gefrierens nicht wieder zurück. Auch fiel mir auf, daß zwölf Tage nach jedesmaligem Gefrieren die Alveolen nicht nur klein, atrophisch, sondern auch an Zahl erheblich verringert waren. Es muß also außer einer Abnahme der Drüsenzellen auch ein völliger Schwund eines Teiles der Alveolen stattgefunden haben. Daran mag entweder die direkte jedesmalige Einwirkung der Kälte auf das Epithel, dessen Lebensenergie geschwächt wurde, oder die Vermehrung des später jedenfalls schrumpfenden Bindegewebes die Schuld tragen.

Ob diese Vorgänge schließlich mit dem völligen Untergang der Drüse enden, habe ich nicht weiter verfolgt. Es lag nicht in der Absicht meiner Untersuchung. Ich wollte nur die Frage der Rückbildung ins Auge fassen, und es ist klar, daß meine Experimente eine deutliche Bestätigung der Resultate bringen, die Ribbert bei Transplantation der Talgdrüsen gewonnen hat. Das Drüsenepithel nimmt den Charakter des Plattenepithels an, von dem es abstammt. Aber freilich nicht so, daß alle Zellen sich zurückbilden, sondern so, daß die in der Talgbildung am weitesten vorgeschrittenen, die Mitte der Acini einnehmenden zugrunde gehen und daß nur die basalen Elemente am Leben bleiben. Diese erhaltenen Epithelien, die sich bald lebhaft vermehren, wandeln sich nun nicht wieder wie in der Norm in Talgzellen um. Durch das Gefrieren haben sie die Fähigkeit dazu zum mindesten für einige Zeit verloren. Sie sind entdifferenziert und damit zu Plattenepithelien geworden.

Nun könnte gegen die Rückbildung der basalen Zellen ein Einwand erhoben werden. Wenn ich davon ausging, daß drei Tage nach dem Gefrieren das nekrotische Epithel sich scharf von der äußeren mehr oder weniger geschichteten Zellage absetzte, so könnte man fragen, ob es sich nicht darum handele, daß durch das Gefrieren sämtliche Drüsenepithelien zugrunde gegangen und daß dann innerhalb der drei Tage Zellen der größeren Ausführungsgänge regenerativ auf der Membrana propria in die Alveolen hineingewachsen seien. Dann läge also keine Rückbildung, sondern ein Ersatz der untergegangenen Elemente durch die Zellen jener Gänge vor, die physiologisch mit Plattenepithel versehen sind. Das wäre derselbe Einwand, den L u b a r s c h R i b b e r t gegenüber erhob, der eine Rückbildung des Epithels der Speicheldrüsenalveolen bei der Transplantation dieser Organe beschrieb. Das Bedenken kann aber durch Untersuchung der gefrorenen Talgdrüse an den beiden ersten Tagen leicht beseitigt werden. Vierundzwanzig Stunden nach dem Gefrieren ist die Nekrose der talgbildenden Epithelien noch nicht deutlich ausgesprochen. Sie zeigen zum Teil noch ihre Kerne und unterscheiden sich von den normalen durch ihre verwaschene Struktur und mangelhafte gegenseitige Begrenzung. Sie gehen dabei entweder allmählich in die basale, offenbar gut erhaltene Zellage über oder sind gegen sie schon scharf abgesetzt. Im letzteren Falle haben die basalen Epithelien meist eine abgeplattete Form, bilden aber eine rings herumgehende kontinuierliche Lage.

Nach weiter vierundzwanzig Stunden ist die Nekrose der inneren Epithelien fast überall ausgesprochen. Sie sind scharf von den äußeren, basalen Zellen getrennt, die jetzt meist eine kubische Form besitzen, mehrfach Mitosen erkennen lassen und hier und da schon zweischichtig sind.

Durch diese ergänzenden Untersuchungen ist es also sichergestellt, daß es sich in meinen Experimenten um eine Rückbildung der äußersten Epithelien der Talgdrüsenalveolen handelt. Und dieser entdifferenzierte Zustand bleibt auch den Zellen, wenn sie sich weiterhin vermehren und in der geschilderten Weise geschichtete Massen, ein morphologisch echtes Plattenepithel bilden.

So stimmen also die Resultate der Transplantation und des Gefrierens überein. Nach Analogie mit anderen Drüsen, in denen Rückbildungen am sezernierenden Epithel beobachtet werden, darf man aber annehmen, daß auch Entzündungen in der Umgebung der Talgdrüsen zu den gleichen Folgen führen werden. Man kann gelegentlich in entzündeten Gebieten der Haut Talgdrüsen auffinden, deren Alveolen sich nur aus entdifferenziertem Epithel zusammensetzen. Wir wissen ferner, daß in den erweiterten, mit angesammeltem Sekret gefüllten Drüsen die basalen Epithelien denen der Epidermis gleichen. So ist es möglich, daß unter Umständen Plattenepithelkrebse von Talgdrüsenzellen ausgehen. Die Bildung von Karzinomen aus Atheromen kann so gedeutet werden.

XXI.

Über durch die Weigertsche Fibrinfärbungsmethode blau färbbare Anteile der kranken Niere.

Von

Prof. V. Babes, Bukarest.

Hierzu Taf. XI u. XII.

Bekanntlich werden nach der Weigertschen Fibrinfärbungsmethode außer dem Fibrin noch verschiedene Gewebsanteile blau gefärbt. Wir haben diese Methode zunächst zum Auffinden von Gram-positiven Bakterien sowie von Fibrin in der Niere verwendet, indem wir Gefrierschnitte der mittelst Formol gehärteten Scheiben des Organes zunächst mit Lithionkarmin und hierauf nach Gram-Weigert färbten, mittelst Anilinxylol zu gleichen Teilen entwässerten und in Balsam einschlossen.

Bei Durchsicht zahlreicher derart behandelter Nieren war mir aufgefallen, daß während in normalen Nieren beim Menschen und bei Tieren kaum irgendein Bestandteil blau gefärbt erscheint, in pathologischen Nieren gewisse Anteile diese Farbe behalten.

Es handelt sich hierbei nur zum Teil um Bindegewebssubstanzen, zum Teil um Anteile oder Produkte von Epithelien.

Die von Unna als durch Gram färbbar bezeichneten Substanzen der Haut, welche übrigens in normaler Haut nur wenig gefärbt werden, sind in der Niere nur schwach vertreten, so daß in der normalen Niere nur hie und da einige Bindegewebsfasern in der Umgebung größerer Gefäße bläulich gefärbt erscheinen. Öfters sieht man hingegen eine feine bläuliche Linie, welche, unter dem Epithel der Bowmanschen Kapsel gelegen, den Glomerulus umgibt. — Manchmal findet sich eine ähnliche feinste blaue Linie in der Membrana propria der Harnkanälchen. In der Regel aber ist die normale Niere rot gefärbt und enthält keine blau gefärbten Anteile.

Anders verhalten sich pathologische Nieren bei Menschen und Tieren.

Unter 65 daraufhin untersuchten menschlichen Nieren waren 32 als normal zu bezeichnen und enthielten keine, oder bloß Spuren von blau gefärbten Anteilen. — Unter den übrigen 33 Fällen waren 11 Fälle von chronischen Erkrankungen mit geringer Beteiligung der Nieren, aber ohne Nephritis, in welchen bestimmte Anteile blau gefärbt waren. In weiteren 8 Fällen bestanden akute parenchymatöse größtenteils toxische Veränderungen, namentlich 2 Fälle von Icterus gravis, 2 Fälle von parenchymatöser Nephritis nach Scharlach, Nierenentartung nach Leukämie, Dysenterie, Malaria, parenchymatöse Nephritis ohne bekannte Ursache. In diesen Fällen fanden sich kaum blau gefärbte Anteile.

In den übrigen 14 Fällen bestand akute oder chronische, mehr interstitielle Nephritis, Infarkte, Pyelonephritis, und in allen diesen Fällen fanden sich reichlich blau gefärbte Substanzen.

Es handelt sich um folgende blau gefärbte Teile:

1. Fibrin in Gefäßen oder Exsudaten.
2. Leukozyten in gewissen Fällen.
3. Kapseln der Glomeruli.
4. Membrana propria der Nierenkanälchen.
5. Anteile von Glomerulis.
6. Zelleinschlüsse in Nierenepithelien.
7. Zylinder und Zysteninhalt.

1. F i b r i n ist durchaus nicht immer blau gefärbt, selbst in Infarkten färben sich die Geißeln nur teilweise, namentlich Fibrinnetze in und außerhalb der Gefäße, seltener oder nur teilweise hyaline Thromben. Öfters findet man abwechselnd blau und rot gefärbte geschichtete Thromben, namentlich in den Glomerulusschlingen bleiben hyaline Thromben nicht selten blau gefärbt.

2. L e u k o z y t e n. Kerne der Leukozyten, besonders die multinukleären in akuten Entzündungsherden sind oft blau oder violett gefärbt, und heben sich vom rot gefärbten Parenchym scharf ab. Die Blaufärbung der Kerne hängt zum Teil auch von der Intensität der Färbung und der Entfärbung ab. Insofern unterscheidet sich die Blaufärbung der Leukocyten von jener der übrigen zu beschreibenden Gebilde, welche sich regelmäßig und intensiv blau färben (siehe Fig. 2 und 4 g).

3. K a p s e l n d e r G l o m e r u l i. In verschiedenen pathologischen Zuständen der Nieren, besonders bei akuter infektiöser Nephritis mit Entzündungsherden, oder auch bei diffuser interstitieller Entzündung, findet sich eine mittelst anderer Methoden kaum wahrnehmbare, oft extreme homogene Verdickung der B o w m a n schen Kapsel, welche durch diese Methode sehr deutlich hervortritt. Zugleich ist auch das Kapselepithel oft desquamiert und vermehrt. Die Verdickung ist keine gleichmäßige, während sie stellenweise 10 bis 20 μ oder mehr beträgt, ist sie an anderen Stellen weniger ausgesprochen. (Siehe Taf. XI, Fig. 1, 2, 4, 3.)

Es handelt sich hier nicht um die albuminösen, hyalinen, blasigen oder netzförmigen Exsudate in dem inneren Kapselraum, welche in der Regel die Fibrinfärbung nicht annehmen, sondern um die einförmige Verdickung der Kapselmembran selbst, wie man sich direkt durch die Gegenwart des Epithels über denselben leicht überzeugen kann. Allerdings erkennt man bei hochgradiger Verdickung Kapselepithelien auch innerhalb der blauen Massen, und es ist nicht ausgeschlossen, daß sich auch innerhalb der Kapseln blaue Substanz bildet, welche aber dann innig mit der Kapselmembran zusammenhängt. Selten setzt sich die Veränderung auch eine kleine Strecke längs den Glomerulusarterien fort.

Während die kleinen Glomeruli, welche oft bloß aus wenigen Schlingen bestehen und eine kaum bemerkbare Kapsel besitzen, sich gewöhnlich unserer Beobachtung entziehen, sind in unseren Fällen gerade diese kleinen Glomeruli, welche oft ein Anhängsel der großen Glomeruli bilden, im höchsten Grade verändert, indem hier die Kapsel höchstgradig verdickt ist, indem dieselbe die Gefäßschlingen bedecken, so daß man oft bloß blaue Flecke bemerkt, in welchen bloß mit Mühe die Gefäßschlingen entdeckt werden können (Fig. 2 K^1).

Diese Veränderungen sind in der Regel am deutlichsten an jenen Glomerulis zu finden, welche in der Nähe von Entzündungsherden oder selbst innerhalb derselben liegen.

Eigentümlicherweise spielt diese Verdickung augenscheinlich keine wesentliche Rolle, in der sklerösen Verdickung der Kapsel, des intrakapsulären Exsudates mit Sklerose oder Atrophie des Glomerulus, wie solche bei chronischer Nephritis den Untergang der Glomeruli bedingt (Taf. XII, Fig. 10). In solchen sklerösen Glomerulis ist die Kapsel nicht blau gefärbt, und finden sich bloß in den noch nicht gänzlich sklerösen Glomerulis öfters feine blaue Konturen und Granulationen in der Wandung der Gefäßschlingen und hie und da ein blauer Thrombus in denselben (Taf. XII, Fig. 8, 9).

4. Die Membrana propria der Nierenkanälchen zeigt, wie wir gesehen haben, bei intensiver Färbung oft eine feine blaue Linie. In den hier besprochenen Fällen hingegen, namentlich in schweren Nephritiden, in arteriosklerotischen Schrumpfungen, in der Nähe von Entzündungsherden, Nekrosen, Tuberkeln, tritt oft eine höchst augenfällige Blaufärbung gewisser Kanälchen, besonders der Henleschen auf, welch letztere dieselbe auch in den Pyramiden beibehalten (Taf. XI, Fig. 3, 4, 3 M). Wenn wir diese Kanälchen genauer beobachten, erkennen wir, daß diese Färbung fast ausschließlich einer bedeutenden Verdickung und Blaufärbung der Membrana propria ihren Ursprung verdankt, während die Epithelien oft in regelmäßiger Anordnung und Färbung mit gefärbtem Kern angetroffen werden. In anderen Fällen findet man allerdings zugleich Desquamation und Proliferation der Epithelien oder Zylinder im Inneren dieser Kanälchen.

Die Verdickung der Membrana propria ist ganz verschieden von jener, welche etwa bei Sklerose oder Amyloid zustande kommt. — Es handelt sich um eine ungleichmäßige Verdickung, wodurch oft zusammenhängende sinuöse, halbmondförmige, die Kanälchen zum Teil umfassende Anteile der Membrana verdickt und blau gefärbt erscheinen. — Schon bei geringer Vergrößerung erkennt man diese eigentümlichen Kanäle an ihrer blauen Färbung. — Man sieht dann oft, daß die Kanälchen von einer dicken blauen Hülle umgeben sind, oder daß in weniger ausgesprochenen Fällen bloß umschriebene, oft ringförmige Anteile der Membrana blau gefärbt sind.

Wenn die Verdickung der Membrana einen hohen Grad erreicht, konstatiert man oft blau gefärbte Substanz, auch zwischen Membrana propria und Epithel. Auffallenderweise sind in Schnitten derselben Nieren, welche auffallende, hochgradige Blaufärbung und Verdickung der Basalmembran nach Weigert erkennen lassen, bei anderwärtiger Behandlung: Karmin, Hämatoxylin, Scharlach, Glyzerin, Eosin-Hämatoxylin, Methylenblau, van Gieson, an den entsprechenden Harnkanälchen in der Regel keine Veränderungen an der Membrana propria zu bemerken.

Diese Veränderung ist offenbar von Wichtigkeit, da dieselbe bloß in schwerkranken Nieren, so besonders in der Nähe oder im Innern von Granulationsgewebe in der Nachbarschaft von Tuberkeln angetroffen wird, indem dieselben die blaue Farbe hartnäckig festhalten.

5. Blau gefärbte Anteile von Nierenepithelien sind nicht eben häufig. Man findet solche namentlich manchmal an Stellen, wo auch die Kapsel der Glomeruli sowie die Membrana propria der Kanälchen, namentlich aber der Inhalt von Kanälchen Blaufärbung zeigt. Es handelt sich um Anteile von Henleschen Schleifen oder um Schaltstücke, seltener um gewundene Kanälchen. — Die Zellen selbst sind hier wenig verändert, bloß der Anteil zwischen Kern und Lumen enthält zahlreiche Pfröpfchen oder Körner, welche oft das

Protoplasma verdrängen und blau gefärbt sind (Taf. XI Fig. 1g). — Bei geringer Vergrößerung erscheint demnach im Querschnitte die innere Protoplasmaschicht der Epithelien als eine blaugefärbte ringförmige Zone. Selten finden sich auch größere Kugeln bis zur Größe der Epithelzellen, und sind dann die Zellen in ihrer ganzen Ausdehnung von zahlreichen blauen Kugeln durchsetzt.

6. Die nach Weigert blaugefärbten Zylinder. Bei Kaninchen kann man durch Nierenreizung rasch die Bildung zahlreicher dünner Zylinder hervorbringen. — Ähnliche Gebilde finden sich auch bei manchen experimentellen Infektionskrankheiten dieser Tiere. — Diese Zylinder werden in der Regel blau gefärbt.

Beim Menschen finden sich bekanntlich ebenfalls Zylinder, welche die Fibrinreaktion geben und also blau gefärbt erscheinen, und zwar sowohl bei akuter infektiöser als auch bei chronischer Nephritis. — Es muß aber bemerkt werden, daß nicht alle hyalinen Zylinder die blaue Farbe annehmen, sondern daß neben blau gefärbten Zylindern oft in der Mehrzahl rote vorhanden sind. — Bei Pyelonephritis, sowie in Nieren bei Harnstauung, dann in hypogenetischen oder gänzlich atrophischen Nieren finden sich in den erweiterten Kanälchen und in kleinsten Zysten besonders in den Pyramiden ebenfalls Zylinder oder hyaline Massen, welche sich eigentümlich verhalten, indem neben zahlreichen rotgefärbten Massen auch blaugefärbte oder bloß zum Teil blaue vorkommen (Taf. XI, Fig. 5). Man kann hier rote Massen unterscheiden, welche bloß von einem blauen Fadennetz — wohl Fibrin — umgeben sind (cy V). Andere Zylinder sind bloß im Zentrum blau (cy III), während wieder andere bloß an der Peripherie intensiv blau sind (cy IV), und endlich werden Gebilde angetroffen, welche abwechselnd rote und blaue konzentrische Ringe erkennen lassen.

7. Blaue Konkretionen in erweiterten Harnkanälchen. In Fällen schwerer infektiöser Nephritiden findet man oft Gruppen von bedeutend erweiterten Harnkanälchen der Rinde mit abgeplattetem, selten mit geschichtetem Epithel, welche einen ungefärbten Hohlraum einschließen, in welchem aber unregelmäßig geformte, als Bruchstücke größerer starrer homogener Massen imponierende Massen, gewöhnlich bloß das Zentrum des Hohlraumes einnehmende dunkelblau gefärbte Massen angetroffen werden. Diese Massen sind bei anderer Behandlungsweise der Schnitte nicht gut zu unterscheiden, was allerdings schwer zu erklären ist und jedenfalls darauf hinweist, daß es Gebilde sind, die durch die Weigertsche Methode irgendwie fixiert werden, während sie durch die gebräuchlichen Methoden selbst bei Glyzerineinschluß ungefärbter Schnitte nicht deutlich gefärbt und erkannt werden (Taf. XI, Fig. 1, cy, Fig. 4, c).

Wir lassen hier die kurze Beschreibung einiger Fälle mit positiver Reaktion folgen:

1. Scharlachnephritis mit ausgebreiteter Gangrän, Sequestrierung und Geschwürsbildung an den Tonsillen, Schwellung und Abszeßbildung der submaxillaren Lymphdrüsen, linke hypostatische Pneumonie, follikuläre Milzschwellung, weiße hypertrophische Nephritis mit Beteiligung der Pyramiden, hochgradige Anämie. Streptokokken in Milz und Blut. Die Nieren enthalten

zahlreiche konfluierende Herde von Granulationsgewebe mit größtenteils uninukleären Zellen namentlich um Gefäße und Glomeruli. Parenchym in der Umgebung der Herde nekrotisch. Diffuse entzündliche Infiltration in den zentralen Anteilen der Pyramiden. Wenig Fett in den Entzündungsherden und in Epithelien der Tubuli recti. Zylinder und zelliges Exsudat in vielen Kanälchen. Nebennieren blaß, gänzlicher Mangel an Fett in der Rindensubstanz. Marksubstanz durch uninukleäres Granulationsgewebe ersetzt und verdickt.

Nach Weigert gefärbt (Taf. XI, Fig. 1), finden sich in der Niere keinerlei blaue Anteile in größeren Gefäßen oder in der Umgebung derselben. Das Granulationsgewebe, namentlich die Kerne blau-violett gefärbt.

Die Kapsel der Glomeruli ist durch blaue Massen ungemein verdickt (k), besonders die kleinen Glomeruli erscheinen als blaue Flecken, in welchen die Gefäßschlingen kaum zu erkennen sind. Stellenweise ist die Membrana propria der Kanälchen verdickt und blau gefärbt. In einigen Kanälchen in der Nähe der Glomeruli finden sich im Protoplasma der dem Lumen zugewendeten Anteile der Zelle zahlreiche blaugefärbte rundliche, ziemlich gleich große Körner (g).

In manchen Harnkanälchen, besonders in Henleschen Schleifen, finden sich blau und rot gefleckte Zylinder, oder aber dünne blaue Zylinder (cy). In anderen erweiterten Harnkanälchen liegen im Zentrum blaue brüchige Massen (cy 1). In den Pyramiden erkennt man stellenweise im Zentrum der Granulationsherde erweiterte Kanäle, die mit tropfsteinähnlichen blauen Massen erfüllt sind.

2. 6 jähr. Kind. Eitrige Arthritis (Streptokokken), Anämie, Kachexie. Niere sehr blaß, brüchig. Mittelst der gewöhnlichen Methoden kann in derselben kaum etwas Abnormes wahrgenommen werden. Hie und da Fettröpfchen in Epithelien, den Henleschen Schleifen, in einem erweiterten Kanälchen hyaline Massen. — Nach Weigert hingegen erkennt man zahlreiche erweiterte Kanälchen, besonders Henlesche Schleifen, und im Innern derselben homogene, dunkelblau gefärbte brüchige Massen, welche die Kanälchen aber nicht ausfüllen, zahlreiche Kanälchen enthalten in ihrem Protoplasma zahlreiche blaue Kugeln, so daß diese Kanälchen schon bei geringer Vergrößerung blau gefärbt erscheinen. Ähnliche Tropfen im Innern von Arterien. Dicke wellige Bindegewebsfasern in deren Umgebung ebenfalls blau gefärbt.

3. Abdominaltyphus, mit kleinen flachen Nieren, welche bloß nach Weigert Veränderungen erkennen lassen, namentlich Blaufärbung und Verdickung der Bowmanschen Kapseln, sowie der Membrana propria vieler Tubuli recti.

4. Symptome von Abdominaltyphus, Widal negativ. Colitis ulcerosa mit akuter Nierentuberkulose. Die Nieren ungleich groß, wulstig, Kapsel leicht abziehbar, mit undeutlich begrenzten weißlichen und gelblichen Knötchen durchsetzt, in den Pyramiden gelbliche, erweichte Knoten. — Schleimhaut des Nierenbeckens und der Ureteren verdickt, injiziert. Keine tuberkulösen Veränderungen in der Blase und im Uterus.

In mit Scharlach-Hämatoxylin gefärbten Nierenschnitten erkennt man das verdickte zellreiche interstitielle Gewebe mit wenig Fett in den Zellen sowie ausgebreitete Nekrose des Epithels der Rinde, zahlreiche kleine käsige Herde, umgeben von Riesenzellen und Granulationsgewebe.

Mittelst der Weigertschen Methode (Taf. XI, Fig. 4) sieht man besonders in der Nähe der tuberkulösen Herde blaue verdickte Bowmansche Kapseln (k) sowie die verdickte, blaß gefärbte runzlige Membrana propria der gewundenen Kanälchen (M). Ferner finden sich in zahlreichen erweiterten Kanälchen, besonders der Rinde, unregelmäßige, homogene, dunkelblaue, brüchige Massen, welche die Kanälchen nicht ausfüllen, gewöhnlich das Zentrum derselben einnehmen. In anderen erweiterten Kanälchen finden sich tropfsteinähnliche dunkelblaue Massen (c). In den käsigen Massen erkennt man stellenweise ein blaues Netzwerk an Stelle der Glomeruli (Taf. XII, Fig. 11).

5. Abdominaltyphus im Stadium der Vernarbung, subpleuraler Abszeß (Typhusbazillen), chronische Nephritis. In den sklerösen Glomeruli sind die verdickte Kapsel sowie das intrakapsuläre homogene oder geschichtete Exsudat und die hyalinen Pfröpfe in den Schlingen und Kapillaren nicht blau sondern rot gefärbt. Nur die nicht sklerösen Glomeruli haben zum Teil blaue verdickte Kapseln. Ein großer Teil der Zylinder ist rot, ein kleinerer blau gefärbt.

6. Ein 7 jähriger Knabe stirbt mit typhusartigen Symptomen (keine Agglutination, keine Typhusbazillen). Payersche Plaques, Mesenterialdrüsen, Milz sehr vergrößert. Nieren flach, blaß. Innerer Anteil der Bowmanschen Kapsel verdickt, blau, mit einer über dem Epithel gelagerten blauen Schicht zusammenfließend. In den Arterien und Glomeruli mäßig viele parallellaufende, bündelbildende, dem Bacillus anthracis ähnliche Stäbchen.

7. Lungengangrän. Schwellung der Milz und der Lymphdrüsen. Hochgradige Anämie. Nephritis mit fettiger Entartung und Nekrose der Epithelien, wenig Granulationsgewebe. Verdickung und blaue Verfärbung innerhalb der Bowmanschen Kapseln, zum Teil blaue dünne Zylinder.

8. Sphazelus der Tonsillen und Hämatom der Nebennieren, Thrombose der Nierenvenen mit nekrotischen und entzündlichen Herden, Hämaturie.

Während in den nekrotischen und entzündlichen Herden und in den thrombosirten Venen keine nach Weigert blau gefärbten Massen erkannt werden, finden sich solche in den besser erhaltenen Anteilen, namentlich innerhalb der Bowmanschen Kapseln und in zahlreichen Zylindern.

9. In einem Fall von Phlegmone des Halses und des Mediastinum, sowie akuter hämorrhagischer Nephritis (postskarlatinöse [?] Streptokokken-Infektion) finden sich neben Hämorrhagien, Entzündungsherden und Epithelnekrose reichliche blaue Massen innerhalb der Bowmanschen Kapseln, welche die kleinen Glomeruli gänzlich verdecken. Gruppen von Kanälchen enthalten von blauen Körnchen eingenommene Epithelien; auch die Basalmembranen vieler Kanälchen sind verdeckt und blau gefärbt. In den Pyramiden erkennt man diese Veränderung, namentlich in den Henleschen Schleifen.

10. In einem Fall von multiplen retropharyngealen Abszessen sowie metastatischen Abszessen der Milz (Streptokokken) findet man

eine mehr parenchymatöse Nephritis mit viel intrakapsulärer, blaugefärbter Substanz, sowie zahlreiche blaue Zylinder, besonders in den Pyramiden.

11. In einem Fall von Mitralinsuffizienz durch ulzero-vegetante Endokarditis enthalten die Nieren zahlreiche frische Infarkte, und man erkennt hier in frischen Thromben viel Fibrin, namentlich an der Grenze der Infarkte, während diese selbst kaum blau gefärbte Anteile erkennen lassen. Ferner finden sich in der Nähe der Infarkte in der Kapsel mehrerer Glomeruli, viel blau gefärbte Substanz und viele blaue Zylinder.

12. In einem Fall von Pyelonephritis mit Abszessen findet sich wenig blaue Substanz, besonders in Kapseln und Zylindern.

13. Hypoplasie und Verödung einer Niere mit Arteriosklerose. Hier finden sich bloß erweiterte Kanälchen und Zysten in einem derben, sklerösen Bindegewebe, während Glomeruli nicht mehr zu erkennen sind. Die Kanälchen enthalten abgeplattetes Epithel und sind von hyalinen Massen erfüllt, welche größtenteils rot, zum Teil aber blau gefärbt sind.

14. In einem Fall von Pyelitis, chronischer Nephritis, Arteriosklerose, Insuffizienz und Stenose am Aortenostium findet sich Invasion von großen Bazillen, vom Nierenbecken ausgehend und längs der Arterien in die Pyramiden eindringend. Hier sowie in der Rindensubstanz finden sich dieselben in ödematösen, von Granulationsgewebe umgebenen Herden, in welchen wenige Kanälchen zu erkennen sind, deren Membrana propria ungemein geschwellt und blau gefärbt ist. — Das Nierenepithel größtenteils kernlos, nekrotisch und stellenweise mit dicker, blauer Membrana propria. Die Glomeruluskapseln enthalten bloß stellenweise blaue Substanz. An der Grenze der Pyramiden finden sich dünnwandige erweiterte Gefäße, welche mit alten geschichteten Thromben erfüllt sind. Diese zeigen in den zentralen Anteilen blaue Färbung, welche durch hyaline und tropfige, oft strahlenförmig angeordnete Massen bedingt ist. —

Die Pyramiden sind durch die erweiterten Nierenkelche abgeplattet und enthalten reichliches Granulationsgewebe zwischen den Kanälchen, welche, zum großen Teil erweitert, von konzentrischen hyalinen Massen eingenommen sind, welche das Epithel verdrängen und abplatten (Taf. XI, Fig. 5). Diese Massen sind zum großen Teil rot gefärbt, zum Teil auch blau, oder aber die Peripherie derselben ist von einem blauen Netzwerk gebildet (Fibrin) (cy V) oder aber homogen blau, oder es ist bloß das Zentrum dieser Massen und Zylinder blau, endlich finden sich blaue und rote, konzentrische, geschichtete Zylinder. In anderen länglichen Hohlräumen, an welchen Nierenepithel nicht erkannt werden kann, erkennt man aus blauen und braunen pigmentierten Kugeln zusammengesetzte Zylinder welche zu brombeerähnlichen Massen zusammengebacken sind (Taf. XII, Fig. 9 M).

Hier erkennt man noch Blaufärbung der Intima der ungemein verdickten sklerotischen Arterien (Taf. XII, Fig. 6, J). — In der Umgebung derselben findet sich skleröses, fibroblastisches oder rundzelliges, infiltriertes Gewebe, in welchem Kanälchen und Glomeruli untergegangen sind. Hierauf folgt eine Schicht, in welcher die Kanälchen zum großen Teil verschwunden sind, oder durch die oben erwähnten konzentrischen, blau und rot gefärbten hyalinen Massen erfüllt sind.

Hier finden sich noch zusammengedrängt zahlreiche Glomeruli, welche eigentümlich verändert sind. Während in geringem Abstand von denselben normale Glomeruli auftreten, findet man, gegen das Gefäß vorschreitend, Übergänge zu den einfachen sklerösen, rötlich gefärbten Knötchen, welche in der unmittelbaren Nähe der Arterien gelegen, die gänzliche Sklerosierung derselben darstellen (Fig. 10). Zunächst tritt in der verdickten Kapsel reichliche blaue Substanz auf, während der Kapselraum erweitert und der Glomerulus geschrumpft ist (Fig. 7). Dann schwindet die blaue Substanz; es tritt im Kapselraum rote, konzentrische hyaline Masse, zunächst an der Ein- und Austrittstelle der Arterien auf, welche dann allmählich den Glomerulus umhüllt. Im Inneren dieser Massen sowie in dem entarteten Glomerulus treten nun blaue hyaline Massen (Fig. 9), oder aber in der Wandung und im Innern der Schlingen blaue Kugeln auf, so daß das ganze Gebilde als eine konzentrische, rote, hyaline Masse mit blauem, granuliertem Zentrum erscheint, in welchem stellenweise noch Kerne und Schlingen erkannt werden können (Fig. 8).

Schlußfolgerungen. Es erhellt aus diesen Fällen, sowie aus zahlreichen Untersuchungen anderer normaler, wenig veränderter und schwer erkrankter Nieren von Menschen und Tieren, daß mittelst der Gram-Weigertschen Methode eigentümliche pathologische Veränderungen zu erkennen sind, welche durch andere Methoden nicht oder nur undeutlich zur Anschauung gebracht werden können.

Während in normalen Nieren, oder bei mäßig intensiven, parenchymatösen oder interstitiellen Veränderungen, ferner bei chronischer interstitieller Nephritis, bei Entartung der Niere, nach Gram-Weigert gefärbte Anteile in der Regel kaum bemerkt werden können, finden sich bei hochgradigen akuten, infektiösen interstitiellen Prozessen in der Umgebung von Infarkten, von Abszessen, bei hochgradiger Entartung, bei hochgradiger Stase und bei Pyelonephritis, bei Verödung, hochgradiger Atrophie und Schrumpfung, bei Tuberkulose, nach dieser Methode augenfällige und ausgebreitete, blau gefärbte Anteile.

Dieselben sind zwar bei intensiver Färbung deutlicher als bei kurz dauernder Färbung und intensiver Entfärbung, wo aber augenfällige blau färbbare Anteile vorhanden sind, werden dieselben immer gefärbt, so daß dieselben durchaus nicht von einer mehr oder minder intensiven Färbung des Präparates abhängen. Immer wenn Fibrinnetze und Bakterien in der Niere blau gefärbt werden, haben auch die beschriebenen Anteile die blaue Farbe angenommen.

Bloß die Kerne der Epithelzellen sind bei ungenügender Entfärbung manchmal violett gefärbt oder mit blauen Körnern versehen, während allerdings die Kerne des Granulationsgewebes auch nach gründlicher Entfärbung einen blauvioletten Farbenton erkennen lassen.

Aus diesen Untersuchungen geht zunächst hervor, daß in der Niere Fibrinfäden im Innern der Gefäße nicht häufig vorkommen und daß selbst bei Thrombose und bei hämorrhagischen Infarkten die Gefäße oft durch homogene, durch die Kontrastfärbung (Lithionkarmin) rot gefärbte Massen eingenommen werden.

In alten Thromben treten dann wieder blaugefärbte Kugeln in Gefäßlumen auf, welche wohl nicht als Fibrin angesprochen werden können.

Gefäßanteile werden gewöhnlich nicht blau gefärbt, bloß *bei hochgradiger Arteriosklerose hält die Intima die blaue Farbe zurück.* — In der Umgebung der Gefäße treten hier auch manchmal breite homogene wellige Bindegewebsfasern auf, welche die blaue Farbe zurückbehalten.

Die Glomeruli zeigen namentlich bei hochgradiger Arteriosklerose eine auffällige Blaufärbung in einem vorgeschrittenen Stadium ihrer Entartung. Namentlich inmitten skleröser Massen, welche den Glomerulus einhüllen, treten nun Kugeln, Tropfen, sowie hyaline Massen in Wandung und Lumen der atrophischen Schlingen auf, welche dunkelblau gefärbt werden.

Die auffälligsten blaugefärbten Teile sind die ungemein verdickten Bowmanschen Kapseln, oft auch von hier ausgehende und mit denselben innig zusammenhängende Massen im Innern der Kapseln. Besonders die Kapseln kleiner Glomeruli, welche in normalem Zustande kaum zu erkennen sind, werden oft von den blauen Massen gänzlich verdeckt. — Bei Sklerose der Kapseln findet keine Blaufärbung derselben statt.

Im Normalzustand erkennt man hingegen kaum bei intensiver Färbung eine feine blaue Linie in der Kapsel, sowie in der *Mem-*

brana propria der Kanälchen, während letztere in hochgradig veränderten Nieren (in Entzündungsherden) ganz auffällig verdickt und intensiv blau gefärbt werden, dagegen die Epithelien erhalten sind. Ebenso sind oft die Henleschen Schleifen mit verdickter blauer Membrana propria versehen.

Die hyalinen Zylinder werden zum Teil blau gefärbt. Allerdings findet man oft bei Tieren in akuten Prozessen alle Zylinder blau gefärbt, während beim Menschen selbst in akuten Fällen ein Teil derselben rot gefärbt ist. Manchmal besitzen dickere Zylinder bloß eine blau gefärbte periphere oder zentrale Schicht, selten erkennt man rote Zylinder, von einem blauen Fibrinnetz umgeben. Auch muriforme braune Zylinder enthalten oft blau gefärbte Massen.

Endlich erkennt man in sehr erkrankten Nieren (Tuberkulose, Pyelonephritis, Abszesse) Gruppen sehr erweiterter Rindenkanälchen, in deren Zentrum sich dunkelblau gefärbte, homogene, brüchige Massen befinden, welche durch andere Methoden gewöhnlich nicht zur Anschauung gebracht werden können.

Ohne in die Bedeutung dieser Veränderung hier näher eingehen zu können, ist es doch zweifellos, daß es sich um eine Reaktion handelt, welche besonders bei erkrankten Nieren vorkommt, und nur bei hochgradigen krankhaften Zuständen einen hohen Grad erreicht.

Taf. XI.

Alle abgebildeten Präparate wurden mittels Lithionkarmin und Weigerts Methode der Fibrinfärbung behandelt.

Fig. 1. Polyarthritis purulenta eines Kindes. Mäßige Vergrößerung, Reich. V, Zeichenapparat. K Bowmansche Kapsel, verdickt und blau gefärbt; Gl Glomerulus; g blaugefärbte Granulationen im Innern der Epithelzellen; cy blauer Zylinder in einer Henleschen Schleife; cy blaue brüchige Massen im erweiterten Kanälchen; n kernloses nekrotisches Epithel.

Fig. 2. Gangrän der Tonsillen nach Scharlach. Behandlung und Vergrößerung wie oben. Verdicktes Kapselepithel. Gl Glomerulus, hyaline Massen enthaltend; K ungemein verdickte Kapsel eines kleinen Glomerulus, von violettgefärbtem Granulationsgewebe (g) umgeben; c Harnkanälchen.

Fig. 3. Subpleuraler Abszeß nach Typhus, Nephritis. Starke Vergrößerung, Reich. Imm. $\frac{1}{12}$. M Eigentümliche Verdickung der blau gefärbten Membrana propria eines Harnkanälchens; E Gewuchertes und desquamiertes Epithel.

Fig. 4. Abdominaltyphus und akute Tuberkulose, akute Nephritis mit Tuberkeln. Behandlung und Vergrößerung wie Fig. 1. K Verdickte Bowmansche Kapsel; Gl. Glomerulus mit hyalinen Massen (h); h hyaline Massen in Kapillaren; M Gruppe von Harnkanälchen mit ungemeiner Verdickung und Blaufärbung der Membrana propria und mit Erhaltung des Epithels E; c a große blaue Massen in der Wand eines Kanälchens mit gewuchertem Epithel; c erweitertes Kanälchen mit gewuchertem Epithel und mit dunkelblauen, brüchigen Massen c erfüllt, welche auch in das umgebende Granulationsgewebe g eindringen.

Fig. 5. Endocarditis chronica und Arteriosklerose mit hochgradiger Schrumpfung von Nierenanteilen, Pyelitis, Bazilleninvasion von dem Nierenbecken ausgehend. i Verdicktes fibroblastisches Bindegewebe; Cy roter hyaliner Zylinder; Cy I blauer hyaliner Zylinder; Cy II im Zentrum roter, an der Peripherie blauer Zylinder. Ablösung des abgeplatteten Epithels; Cy im Zentrum blauer, an der Peripherie roter Zylinder; Cy IV dicker, im Zentrum roter und an der Peripherie blauer geschichteter Zylinder; Cy V roter Zylinder mit Einschluß von Epithelzellen und von einem blauen Faserwerk (Fibrin) umgeben.

Fig. 7. Aus demselben Falle. Erweiterte, sehr verdickte, blaue Bowmansche Kapsel, Kerne des Kapselepithels einschließend; Gl kleiner geschrumpfter komprimierter Glomerulus; G Granulationsgewebe.

Tafel XII.

Fig. 6—10. Nieren des Falles in Fig. 5 und 7. Die Fig. 6—10 stellen Veränderungen der Glomeruli unter dem Einfluß der hochgradigen Arteriosklerose dar.

Fig. 6. Beginn der Veränderung; A skleröse Arterien; I blau gefärbte Intima; K stellenweise sehr verdickte, blaue Bowmansche Kapsel; Gl wenig veränderter Glomerulus; M verdickte, blaue Membrana propria eines Harnkanälchens; i gewuchertes interstitielles Gewebe.

Fig. 8. Sklerose eines Glomerulus. K Die Kapsel ist nicht blau gefärbt; Gl der Glomerulus ist von einem zum Teil mit der Kapsel zusammenhängenden hyalinen (sklerösen) Exsudat (e) zusammengedrückt. Die Reste des Glomerulus gl sind blau gefärbt; c Harnkanälchen.

Fig. 9. Konzentrisches rotes Exsudat, welches den Glomerulus umgibt. Der Glomerulus (gl) ist zu einer blauen, hyalinen, muriformen, homogenen Masse entartet; Mp Muriformes Konkrement wohl im Innern eines Harnkanälchens mit Schwund des Epithels.

Fig. 10. Gänzlich skleröser Glomerulus aus dem die Arterien umgebenden sklerösen Gewebe. Sowohl Kapsel (K) als auch Exsudat (E) und Glomerulus sind rot gefärbt.

Fig. 11. Nierentuberkulose. Aus einem käsigen Nierenherd. K käsige Massen mit zum Teil erhaltenen Zellkonturen; Gl in einer blauen, homogenen Masse erstarrter Glomerulus.

XXII.

Über die Ätiologie und Pathogenese der Epityphlitis mit besonderer Berücksichtigung der hämatogenen Infektion.

(Aus dem Pathologischen Institut des Virchow-Krankenhauses in Berlin.)

Von

Dr. Y. Oguro (aus Japan).

Trotzdem die Ätiologie und Pathogenese der Epityphlitis bisher schon von zahlreichen Autoren studiert wurde, bestehen über sie immer noch verschiedene Auffassungen, so daß sich ein endgültiges Urteil noch nicht abgeben läßt.

Über die Infektion des Appendix durch das Blut, und zwar von einer Angina ausgehend, sind schon von Meyer, Adrian, Hans Weber, Sali, Sonnenberg, Hönck, Schrumpff, Aschoff u. a. Untersuchungen angestellt und mitgeteilt worden.

Vor einiger Zeit hat Kretz aus seinen eingehenden Untersuchungen zahlreicher operativ entfernter, sowie aus Leichen entnommener Wurmfortsätze den Schluß gezogen, daß meist von einer Angina aus eine Einschwemmung eines pathogenen Mikroorganismus, gewöhnlich Streptokokkus, via großen Kreislauf und Kapillaren in die Mukosa und zwar in die Nähe des Keimzentrums eines Lymphknötchens stattfindet, d. h. nach seiner Auffasssung steht fast jede Epityphlitis mit einer Angina in ursächlichem Zusammenhang, und die Infektion findet nicht vom Wurmfortsatzlumen aus statt.

Auf Anregung und unter Leitung von Herrn Geh.-Rat v. Hansemann habe ich nun untersucht, ob diese Ansicht von Kretz richtig und jeden Fall zu erklären imstande ist.

Es handelt sich um 20 Fälle, die mir für meine Untersuchung zur Verfügung stehen, und zwar sind es sämtlich operativ entfernte, entzündete Wurmfortsätze, die alle in Serienschnitten untersucht wurden. Dies Material verdanke ich der Liebenswürdigkeit des Herrn Professor Borchardt.

Ich beginne mit der Aufzählung der Fälle, um eine kritische Betrachtung anzuschließen.

Fall 1. S., 10 jähriger Knabe, operiert am 20. März 1908. 36 Stunden nach dem ersten Anfall.

Der 6,3 cm lange, halbmondförmig geknickte Wurmfortsatz zeigt etwa 2,2 cm distal von der Abtragungsstelle eine bedeutende Auftreibung. Die Serosa ist allgemein blutreich, namentlich am angeschwollenen Teil, und daselbst schmutzig-schwarzbraun gefärbt. Die Serosa ist bedeckt mit Resten von Adhäsionssträngen. Das Lumen enthält im proximalen Teil geronnenes Blut, im erweiterten distalen Teile feste Kotmassen.

Mikroskopisch. Am Spitzenteil ist die Mukosa und Submukosa gänzlich eitrig infiltriert, so daß keine Spuren von Epithelien und Drüsen mehr sichtbar sind, und mit kleinen Geschwürsbildungen durchsetzt. Ein großer Teil der Schleimhaut ist nekrotisch, die übrigen Wandschichten sind stark mit polynukleären Leukozyten durchsetzt, und dabei ein großer Teil der Muskularis zerstört. An einigen Stellen finden sich kleine Abszesse in der Muskelschicht.

Die Gefäße in der Mukosa und Submukosa sind im allgemeinen dilatiert, und die Wand derselben ist meistens nicht mehr intakt, fast alle sind schon degeneriert, namentlich im nekrotischen Abschnitte. Im Lumen solcher Gefäße bemerkt man Eitermassen oder einen Detritus, der sich mit Hämatoxylin stark schmutzig-blaurötlich tingiert. Die Lymphknötchen sind gar nicht sichtbar.

Die Schleimhaut des stark dilatierten Teiles ist auch fast ringsum nekrotisch, ein Teil derselben, der mit Kotmasse direkt in Berührung kommt, ist gänzlich verschwunden, es steht also die Muskularis, die auch beinahe ganz nekrotisch ist, mit dem Kot in Kontakt. Die Veränderung im proximalen Abschnitt der stärkeren Auftreibung ist ganz gering; Deckepithelien und Drüsengewebe sind relativ gut erhalten, nur hier und da desquamiert; die Mukosa ist allgemein mit Lymphozyten sehr stark infiltriert, aber Leukozyten sind spärlich; die Lymphknötchen hochgradig hypertrophisch, so daß die Mukosa und ein Teil der Submukosa mit Lymphozyten vollständig durchsetzt sind; Keimzentrum ist meist noch vorhanden, aber manchmal färbt es sich schlecht, und zum Teil neigt es zum Zerfall oder zur Demarkation; es ist fast keine deutliche Blutung und Gefäßveränderung in und an der Umgebung des Lymphknötchens vorhanden. Die übrigen Wandschichten sind auch mit Lymphozyten infiltriert.

Mesenteriolum ebenfalls entzündet, besonders in der Umgebung der großen Venen; einige große Venen enthalten Leukozytenmassen im Lumen.

Bakterienbefund. Massenhafte Gram - positive und Gram-negative Mono- und Diplokokken von verschiedener Größe und wenige kurze Stäbchen in Gefäßen des Spitzenteils, die in die nekrotische Mukosa und Submukosa eingebettet sind. Sie verbreiten sich unter der Oberfläche der ganzen Schleimhaut, und eine ganz geringe Zahl findet sich überall im Gewebe, wo Entzündung und Eiterung vorhanden sind. Der Lumeninhalt enthält auch massenhafte Mikroorganismen derselben Art. In der nekrotischen Schleimhaut gibt es keine deutlich färbbaren Mikroorganismen mehr, aber sie enthält massenhaften körnigen Detritus aus abgestorbenen Bakterien. Einige große Venen im Mesenteriolum enthalten ziemlich reichlich Gram-positive Mikroorganismen, aber in den Arterien finden sich keine Bakterien.

In den Lymphknötchen des wenig veränderten proximalen Abschnittes finden sich durch Löfflersches Methylenblau färbbare Kokken und Stäbchen in großer Menge, aber hier sind keine Gram-positiven Mikroorganismen nachweisbar. Solche Mikroben sind meist im Keimzentrum, aber auch spärlich in verschiedenen Partien der Schleimhaut vorhanden, nur ganz an der Oberfläche der Deckepithelien und desquamierten Teile sieht man einige Gram-positive, die in der Tiefe gänzlich fehlen.

Die hauptsächlich aus Gram-positiven, aber teilweise auch aus Gram-negativen Mikroorganismen bestehenden Bakterienhaufen in den Gefäßen der Schleimhaut, besonders im nekrotischen Gewebe, scheinen im ersten Augenblicke Bakterienembolie zu sein, aber bei dem beträchtlich veränderten Zustande ist es wahrscheinlicher, daß die Bakterien vom Lumen aus eingedrungen sind, als daß sie erst durch das Blut in den Prozessus gelangt sind, dort die Entzündung hervorgerufen haben und dann etwa noch sekundär die Invasion verschiedener Mikroorganismen herbeiführten. Jedenfalls sind Präparate von so hochgradig veränderten Abschnitten nicht geeignet, die Frage zu entscheiden. Es ist eine sehr merkwürdige Tatsache, daß die Lymphknötchen im relativ wenig veränderten proximalen Abschnitt, den ich als im Beginn der Entzündung befindlich ansehe, mit verschiedenen Gram-negativen Mikroben besetzt sind, und es ist zum mindesten nicht undenkbar, daß die Lymphknötchenveränderung im früheren Stadium nicht durch Blutinfektion, sondern durch Invasion der verschiedenen, ursprünglich im Lumen vorhandenen Bakterien hervorgerufen werden kann.

Fall 2. Frl. F., 19 Jahre. Operiert am 20. Mai 1908, 30 Stunden nach dem ersten Anfall.

Keine Angina. 5,7 cm langer Wurmfortsatz, mittlerer Teil etwas angeschwollen; die seröse Fläche ist nicht glatt, ziemlich hyperämisch und zeigt an manchen Stellen subseröse Blutungen. Das Lumen enthält eine grauweißliche Masse von weicher Konsistenz; die Lumenweite ist überall beinahe gleich, nur nach der Spitze zu etwas verengt, keine Striktur.

Mikroskopisch. Der größte Teil der Schleimhaut von der Spitze bis zur Basis ist fast gleichmäßig eitrig zerfallen und durchblutet. An manchen

Stellen bilden sich seichtere oder tiefere, die Muskularis erreichende kleine Geschwüre. Stellenweise sind die Schleimhautepithelien und -drüsen relativ wohl erhalten. Das Bindegewebe der Schleimhaut zeigt manchmal hyaline Degeneration, die darin befindlichen Gefäße ebenfalls. Die Lymphknötchen in der Mukosa sind, verdeckt von eitriger Infiltration, nicht mehr deutlich sichtbar, aber in der Submukosa sind sie hier und da relativ gut erhalten geblieben, mit oder ohne multinukleäre Leukozyteninfiltration. Einige derselben sind mit Eiter durchsetzt, angeschwollen, treten ins Lumen durch die Mukosa vor und kommunizieren mit dem Lumeninhalt, einige andere färben sich schlecht oder sind degeneriert.

Muskularis wenig infiltriert, zeigt stellenweise leichte hyaline Degeneration. Serosa blutreich, zeigt starke Blutungen.

Die Lumenmasse besteht aus Eiter, geringen Mengen von Blut, Fibrin, Lymphozyten und desquamierten Epithelien.

Bakterienbefund. Es sind Gram-positive Kokken, hauptsächlich Diplokokken, wenige Monokokken und kurze Stäbchen vorhanden, in den Zellen, der Eitermasse, im Lumen und ganz vereinzelt in der Oberfläche der zerstörten Schleimhaut und im Geschwürsgrund, meist aber in den Zellen eingeschlossen. Gar keine Gram-positiven Bakterien sind in Lymphknötchen, in Submukosa und in anderen Teilen der Wandungen zu finden. Gram-negative, d. h. mit Löfflerschem Methylenblau färbbare Kokken und Bakterien sind nachweisbar in einigen infiltrierten Lymphknötchen, welche gar nicht mit dem Lumen in Zusammenhang stehen.

Fall 3. Frau K.

Der Wurmfortsatz ist schon in der Längsachse gespalten. 4,7 cm lang, die Schleimhaut und sonstigen Wandschichten sind etwas verdickt, die Schleimhautfalten deutlich und regelmäßig, kein Geschwür und keine Blutung. Lymphknötchen etwas angeschwollen; Serosa überall glatt, geringe venöse Hyperämie.

Mikroskopisch. Durch den ganzen Prozessus hin sind die Deckepithelien und die Drüsenschläuche beinahe intakt geblieben, nur stellenweise sind die Kerne schlecht färbbar, einige Epithelien desquamiert (zum Teil künstlich) und noch einige abgeplattet.

Die ganze Mukosa zeigt ziemlich starke Lymphozyteninfiltration, starke Füllung der Gefäße und kleine Blutungen, aber fast nirgends multinukleäre Leukozytenauswanderung. Die in der Mukosa und Submukosa befindlichen Lymphknötchen sind mächtig hypertrophisch, einige verdrängen die Drüsenschläuche gänzlich und zeigen manchmal die Neigung zum Durchbruch in das Lumen. Einige andere konfluieren mit den benachbarten und bilden ein Paket. Keimzentren sind meist erhalten, aber einige färben sich schlecht und wieder andere sind degeneriert und ausgefallen. Die Gefäße in den Lymphknötchen und in der Umgebung sind ziemlich stark gefüllt, nur an einigen Stellen befindet sich eine kleine Blutung; keine deutliche Gefäßveränderung. Serosa zeigt stellenweise Leukozytenauswanderung; alle Gefäße injiziert, hier und da Blutungen. An der Oberfläche des Lumens klebt eine ganz geringe Menge Schleim.

Bakterienbefund. Nicht nur Gram-positive Kokken, sondern auch Gram-negative Bakterien von verschiedener Größe und Länge findet man im Schleim des Lumens und in den Epithelzellen der Schleimhaut; aber es sind Gram-positive Mikroorganismen fast gar nicht nachweisbar im inter- und intrafollikulären Teile und in irgend einem andern Gewebe. Durch Löfflersche Methylenblaufärbung weist man massenhaft nur etwas aufgequollene Kokken und Stäbchen in und zwischen den Zellen der stark affizierten Lymphknötchen, und auch in der oberen Schicht der Schleimhaut nach, hier aber nicht so reichlich wie in den Lymphknötchen.

Dieses ist ein ganz geeigneter und zweckmäßiger Fall für die Untersuchung des Infektionsmodus des Prozessus, weil die Gewebsveränderung, namentlich die Schleimhautveränderung ganz gering ist. Auch bei einem so geeigneten Falle konnte ich trotz sorgfältiger Untersuchung keine Blutinfektion konstatieren. Es ist eine unleugbare Tatsache, daß hier die Veränderung der Lymphknötchen nicht durch Streptokokken, und besonders nicht durch Streptokokkeninvasion vom Blute aus stattgefunden hat, sondern daß nur die Gram-negativen Mikroorganismen und zwar vom Lumen aus eine große Rolle gespielt haben.

Fall 4. Sch., 31 Jahre, Arbeiter. Klinische Diagnose: Epithyphlitis acuta mit Oxyuris. Operiert 49 Stunden nach dem ersten Anfall. Keine Angina.

Der Wurmfortsatz schon längsgespalten, Schleimhaut blaß, fast an jeder Kuppe der Schleimhautfalten sieht man einzelne oder gruppierte punktförmige Blutungen; 2 Exemplare von Oxyuris vermicularis liegen entlang einer Querfalte am proximalen Abschnitte. Am distalen Drittel bildet die Schleimhaut eine Striktur, welche das Prozessuslumen fast vollständig in einen distalen und einen proximalen Teil scheidewandartig trennt. Direkt unterhalb der Striktur findet man eine scharfrandige tiefgehende Gewebstrennung, wie geschnitten, die ringsum die Schleimhaut betrifft; an einer Falte geht die Läsion noch tiefer hinein, so daß schließlich eine Perforation der Prozessuswand zustandekommt.

Mikroskopisch. Die Schleimhaut ist am Teile der erwähnten Kontinuitätstrennung fast ringsum bis zur Muskularis zerstört. Der obere Rand der Läsion ist bindegewebig, der untere schon mit Epithel bedeckt, und zugleich sind einige Drüsenschläuche regeneriert, die Gewebsläsion hat also gar nichts mit dem frischen Prozeß zu tun. Im Boden einer Stelle der Läsion sieht man Leukozyteninfiltration und Blutung, die die Muskelschicht durchbohrt und sich nach der Subserosa hin phlegmonös verbreitet und im Muskel und in der Subserosa einen Abszeß bildet. Von da aus wieder verbreitet sich die eitrige Infiltration nach verschiedenen Richtungen, und an einer Stelle hat ein solcher Herd die Serosa erreicht und die Perforation hervorgerufen.

Die Epithelien und Drüsen sind im übrigen Teile der Trennungsstelle nicht mehr stark verändert. Die Lymphknötchenwucherung in Mukosa und Submukosa ist sehr bedeutend. Die Keimzentren sind meist erhalten, aber einige färben sich nicht gut oder sind gar nicht mehr nachweisbar.

Die Gefäße in der Mukosa sind blutreich, hier und da eine kleine Blutung; die submukösen Gefäße sind stark dilatiert, einige mit Leukozytenmassen thrombosiert; in der Muskularis ist die Gefäßfüllung sehr beträchtlich, es sind sehr ausgedehnte frische Blutungen vorhanden.

Bakterienbefund. In der spärlichen, schleimigen Masse, welche der Oberfläche der Epithelien aufgelagert ist, und in der Umgebung des perforierenden Abszesses sieht man verschiedenartige Gram-positive Kokken und Stäbchen, ebenso ganz spärlich im Protoplasma der Epithelzellen.

In den Lymphknötchen sind fast gar keine Mikroorganismen nachweisbar, nur einige Gram-negative Bakterien sind vorhanden.

Die Invasion der Entzündungserreger hat in diesem Falle sicher vom Lumen aus durch die Gewebsläsion stattgefunden.

Fall 5. Frau W., 40 Jahre. Operiert am 28. Mai 1908, 26 Stunden nach dem ersten Anfall. Keine Angina.

Klinische Diagnose. Epityphlitis acuta. Fast gleichmäßiger, nur an beiden Enden etwas verjüngter, mittelgroßer, 9,7 cm langer Wurmfortsatz. Das Fettgewebe im Mesenteriolum ist enorm entwickelt; die seröse Fläche ist im allgemeinen ziemlich glatt, aber hier und da zeigen sich leichte fibröse Verwachsungsreste, Venen dilatiert, hyperämisch, kleine Blutung. Das Lumen enthält eine dunkel-bräunliche, halbflüssige, etwas klebrige Masse. Keine Stenose vorhanden.

Mikroskopisch. Die ganze Mukosa und Submukosa ist überall von der Basis bis zur Spitze stark eitrig infiltriert und geschwürig zerfallen, die eigentliche Struktur der Schleimhaut ist also überhaupt nicht mehr erhalten, nur in einigen Partien in der Submukosa bemerkt man vereinzelte angeschwollene Lymphknötchen mit Wucherung der Lymphzellen, sehr oft mit massenhaften Leukozyten gemischt. Noch an einer anderen kleinen Stelle sieht man an der Oberfläche degenerierte, aber nur der Form nach erhaltene, mit Exsudat belegte Schleimhaut. Es bestehen kleine, frische Blutungen in der Submukosa. Die Gefäßwandungen sind meist infiltriert. Die Muskularis ist verdünnt, teilweise verschwunden und überall mit Eiterkörperchen durchsetzt; ebenso die Serosa. Die Lumenmasse besteht hauptsächlich aus Kot, mit Eiterkörperchen, Blut und Fibrin untermischt.

Bakterienbefund. Im Kot und in den Eiterzellen im Lumen finden sich zahlreiche Gram-positive Kokken und Stäbchen von verschiedener Länge, Größe und Form, ebenso auch in der Oberfläche der Geschwüre. Von da aus dringen wenige in die Tiefe hinein. In den geschwollenen Lymphknötchen und Abszeßherden sind dieselben ganz spärlich vorhanden, mit Methylenblau färbbare Mikroorganismen sind ziemlich reichlich nachweisbar.

Dieses Material eignet sich nicht für unseren Zweck, weil die Veränderung in allen Geweben zu stark ist, aber es ist doch Tatsache, daß verschiedenartige Mikroorganismen gleichzeitig im Lymphknötchen und im Gewebe vorhanden sind, also eine Mischinfektion besteht.

Fall 6. Frau Gr., 27 Jahre. Operiert am 22. Februar 1908, 36 Stunden nach dem ersten Anfall. Keine Angina.

Prozessus 7,1 cm lang. Direkt unterhalb der Abtragungsstelle enthält sein Lumen einen grau-schwärzlichen, harten rundlich-ovalen bohnengroßen Kotstein, der in der Schleimhaut festeingekeilt liegt und nach seiner Entnahme eine von der Umgebung scharf abgesetzte Höhlung hinterläßt; ihre Wandung ist ringsum sehr dünn; an einer Stelle zeigt sie eine kleine, schlitzförmige Perforation. Die Wandung des proximalen Teiles des Wurmfortsatzes ist verdickt und das Lumen fast vollständig obliteriert. Die Schleimhautoberfläche ist uneben mit schmutziger, grau-bräunlicher, eitriger Masse bedeckt; hier und da bestehen kleine Schleimhautblutungen. Die Serosa ist im allgemeinen uneben, blutreich. Blutungen bemerkt man in der Umgebung der Perforation.

Mikroskopisch. Die Schleimhaut ist hyperämisch, zeigt spärliche Lympho- und Leukozytenauswanderung und Blutung, ist aber im allgemeinen relativ gut erhalten; nur der Spitzenteil ist stark infiltriert und durchblutet. Die Lymphknötchen sind hier nicht sichtbar. Einige oberflächliche Substanzverluste sind vorhanden. Im übrigen Prozessus bemerkt man geschwollene Lymphknötchen, die mit Eiter und Blut durchsetzt sind, einige treten pilzförmig von den Schleimhautbuchten oder zwischen den Drüsen ins Lumen durch und bedecken die Schleimhautoberfläche. Die Submukosa ist relativ bindegewebsreich, gefäßarm, zellig infiltriert.

Muskularis mächtig entwickelt, ziemlich starke Leukozyteninfiltration.

Die Schleimhaut der steinhaltigen Partie ist ringsum vollständig verschwunden. Das Gewebe, welches mit dem Steine in Berührung kommt, ist teilweise nekrotisch und größtenteils entzündet. Stellenweise zeigen sich Geschwüre. Von da aus aber verbreitet sich häufig die Entzündung phlegmonös in die Muskularis.

Starke Blutungen in der Muskularis und in anderen Schichten.

Bakterienbefund. Gram-positive Kokken und Bakterien liegen sehr reichlich an der Oberfläche des Lumens und in der Umgebung der Geschwüre vereinzelt in entzündeten Lymphknötchen und in den entzündeten Herden in der Mukosa und Submukosa. Mit Methylenblau sich färbende Mikroorganismen sind etwas mehr vorhanden in genannter Partie. Die Oberfläche der Wandung des steinhaltigen Teiles ist ringsum reichlich mit Gram-positiven polymorphen Mikroorganismen durchsetzt. Einige derselben dringen durch die Lymphspalten oder an den Gefäßen entlang in die Tiefe ein; im geschwürig zerfallenen Teile sieht man besonders deutlich das Eindringen der Bakterien in die tiefen Schichten; aber im großen und ganzen sind Gram-positive Bakterien in der Tiefe des Gewebes nur ganz spärlich vorhanden.

Bemerkenswert sind in diesem Falle: 1. die Verengung des Lumens im Basalabschnitt und 2. die Bakterien-Invasion sowohl von der steinhaltigen als auch steinfreien, aber zerstörten Stelle aus.

Fall 7. T., 18 Jahre, Diener. Epityphlitis acuta. Operation: 26 Stunden nach dem ersten Anfall. Keine Angina.

Ganz kleiner Wurmfortsatz, Wandung allgemein verdickt; die Schleimhautoberfläche knotig, uneben, keine Blutung; Serosa glatt, stellenweise kleine Blutung.

Mikroskopisch. Die auffallendste Veränderung in der Schleimhaut ist die bedeutende Hypertrophie sämtlicher Lymphknoten in der Mukosa und Submukosa, nur einige Keimzentren sind teils durch Lymphozytenanhäufung verdeckt teils ausgefallen. Kleine frische Blutungen in den Keimzentren oder in den Lymphknötchen. Die Deckepithelien sind fast überall erhalten, aber etwas niedrig, manchmal färben sie sich schlecht, Drüsenschläuche sehr spärlich. An einigen Stellen platzen die geschwollenen Lymphknötchen ins Lumen, und dabei bilden sich kleine Gewebsläsionen; sonst ist keine bemerkbare Zerstörung der Schleimhaut zu sehen.

Bakterienbefund. Gram-negative Kokken und Stäbchen kommen in großen Massen fast in jedem Lymphknötchen und eine geringe Menge auch in der oberen Schicht der Mukosa und in der Umgebung der Drüsenschläuche vor. Gram-positive Mikroorganismen sind in der Oberfläche der Schleimhaut nachweisbar, aber gar nicht im Lymphknötchen.

Die hauptsächliche Veränderung in diesem Falle ist die Anschwellung und Zerstörung der Lymphknötchen bei Anwesenheit von Gram-negativen Mikroorganismen wie bei Fall 3.

Fall 8. R., 10 Jahre. Epityphlitis acuta. Operation 20 Stunden nach dem ersten Anfall. Keine Angina.

Die Schleimhaut des distalen Drittels dunkelrötlich-bräunlich verfärbt, daselbst mehrere reiskorngroße oder etwas kleinere Substanzverluste; der übrige Teil der Schleimhautfalten ist undeutlich, mehr körnig.

Mikroskopisch. Eine merkwürdige Veränderung des Wurmfortsatzes ist die bedeutende Anschwellung aller Lymphknötchen in der Mukosa und Submukosa, fast ohne multinukleäre Leukozytenauswanderung. In der Nähe der Spitze bemerkt man manchmal kleine Substanzverluste der Mukosa. Die Art und Weise der Veränderung ist ganz dieselbe wie in Fall 7, nur noch ausgeprägter.

Mikroorganismen. Gram-negative Bakterien sind vorhanden in der oberen Schicht der Mukosa, in der Umgebung der stark affizierten Lymphknötchen und in diesen selbst. Das Vorkommen und Verhalten der Gram-positiven Bakterien ist wie in Fall 7.

Fall 9. Frau H. Epityphlitis acuta. Operiert am 3. Juli 1908. 24 Stunden nach dem ersten Anfall. Keine Angina.

8,0 cm langer, ziemlich großer Wurmfortsatz, Mesenteriolumfettgewebe stark entwickelt.

Mikroskopisch. Alle Lymphknötchen in der Mukosa und Submukosa sind stark gewuchert; Keimzentren sind meist erhalten und manchmal sogar hypertrophisch, einige ausgefallen. In vielen Lymphknötchen bemerkt man ziemlich starke inter- oder intrafollikuläre Blutungen, die manchmal durch kleine Risse in der Mukosa nach dem Lumen durchtreten. Die Gefäße in den Lymphknötchen sind blutreich und zeigen hin und wieder leichte hyaline Degenerationen.

Die Mukosa ist überall mit Lymphozyten stark infiltriert, fast ohne Leukozyten, rissig, zahlreiche Blutungen, welche an manchen Stellen nach dem Lumen durchbrechen. Die Deckepithelien sind wohl erhalten. Das submuköse Bindegewebe verschwindet fast unter der Lymphknötchenzellenwucherung.

Bakterienbefund. Keine Gram-positiven Kokken und Bakterien in den inter- und intrafollikulären Blutungsherden, die in der Tiefe liegen und keine direkte Kommunikation mit dem Lumen haben. Lumeninhalt und Lumenoberfläche enthalten Gram-positive Bakterien und Kokken, auch in kleinen

Schleimhautrissen sind sie spärlich vorhanden. In einigen Lymphknötchen findet man einige mit Methylenblau färbbare Mikroorganismen.

Die Blutungen in der Mukosa und in den Lymphknötchen müssen zum Teil durch Gefäßwanddegeneration, zum Teil durch Trauma entstanden sein; ein positiver Beweis für eine Beziehung zwischen Bakteriämie und Blutung läßt sich nicht erbringen.

Fall 10. H. E. Operation am 2. Juli 1908 36 Stunden nach dem ersten Anfall. Keine Angina.

Etwa 1 cm unterhalb der Abtragungsstelle befindet sich ein ziemlich harter, bohnengroßer Kotstein, dicht unterhalb desselben ein zweiter, etwas weicherer, aber größerer, von Eiform. Die Schleimhaut der steinhaltigen Partien zeigt einen deutlichen Eindruck der Steine und einige Blutungen; der übrige Teil des Prozessus ist schmutzig-bräunlich verfärbt. Es sind zahlreiche Knötchen (geschwollene Lymphknötchen) und diffuse Blutungen vorhanden. Das Prozessuslumen oberhalb des kleinen Steines ist fast vollständig obliteriert. Die dem Stein entsprechende Serosa ist blutreich, sonst nichts Besonderes.

Mikroskopisch. Die Schleimhaut der steinhaltigen Stelle, namentlich die unter dem kleinen Stein ist teils nekrotisch, teils geschwürig zerfallen, meistenteils eitrig infiltriert, überall epithellos, hier und da mit veränderten Drüsen versehen. Die Gefäße sind dilatiert, einige kavernös erweitert, blutreich, große und kleine Blutungen; Lymphknötchen hypertrophiert mit multinukleärer Leukozyteninfiltration, einige abszedieren. Submukosa und andere Schichten überall sehr stark infiltriert. Blutung und Gefäßdilatation bestehen ebenfalls; ziemlich reichliche Fettablagerung in Mukosa und Submukosa.

Die Lymphknötchen in Mukosa und Submukosa sind im steinfreien Teile auch angeschwollen mit oder ohne Leukozytenbeimengung; einige abszedieren, andere brechen ins Lumen durch; Deckepithelien und Drüsen sind relativ gut erhalten; die Entzündung und die Zerstörung ist im allgemeinen etwas milder als die der steinhaltigen Partie.

Mikroorganismen. Gram-positive Kokken, meist ganz kleine Monokokken und ganz dünne Stäbchen in der Oberfläche der veränderten Schleimhaut, im Geschwürsgrund und im Lumeninhalt; typische Bakterien und Kokken fast nicht nachweisbar in den tiefliegenden Lymphknötchen oder Abszeßherden; durch Löfflersches Methylenblau färbbare Mikroorganismen sind in verschiedenen Lymphknötchen vorhanden.

In diesem Falle bemerkt man: 1. Verengung des Lumens im Basalteile. 2. Stärkste Veränderung am steinhaltigen Teile. 3. Mikroorganismen im Gewebe bestehen hauptsächlich aus Gram-negativen Gebilden.

Fall 11. C., 19 Jahre, männl. Operation 16. Juli 1908. 20 Stunden nach dem ersten Anfall. Keine Angina.

S-förmig abgeknickter, 5,8 cm langer, ziemlich dicker Prozessus, von der Abtragungsstelle bis 1,5 cm distalwärts ist die Wandung stark verdickt und das Lumen bedeutend verengt, von hier schwillt die Prozessuswand plötzlich wurstförmig an bis etwa zum distalen Drittel, von da an schwillt sie wieder ab; der angeschwollene Teil enthält eine schwärzlich-gelbbräunliche sehr eingedickte harte Kotmasse. Die Serosa ist uneben und blutreich.

Mikroskopisch. Die Entzündung und Zerstörung des ganzen Organs ist so stark eingetreten, daß sich mikroskopisch fast nichts mehr erkennen läßt. Verschiedene Mikroorganismen sind im Gewebe zerstreut. Im großen und ganzen ist die Veränderung der Schleimhaut und die Bakterienverbreitung beinahe die gleiche, wie in Fall 6 und 10, nur ist die starke Verengung des Lumens an der Basis zu beachten.

Fall 12. D., 10 jähriger Knabe. Operation 21. Juli 1908.

Prozessus 6,2 cm lang. Der Spitzenteil ist bedeutend aufgetrieben, das Mittelstück ganz wenig verdickt. Serosa glatt. Im Lumen des Mittelstücks findet man bohnengroße, fast versteinerte Kotmassen und auch im stark geschwollenen distalen Teile eine etwas größere und weichere Masse. Die Wandung ist überall verdickt; das Lumen des proximalen Abschnittes ist nicht deutlich sichtbar.

Mikroskopisch. Die Mukosa des Mittelstücks ist gänzlich verschwunden, die Lumenfläche meist narbig verändert, mit leichter Nekrose; sonstige Mukosa und Submukosa überall mit multinukleären Leukozyten stark infiltriert und mit seichten oder tiefen Geschwüren und Abszessen durchsetzt. Die anderen Wandschichten zeigen sich auch mehr oder minder phlegmonös infiltriert. Hier und da sind starke Blutungen, besonders in der Serosa vorhanden.

Im proximalen Abschnitte ist die Veränderung etwas leichter, hier sieht man mehrere vergrößerte, manchmal abszedierende oder abgestoßene Lymphknötchen.

Bakterienbefund. Gram-positive Mikroorganismen sind in der Lumenmasse, in den Geschwüren und Abszessen massenhaft vorhanden, spärlich oder vereinzelt in Eiterzellen an der entzündeten Stelle.

Bei einem so stark veränderten Materiale und bei so weit verbreitetem Vorhandensein der Bakterien, wie in diesem Fall, ist es gar nicht möglich, die Herkunft der Bakterien zu bestimmen.

Fall 13. R. O., 30 Jahre. Klinische Diagnose: Epityphlitis. Operation: 13. Juni 1907., 40 Stunden nach dem dritten Anfall. Keine Angina.

5,6 cm lang, die Schleimhautoberfläche narbig und knotig. Die Falten sind nicht mehr deutlich, Wandungen verdickt, namentlich proximal, mit verengtem Lumen.

Mikroskopisch. Die Epithelien und Drüsen sind beinahe intakt. In der Mukosa sind reichlich Lymphozyten und junge Bindegewebszellen, rote Blutkörperchen und wenig Leukozyten zerstreut. Sie ist allgemein verdickt. etwas ödematös. Die wenigen Lymphknötchen in Mukosa und Submukosa sind meist hypertrophisch und zum Teil zerstört, mit profuser Blutung. Das submuköse Bindegewebe ist mächtig entwickelt, ein kleiner Teil ist narbig verändert.

Die Muskelschicht enorm hypertrophisch und verdickt. Die bindegewebig verdickte Serosa blutet stark.

Bakterienbefund. Zahlreiche Gram-positive Mikroorganismen in eitrig-schleimiger Masse des Lumens und spärlich in der zerstörten Schleimhaut.

Fall 14. Tz., 40 Jahre, Sattler. Diagnose: Epityphlitis. Operation: 26. Juli 1908, 44 Stunden nach dem ersten Anfall. Keine Angina.

4,7 cm langer, ziemlich kleiner Prozessus, Serosa glatt; das Lumen distalwärts verengt, enthält eine rötlich-bräunliche, weiche Masse.

Mikroskopisch. In fast jeder Bucht der Schleimhaut findet man Eiterherde oder Ulzerationen mit reichlichem Blut, Fibrin und Lymphozyten. Von vielen solcher Stellen verbreitet sich eine Entzündung nach verschiedenen Richtungen. In einigen Abschnitten bemerkt man hypertrophische, mit Leukozyten infiltrierte Lymphknötchen. Die relativ wohlerhaltene Schleimhaut ist durch Exsudation ödematös angeschwollen, mit Leukozyten und Blutungen durchsetzt.

Bakterienbefund. Ganz geringe Anzahl von Gram-positiven kleinen Mono- und Diplokokken in den Eiterzellen, innerhalb des Lumens und in zerstörten Partien der Schleimhautbuchten. In den tiefen Abszeßherden oder Lymphknötchen sind typische Gram-positive Mikroorganismen nicht nachweisbar; in einigen zerstörten Lymphknötchen sind mit Methylenblau sich färbende Mikroorganismen vorhanden.

Fall 15. S., 23 Jahre. Diagnose: Epityphlitis hämorrhagica. Operation: 22. Februar 1908, 12 Stunden nach dem ersten Anfall.

Längs aufgeschnittener, 8,0 cm langer Prozessus, fast die ganze Schleimhautoberfläche bedeckt mit blutig-eitriger Masse; nur an weniger belegten Stellen sieht man die feinkörnige und etwas höckerige Schleimhautoberfläche, Falten nicht mehr deutlich.

Mikroskopisch. In der Nähe der Spitze sind Deckepithelien und Drüsengewebe vollständig verschwunden, die Lumenfläche also stark arrodiert mit mächtiger multinukleärer Leukozyteninfiltration und Blutung; proximalwärts ist die Veränderung etwas milder, hier und da findet man halbinselförmig zurückgebliebene Schleimhaut mit Epithelien und Drüsen, diese sind aber meistens zerstört.

Die Lymphknötchen hypertrophisch, mit oder ohne Leukozyteninfiltration, einige sind eitrig zerstört; inter- und intrafollikuläre Blutungen sind nachweisbar.

Submukosa etwas bindegewebsreich, leichte Lympho- und Leukozytenauswanderung.

Mikroorganismen. Keine Gram-positiven Mikroorganismen in Geschwüren, Abszessen und in der Schleimhaut; im Lumeninhalt sieht man nur einige verdächtige Kokken, aber durch Löfflersche Methylenblaufärbung kann man Kokken und Stäbchen im Eiterherde oder in den Lymphknötchen nachweisen.

Trotzdem die Operation so frühzeitig (12 Stunden nach dem ersten Anfall) stattgefunden hat, ist die Veränderung schon so stark, daß sich der Fall zur histologischen Untersuchung nicht mehr eignet.

Fall 16. S., 22 Jahre, Arbeiter. Diagnose: Epityphlitis hämorrhagica. Operation: 6. Februar 1908, 40 Stunden nach dem ersten Anfall. Keine Angina.

4,4 cm langer, kleiner, längsgespaltener Wurmfortsatz; von der Basis bis zur Mitte ist die Schleimhaut makroskopisch beinahe intakt, an der Mitte des Prozessus liegt ein Ringgeschwür, von da bis Spitze ist die Schleimhaut rötlich-bräunlich verfärbt, und man bemerkt zahlreiche kleine Geschwüre. Dabei ist die Schleimhautfläche ganz uneben, nirgends besteht eine Striktur.

Mikroskopisch. Der schon makroskopisch veränderte, distale Abschnitt zeigt alte und neue Substanzverluste. Bei ersteren ist schon ein Regenerationsvorgang eingetreten, aber noch eine spärliche Leukozytenanhäufung vorhanden, einige zeigen ein narbiges Aussehen. Unter den Geschwüren aber ist die Entzündung lebhaft, ein Teil abszediert, der andere Teil ist geschwürig zerfallen, und von da geht eine weitgehende Phlegmone aus. Die Schleimhautepithelien, Drüsen und Lymphknötchen sind in diesem Abschnitt nicht mehr nachweisbar.

Die Submukosa ist etwas bindegewebsreich, mäßige Leukozytenanhäufung vorhanden.

Beim intakt aussehenden proximalen Abschnitt ist die Schleimhaut nur spärlich mit Leukozyten infiltriert, Epithelien und Drüsen sind ziemlich gut erhalten. Die in der Mukosa und Submukosa befindlichen, nicht zahlreichen Lymphknötchen sind meist angeschwollen, schlecht färbbar, einige sind stark zirkumskript infiltriert oder zerfallen.

Mikroorganismen. Nirgends sind Gram-positive Kokken und Bakterien mehr deutlich nachweisbar, aber mit Methylenblau färbbare Mikroorganismen sind in der entzündeten Stelle vorhanden, besonders in der Drüsenumgebung, der Oberfläche der veränderten Schleimhaut und in den Lymphknötchen am proximalen Abschnitt.

Es ist schwer zu sagen, ob auch ursprünglich Gram-positive Mikroorganismen nicht vorhanden waren, oder ob sie durch die lange Aufbewahrung ihre Färbbarkeit verloren haben, trotzdem die Gram-negativen Mikroorganismen noch färbbar geblieben sind.

Fall 17. M. A., 19 Jahre. Diagnose: Epityphlitis acuta. Operation: August 1908, 34 Stunden nach dem ersten Anfall. Keine Angina.

Ziemlich dicker, 7,0 cm langer Prozessus, gegen die Spitze zu keulenförmig geschwollen; von der Basis bis 2,5 cm distalwärts ist das Lumen bedeutend verengt, mit dicker Wandung, von hier nach der Spitze ist es sehr erweitert. Der Inhalt im erweiterten Lumen besteht aus schwarz-bräunlicher, kotig-blutiger Masse, von nicht harter Konsistenz, welche aber proximalwärts allmählich zunimmt und gerade unterhalb der Lumenverengung zu einem fast vollkommenen Verschluß des Lumens führt.

Mikroskopisch. Es sind am distalen Abschnitt die Epithelien, Drüsen und Lymphknötchen gar nicht mehr nachweisbar; die Schleimhaut ist allgemein stark entzündet, teils nekrotisch, teils zerfallen, teils ödematös angeschwollen; die Submukosa ist auch phlegmonös infiltriert und enthält zahlreiche profuse Blutungen. Am proximalen Abschnitt ist die Schleimhautveränderung ganz mild, Epithelien und Drüsen sind fast intakt. Die Lymphknötchen sind in der Mukosa und Submukosa stark hypertrophisch, Keimzentren sind in jedem Lymphknötchen vorhanden; eine Anzahl der Lymphknötchen ist zirkumskript infiltriert oder abgestoßen.

Mikroorganismen. Massenhafte, ganz freie, ziemlich lange Kettenkokken auf der ganzen Oberfläche des Lumen's, in der Lumenmasse und in der nekrotischen oder zerstörten Partie der Schleimhaut mit spärlichen Staphylokokken und Stäbchen gemischt. In den Lymphknötchen des proximalen Abschnittes und in der entzündeten Submukosa sind mit Löfflerschem Methylenblau sich färbende Mikroorganismen vorhanden, aber hier sind Gram-positive Bakterien nicht nachweisbar.

Es ist eine wichtige und interessante Tatsache, daß in der wenigen affizierten Partie, wo die Zerstörung nicht hochgradig ist, die Gram-positiven Mikroorganismen fehlen und die Gram-negativen vorhanden sind.

Fall 18. N., 18 Jahre, Dreher. Diagnose: Epityphlitis acuta. Operation: 20. August 1908, 24 Stunden nach dem ersten Anfall. Keine Angina.

Ziemlich dicker, von der Basis distalwärts an Stärke abnehmender, U-förmig gebogener Prozessus, 9,1 cm lang; das Lumen enthält halbfesten Kot.

Mikroskopisch. Die Schleimhaut ist von oben bis unten hochgradig entzündet, ein Teil ist vollständig mit Eiter durchsetzt, der andere ist destruiert, noch ein anderer kleiner Teil ist wenig verändert geblieben; die übrigen Wandschichten sind auch mit Leukozyten infiltriert. Nirgends sind Lymphknötchen nachweisbar.

Bakterienbefund. Das Vorkommen der Gram-positiven Mikroorganismen ist ganz dasselbe, wie in Fall 17 und in vielen anderen Fällen; auch hier gibt es Gram-negative Bakterien in verschiedenen Partien der Wandung.

Dieses Material eignet sich nicht für unseren Zweck, weil die Schleimhautveränderungen zu hochgradig sind.

Fall 19. R., 17 Jahre. Klinische Diagnose: Epityphlitis gangraenosa. Operation: 12. September 1908, 24 Stunden nach dem ersten Anfall.

Hufeisenförmig geknickter, 7,9 cm langer, von der Abtragungsstelle bis 2,5 cm distalwärts daumendick angeschwollener, von hier gegen die Spitze allmählich verjüngter Wurmfortsatz; die Serosa ist ganz uneben, schwärzlichrötlich gefärbt. In der angeschwollenen Partie enthält das Lumen eine ovale, an der Oberfläche glatte, im Lumen fest eingekeilte, steinharte Kotmasse; die Wandung ist verdickt. Der übrige Teil des Lumens ist stark verengert, mit dicker Wand.

Mikroskopisch. Die stärkste Veränderung liegt direkt unterhalb des kotmassehaltigen Abschnittes, hier befinden sich zwei große, breite, tiefgehende, fast zur Perforation führende Geschwüre. Die übrige Schleimhaut ist auch eiterig entzündet und aufgequollen; die etwas bindegewebsreiche Submukosa und die anderen Schichten sind auch mit Eiterzellen infiltriert; keine Spur von Epithelien, Drüsen und Lymphknötchen; die Serosa ist äußerst blutreich, sie zeigt profuse Blutung.

Die Schleimhaut des Kotmasse enthaltenden Teils ist relativ erhalten, aber hier und da zeigt sich Degeneration, eiterige Ulzeration oder ödematöse Aufquellung; submuköses Bindegewebe mächtig entwickelt; an einigen Stellen bemerkt man Eiterherde.

Die Schleimhautveränderungen im anderen Abschnitte sind im großen und ganzen beinahe dieselben.

M i k r o o r g a n i s m e n. G r a m - positive Mikroorganismen sind vorhanden in der Weise, wie bei den vorher erwähnten Fällen (nur in der Oberfläche des Lumens, der Geschwüre und deren Umgebung), die G r a m - negativen ziemlich massenhaft in fast allen Teilen der Wandung nachweisbar.

F a l l 20. G., 40 Jahre. Klinische Diagnose: Epityphlitis. Zweiter Anfall. Operation: 14—15 Stunden nach dem zweiten Anfall.

Ziemlich dicker, 7,9 cm langer Prozessus; das Mesenteriolum-Fettgewebe ist sehr stark entwickelt; die seröse Fläche ist glatt, hyperämisch; von der Unterbindungsstelle bis 3 cm distalwärts ist die Wandung enorm verdickt. Das Lumen zeigt hier hochgradige Verengung, distalwärts allmählich Dilatation, und enthält einen festen Kotzylinder. Die Wandung ist überall verdickt.

M i k r o s k o p i s c h. Die Mukosa ist überall mit Leuko- und Lymphozyten, sowie zahlreichen Kapillarblutungen durchsetzt und etwas bindegewebsreich; die Deckepithelien sind nirgends vorhanden, aber die Drüsenschläuche sind meistenteils noch wenig verändert geblieben. Das submuköse Bindegewebe ist bedeutend vermehrt, Leuko- und Lymphozyteninfiltration, die Blutung ist ziemlich stark eingetreten. Die nicht gerade zahlreich vorhandenen Lymphknötchen sind stark angeschwollen, meist mit Leukozyten vermischt. Die starke Zerstörung liegt meist in der Schleimhautbucht, wo die eitrig-blutige Kotmasse des Lumens tief in das Gewebe eingedrungen ist.

Die Muskelschicht ist von der Basis bis zur Spitze enorm hyperplastisch, auch zellig infiltriert.

B a k t e r i e n b e f u n d. Es zeigen sich G r a m - positive Diplo- und Kettenkokken und Stäbchen, sowie G r a m - negative im Lumeninhalt, in der Oberfläche der Lumenwand und im Gewebe (G r a m - negative) ganz wie bei den anderen besprochenen Fällen.

Dies ist, sowohl klinisch, als auch pathologisch-histologisch genommen, eine chronische Epityphlitis im akuten Anfall mit starker Obliteration des Lumens am proximalen Abschnitt.

Das Vorkommen und die Verbreitungsweise der Bakterien und Blutungen sind ebenso wie in akuten Fällen.

Wie die vorliegenden 20 Fälle beweisen, habe ich in jedem Falle, außer Fall 16, nicht bloß S t r e p t o k o k k e n , sondern auch verschiedenartige G r a m - p o s i t i v e B a k t e r i e n gefunden, die im Lumeninhalt und nur dann in der Oberflächenschicht der Schleimhaut lagen, wenn irgendeine direkte Kommunikation mit dem Lumen bestand, zugleich aber auch G r a m - n e g a t i v e , die außer in den oben genannten Partien auch in tiefliegenden Abszessen und Lymphknötchen sich befanden, wie in den Fällen 1,

2, 4, 5, 6, 12, 13, 15. In den Fällen 3, 7, 8, 9 konnte ich nur Gram-negative Mikroorganismen im Gewebe konstatieren, Gram-positive nicht.

Auf die letztgenannten 4 Fälle werde ich weiter unten näher eingehen. In den Fällen 1, 2, 4, 5, 6, 12, 13, 15 ist der Prozeß schon so weit fortgeschritten, daß es schwer fällt, festzustellen, ob erst eine Bakterieneinschwemmung durch das Blut in die Lymphknötchen stattgefunden hat, oder ob direkt die Erreger vom Lumen aus eingewandert sind.

Meiner Ansicht nach findet die Infektion stets vom Lumen aus statt. Folgende Gründe führen mich zu dieser Überzeugung:

1. Das Fehlen eines positiven Beweises für eine hämatogene Infektion (z. B. Kokkenembolie),

2. die Polymorphie der im Gewebe vorkommenden und mit den im Lumen vorhandenen ganz identischen Mikroorganismen.

3. die stets mehr oder weniger vorhandene Veränderung der Schleimhautoberfläche, welche der Bakterienflora des Lumens in das Gewebe als Eintrittspforte diente.

Die Fälle 3, 7, 8 und 9, bei welchen ich die Entzündung nicht nur durch die Anschwellung der Lymphknötchen, teilweise Degeneration und Blutung, sondern auch durch das Vorhandensein von Mikroorganismen bestätigen kann, sind für unseren Zweck besonders passend, weil ich sie für ein ziemlich frühes Stadium der Epityphlitis halte, worin mir sowohl die anatomische Untersuchung, als auch die klinischen Angaben recht geben. In diesen Fällen kann man nämlich die Eintrittspforte der Erreger leichter finden. Es bestehen hier auffallende Veränderungen, und zwar starke Hypertrophie der Lymphknötchen mit Degeneration und Blutung derselben, sowie teilweisem Zerfall des Keimzentrums, während die Deck- und die Drüsenepithelien im allgemeinen relativ gut erhalten sind; letztere sind aber manchmal desquamiert, oder lassen sich schlecht färben, was für die Invasion der Mikroorganismen aber schon ausreicht. Wenn solche Veränderungen in Lymphknötchen nur durch hämatogene Streptokokkeninfektion hervorgerufen wären, so müßte man in irgendeinem Lymphknötchen oder in irgendeinem Teil der Schleimhaut die Streptokokken rein oder sogar in Form von Streptokokkenmetastasen ohne Zusammenhang mit dem

Lumen nachweisen können, aber ich habe nicht ein einziges Mal Streptokokken allein in Gefäßen oder Kapillaren oder in der Blutungsstelle oder in Lymphknötchen, wo kein Zusammenhang mit der Schleimhautoberfläche bestand, gesehen. Trotzdem konnte ich verschiedene Gram-negative durch Löfflersches Methylenblau färbbare Mikroorganismen zumeist in Lymphknötchen und in der Schleimhaut nachweisen. Es ist eine noch ungeklärte Frage, ob die Gram-negativen Mikroben, außer den Streptokokken, die Wurmfortsatzentzündung erzeugen oder nicht, doch in meinen Fällen muß man annehmen, daß die Veränderungen des Lymphknötchens, d. h. die entzündlichen Vorgänge, nicht durch die Streptokokken und zwar die aus dem kreisenden Blut, sondern durch mit Löfflerschem Methylenblau sich färbende Mikroorganismen aus dem Lumen herbeigeführt worden sind. Jedenfalls kann ich in diesen 4 Fällen die hämatogene Streptokokkeninfektion mit Sicherheit ausschließen. Es ist auch noch die Frage, ob die Lymphknötchen als Ausgangspunkt der Wurmfortsatzentzündung dienen oder nicht, aber aus den fast konstanten Ergebnissen aller von mir untersuchten Epityphlitisfälle möchte ich hervorheben, daß eine Anschwellung, eine Degeneration oder ein Zerfall der Lymphknötchen als auffallendste und erste Veränderung in allen Fällen vorhanden war.

Kretz hat darauf aufmerksam gemacht, daß er bei Fällen, in welchen er Mikroorganismen nachweisen konnte, immer Streptokokken rein gefunden habe; darunter hat er nur in zwei Fällen durch Levaditische Methode färbbare Fäden getroffen.

Ich fand fast in allen meinen Fällen (Operation 12 etwa bis 48 Stunden nach dem ersten Anfall), daß, wo Streptokokken vorhanden waren, zugleich auch die anderen Gram-positiven Bakterien, und außerdem dann mit Löffler'schem Methylenblau färbbare Kokken und Bakterien sich nachweisen ließen, wenn selbst die Gram-positiven Kokken nicht vorkamen. Man könnte vielleicht behaupten, daß in meinen Fällen nach erfolgter Infektion vom Blute aus die anderen Mikroben erst nachträglich hinzugekommen seien, aber dann müßte doch auch bei den ziemlich spät operierten Fällen von Kretz eine sekundäre Infektion stattgefunden haben.

Kretz hat großes Gewicht auf die Blutung im Lymphknötchen gelegt, die er auf Bakteriämie zurückführen möchte. Ich traf die Blutungen in verschiedenen Teilen des Prozessus und häufig im Lymphknötchen, aber bei Gewebsentzündung kommen Blutungen häufiger vor. In den Fällen 3, 7, 8 und 9 sehen wir eine ziemlich starke Blutung im Lymphknötchen, wo nur Hypertrophie der Lymphknötchenzellen und stellenweise Degeneration uns vom Vorhandensein einer Entzündung Kunde geben; die Blutung kann bei solchen Fällen entstehen durch die Ernährungsstörung der Gefäß- und Kapillarwand, durch beträchtliche Wucherung der Lymphknötchenzellen, die Gefäßwandalterationen hervorrufen kann, und außerdem ist es ein nicht ungewöhnliches Vorkommnis, daß bei einer Enteritis follicularis, welche gar nichts mit einer Hämatogeninfektion zu tun hat, eine Lymphknötchenblutung stattfindet. Ich habe keine Blutung im Lymphknötchen getroffen, von mechanischen oder traumatischen Blutungen abgesehen, wo nicht mehr oder weniger Entzündung vorhanden war. Ich konnte in meinen Fällen nicht die feinkörnige Masse, welche Kretz auf Kokkenkolonien zurückführt, antreffen.

Überhaupt kann ich in meinen Fällen eine Blutinfektion und zwar einen Zusammenhang zwischen Angina und Epityphlitis nicht konstatieren, sondern fand keinen Fall, welcher an eine Blutinfektion denken ließ. Deshalb meine ich zum Schluß, daß das Eindringen nicht einartiger, sondern verschiedenartiger pathogener Mikroben bei den von mir untersuchten Epityphlitisfällen vom Lumen aus stattgefunden hat; selbstverständlich soll nicht damit geleugnet werden, daß eine hämatogene Infektion des Prozessus vorkommt, da sie ja durch unzweifelhafte Fälle bestätigt ist, ich möchte nur aus dem gänzlichen Fehlen eines derartigen Vorkommnisses unter meinen 20 Fällen schließen, daß eine Verallgemeinerung, wie sie Kretz befürwortet, unstatthaft ist.

Weiter möchte ich einige Worte über die Entstehung der Epityphlitis hinzufügen. Es ist eine ganz allgemein anerkannte Tatsache, daß, die enterogene Infektion vorausgesetzt, die Stagnation des Darminhalts im Prozessuslumen bei der Entwicklung der Epityphlitis eine große Rolle spielt. Momente für Entstehung der

Stagnation sind bisher ziemlich viel angegeben, z. B. Fremdkörper, Kotmassen, Strikturen, Abknickung, eine gewisse Lage der Gerlachschen Klappe usw. Ich bemerkte bei 8 Fällen unter 20 (1, 6, 10, 11, 12, 13, 17, 20) eine Verengung des Lumens mit Wandverdickung am proximalen Abschnitte des Wurmfortsatzes, und glaube diese erklären zu können.

Warum kommt die Verengung resp. die Obliteration des Lumens am basalen Teile so häufig vor? Es ist eine sehr bekannte Tatsache, daß die Entzündungen des Darmes, und zwar des Zökums, sehr häufig auf den Wurmfortsatz übergreifen und sehr oft die Epityphlitis verursachen (v. Hansemann u. a.), also muß der Prozessus, namentlich sein Basalteil, jedesmal an dem Darmkatarrhe und den Entzündungen, an denen man während des Lebens sehr häufig leidet, teilnehmen. So häufige und wiederholte Schädigungen verursachen Wandverdickung und zugleich Lumenverengung zuerst am proximalen Abschnitte. Meiner Ansicht nach beginnt also die pathologische Verengung des Prozessuslumens immer an der Basis (im Gegensatz zur physiologischen Obliteration), und sie kommt sehr häufig vor, wie denn auch die Epityphlitis eine recht häufige Erkrankung ist.

Die Verengung oder die Obliteration am Basalteile spielt auch für die Entstehung von Kotsteinen oder eingedickter Kotmasse eine große Rolle. Sehr oft findet man die harte Kotmasse oder den Kotstein nicht an der Spitze, sondern dicht unterhalb der Verengung des proximalen Teiles (Fall 6, 10, 11, 12, 17). Das kann man so erklären, daß die Kotbestandteile durch das verengte Lumen hineingelangen und durch Peristaltik des Prozessus zum Teil wieder herausbefördert werden. Der Rest bleibt immer im distalen Abschnitte des Prozessus zurück und ballt sich zusammen. Er kommt dann durch Peristaltik nach der verengten Stelle und keilt sich ein. Nach und nach nimmt er durch die Auflagerung der Kotbestandteile, verschiedener Salze und des Schleimes an Größe zu und wird allmählich eingedickt, so daß schließlich der Kotstein zustande kommt. Ein in solcher Weise gebildeter Kotstein schließt sehr häufig das Lumen ziemlich vollständig ab und wirkt sehr günstig auf die Stagnation im unteren Abschnitte.

Was den Zusammenhang des Kotsteins mit der Epityphlitis betrifft, so sind die Meinungen verschieden. Meiner Ansicht nach ist er nicht indifferent für die Entstehung der Wurmfortsatzentzündung, ja, er spielt wohl sogar eine große Rolle. Die Fälle 6, 10, 12 und 19 beweisen, daß die Wandung des steinhaltigen Abschnittes einerseits durch fortwährenden Druck des Steins, anderseits durch Zersetzung der Kotbestandteile zwischen dem Stein und der Wandung entweder die chronische oder die akute Entzündung oder Ulzeration, Atrophie oder Degeneration hervorrufen, und daß solche Partien die Eingangspforte für Bakterien zu bilden geeignet sind.

Als diese Arbeit abgeschlossen war, erschien das Buch von Aschoff: „Die Wurmfortsatzentzündung" (bei Fischer, Jena, 1908). Auf alle die einzelnen Details, die Aschoff hier angibt, einzugehen, bin ich schon deshalb außerstande, weil die relativ wenigen Untersuchungen, die ich angestellt habe, nicht immer auf diese Fragen gerichtet sein konnten. Es handelt sich nur um einen Punkt, nämlich betreffs der Ätiologie. Hier nimmt Aschoff mit aller Bestimmtheit die enterogene Infektion durch Schleimhautdefekte an und geht sehr genau auf die Ansicht von Kretz ein, erklärt auch dessen Präparate in vollkommen plausibler Weise, ohne, außer bei septisch pyämischen Zuständen, einen hämatogenen Ursprung heranziehen zu müssen. Als unumgängliche Bedingung für die Entstehung einer Epityphlitis nimmt Aschoff Stagnation des Darminhaltes an und stellt überhaupt die mechanischen Verhältnisse in den Vordergrund.

In diesen Beziehungen decken sich also meine Resultate vollständig mit denjenigen von Aschoff, speziell was die enterogene Infektion betrifft, im Gegensatz zu Kretz.

Fig. 1.

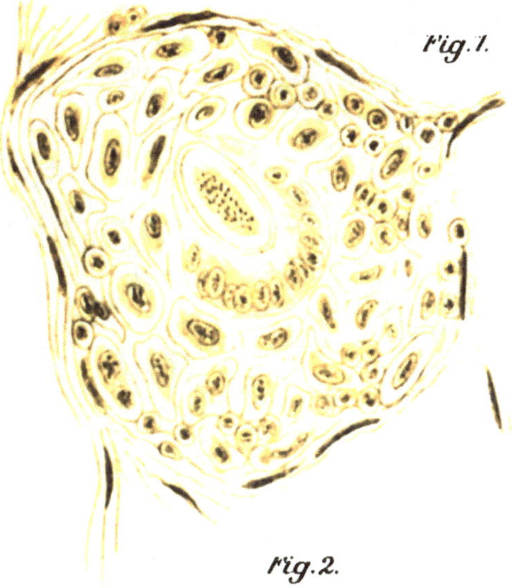

Fig. 2.

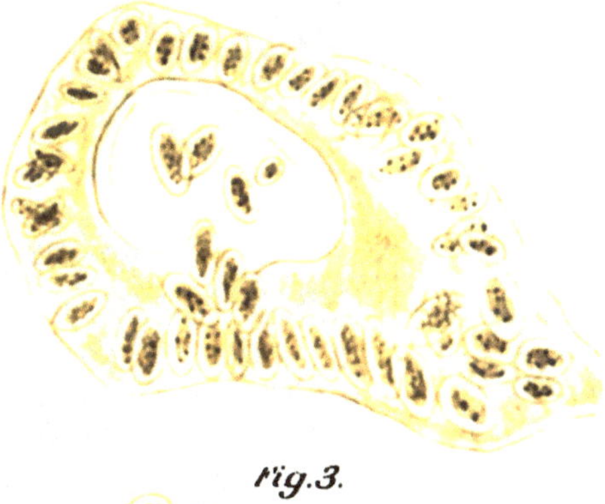

Fig. 3.

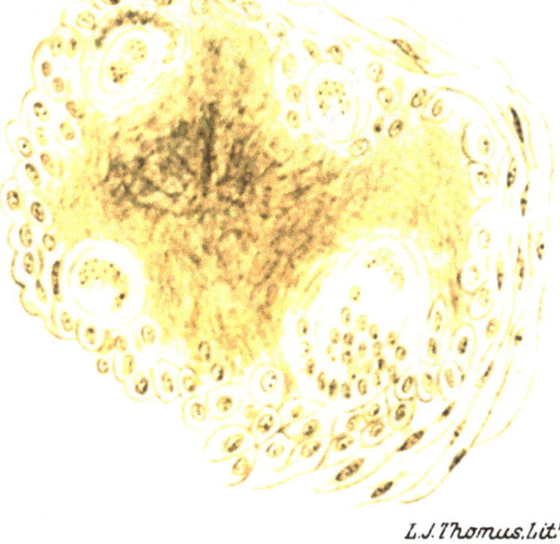

L. J. Thomas, Lith. Inst., Berlin S. 53.

Fig. 3.

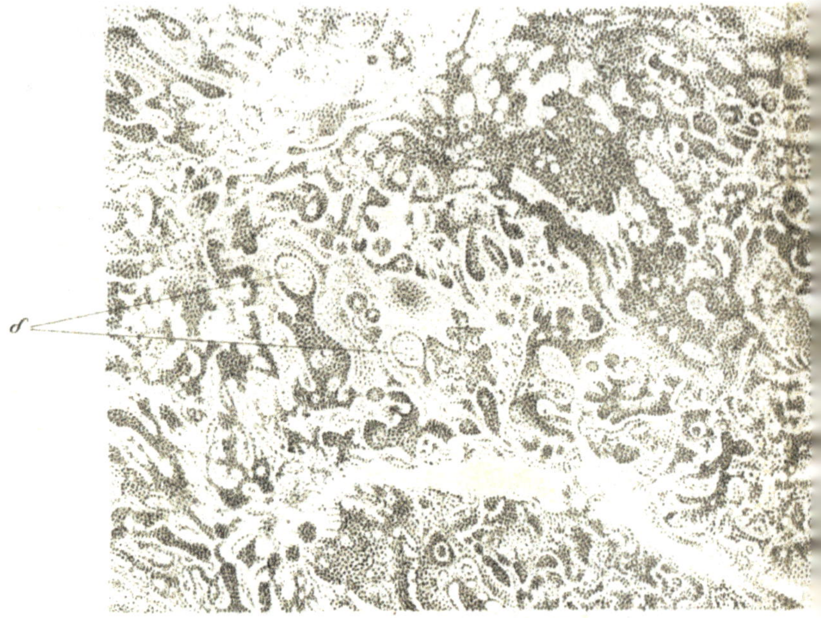

Fig. 4.

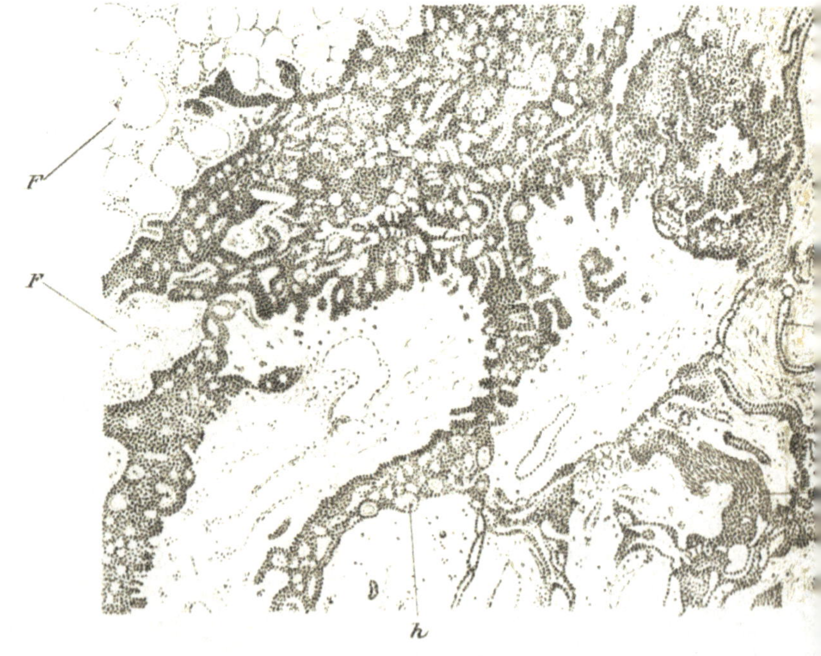

Taf. IX.

Fig. 2.

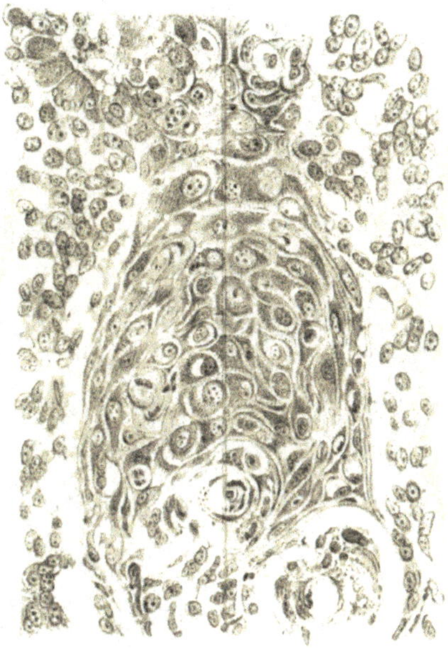

—a

Fig. 3.

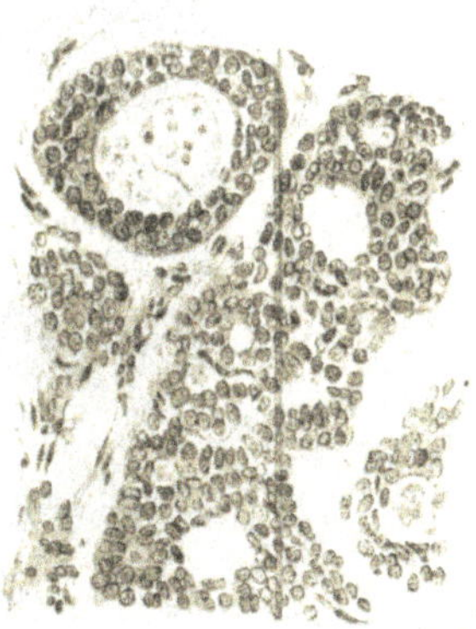

—δ

—sp

L. J. Thomas, Lith. Inst., Berlin S. 53

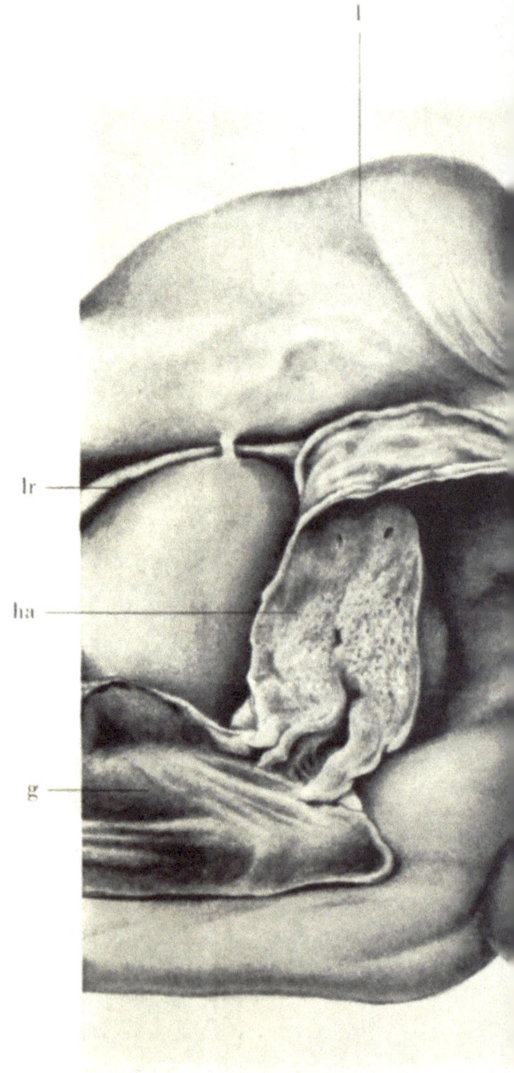

2/3

Taf. X.

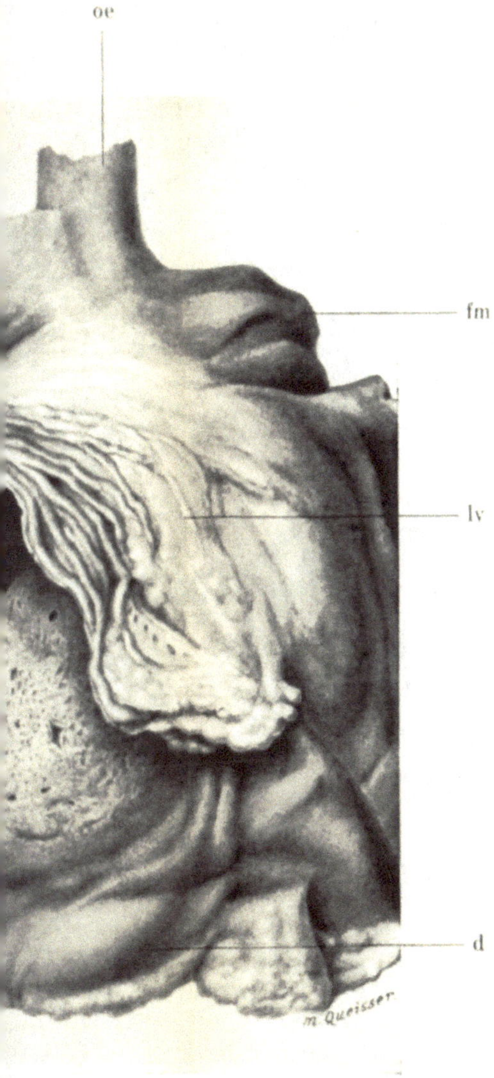

öße.

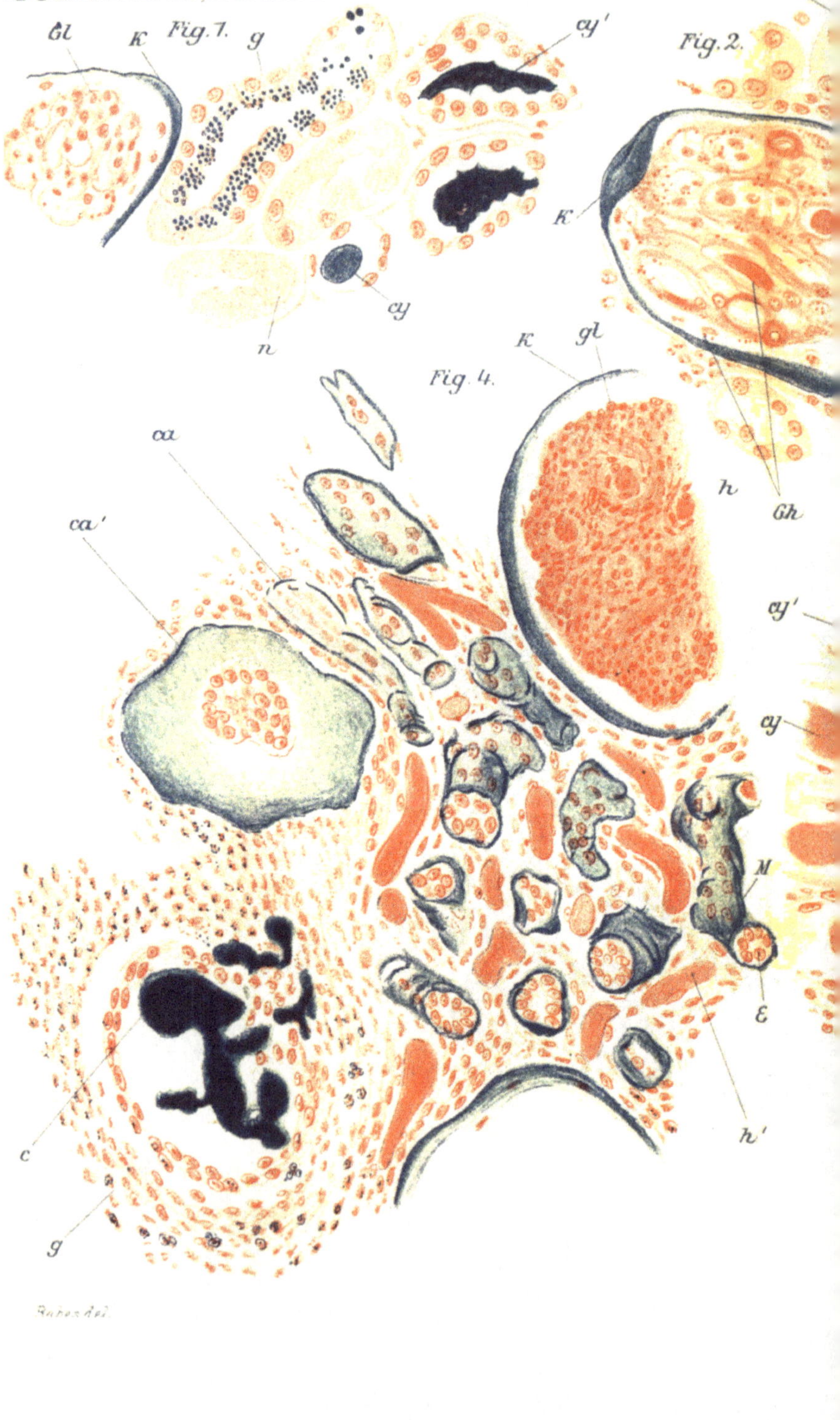

Ruben del.

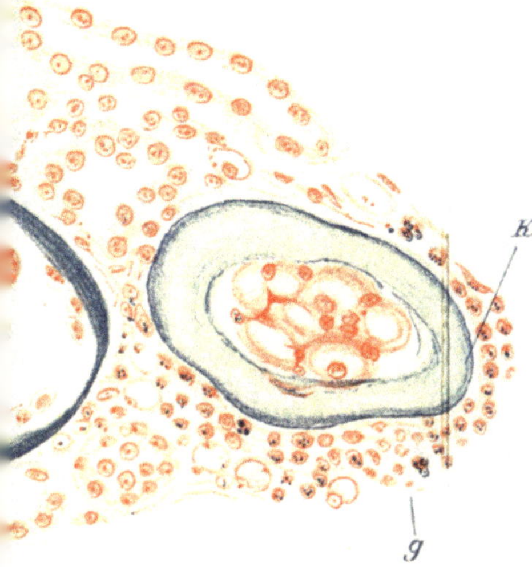

Fig. 3.

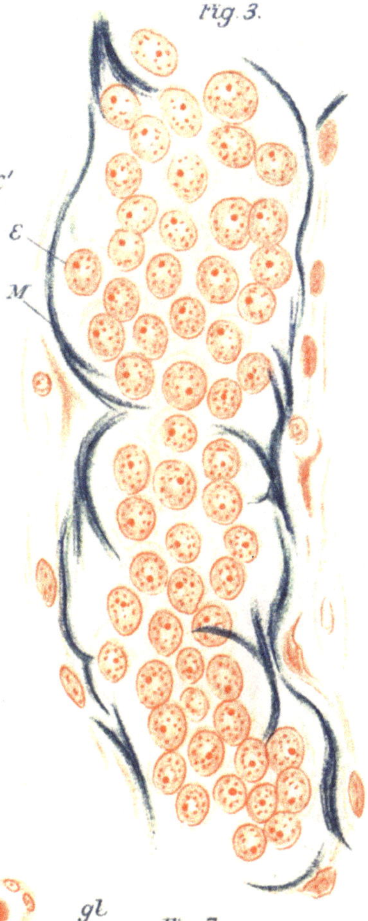

Fig. 5.

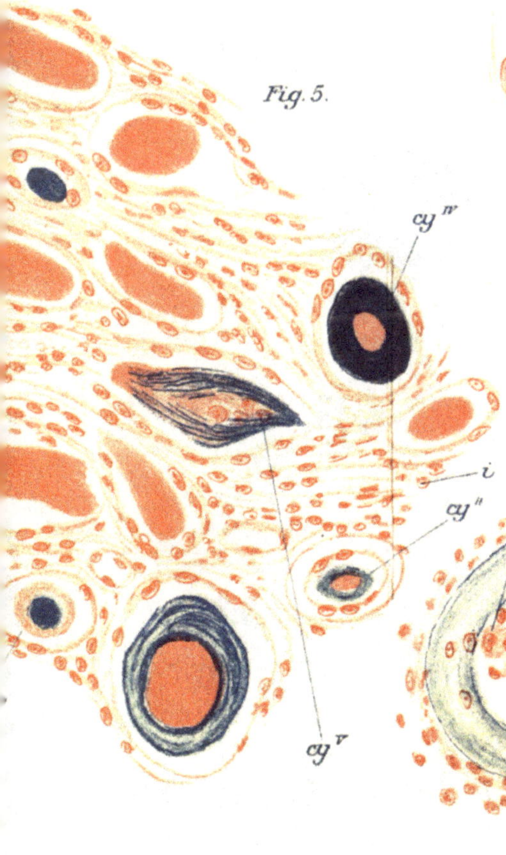

Fig. 7.

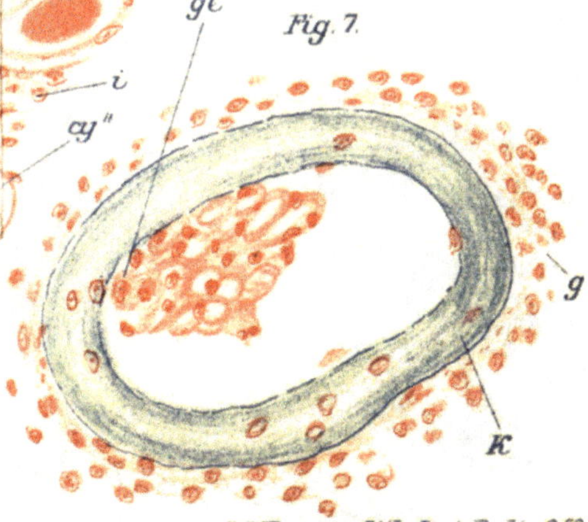

L. J. Thomas, Lith. Inst., Berlin S. 53

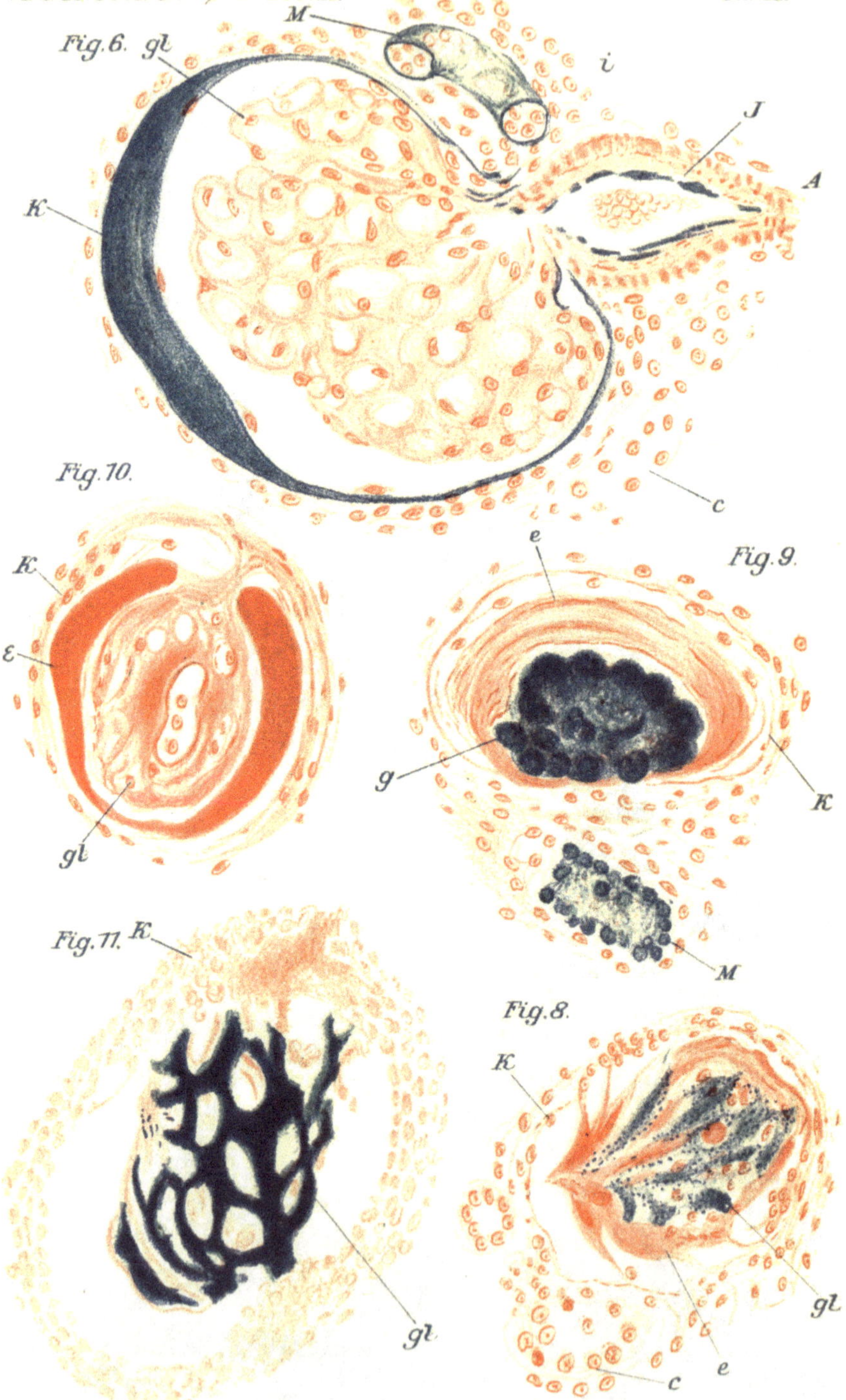
Fig. 6.
gl
M
i
J
A
K
c
Fig. 10.
K
ε
gl
Fig. 9.
e
g
K
M
Fig. 11.
K
gl
Fig. 8.
K
gl
e
c

FSC
www.fsc.org
MIX
Papier | Fördert
gute Waldnutzung
FSC® C083411

Kolibri 360 GmbH
Ferdinand-Jühlke-Straße 7
99095 Erfurt, Deutschland
produktsicherheit@kolibri360.de